Ernährungs-wissenschaft

Hilka de Groot

6. Auflage

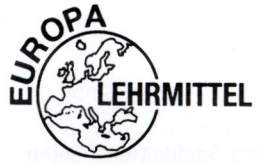

Europa-Nr.: 60517

Autorin und Lektorat
Hilka de Groot, Hesel

Mitarbeit an der Erstellung der Aufgaben
Jutta Farhadi, Neckarsulm

6. Auflage 2015

Druck 5 4 3 2 1

Alle Drucke derselben Auflage sind parallel einsetzbar, da sie bis auf die Behebung von Druckfehlern
untereinander unverändert sind.

ISBN 978-3-8085-6056-3

Vorwort

Die vorliegende Auflage des Titels „Ernährungswissenschaft" richtet sich in erster Linie an **Schüler und Lehrer der Sekundarstufe II** (u. a. Berufliches Gymnasium Ernährung, Fachoberschule Ernährung).

Sie ist ebenfalls geeignet

- für **Studenten der Oecotrophologie**
- als Nachschlagewerk für die **Fort- und Weiterbildung**
- für das **Selbststudium**.

Struktur

Das Buch ist in **20 Teile** gegliedert. In diesen Themenkomplexen werden die vielen Facetten der menschlichen Ernährung auf hohem fachlichem Niveau umfassend dargestellt.

Das moderne **Layout** erleichtert die nachhaltige Aufnahme der dargestellten Inhalte.

Die unterschiedlichen Elemente geben klare Strukturen, eine gute Lesbarkeit und die Möglichkeit zur schnellen Orientierung. Dadurch unterstützen sie die **methodischen und didaktischen Grundzüge** des Buches:

- Fachwissen ist praxisnah und verständlich dargestellt. Vor allem die komplexen chemischen Vorgänge werden anschaulich vermittelt.
- Viele aktuelle Bilder, detaillierte Grafiken und übersichtliche Tabellen ergänzen den Text.

In Merksätzen werden wichtige Inhalte kurz zusammengefasst.

Definitionen und Erläuterungen werden prägnant herausgestellt.

Interessante Fakten und Informationen, die über den Lehrplan hinausgehen, dienen der Vertiefung der Inhalte.

Ergänzende Fakten runden die Informationen ab.

Zusammenfassungen aktueller Diskussionen und wissenschaftlicher Studien bieten hohen Aktualitätsbezug.

Hinweise zur Ernährung geben Anlass zur praktischen Umsetzung des Gelernten.

Aufgaben am jeweiligen Kapitelende ermöglichen die selbstständige Überprüfung des Wissenstands.

Neu in der 6. Auflage

- Die **Inhalte** wurden **aktualisiert**.
- Im Fokus standen dabei der Nutzen für die Leserinnen und Leser sowie detaillierte, aktuelle und anschauliche Informationsvermittlung.

Ein herzlicher Dank gilt ...

... **Frau Oberstudienrätin Jutta Farhadi**
für die Erarbeitung der methodisch abwechslungsreichen Aufgaben in diesem Buch.

... **Herrn Professor Rüdiger Böhlhoff**
für die Unterstützung bei der Manuskriptarbeit.

Wir wünschen allen, die mit dem vorliegenden Buch arbeiten und lernen wollen, viel Freude und Erfolg.

Kritische Hinweise, die der Weiterentwicklung des Buches dienen, nehmen wir dankbar entgegen.

Frühjahr 2015   *Autorin und Verlag*

Geleitwort

Die Bedeutung einer bedarfsgerechten Ernährung für unsere Gesundheit, Leistungsfähigkeit und unser Wohlbefinden ist wesentlich größer, als dies lange Zeit nicht nur von Verbrauchern und Verbraucherinnen, sondern auch von der Medizin für möglich gehalten wurde. Um dies verstehen, richtig einordnen oder vermitteln zu können, sind einerseits umfangreiche Grundkenntnisse über die Zusammensetzung der Lebensmittel, des Nährstoffbedarfs und des Stoffwechsels und andererseits auch gute methodische Kenntnisse und praktische Bezüge notwendig.

Vor dem Hintergrund der Anwendung neuer Forschungsmethoden in der Ernährungswissenschaft, wie z. B. der Molekular- und Zellbiologie und auch der modernen Ernährungsepidemiologie, ist unser Wissen über die Bedeutung der Ernährung für die Entstehung weit verbreiteter chronischer Erkrankungen (z. B. Diabetes mellitus, Herz-Kreislauf-Erkrankungen, Krebserkrankungen) in relativ kurzer Zeit enorm gewachsen. Dieser Wissenszuwachs macht selbstverständlich auch eine regelmäßige Überprüfung der Inhalte und gegebenenfalls deren Korrektur oder Erweiterung in Fachbüchern erforderlich.

Der Titel „Ernährungswissenschaft" zeichnete sich bereits in Vorauflagen durch das hohe fachliche Niveau aller Themen aus, die im Zusammenhang mit der Ernährung des Menschen von Bedeutung sind.

Auch in der neuen Auflage wird das ernährungswissenschaftliche Basiswissen über quantitative und qualitative Aspekte der Ernährung, die Nährstoffe und sekundäre Pflanzenstoffe genauso kompakt und gut verständlich vermittelt, wie das lebensmittelwissenschaftliche Basiswissen über die Zusammensetzung und Verarbeitung unserer Lebensmittel. Das Buch geht aber über das Basiswissen deutlich hinaus und zeigt in vielfältiger Weise ernährungsphysiologische, lebensmittelkundliche und ernährungsmedizinische Verknüpfungen auf.

Das vorliegende Lehrbuch „Ernährungswissenschaft" wird dem aus dem Titel sich ergebenen Anspruch voll und ganz gerecht. Es berücksichtigt den aktuellen Wissensstand, greift neue fachdidaktische Aspekte auf und stellt eine zeitgemäße Weiterentwicklung der vorhergehenden Auflage dar. Die übersichtlichen Darstellungen, Abbildungen und Tabellen und die intensive Verknüpfung von Theorie und Praxis wirken sehr motivierend und unterstützen den Lernerfolg.

Prof. Dr. Helmut Heseker

Institut für Ernährung, Konsum & Gesundheit
Universität Paderborn

Inhaltsverzeichnis

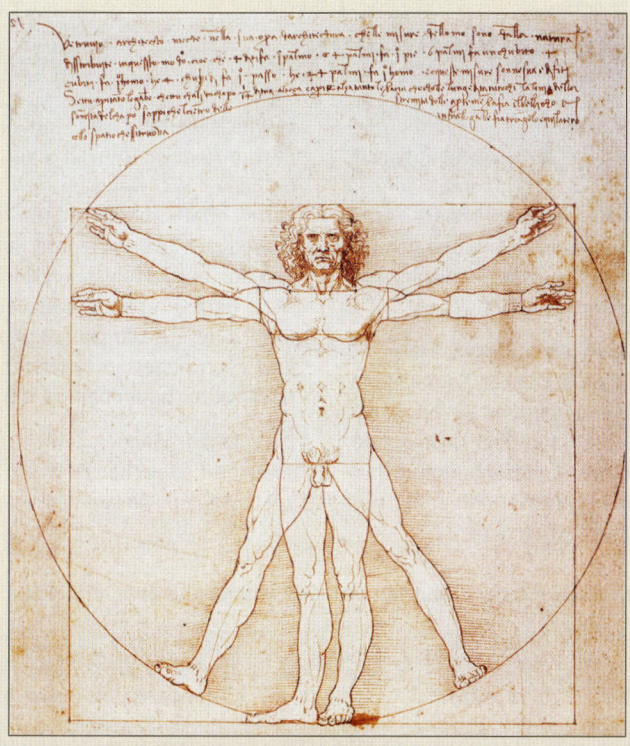

Teil 1: **Nahrung ist Leben**

Vielfältig, kompliziert und perfekt durchorganisiert: Der menschliche Organismus ist ein vorbildlich konzipiertes Meisterstück der Natur. Aber nur, wenn Lebensführung und Ernährung eines Menschen auf die Bedürfnisse seines Körpers abgestimmt sind, kann sich dieses ideale Konzept bewähren. Richtig essen und trinken und dazu noch regelmäßige Bewegung, dieses einfache Rezept ist der beste Garant für ein langes Leben in Gesundheit.

1 Essen und Trinken heute

„Gesundheit ist das höchste Gut." Wer immer diesen simplen Satz erdachte, er hatte zweifellos Recht. Gesund und leistungsfähig zu sein, stellt wohl für jeden von uns einen unschätzbaren Wert dar. Es scheint allerdings, als seien viele Menschen sich dieses Wertes gar nicht so recht bewusst – allzu sorglos setzen sie häufig ihre Gesundheit aufs Spiel.

Sie vernachlässigen ihren Körper nicht selten auf geradezu fahrlässige Weise. Wobei Vernachlässigen meist gar nicht gleichbedeutend ist mit Mangel leiden. Im Gegenteil! Das Hauptübel ist heutzutage nicht etwa eine schlechte Versorgung mit Nahrung oder schlechte medizinische Betreuung, sondern ein Überangebot auf ganzer Linie.

Es wird zuviel gegessen – oft auch zu einseitige Kost. Es wird zuviel getrunken – vor allem Alkohol – und bei jedem Wehwehchen gleich mit Medikamenten kuriert. Dazu kommen dann meist noch zu wenig körperliche Bewegung und beruflicher Stress. Kein Wunder, dass „Wohlstandskrankheiten" wie Adipositas, Herz- und Kreislaufleiden und Diabetes mellitus, aber auch Krebs rasant zugenommen haben und nach neuesten Untersuchungen auch künftig noch weiter zunehmen werden.

Die dabei erhobenen Zahlen sind alarmierend und sollten die Menschen zu einem gesünderen Lebensstil bewegen – idealerweise von Kindesbeinen an.

Tab. 1: *Beispiele zur Entwicklung der jährlichen Neuerkrankungen bis zum Jahr 2050*

Erkrankung	2007	2030	Zunahme	2050	Zunahme
Herzinfarkt	313.000	444.000	+42 %	548.000	+75 %
Bluthochdruck	34.800.000	37.900.000	+ 9 %	35.500.000	+2 %
Schlaganfall	186.000	255.000	+37 %	301.000	+62 %
Krebs insgesamt	461.000	580.000	+26 %	588.000	+27 %
Osteoporose	8.300.000	10.200.000	+23 %	10.400.000	+26 %
Demenz	1.100.000	1.600.000	+51 %	2.200.000	+104 %

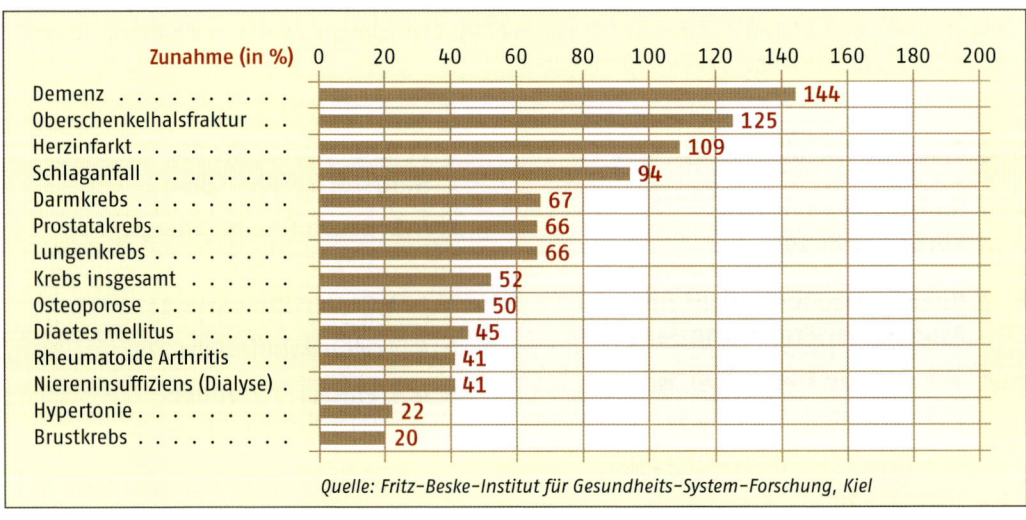

Quelle: Fritz-Beske-Institut für Gesundheits-System-Forschung, Kiel

Bild 1: *Prozentuale Zunahme Erkrankter pro 100.000 Einwohner von 2007 bis 2050*

Dabei gibt es Möglichkeiten, etlichen der chronischen Leiden wirksam vorzubeugen. Das setzt allerdings die Bereitschaft voraus, sich etwas genauer über die Grundregeln eines gesunden Lebensstils zu informieren und dieses Wissen dann auch in die Praxis umzusetzen. Doch davon sind viele Bundesbürger noch weit entfernt.

Das zeigen allein schon die Daten der Nationalen Verzehrsstudie (NVS) aus dem Jahr 2008 zur Häufigkeit von Übergewicht:

► In Deutschland sind 66 Prozent der Männer und rund 51 Prozent der Frauen übergewichtig oder adipös.

► Jeder fünfte Bundesbürger ist adipös und hat einen BMI über 30.

► Mit steigendem Alter nimmt der Anteil übergewichtiger Personen zu. Bei den 70- bis 80-Jährigen bringen 84 Prozent der Männer und 74 Prozent der Frauen zu viel auf die Waage.

► Übergewicht tritt zunehmend auch bei Kindern und Jugendlichen auf. Rund 18 Prozent der Jungen und 16 Prozent der Mädchen zwischen 14 und 17 Jahren sind übergewichtig oder adipös.

► Gleichzeitig stieg die Zahl der untergewichtigen Mädchen dieser Altersgruppe in den letzten Jahren von vier auf zehn Prozent an.

Wunsch und Wirklichkeit: Die Essgewohnheiten der Bundesbürger nach Erhebungen der NVS

► Der Verzehr von Frischgemüse liegt noch immer zu niedrig. Die DGE empfiehlt 400 Gramm pro Tag. 87,4 Prozent der Bevölkerung liegen darunter.

► Beim Obstverzehr liegen 59 Prozent unter der DGE-Empfehlung von täglich 250 Gramm. Es wird also auch zu wenig Obst gegessen. Wenn eine Portion Obst durch Obstsaft oder Nektar ersetzt wird, liegen immer noch 43 Prozent der Befragten darunter.

Fakten, die zu denken geben

► Menschen der unteren sozialen Schichten essen im Vergleich zur Oberschicht weniger Lebensmittel mit günstiger Nährstoffzusammensetzung wie Gemüse, Pilze, Obst und Hülsenfrüchte sowie Fisch, Fischerzeugnisse oder Krustentiere.

► Im Gegensatz dazu werden von Personen der unteren Schichten mehr fett- und zuckerreiche Lebensmittel wie Fleisch, insbesondere Wurst- und Fleischwaren, Streichfette und Süßwaren verzehrt.

► Gleiches gilt für zuckerreiche Limonaden, die in unteren Schichten drei- bis viermal häufiger als in der Oberschicht verzehrt werden.

► Je höher der Schulabschluss, desto niedriger der BMI bei Männern und Frauen.

► Mit steigendem Nettoeinkommen pro Kopf zeigt sich bei Männern und Frauen ein Absinken des BMI.

► Ledige Männer und Frauen sind häufiger normalgewichtig als verheiratete, geschiedene oder verwitwete Personen.

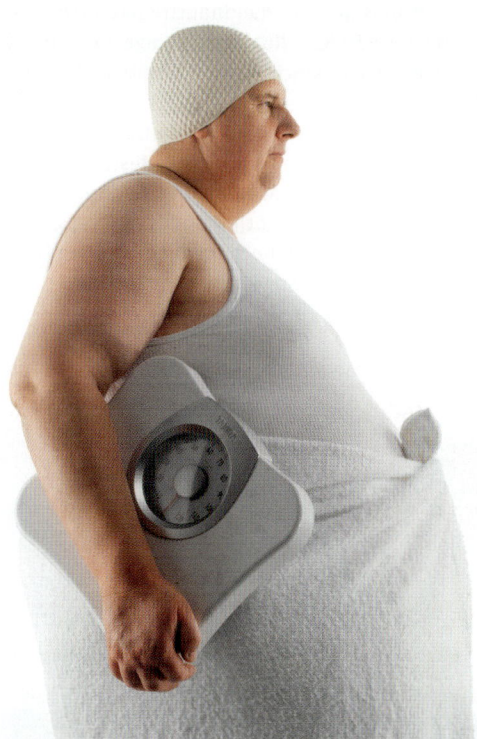

Bild 1: *Übergewicht: ein Riesenproblem*

Tab. 1: *Verzehrsprofil der bundesdeutschen Bevölkerung (Quelle: Nationale Verzehrsstudie 2008)*

Lebensmittel (g/Tag)	Frauen	Männer
Brot	133	178
Backwaren	33	46
Getreide, Getreideerzeugnisse	33	36
Gemüse, Pilze, Hülsenfrüchte	129	112
Kartoffeln	65	83
Obst	270	230
Streichfette	20	29
Milch, Milchmischgetränke	98	131
Milcherzeugnisse	88	75
Käse, Quark	41	44
Eier	12	16
Fleisch	23	42
Fleisch-, Wurstwaren	30	61
Gerichte auf Fleischbasis	30	57
Fisch	13	15
Süßwaren	48	55
Knabberartikel	5	8
Kaffee, Tee (grün/schwarz)	571	506
Obstsäfte, Nektare	232	270
Limonaden	88	224
Alkoholische Getränke	81	308

Was liegt im Argen?

Zwar legen immer mehr Bundesbürger Wert auf sichere und einwandfreie Nahrungsmittel. In diesem Punkt sind viele sehr kritisch und bewusst. Doch beim gesunden Lebensstil – sprich ausgewogene Kost und regelmäßige körperliche Bewegung – da hapert es noch sehr.

i Info

Etwa 36 Prozent der Männer und 31 Prozent der Frauen überschreiten den Richtwert für die Energiezufuhr bei mittlerer körperlicher Arbeit. Bei 65- bis 80-jährigen Frauen liegt der Anteil sogar bei 43 Prozent.

Zu viel!

Die pro Tag durchschnittlich benötigte Nahrungsmenge ist heute im Vergleich zu früher relativ gering. Der Grund: Die immer weiter fortschreitende Technisierung hat die Lebensumstände in den Industrienationen radikal verändert. Nur noch wenige Menschen müssen körperlich schwer arbeiten. Wir leben in zentral geheizten, stets wohlig warmen Wohnungen. Dank moderner Verkehrsmittel überwinden wir auch weiteste Strecken ohne körperliche Anstrengung. Dennoch futtern die meisten noch immer drauflos, ganz so, als herrschten noch immer die harten Lebensbedingungen vergangener Zeiten.

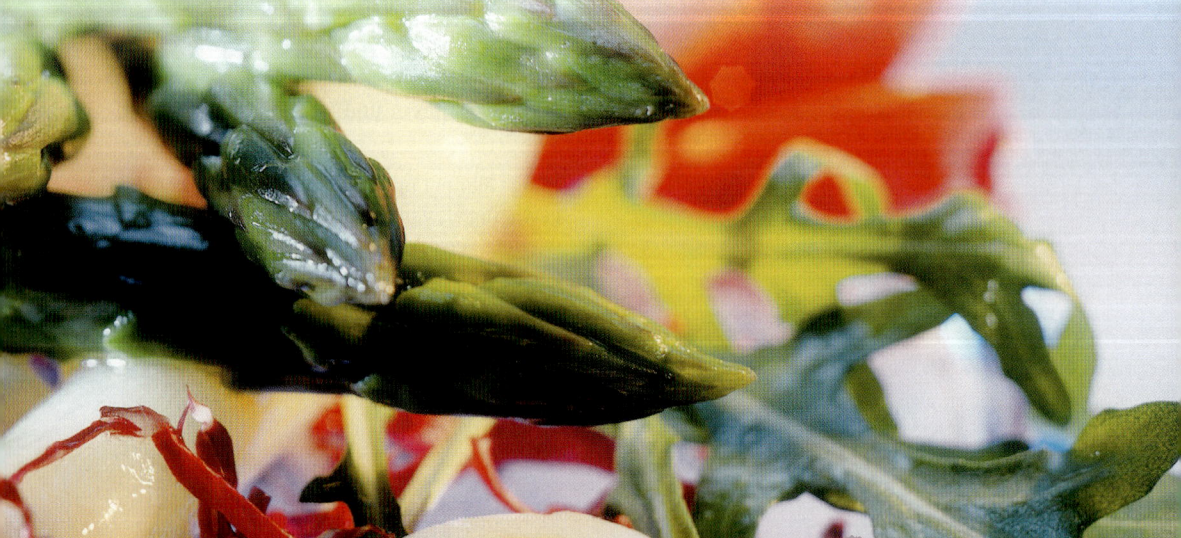

Zu fett!

Nach den Richtwerten sollte der Fettanteil in unserer Kost nicht mehr als 30 Prozent betragen. Etwa 76 Prozent der Frauen und 80 Prozent der Männer überschreiten die Richtwerte für die Fettzufuhr. Hinzu kommt, dass es sich bei den aufgenommenen Fetten zu einem hohen Anteil um solche tierischer Herkunft handelt. Das bedeutet eine hohe Aufnahme von gesättigten Fettsäuren.

Zu eiweißreich!

Nach den Richtwerten sollte der Eiweißanteil unserer Kost nicht mehr als zehn Prozent betragen. Das entspricht für Frauen rund 46 und für Männer 58 Gramm. Tatsächlich aber beträgt die Proteinzufuhr bei Frauen 64 und bei Männern 85 Gramm pro Tag. Damit entfallen etwa 14 Prozent der Energiezufuhr auf Eiweiß.

Zu wenig Kohlenhydrate!

Nach den Richtwerten sollte der Kohlenhydratanteil unserer Kost bei mindestens 50 Prozent der Energiezufuhr liegen. Die Frauen kommen dem mit 49 Prozent rein rechnerisch schon sehr nahe. Allerdings: gut die Hälfte dieser Menge besteht aus Mono- und Disacchariden. Polysaccharide wären gesünder. Bei den Männern beträgt der Kohlenhydratanteil nur etwa 45 Prozent der Energieaufnahme, auch hier liegt der Zuckeranteil mit ca. 46 Prozent zu hoch.

Zu wenig Ballaststoffe!

Als Richtwert für die Zufuhr gilt bei Erwachsenen eine Menge von täglich mindestens 30 Gramm. Tatsächlich beträgt die Aufnahme bei Frauen nur 23 und bei Männern 25 Gramm pro Tag.

Tab. 1: *Hauptquellen für Fett*

Frauen	%	Männer	%
Speisefette	21	Speisefette	22
Milch/Käse	19	Fleisch/Wurst	18
Fleisch/Wurst	12	Milch/Käse	15
Backwaren	7	Backwaren	6
Süßwaren	6	Süßwaren	5
Gemüsegerichte	5	Fleischgerichte	5
Fleischgerichte	4	Gemüsegerichte	3
Soßen	3	Soßen	3

Tab. 2: *Hauptquellen für Eiweiß*

Frauen	%	Männer	%
Milch/Käse	20	Fleisch/Wurst	22
Fleisch/Wurst	18	Milch/Käse	18
Brot	14	Brot	14
Fleischgerichte	7	Fleischgerichte	9
Alkoholfreie Getränke	4	Eintöpfe/Suppen	4
Eintöpfe/Suppen	4	Fisch	4
Fisch	4	Getreidegerichte	4
Getreidegerichte	4	Alkoholfreie Getränke	4

Tab. 3: *Hauptquellen für Kohlenhydrate*

Frauen	%	Männer	%
Brot	25	Brot	26
Obst	15	Alkoholfreie Getränke	14
Süßwaren	12	Süßwaren	11
Alkoholfreie Getränke	12	Obst	11
Milch/Käse	8	Milch/Käse	7
Backwaren	5	Backwaren	6
Getreide	5	Getreide	5
Kartoffeln	4	Kartoffeln	4

Tab. 4: *Hauptquellen für Ballaststoffe*

Frauen	%	Männer	%
Brot	32	Brot	36
Obst	23	Obst	19
Gemüse	10	Gemüse	8
Gemüsegerichte	8	Gemüsegerichte	7
Kartoffeln	5	Kartoffeln	6
Getreide	5	Getreide	4
Suppen/Eintöpfe	4	Suppen/Eintöpfe	4
Backwaren	3	Backwaren	3

Ernährungswissen

Der mündige Verbraucher! Immer wieder wird er von Politikern, Verbraucherschützern, Medien oder Vertretern der Ernährungswirtschaft bemüht. Man unterstellt ihm Kritikfähigkeit und das nötige Wissen, um sich auf einem rasant wachsenden Markt zu orientieren und die zum Teil widersprüchlichen Informationen über Ernährung zu verstehen, zu bewerten und gegebenenfalls auch noch in die Praxis umzusetzen.

Doch entsprechen die Deutschen tatsächlich diesem Bild? Haben sie das nötige Wissen, um den in sie gesteckten Erwartungen gerecht zu werden? Eine zentrale Frage, denn nur mit einem ausreichenden Maß an Sachkompetenz lässt sich der Weg zu einem gesunden Lebensstil finden.

Die Nationale Verzehrsstudie 2008 hat diese Frage aufgegriffen und anhand ausgewählter Aspekte das Ernährungswissen der Bevölkerung getestet.

Tab. 1: *Kenntnis über Lebensmittelgruppen und Empfehlungen zur Ernährung*

Frage	Antwort		
	Richtig	Falsch	Weiß nicht
Was ist ein probiotischer Joghurt?	58,2 %	5,0 %	36,2 %
Was sind ACE-Getränke?	66,7 %	3,0 %	29,6 %
Was bedeutet „5 am Tag"?	29,0 %	33,9 %	36,5 %

Frauen sind informierter!

Frauen wussten bei der Befragung besser über die Produkte Bescheid als Männer.

▶ Probiotische Joghurts kannten 64,4 Prozent der Frauen. Im Vergleich dazu zeigten Männer mit 51,8 Prozent geringeres Wissen.

▶ Bei ACE-Getränken standen die Frauen mit 69,1 zu 64,2 Prozent ebenfalls günstiger da.

▶ Frauen kennen den Begriff „5 am Tag" mit 39,9 % doppelt so häufig wie Männer mit nur 17,7 %.

Abiturienten sind besser informiert!

Wie schon gesagt, spielen der soziale Status und der Bildungsgrad eine entscheidende Rolle, wenn es um Ernährungswissen und dessen Umsetzung in Verhalten geht. In dieser Hinsicht haben nicht alle Menschen die gleichen Chancen. Das belegen Zahlen, die den Zusammenhang zwischen richtigen Antworten und Bildungsgrad zeigen. Untersucht wurde der Zusammenhang zwischen Schulabschluss und dem Wissen zu verschiedenen Bereichen der Ernährung. Dabei hatten ganz klar Absolventen der Gymnasien, aber auch der Realschule, die Nase vorn.

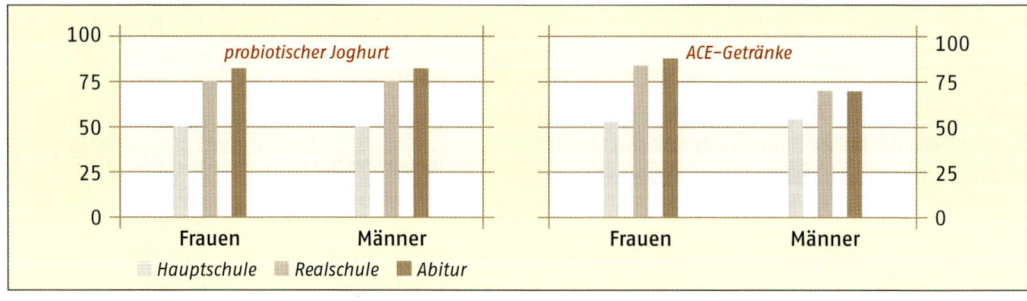

Bild 1: *Zusammenhang zwischen Bildungsgrad und der Kenntnis über Lebensmittel (in Prozent)*

Preisfrage: Wer kann kochen?

Gerichte zubereiten können ist die entscheidende Voraussetzung für eine gesunde und ausgewogene Kost. Wer ausschließlich auf Fertiggerichte und Fast Food angewiesen ist, bekommt meist nicht das optimale Nährstoffangebot.

Die Nationale Verzehrsstudie hat auch untersucht, wie die Bundesbürger ihre eigenen Kochkünste einschätzen.

Hier die Ergebnisse:

▸ 48,7 Prozent der Deutschen halten sich für „gute" bis „sehr gute" Köche.

▸ 28,5 Prozent schätzen ihre Kochkenntnisse als „durchschnittlich" ein.

▸ 15,6 Prozent geben an, „wenig bis gar nicht gut" zu kochen.

▸ Und immerhin 7,1 Prozent kochen gar nicht.

Insgesamt haben auch hier wieder die Frauen die Nase vorn. Zwei Drittel der befragten Frauen geben sich beste bis gute Noten. Von den Männern hält sich nur knapp ein Drittel für derart kompetent und gut 13 Prozent stehen nie am Herd. Allerdings, bei den jüngeren Frauen lässt die Kochbegeisterung schon deutlich nach. In der Gruppe der 19- bis 24-Jährigen meinen nur noch 40 Prozent, richtig gut kochen zu können.

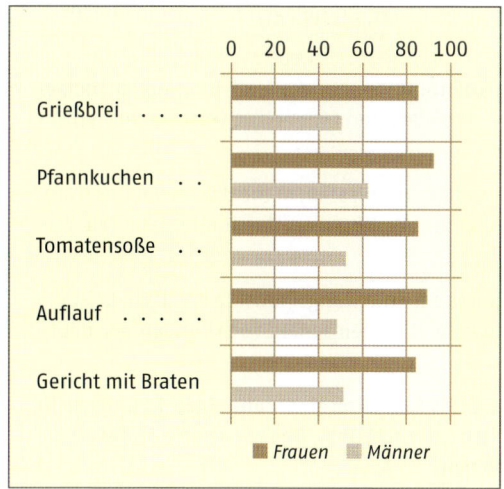

Bild 1: *Prozentsatz von Frauen und Männern, die mit dem Zubereiten verschiedener Gerichte Erfahrung haben*

Woher das Wissen nehmen?

Verbraucher sehen sich heutzutage mit einer schier unübersehbaren Fülle von Informationen konfrontiert. Die Menschen nutzen diese Informationsangebote unterschiedlich intensiv.

Spitzenreiter mit 56 Prozent Nutzung sind Zeitungen und Magazine. Auf Platz zwei mit gut 54 Prozent finden sich die Angaben auf Lebensmittelpackungen. Mit einer Häufigkeit von 54 Prozent holen sich auch viele Rat bei Familie und Freunden, unmittelbar gefolgt vom Fernsehen.

Einen mittleren Platz nehmen Fachzeitschriften, Fachbücher und Informationsbroschüren ein. Danach folgen Internet, Krankenkassen, Ärzte und Apotheker.

Schlusslichter mit weniger als 10 Prozent bilden die Verbraucherzentralen, Schule, Deutsche Gesellschaft für Ernährung e. V. und aid Infodienst e. V.

 Und jetzt *Sie!*

1. *Nach Schätzungen sind 2010 bereits 10 Millionen Menschen in Deutschland von Diabetes mellitus betroffen.*

1.1 *Ermitteln Sie den prozentualen Anteil von Diabetikern in Deutschland bei einer derzeitigen Bevölkerungszahl von ca. 82 Millionen Menschen.*

1.2 *Ermitteln Sie die erwartete Anzahl von Diabetikern im Jahre 2050 in der Bundesrepublik. (s. S. 12, Bild 1).*

1.3 *Zeigen Sie, wie sich der prozentuale Anteil der Erkrankten im Laufe der nächsten Jahrzehnte ändern wird. Hinweis: Das Statistische Bundesamt Deutschland rechnet bis zum Jahre mit einem Bevölkerungsrückgang auf rund 69 bis 74 Millionen.*

2. *Gesunde Ernährung? – Fehlanzeige.*

2.1 *Überprüfen Sie diese Behauptung. Stellen Sie dazu die Infos, von S. 15, in einem Ist-Soll-Diagramm grafisch dar.*

2.2 *Leiten Sie aus Ihrer Grafik ab, wovon zu viel, wovon zu wenig verzehrt wird.*

Webadressen mit Informationen zu Ernährungsfragen

Webadresse	Informationsprofil
www.aid.de	Webseite des aid Infodienstes e. V. Der Dienst ist ein eingetragener Verein und wird vom Bundesministerium für Ernährung, Landwirtschaft und Verbraucherschutz unterstützt. Schwerpunkt seiner Arbeit ist die Übermittlung seriöser Informationen zu den entsprechenden Sachthemen.
www.5amtag.de	„5 am Tag" ist eine Gesundheitskampagne, mit der Bundesbürger zu einem höheren Verzehr von Obst und Gemüse motiviert werden sollen. Die Website enthält Infos rund um diese Lebensmittelgruppe mit vielen Ernährungstipps.
www.bfa-ernährung.de	Website der Bundesforschungsanstalt für Ernährung und Lebensmittel (BfEL). Deren Forschungsarbeiten zielen ab auf gesundheitlichen Verbraucherschutz im Ernährungsbereich.
www.bmelv.de	Website des Bundesministeriums für Ernährung, Landwirtschaft und Verbraucherschutz (BMELV). Im Zuständigkeitsbereich des BMELV geht es vor allem um sichere Lebensmittel, wirtschaftlich tragfähige Landwirtschaftsbetriebe sowie um einen ökologisch und sozial intakten ländlichen Raum.
www.bzga.de	Website der Bundeszentrale für gesundheitliche Aufklärung (BZgA). Die Arbeit der BZgA hat zum Ziel, Erkrankungen vorzubeugen und gesunde Lebensweisen zu fördern.
www.dge.de	Website der Deutschen Gesellschaft für Ernährung (DGE). Sie befasst sich mit sämtlichen Aspekten der Ernährung.
www.dife.de	Website des Deutschen Instituts für Ernährungsforschung (DIfE). Diese Forschungseinrichtung untersucht Zusammenhänge zwischen Ernährung und Gesundheit von den molekularen Grundlagen bis hin zur klinischen Anwendung.
www.ernaehrung.de	Website des Deutschen Ernährungsberatungs- und Informationsnetzes (DEBInet). Dort findet man aktuelle Informationen zu verschiedensten Ernährungsfragen.
www.fao.org	Website der Food and Agriculture Organization of the United Nations (FAO). Deren Anliegen: Das Problem des Welthungers durch internationale Anstrengungen zu lösen.
www.fei-bonn.de	Website des Forschungskreises der Ernährungsindustrie e. V. (FEI). Er ist die zentrale Koordinierungsstelle von gemeinsamen Forschungen der deutschen Lebensmittelindustrie.
www.fke.de	Website des Forschungsinstituts für Kinderernährung (FKE). Es untersucht die Zusammenhänge zwischen Ernährung, Wachstum und Stoffwechsel von Kindern und Jugendlichen.
www.Nutriinfo.de	Website des Landesbetriebes Hessisches Landeslabor (LHL). Hier findet man Informationen zur Lebensmittelkunde und zum Lebensmittelrecht.

2 Nahrungsbedarf des Körpers

Ein lebender Organismus ist kein starres, sondern ein dynamisches System, das ständig in Aktion ist. Selbst wenn der Körper sich nach außen hin in völliger Ruhe befindet, laufen in seinem Inneren rund um die Uhr zahllose biologischen Prozesse ab.

Was im Inneren des Körpers geschieht:

▶ Das Herz pumpt unaufhörlich Blut durch das gesamte Gefäßsystem.

▶ Im Verdauungstrakt, dem Umschlagplatz für Nahrung, wird Verwertbares von Überflüssigem getrennt.

▶ Die Atmung sorgt für regelmäßige Zufuhr von Sauerstoff.

▶ In den Zellen werden geeignete Stoffe abgebaut. Mit der dabei kontinuierlich freigesetzten Energie werden eine gleichmäßige Körpertemperatur gesichert und die unterschiedlichsten Körperfunktionen Tag und Nacht in Gang gehalten.

▶ In sämtlichen Zellen werden ebenfalls durch Abbau von Stoffen gewonnene Bausteine für „Instandsetzungsarbeiten" zum Erhalt der Zellsubstanz genutzt.

▶ Während der Phase des Wachstums werden neue Zellen aufgebaut.

Was der Körper dazu benötigt:

▶ Energieträger, damit er Arbeit leisten kann.

▶ Baustoffe, damit er Material für den Aufbau und die Erneuerung von Zellen und Geweben zur Verfügung hat.

▶ Reglerstoffe, um die vielfältigen und komplizierten Abläufe organisieren und kontrollieren zu können.

▶ Schutzstoffe, mit deren Hilfe der Körper gegen Krankheiten gewappnet ist.

Energielieferanten

Zu den Nährstoffen, die dem Körper Energie liefern, zählen in erster Linie Fette und Kohlenhydrate. Proteine werden nur in Ausnahmefällen zur Energiegewinnung genutzt.

Baustoffe

Proteine: Sie dienen dem Körper zum Aufbau der verschiedenen Zellen und Gewebe.

Fett: Es baut gemeinsam mit Proteinen die Zellwände auf.

Mineralstoffe: Sie dienen dem Aufbau bestimmter Körpergewebe, zum Beispiel von Knochen und Zähnen.

Wasser: Es ist Bestandteil der Zell- und aller Körperflüssigkeiten wie Blut, Lymphe und Verdauungssäfte.

Reglerstoffe

Vitamine: Sie werden vor allem als Cofaktoren für Enzyme verwendet.

Mineralstoffe: Sie helfen bei der Regulierung des Wasserhaushaltes. Viele von ihnen wie Zink und Magnesium sind am Aufbau von Hormonen und Enzymen beteiligt.

Tab. 1: *Systematik der Nährstoffe*

Energie liefernde Nährstoffe	Nicht Energie liefernde Stoffe
Fette	Vitamine
Kohlenhydrate	Mineralstoffe
Proteine	Wasser

Info

Neben Energielieferanten sowie Bau- und Reglerstoffen enthält Nahrung noch Substanzen, die zwar nicht zum Erhalt von Energie- und Stoffumsatz benötigt werden, aber dennoch in viele Bereiche des biologischen Geschehens eingreifen. Im Körper wirken sie als Schutzstoffe. Sie unterstützen ihn bei seinen vielfältigen Aufgaben.

Zu ihnen zählen Ballaststoffe, Bioaktive Stoffe sowie Farb-, Aroma- und Geschmacksstoffe. Sie sind zwar nicht lebensnotwendig, aber für einen reibungslosen Ablauf des Körpergeschehens dennoch wichtig.

Schutzstoffe

Ballaststoffe: Sie aktivieren die Darmtätigkeit (Peristaltik) und verkürzen so die Verweilzeit der Nahrung im Verdauungstrakt. Auch binden sie im Darm schädliche Stoffe und verhindern so deren Resorption.

Bioaktive Stoffe: Sie greifen auf unterschiedlichste Weise in biologische Prozesse ein und können auf diese Weise Schutz bieten vor chronischen Erkrankungen wie Herz-Kreislauf-Leiden oder sogar Krebs.

Farb-, Aroma- und Geschmacksstoffe: Sie fördern die Bildung von Verdauungssäften und regen den Appetit an.

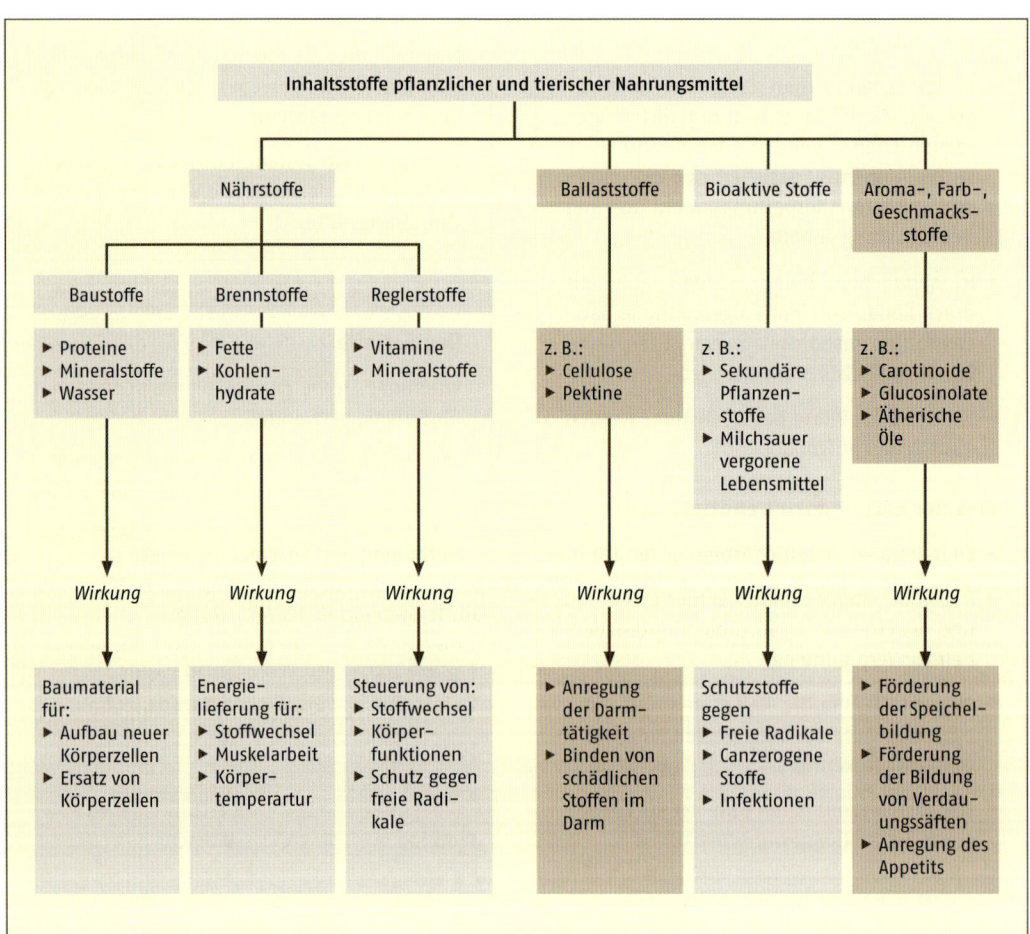

Bild 1: *Aufgaben der Nährstoffe im Überblick*

3 Quantitative und qualitative Aspekte der Ernährung

Viele Menschen essen und trinken einfach deshalb, weil sie Hunger bzw. Durst oder Appetit auf etwas ganz Bestimmtes haben. Dieses Verlangen befriedigen sie und genießen das. Der Gedanke, den Nährstoffbedarf zu decken, kommt den meisten dabei eher nicht.

Nun ist es ganz sicher so, dass der Genusswert von Mahlzeiten entscheidend mit zum allgemeinen Wohlbefinden und zur Lebensfreude beiträgt und so hilft, Gesundheit und Widerstandskraft des Körpers zu erhalten. Wer jedoch seinen Gaumen zum alleinigen Ratgeber macht und unbesehen alles isst, was ihm schmeckt, der läuft Gefahr, sich am Bedarf vorbei zu ernähren. Das Nahrungsangebot sollte unbedingt in punkto Qualität und Quantität bestimmten Anforderungen genügen.

3.1 Energie zum Leben

Auch wenn der Mensch schon durchs Weltall fliegt und bereits Genmanipulationen vollbringt, all die sensationellen naturwissenschaftlichen Erkenntnisse und technischen Errungenschaften ändern nichts daran, dass der menschliche Organismus den Gesetzen der Natur unterworfen ist. Sie gelten für ihn wie für jedes andere Lebewesen auf der Erde.

Eines der fundamentalen Grundgesetze ist das „Gesetz von der Erhaltung der Energie". Es besagt, dass Energie weder erzeugt noch vernichtet werden kann. Sie kann nur umgewandelt werden – zum Beispiel von chemischer Energie in Wärmeenergie.

Viele Arten von Materie, etwa Kohle, Benzin oder Zucker, stellen leicht umwandelbare chemische Energie dar. Als Energiequelle für den Menschen kommen aber nur solche Stoffe in Frage, die in den körpereigenen „Chemielabors" der Zellen mithilfe von Enzymen verwertet werden können, nämlich Fette, Kohlenhydrate und Proteine. Sie werden durch „physiologische Verbrennung" unter Energiegewinnung in einfache Verbindungen zerlegt.

Energie, Arbeit, Wärme

Energie, Arbeit und Wärmemenge sind Größen gleicher Dimension und werden in der gleichen Einheit gemessen.

Nach dem internationalen Einheitssystem (SI) ist die gemeinsame Einheit das aus den Basiseinheiten gebildete Potenzprodukt

$$1\,J = 1\,kg \cdot m^2 \cdot s^{-2}$$

und hat den besonderen Namen Joule (J).

Andere Einheiten für Energie sind Wattsekunde (Ws) oder Newtonmeter (Nm).

$$1\,J = 1\,Ws = 1\,Nm$$

Wie der Energiegehalt im Labor bestimmt wird

Den Energiegehalt kann man in einer Kalorimeterbombe ermitteln. Sie besteht aus einem mit Sauerstoff gefüllten Stahlzylinder, der von einem wärmeisolierten Wasserbad umgeben ist.

Die Messung beginnt mit der vollständigen Verbrennung einer abgewogenen Menge des betreffenden Nährstoffes in dem geschlossenen Zylinder. Man bringt sie mithilfe einer elektrischen Zündeinrichtung in Gang.

Die bei der Verbrennung frei werdende Wärmemenge lässt die Temperatur des Wasserbades ansteigen. 4,2 kJ erwärmen 1 l Wasser um 1 °C. Aus der Höhe des Temperaturanstieges lässt sich der Energiegehalt des Stoffes berechnen.

Die gemessene Energiemenge wird als physikalischer Brennwert bezeichnet.

Energieformen

Energie ist ein Begriff aus der Physik. Der Physiker unterscheidet zwischen unterschiedlichen Energieformen, zum Beispiel:

▶ Elektrische Energie,

▶ Bewegungs- bzw. kinetische Energie,

▶ Wärmeenergie,

▶ Chemische Energie.

Die physikalische Einheit für Energie ist das Joule (J). Ein Joule ist die Energiemenge, die benötigt wird, um 1 Kilogramm (kg) mit der Kraft von 1 Newton um 1 Meter (m) zu bewegen.

$$1 \text{ Joule} = 1 \text{ kg} \cdot \text{m}^2 \cdot \text{s}^{-2}$$

Früher war statt Joule die Bezeichnung Kilokalorie (kcal) üblich. Eine Kilokalorie ist definiert als die Energiemenge, die benötigt wird, um 1 Liter Wasser von 14,5 auf 15,5 °C zu erwärmen. Der Umrechnungsfaktor in Joule beträgt 4,184.

$$1 \text{ cal} = 4,184 \text{ J}$$

$$1 \text{ kcal} = 4,184 \text{ kJ}$$

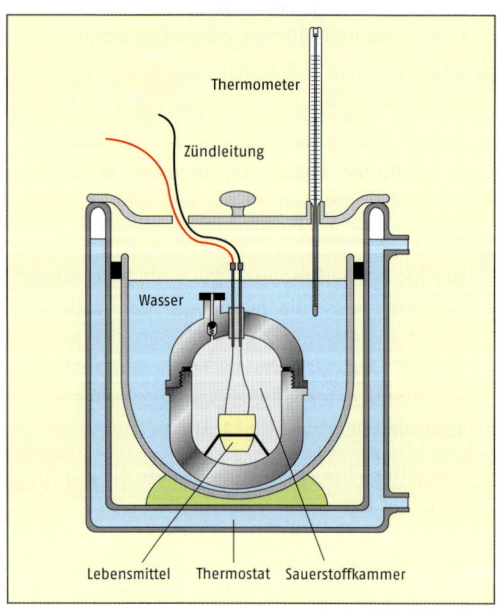

Bild 1: *Schnitt durch eine Kalorimeterbombe*

Physikalischer und physiologischer Brennwert

Aus Kohlenhydraten und Fetten entstehen bei der Verbrennung im Körper die gleichen Abbauprodukte wie bei einer Verbrennung unter Laborbedingungen. Auch die frei werdende Energiemenge ist in beiden Fällen gleich.

Proteine dagegen werden im Organismus nur bis zur Stufe des Harnstoffes, also unvollständig verbrannt. Die vom Körper nutzbare Energiemenge liegt daher unter der bei Laborbedingungen gemessenen. Den vom Körper verwertbaren Teil der Energie bezeichnet man als physiologischen Brennwert oder Nutzwert.

Tab. 1: *Physikalischer Brennwert*

Nährstoff	Brennwert
Fette	37 kJ
Kohlenhydrate	17 kJ
Proteine	23,4 kJ

Tab. 2: *Physiologischer Brennwert*

Nährstoff	Brennwert
Fette	37 kJ
Kohlenhydrate	17 kJ
Proteine	17 kJ

Energiebedarf

Die Menge an Energie, die pro Tag vom Körper umgesetzt wird und ausgeglichen werden muss, bezeichnet man als Gesamtenergieumsatz (engl: „total energy expenditure" = TEE). Einfache und gleichzeitig exakte Methoden, den TEE zu ermitteln, gibt es nicht. Man ist daher auf Schätzwerte angewiesen. Basis dafür ist der Grundumsatz, der sich gut messen und berechnen lässt. Zusammen mit der körperlichen Aktivität trägt er maßgeblich zum Energieverbrauch bei. Einen vergleichsweise geringeren Anteil hat die Nahrungsinduzierte Thermogenese.

3.2 Grundumsatz

Einen Teil der aufgenommenen Energie benötigt der Organismus für elementare Lebensfunktionen wie Atmung, Kreislauf, Zellerneuerung, Transportprozesse und den Erhalt einer gleichmäßigen Körpertemperatur. Diesen auch in völliger Ruhe noch bestehenden Energiebedarf bezeichnet man als Grundumsatz (engl.: „basal metabolic rate" = BMR).

 Info

Definition des Grundumsatzes

Man versteht darunter die Energiemenge, die ein Organismus unter folgenden Bedingungen benötigt:

▶ Am frühen Morgen nach ausreichender Nachtruhe,

▶ Mindestens 12 Stunden nach der letzten Mahlzeit,

▶ Liegend, ohne körperliche Bewegung, aber wach,

▶ bei einer Raumtemperatur von 23 bis 25 °C und leicht bekleidet.

Höhe des Grundumsatzes

Der Grundumsatz ist nicht bei allen Menschen gleich. Seine Höhe wird vor allem vom Anteil der fettfreien Körpermasse bestimmt – von Muskeln, Organen, Bindegewebe und Knochen. Daneben gibt es weitere Einflussfaktoren.

 Info

Längeres drastisches Fasten, das zu einem Gewichtsverlust von rund zehn Prozent des ursprünglichen Körpergewichts führt, reduziert den Grundumsatz um rund 15 Prozent. Je mehr man hungert, desto weiter schraubt der Organismus seinen Energiebedarf herunter. Ein langsames, mäßiges Abnehmen hat nur unwesentlichen Einfluss auf den Grundumsatz.

Körperzusammensetzung

Die verschiedenen Organe und Gewebearten haben einen unterschiedlich hohen Anteil am Grundumsatz, je nachdem, wie stoffwechselaktiv sie sind. Allein bei den einzelnen Organen lassen sich erhebliche Unterschiede im Energiebedarf feststellen. Er liegt bei der Leber, dem „Zentrallabor" des Körpers am höchsten.

Tab. 1: *Beitrag der Organe zum Grundumsatz*

Organ	Anteil am Körper-gewicht (%)	Anteil am Grund-umsatz (%)
Leber (1,5 kg)	2,1	26,4
Gehirn (1,4 kg)	2,0	18,3
Herz (0,3 kg)	0,4	9,2
Nieren (0,3 kg)	0,4	7,2

Gleiches gilt für die einzelnen Gewebearten. So verbraucht Fettgewebe deutlich weniger Energie als der stoffwechselintensive Muskel. Ein Mensch mit einem muskulösen Körper und geringem Fettansatz wird daher einen vergleichsweise höheren Grundumsatz aufweisen als ein untrainierter Übergewichtiger. Frauen haben daher einen geringeren Grundumsatz, weil sie mehr Fettgewebe als Männer besitzen.

Gewicht und Größe

Große schwere Menschen haben mehr Masse, damit mehr stoffwechselaktives Gewebe und damit einen höheren Grundumsatz. Auch nimmt mit Größe und Gewicht die Körperoberfläche zu. Das wiederum steigert den Energiebedarf zur Regulierung der Körpertemperatur.

Geschlecht

Männer haben einen höheren Grundumsatz als Frauen, weil bei ihnen der Anteil von Muskelgewebe über und ihr Fettanteil unter dem von Frauen liegt. Bei Frauen schwankt der Grundumsatz außerdem mit dem Zyklus.

Fettgewebe:	Frauen 25 %	Männer 13 %
Muskeln:	Frauen 47 %	Männer 55 %

Alter

Mit zunehmendem Alter verlangsamen sich die Stoffwechselvorgänge und der Grundumsatz nimmt mit den Jahren ab.

Faktoren, die den Grundumsatz erhöhen

▶ Sportliche Aktivität erhöht den Grundumsatz, denn durch intensive körperliche Bewegung nimmt die Masse an stoffwechselaktivem Muskelgewebe zu.

▶ Leicht erregbare Menschen haben einen erhöhten Grundumsatz. Die Ursache dafür ist ein erhöhter Muskeltonus, der sich durch psychische Erregung noch weiter verstärkt.

▶ Während der Schwangerschaft steigt der Grundumsatz gegen Ende um bis zu 25 Prozent.

Faktoren, die den Grundumsatz erniedrigen

▶ Während des Schlafes ist der Grundumsatz wegen des geringen Muskeltonus und der geringen Aktivität des sympathischen Nervensystems um sieben bis zehn Prozent geringer.

▶ In den Tropen ist der Grundumsatz um zehn bis 20 Prozent geringer. Der Grund: Der Körper verändert die Ausschüttung von Schilddrüsenhormonen. So passt er seine Wärmeproduktion den extremen klimatischen Bedingungen an.

Erkrankungen

Der Grundumsatz wird vor allem durch Fehlfunktionen der Hypophyse, Schilddrüse und Nebenniere beeinflusst. Überaktivität dieser Drüsen steigert den Grundumsatz, eine Unterfunktion senkt ihn.

Fieber kann den Grundumsatz, wegen der stärkeren Wärmeproduktion, um bis zu 40 Prozent steigern.

 Info

Der Grundumsatz hat mittlerweile eine große Bedeutung gewonnen. Der Grund: International ist es heute üblich, ihn als entscheidende Bezugsgröße für den gesamten Energiebedarf zu verwenden.

Allgemein gilt: Eine Erhöhung der Körpertemperatur um 1 °C führt zu einem Anstieg des Energieumsatzes von rund 13 Prozent.

Messung des Grundumsatzes

Im Allgemeinen ermittelt man den Grundumsatz des Menschen durch indirekte Kalorimetrie. Dieser Methode liegen folgende Überlegungen zugrunde. Als Energielieferanten kann der Organismus entweder Fette, Kohlenhydrate oder Proteine „verbrennen" bzw. oxidieren. Für diesen Vorgang benötigt er Sauerstoff als Oxidationsmittel. Als Reaktionsprodukte werden dabei Kohlendioxid und Wasser gebildet. Bei Proteinen, die nur unvollständig oxidiert werden, entsteht außerdem noch Harnstoff.

> Reaktionsgleichung für die Verbrennung des Kohlenhydrats Glucose:
>
> $$C_6H_{12}O_6 + 6\,O_2 = 6\,CO_2 + 6\,H_2O$$
>
> Reaktionsgleichung für die Verbrennung des Fettmoleküls Tripalmitin:
>
> $$C_{51}H_{98}O_6 + 72{,}5\,O_2 = 51\,CO_2 + 49\,H_2O$$

> Molbilanz-Verbrennung von Glucose:
> 1 Mol Glucose (180 g) werden von 6 Mol Sauerstoff (192 g) verbrannt.
>
> Molbilanz-Verbrennung von Tripalmitin:
> 1 Mol Tripalmitin (806 g) werden von 72,5 Mol Sauerstoff (2320 g) verbrannt.

Fazit

Bei genauer Betrachtung beider Reaktionsgleichungen wird zweierlei deutlich:

▶ Ein Gramm Fett benötigt zur Verbrennung mehr Sauerstoff als ein Gramm Glucose.

▶ Das Verhältnis der verbrauchten Menge Sauerstoff zu der freigesetzten Menge Kohlendioxid beträgt bei Glucose 1 : 1. Im Vergleich dazu wird bei Tripalmitin mehr Sauerstoff verbraucht als Kohlendioxid gebildet.

Tab. 1: *Sauerstoffverbrauch, Kohlendioxidabgabe und Energiewert von im Körper verbranntem Fett, Kohlenhydraten und Proteinen*

Nährstoff	Verbrauchter Sauerstoff	Abgegebenes Kohlendioxid	Energie pro l O_2-Verbrauch	Energie pro l abgegebenem CO_2
Fette	2.019,3 ml/g	1.427,3 ml/g	19,6 kJ	19,6 kJ
Kohlenhydrate	828,8 ml/g	828,8 ml/g	21,12 kJ	21,12 kJ
Proteine	966,3 ml/g	773,9 ml/g	18,77 kJ	23,35 kJ

Der Respiratorische Quotient

Aus oben stehender Tabelle sind die Volumina des verbrauchten Sauerstoffs und des gebildeten Kohlendioxids zu entnehmen:

▸ Bei Verbrennen von 1 g Kohlenhydraten sind die Menge an verbrauchtem Sauerstoff und die des gebildeten Kohlendioxids gleich groß und betragen 828,8 ml.

▸ Bei Fett und Proteinen ist der Verbrauch an Sauerstoff höher als die Menge des bei der Oxidation gebildeten Kohlendioxids. Bei Fett sind es 2.018,3 ml Sauerstoff, dagegen entstehen nur 1.427,3 ml Kohlendioxid. Bei den Proteinen beträgt das Verhältnis 966,3 ml Sauerstoff zu 773,9 ml Kohlendioxid.

Info

Bildet man für alle Nährstoffe den Quotienten aus dem Volumen CO_2 (V_{CO_2}) und dem Volumen O_2 (VO_2), so hat dies für jeden von ihnen einen charakteristischen Wert. Man bezeichnet ihn als Respiratorischen Quotienten (RQ).

$$RQ = VC_{O_2} : V_{O_2}$$

Bei einer gemischten Kost ergibt sich ein mittlerer RQ von rund 0,8. Bei bestimmten Erkrankungen wie Diabetes mellitus kann der RQ unter 0,7 sinken, weil bei dieser Stoffwechselstörung Glucose aus Aminosäuren aufgebaut werden muss. Das bedeutet einen höheren Sauerstoffverbrauch; der RQ-Wert steigt.

RQ der einzelnen Nährstoffe

Kohlenhdrate:	1,000
Fette:	0,707
Proteine:	0,801

Was wird gemessen?

Aus den ein- bzw. ausgeatmeten Gasmengen und dem RQ lassen sich der Grundumsatz und der jeweilige Anteil der Nährstoffe am Umsatz in einfacher Weise berechnen.

Möchte man dabei nicht nur grobe Näherungen, sondern exakte Werte erzielen, muss der Proteinumsatz gesondert berücksichtigt werden. Der Abbau von Proteinen ist unvollständig. Der dabei entstehende Harnstoff befindet sich im Urin. Man bestimmt daher den Harnstickstoff. Aus dessen Werten lässt sich die ursprünglich verbrannte Proteinmenge rückrechnen.

Proteine haben einen relativ konstanten Stickstoffgehalt von rund 16 Prozent. Multipliziert man den gemessenen Stickstoffwert mit 6,25 (6,25 · 16 = 100) kommt man auf die ursprünglich in der Nahrung enthaltene Eiweißmenge. Aus der oben stehenden Tabelle lässt sich außerdem berechnen, wie viel Sauerstoff diese Proteinmenge verbraucht hat und wie viel Kohlendioxid dabei entstanden ist.

Gemeinsam mit den entsprechenden Volumina der beiden anderen Nährstoffe lässt sich dann der Grundumsatz nach verschiedenen Formeln berechnen.

Messung in der Praxis

1. Messung des eingeatmeten Sauerstoffs.

2. Analyse der ausgeatmeten Luft — es werden die Anteile von Sauerstoff und Kohlendioxid ermittelt.

3. Messung des Harnstickstoffs.

4. Berechnung des Respiratorischen Quotienten (RQ).

5. Berechnung des Grundumsatzes.

6. Ermittlung, welchen Anteil die einzelnen Nährstoffe am Grundumsatz haben.

Info

Die Atemluft lässt sich auf unterschiedliche Weise erfassen: Über ein Mundstück, eine Gesichtsmaske oder eine den Kopf abdeckende Haube, die heute am häufigsten eingesetzt wird.

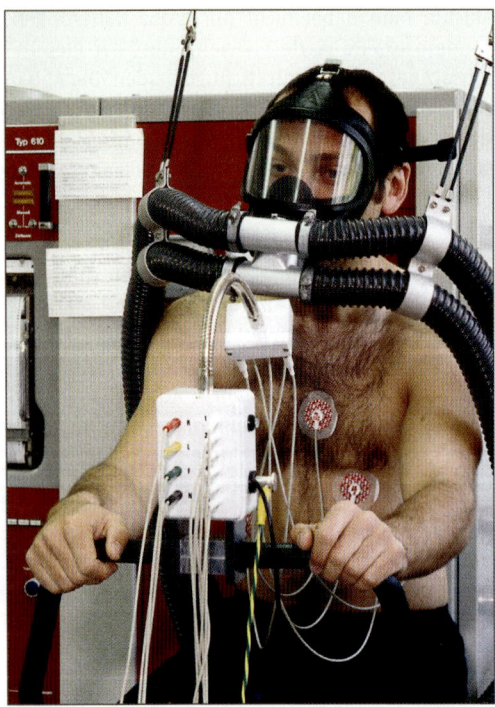

Bild 1: *Messung des Grundumsatzes*

Info*plus*

Körpergewicht auf dem Prüfstand

Dreh- und Angelpunkt aller Überlegungen um den Energiebedarf ist das Körpergewicht. Es sollte im Normalbereich liegen und möglichst konstant bleiben. Zur Klassifizierung des Körpergewichts wird heute international der Body-Mass-Index (BMI) herangezogen.

Der BMI ist definiert als der Quotient aus Körpergewicht in Kilogramm und der Körpergröße in Metern zum Quadrat.

$$\text{BMI (kg/m}^2\text{)} = \frac{\text{KG (kg)}}{(\text{Körpergröße in m})^2}$$

Zur Einschätzung, ob das Körpergewicht im Normalbereich liegt oder davon mehr oder weniger stark abweicht, dient derzeit das Klassifizierungsmodell der WHO. Der auf der linken Skala eingetragene Wert für die Körpergröße wird mit dem entsprechenden Wert des Körpergewichts auf der rechten Skala verbunden. Am Schnittpunkt mit der mittleren Skala lässt sich der BMI mit der jeweiligen Klassifizierung ablesen.

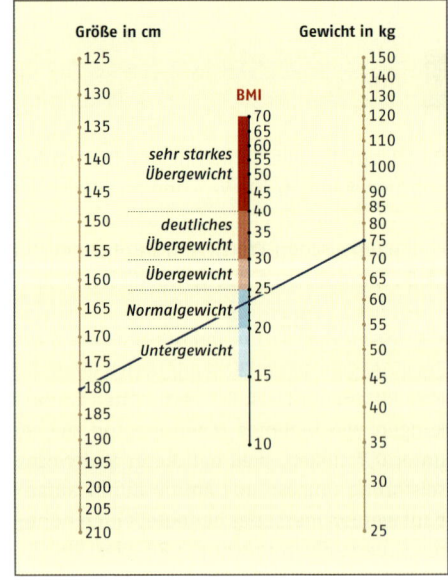

Bild 2: *Nomogramm und Formel zum Ermitteln des BMI*

Berechnung des Grundumsatzes

Grundlage der Berechnung des Grundumsatzes sind im allgemeinen Körpergewicht, Körpergröße sowie Alter und Geschlecht. Für diese Größen wurden Referenzmaße festgelegt. Sie richten sich nach den Durchschnittsgrößen der Bevölkerung. Für Personen, die hinsichtlich Körpergröße und -gewicht stark vom Durchschnitt abweichen, muss individuell nachkorrigiert werden.

Unter Berücksichtigung des durchschnittlichen Körpergewichts und der durchschnittlichen Körpergröße lässt sich dann für die verschiedenen Altersgruppen und getrennt nach Geschlecht der jeweilige Grundumsatz berechnen. Bei Erwachsenen mit leichter körperlicher Arbeits- und Freizeitbelastung macht der Grundumsatz bereits 50 bis 60 Prozent des gesamten täglichen Energieumsatzes aus.

Tab. 1: *Referenzmaße von Körpergewicht und Körpergröße für die Berechnung des Grundumsatzes (DGE 2008)*

Alter	Körpergröße (cm)		Körpergewicht (kg)	
	männlich	weiblich	männlich	weiblich
Säuglinge				
▶ 0 bis < 4 Monate	57,9	56,5	5,1	4,7
▶ 4 bis < 12 Monate	70,8	68,9	8,7	8,1
Kinder				
▶ 1 bis < 4 Jahre	90,9	90,5	13,5	13,0
▶ 4 bis < 7 Jahre	113,9	111,5	19,7	18,6
▶ 7 bis < 10 Jahre	139,6	129,3	26,7	26,7
▶ 10 bis < 13 Jahre	146,5	148,2	37,5	39,2
▶ 13 bis < 15 Jahre	163,1	160,4	50,8	50,3
Jugendliche und Erwachsene				
▶ 15 bis < 19 Jahre	174,0	166,0	67,0	58,0
▶ 19 bis < 25 Jahre	176,0	165,0	74,0	60,0
▶ 25 bis < 51 Jahre	176,0	164,0	74,0	59,0
▶ 51 bis < 65 Jahre	173,0	161,0	72,0	57,0
▶ > 65 Jahre	169,0	158,0	68,0	55,0

Tab. 2: *Grundumsatz für Jugendliche und Erwachsene, berechnet nach den Referenzmaßen (DGE 2008)*

Alter	Körpergröße (cm)		Körpergewicht (kg)	
	männlich	weiblich	männlich	weiblich
15 bis < 19 Jahre	67	58	7,6	6,1
19 bis < 25 Jahre	74	60	7,6	5,8
25 bis < 51 Jahre	74	59	7,3	5,6
51 bis < 65 Jahre	72	57	6,6	5,3
> 65	68	55	5,9	4,9

3.3 Leistungsumsatz, PAL-Wert

Ein großer Teil der über die Nahrung aufgenommenen Energie wird für die körperliche Bewegung verwendet. Dieser Bedarf entsteht durch Tätigkeiten bei beruflicher Arbeit und Aktivitäten während der Freizeit. Er macht zusammen mit dem Grundumsatz den Löwenanteil des gesamten Energiebedarfs aus.

Früher hat man diesen Betrag anhand beruflicher Tätigkeit und Freizeitgewohnheiten geschätzt. Nach den neuesten Richtlinien der DGE wurde – wie weltweit üblich – der sogenannte PAL-Wert eingeführt. Er ist eine neue Messgröße für die gesamte körperliche Aktivität (PAL = physical activity level).

Je nach Art der Berufs- und Freizeitaktivitäten ist er unterschiedlich hoch. Den niedrigsten PAL-Wert mit 1,2 ordnet man alten gebrechlichen Menschen ohne nennenswerte körperliche Bewegung zu. Mit 2,0 bis 2,4 am höchsten liegen Personen mit körperlich anstrengenden Berufen und Extremsportler.

Der Weg zum PAL-Wert

Man misst bei ausgewählten Personengruppen experimentell mit doppelt stabil markiertem Wasser den durchschnittlichen täglichen Energieumsatz (TEE). Darüber hinaus bestimmt man mittels indirekter Kalorimetrie den Grundumsatz (BMR).

Der PAL-Wert ergibt sich nun aus dem Quotienten aus TEE und BMR.

Berechnungsbeispiel:

TEE: 8,7 MJ; BMR: 5,8 MJ

$$\text{PAL-Wert} = \frac{8{,}7 \text{ MJ}}{5{,}8 \text{ MJ}} = \underline{\underline{1{,}5}}$$

Die Höhe des PAL-Werte ist abhängig von den beruflichen Tätigkeiten und dem Freizeitverhalten. Gleichzeitig werden aber auch weitere, den Energiebedarf beeinflussende Faktoren wie Körpergewicht, Alter und Geschlecht von vornherein berücksichtigt.

 Infoplus

Der Energieumsatz lässt sich auch mithilfe von doppelt stabil markiertem Wasser bestimmen. Dieses Verfahren ist sehr aufwändig und daher für Routinebestimmungen weniger geeignet. Das Besondere daran: Der Energieumsatz kann nach dieser Methode unter natürlichen Lebensbedingungen und zudem über einen Zeitraum von mehreren Tagen gemessen werden.

Das zugrunde liegende Prinzip: Die zu untersuchende Person bekommt Wasser zu trinken, das durch zwei Isotope markiert ist. Bei den Isotopen handelt es sich um Deuterium (^{2}H) und das stabile ^{18}O. Das markierte Wasser vermischt sich im Organismus mit dem Körperwasser.

Danach werden die Isotope auf unterschiedliche Weise ausgeschieden. Deuterium verlässt den Körper als Bestandteil von Wasser ausschließlich über den Urin. Das ^{18}O dagegen wird zum einen über den Urin ausgeschieden, zum andern in Kohlendioxid eingebaut und über die Lunge abgegeben.

Nach einem festgelegten Zeitraum der Untersuchung werden Urinproben entnommen und dann folgendermaßen verfahren:

▶ Im Urin wird die darin enthaltene Menge an ^{2}H und ^{18}O analytisch bestimmt.

▶ Aus der Differenz beider Werte lässt sich ausrechnen, wie viel ^{18}O mit der Atmung abgegeben wurde.

▶ Diese Menge wiederum ist proportional der gesamten Produktion von Kohlendioxid.

▶ Aus dem Kohlendioxid kann man schließlich – unter Berücksichtigung des aus der Nahrung geschätzten RQ – den Energieumsatz berechnen.
Die bei dieser Methode eingesetzten Isotope sind stabil, also nicht radioaktiv. Es können deshalb Kinder jeden Alters oder auch schwangere Frauen untersucht werden.

Tab. 1: *PAL-Werte verschiedener Berufs- und Freizeitaktivitäten von Jugendlichen und Erwachsenen (DGE 2008)*

Arbeitsschwere und Freizeitverhalten	PAL	Beispiele
Ausschließlich sitzende oder liegende Lebensweise	1,2	Alte, Gebrechliche
Ausschließlich sitzende Tätigkeit mit wenig oder keiner anstrengenden Freizeitaktivität	1,4 bis 1,5	Büroangestellte, Feinmechaniker
Sitzende Tätigkeit, zeitweilig auch zusätzlicher Energieaufwand für gehende und stehende Tätigkeiten	1,6 bis 1,7	Laboranten, Kraftfahrer, Studierende, Fließbandarbeiter
Überwiegend gehende und stehende Tätigkeiten	1,8 bis 1,9	Hausfrauen, Verkäufer, Kellner, Handwerker
Körperlich anstrengende berufliche Arbeit	2,0 bis 2,4	Bauarbeiter, Landwirte, Hochleistungs-sportler

Nahrungsinduzierte Thermogenese

Auch Verdauung, Resorption der Nahrung sowie Umwandlung und Speicherung der Nährstoffe sind Energie verbrauchende Prozesse. Die Aufnahme von Nahrung führt daher zu einem Anstieg des Energieumsatzes. Damit verbunden ist eine erhöhte Wärmeproduktion, die man als nahrungsbedingte Thermogenese bezeichnet (*Diet induced thermogenesis* DIT).

Die Höhe der DIT hängt von Art und Menge der aufgenommen Nährstoffe ab. Hier einige Beispiele:

▸ Für die Umwandlung von Glucose in Glykogen liegt der Energieverbrauch bei ca. fünf Prozent der in der Glucosemenge enthaltenen Energie.

▸ Die Speicherung von Fett verbraucht vier Prozent.

▸ Am höchsten ist der Verlust bei den Proteinen. Die Bildung von Peptidbindungen ist sehr energieaufwändig und kostet 25 bis 30 Prozent der in den zugeführten Nährstoffen enthaltenen Energie.

Insgesamt werden bei einer durchschnittlichen Mischkost aus pflanzlichen und tierischen Produkten acht bis zehn Prozent der in den aufgenommenen Nährstoffen enthaltenen Energie für deren Verarbeitung benötigt.

3.4 Gesamtumsatz

Um den täglichen Gesamtbedarf an Energie zu berechnen, wird der Grundumsatz mit dem jeweils passenden PAL-Wert multipliziert. In der Praxis liefert dieses vereinfachte Verfahren recht genaue Werte und hat sich sehr gut bewährt.

Berechnungsbeispiel:

Berechnung des gesamten täglichen Bedarfs an Energie für eine 20-jährige Frau, Büroangestellte, 60 kg Körpergewicht, 1,65 m Körpergröße, einmal pro Woche 30 min. Joggen.

Grundumsatz	5,8 MJ
PAL-Wert	1,5
Energiebedarf	1,5 · 5,8 MJ = 8,7 MJ

Bei intensiverer körperlicher Betätigung – vier bis fünf mal wöchentlich 30 bis 60 Minuten lang Sport oder andere Aktivitäten – könnte der PAL-Wert pro Tag um 0,3 heraufgesetzt werden.

Von der WHO wird für alle erwachsenen Personen jeden Alters empfohlen, nahezu täglich mindestens 30 Minuten eine moderate körperliche Arbeit wie zum Beispiel schnelles Gehen auszuüben – die beste Methode, um Übergewicht vorzubeugen und das Risiko ernährungsabhängiger Krankheiten zu verringern.

Tab. 1: *Richtwerte der durchschnittlichen Energiezufuhr für Mädchen und Frauen (DGE 2008)*

Alter	Grundumsatz (MJ/Tag)	Energiezufuhr (MJ/Tag)			
		PAL 1,4	PAL 1,6	PAL 1,8	PAL 2,0
15 bis < 19 Jahre	6,1	8,5	9,8	11,0	12,2
19 bis < 25 Jahre	5,8	8,1	9,3	10,4	11,6
25 bis < 51 Jahre	5,6	7,8	9,0	10,1	11,2
51 bis < 65 Jahre	5,3	7,4	8,5	9,5	10,6
> 65 Jahre	4,9	6,9	7,5	8,8	9,8

Tab. 2: *Richtwerte der durchschnittlichen Energiezufuhr für Jungen und Männer (DGE 2008)*

Alter	Grundumsatz (MJ/Tag)	Energiezufuhr (MJ/Tag)			
		PAL 1,4	PAL 1,6	PAL 1,8	PAL 2,0
15 bis < 19 Jahre	7,6	10,6	12,2	13,7	15,2
19 bis < 25 Jahre	7,6	10,6	12,2	13,7	15,2
25 bis < 51 Jahre	7,3	10,2	11,7	13,1	14,6
51 bis < 65 Jahre	6,6	9,2	10,6	11,9	13,2
> 65 Jahre	5,9	8,3	9,4	10,6	11,8

Erhöhter Energiebedarf

Während mancher Lebensphasen muss der Körper Hochleistungen erbringen und benötigt daher eine Extra-Ration Energie.

Kinder – Wachstum braucht Energie
Im Wachstum berücksichtigt man den Bedarf für den stetigen Aufbau neuer Körpersubstanz.

Tab. 3: *Richtwerte des durchschnittlichen Energiebedarfs für Säuglinge und Kinder (DGE 2008)*

Alter	Energiezufuhr (MJ/Tag)	
	m	w
0 bis < 4 Monate	2,0	1,9
4 bis <12 Monate	3,0	2,9
1 bis < 4 Jahre	4,7	4,4
4 bis < 7 Jahre	6,4	5,8
7 bis < 10 Jahre	7,9	7,1
10 bis < 13 Jahre	9,4	8,5
13 bis < 15 Jahre	11,2	9,4

Energiebedarf während Schwangerschaft und Stillzeit

Die Zulage während Schwangerschaft und Stillzeit ist unabhängig vom PAL-Wert.

Schwangere
Sie erhalten über die gesamte Schwangerschaft eine Zulage von 1,1 MJ pro Tag.

Stillende
2,2 MJ pro Tag bis einschließlich zum vierten Monat Stillzeit,

▶ 1,2 MJ pro Tag nach dem vierten Monat bei teilweisem Stillen.

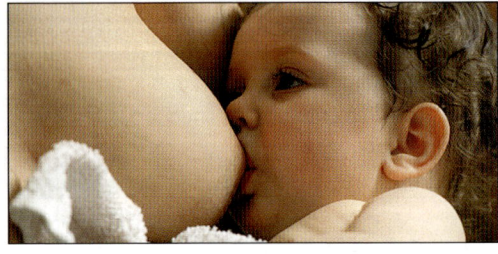

Bild 1: *Das Mehr an Energie ist nach Stilldauer gestaffelt*

4   Referenzwerte für die Nährstoffzufuhr

Preisfrage:
„Worin besteht eine gesunde Ernährung?"

Die Antwort: Der Körper muss regelmäßig alle lebensnotwendigen Nährstoffe in der benötigten Menge erhalten. Dazu gibt die Deutsche Gesellschaft für Ernährung (DGE) mit ihren „Referenzwerten für die Nährstoffzufuhr" Empfehlungen und Hinweise.

4.1   Baustoffe und Energieträger

Beim Berechnen der wünschenswerten Zufuhr an Kohlenhydraten, Proteinen und Fetten legt man den täglichen Bedarf an Energie zugrunde. Zur Deckung dieses Bedarfs sollen die Nährstoffe in unterschiedlich hohen Anteilen beitragen.

Tab. 1: *Nährstoffrelationen*

Gesamtenergie	100 %
Anteil Kohlenhydrate	55 – 60 %
Anteil Proteine	10 – 15 %
Anteil Fett	30 %

Rechenbeispiel

Bedarf eines 17-jährigen Jungen

Bei einem PAL-Wert von 1,4 beträgt sein täglicher Energiebedarf ca. 10.600 kJ.

Ermitteln des Bedarfs an Grundnährstoffen:

1. Berechnen des prozentualen Energieanteils der einzelnen Nährstoffe in kJ.

2. Dividieren der jeweiligen Energieanteile bei Kohlenhydraten und Eiweiß durch 17 kJ, beim Fett durch 39 kJ. Als Ergebnis erhält man die Nährstoffmenge in Gramm.

Proteine und Calcium

▶ Bei Proteinen kann man den Bedarf auch über das Körpergewicht berechnen. Für einen 17-Jährigen sind das pro Kilogramm Körpergewicht und Tag

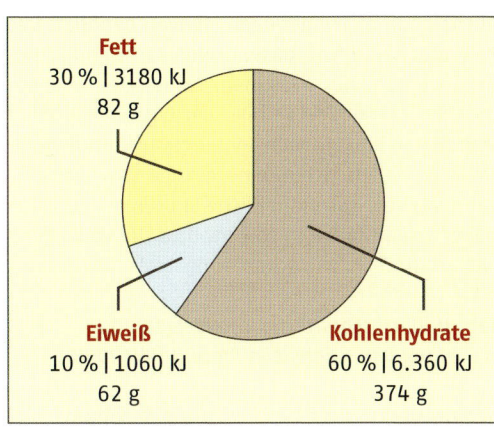

Bild 1: *Die ideale Zusammensetzung der Nährstoffe für einen 17-Jährigen*

0,9 Gramm Eiweiß. Bei einem Referenzgewicht von 67 kg benötigt er somit 61 Gramm.

▶ Calcium und Phosphor werden als Baustoffe für Knochen und Zähne benötigt. Der Bedarf wird unabhängig von der Energiezufuhr ermittelt. Der Tagesbedarf für einen 17-Jährigen an Calcium beträgt 1200 und der an Phosphor 1250 mg.

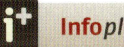 **Info***plus*

Referenzwerte zur Nährstoffzufuhr

Sie wurden gemeinsam mit den Ernährungsgesellschaften Österreichs (ÖGE) und der Schweiz (SGE/SVE) erarbeitet (= D-A-CH-Referenzwerte). In anderen Ländern gibt es vergleichbare Werte.

▶ *„Dietary Reference Intakes"* in den USA und Kanada.

▶ *„Energy and protein requirements"*, herausgegeben von der Weltgesundheitsorganisation (WHO).

Referenzwerte beziehen sich auf die Nährstoffmengen, die zum Zeitpunkt des Verzehrs noch im Lebensmittel enthalten sind.

4.2   Reglerstoffe

Vitamine und Mineralstoffe werden bis auf wenige Ausnahmen nur in geringen Mengen benötigt. Das bedeutet aber nicht, dass sie weniger wichtig sind. Im Gegenteil! Nur mit einem kompletten Angebot an Mikronährstoffen vermag der Organismus seine vielfältigen biologischen Vorgänge stets unter Kontrolle zu halten. Schon eine einzige Schwachstelle kann schwere gesundheitliche Störungen zur Folge haben. Neueste Daten zeigen, dass die Versorgung vielfach noch zu wünschen übrig lässt.

Tab. 1: *Durchschnittliche Unterversorgung bei Vitaminen – Anteile in Prozent (NVZ 2008)*

Nährstoff	Unterversorgung	
	Männer	Frauen
Vitamin E	48 %	49 %
Vitamin B_1	21 %	32 %
Vitamin B_2	20 %	26 %
Vitamin B_6	12 %	13 %
Folsäure	79 %	86 %
Vitamin B_{12}	8 %	26 %

Tab. 2: *Durchschnittliche Unterversorgung bei Mineralstoffen – Anteile in Prozent (NVZ 2008)*

Nährstoff	Unterversorgung	
	Männer	Frauen
Calcium	46 %	55 %
Magnesium	26 %	29 %
Eisen	14 %	58 %
Jod	28 %	53 %
Zink	32 %	21 %

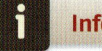 **Info**

Spezialfall Kochsalz

Die DGE hält eine Zufuhr von 6 Gramm Kochsalz pro Tag für akzeptabel. Das entspricht etwa dem Vierfachen des Referenzwertes.

4.3   Schutzstoffe

Ballaststoffe

Für die Ballaststoffe gibt es schon seit längerem Empfehlungen für eine wünschenswerte Zufuhr. Als Richtwert wurden mindesten 30 Gramm pro Tag festgelegt. Diesen Wert erreichen 68 Prozent der Männer und 75 Prozent der Frauen jedoch nicht.

Bioaktive Stoffe

Für die bioaktiven Stoffe existieren keine Referenzwerte. Sie sind in vergleichbarer Weise wie bei den klassischen Nährstoffen auch kaum möglich, denn die Zahl der in diesem Zusammenhang besonders wichtigen sekundären Pflanzenstoffe (SPS) geht in die Tausende – und noch längst nicht alle sind bekannt. Allein in Weißkohl hat man bereits 50 verschiedene SPS entdeckt.

Daher die allgemeine Empfehlung: Täglich fünf Portionen Obst und Gemüse – ein Teil davon möglichst als Rohkost. Die liefern nicht nur Vitamine, Mineralstoffe und Ballaststoffe, sondern sorgen darüber hinaus für eine üppige Ration sekundärer Pflanzenstoffe.

4.4   Wasser: besonders wichtig

Der menschliche Körper besteht zu mehr als der Hälfte aus Wasser. Es stützt und stabilisiert Zellen und Gewebe. Biochemische Reaktionen laufen hauptsächlich in wässriger Lösung ab. Entsprechend hoch ist der Bedarf an Flüssigkeit.

Vor allem alte Menschen, bei denen das Gefühl für Durst mit den Jahren immer mehr abnimmt, trinken oft viel zu wenig.

Tab. 3: *Tagesbedarf an Wasser von 17-jährigen Jugendlichen*

Art der Zufuhr	Menge
Über Getränke	1530 ml
Über feste Nahrung	920 ml
Summe	2450 ml

5   Was Lebensmittel liefern

Die Deutsche Gesellschaft für Ernährung (DGE) hat die Nahrungsmittel in Gruppen unterteilt. Die Einteilung richtet sich nach den hauptsächlich enthaltenen Nährstoffen und ihrer Bedeutung. Daraus ergibt sich, in welchen Mengen sie verzehrt werden sollten.

Nahrungsmittelgruppe	Enthaltene Nährstoffe	Empfohlene Verzehrsmengen
Getreide, Getreideprodukte, Kartoffeln 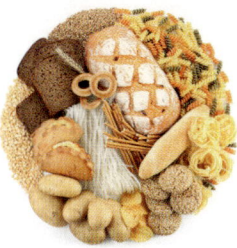	▶ Kohlenhydrate ▶ Ballaststoffe ▶ Vitamine ▶ Mineralstoffe ▶ Sek. Pflanzenstoffe	**Pro Tag:** ▶ 4–6 Scheiben Brot (200–300 g) oder ▶ 3–5 Scheiben Brot (150–250 g) und 50–60 g Getreideflocken Außerdem: ▶ Kartoffeln (200–350 g) (gegart) oder ▶ Teigwaren (200–250 g) (gegart) oder ▶ Reis (150–180 g) (gegart) *Fettarme Produkte bevorzugen*
Gemüse, Hülsenfrüchte 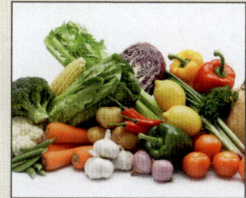	▶ Kohlenhydrate ▶ Eiweiß ▶ Ballaststoffe ▶ Vitamine ▶ Mineralstoffe ▶ Sek. Pflanzenstoffe	**Pro Tag:** ▶ Gemüse (300 g) (gegart) + Rohkost/Salat 100g oder ▶ Gemüse (200 g) (gegart) + Rohkost/Salat (100 g)
Obst 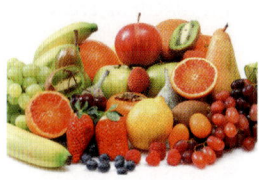	▶ Vitamine ▶ Mineralstoffe ▶ Ballaststoffe ▶ Kohlenhydrate ▶ Sek. Pflanzenstoffe	**Pro Tag:** ▶ 2–3 Portionen (250 g) und mehr
Getränke 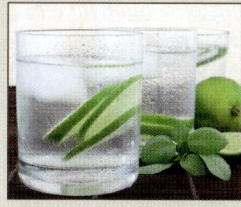	▶ Wasser ▶ Mineralstoffe (Säfte, Mineralwasser) ▶ Vitamine (Säfte)	**Pro Tag:** ▶ 1,5 Liter Flüssigkeit (Mineralwasser, Obst- und Gemüsesäfte, ungesüßte Früchtetees, in Maßen schwarzer Tee oder Kaffee)

Nahrungsmittelgruppe	Enthaltene Nährstoffe	Empfohlene Verzehrsmengen
Milch, Milchprodukte 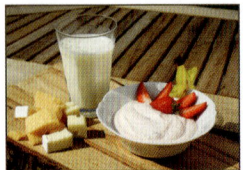	▶ Eiweiß ▶ Mineralstoffe (Calcium) ▶ Vitamine	**Pro Tag:** ▶ Milch/Joghurt (200–250 g) ▶ Käse (50–60 g) *Fettarme Produkte bevorzugen*
Fisch, Fleisch, Wurst, Eier 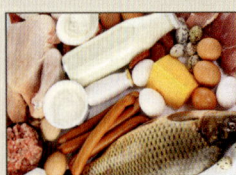	▶ Eiweiß ▶ Vitamine (B-Vitamine) ▶ Mineralstoffe (Eisen, Zink)	**Pro Woche:** ▶ Fleisch und Wurst (300–600 g) *Fettarme Produkte bevorzugen* ▶ Seefisch fettarm (80–150 g), Seefisch fettreich (70 g) ▶ max. 3 Eier (inkl. verarbeitetes Ei)
Fett (Butter, Margarine, Pflanzenöle) 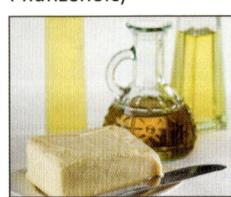	▶ Vitamine (E und A) ▶ essenzielle Fettsäuren	**Pro Tag:** ▶ Butter, Margarine (15–30 g) ▶ Öl (10–15 g) z. B. Raps-, Soja-, Walnussöl

---

 Und jetzt *Sie!*

1. *Überprüfen Sie folgende Behauptungen. Entscheiden Sie sich für „richtig" oder „falsch" und erläutern Sie jeweils Ihre Entscheidung.*

a) *Beim Grundumsatz hat jede Ungerechtigkeit ein Ende. Er ist gleich bei*
   - ▶ *Mann und Frau*   ▶ *Dick und Dünn*
   - ▶ *Groß und Klein*   ▶ *Alt und Jung*

b) *Grundumsatz und Sauerstoffverbrauch sind eng miteinander verknüpft.*

c) *Der BMI ist immer ein Hinweis darauf, dass man übergewichtig ist.*

2. *Ermitteln Sie den Gesamtenergiebedarf*
   - ▶ *eines 19-jährigen Schülers, der seine Freizeit gerne am Computer verbringt,*
   - ▶ *eines 54-jährigen Maurers,*
   - ▶ *einer 78-jährigen Dame, die gerne noch kleine Spaziergänge unternimmt.*

3. *Erläutern Sie den Begriff: DACH-Referenzwerte.*

4. *Bei einem Gesamtenergiebedarf von 8700 kJ verzehrt Frau S. an einem Tag 230 g Kohlenhydrate, 85 g Fett und 75 g Eiweiß.*

4.1 *Überprüfen Sie, ob ihre Energiezufuhr auch ihrem Bedarf entspricht.*

4.2 *Errechnen Sie die Nährstoffrelation für diesen Tag und vergleichen Sie mit den empfohlenen Werten.*

4.3 *Stellen Sie mithilfe der empfohlenen Verzehrsmengen an Nahrungsmitteln einen Speiseplan für Frau S. zusammen. Überprüfen Sie Ihren Vorschlag mit Überschlagsrechnungen hinsichtlich ungefährer Deckung von Energie- und Nährstoffbedarf.*

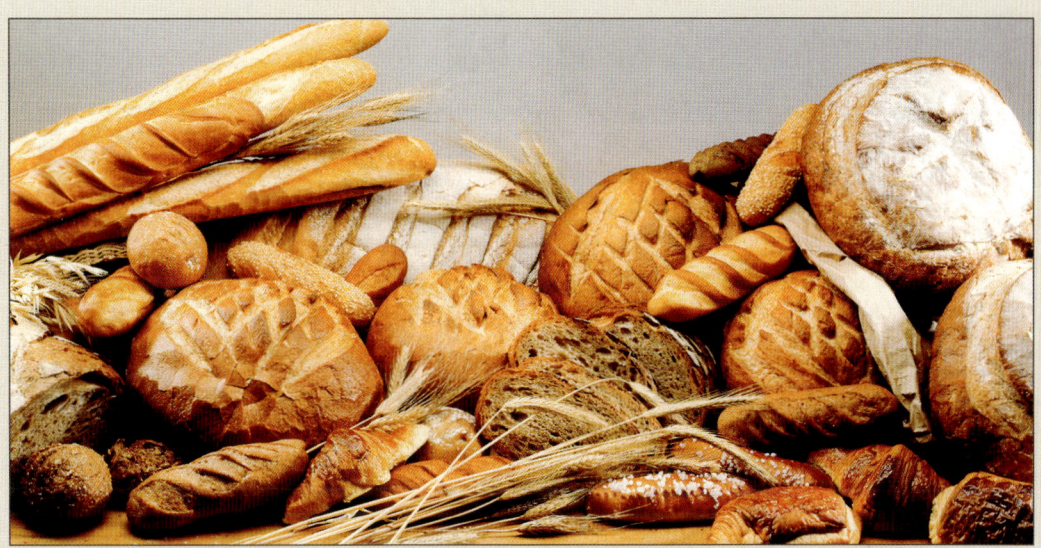

Teil 2: Kohlenhydrate

Brot als Fitmacher! Nudeln als Energiereserve vor dem sportlichen Wettkampf! Kohlenhydrate haben ihren festen Platz in unserer täglichen Kost. Die Deutsche Gesellschaft für Ernährung (DGE) bezeichnet sie ausdrücklich als „quantitativ wichtigste Energiequelle des Menschen" und empfiehlt gesunden Erwachsenen, mindestens die Hälfte der täglichen Energieration in Form von Kohlenhydraten aufzunehmen – vor allem durch stärke- und ballaststoffreiche Lebensmittel.
Die Ernährungsberichte aus Deutschland, Österreich und der Schweiz zeigen jedoch, dass die bei uns übliche Kost von diesem Ziel noch deutlich entfernt ist. Kohlenhydrate machen im Durchschnitt lediglich einen Anteil von 40 bis 45 Prozent der aufgenommenen Energie aus.

Aus der aktuellen Diskussion

Kohlenhydrate haben bisher in der wissenschaftlichen Forschung keine große Rolle gespielt. Sie galten als eher uninteressant und die Empfehlungen für die Nährstoffzufuhr widmen ihnen nur ein schmales Kapitel.

Zurzeit jedoch erhalten Kohlenhydrate in der öffentlichen Diskussion große Aufmerksamkeit. Es wird heftig darüber gestritten, welchen Anteil sie in unserer Ernährung ausmachen sollen. Wissenschaftliche Außenseiter plädieren dafür, den Verzehr kohlenhydratreicher Lebensmittel drastisch zu reduzieren. Kohlenhydratarme „Low-Carb-Diäten" werden in den Medien als Gesundmacher und Waffen gegen Übergewicht hoch gepriesen.

Dennoch gilt für seriöse Wissenschaftler und auch die DGE nach wie vor: Mindestens 50 Prozent der Energiezufuhr sollten aus Kohlenhydraten bestehen.

Tab. 1:
Kohlenhydratreiche Lebensmittel im Vergleich

Lebensmittel	Portion	KH pro Portion
Milchreis	200 g	42 g
Kartoffeln	200 g	38 g
Naturreis	50 g	38 g
Nudeln	50 g	36 g
Müsli	50 g	35 g
Vollkornhaferflocken	50 g	33 g
Cornflakes	50 g	26 g
Bananen	125 g	24 g
Roggenmischbrot	50 g	23 g
Butterkeks	30 g	23 g
Müsliriegel	35 g	18 g
Obst, frisch	100 g	14 g
Vollmilchschokolade	20 g	10 g
Konfitüre	10 g	7 g

 Info*plus*

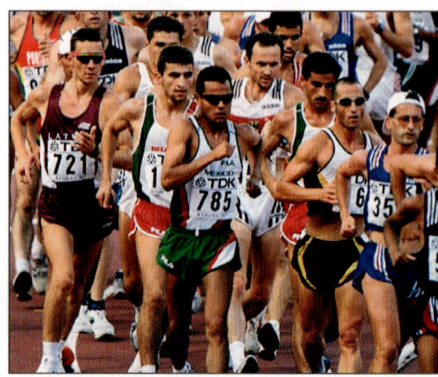

Kohlenhydrate als Fitmacher

Am Abend vor dem Wettkampf lädt der Trainer seine Marathonläufer zur Nudelparty. Da lockt ein herrliches Buffet: Lecker zubereitete Spaghetti, Cannelloni, Lasagne und andere Nudelspezialitäten. Jeder kann sich nach Lust und Appetit bedienen. Beschränkungen gibt es keine. Im Gegenteil!! Ordentlich zugreifen heißt die Devise!

Warum? Ganz einfach: Nudeln sind reich an Stärke und damit bestes „Kraftfutter" für die Muskeln. Am Wettkampftag geht es dann mit prall gefüllten Energiespeichern in Leber und Muskulatur an den Start. Damit die sich während des Laufes nicht allzu schnell leeren und immer wieder rasch aufgefüllt werden, ist jetzt auch Süßes erlaubt – Müsliriegel, Schokolade, süße Drinks, ja sogar Bonbons.

Diese Lebensmittel enthalten Rohrzucker (Saccharose) und liefern daher schnell verfügbare Energie. Mit ihrer Hilfe lassen sich Leistungstiefs besser vermeiden, zumindest aber schneller überwinden.

 Memo

Stärke – Saccharose – Glucose

Alle drei sind Kohlenhydrate – der Körper aber verwertet sie ganz unterschiedlich.

Wie sie entstehen

Kohlenhydrate nehmen unter den Nährstoffen eine Sonderstellung ein, denn genau genommen sind sie das Stoff gewordene Ergebnis erfolgreich genutzter Sonnenenergie.

Die Photosynthese

Was Wissenschaft und Technik heutzutage angesichts der immer knapper werdenden Ressourcen an Erdöl, Erdgas und Kohle fieberhaft versuchen – den Pflanzen gelingt es schon seit Millionen Jahren. Sie binden mithilfe ihres grünen Blattfarbstoffes, dem Chlorophyll, die energiereichen Anteile des Sonnenlichtes. Diese Energie benutzen sie, um aus den einfachen anorganischen Ausgangsverbindungen Kohlendioxid (CO_2) und Wasser (H_2O) Glucose ($C_2H_{12}O_6$) herzustellen. Dieser Vorgang wird als Photosynthese oder Assimilation des Kohlendioxids bezeichnet.

$$6\ CO_2 + 6\ H_2O \rightarrow C_6H_{12}O_6 + 6\ O_2$$

Die Photosynthese ist der wichtigste biochemische Prozess auf dieser Erde. Bis auf wenige Ausnahmen sind pflanzliche, tierische oder menschliche Lebewesen in ihrer Ernährung direkt oder indirekt von ihr abhängig. Die dabei erzeugten Kohlenhydrate dienen den Organismen als Ausgangssubstanz für vielfältige physiologische Vorgänge – auch für die Synthese von Proteinen und Fetten.

Endprodukte all dieser Stoffwechselreaktionen sind Kohlendioxid und Wasser. Diese Substanzen werden vom Körper wieder ausgeschieden. Danach stehen sie der Photosynthese erneut zur Verfügung.

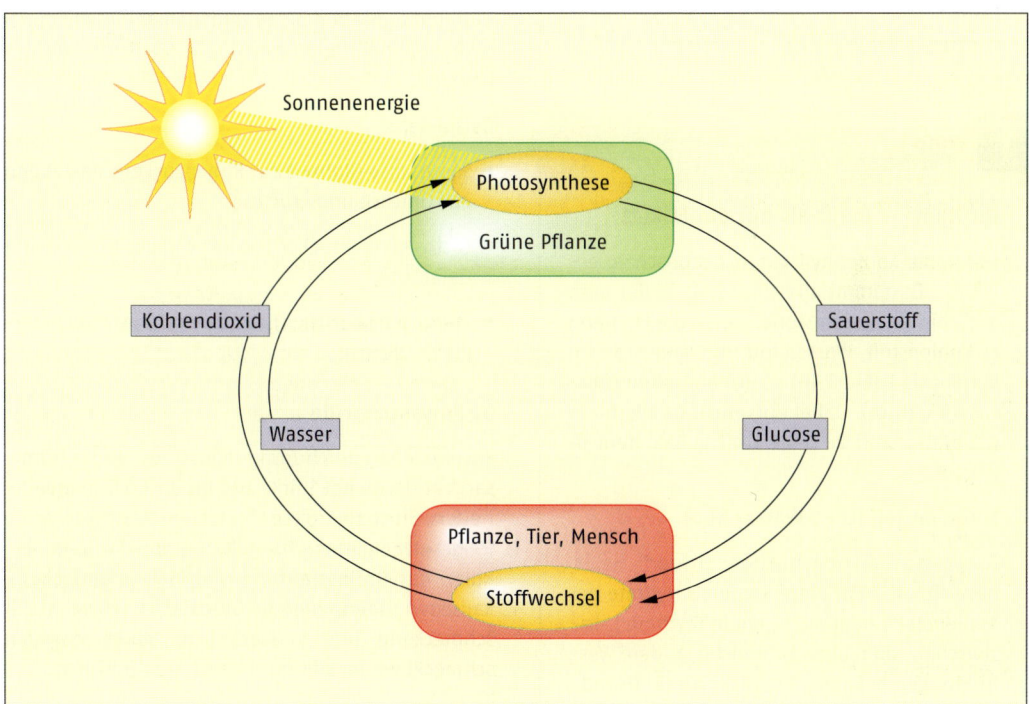

Bild 1: *Stoff- und Energiekreislauf der Photosynthese*

Info

Wie Lichtquanten entstehen

Das Sonnenlicht ist eine Form der elektromagnetischen Strahlung, die letztlich durch Kernreaktionen freigesetzt wird. Ihre Entstehung hat man sich folgendermaßen vorzustellen:

Auf der Sonne herrschen ungeheuer hohe Temperaturen von schätzungsweise mehreren Millionen Grad Celsius. Dadurch werden die dort in der Atmosphäre vorkommenden Wasserstoffatome aktiviert. Ihre Kerne verschmelzen miteinander – ein Vorgang, den man als Kernfusion bezeichnet. Dabei entstehen unter enormer Energieentwicklung Heliumkerne. Die Energie wird als Gamma-Strahlung frei. Ein großer Teil davon wandelt sich in Lichtquanten um und erreicht dann in dieser Form die Erde.

 Info

Ihr Name – mehr als nur ein Etikett

Der Name Kohlenhydrate ist historisch zu erklären. Er stammt aus einer Zeit, in der man annahm, in diesen Stoffen seien die Elemente Kohlenstoff, Wasserstoff und Sauerstoff im Verhältnis 1 (C) : 2 (H) : 1 (O) enthalten (Glucose = $C_6H_{12}O_6$). Dabei entspricht das Verhältnis Wasserstoff zu Sauerstoff genau dem in Wasser.

1 Kohlenstoff (C) : 1 Wasser (H_2O)

Da Wasser im Griechischen „hydor" heißt, bezeichnete man diese Stoffe als Hydrate des Kohlenstoffs oder kurz „Kohlenhydrate". Inzwischen sind aber zahlreiche andere Verbindungen bekannt, die nicht dieser Grundformel entsprechen, aber dennoch zu den Kohlenhydraten gehören wie zum Beispiel Desoxy- oder Aminozucker.

Wie man sie ordnet

Kohlenhydrate werden auch Saccharide genannt. Für einfache Glieder ist außerdem die Bezeichnung „Zucker" üblich. In ihrem Namen tragen alle Kohlenhydrate die Endung „ose". Man teilt sie nach der Molekülgröße in drei Gruppen ein.

1. Monosaccharide

Sie sind einfache Zucker, die nicht weiter zerlegt werden können.

Beispiele:

▶ Glucose (Traubenzucker),

▶ Fructose (Fruchtzucker),

▶ Galaktose (Schleimzucker).

2. Oligosaccharide

Sie bestehen aus einer geringen Zahl einfacher Zucker und enthalten bis zu zehn Bausteine, die durch hydrolytische oder enzymatische Spaltung freisetzbar sind.

Beispiele:

▶ Saccharose (Rohr- bzw. Rübenzucker), bestehend aus Glucose und Fructose,

▶ Lactose (Milchzucker), bestehend aus Glucose und Galaktose,

▶ Maltose (Malzzucker), bestehend aus zwei Molekülen Glucose.

3. Polysaccharide

Sie entstehen durch Zusammenschluss vieler Monosaccharide. So hat Stärke 100 bis 2.000 Glucoseeinheiten. Durch Hydrolyse können die Monosaccharide freigesetzt werden. Die Bildung von Riesenmolekülen hat Einfluss auf die chemischen und physikalischen Eigenschaften. Glucose ist schwach süß schmeckend und wasserlöslich. Stärke dagegen schmeckt weder süß noch ist sie wasserlöslich.

Beispiele:

▶ Amylose bzw. Amylopektin (Stärke), bestehend aus Glucose,

▶ Cellulose, bestehend aus Glucose, aber in einer festeren chemischen Bindung.

1 Monosaccharide

Chemisch gesehen leiten sich Monosaccharide von mehrwertigen Alkoholen ab.

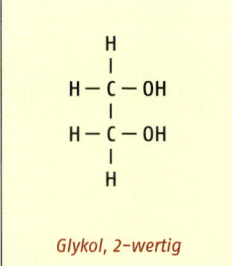

Glykol, 2-wertig

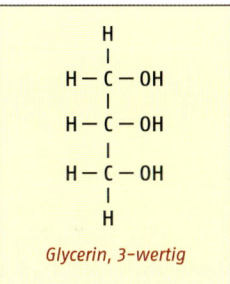

Glycerin, 3-wertig

Info

OH-Gruppen: Der kleine Unterschied

Primäre alkoholische OH-Gruppe
Das C-Atom mit der OH-Gruppe trägt einen organischen Rest und zwei Wasserstoffatome.

Sekundäre alkoholische OH-Gruppe
Das C-Atom mit der OH-Gruppe trägt zwei organische Reste und ein Wasserstoffatom.

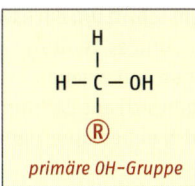

primäre OH-Gruppe

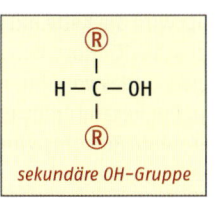

sekundäre OH-Gruppe

Wenn OH-Gruppen oxidiert werden

Aus primären Gruppen entstehen Aldehyde, aus sekundären Ketone.

/O
– C
\\H

Aldehydgruppe

\C = O
/

Ketogruppe

1.1 Struktur und Systematik

Kohlenhydrate entstehen aus mehrwertigen Alkoholen durch Oxidation einer der alkoholischen OH-Gruppen. Dabei gibt es zwei Möglichkeiten:

▶ **Oxidation am endständigen C-Atom**
Aus der dort stehenden primären alkoholischen Gruppe entsteht eine Aldehydgruppe.
Eine **Aldose** ist entstanden.

▶ **Oxidation an einem mittleren C-Atom**
Aus der sekundären alkoholischen Gruppe entsteht ein Keton.
Eine **Ketose** ist entstanden.

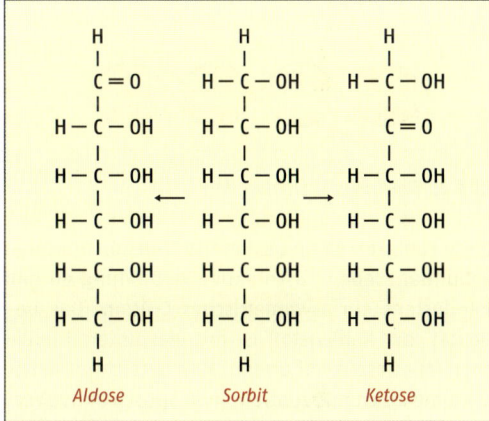

Aldose   Sorbit   Ketose

Bild 1: *Oxidation am Beispiel des Sorbit*

Info

Kettenlänge der Monosaccharide

Außer in der Art ihrer funktionellen Gruppen unterscheiden sich Monosaccharide in der Anzahl ihrer C-Atome. Beides wird bei der Klassifizierung berücksichtigt.

3 C-Atome: Aldotriosen/Ketotriosen
4 C-Atome: Aldotetrosen/Ketotetrosen
5 C-Atome: Aldopentosen/Ketopentosen
6 C-Atome: Aldohexosen/Ketohexosen

Monosaccharide sind optisch aktiv

Alle Monosaccharide außer Dihydoxyaceton sind optisch aktiv. Stoffe mit dieser Eigenschaft haben in wässriger Lösung die Fähigkeit, die Schwingungs-ebene polarisierten Lichtes um einen bestimmten Winkel zu drehen – nach rechts oder nach links.

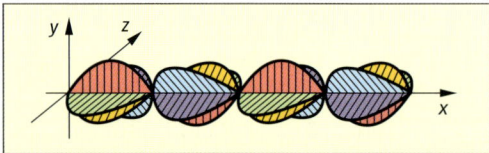

Bild 1: *Normale Lichtwellen*

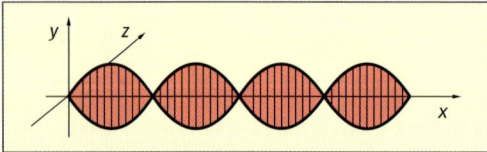

Bild 2: *Polarisierte Lichtwellen*

Diese Fähigkeit ist an bestimmte Molekülstrukturen gebunden. Jede optisch aktive Verbindung enthält mindestens ein asymmetrisches C-Atom. Das be-deutet, der Kohlenstoff ist mit vier unterschiedli-chen Atomresten verbunden. Man bezeichnet solche C-Atome als chirale Zentren. Jede optisch aktive Ver-bindung hat mindestens ein chirales Zentrum.

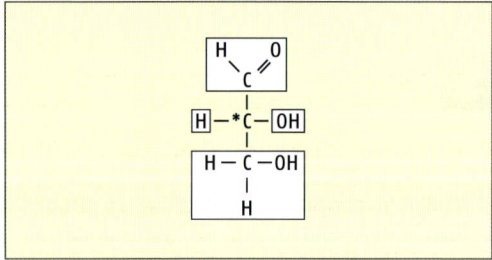

Bild 3: *Glycerinaldehyd mit asymmetrischem C-Atom*

Von optisch aktiven Verbindungen gibt es jeweils zwei Formen. Sie verhalten sich wie Bild und Spie-gelbild. Man nennt sie optische Antipoden oder Enantiomere. Sie drehen die Ebene des Lichtes um den gleichen Betrag, aber in entgegen gesetzter Richtung. Eine dreht nach rechts: (+)-Drehsinn, die andere dreht nach links: (−)-Drehsinn.

Das Geheimnis von „D" und „L"

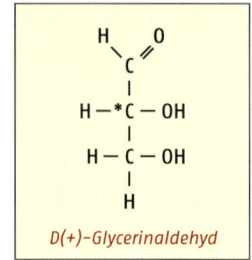

D(+)-Glycerinaldehyd

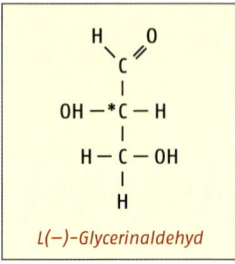

L(−)-Glycerinaldehyd

Die am asymmetrischen C-Atom gebundene OH-Gruppe steht bei der einen Form rechts, bei der an-deren links. Man spricht daher von D- bzw. L-Glyce-rinaldehyd. D steht für lat. „dexter" = rechts. L steht für lat. „laevus" = links.

▶ D-Glycerinaldehyd dreht die Lichtebene nach rechts – um einen Winkel von +14°.

▶ L-Glycerinaldehyd dreht die Lichtebene nach links – um einen Winkel von −14°.

Vom Glycerin zur Glucose

Denkt man sich beim Glycerinaldeyd ein oder meh-rere C-Atome zusätzlich eingefügt, entstehen wei-tere Monosaccharide: Tetrosen, Pentosen und He-xosen.

Dabei wird die Kette mit jedem Schritt um ein asym-metrisches C-Atom bzw. ein chirales Zentrum ver-längert. Jedes von ihnen hat seinen eigenen Dreh-sinn. Der Gesamtdrehsinn ergibt sich aus der Summe aller. Seine Richtung wird durch ein entsprechendes Vorzeichen angegeben.

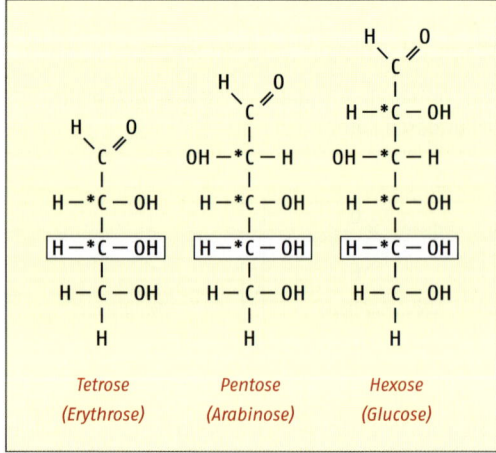

Tetrose
(Erythrose)

Pentose
(Arabinose)

Hexose
(Glucose)

Info

Maßgebend für die Zuordnung zur D- oder L-Reihe ist die Stellung der OH-Gruppe an dem asymmetrischen C-Atom, das am weitesten von der Aldehyd- bzw. Ketogruppe entfernt ist.

▶ Steht sie rechts, gehört das Monosaccharid zur D-Reihe.

▶ Steht sie links, gehört das Monosaccharid zur L-Reihe.

Wichtig ist die Zugehörigkeit zur D- oder L-Reihe für den Ablauf biochemischer Prozesse. Oft sind Verbindungen nur in einer der beiden Formen voll wirksam.

Nach Zuckern fahnden mithilfe des Drehsinns

Drehrichtung und Ausmaß der optischen Drehung werden zum Nachweis und zur Gehaltsbestimmung von Zuckern genutzt. Dazu muss man deren spezifische Drehung [α] kennen. Sie lässt sich in einem Polarimeter bestimmen.

Infoplus

Definition der spezifischen Drehung [α]

Sie ist der Drehwinkel, der sich bei einer Zuckerlösung mit 1 g aktiver Substanz pro 100 ml und einer durchstrahlten Schichtdicke von 1 dm ergibt. Sie hat für jeden Zucker einen charakteristischen Wert.

Tab. 1: *Spezifische Drehung einiger Zucker*

Verbindung	Drehung (Grad)
D-Glucose	+ 52,7
D-Fructose	− 92,0
D-Galaktose	+ 80,2
Lactose	+ 53,6
Saccharose	+ 66,5
Maltose	+ 130,0

Messung und Berechnung

Gemessen wird in einem Polarimeter. Heute sind automatisch arbeitende digitale Geräte in Gebrauch.

Berechnungsbeispiel:

Die Konzentration (c) in 100 ml einer Rohrzuckerlösung ist zu ermitteln. Dazu wird polarisiertes Licht durch ein mit der Lösung gefülltes Glasrohr von 2 dm Schichtdicke geschickt.

Messdaten:
Gemessener Drehwinkel (α):   + 13,41°
Schichtdicke (l):   2 dm
Spezifische Drehung [α]:   + 66,5°

$$c = \frac{\alpha \cdot 100}{[\alpha] \cdot l} \qquad c = \frac{13,41 \cdot 100}{66,5 \cdot 2}$$

$$\underline{c = 10,08 \text{ g} / 100 \text{ ml}}$$

Fakten kompakt

▶ Kohlenhydrate sind Oxidationsprodukte mehrwertiger Alkohole.

▶ Sie entstehen in Pflanzen aus CO_2 und H_2O durch Photosynthese.

▶ Sie tragen neben einer Aldehyd- oder Ketogruppe zwei oder mehrere alkoholische OH-Gruppen.

▶ Je nach Art der funktionellen Gruppe unterscheidet man Aldosen und Ketosen.

▶ Monosaccharide besitzen ein oder mehrere asymmetrische C-Atome (chirale Zentren). Sie sind daher optisch aktiv und drehen die Schwingungsebene polarisierten Lichtes.

▶ Optisch aktive Monosaccharide gibt es in zwei Formen, die sich wie Bild und Spiegelbild zueinander verhalten.

▶ Monosaccharide gibt es als D- und L-Form. Maßgebend für die Zuordnung ist die Stellung der OH-Gruppe an dem asymmetrischen C-Atom, das am weitesten von der Aldehyd- bzw. Ketogruppe entfernt ist. Steht sie dort rechts, gehört es zur D-Reihe, steht sie links, gehört es zur L-Reihe.

Stammbaum der D-Aldosen

Das optisch aktive D-Glycerin ist quasi die Stamm-mutter der Aldosen. Von dieser Verbindung ausge-hend lässt sich die Kohlenstoffkette Schritt für Schritt um jeweils eine H-C-OH-Gruppierung verlängern.

Zur besseren Übersicht nummeriert man die Ket-te durch, beginnend am C-Atom, das die Aldehyd-gruppe trägt.

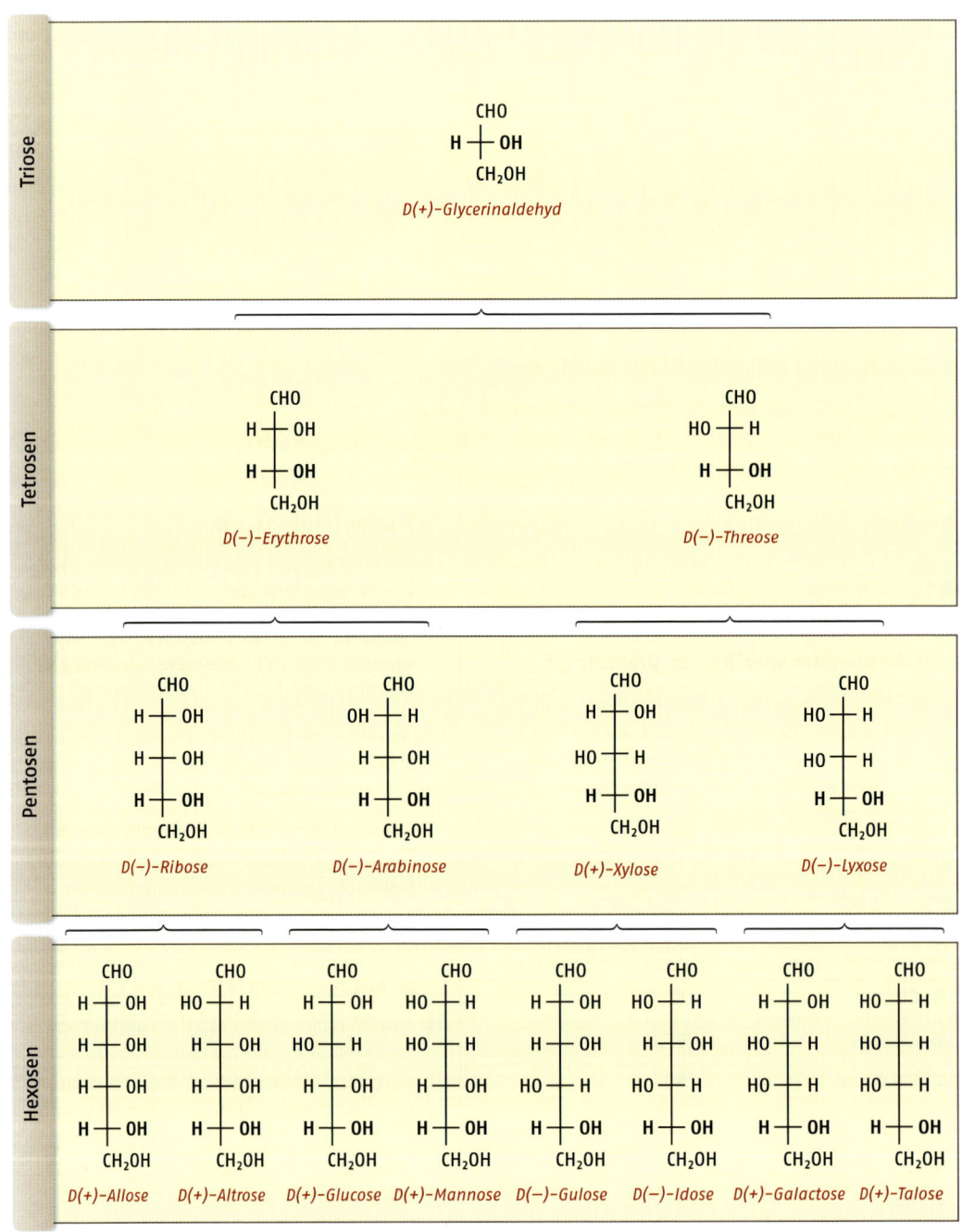

Stammbaum der D-Ketosen

Die D-Ketosen leiten sich vom optisch aktiven Di-
hydroxyaceton ab, ebenfalls durch schrittweise Ver-
längerung der Kohlenstoffkette.

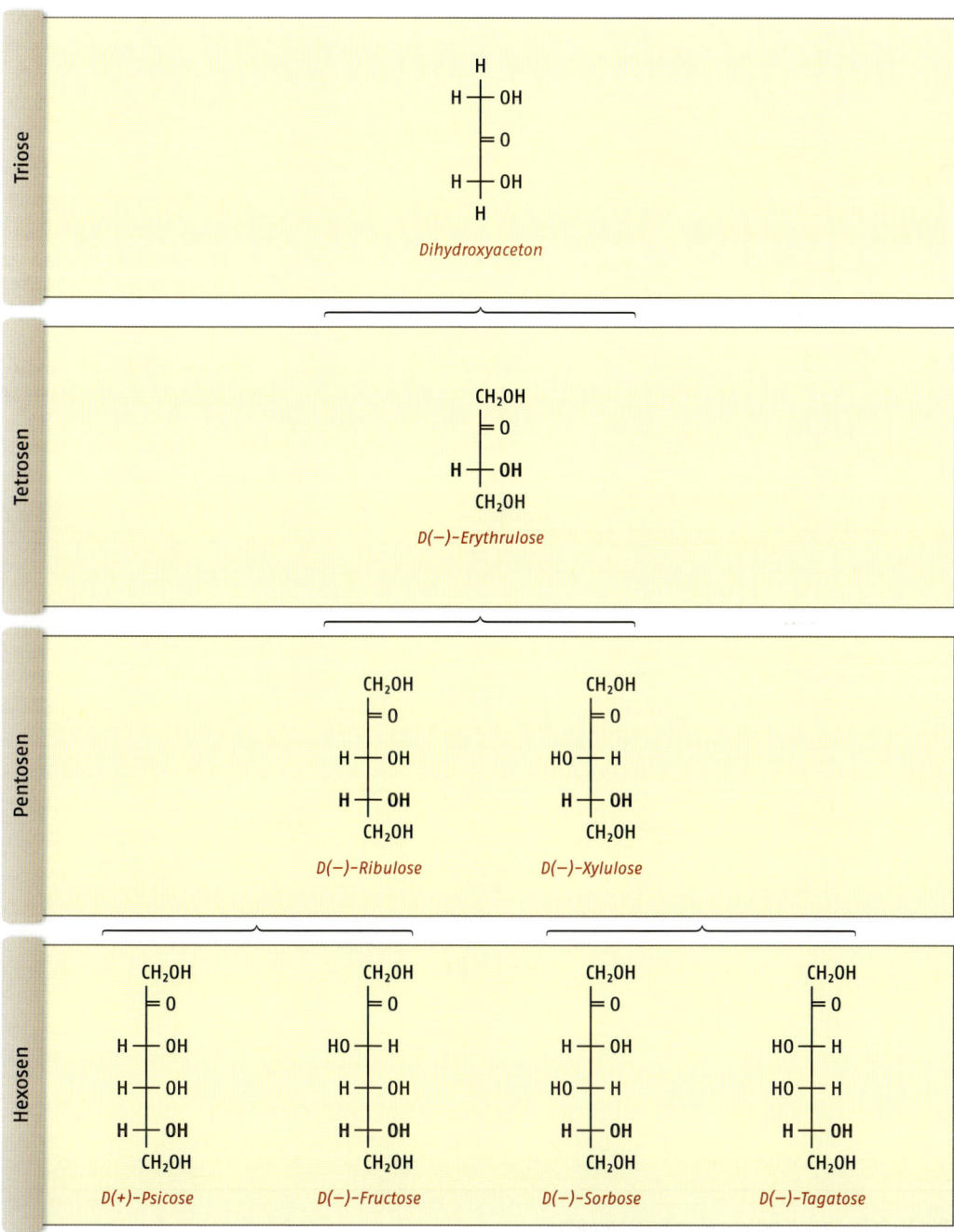

1.2   Chemische Eigenschaften

Im Aussehen gleichen alle Monosaccharide einander. Sie sind feste, farblose, meist kristalline Substanzen. Viele von ihnen schmecken süß, einige sind geschmacksneutral oder gar bitter. Der zahlreichen OH-Gruppen wegen lösen sie sich leicht in Wasser. Ihre wichtigsten chemischen Eigenschaften beruhen auf dem Vorhandensein der Aldehyd- bzw. Ketogruppe.

 Info

Definition der Isomerie

Von Isomerie spricht man dann, wenn bei gleicher Summenformel unterschiedliche Strukturformeln eines Moleküls möglich sind.

$$CH_3 - CH_2 - CH_2 - CH_3 \quad n - Butan$$

$$CH_3 - CH - CH_3$$
$$\quad\quad\quad |$$
$$\quad\quad CH_3 \quad\quad\quad i - Butan$$

n steht für „normal", i steht für „iso"

Epimerisierung – Monosaccharide lassen sich ineinander umwandeln

Durch bestimmte chemische Einflüsse lassen sich Monosaccharide durch Stellungswechsel der Atome innerhalb des Moleküls ineinander umwandeln. Es findet dabei eine Isomerisierung statt.

Bei Einwirken verdünnter Alkalien kommt es zur Umlagerung der Atome. Aus Glucose entstehen z. B. die Monosaccharide Fructose und Mannose. Chemisches Zwischenprodukt ist dabei eine sogenannte Endiol-Form.

Die Umwandlung eines Zuckers in einen anderen durch „Neuordnung" der Atome nennt man Epimerisierung. Solche Reaktionen laufen auch im Organismus ab. Beispielsweise ist sie wichtig für die Bildung von Milchzucker (Lactose) in der Brustdrüse. Lactose ist ein Kohlenhydrat, das aus Glucose und Galaktose zusammengesetzt ist. Dieser Zucker kann erst dann entstehen, wenn ein Teil der im Drüsengewebe der Brust enthaltenen Glucose in Galaktose umgewandelt wurde.

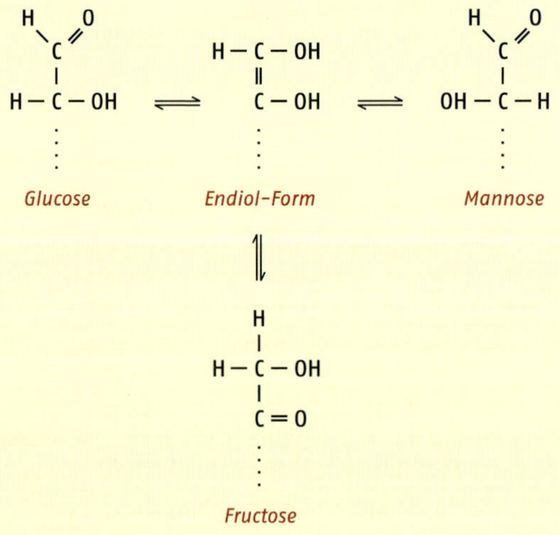

Bild 1: *Epimerisierung von Monosacchariden*

Monosaccharide lassen sich reduzieren

Ketosen und Aldosen lassen sich durch Reduktion, also durch Anlagerung von Wasserstoff, in die entsprechenden Zuckeralkohole überführen. Technisch nutzt man diese Reaktion zur Gewinnung des Zuckeraustauschstoffes D-Sorbit aus Glucose.

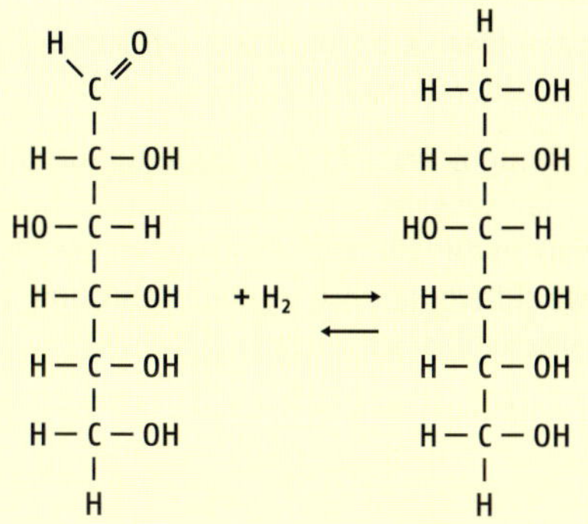

D-Glucose *D-Sorbit*

Monosaccharide lassen sich oxidieren

Physiologisch und lebensmittelchemisch sind in erster Linie die Oxidationsprodukte der Aldosen von Interesse. Die Oxidation kann entweder an der Aldehyd- oder an der alkoholischen OH-Gruppe stattfinden. Als Reaktionsprodukte entstehen in jedem Fall Säuren.

1. Oxidation am C_1 – eine Onsäure entsteht

Beispiel:
Glucose wird zu Gluconsäure.

2. Oxidation am C_6 – eine Uronsäure entsteht

Beispiel:
Glucose wird zu Glucuronsäure.

3. Oxidation am C_1 – und am C_6 – eine Hydroxydicarbonsäure entsteht.

Beispiel:
Glucose wird zu Glucarsäure.

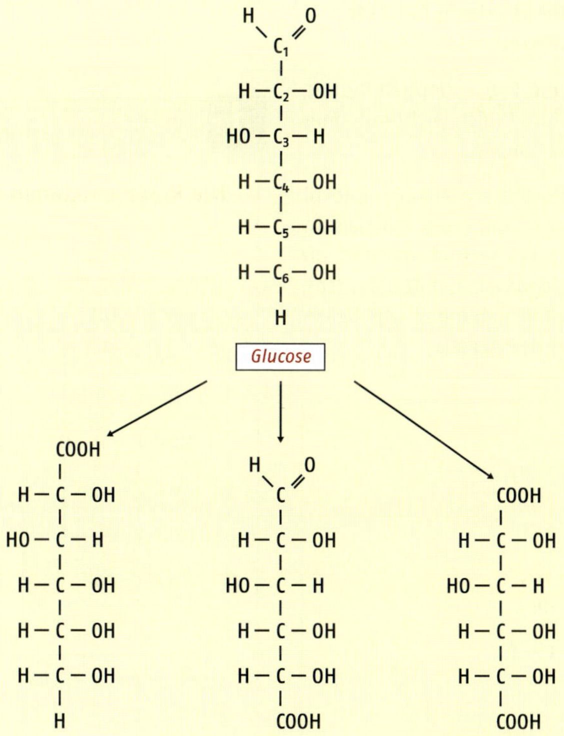

Glucon-Säure *Glucoron-Säure* *Glucar-Säure*

Bild 1: *Oxidationsprodukte von Glucose*

Monosaccharide können Ringe bilden

Bisher wurde die Struktur der Aldosen und Ketosen als gerade Kette dargestellt. Diese offene Schreibweise gibt sehr übersichtlich die Anordnung der verschiedenen funktionellen Gruppen wieder. Sie hilft auch, die Systematik und einige typische Reaktionen zu verstehen. Bei den Hexosen und Pentosen wird sie den tatsächlichen Bindungsverhältnissen aber nicht ganz gerecht. Sie bilden ringförmige Moleküle.

Memo

Monosaccharide enthalten in ihrem Molekül zwei unterschiedliche Arten funktioneller Gruppen: Eine Aldehyd- und eine Ketogruppe und zwei oder mehrere alkoholische OH-Gruppen.

Halbacetale: Schlüsselwort für die Ringbildung bei Aldo-Hexosen und Aldo-Pentosen

Grundsätzlich gilt, dass die C=O – Doppelbindung der Aldehydgruppe außerordentlich leicht mit einer alkoholischen OH-Gruppe reagiert.

Bringt man ein Aldehyd- und ein Alkoholmolekül zusammen, kommt es zur Addition des Alkohols an die Doppelbindung. Sein Wasserstoff wandert an den Sauerstoff der Aldehydgruppe, der Rest des Moleküls wird vom Kohlenstoff gebunden. Als Reaktionsprodukt entsteht ein Halbacetal.

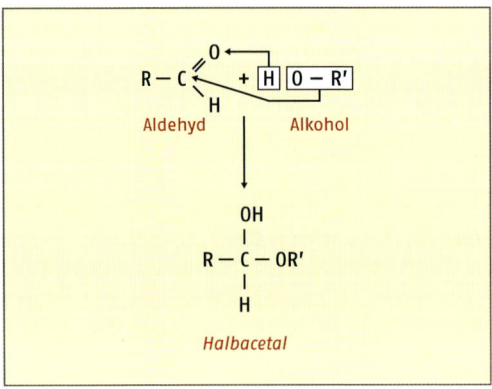

Bild 1: Bildung eines Halbacetals

Der Ringschluss und die Folgen

Genau diese Reaktion kann bei Aldo-Hexosen und Aldo-Pentosen intramolekular, also innerhalb ein und desselben Moleküls, ablaufen – beispielsweise zwischen der OH-Gruppe am C_4 oder C_5 und der Aldehydgruppe. Auch dabei wandert der Wasserstoff der alkoholischen Gruppe an den Sauerstoff.

Der intramolekulare Ringschluss der Monosaccharide hat mehrere Auswirkungen:

▶ Am C_1-Atom entsteht eine neue OH-Gruppe, die sogenannte glykosidische OH-Gruppe. Im Unterschied zu den übrigen OH-Gruppen des Moleküls ist sie außerordentlich reaktionsfähig und wirkt in alkalischer Lösung reduzierend.

▶ Das C_1-Atom selbst wird durch die Umlagerung asymmetrisch. Bei der Ringbildung können daher zwei unterschiedliche Halbacetal-Formen entstehen: die α- und die β-Form. Zucker, die sich nur in der Anordnung ihrer glykosidischen OH-Gruppe unterscheiden, bezeichnet man als „Anomere".

Info

Wie Ringe entstehen – Beispiel Glucose

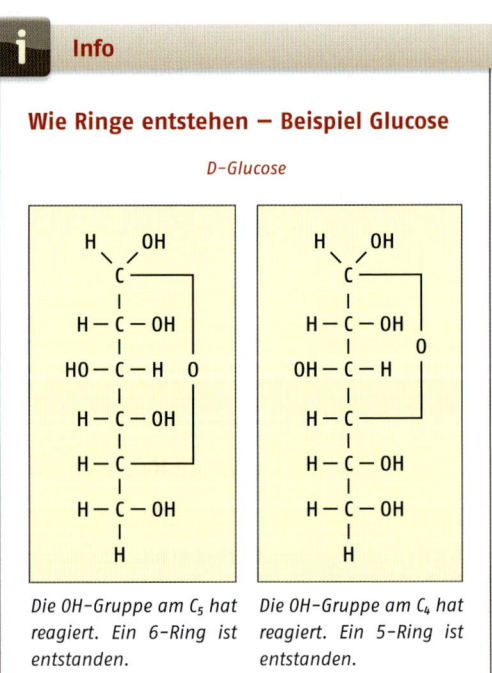

Die OH-Gruppe am C_5 hat reagiert. Ein 6-Ring ist entstanden.

Die OH-Gruppe am C_4 hat reagiert. Ein 5-Ring ist entstanden.

Ringform nach Haworth

Nach dieser Darstellung werden die Zucker als ebene Ringe gezeichnet, bei denen der Ringsauerstoff hinten liegt. Die endständige OH-Gruppe zeigt nach oben. Die glykosidische OH-Gruppe zeigt in der α-Form nach unten, in der β-Form nach oben.

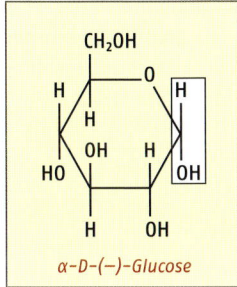

α-D-(−)-Glucose

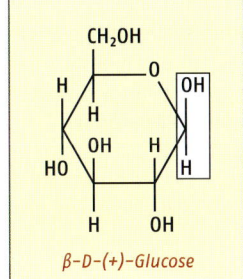

β-D-(+)-Glucose

Halbketale: Schlüsselwort zur Ringbildung von Keto-Hexosen und Keto-Pentosen

In Analogie zu den Aldosen besitzen auch die Ketosen eine Ringstruktur. Die Ketogruppe reagiert entweder mit der OH-Gruppe am C_5 oder C_6. Dabei entstehen fünf- bzw. sechsgliedrige sogenannte Halbketalringe. Auch hier gibt es sowohl eine α- als auch eine β-Form.

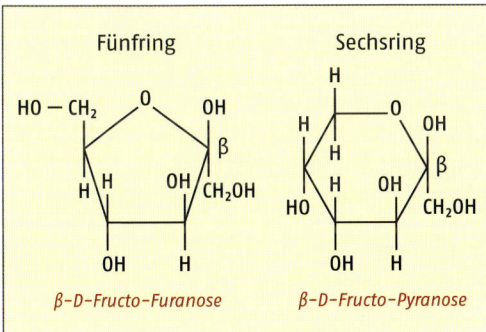

β-D-Fructo-Furanose   β-D-Fructo-Pyranose

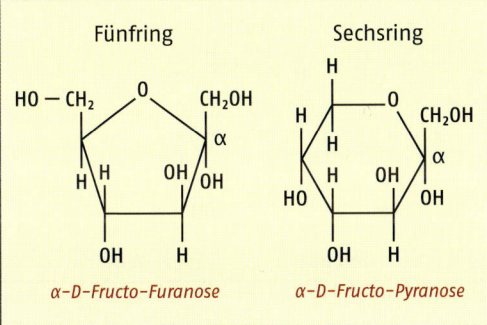

α-D-Fructo-Furanose   α-D-Fructo-Pyranose

Die Formeln der Ringe kann man auf die cyclischen Grundkörper Pyran und Furan zurückführen. Entsprechend nennt man 6-Ringe der Zucker Pyranosen, 5-Ringe Furanosen.

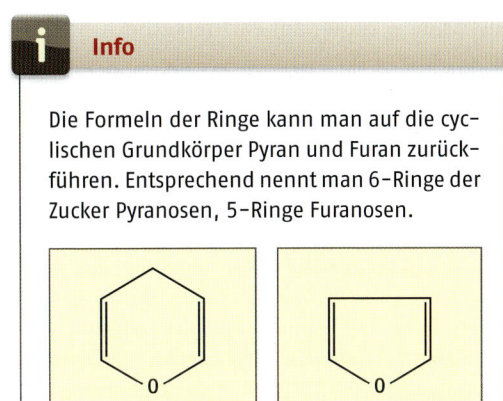

Pyran − Pyranosen   Furan − Furanosen

Die räumliche Struktur der Pyranosen und Furanosen

Die Ringform nach Haworth gibt das Molekül als Ring in der Ebene wieder. Tatsächlich sind die Moleküle aber nicht eben, sondern räumlich ausgerichtet. So besitzen Pyranosen eine „Sessel- oder Wannenform". Auch Furanosen haben keine ebene Gestalt.

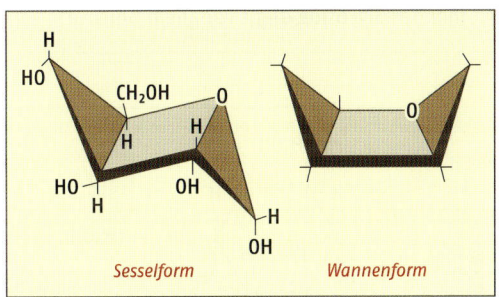

Sesselform   Wannenform

Bild 1: α-D-Gluco-Pyranose

Mutarotation − Zucker suchen ihren Dreh

Bei frisch hergestellten Zuckerlösungen ändert der Drehsinn ständig. Der Grund für diese sogenannte Mutarotation: Halbacetal- und Ketalringe sind labil und öffnen sich beim Auflösen der Zuckerkristalle. Dabei geht die α-Form leicht in die β-Form über und umgekehrt, so lange, bis beide Formen im Gleichgewicht sind.

Glykoside – Zucker auf Partnersuche

Die OH-Gruppen der Monosaccharide unterscheiden sich in ihrer Reaktionsfähigkeit. Die glykosidische OH-Gruppe ist wesentlich aktiver als die alkoholische OH-Gruppe und nimmt eine Sonderstellung ein.

Sie kann sich mit den verschiedensten Verbindungen – zum Beispiel Alkoholen und Phenolen – zu etherartigen Substanzen verbinden, die man Glykoside nennt. Im Reaktionsprodukt bezeichnet man den derart gebundenen Teil als Aglykon. Handelt es sich dabei um einen zweiten Zucker, werden die Reaktionsprodukte als Disaccharid bezeichnet.

 Info

Glykoside kommen in der Natur häufig vor. So sind Aromastoffe von Gemüsen und Gewürzen meist glykosidisch an einen Zucker gebunden. Auch die Nucleinsäuren und der Energieüberträger Adenosindiphosphat (ADP) (s. S. 546) gehören zu dieser Verbindungsgruppe. Als Kohlenhydratkomponente natürlich vorkommender Glykoside dient vor allem Glucose.

Phosphorsäureester

Ester entstehen bei der Reaktion von Alkoholen mit Säuren. Die alkoholische OH-Gruppe reagiert dabei unter Wasserabspaltung mit der Säure.

In gleicher Weise können sowohl die glykosidische als auch die OH-Gruppen der Monosaccharide mit Säuren reagieren. Die dabei gebildeten Ester sind im Stoffwechselgeschehen von großer Bedeutung. Phosphorsäureester dienen im Körper als Energiespeicher. Am wichtigsten sind Glucose-1- und Glucose-6-Phosphat.

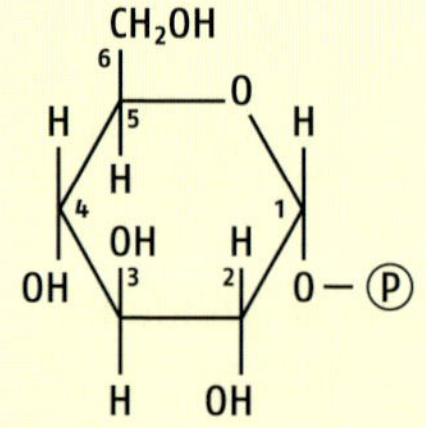

Glucose-1-Phosphat

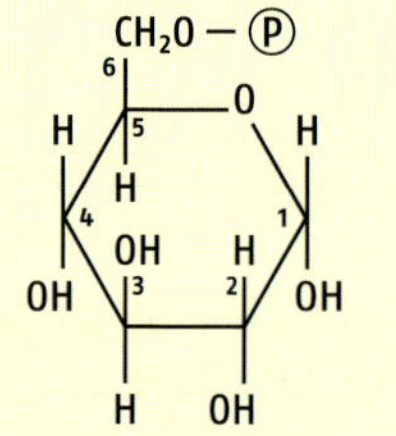

Glucose-6-Phosphat

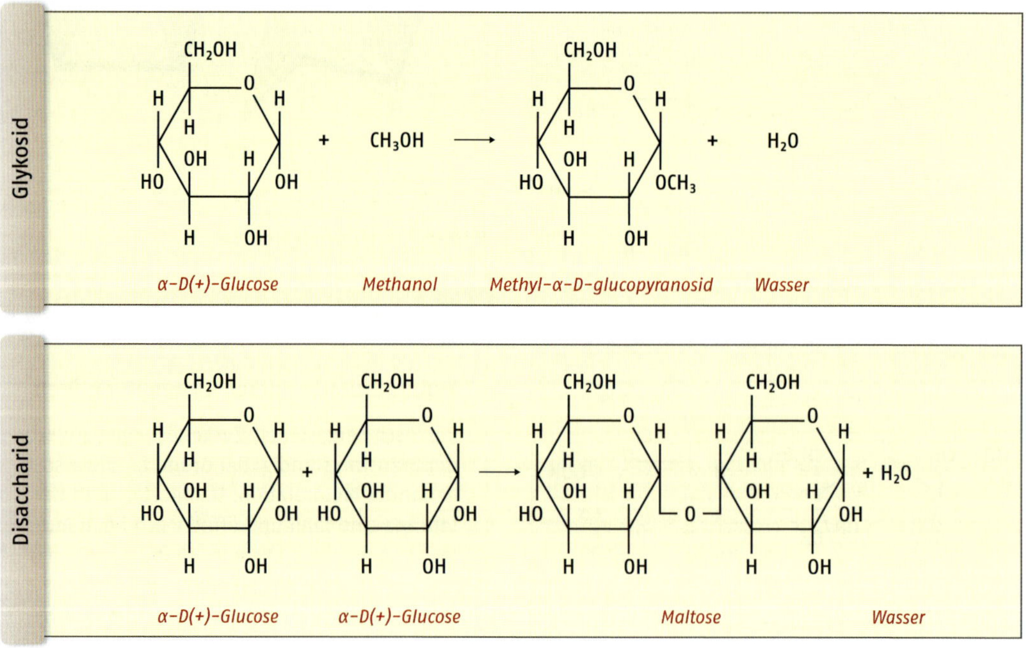

Glykosid

α–D(+)-Glucose   Methanol   Methyl-α-D-glucopyranosid   Wasser

Disaccharid

α–D(+)-Glucose   α–D(+)-Glucose   Maltose   Wasser

Bild 1: *Glykosidbildung*

Nachweisreaktionen

Aldosen wirken wegen ihrer Aldehydgruppe in alkalischer Lösung stark reduzierend. Sie selbst werden dabei am C_1 oxidiert. Dort entsteht dabei eine Carboxylgruppe. Auf dieser Eigenschaft beruhen die wichtigsten Nachweisreaktionen.

Fehling Reaktion

Fehling I (Kupfersulfatlösung) und Fehling II (Lösung aus Natrium-Kalium-Tartrat-Lösung und NaOH) ergeben zu gleichen Teilen gemischt eine tiefblaue Lösung. Darin sind Cu^{2+}-Ionen durch Tartrationen komplex gebunden. Beim Erhitzen der Lösung mit einer Aldose werden die Cu^{2+}-Ionen zu Cu^{1+}-Ionen. Das zeigt ein orange bis roter Niederschlag von Cu_2O an. Der Nachweis ist auch bei Fructose positiv, weil sie in Lösung über eine Endiol-Form mit Glucose im Gleichgewicht steht.

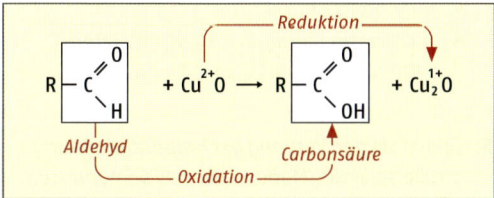

Tollens Reaktion

Beim Erwärmen ammoniakalischer Silbersalzlösung mit Aldosen werden die Silberionen zu metallischem Silber reduziert, das sich dann an der Wand des Reaktionsgefäßes niederschlägt.

Aus der aktuellen Diskussion

Zuckerketten nach Maß

Kohlenhydrate machen nicht nur satt, sondern können auch als Grundlage für neue Impfstoffe dienen. Der Grund: Sie sitzen auf den Hüllen von Krankheitserregern und sind daher Angriffspunkte für die Immunabwehr. Mit synthetisch nachgebauten Zuckerketten lässt sich das Immunsystem gezielt trainieren und gegen bestimmte Krankheitserreger „scharf machen". Fast ein Dutzend Kandidaten für Impfstoffe hat die Forschung schon gefunden, zum Beispiel gegen Malaria und AIDS.

Fakten kompakt

▶ Monosaccharide lassen sich durch Umlagerung der Atome in andere umwandeln (Epimerisierung).

▶ Aus Monosachariden entstehen durch Reduktion Zuckeralkohole.

▶ Aus Monosacchariden entstehen durch Oxidation Säuren: Bei Oxidation am C_1 On-Säuren, am C_6 Uronsäuren, gleichzeitig am C_1 und C_6 Dicarbonsäuren.

▶ Monosaccharide können durch Bildung von Halbacetalen oder Halbketalen Ringe bilden. Es gibt 5-gliedrige Ringe (Furanosen) oder 6-gliedrige (Pyranosen).

▶ Durch den Ringschluss entsteht eine neue OH-Gruppe, die „glykosidische" OH-Gruppe.

▶ Durch den Ringschluss entsteht außerdem ein weiteres asymmetrisches C-Atom. Daher können zwei unterschiedliche Halbacetal- oder Halbketalformen entstehen, die α- und die β-Form. Sie unterscheiden sich in der Stellung der glykosidischen OH-Gruppe.

▶ Glykoside entstehen, wenn die besonders reaktionsfähige glykosidische OH-Gruppe mit Alkoholen oder Phenolen zu etherartigen Verbindungen reagiert.

▶ Phosphorsäureester entstehen aus Monosacchariden und Säuren und dienen als Energiespeicher.

▶ Die Darstellung der Ringe kann nach Haworth in ebener Form oder als Sessel- bzw. Wannenform räumlich erfolgen.

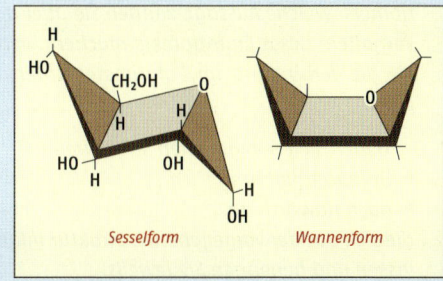

Sesselform   Wannenform

Und jetzt *Sie!*

1. *Erläutern Sie anhand der Grafik auf Seite 37 den sogenannten Kreislauf des Lebens.*

1.1 *Leiten Sie aus der Grafik die Photosynthesegleichung ab.*

2. *Erstellen Sie einen kurzen Text, in dem sie folgende Begriffe in beliebiger Reihenfolge sinnvoll miteinander verbinden:*
Aldose, Alkohol, Oxidation, Hydroxylgruppe, primär, Monosaccharid, mehrwertig.

3. *Überprüfen Sie folgende Behauptungen auf ihre Richtigkeit. Begründen Sie jeweils Ihre Entscheidung.*

   ▸ *Alle Monosaccharide sind optisch aktiv.*
   ▸ *Bei der Halbacetalbildung reagiert ein Aldehyd mit einem Alkohol.*
   ▸ *α- und β-Galaktose sind Enantiomere.*
   ▸ *Ribose ist Teil von Glycosiden.*

4. *Gegeben ist die Formel von (+) Idose:*

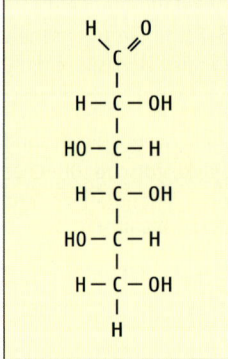

4.1 *Begründen Sie, ob es sich um D- oder um L-Idose handelt.*

4.2 *Zeichnen Sie die Strukturformel des Enantiomers. Welche Aussage können Sie über das Verhalten dieses Enantiomers machen, wenn Sie die Verbindung im Polarimeter untersuchen?*

4.3 *Geben Sie die möglichen Strukturen bei*
   ▸ *Halbacetalbildung*
   ▸ *nach Haworth an,*
   die sich aus der vorgegebenen Struktur bilden lassen und benennen Sie jeweils.

4.4 *15g (+)-Idose wird in 100ml Wasser gelöst, 10cm hoch in eine Küvette gefüllt und im Polarimeter untersucht. Die spezifische Drehung [α] betrage +67°.*

a) *Berechnen Sie den gemessenen Drehwinkel α.*

b) *Da für eine Praktikumsgruppe nicht mehr genügend Lösung vorhanden ist, füllt diese Gruppe nur 2,5cm hoch Idoselösung ein und füllt dann mit destilliertem Wasser auf. Wie groß ist der Drehwinkel, den diese Gruppe misst?*

c) *Überprüfen Sie, ob eine frisch angesetzte Lösung aus je gleich viel α- und β-Idose Mutarotation zeigt.*

d) *Überprüfen Sie, ob α- Idose in*
   ▸ *einer frisch angesetzten*
   ▸ *in einer am Vortag angesetzten Lösung mithilfe der Tollens-Reaktion nachgewiesen werden kann.*

5. *Zeigen Sie den Vorgang der Halbacetalbildung am Beispiel des Monosaccharids D-Mannose.*

5.1 *Bilden Sie die Ringformen der D-Mannose nach Haworth.*

5.2 *Erläutern Sie an diesem Beispiel das Entstehen von Anomeren.*

6. *Unterscheiden Sie:*
   ▸ *Aldose und Ketose*
   ▸ *primärer Alkohol und einwertiger Alkohol*
   ▸ *D- Glucose und α- Glucose*
   ▸ *D-Glucose und .. (+)-Glucose*
   ▸ *Glucose und Glycosid*
   Finden Sie zu jedem der genannten Begriffe ein Beispiel.

7. *Erstellen Sie die Reaktionsgleichung für die Nachweisreaktion die der Wissenschaftler (Aufgabe 7) gefunden hat, am Beispiel der Glucose.*

1.3 Die einzelnen Monosaccharide

Für die menschliche Ernährung sind in erster Linie Vertreter der Hexosen von Bedeutung. Triosen und Tetrosen spielen nur als Zwischenprodukte im Rahmen biochemischer Prozesse eine Rolle und werden an späterer Stelle behandelt.

1.3.1 Hexosen

Zur Gruppe der Hexosen gehören die bekanntesten Zuckerarten. Die meisten natürlichen Oligo- und Polysaccharide sind aus ihnen aufgebaut. In freier Form kommen sie ebenfalls sehr häufig vor – zum Beispiel Glucose und Fructose in süßen Früchten.

Alle natürlich vorkommenden Hexosen sind optisch aktiv. Ebenfalls lassen sich alle durch Hefen und zum Teil auch andere Mikroorganismen zu Alkohol oder anderen chemischen Verbindungen vergären.

D (+)-Glucose (Dextrose, Traubenzucker)

Die durch Photosynthese gebildete Glucose nimmt unter den Kohlenhydraten eine Sonderstellung ein, denn sie ist gewissermaßen die Basisverbindung, von der sich alle anderen Monosaccharide durch Umbau oder Zusammenschluss ableiten.

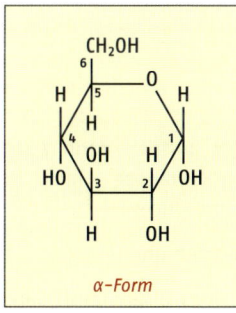 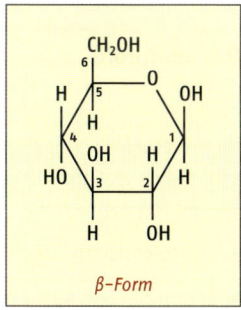

α-Form   β-Form

Das Stoffprofil

Vorkommen

▶ In freier Form hauptsächlich in süßen Früchten, in Honig und im Blut.

▶ In gebundener Form Bestandteil von Oligo- und Polysacchariden wie Saccharose, Lactose, Maltose, Stärke, Glykogen und Cellulose.

Allgemeine Eigenschaften

▶ farblose, wasserlösliche Kristalle,

▶ schwach süßer Geschmack,

▶ wirken stark reduzierend.

Vergärbarkeit

Für Glucose gibt es drei unterschiedliche Möglichkeiten der Vergärung.

Alkoholische Gärung

Bei der Gewinnung alkoholischer Getränke wird Glucose zu Alkohol und Kohlendioxid vergoren.

$$C_6H_{12}O_6 \rightarrow 2\ C_2H_5 - OH + 2\ CO_2$$

Glucose   Ethanol   Kohlendioxid

Milchsäuregärung

Bei der Gewinnung von Sauerkraut oder Milchprodukten wie Kefir und Joghurt wird Glucose zu Milchsäure vergoren.

$$C_6H_{12}O_6 \rightarrow 2\ CH_3 - \overset{\displaystyle OH}{\underset{\displaystyle H}{C}} - COOH$$

Glucose   Milchsäure

Citronensäuregärung

Bei dieser Form der Gärung entsteht aus Glucose Citronensäure.

$$C_6H_{12}O_6 + 3/2\ O_2 \rightarrow OH - \overset{\displaystyle CH_2 - COOH}{\underset{\displaystyle CH_2 - COOH}{C}} - COOH + 2\ H_2O$$

Glucose Sauerstoff   Zitronensäure Wasser

D (+)-Galaktose (Schleimzucker)

Von Bedeutung ist Galaktose hauptsächlich als Bestandteil von Milchzucker.

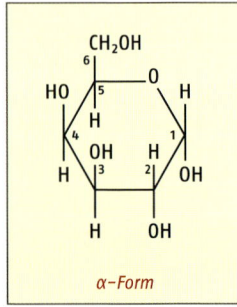
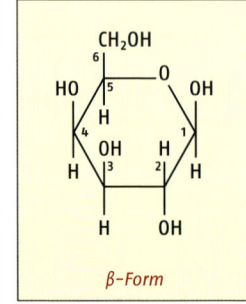

α-Form   β-Form

Das Stoffprofil

Vorkommen

Ausschließlich in gebundener Form und zwar in Sacchariden wie Lactose und Gummi arabicum oder im Körper als Bestandteil von Glykolipiden und Glykoproteinen.

Allgemeine Eigenschaften

► Bildet farblose, schwer lösliche Kristalle,

► sehr geringe Süßkraft,

► wirkt reduzierend.

D (+)-Mannose

Dieser Zucker ist für die menschliche Ernährung nicht von Bedeutung.

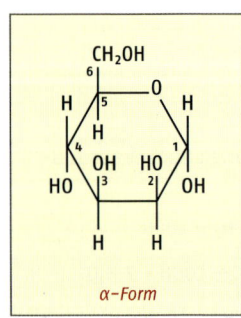
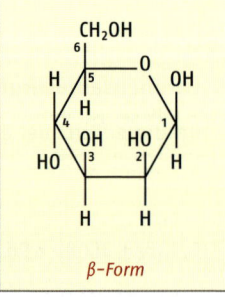

α-Form   β-Form

Das Stoffprofil

Vorkommen

Ist in der Natur als Baustein hoch polymerer Verbindungen, den Mannanen, zu finden. Reich an Mannanen sind Datteln und Johannisbrot. Ist wie Galaktose im Körper Bestandteil von Glykolipiden und Glykoproteinen.

Allgemeine Eigenschaften

► farblose, leicht lösliche Kristalle,

► geringe Süßkraft.

D (−)-Fructose (Fruchtzucker)

Dieser Zucker kann sowohl als 5- wie auch als 6-Ring auftreten.

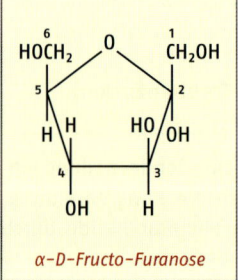
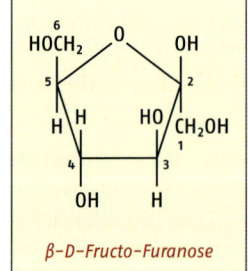

α-D-Fructo-Furanose   β-D-Fructo-Furanose

Das Stoffprofil

Vorkommen

Wenn Fructose ungebunden auftritt, dann ausschließlich in Form einer β-D-Pyranose − meist in Begleitung von Saccharose und Glucose.

► Frei reichlich in süßen Früchten und Honig,

► gebunden als Bestandteil des Disaccharids Saccharose ebenfalls in Früchten,

► im Organismus in der Plazenta und im fetalen Blut.

Allgemeine Eigenschaften

► Bildet farblose, wasserlösliche Kristalle,

► stark hygroskopisch (wasseranziehend),

► wirkt reduzierend,

► ist mit Hefen zu Alkohol und Kohlendioxid vergärbar.

1.3.2 Pentosen

Sie sind für die menschliche Ernährung nicht von großer Bedeutung.

Vorkommen

▶ In Pflanzen als Polysaccharide in Form der Pentosane (Arabinose in Kirschgummi, Holundermark und Begleiter von Pektinen; Xylose in Kleie und Stroh),

▶ Ribose im Organismus als Bestandteil von Nucleoproteinen und Nucleinsäuren.

Allgemeine Eigenschaften

▶ Alle Pentosen sind optisch aktiv.

▶ Sie werden durch Hefen nicht vergoren.

▶ Sie wirken reduzierend.

 Info*plus*

Bedeutung für Teige und Backwaren

Pentosane sind vor allem bei Backwaren aus Roggenmehl von Bedeutung. Sie können beim Bereiten des Teiges große Mengen Wasser binden. Dabei werden sie zu Schleimstoffen, die sich zwischen die Proteine Gliadin und Glutenin legen. Das ist der Grund, weshalb es bei Roggen nicht zur Ausbildung eines Klebergerüstes kommt. Roggenteige sind daher sehr empfindlich und müssen sehr schonend geknetet werden.

Backwaren aus Roggenmehl haben eine kleinere und engere Porung und damit eine geringeres Volumen als Gebäcke aus Weizen.

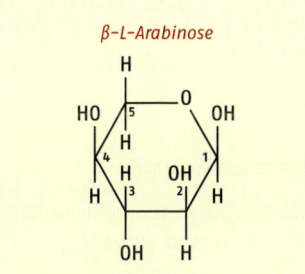

Bestandteil von Kirschgummi (Araban) und Holundermark, Begleiter von Pektinen

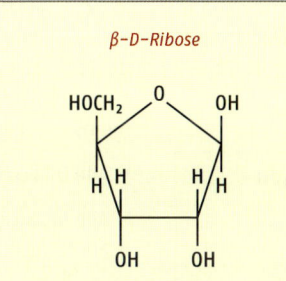

Als Glykosid am Aufbau der Nucleinsäure beteiligt

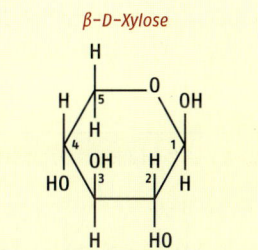

Im Holzgummi (Xylan), in der Kleie und im Stroh

 Info

Pentosane

Sie bestehen meist aus den Pentosen Arabinose und Xylose und zählen zur Gruppe der Hemicellulosen. In der Natur sind Pentosane als wesentliche Bestandteile von Pflanzenzellen zu finden und dienen dort gemeinsam mit Cellulose als Stütz- und Gerüstsubstanzen.

Für die menschliche Ernährung sind sie als Ballaststoffe von Bedeutung. Pentosane kommen überwiegend in Hafer und Roggen vor. So enthält Roggen über das ganze Korn verteilt sechs bis acht Prozent Pentosane.

 Fakten kompakt

▶ Für die menschliche Ernährung sind hauptsächlich die Hexosen von Bedeutung.

▶ Ribose ist eine Pentose und spielt eine wichtige Rolle als Bestandteil der Nucleinsäuren.

▶ Alle natürlich vorkommenden Monosaccharide sind optisch aktiv.

▶ Monosaccharide lassen sich durch Hefen und zum Teil auch durch andere Mikroorganismen zu Alkohol vergären.

2 Disaccharide

Disaccharide entstehen durch Zusammenschluss zweier Monosaccharide. Für diese unter Wasserabspaltung verlaufende Kondensation genannte Reaktion gibt es verschiedenene Möglichkeiten.

2.1 Arten der Verknüpfung

Obwohl es theoretisch viele Möglichkeiten der Verknüpfung gibt, sind bei natürlichen Disacchariden vor allem zwei Varianten verwirklicht.

1,1-Verknüpfung

Bei den so miteinander verbundenen Disacchariden haben die beiden glykosidischen OH-Gruppen miteinander reagiert. Die beiden ersten C-Atome jedes Monosaccharids sind danach über eine Sauerstoffbrücke miteinander verbunden. Da jetzt die reduzierenden Gruppen beider Zucker blockiert sind, wirkt das entstandene Disaccharid nicht mehr reduzierend.

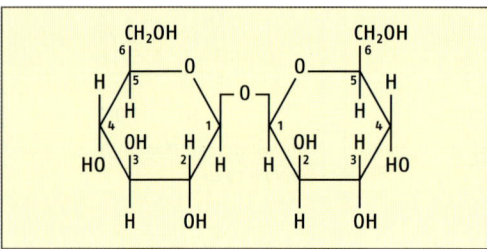

Bild 1: *1,1-verknüpfte Monosaccharide*

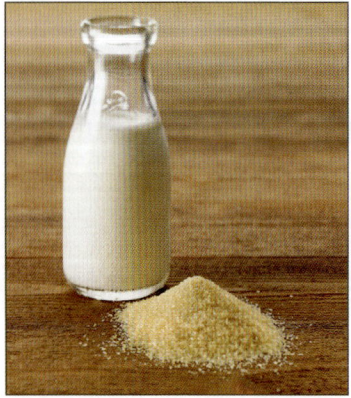

Bild 2: *Disaccharidhaltige Lebensmittel*

1,4-Verknüpfung

Bei dieser Bindung reagiert die glykosidische OH-Gruppe des einen Monosaccharids mit einer der sekundären alkoholischen OH-Gruppen des anderen – meist der am C_4. Bei dieser Reaktion bleibt die glykosidische OH-Gruppe des zweiten Zuckers frei. Die reduzierende Wirkung bleibt also erhalten.

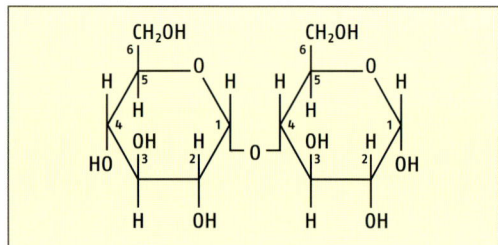

Bild 3: *1,4-verknüpfte Monosaccharide*

2.2 Allgemeine Eigenschaften

Obwohl es auch große Unterschiede zwischen den einzelnen Disacchariden gibt, haben sie doch gemeinsame Eigenschaften.

▶ Alle Disaccharide sind optisch aktiv.

▶ Alle Disaccharide haben einen süßen Geschmack, allerdings unterschiedlich stark ausgeprägt.

Tab. 1: *Spezifische Drehung von Disacchariden*

Disaccharid	spez. Drehung [α]
Saccharose	+ 66,5°
Lactose	+ 52,5°
Maltose	+ 136,8°

Tab. 2: *Süßkraft von Mono- und Disacchariden (bezogen auf Saccharose mit 100)*

Saccharid	Süßkraft
Fructose	120
Saccharose	100
Maltose	60
Glucose	50
Lactose	27

2.3 Die einzelnen Disaccharide

Man unterscheidet reduzierende und nicht reduzierende Disaccharide.

Saccharose (Rohr- oder Rübenzucker)

Diese Verbindung wurde 1747 von Marggraf in den Wurzeln der Runkelrübe entdeckt. Sie ist im Pflanzenreich weit verbreitet.

Aufbau

Am Aufbau der Saccharose sind je ein Molekül Glucose und Fructose beteiligt und zwar in 1,2-Verknüpfung. Das bedeutet, sie wirkt nicht reduzierend, weil die glykosidischen OH-Gruppen blockiert sind.

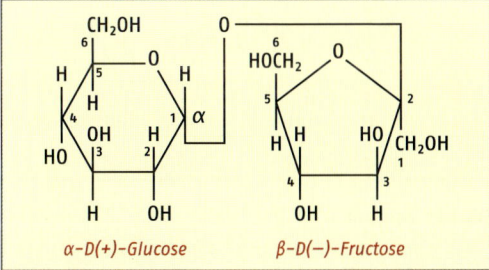

α-D(+)-Glucose   β-D(−)-Fructose

Bild 1: *Saccharose*

Das Stoffprofil

Vorkommen

▶ Zuckerrübe (16−20 %),

▶ Zuckerrohr (14−26 %),

▶ Zuckermais (10−18 %),

▶ Zuckerahorn (3 %)

 Info*plus*

Die außerordentlich leichte Hydrolyse durch verdünnte Säuren hat ihre Erklärung im furanosidischen Aufbau des Fructoseteils. Sämtliche Furanoside zeigen eine starke Empfindlichkeit gegen Säure. Pyranoside wie Lactose oder Maltose sind wesentlich stabiler. Sie benötigen zur Hydrolyse mit verdünnter Säure etwa zwei Stunden Kochzeit. Saccharose hydrolysiert 100mal schneller.

Allgemeine Eigenschaften

Saccharose bildet farblose, gut wasserlösliche Kristalle. Bei langsamer Kristallisation entstehen große Prismen (Kandiszucker).

Direkt ist Saccharose nicht vergärbar, sondern erst nach Aufspalten in ihre Ausgangsverbindungen durch verdünnte Säure. Aus dem ursprünglich rechts drehenden Disaccharid entsteht dabei ein links drehendes Gemisch aus gleichen Teilen D(+)-Glucose und D(−)-Fructose. Diese Umkehrung des Drehsinns kommt zustande, weil bei den getrennt liegenden Monosacchariden die Linksdrehung der Fructose stärker ist als die Rechtsdrehung der Glucose. Wegen dieses Phänomens bezeichnet man die Hydrolyse der Saccharose auch als Inversion und das dabei entstehende Zuckergemisch auch als Invertzucker.

Haltbarkeit

Bei trockener Lagerung ist Saccharose sehr gut haltbar. Feuchter Zucker dagegen kann vom Kartoffelbazillus und einigen Schimmelpilzarten zu Invertzucker zersetzt werden.

Hochkonzentrierte Lösungen des Zuckers hemmen das Wachstum von Mikroorganismen. Sie dienen vielfach zur Konservierung von Lebensmitteln etwa beim haltbar machen von Obst als Fruchtsirup, Konfitüre, Gelee oder anderen Obsterzeugnissen.

Tab. 1: *Weltzuckererzeugung (in 1.000 t)*

Kontinent	2006/07	2007/08	2008/09
EU	18.374	18.924	18.687
Europa	31.175	31.778	31.332
Nordamerika	19.386	19.733	19.781
Südamerika	18.495	19.171	19.600
Asien	67.130	71.500	73.470
Afrika	14.443	14.822	15.166
Ozeanien	1.554	1.570	1.580
Gesamt	152.183	158.574	160.929

Maltose (Malzzucker)

Maltose tritt überall dort auf, wo ein biologischer Abbau von Stärke stattfindet.

Aufbau

Am Aufbau der Maltose sind zwei in 1,4-Stellung miteinander verknüpfte Moleküle Glucose beteiligt. Durch diesen Zusammenschluss wird nur eine glykosidische OH-Gruppe blockiert. Maltose wirkt daher reduzierend. In Lösung liegt die freie glykosidische OH-Gruppe meist in der β-Form vor.

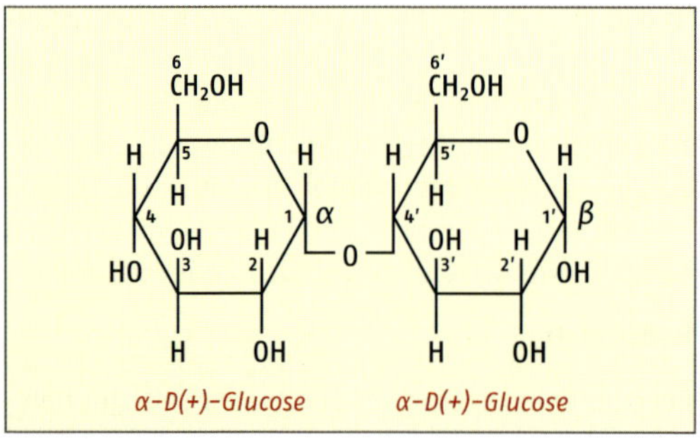

Lactose (Milchzucker)

Lactose ist für Säuglinge ein wichtiger Ernährungsfaktor, denn sie fördert die Entwicklung der besonderen Darmflora des jungen Organismus. Sie besteht nicht aus Coli- sondern aus Bifidus-Bakterien.

Aufbau

Milchzucker besteht aus je einem Molekül Glucose und Galaktose – in 1,4-Stellung miteinander verknüpft. Auch hier ist eine glykosidische OH-Gruppe frei. Lactose wirkt reduzierend.

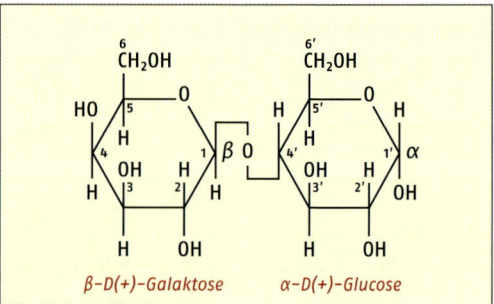

Bild 1: *Maltose*

Bild 2: *Lactose*

Das Stoffprofil

Vorkommen

▶ Keimendes Getreide, Kartoffelkeime,

▶ im Magen-Darm-Trakt,

▶ technisch zu gewinnen durch enzymatische Verzuckerung von Stärke.

Allgemeine Eigenschaft

Maltose bildet farblose, schwach süß schmeckende Kristalle, die sich gut in Wasser lösen. Wie alle Disaccharide wird sie leicht gespalten.

Das Auftreten von Maltose ist stets ein Zeichen für lebhaften enzymatischen Abbau von Stärke, wie er zum Beispiel in Malz oder Kartoffelkeimen abläuft.

Keimende Getreide sind Ausgangsprodukte für die Gewinnung alkoholischer Getränke wie Bier und Branntwein. Dabei wird Maltose von den anwesenden Enzymen zunächst in Glucose gespalten und anschließend vergoren.

Das Stoffprofil

Vorkommen

▶ Milch sämtlicher Säugetiere (bis zu 5 %),

▶ Humanmilch (5 bis 8 %),

▶ glykosidisch gebunden in Pflanzen,

▶ technisch zu gewinnen aus Molke.

Allgemeine Eigenschaften

Sie bildet farblose Kristalle. Sie sind nur schwer löslich und verursachen auf der Zunge oft ein sandiges Gefühl.

Bei Einwirken von Säure wird Lactose in Glucose und Galaktose gespalten.

Gewöhnliche Hefen können Lactose nicht vergären. Dies gelingt nur mit Spezialhefen, die ein besonderes, Lactose spaltendes Enzym (Lactase), enthalten. Diese Möglichkeit nutzt man beim Herstellen von bestimmten Milchprodukten, zum Beispiel Kefir.

Info*plus*

Lactose in der Technik

Lactose kann technisch aus Molke gewonnen werden, entweder durch Ultrafiltration oder durch Kristallisation. Die erhaltene Rohlactose wird durch Umkristallisieren in Raffinose umgewandelt.

Einsatzmöglichkeiten:

▸ Pharmazeutische Präparate,
▸ Diätetische Lebensmittel,
▸ Backwaren,
▸ Trockenlebensmittel,
▸ Getränke.

 Info

Trisaccharide

Verbindungen, die aus drei Monosacchariden aufgebaut sind, haben bei weitem nicht die gleiche ernährungsphysiologische Bedeutung wie die Gruppe der Zweifachzucker.

Von den vielen im Pflanzenreich verbreiteten Trisacchariden sei hier nur die Raffinose erwähnt. Sie ist aus je einem Molekül Glucose, Galactose und Fructose zusammengesetzt.

Sie kommt vor allem in Soja, Baumwollsamen und der Zuckerrübe vor. Bei der Gewinnung von Zucker kann sie leicht in das Endprodukt gelangen.

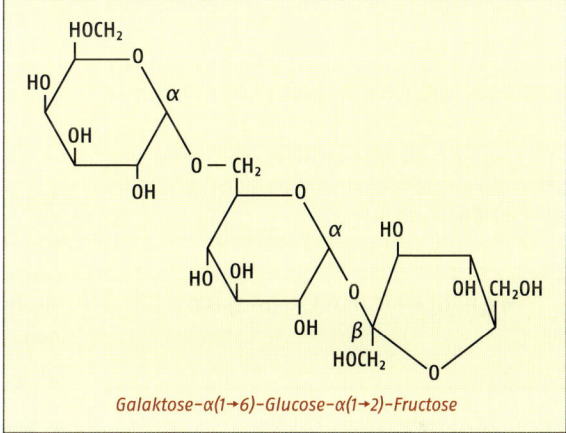

Galaktose-α(1→6)-Glucose-α(1→2)-Fructose

Raffinose

 Und jetzt *Sie!*

1. *Stellen Sie in einer Mindmap die drei Vergärungsreaktionen der Glucose mit Strukturformelgleichungen dar.*

2. *Überprüfen Sie folgende Behauptungen auf ihre Richtigkeit.*

   ▸ *Bei der Hydrolyse von Raffinose können sowohl reduzierende als auch nicht reduzierende Spaltprodukte entstehen.*
   ▸ *Bei der Sauerkrautherstellung vergärt Glucose zu Zitronensäure.*

3. *Schreiben Sie eine Strukturformelgleichung für die Bildung von*

   ▸ *α- Lactose,*
   ▸ *β-Lactose.*

   3.1 *Benennen Sie die Reaktion und die entstehende Bindung.*

   3.2 *Unterscheiden Sie: α-Lactose und α-glycosidische Bindung*

4. *Begründen Sie, dass man bei der Bildung der Saccharose aus Glucose und Fructose von einer α-1, β-2-diglycosidischen Bindung spricht.*

3   Polysaccharide – Glykane

Es gibt in der Chemie eine Art von Stoffreaktion, die als Polymerisation bezeichnet wird. Dabei verbinden sich sehr viele kleine Moleküle miteinander zu einem „Riesenmolekül". Aus vielen einzeln vorliegenden „Monomeren" ist ein „Polymer" entstanden. Wie die Glieder einer Kette sind die Bausteine darin verknüpft. Ebenfalls wie bei einer Kette können die Polymere durch entsprechende Behandlung wieder in die Ausgangsverbindungen zerlegt werden.

Eine Errungenschaft der modernen Zeit, die Kunststoffe, wird durch Polymerisation hergestellt. Eine Erfindung der Neuzeit ist diese chemische Reaktion jedoch nicht. In der Natur ist die Bildung polymerer Verbindungen seit jeher weit verbreitet. Polymere Kohlenhydrate nennt man Polysaccharide oder Glykane. Sie dienen als Reservestoffe und Gerüstsubstanzen und entstehen durch glykosidische Verbindung von Monosacchariden.

$$n\ C_6H_{12}O_6 \leftrightarrow (C_6H_{10}O_5)_n + (n-1)\ H_2O$$

Bildung eines Polysaccharids

Die Anzahl der Bausteine ist je nach Polysaccharid sehr unterschiedlich. Sie können aus 100 oder gar mehreren 1.000 Monosacchariden gebildet werden.

 Info

Einteilung der Polysaccharide

Homoglykane
Sie sind aus gleichen Zuckerbausteinen zusammengesetzt. Es gibt sie als geradkettige oder verzweigte Polysaccharide.

Heteroglykane
Sie setzen sich aus zwei oder mehreren unterschiedlichen Grundbausteinen zusammen.

 Info

Benennung der Polysaccharide

Es gibt zwar für die einzelnen gängigen Polysaccharide Trivialnamen wie Stärke oder Cellulose. Dennoch haben auch sie eine wissenschaftliche Nomenklatur.

Die systematische Bezeichnung leitet sich vom Namen der Monosaccharide ab, aus denen sie zusammengesetzt sind. In dessen Namen wird die Endung „ose" durch „an" ersetzt.

▸ Glucane bestehen aus Glucose.

▸ Fructane bestehen aus Fructose.

Allgemeine Eigenschaften

Wie andere Polymere auch unterscheiden sich Polysaccharide in ihren chemischen und physikalischen Eigenschaften erheblich von ihren Grundbausteinen.

▸ Sie haben keinen süßen Geschmack.

▸ Sie sind in Wasser nur schwer oder gar nicht löslich. Selbst die löslichen unter ihnen bilden nur kolloidale Lösungen ohne Diffusionsvermögen.

▸ Sie sind optisch aktiv.

▸ Sie wirken nicht reduzierend.

▸ Sie werden durch Hefen nicht vergoren.

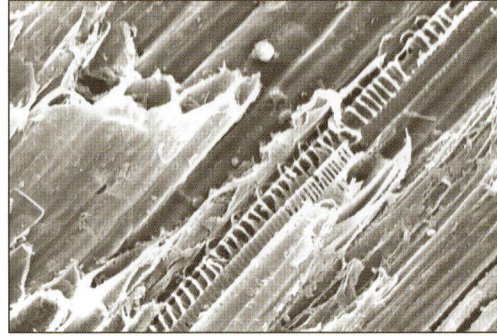

Bild 1: *Elektronenmikroskopische Aufnahme von Cellulose*

3.1   Homoglykane

Sie sind aus nur einer Art von Molekül aufgebaut. Als Grundbaustein natürlicher Polysaccharide kommt vor allem Glucose vor. Die aus ihr aufgebauten Glukane sind ernährungsphysiologisch von besonderer Bedeutung.

3.1.1   Stärke

Stärke dient pflanzlichen Organismen als Reservespeicher. Für die menschliche Ernährung ist dieser Nährstoff ein wichtiger Energieträger.

Aufbau

Bereits vor mehr als 150 Jahren fand man heraus, dass dieses weit verbreitete Reservekohlenhydrat aus Glucose aufgebaut ist. Später konnte nachgewiesen werden, dass es aus zwei Komponenten zusammengesetzt ist – aus Amylose und aus Amylopektin.

Amylose

Sie besteht aus ca. 250 bis 300 α-D-Glucose-Einheiten, die ausschließlich in α-1,4-Stellung miteinander verbunden sind.

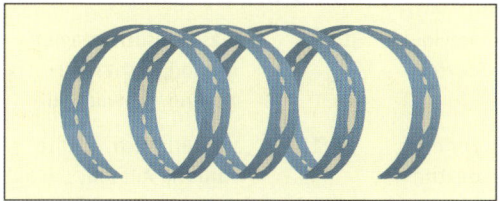

α-1,4-Bindung

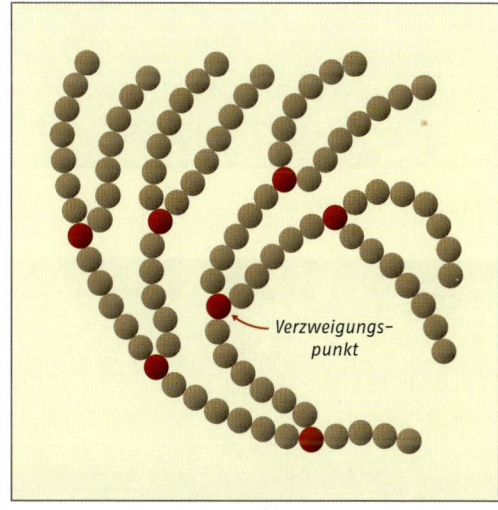

Bild 1: *Schematischer Aufbau der Amylose*

Amylose bildet verschieden lange unverzweigte Ketten. Die Art der chemischen Verknüpfung zwingt diese Ketten, sich in Form einer Helix spiralig aufzurollen. Sie zeigt je Windung sechs bis sieben Glucose-Moleküle. In den dabei gebildeten Hohlraum können Substanzen eingelagert werden.

Auf dieser Möglichkeit beruht der Nachweis von Stärke mit Jod. Bei Zusatz von Jod zu einer Stärkelösung lagern sich dessen Moleküle zu einer Art langem Band aneinander. Dieses Molekülband schlüpft in die Helix und lagert sich dort ein. Diese Einschlussverbindung verursacht eine Blaufärbung der Lösung. Beim Erwärmen trennen sich Jod und Stärke wieder und die Färbung verschwindet.

Amylopektin

Dieser Stärkeanteil setzt sich aus rund 1.000 Glucose-Einheiten zusammen. Es besteht im Unterschied zur Amylose aus verzweigten Glucose-Ketten. Diese Verzweigungen kommen zustande, weil neben den α-1,4-Bindungen auch α-1,6-Verknüpfungen vorhanden sind. Auf ungefähr 20 Glucose-Einheiten kommt eine α-1,6-Bindung.

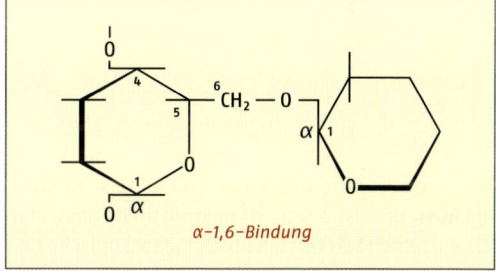

α-1,6-Bindung

Auch Amylopektin ist in Randbereichen spiralig aufgerollt. Die verzweigungsfreien Bereiche sind aber so wenige, dass mit Jod nur eine schwach rote Färbung zustande kommt.

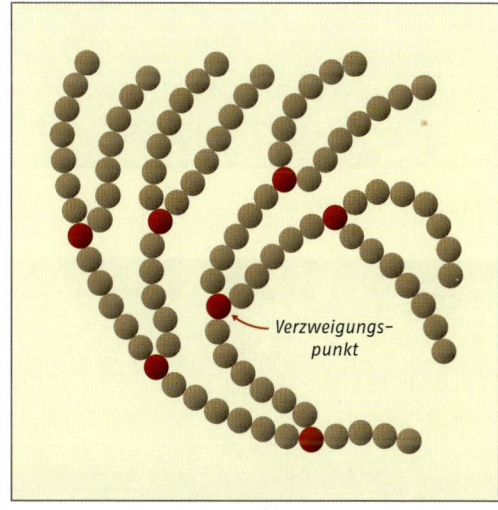

Verzweigungs-
punkt

Bild 2: *Schematischer Aufbau des Amylopektin*

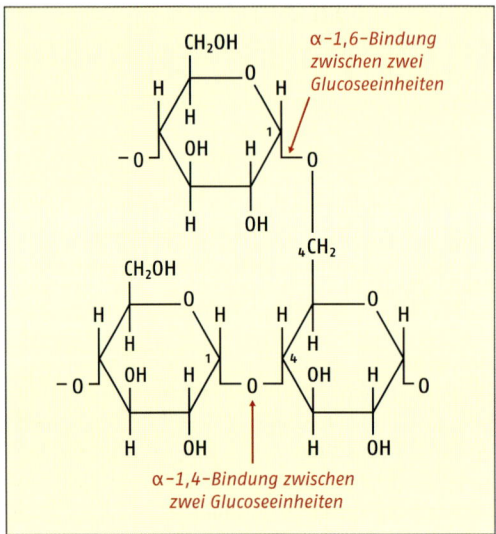

Bild 1: *Formel von Amylopektin*

Vorkommen

Stärke ist vor allem in Getreidekörnern, aber auch in Knollen und Wurzeln enthalten. Die Stärkekörner sind in Größe und Form sehr unterschiedlich. Ihr Aussehen ist derart charakteristisch, dass man die einzelnen Stärkearten durch mikroskopische Untersuchungen der Körner voneinander unterscheiden kann.

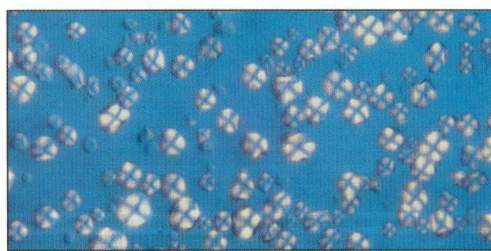

Bild 2: *Weizenstärke*

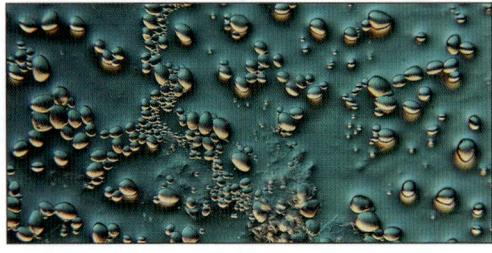

Bild 3: *Bananenstärke*

Löslichkeit von Stärke

Die kleineren Amylose-Aggregate sind bis zu einem gewissen Grad in heißem Wasser löslich. Dabei kommt es leicht zur Bildung von Gelen, aus denen Amylose allerdings wieder auskristallisieren kann – insbesondere bei Temperaturen um 0 °C. Diesen Vorgang des wieder Auskristallisierens bezeichnet man als Retrogradation der Stärke. Sie spielt beim Altbacken werden von Brot eine Rolle.

Amylopektin ist unlöslich, quillt aber mit heißem Wasser unter Kleisterbildung auf. Der entstandene Kleister hat schon bei niedrigen Konzentrationen von ein bis vier Prozent eine hohe Viskosität und geht beim Erkalten in eine steife Gallerte über. Diese Eigenschaft ist von ganz besonderer Bedeutung beim Backprozess.

Abbauprodukte von Stärke

Stärke kann auf verschiedene Weise angegriffen werden. Beim Rösten, durch Behandeln mit Säuren oder unter Einwirkung von Enzymen kann es zur Spaltung der Glucoseketten kommen. Es entstehen Verbindungen, die noch der allgemeinen Formel $(C_6H_{12}O_5)_n$ entsprechen, aber erheblich niedrigere Molekulargewichte besitzen – je nach Grad des Abbaus bis hin zur Größenordnung von Oligosacchariden.

Man fasst diese Abbauprodukte unter der Bezeichnung Dextrine zusammen. Ganz grob lassen sich Dextrine in drei Abbaustufen einteilen.

Tab. 1: *Abbauprodukte von Stärke*

Dextrine	Glucose-moleküle	Eigenschaften
Amylo-dextrin	30–35	wasserlöslich, reagiert mit Jod, nicht reduzierend, schwach süß
Erythro-dextrin	8–12	wasserlöslich, leichte Färbung mit Jod, schwach reduzierend, schwach süß
Achro-dextrin	bis zu 6	wasserlöslich, keine Färbung mit Jod, stärker reduzierend, schwach süß

Info ℹ

Allen Dextrinen gemeinsam ist:

► Sie werden von Hefen nicht vergoren.

► Sie sind optisch aktiv.

Für die menschliche Ernährung sind Dextrine deshalb von Bedeutung, weil sie als Abbauprodukte von Stärke im Körper leichter verwertet werden können als diese selbst. Die zu leistende Verdauungsarbeit ist geringer. Sie spielen daher in der Säuglings- und Krankenernährung eine große Rolle.

Endprodukte des Stärkeabbaus sind, unabhängig ob enzymatisch oder auf andere Weise, stets Maltose und Glucose.

Stärke → Dextrine → Maltose → Glucose

In dieser Abfolge wird Stärke auch im menschlichen Organismus abgebaut.

Info*plus*

Technologische Bedeutung der Abbauprodukte von Stärke

Von wirtschaftlicher Bedeutung ist die Stärkeverzuckerung. Sie erfolgt durch Hydrolyse mit Säuren und/oder Enzymen.

Der Verzuckerungsgrad wird im Allgemeinen in Dextroseäquivalenten (DE-Wert) angegeben. Von ihm ist die Intensität des süßen Geschmacks abhängig. Je weiter die Verzuckerung fortgeschritten ist, desto süßer.

Verwendet werden Stärkehydrolysate vor allem in der Süßwarenindustrie. Sie verhindern die Kristallisation von Saccharose (Hartkaramellen) und wirken als Weichhaltemittel (Weichkaramellen, Kaugummi). Außerdem setzt man sie bei der Herstellung von Speiseeis, alkoholischen Getränken, Obstprodukten und in der Backwarenindustrie ein.

3.1.2 Glykogen

Glykogen ist das Reservekohlenhydrat des menschlichen und tierischen Organismus.

Aufbau

Im chemischen Aufbau entspricht Glykogen dem Amylopektin. Der Verzeigungsgrad ist allerdings wesentlich höher, etwa an jedem zehnten Glucosemolekül.

Vorkommen

Glykogen wird vorwiegend in der Leber und in geringen Mengen im Muskel gespeichert. Fleisch enthält daher mit 0,14 bis 0,18 Prozent nur Spuren. Eine Ausnahme bildet das Pferdefleisch mit Gehalten bis zu einem Prozent. Man nutzt diese Tatsache, um unerlaubte und nicht deklarierte Zusätze dieser Fleischart, beispielsweise in Wurst, analytisch nachzuweisen. Die höchsten Mengen sind mit drei bis acht Prozent in der Leber zu finden. Die Abbauwege im Organismus sind die gleichen wie bei Stärke.

Eigenschaften

► weißes Pulver ohne Geschmack,

► gut wasserlöslich,

► reagiert mit Jod unter Rotfärbung,

► leicht reduzierende Wirkung,

► Abbau wie Stärke über Dextrine zu Maltose und Glucose.

ℹ **Info**

Lebensmitteltechnische Bedeutung von Glykogen

Glykogen spielt bei der Fleischreifung eine wichtige Rolle. Dieser Prozess läuft im Fleisch nach Eintritt des Todes ab. Das Glykogen wird enzymatisch zu Milchsäure abgebaut. Dadurch sinkt der pH-Wert von ca. 6,5 auf 5,8. Die Geschwindigkeit des pH-Abfalls und auch der erreichte End-pH-Wert sind für das Wasserbindevermögen und damit für die Qualität des Fleisches entscheidend.

3.1.3 Cellulose

Cellulose ist die häufigste organische Verbindung auf unserer Erde.

Aufbau

Cellulose ist aus Glucosebausteinen aufgebaut. Im Unterschied zu Stärke und Glykogen sind die einzelnen Moleküle aber ausschließlich über β-1,4-Bindungen verknüpft. Dadurch kommt es zur Bildung langer Ketten, bestehend aus 300 bis 3.000 Glucose-Einheiten.

Diese Celluloseestränge lagern sich zu feinsten Fäserchen, den Mikrofibrillen, aneinander. Innerhalb der Fibrillen sind die einzelnen Stränge zur Erhöhung der Festigkeit über Wasserstoffbrücken quervernetzt. Die Mikrofibrillen sind nun weiter bündelweise zu Makrofibrillen miteinander verdreht und diese Bündel wiederum zu kräftigen Fasern verzwirnt.

Aus dieser Struktur erklären sich die mechanischen Eigenschaften der Cellulose, insbesondere die außerordentlich hohe Reißfestigkeit. Dieses Millionen Jahre alte Prinzip der Pflanzen, durch geschicktes Verdrillen, zarteste Fäserchen hoch belastbares Material herzustellen, ist derart perfekt, dass es auch heute noch vielfach technische Anwendung findet. So sind zum Beispiel die zum Vertäuen von Schiffen verwendeten Seile nach diesem Muster aufgebaut.

Verdaulichkeit

Die natürliche Funktion von Cellulose ist es, den Pflanzen Stütze und Halt zu sein. Ihr chemischer Aufbau ist daher so fest, dass sie vom menschlichen Organismus nicht abgebaut und genutzt werden können. Er hat keine Enzyme, die β-1,4-Bindungen spalten können.

Eigenschaften

▸ unlöslich in Wasser,

▸ keine reduzierende Eigenschaften,

▸ beständig gegen Säure und Alkalien.

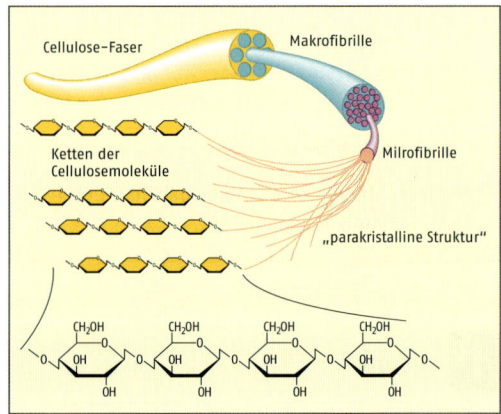

Bild 1: *Aufbau der Cellulose-Fasern*

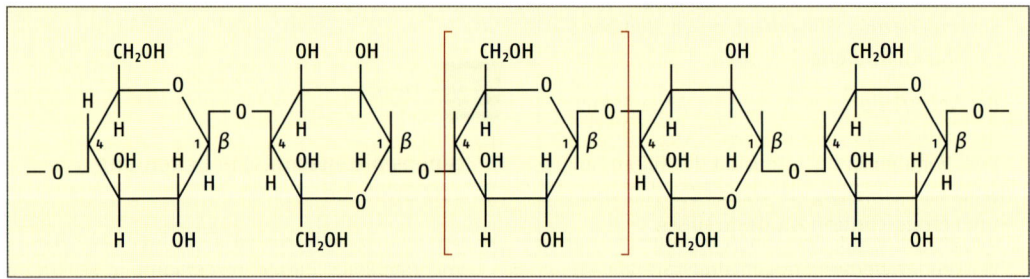

Bild 2: *Schematischer Aufbau des Moleküls*

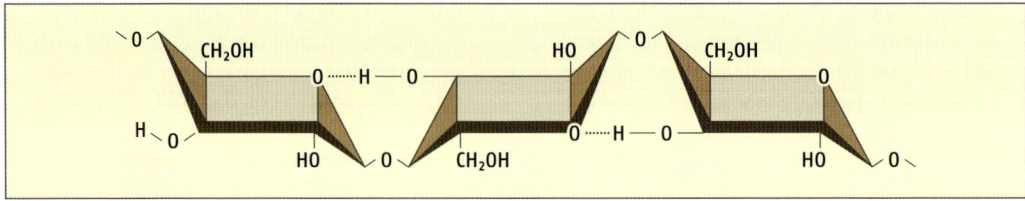

Bild 3: *Vernetzung über Wasserstoffbrücken*

3.1.4 Fructane

Anders als bei Glucose kommen Polymere der Fructose nur selten vor.

Tab. 1: *Natürliche Fructane*

Fructan	Vorkommen
Inulin	Zichorie, Dahlie, Topinambur, Artischocken, Roggen
Graminin	Roggen
Asparagosin	Spargel

Die größte Bedeutung für die Ernährung hat das Inulin. Es bildet Fructoseketten, die aus ca. 100 Molekülen bestehen. Inulin wird in Pflanzen als Reservekohlenhydrat eingelagert.

Eigenschaften

► farbloses Pulver,

► in heißem Wasser löslich,

► keine Reaktion mit Jod.

Weil der menschliche Organismus Fructose im Unterschied zu Glucose unabhängig von Insulin verwerten kann, wird Inulin für Diabetikerprodukte verwendet.

Tab. 2: *Gelierzeit von Pektinen in Abhängigkeit vom Veresterungsgrad*

Pektintyp	Veresterungsgrad	Zeit
schnell gelierend	72–75 %	20– 70 Sek.
normal gelierend	68–71 %	100–135 Sek.
langsam gelierend	62–66 %	180–250 Sek.

3.2 Heteroglykane

Diese Polysaccharide sind aus unterschiedlichen Bausteinen aufgebaut.

3.2.1 Hemicellulosen

Diese Polysaccharide sind vorwiegend aus Xylose, Arabinose, Galaktose, Mannose und Uronsäuren zusammengesetzt. Sie sind häufig zusammen mit Cellulose anzutreffen. Beide gemeinsam bilden die Ballaststoffe.

Wie Cellulose können Hemicellulosen vom Körper nicht abgebaut werden und sind unverdaulich.

3.2.2 Pektine

Pektine bilden als stete Begleiter der Cellulose einen großen Teil der Gerüstsubstanz von Pflanzen. Ihre Moleküle bestehen aus α-1,4-verknüpften Galakturonsäurebausteinen, deren Carboxylgruppen zum Teil mit Methanol verestert sind. Wegen der vielen hydrophilen OH- und COOH-Gruppen zeigen Pektine ein sehr hohes Bindevermögen von Wasser. Sie wirken daher in der Pflanze nicht nur als Gerüstsubstanz, sondern greifen auch regulierend in den Wasserhaushalt ein.

Die gute Quellfähigkeit der Pektine erlaubt die Bildung schnittfester Gele. Sie werden beim Herstellen von Konfitüren und Gelees, von Süßwaren und in der Milch verarbeitenden Industrie als Verdickungsmittel eingesetzt. In Obst- und Fruchtsäften können sie unerwünschte Trübungen verursachen. Das lässt sich durch den Zusatz Pektin spaltender Enzyme verhindern.

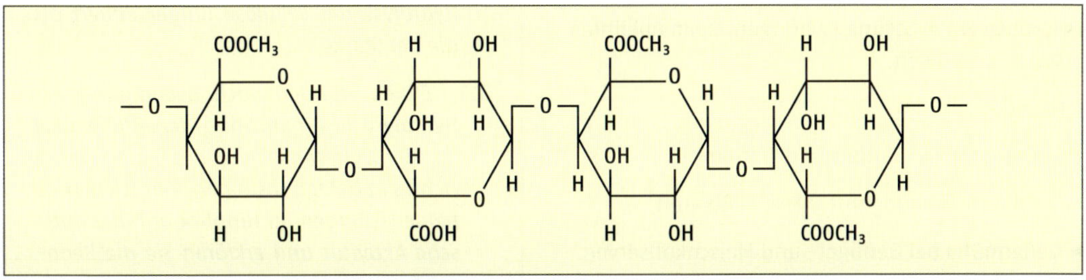

Bild 1: *Schematischer Aufbau der Pektine*

3.2.3 Pflanzengummis

Sie sind unverdaulich und spielen als Zusatz von kalorienverminderten Lebensmitteln eine gewisse Rolle.

Traganth

Dieser Pflanzengummi wird vorwiegend in Kleinasien produziert (Iran, Syrien, Türkei).

Struktur und Eigenschaften

Traganth besteht aus einer wasserlöslichen und einer unlöslichen, aber quellfähigen Fraktion. Bausteine sind Galakturonsäure, Xylose, Arabinose und Galaktose.

Anwendung

▶ Stabilisator für Salatsoßen,

▶ Verdickungsmittel und Stabilisator von Füllungen in Backwaren.

Gummi arabicum

Man gewinnt es aus tropischen Bäumen. Beim Ritzen der Rinde tritt es tropfenweise auf.

Struktur und Eigenschaften

Gummi arabicum ist sehr gut wasserlöslich. Bausteine sind Arabinose, Galaktose und Glucuronsäure.

Anwendung

▶ Stabilisator bei Süß- und Backwaren,

▶ Schaumstabilisator bei Getränken.

Agar

Agar wird aus Rotalgen durch Extraktion mit heißem Wasser gewonnen.

Struktur und Eigenschaften

Agar ist in kaltem Wasser unlöslich, in heißem Wasser jedoch gut in Lösung zu bringen. Beim Abkühlen erstarrt es zu Gelen.

Anwendung

▶ Stabilisator von Sorbets und Eiscreme,

▶ Stabilisator von Joghurt, Käse, Süßwaren,

▶ Geliermittel bei Geflügel- und Fleischkonserven.

Johannisbrotkernmehl (Carubin)

Der Johannisbrotbaum ist im gesamten Mittelmeerraum verbreitet. Die in Schoten befindlichen Samen werden von den Arabern Karat genannt und dienten in getrockneter Form als Gewichtseinheit (1 Karat = ca. 200 mg). Juweliere messen Edelsteine noch heute in Karat. Zur Gewinnung von Johannisbrotkernmehl werden die Samen vermahlen.

Struktur und Eigenschaften

Bausteine sind Mannose und Galaktose. Johannisbrotkernmehl bildet hoch viskose Lösungen.

Anwendung

▶ Stabilisator von Fleischkonserven, Salatsoßen, Wurstwaren und Weichkäse.

▶ Bindemittel für Salatsoßen, Wurstwaren und Eiscreme.

 Und jetzt Sie!

1. *Vergleichen Sie Monosaccharide und Polysaccharide hinsichtlich*

   ▶ *Wasserlöslichkeit,*
   ▶ *reduzierender Wirkung.*

   Finden Sie jeweils eine Begründung.

2. *Begründen Sie anhand der chemischen Struktur, dass*

   a) *cellulosehaltige Tücher zum Hände abtrocknen verwendet werden können,*

   b) *aus Cellulose reißfeste Fasern entstehen.*

3. *In getrennten Versuchsansätzen werden gleich molare Mengen an Stärke und Cellulose hydrolytisch gespalten.*

   3.1 *Begründen Sie, dass die vollständige Hydrolyse der Cellulose länger dauert als die der Stärke.*

   3.2 *Einige Stunden nach Beendigung der Hydrolyse bestimmt man den Drehwinkel der Schwingungsebene des polarisierten Lichtes in beiden Lösungen. Vergleichen Sie beide Lösungen im Hinblick auf ihre optische Aktivität und erklären Sie die Beobachtungen.*

4   Stoffwechsel der Kohlenhydrate

Die Verwertung von Kohlenhydraten im Organismus verläuft in zwei Abschnitten:

Bei der Verdauung werden die hochmolekularen Verbindungen so weit in ihre Bausteine zerlegt, dass sie die Darmwand durchdringen und weiter transportiert werden können. Die Monosaccharide gelangen so ins Blut, über die Pfortader zur Leber und weiter in den Glucosestoffwechsel. Um auch Fructose und Galaktose verstoffwechseln zu können, wandelt der Organismus sie in Glucose um.

Im Rahmen des Stoffwechsels verwertet der Organismus die Nährstoffe – gewinnt aus ihnen entweder Energie oder nutzt sie als Baustoffe, zum Beispiel beim Aufbau von Stützgeweben oder zur Bildung von Schleimstoffen. Überschüssige Nährstoffe werden gespeichert – entweder als Glykogen oder auch in Form von Fett.

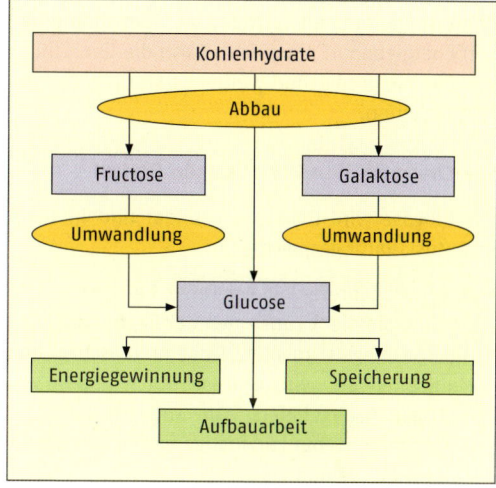

Bild 1: *Übersicht – Verwertung Kohlenhydrate*

4.1   Stationen der Energiegewinnung aus Glucose

Der Glucosestoffwechsel läuft über mehrere Stufen.

Glykolyse

Im Rahmen der Glykolyse wird Glucose durch die energiereiche Verbindung ATP aktiviert und anschließend in einem mehrstufigen Prozess Schritt für Schritt immer weiter abgebaut. Zwischenprodukt des Abbaus ist die energiereiche Verbindung Glycerinaldehyd-3-Phosphat (G3P).

Aus jedem Molekül Glucose entstehen zwei Moleküle G3P. Die werden im weiteren Verlauf unter Freisetzen von Energie weiter zu Brenztraubensäure bzw. Pyruvat abgebaut. Pyruvat wird im letzten Schritt zu aktivierter Essigsäure oxidiert. Diese Reaktion ist das Bindeglied zwischen der Glycolyse und der nächsten Stufe, dem Citronensäurecyclus.

Citronensäurecyclus

In der nächsten Stufe wird Pyruvat wiederum in vielen einzelnen Schritten bis zum Kohlendioxid abgebaut und damit weitere Energie freigesetzt. Insgesamt entstehen im menschlichen Körper aus einem Gramm Kohlenhydrate 17 kJ.

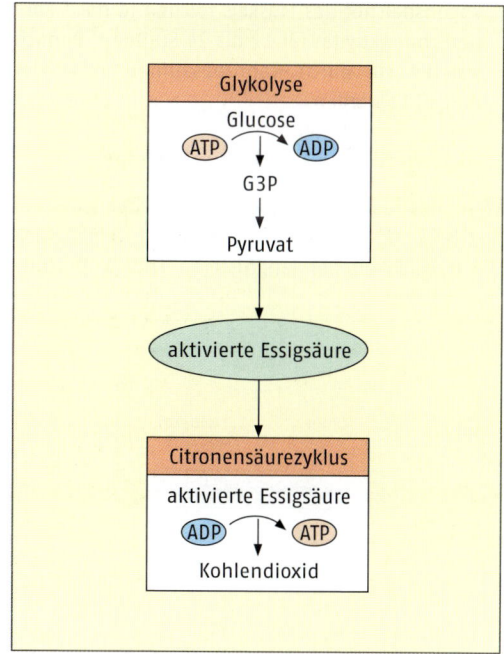

Bild 2: *Stoffwechselvorgänge beim Abbau der Kohlenhydrate*

4.2   Speicher für Kohlenhydrate

Falls mit der Nahrung mehr verdauliche Kohlenhydrate aufgenommen werden, als dem momentanen Energiebedarf entspricht, kann die überschüssige Energie gespeichert werden. Dafür gibt es zwei Möglichkeiten.

Speichern für den kurzfristigen Bedarf

Aus Glucose wird Glykogen gebildet und in Leber und Muskulatur gespeichert.

▶ Das Glykogenreservoir der Leber beträgt ca. 150 Gramm. Sie dient zum einen der Regulierung des Glucosespiegels im Blut. Sinkt er zwischen den Mahlzeiten ab, wird Glucose durch Abbau von Glykogen nachgeliefert. Zum anderen kann das Glykogen der Leber kurzfristige als Energiereserve mobilisiert werden.

▶ Die im Muskel abgelagerte Menge an Glykogen beträgt ca. 200 Gramm. Sie steht als Speicher parat, wenn der Muskel Arbeit verrichten soll und rasch Energie benötigt wird. Glucose kann dann in Sekundenschnelle freigesetzt werden. Die Glykogenspeicher des Muskels reichen je nach körperlicher Aktivität für 12 bis 24 Stunden. Danach müssen sie durch Nahrungsaufnahme wieder aufgefüllt werden.

Speichern für den langfristigen Bedarf

Wenn das Fassungsvermögen der Glykogenspeicher von Leber und Muskulatur erreicht ist, bleibt noch die Möglichkeit der langfristigen Energiespeicherung. Zu diesem Zweck werden die Kohlenhydrate in Fett umgebaut und im körpereigenen Fettgewebe abgelagert, wo sie ein längerfristig nutzbares Energiedepot bilden.

Sonstige Aufgaben

Außer als Energielieferanten erfüllen die Kohlenhydrate im Organismus weitere lebenswichtige Aufgaben.

▶ Sie helfen, den Wasser- und Elektrolythaushalt des Körpers aufrecht zu erhalten.

▶ Sie bilden zusammen mit Proteinen Mucopolysaccharide, eine wichtige Gruppe von Schleimstoffen.

▶ Sie sind Bestandteil von Blutgruppensubstanzen.

▶ Sie sind Bestandteil der Zellmembran.

▶ Sie sind Bestandteil von Binde- und Stützgewebe sowie der Knochen.

 Info*plus*

Warnung vor „Low Carb"

Das Konzept sogenannter Low-Carb-Diäten lautet: fett- und proteinreiche Lebensmittel nach Belieben, aber Kohlenhydrate nur sehr eingeschränkt. Bei vielen Menschen, die abspecken möchten, sind diese Diäten sehr beliebt, weil man mit solcher Kost tatsächlich rasch und effektiv abnimmt.

Der Grund: Eine fettreiche Kost führt zur verstärkten Bildung von Ketokörpern – zu einer Ketonämie. Das bremst den Hunger und reduziert damit die Energieaufnahme.

Dieser Erfolg wird jedoch mit gesundheitlichen Risiken erkauft. Der bei dieser Kost sehr hohe Konsum an ungesättigten Fettsäuren ist nämlich ein gesicherter Risikofaktor für das Entstehen von Arteriosklerose und verschiedenen Krebsarten. Die DGE und ärztliche Fachgesellschaften raten von dieser Art Diäten dringend ab. Also besser Finger weg von so einseitiger Kost.

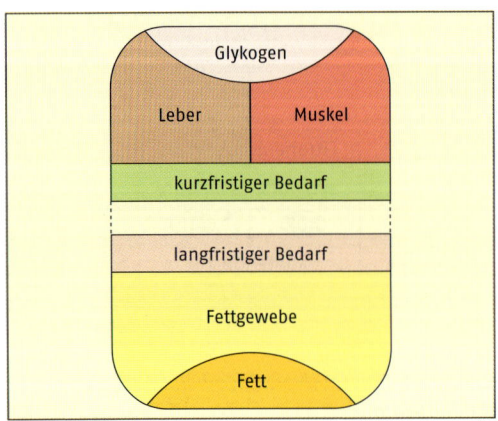

Bild 1: *Speicherung von Kohlenhydratenergie*

4.3 Ballaststoffe

Ballaststoffe sind Bestandteile pflanzlicher Lebensmittel, die im Verdauungstrakt nicht oder nur teilweise abgebaut werden. Zu ihnen zählen vor allem Cellulose, Hemicellulosen, Pektine und Lignine, aber auch Schleimstoffe und Pflanzengummis.

Ein Unterscheidungsmerkmal innerhalb dieser Stoffgruppe ist die Wasserlöslichkeit. Lösliche Ballaststoffe können Wasser bis zum 100fachen ihres Eigengewichtes binden. Diese Eigenschaft haben zum Beispiel Pektine, Guar (Guarbohne), Carrageen und Agar-Agar. Cellulose und Hemicellulosen sind unlösliche Ballaststoffe, die Wasser nur in geringem Umfang binden und dabei quellen. Lignin vermag als Bestandteil der verholzten Teile von Pflanzen überhaupt kein Wasser aufzunehmen. Zu den Ballaststoffen rechnet man ebenfalls die durch körpereigene Enzyme nicht spaltbare resistente Stärke.

Zu den ballaststoffreichen Lebensmitteln gehören vor allem Getreideprodukte, Gemüse, Hülsenfrüchte, Obst und Nüsse. Tierische Lebensmittel enthalten so gut wie keine Ballaststoffe.

Physiologische Bedeutung

Ballaststoffe haben viele wichtige Wirkungen.

▶ Die Fasern von Cellulose und Lignin erfordern kräftige Kauarbeit. Das regt die Speichelbildung an und sorgt für eine gründliche Zerkleinerung der Nahrung, die danach von den Verdauungsäften in Magen und Darm besser abgebaut werden.

▶ Ballaststoffreiche Kost sättigt rascher und länger, weil sie die Entleerung des Magen verzögert. Auch ist ihre Energiedichte relativ gering. Sie leistet daher einen wichtigen Beitrag zur Prävention von Übergewicht.

▶ Ballaststoffe erhöhen wegen ihrer guten Wasserbindung das Stuhlvolumen und beschleunigen dadurch die Darmpassage. Das beugt Verstopfungen (Obstipation) vor, auch der häufig als Folge davon auftretenden Ausbildung von Divertikeln – das sind Ausstülpungen der Darmwand nach außen.

▶ Die verkürzte Darmpassage hat zudem den Effekt, dass toxische Stoffe kaum mit der Darmschleimhaut (Mucosa) in Kontakt kommen und sie nicht schädigen können.

▶ Ballaststoffe binden im Darm Stoffe wie Cholesterin und kanzerogen wirkende Gallensäuren und verhindern deren Resorption. Das bedeutet: der Cholesterinspiegel wird niedrig gehalten und das Risiko für Dickdarmkrebs sinkt.

▶ Ballaststoffe verzögern den Abbau von Stärke, sodass der Blutzucker nach Mahlzeiten nur langsam ansteigt.

Tab. 1: *Ballaststoffgehalt von Lebensmitteln*

Lebensmittel	Ballaststoffgehalt (g/100g essbarem Anteil)	Lebensmittel	Ballaststoffgehalt (g/100g essbarem Anteil)
Speisekleie	40,0	Linsen	4,5
Trockenfeigen	9,6	Cornflakes	4,1
Trockenpflaumen	8,4	Müsli	4,0
Bohnen	7,0	Himbeeren	3,8
Haselnüsse	7,5	Weizenbrot	3,7
Roggenvollkornbrot	7,0	Vollkornreis	3,5
Erbsen	7,0	Birnen	2,8
Roggenbrot	5,4	Rotkohl	2,6
Walnüsse	4,7	Äpfel	2,0

▶ Ballaststoffe binden Kationen. Dadurch werden toxische Schwermetalle blockiert und gelangen nicht in den Blutkreislauf. Allerdings beeinträchtigt diese Eigenschaft auch die Resorption von Mikronährstoffen. Bei einem Verzehr von Ballaststoffen im Bereich der DGE-Empfehlungen sind aber keine Versorgungsengpässe zu befürchten.

▶ Ein kleiner Teil der Ballaststoffe wird im Dickdarm von Bakterien zu Acetat, Propionat und n-Butyrat abgebaut. Diese kurzkettigen Fettsäuren begünstigen die Bildung gesundheitlich wichtiger Darmbakterien.

Zusammensetzung

Die ballaststoffreichen Lebensmittel weisen in ihrer Zusammensetzung untereinander sehr große Unterschiede auf. Jede Pflanze hat ihr ganz eigenes „Stoffmuster". Entsprechend unterschiedlich sind auch die physiologischen Wirkungen im Organismus – je nachdem welche Ballaststoffe hauptsächlich vertreten sind.

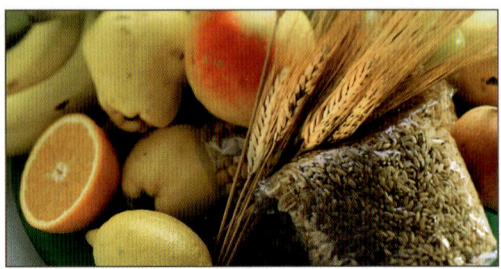

Bild 1: *Ballaststoffreiche Lebensmittel*

Tab. 1: *Ballaststoffzusammensetzung von Lebensmitteln in Prozent (nach Täufel et al.)*

Ballaststoff	Roggenbrot	Weißkohl	Äpfel
Lignin	4,5	2,4	–
Cellulose	9,6	32,0	47,1
Hemicellulose	80,1	28,9	23,2
Pektin	5,8	36,7	29,7

Tab. 2: *Einteilung der Ballaststoffe nach den Eigenschaften*

Gel bildende Ballaststoffe	Wasser bindende Ballaststoffe	Cholesterin bindende Ballaststoffe	Kationen bindende Ballaststoffe
Pektine	Modifizierte Cellulose	Lignin	Lignin
Pflanzengummis	Hemicellulosen	Hemicellulosen	Pflanzengummis
Schleimstoffe		Pektine	Algenpolysaccharide
Resistente Stärke		Schleimstoffe	Modifizierte Polysaccharide
		Modifizierte Polysaccharide	Saure Hemicellulosen

Tab. 3: *Wirkungen der Ballaststoffe im Organismus*

	Gel bildende Ballaststoffe	Wasser bindende Ballaststoffe	Cholesterin bindende Ballaststoffe	Kationen bindende Ballaststoffe
Magen	Magenentleerung wird durch alle verzögert			
Dünndarm	▶ Passagezeit ▶ Nährstoffabsorption	▶ Passagezeit ▶ Gallensäureabsorption ▶ Lipidabsorption	Cholesterinabsorption	Mineralstoffabsorption
Dickdarm	▶ Darmbewegung ▶ Passagezeit ▶ pH-Wert ▶ Stuhlvolumen ↑	▶ Darmbewegung ▶ Passagezeit ▶ Stuhlvolumen ▶ Stuhlwassergehalt ↓	–	–
Gesamtorganismus	Serumcholesterin	Verzögerung des Anstiegs des Blutzuckers	Cholesterinsynthese	▶ Schwermetalle ▶ Mineralstoffe

4.4 Empfehlungen für die Versorgung mit Kohlenhydraten und Ballaststoffen

Kohlenhydrate

Richtwerte zu Empfehlungen für die ausreichende Versorgung mit Kohlenhydraten müssen verschiedene Faktoren berücksichtigen:

▶ den individuellen Energiebedarf,

▶ den Bedarf an Proteinen,

▶ die Richtwerte für die Fettzufuhr.

Erwachsene sollten ihren Energiebedarf zu mindestens 50 Prozent durch Kohlenhydrate decken. Diese Empfehlung bedeutet nun nicht, dass ein bestimmter Bedarf an Kohlenhydraten zu decken sei. Sie soll vielmehr sicherstellen, dass der Fettanteil in der Kost auf 25 bis 30 Prozent der aufgenommenen Energie beschränkt bleibt und der Eiweißanteil nicht mehr als 15 Prozent beträgt.

Rechenbeispiel:

Gesamtenergiebedarf (100 %)	9.000 kJ
Anteil Kohlenhydrate (50 %)	4.500 kJ
17 kJ sind enthalten in	1 g
4.500 kJ sind enthalten in	265 g

Ergebnis:

Bei einem täglichen Gesamtenergiebedarf von 9.000 kJ sollten mindestens 265 Gramm Kohlenhydrate gegessen werden.

Laut DGE sollten dabei stärkehaltige und ballaststoffreiche Lebensmittel bevorzugt werden. Sie enthalten neben Kohlenhydraten meist auch reichlich Mikronährstoffe und zudem sekundäre Pflanzenstoffe. Mono- und Disaccharide, modifizierte Stärken, aber auch Sirup enthalten meist keine essenziellen Nährstoffe und setzen die Nährstoffdichte der Kost herab. Eine sehr hohe Zufuhr dieser Kohlenhydrate sollte daher möglichst vermieden werden.

Tab. 1: *Kohlenhydratzusammensetzung und Energiegehalt verschiedener Lebensmittel bezogen auf 100 Gramm (Bundeslebensmittelschlüssel)*

Bestandteil	Kartoffeln	Reis (geschält, gegart)	Erbsen (grün, getrocknet, gegart)	Äpfel
Wasser	80,0 g	76,7 g	67,0 g	85,0 g
Kohlenhydrate	14,6 g	20,5 g	15,5 g	11,4 g
Saccharose	0,3 g	–	6,2 g	2,6 g
D-Fructose	0,2 g	–	0,3 g	5,7 g
D-Glucose	0,2 g	–	0,5 g	2,0 g
Stärke	13,9 g	20,4 g	7,7 g	0,6 g
Ballaststoffe	2,3 g	0,4 g	6,8 g	2,0 g
Eiweiß	2,0 g	2,0 g	8,7 g	0,3 g
Fett	0,1 g	0,2 g	0,6 g	0,4 g
Energie	292 kJ	388 kJ	438 kJ	217 kJ

Info_plus_

Der glykämische Index (GI)

Bei kohlenhydratreichen Lebensmitteln ist eine interessante wissenschaftliche Fragestellung, welchen Einfluss sie jeweils auf die Höhe des Blutzuckerspiegels haben. In diesem Zusammenhang wurde der Begriff „glykämischer Index" geprägt. Das Konzept des glykämischen Index (GI) kommt ursprünglich aus der Diabetologie. Wissenschaftler hatten bereits 1973 beobachtet, dass verschiedene Lebensmittel bei gleichem Gehalt an Kohlenhydraten den Blutzuckerspiegel unterschiedlich stark erhöhen. Der Begriff des GI wurde 1981 eingeführt.

Er wird heute definiert als Maß des Blutzuckeranstiegs nach Verzehr von 50 Gramm verwertbaren Kohlenhydraten eines Lebensmittels. Als Referenzgröße bezieht man sich auf 50 Gramm Glucose oder 50 Gramm Weißbrot. Die Angabe erfolgt in Prozent der Referenzgröße. Steigt der Blutzucker also im Vergleich zu Glucose nur halb so hoch, betrüge der GI des betreffenden Lebensmittels 50 Prozent. Aus ernährungsphysiologischen Gründen sind Lebensmittel mit niedrigem glykämischen Index günstiger.

Die glykämische Last (GL)

Mit dem GI lässt sich aber noch nicht abschätzen, wie hoch der Anstieg des Blutzuckers tatsächlich ist, denn wichtig ist auch, in welchen Mengen das Lebensmittel normalerweise verzehrt wird. Um dies zu berücksichtigen, hat man den Begriff der glykämischen Last (GL) eingeführt. Sie ist definiert als das Produkt des GI mit der Grammmenge der normalerweise während einer Mahlzeit verzehrten Portion, dividiert durch 100. Mit der GL lässt sich der zu erwartende Anstieg besser erfassen.

Ob und in welcher Form GI und GL in die offiziellen Ernährungsempfehlungen einbezogen werden sollten, ist wissenschaftlich noch nicht ausdiskutiert. Zu viele Fragen sind noch offen. Zum Beispiel, welche Rolle die Form der Zubereitung (gekocht oder roh) spielt. Auch gibt es noch keine standardisierten Verfahren zur Bestimmung des GI. Die gebräuchlichen Testsysteme sind noch sehr uneinheitlich. Die Testpersonen, bei denen die glykämische Antwort gemessen wird, müssen keinen einheitlichen Kriterien genügen.

Tab. 1: *GI- und GL-Werte wichtiger kohlenhydratreicher Lebensmittel (Glucose als Referenzgröße)*

Lebensmittel	GI	Portionsgröße (g)	KH-Menge (g/Portion)	GL (pro Portion)
Weißbrot	70	30	14	10
Reis (gekocht)	55	150	40	22
Spaghetti (gekocht)	45	180	48	21
Apfel	38	120	15	6
Banane	46	120	24	12
Kartoffeln, gekocht	56–100	150	17–26	11–18
Karotten	47	80	6	3
Milch	27	250	12	3
Joghurt	38	200	29	11
Schokoriegel	65	60	40	26
Kartoffelchips	54	50	21	11

Ballaststoffe

Bei der Auswahl ballaststoffreicher Lebensmittel ist in Rechnung zu stellen, dass die verschiedenen Komponenten des Ballaststoffanteils unterschiedliche Eigenschaften haben. Empfehlenswert ist daher ein Mix verschiedener Lebensmittel. So liefern Vollkornprodukte überwiegend unlösliche, bakteriell kaum abbaubare Polysaccharide. Obst, Gemüse und Kartoffeln hingegen enthalten überwiegend lösliche, bakteriell abbaubare Komponenten.

Als Richtwert für die Zufuhr gilt bei Erwachsenen eine Menge von mindestens 30 Gramm pro Tag. Das sind rund 3,8 Gramm pro MJ für Frauen und 2,9 Gramm pro MJ für Männer.

Für Säuglinge und Kleinkinder sind zurzeit noch keine Richtwerte definiert. Muttermilch enthält zwar Oligosaccharide, aber keine Ballaststoffe. Erst mit der Beikost kommt der kindliche Organismus erstmals mit Ballaststoffen in Kontakt. Die Zufuhr beträgt anfangs 1,0 Gramm pro MJ im Alter von fünf bis sechs Monaten. Sie steigt dann auf 2,4 Gramm pro MJ bei den Einjährigen. Dieser Wert scheint für Kinder in den ersten Lebensjahren realistisch zu sein.

Bild 1: *Getreide ist einer der Hauptlieferanten für Ballaststoffe*

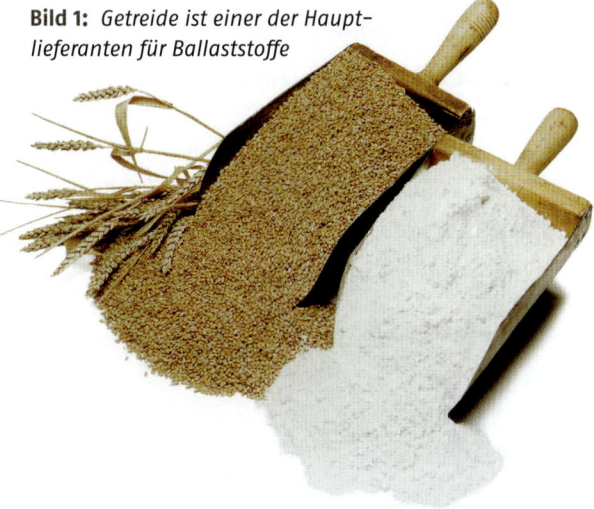

Und jetzt *Sie!*

1. Erstellen Sie den Speiseplan für einen Tag, der bei einer Energiezufuhr von etwa 9000 kJ mindestens 30 g Ballaststoffe liefert. Berücksichtigen Sie dabei die Größe der verzehrten Portionen.

1.1 Überprüfen Sie den von Ihnen erstellten Speiseplan

- ▶ inwieweit er repräsentativ für eine Woche sein kann,
- ▶ inwieweit er Ihren eigenen Ernährungsgewohnheiten entspricht.

2. Einige Pflanzen, z. B. Zichorie, Roggen, Spargel oder Artischocken enthalten natürlicherweise Fructane. Man unterscheidet zwei Arten, die aus jeweils drei bis 60

- ▶ β(2,1) glykosidisch verknüpften oder
- ▶ β(2,6) glykosidisch verknüpften Fructoseeinheiten aufgebaut sind.

Als Startmolekül dient jeweils ein Glucosemonomer.

2.1 Erstellen Sie für die beiden in Aufgabe 2 genannten Fructanarten je einen Strukturformelausschnitt mit vier Bausteinen.

2.2 Begründen Sie, dass Fructane zu den Ballaststoffen zählen.

2.3 Überprüfen Sie anhand des Molekülaufbaus bzw. der chemischen Struktur, ob Fructane

- ▶ zu den Wasser bindenden
- ▶ zu den Cholesterin bindenden

Ballaststoffen gezählt werden können.

2.4 Erläutern Sie weitere Wirkungen von Ballaststoffen im Organismus.

2.5 Leiten Sie aus den von Ihnen in Aufgabe 2.3 und 2.4 gefundenen Aspekten mögliche Folgen einer unzureichenden Ballaststoffzufuhr her.

2.6 Fructane können im Dickdarm mikrobiell gespalten werden. Begründen Sie, dass ein Gemisch aus Fructanen und Fructose im Dickdarm einer Obstipation entgegenwirken kann.

2.7 Fructane haben präbiotische Wirkung. Diese lässt sich beobachten ab einer Zufuhr von 5 g Fructanen pro Tag an sieben aufeinander folgenden Tagen.

a) Errechnen Sie, wie viel Roggenbrot man verzehren müsste, um diesen Effekt zu erreichen.

Hinweise:
- ▶ Roggen enthält ca. 1 % Fructane.
- ▶ Für ein Kilogramm Roggenvollbrot werden 700 g Roggen benötigt.

b) Beurteilen Sie den Beitrag von Roggenbrot zur Fructanzufuhr.

3. Verschiedene Lebensmittel erhöhen den Blutzuckerspiegel unterschiedlich schnell, selbst wenn sie gleich viele Kohlenhydrate enthalten.

3.1 Grenzen Sie die Begriffe

- ▶ glykämischer Index (GI) und
- ▶ glykämische Last (GL)

voneinander ab.

3.2 Nennen Sie Lebensmittel mit hohem und mit niedrigem GI.

3.3 Finden Sie mögliche Begründungen für den unterschiedlichen GI bei

- ▶ Weißbrot (hoch) und Vollkornbrot (niedrig)
- ▶ Kartoffelbrei (höher) und Pellkartoffeln (niedriger).

Teil 3: **Kohlenhydrate und ihre Lebensmittel**

Alle Experten sind sich einig: Eine kohlenhydratbetonte und dabei fettsparende Ernährung ist die beste Möglichkeit, das Körpergewicht in der Balance zu halten und damit ernährungsabhängigen Krankheiten vorzubeugen. In die Praxis umgesetzt lautet die Empfehlung, pflanzliche Lebensmittel sollten den Schwerpunkt des täglichen Speiseplans bilden. Solche Kost hat eine geringe Energiedichte, bringt üppige Portionen auf den Teller und sättigt gut. Unzählige Produkte im Bereich pflanzlicher Lebensmittel haben eine hervorragende Nährstoffzusammensetzung und bieten auch dem Gaumen Genuss. Schon der Brotkorb ist in seiner Vielfalt verlockend. Allein ein Deutschland werden rund 1800 verschiedene Sorten angeboten. Kartoffel, Nudel- und Reisgerichte gibt es den verschiedensten Variationen von deftig bis exotisch. Da ist für jeden Geschmack etwas dabei.

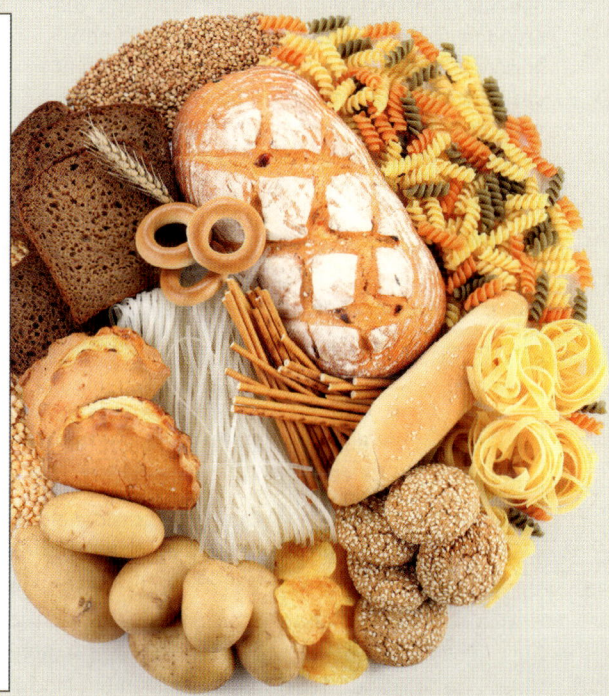

1   Getreide und Getreideerzeugnisse

Getreide, Getreideerzeugnisse und Brot sind die Grundpfeiler der menschlichen Ernährung. Rund 50 Prozent unseres Kohlenhydratbedarfs, 30 Prozent des Proteinbedarfs und 50 bis 60 Prozent der benötigten B-Vitamine werden durch sie gedeckt. Außerdem leisten sie einen wesentlichen Beitrag zur Versorgung mit Mineralstoffen.

1.1   Getreidearten

Unter Getreide versteht man bestimmte Gräser (Gramineen). Sie bilden beim Reifen stärkehaltige Schließfrüchte (Karyopse) aus, die man landläufig als Getreidekörner bezeichnet. In allen hoch entwickelten Ländern wird der größte Teil des Getreides als Tierfutter verwendet. In dieser Tatsache sehen kritische Köpfe eine der Ursachen für den noch immer nicht besiegten Hunger in der Welt.

Tab. 1: *Getreidesorten im Überblick*

Weizen	Ist das wichtigste Brotgetreide der Erde. Charakteristisch ist sein hoher Klebergehalt (s. S. 77). Man unterscheidet zwei Grundsorten. Hartweizen liefert harte, glasige Körner mit zähem Kleber und dient zum Herstellen von Teigwaren und Grieß. Weichweizen ist kleberärmer und stärkereicher. Er wird zu Mehl und weiter zu Backwaren verarbeitet.
Dinkel	Ist eine robuste, anspruchslose alte Kulturform des Weizens. Grünkern ist das schwach gedörrte und geschälte Korn des Dinkels. In der Vollwertkost ist diese Getreideart sehr beliebt und wird für Bratlinge, Aufläufe und Suppen verwendet.
Hafer	Ist neben Mais die fettreichste Getreideart und dient meist als Futterpflanze. Für die menschliche Ernährung sind Haferflocken und -grütze von Bedeutung. Sie werden entweder roh, zusammen mit Milch, Früchten, Nüssen und anderen Zutaten oder als Schleim oder Brei (Porridge) zubereitet.
Gerste	Ist die älteste, schon in der Steinzeit bekannte Getreideart. Technologisch bedeutsam ist, dass beim Keimen große Mengen an Maltose entstehen. Gerste wird daher in Brauereien und Brennereien als Rohstoff eingesetzt. Gerstengraupen sind geschälte und polierte Gerstenkörner und werden als Einlage für Suppen und Eintöpfe verwendet oder zu Brei verarbeitet.
Roggen	Ist für den Anbau in rauen Klimazonen geeignet. In Deutschland ist er die wichtigste Getreidepflanze, steht weltweit jedoch hinter Weizen zurück. Roggenmehl wird im Gemisch mit Weizenmehl vor allem zu Backwaren verarbeitet.
Mais	War bis zum 16. Jahrhundert nur in Südamerika bekannt. Heute sind die USA sein wichtigster Produzent. Zwar wird die Hälfte der Weltproduktion für Futterzwecke verwendet, in vielen Ländern hat Mais jedoch beträchtlichen Anteil an der Gesamternährung. Maisprotein hat nur eine geringe biologische Wertigkeit und enthält nur wenige Vitamine. Einseitige Ernährung mit Mais kann zu Proteinmangel und Pellagra führen.
Hirse	Wird vor allem in Afrika, Asien und neuerdings auch in Nordamerika angebaut. Für Afrika ist Hirse die wichtigste Brotfrucht.
Buchweizen	Ist eigentlich kein Getreide, sondern zählt zu den Knöterichgewächsen. Er liefert Früchte in Form kleiner Nüsschen, ähnlich den Bucheckern. Sie sind reich an Protein (9−11 %) und Kohlenhydraten (70−75 %). Buchweizen wird zu Mehl, Grieß oder Grütze verarbeitet und kann in Suppen, Brei, Speckpfannkuchen oder als Wurstersatz Verwendung finden. Er ist ein Favorit der Vollwertkost.

i Info

Maisprodukte

▶ Maiskeimöl entsteht, wenn beim Verarbeiten der Keimling abgetrennt und das enthaltene Öl gewonnen wird.

▶ Maismehl entsteht beim Vermahlen der Körner. Es enthält keinen Kleber und wird in den USA im Gemisch mit anderen Mehlen zu Brot verbacken.

▶ Maisgrütze sind grob gebrochene Maiskörner.

▶ Maisgrieß ist zerkleinerte Grütze.

▶ Puffmais (Popcorn) wird aus gequollenem Mais gewonnen, den man in der „Puffkanone" unter Überdruck dämpft. Beim Wegnehmen des Überdrucks platzt das Korn und vergrößert sein Volumen auf ein Vielfaches.

▶ Maisstärke entsteht beim feinen Vermahlen von Maiskörnern.

▶ Maisflocken (Cornflakes) werden aus einem gekochten süßen Maisbrei durch Trocknen, Flockieren und Rösten hergestellt.

Tab. 1: *Verwendung von Getreide (in Mio. t) in Deutschland (Forschungsreport 2/2008)*

Jahr	2004/05	2005/06	2006/07
Saatgut	1,09	1,00	0,99
Tierfutter	24,38	27,65	26,40
Industrie	3,83	2,70	3,98
Energie	–	0,99	1,49
Nahrung	8,85	8,75	8,51
Gesamt	39,39	42,21	42,63

i⁺ Info*plus*

Brot für alle???

Institutionen wie die Food and Agriculture Organisation of the United Nations (FAO) und die Welthungerhilfe warnen schon seit langem. Die Weltbevölkerung wächst schneller als die für die menschliche Ernährung erzeugte Getreidemenge.

Weltweit werden jährlich etwas mehr als zwei Milliarden Tonnen Getreide geerntet. Rein rechnerisch könnte das alle satt machen. Doch ein großer Teil des Korns wird an Vieh verfüttert. Aus 100 Kalorien im Getreide werden zehn Kalorien im Fleisch. Das bedeutet einen „Veredelungsverlust" von 90 Prozent. Und die Fleischproduktion steigt weiter. In Schwellenländern wie China geht der Konsum steil nach oben.

Hinzu kommt die Verknappung von Ackerland. 1970 wurden pro Kopf weltweit 0,18 Hektar Ackerfläche bestellt. Heute sind es nur noch 0,11 Hektar. Dieser Trend wird anhalten, denn durch Erosion, Versalzung und Austrocknung gehen jährlich zwischen fünf und sieben Millionen Hektar landwirtschaftlicher Nutzfläche verloren – alle fünf bis sechs Jahre eine Fläche der Größe Deutschlands.

Tab. 2: *Weltgetreideproduktion (in Mio. t) – inklusive geschälter Reis*

Jahr	2006/07	2007/08	2008/09
USA	336	414	397
VR China	395	399	408
EU	259	255	305
Indien	197	213	213
GUS	145	148	183
Kanada	48	48	51
Argentinien	43	42	39
Australien	18	23	34
Welt	2.005	2.117	2.195

1.1.1   Aufbau und Zusammensetzung des Getreidekorns

Die Getreide unterscheiden sich von den Gräsern dadurch, dass sie relativ große Früchte ausbilden. Deren Fruchtschale ist fest mit der Samenschale verwachsen. Man bezeichnet sie als Karyopse.

In ihrer chemischen Zusammensetzung haben alle Getreidearten relativ große Ähnlichkeit miteinan-

der. Abweichungen beziehen sich auf nur wenige Inhaltsstoffe:

▶ Der Lipidgehalt von Hafer ist höher als bei allen anderen Getreiden.

▶ Stärke ist in Hafer, Gerste und Roggen weniger als bei den anderen Arten enthalten. Dafür kommen mehr andere Kohlenhydrate vor – zum Beispiel Hemicellulosen, Pentosane und Cellulose.

▶ Bei den B-Vitaminen schwanken die Gehalte ganz erheblich.

 Info

Zöliakie

Weizen, Roggen und Gerste können bei entsprechend disponierten Personen die Zöliakie hervorrufen. Bei dieser Erkrankung kommt es zu Veränderungen der Darmschleimhaut. Das hat eine gestörte Resorption der Nährstoffe zur Folge.

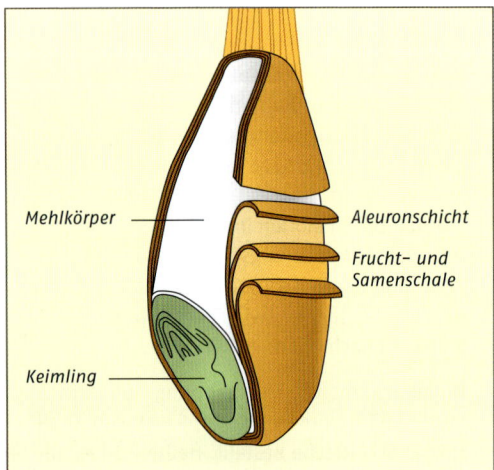

Mehlkörper

Aleuronschicht

Frucht- und Samenschale

Keimling

Bild 1: *Aufbau des Getreidekorns*

Tab. 1: *Nährstoffzusammensetzung der Getreidearten (Mittelwerte)*

Inhaltsstoff	Getreideart					
	Weizen	Roggen	Mais	Gerste	Hafer	Hirse
	Gew.-%	Gew.-%	Gew.-%	Gew.-%	Gew.-%	Gew.-%
Wasser	13,2	13,7	12,5	11,7	13,0	12,1
Protein	11,7	11,6	9,2	10,6	12,6	10,6
Lipide	2,2	1,7	3,8	2,1	5,7	4,1
Stärke	59,2	52,4	62,6	52,2	40,1	64,4
Übrige Kohlenhydrate	10,1	16,6	8,4	19,6	22,8	6,3
Rohfaser	2,0	2,1	2,2	1,6	1,6	1,1
Mineralstoffe	1,5	1,9	1,3	2,3	2,9	1,6
	mg/kg	mg/kg	mg/kg	mg/kg	mg/kg	mg/kg
Thiamin	5,5	4,4	4,6	5,7	7,0	4,6
Niacin	63,6	15,0	26,6	64,5	17,8	48,6
Riboflavin	1,3	1,8	1,3	2,2	1,8	1,5
Pantothensäure	13,6	7,7	5,9	7,3	14,5	12,5

Inhaltsstoffe

Art und Zusammensetzung der Inhaltsstoffe von Getreide bestimmen entscheidend die technologischen Eigenschaften der entsprechenden Getreideprodukte und damit auch ihre Verwendung als Lebensmittel.

Proteine

Für alle Getreidearten gilt, dass sie einen geringen Gehalt an Lysin und Methionin aufweisen. Diese beiden Aminosäuren wirken im Hinblick auf die Biologische Wertigkeit limitierend. Durch Züchtung versucht man, die Aminosäurenzusammensetzung zu verbessern. Gelungen ist dies schon bei lysinreichen Gerste- und Maissorten. Die Proteinfraktion setzt sich vorwiegend aus vier Bestandteilen zusammen: Albumine, Globuline, Prolamine und Gluteline.

 Info

Kleber – Besonderheit des Weizens

Aus Weizenmehl lässt sich nach Zugabe von Wasser ein elastischer Teig kneten. Bei anderen Getreidemehlen ist das nur eingeschränkt möglich. Maßgebend für die Stabilität des Teiges ist der sich beim Anteigen bildende Kleberanteil (Gluten).

Zusammensetzung des Klebers:

▶ 90 % Proteine,

▶ 8 % Lipide, die sich mit einem Teil des Kleberproteins zu Lipoproteinen zusammenschließen,

▶ 2 % Kohlenhydrate.

Für die Elastizität des Teiges sind die Kleberproteine im Zusammenwirken mit den Lipiden verantwortlich. Sie geben dem Teig sein Gashaltevermögen. Außerdem verleihen sie ihm die Eigenschaft, beim Backen ein lockeres, poröses Gebäck mit elastischer Krume zu bilden. Die Backfähigkeit des Roggens beruht auf seinem Gehalt an Pentosanen und an bestimmten Proteinen, die durch die Säuerung ihren Quellungszustand so verändern, dass sie Gas festhalten können.

Enzyme

Von besonderer Bedeutung sind Enzyme, die bei der Verarbeitung eine Rolle spielen und dadurch Einfluss auf die Qualität von Getreideprodukten haben.

▶ α- und β-Amylasen kommen in allen Getreiden vor. Sie fördern die Teiglockerung durch Hefe.

▶ Proteinasen wurden in Weizen, Roggen und Gerste gefunden. Sie sind am weich werden des Klebers während des Backprozesses beteiligt.

▶ Lipasen sind in unterschiedlichen Konzentrationen in sämtlichen Getreidearten vorhanden. Hafer enthält besonders viel Lipasen, die nach Zerkleinern oder Quetschen der Körner sehr aktiv werden.

▶ Eine Phospholipase, die beide Säurereste im Lecithinmolekül abspalten kann, ist in keimendem Getreide zu finden. Sie kann beim Herstellen und Lagern von Eierteigwaren den Phospholipidgehalt erniedrigen.

▶ Lipoxygenasen sind in den meisten Getreidearten enthalten. Sie setzen Linolsäure zu Hydroxypersäure um.

▶ Peroxidase und Katalase sind Hämverbindungen und beschleunigen die Oxidation von Ascorbinsäure zu Dehydroascorbinsäure. Sie sind damit möglicherweise an der Verbesserung von Weizenmehl durch Ascorbinsäure beteiligt.

Lipide

Die in Getreide enthaltenen Lipidmengen sind sehr gering. Bevorzugt werden die Lipide im Keimling gespeichert, Er dient daher bei Mais und Weizen der Ölgewinnung.

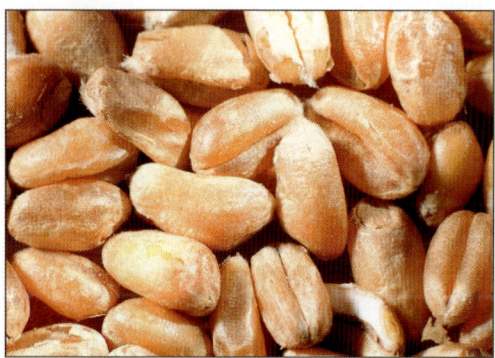

Bild 1: *Weizenkörner*

Kohlenhydrate

Die Stärke kommt als Reservestoff nur im Mehlkörper vor. Im Stärkekorn sind die Moleküle der Polysaccharide radial angeordnet. Dabei wechseln wasserreiche und wasserarme Schichten einander ab. Dadurch ergeben sich Unterschiede im Brechungsindex, die dann im Mikroskop zu erkennen sind. Getreidestärken bestehen zu ca. 25 Prozent aus Amylose und zu 75 Prozent aus Amylopektin.

Neben der Stärke sind noch weitere Kohlenhydrate enthalten:

▶ Pentosane sind aus Pentosen aufgebaute Polysaccharide. Sie quellen sehr stark mit Wasser. Dadurch verbessern sich die Backeigenschaften der Mehle und die „Saftigkeit" der Krume.

▶ Mono-, Di- und Trisaccharide kommen in geringen Konzentrationen in den verschiedenen Getreidearten vor.

▶ Ballaststoffe kommen in den Randschichten vor.

1.1.2 Vermahlen von Getreide

Wie auch andere pflanzliche Lebensmittel müssen Getreide verarbeitet werden, um die von den Cellulosemembranen umschlossenen, wertvollen Inhaltsstoffe der Samen frei zu legen. Bereits seit alters her praktiziert der Mensch daher das Vermahlen von Getreide. Haupterzeugnis der Müllerei ist das Mehl.

Wenn Getreide geschnitten wird, hat das Korn meist einen Wassergehalt von 20 bis 24 Prozent. Um die Haltbarkeit zu verbessern, senkt man die Feuchtigkeit auf mindestens 14 Prozent. Dazu wird das Getreide durch Rieseltrockner geschickt, wo ihm das Wasser von durchströmender Heißluft entzogen wird.

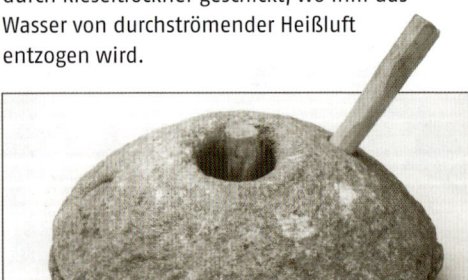

Bild 1: *Alte steinerne Handmühle*

 Info

Was genau ist Mehl?

Mehl besteht hauptsächlich aus dem Mehlkörper. Beim Vermahlen werden Frucht- und Samenschale, Keimling und Teile der Aleuronschicht als Kleie abgetrennt. Je nach Art der Weiterverarbeitung unterscheidet man:

▶ Vollkornmehl und –schrote, bei denen das ganze Korn verarbeitet wurde,

▶ Mehle verschiedener Ausmahlungsgrade, bei denen die Kleie ganz oder nur teilweise abgetrennt wurde.

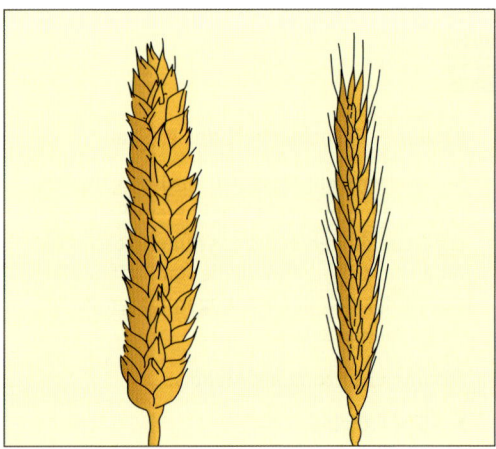

Bild 2: *Weizen und Roggen*

Vorbereiten des Vermahlens

Vor dem Vermahlen wird das Getreide durch einige mechanische Prozesse vorbereitet:

▶ Einstellen auf gleiche Korngröße in Sortierzylindern oder geeigneten Flachsieben,

▶ Entfernen leichter Teilchen wie Staub oder Spreu im Aspirateur,

▶ Entfernen schwerer Teilchen wie Sand und Erde über Rüttelsiebe,

▶ Abtrennen von Unkrautsamen, Mutterkorn und verdorbenen Körnern mit dem Trieur,

▶ Abschleifen der Barthaare von Korn und Keimling auf rotierenden Schmirgelscheiben.

Der Mahlprozess

Zum Vermahlen verwendet man Walzenstühle, in denen sich Walzen, meist verschieden schnell, gegeneinander drehen. Sie haben eine teils glatte, teils geriffelte Oberfläche.

Je nach Walzenart unterscheidet man verschiedene Mahlverfahren:

► Flachmüllerei bedeutet engen Walzenabstand und wird vor allem bei Roggen eingesetzt. Innerhalb von vier bis fünf Mahlgängen entsteht dabei ein dunkles Mehl.

► Hochmüllerei wird mit weit auseinander stehenden Walzen betrieben.

► Halbhochmüllerei arbeitet mit Walzen, die einen mittleren Abstand voneinander haben. Sie wird zum Vermahlen von Weichweizen zu Mehl angewendet.

Nach jedem Mahlgang werden die anfallenden Produkte mit Sieben und Windsichtern aufgetrennt und einem neuen Mahlgang unterworfen.

Die Zusammensetzung des Endproduktes hängt vom Ausmahlungsgrad ab. Sehr weiße Mehle mit niedrigem Ausmahlungsgrad bestehen fast nur aus dem Mehlkörper. Höher ausgemahlene Mehle dagegen enthalten noch zusätzliche Anteile aus den Randschichten und damit mehr Vitamine, Enzyme, Rohfaser und Mineralstoffe.

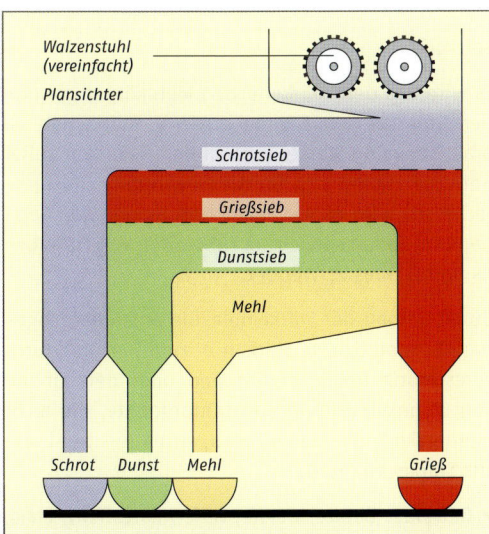

Bild 1: *Schema des Mahlvorganges*

Ausmahlungsgrad

Einen Anhaltspunkt für den Ausmahlungsgrad gibt die „Mehltype". Deren Wert gibt den mittleren Mineralstoffgehalt in Milligramm pro 100 Gramm Trockenmehl an. So hat Weizenmehl der Type 405 einen mittleren Mineralstoffgehalt von 405 Milligramm in 100 g Mehl.

Zahlenbeispiel:

Beim Herstellen von Weißmehl wird der Kleieanteil entfernt. Aus 1 kg Korn erhält man deshalb nur noch höchstens 410 g Mehl. Der Ausmahlungsgrad beträgt 41 %.

 Info

Wie wird die Mehltype bestimmt?

Eine abgewogene Menge Mehl wird auf ca. 900 °C erhitzt. Dabei verbrennen alle organischen Bestandteile. Nur die Mineralstoffe bleiben als Asche zurück. Das Gewicht der Asche in mg pro 100 g gibt die Type an.

Tab. 1: *Zusammenhang zwischen Mehltypzahl, Mineralstoffgehalt, Ausmahlungsgrad*

Mehlart	Type	Aschegehalt in 100 g	Ausmahlungsgrad
Weizen (Mehl)	405	380− 440 mg	40−56 %
	550	490− 580 mg	64−71 %
	630	600− 700 mg	72−75 %
	812	750− 870 mg	76−79 %
	1050	1000−1150 mg	82−85 %
	1200	1160−1350 mg	86−88 %
	1600	1550−1750 mg	89−93 %
	2000	1850−2200 mg	94−96 %
Weizen (Schrot)	1700	1600−1900 mg	100 %
Roggen	815	790− 870 mg	69−72 %
	997	950−1070 mg	75−78 %
	1150	1100−1250 mg	79−83 %
	1370	1300−1450 mg	84−87 %
	1590	1530−1630 mg	88−90 %
	1740	1640−1840 mg	90−95 %
Roggen (Schrot)	1800	1650−2000 mg	100 %

Tab. 1: *Mehle aus Weizen und Roggen*

Mahlerzeugnis	Verwendung
Standardmehl	Übliches Handelsmehl zum Herstellen verschiedener Backwaren
Spezialmehle	Besonders für spezielle Gebäcke geeignet, z. B.: ▶ Kleberreiche Weizenmehle für Toast, ▶ Kleberarme Mehle für Mürbe- oder Sandgebäck
Fertigmehle	Fertige Backmischungen, die bereits Zutaten wie Zucker oder Milchpulver enthalten
Backschrot	Aus geschältem Getreide ohne Keimling und Fruchtschale
Vollkornschrot bzw. -mehl	Aus ungeschältem Getreide ohne Keimling

Mahlerzeugnisse und Feinheitsgrad

Schrot

Dies ist die gröbste Mahlstufe. Aus Schrot gebackene Brote haben einen kernigen Biss und schmecken nach „Korn".

Grieß

So heißt das körnig gemahlene Produkt aus dem Mehlkörper. Grieß ist sehr quellfähig und wird für das Zubereiten von Suppen, Soßen und Flammeris verwendet.

Dunst

Dieses Produkt ist dem Grieß sehr ähnlich, nur feinkörniger. Man verwendet Dunst für feine Hefegebäcke.

Griffiges Mehl

Dieses Mehl steht im Feinheitsgrad zwischen Dunst und Feinmehl. Man verarbeitet es vor allem zu Teigwaren und Klößen.

Feinmehl

Dies ist die feinste Mahlstufe. Das Mehl wird zu feinen Gebäcken verarbeitet.

Sonstige Mahlerzeugnisse

Flocken

Sie entstehen aus den ganzen oder geschroteten Körnern. Frucht- und Samenschale werden entfernt. Danach werden die Körner mit Wasserdampf behandelt und zu Flocken gepresst.

▶ Getreide: Hafer, Mais, Weizen, Roggen, Gerste.

Kleie

Sie besteht aus den Randschichten und dem Keim des Korns und ist reich an Mineralstoffen und Cellulose. Wegen des hohen Gehaltes an Ballaststoffen wirkt sie stimulierend auf die Verdauung. Wegen ihres günstigen Nährstoffprofils mischt man sie vielfach hellen Brotmehlen zu oder setzt sie zu Diätzwecken ein.

▶ Getreide: Hafer, Weizen.

Grütze

Das von Frucht- und Samenschale sowie dem Keimling befreite Korn wird grob gebrochen.

▶ Getreide: Buchweizen, Gerste, Grünkern, Hafer, Hirse, Mais, Roggen, Weizen.

Graupen

Das Korn wird geschält und geschliffen. Das wichtigste Qualitätsmerkmal einer Graupe, bedingt durch den Grad des Schleifens, ist ihr helles Aussehen.

▶ Getreide: Gerste, Weizen.

Stärkemehl

Es wird aus dem stärkereichen Mehlkörper gewonnen und das Eiweiß dabei entfernt. Stärkemehl ist praktisch reine Stärke. Auch andere Pflanzen außer Getreide eignen sich für die Gewinnung. Küchentechnisch wird es vor allem zum Binden von Suppen und Soßen sowie zum Zubereiten von Flammeris und Cremes verwendet.

Durch Umbau der Stärkemoleküle entstehen sogenannte modifizierte Stärken – zum Beispiel durch Veresterung freier OH-Gruppen oder den Einbau von Carboxyl-Gruppen. Instantprodukte, die nicht mehr gekocht werden müssen, enthalten meist solche Stärkevarianten.

▶ Getreide: Batate, Gerste, Hafer, Kartoffeln, Mais, Maniok, Reis, Roggen, Weizen.

1.2 Brot

Brot ist bei uns zusammen mit der Kartoffel das wichtigste Grundnahrungsmittel.

1.2.1 Vom Mehl zum Brot

Vier Zutaten sind für das Brotbacken notwendig:

▶ Mehl ist die Grundsubstanz jeden Brotes.

▶ Wasser lässt das Mehl quellen.

▶ Triebmittel sorgen für die Lockerung.

▶ Salz rundet den Geschmack ab und festigt die Krume.

Herstellen von Brot

Das Backen von Brot ist ein mehrstufiger Prozess.

Teigentwicklung

Die Grundzutaten Mehl, Wasser (evtl. Milch), Triebmittel und Salz werden vermischt. Beim Vermischen von Weizenmehl mit Wasser quillt das Klebereiweiß. Das optimale Mischungsverhältnis von Mehl und Flüssigkeit hängt vom Quellvermögen des jeweiligen Mehles ab.

Wichtig für die Entwicklung des Teiges ist das Kneten. Es bewirkt ein inniges Vermischen der Bestandteile, lüftet den Teig gut durch und hilft, Plastizität und Elastizität des Teiges gut auszubilden. Kleberreiche Mehle erfordern längere Knetzeiten als kleberarme. Entsprechend müssen Teige aus Weizenmehl etwa doppelt so lange geknetet werden wie Teige aus Roggenmehl.

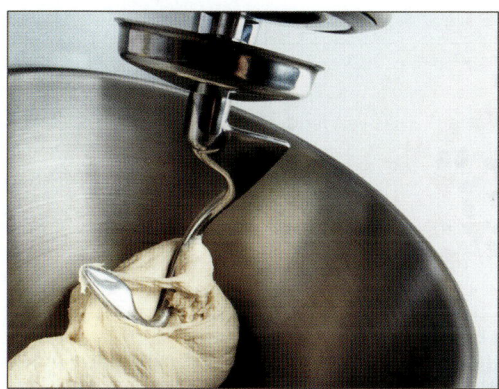

Bild 1: *Teigknetmaschine*

Teiglockerung

Damit Brot die uns gewohnte lockere, poröse Struktur bekommt, ist eine Teiglockerung nötig.

Für die Lockerung von Brot gibt es zwei grundsätzliche Möglichkeiten:

▶ Sauerteiggärung ist die wohl älteste Form der Teiglockerung und ist vor allem beim Verarbeiten von Roggenmehlen üblich. Sauerteig ist eine Mischkultur aus Hefepilzen und Milchsäurebakterien, gezogen auf einem aus Mehl und Wasser bereiteten Teig. Die Mikroorganismen benötigen für ihr Wachstum ausreichend Maltose bzw. Glucose. Beide werden durch die Aktivität von Amylasen im Teig gebildet.

▶ Die Hefepilze spalten während ihres Wachstums CO_2 ab, die Milchsäurebakterien entwickeln zusätzlich Methan (CH_4), etwas Wasserstoff (H_2) und natürlich Milchsäure. Dadurch sinkt der pH-Wert des Teiges. Das ist wichtig, denn die Proteine des Roggens können nur in gesäuertem Zustand Wasser aufnehmen und binden.

▶ Hefepilze werden vor allem bei Teigen aus Weizenmehl verwendet. Die Hefegärung hat erhebliche Vorteile: Die verwendete Presshefe ist stets gebrauchsfertig, von gleichmäßiger Triebkraft und einfach in der Gärführung.

 Info

Hefegärung

Es gibt zwei Arten der Gärführung:

▶ Bei der direkten Hefeführung wird die gesamte Hefe sofort zugegeben. Dieses Verfahren ist heute allgemein üblich. Seine Vorteile: Verkürzung der Zubereitungszeit und gute Brotqualität.

▶ Indirekte Hefeführung bedeutet, es wird zuerst ein Vorteig (Hefestück, Dämpfchen) angesetzt. In ihm vermehrt sich die Hefe. Er wird in den Hauptteig eingearbeitet. Vorteile: Bessere Ausnutzung der Hefe, besseres Quellen der Mehlbestandteile, höheres Gebäckvolumen und Aromaverbesserung durch Gärprodukte des Vorteiges. Nachteile: hoher Zeit- und Arbeitsaufwand.

Teigruhe

Die Teigmasse überlässt man nach dem ersten Durchkneten einer 15- bis 30-minütigen Teigruhe. Dabei quellen die Bestandteile nach und der zunächst feucht-klebrige Teig erhält eine gleichmäßige Porung. Danach wird er kurz durchgearbeitet (aufgewirkt) und zu einzelnen Stücken geformt (Stückgare). Während dieser Phase tritt die endgültige Lockerung ein.

Ausbacken

Dieser Prozess verwandelt den rohen, genussuntauglichen und leicht verderblichen Teig in ein gut verträgliches, wohlschmeckendes und haltbares Lebensmittel. Die Ursache dafür sind tiefgreifende Veränderungen, die unter dem Einfluss der hohen Temperaturen ablaufen.

Es kommt zu einer Denaturierung der Proteine und einem Aufquellen der Stärke. Dessen Ausmaß hängt von der Wassermenge ab, die beim Anteigen des Mehles von den Prolaminen, Glutelinen und Pentosanen gebunden wurde. Beim Backprozess geben sie einen Teil der Flüssigkeit wieder ab, die zur Stärkequellung genutzt werden kann.

Im Teig für Weizenbrot erstarrt der durch die Teiglockerung aufgeschäumte Kleber gemeinsam mit der gequollenen Stärke zu einem von Poren durchzogenem Krumengerüst. Ist vorher zu wenig Stärke gequollen, entsteht eine brüchige Krume – war es zuviel, wird die Krume „klitschig".

An der Oberfläche kommt es zu keiner nennenswerten Quellung der Stärke. Dort verkleistert sie und bildet eine feste Kruste.

Tab. 1: *Backzeiten und Backtemperaturen*

Gebäck	Zeit	Temperatur (°C)
Knäckebrot	8 min.	350
Kleingebäck	20–30 min.	200–230
Weizenbrot (2 kg)	50 min.	220–230
Roggenbrot (1 kg)	40–60 min.	220–230
Schwarzbrot	8–10 h	180–200
Pumpernickel	16–36 h	100–180

Tab. 2: *Zusammensetzung von Weizenmehl*

Inhaltsstoff (%)	Typenzahl			
	405	550	1050	1700
Stärke	84,2	81,8	78,2	66,0
Protein	11,7	12,3	13,3	14,8
Lipide	1,0	1,2	1,9	2,3
Ballaststoffe	3,7	3,7	4,9	10,9
Mineralstoffe	0,4	0,6	1,1	1,7

Tab. 3: *Zusammensetzung von Roggenmehl*

Inhaltsstoff (%)	Typenzahl			
	997	1150	1370	1740
Stärke	74,6	72,2	69,3	62,8
Protein	10,1	10,6	11,2	12,4
Lipide	1,1	1,3	1,5	1,5
unlösl. Pentosane	4,3	4,8	5,2	6,5
lösl. Pentosane	1,5	1,6	1,7	1,9
Mineralstoffe	1,0	1,2	1,4	1,7

Bild 1: *Schema des Backvorganges*

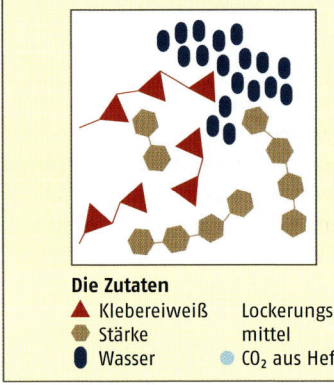
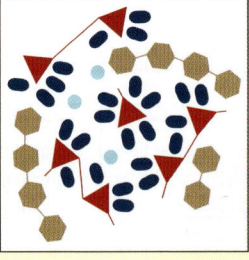
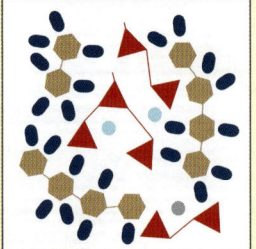

Die Zutaten
▲ Klebereiweiß   Lockerungs-
⬢ Stärke   mittel
● Wasser   ● CO_2 aus Hefe

Beim Kneten und bei der Gare:
Klebereiweiß lagert Wasser an. CO_2 entsteht aus Hefe.

Beim Backen:
CO_2 und Wasserdampf dehnen sich aus, Klebereiweiß gerinnt und gibt Wasser ab. Stärke verkleistert.

Info

Einteilung der Backwaren

Man unterscheidet zwei Grundtypen von Backwaren:

▶ Brot (einschließlich Brötchen) wird ganz oder überwiegend aus Getreidemahlerzeugnissen hergestellt. Zusätze wie Zucker, Milch oder Fett betragen insgesamt nicht mehr als 10 % des Gesamtgewichtes.

▶ Feine Backwaren werden ebenfalls aus Getreidemahlerzeugnissen hergestellt, enthalten aber mindestens, meist mehr, als 10 % Zusätze.

 Info

Backeigenschaften von Weizenmehl

Die Klebermenge, die nach Auswaschen eines Teiges verbleibt, der aus 10 g Weizenmehl und 6 %-iger NaCl-Lösung geknetet wurde, gibt einen Hinweis auf die Mehlqualität. Bei einer zu geringen Klebermenge — unter 20 % — ist die Verarbeitung häufig beeinträchtigt, und es treten Gebäckfehler auf.

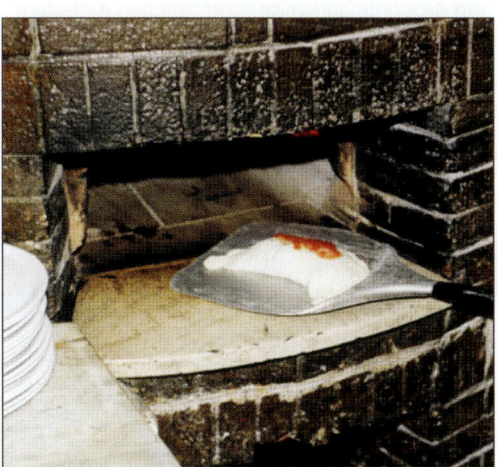

Bild 1: *Die Urform des Backofens ist der Steinofen mit einfacher Holzfeuerung. Auch heute noch werden Steinofenbrote gebacken.*

 Info

Backeigenschaften von Roggenmehl

Das Backvermögen von Roggenmehl ist in hohem Maße von den Verkleisterungseigenschaften der Stärke und der Aktivität der α-Amylase abhängig. Ein zu geringer Stärkeabbau während des Backprozesses beeinträchtigt sowohl den Geschmack als auch die Struktur der Krume. Der Grund: Die Membranen der Gasbläschen, die durch Teiglockerung entstehen, enthalten neben Pentosanen, Proteinen und unversehrten Stärkekörnern noch verkleisterte und teilweise abgebaute Stärke.

1.2.2 Brotqualität

Die Beurteilung der Brotqualität bezieht sich vor allem auf den Genusswert und die backtechnisch bedingten Eigenschaften. Dabei spielen folgende Gesichtspunkte eine Rolle:

▶ Im allgemeinen Aussehen soll Brot eine regelmäßige Oberfläche und typische Form besitzen.

▶ Die Kruste ist gleichmäßig dick, bei Weizenbrot gold-gelb, bei Roggenbrot braun bis dunkelbraun gefärbt.

▶ Die Krume soll elastisch, d. h. gut zu schneiden und zu kauen sein mit einer feinen gleichmäßigen Porung ohne Risse.

Info

Wichtig für den Einkauf

Nicht immer handelt es sich bei dunklen Broten um wertvolles Vollkornbrot. Weil das Verarbeiten von hoch ausgemahlenen Mehlen backtechnisch aufwendiger ist als das von Feinmehlen, haben sich findige Bäcker Tricks ausgedacht. Um helles Brot dunkler zu färben und „gesünder" aussehen zu lassen, verlängern sie die Backzeit oder setzen Backmalz zu. Die Farbe ist also kein verlässliches Qualitätsmerkmal.

Lagerung von Brot

Die Qualität von Brot erleidet beim Lagern schnell Einbußen:

▶ Die Kruste adsorbiert Feuchtigkeit und verliert ihre Knusprigkeit (Rösche).

▶ Die Kruste verliert Aromastoffe. Entweder verflüchtigen sie sich oder werden von den Helices der Amylose eingeschlossen. Aus den Einschlüssen können sie durch Aufbacken wieder freigesetzt werden.

▶ Das Krumengefüge wandelt sich um. Dies geschieht langsamer als die Veränderungen der Kruste. Die Krume wird fester. Saftigkeit und Elastizität gehen verloren.

 Info

Das „Altbackenwerden"

Die Ursache dafür ist hauptsächlich die sogenannte Retrogradation der Stärke. Man versteht darunter die zunehmende Entquellung durch Übergang vom amorphen in den kristallinen Zustand. Sie nimmt bei Temperaturen um 0 °C einen besonders schnellen Verlauf.

Welches Brot hält wie lange?

Weizenbrote	bis 3 Tage
Weizen-mischbrote	3 bis 5 Tage
Mischbrote	4 bis 6 Tage
Roggen-mischbrote	5 bis 7 Tage
Roggenbrote	6 bis 10 Tage
Roggenschrot-/vollkornbrote	8 bis 12 Tage

Bild 1: *Haltbarkeit von Brot*

 Tipps

Lagerung von Schnittbrot:

▶ Brot in der Verpackung aufbewahren.

▶ Verpackung nach jedem Gebrauch sorgfältig schließen.

Für unverpacktes Brot gut geeignet sind:

▶ Brotkästen oder -fächer mit Lüftungsschlitzen,

▶ Steinguttöpfe, in die das Brot mit der Schnittfläche nach unten gelegt wird.

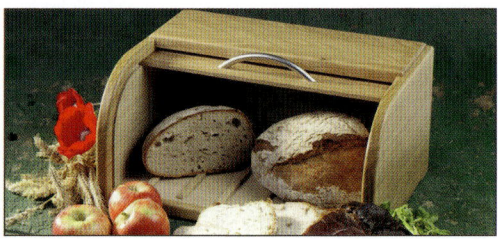

Bild 2: *Brotkasten*

Alte Brotreste oder Krümel in den Behältern begünstigen die Bildung von Schimmel. Sie sollten daher regelmäßig entfernt und der Brotbehälter mit Essigwasser gereinigt werden. In den Kühlschrank gehört Brot normalerweise nicht. Bei den darin herrschenden Temperaturen wird es besonders schnell altbacken. Bei feucht-warmer Sommerwitterung allerdings kann eine kurzfristige Lagerung dort zweckmäßig sein. Sehr gut lagern kann man Brot dagegen in Gefriergeräten – am besten die noch ofenfrische Ware einfrieren.

 Info

Achtung! Angeschimmeltes Brot unbedingt wegwerfen!

Die auf Brot wachsenden Schimmelpilze sondern hochgiftige Aflatoxine ab. Sie sind wasserlöslich und durchziehen daher das gesamte Brot. Durch Ausschneiden entfernt man zwar die Schimmelkulturen, aber nicht das Gift.

Bewertung von Brot

Brot ist ein Grundnahrungsmittel und das sicher zu Recht, enthält es doch eine Reihe wertvoller Nährstoffe.

Den Hauptbestandteil von Brot bilden Kohlenhydrate. Daneben enthält es Eiweiß und geringe Mengen an Fett. Besonders hervorzuheben ist bei hoch ausgemahlenen Mehlen der Vitamin- und Mineralstoffgehalt.

Je nach verwendeter Mehlart oder Mehlmischung schwankt die Zusammensetzung von Brot ganz erheblich. Insbesondere Spezialbrote können große Abweichungen von den Durchschnittswerten zeigen. Auch der Verlauf des Backprozesses spielt eine Rolle. Durch Einwirken von Hitze werden Vitamine geschädigt. Längere Backzeiten erhöhen den Verlust.

Grundsätzlich gilt, dass mit steigendem Ausmahlungsgrad der Gehalt an Protein, Mineralstoffen und Vitaminen steigt, der prozentuale Kohlenhydratanteil jedoch sinkt. Hinsichtlich der Verdaulichkeit und Ausnutzung der einzelnen Nährstoffe gibt es jedoch Besonderheiten:

▶ Kohlenhydrate werden aus allen Brotsorten gleich gut verwertet.

▶ Eiweiß aus niedrig ausgemahlenen Mehlen wird von den Verdauungsenzymen problemlos abgebaut. Bei Brot aus hoch ausgemahlenen, kleiehaltigen Mehlen ist die Ausnutzung dagegen weniger gut.

▶ Die biologische Wertigkeit der Proteine ist relativ gering. Limitierende Aminosäure ist dabei vor allem Lysin.

▶ Vitamine der B-Gruppe kommen in hoch ausgemahlenen Mehlen reichlicher vor.

▶ Als Mineralstoffe treten vor allem Kalium, Magnesium, Calcium und Phosphat auf. In Roggenmehl ist zudem Fluor enthalten.

▶ Dunkle kleiehaltige Brote liefern neben Mikronährstoff noch Ballaststoff. Sie sind außerdem reich an Geschmacksstoffen.

▶ Helle Brote sind ärmer an Mikronährstoffen, aber gut bekömmlich und werden auch von magenempfindlichen Menschen vertragen.

 Info

Die Empfehlungen der DGE zum Brotverzehr

Täglich sollten 250 bis 350 g Brot verzehrt werden. Dies kann einen erheblichen Beitrag zur Nährstoffversorgung leisten.

 Info

Brotverzehr

Die Deutschen verzehren ca. 80 kg Brot pro Jahr, das sind täglich etwa 220 g. Damit sind sie noch ungefähr zwei Scheiben Brot von den offiziellen Empfehlungen entfernt.

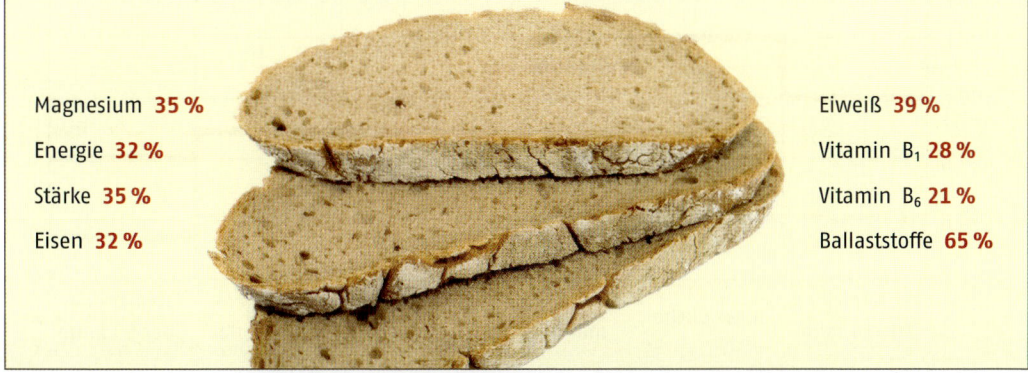

Magnesium **35 %**	Eiweiß **39 %**
Energie **32 %**	Vitamin B_1 **28 %**
Stärke **35 %**	Vitamin B_6 **21 %**
Eisen **32 %**	Ballaststoffe **65 %**

Bild 1: *Anteile an der empfohlenen Nährstoffzufuhr, die von 300 g Brot gedeckt werden*

Info

Wertschätzung von Brot

In früheren Zeiten gingen die Menschen mit ihren Lebensmitteln viel bewusster um, als das heute der Fall ist. Das galt insbesondere für Brot. Es bildete für viele Menschen die hauptsächliche Nahrungsgrundlage. Niemand warf, wie heute durchaus üblich, altbacken gewordenes Brot einfach weg. Aus Urgroßmutters Zeiten stammen viele Rezepte, nach denen Brotreste zu Gerichten verarbeitet wurden. Ein Klassiker aus der guten alten Zeit ist die Brotsuppe, die noch heute ihre Liebhaber hat.

Rezept für Brotsuppe

Zutaten:

125 g Brot, altbacken   20 g Frischkäse
1 l Brühe   1 Bund Petersilie
1 EL Öl   1 TL Kümmel, Salz, Pfeffer
1 Zwiebel

Zubereitung:
Brot in Würfel schneiden. Zwiebel in Würfel schneiden und zusammen mit Kümmel in heißem Öl anbraten. Das gewürfelte Brot dazu geben, kurz anrösten. Alles mit Brühe ablöschen. Ca. 15 Minuten garen lassen, gelegentlich umrühren, damit sich das Brot ein wenig auflöst. Zum Schluss mit Frischkäse, Salz und Pfeffer abschmecken und gehackte Petersilie darüber streuen.

Tab. 1: *Nährstoff- und Energiegehalt von jeweils zwei Scheiben verschiedener Brotsorten*

Brotsorte	Protein	Fett	Kohlen-hydrate	Ballast-stoffe	Energie	Mineralstoffe Mg	Fe	Vitamine B₁	B₂
	(g)	(g)	(g)	(g)	(kJ)	(mg)	(mg)	(mg)	(mg)
100 g Roggenvollkornbrot	7	1	46	7	1000	35	3,3	0,20	0,15
80 g Roggenbrot	5	1	41	4	850	35	1,5	0,12	0,08
80 g Weizenvollkornbrot	6	1	38	6	810	90	1,6	0,20	0,12
40 g Weißbrot	4	1	26	1	495	10	0,9	0,07	0,02

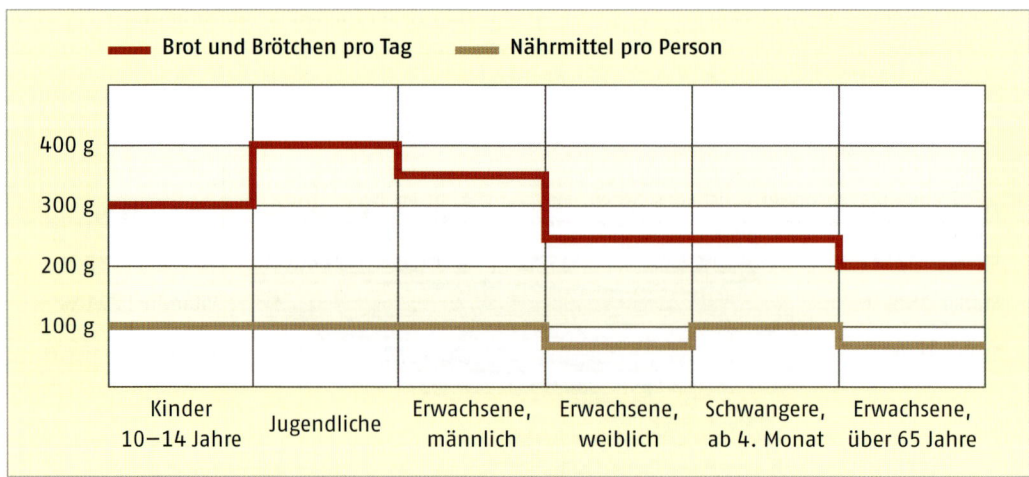

Bild 1: *Empfohlene Portionsgröße bei Brot für verschiedene Altersgruppen*

1.2.3 Brotsorten

Bei uns ist der Brotkorb so reichhaltig gefüllt wie in kaum einem anderen Land. Mehr als 300 verschiedene Brot- und Brötchensorten verlassen täglich die bundesdeutschen Backstuben. Die Vielfalt des Brotsortiments lässt sich in vier Grundsorten unterteilen.

Roggenbrote

Roggenmehl ist die Basis dieser Brote. Seine großporige Krume hat einen leicht säuerlichen Geschmack. Roggenbrote halten sich lange frisch. Wegen des meist hohen Ausmahlungsgrades der verwendeten Mehle ist der Vitamin- und Mineralstoffgehalt in der Regel hoch.

Weizenbrote

Diese Brote werden aus reinem Weizenmehl, teilweise unter Zusatz von Milch, Salz und Zucker, gebacken. Sie haben einen milden neutralen Geschmack und passen sich allen anderen Geschmacksrichtungen, von herzhaft bis süß, sehr gut an. Weizenbrot eignet sich nicht zur längeren Lagerung, weil es leicht altbacken wird. Wegen des meist geringen Ausmahlungsgrades ist der Vitamin- und Mineralstoffgehalt heller Weizenbrote sehr gering.

Roggenmischbrote

Sie werden aus einer Mischung von Roggen- und Weizenmehl gebacken, die mindestens 51 Prozent Roggenmehl enthalten muss. Roggenbrote lassen sich gut lagern. Je dunkler das Brot, desto höher ist der Ausmahlungsgrad und damit der Vitamin- und Mineralstoffgehalt.

Weizenmischbrote

Bei dieser Mischbrotvariante überwiegt der Anteil des Weizenmehls. Je höher er ist, desto neutraler schmeckt das Brot. Der Vitamin- und Mineralstoffgehalt ist geringer als bei Roggenmischbrot.

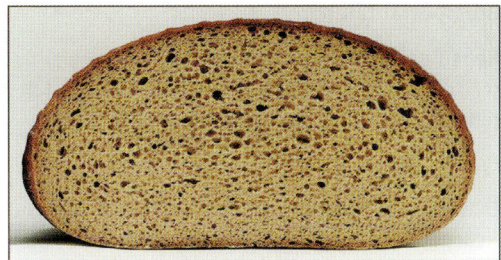

Bild 1: *Roggenbrot (mindestens 90 % Roggenanteil)*

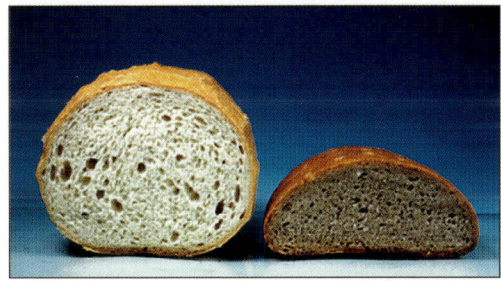

Bild 2: *Weizenbrot (mindestens 90 % Weizenanteil)*

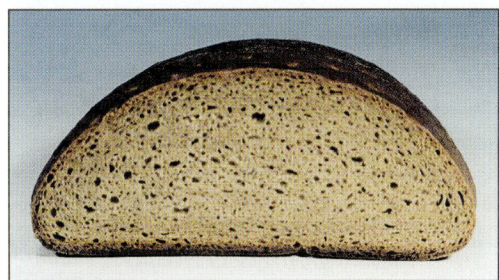

Bild 3: *Roggenmischbrot (51–89 % Roggenanteil)*

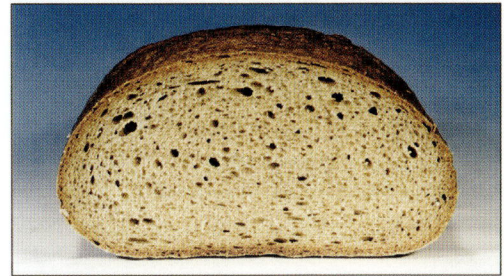

Bild 4: *Weizenmischbrot (51–89 % Weizenanteil)*

Brotspezialitäten

Neben den Standardbroten gibt es noch Spezialitäten, die durch besondere Zutaten oder Backverfahren ihren typischen Geschmack erhalten.

Grahambrot

Es wird aus Weizenschrot ohne Zusatz von Salz und Hefe gebacken. Sein Geschmack ist neutral bis nussartig.

Gewürzbrote

Sie werden unter Beigabe würziger Zutaten wie Sesam, Kümmel, Leinsamen oder Zwiebeln gebacken und sind als deftige Spezialitäten beliebt.

Knäckebrot

Es ist ein Flachbrot, das bei hohen Temperaturen schnell gebacken und anschließend getrocknet wird. Es schmeckt neutral bis würzig.

Toastbrot

Es erhält seinen besonderen Charakter durch Zusatz von Fett zum Teig. Seine Krume ist sehr locker und feinporig und hat einen milden Geschmack. Den vollen Geschmack entwickelt sie aber erst beim Toasten. Angeboten wird Toastbrot aus Weizenmehl gebacken, als Dreikorntoast aus Weizen, Hafer und Roggenmehl oder als Vollkorntoast.

Rosinenbrot

Es ist ein Hefebrot, das vorwiegend aus Weizenmehl unter Zusatz von Rosinen, Sultaninen oder Korinthen gebacken wird. Der Anteil an Trockenfrüchten muss mindestens 15 Prozent betragen.

Sechskornbrot

Es wird aus sechs verschiedenen Kornarten gebacken. Das können z. B. sein Roggen, Hafer, Gerste, Hirse, Leinsamen und Sesam. Es gibt auch Drei-, Vier- oder Fünfkornbrote.

 Und jetzt _Sie!_

1. *Erläutern Sie jeweils Zusammenhange zwischen:*

   ▸ *Farbe eines Mehles — Mineralstoffgehalt,*
   ▸ *Typenzahl — Ausmahlungsgrad,*
   ▸ *Backfähigkeit eines Mehles — Gehalt an Klebereiweiß,*
   ▸ *Fettgehalt eines Mehles — Haltbarkeit,*
   ▸ *Ballaststoffgehalt eines Mehles — Vitamingehalt,*
   ▸ *Eignung für Ernährung bei Magen-Darm-Erkrankungen — Sättigungswert.*

2. *Vergleichen Sie 500 g Weißbrot und 500 g Roggenvollkornbrot hinsichtlich ihres Volumens und der Beschaffenheit der Krume. Begründen Sie die Unterschiede.*

3. *Ordnen Sie folgende Begriffe in der Reihenfolge, wie sie bei der Brotherstellung vorkommen und erläutern Sie jeweils den Zusammenhang.*
   Denaturierung, Kneten, Wasser, Kleber, Hefeführung, Mehl, Quellen, Krume, Mischen, Kohlenstoffdioxid, Poren.

4. *Überprüfen Sie folgende Angaben daraufhin ob sie für die Brotqualität von Bedeutung sind.*

   ▸ *Farbe der Krume*
   ▸ *Gehalt an Weizenmehl*
   ▸ *Gewürze, z. B. Kümmel*
   ▸ *Gehalt an Vollkornmehl*
   ▸ *Kastenbrot oder Brotlaib*
   ▸ *Aufbewahrung im Kühlschrank.*

5. *Eine 23-jährige Bürokauffrau isst zum Frühstück eine Scheibe Weizenmischbrot (50 g), nimmt für die Pause zwei Scheiben Roggenvollkornbrot (insgesamt 70 g) mit und verzehrt zum Abendessen ein Baguettebrot (60 g).*

a) *Errechnen Sie für die Frau den Energiebedarf sowie ihren Bedarf an Kohlenhydraten und Proteinen.*

b) *Ermitteln Sie die täglich empfohlenen Aufnahmemengen an Ballaststoffen und Eisen.*

1.3 Feinbackwaren

Feinbackwaren sind Backerzeugnisse, die neben Mehl mindestens 10 Prozent Zucker, meist noch Fett und eine große Zahl anderer Zutaten wie Eier, Milch, Schokolade, Nüsse, Rosinen oder Aromen enthalten. Als Mehl wird hauptsächlich Weizenmehl verwendet. Diese Zutaten haben unterschiedliche backtechnische Effekte.

▸ Fett macht das Gebäck mürbe und verfeinert die Krume. Gleichzeitig wird sie weich und geschmeidig.

▸ Eier wirken wegen des im Dotter enthaltenen Lecithins und Cholesterins emulgierend und machen das Gebäck mürbe.

▸ Zucker fördert die Hefegärung und Aromabildung, weil er an der Maillard-Reaktion teilnimmt.

Teiglockerung

Beim Zubereiten von Feingebäck finden außer der Hefegärung eine Reihe anderer Verfahren der Teiglockerung Anwendung.

Backpulver

Die Verwendung von Backpulver ist die bequemste Art, einen Teig zu lockern. Es ist ein Gemisch aus Hydrogencarbonat und einer Säure abspaltenden Substanz. Solche Stoffe sind zum Beispiel Weinsäure, Adipinsäure, saures Natriumphosphat oder Aluminiumsulfat. Als dritte Komponente ist noch ein Trennmittel, meist Stärke, beigemischt. Beim Backprozess wird aus diesem Gemisch Kohlendioxid abgespalten. Es dehnt sich durch die Hitze aus und lockert so den Teig.

$Na_2H_2P_2O_7$ + 2 $NaHCO_3$ = $Na_4P_2O_7$ + 2 H_2O + 2 CO_2
Natrium-hydrogen-phosphat   Natrium-hydrogen-carbonat   Natrium-phos-phat   Wasser   Kohlen-dioxid

Bei der Wirkung von Backpulver unterscheidet man zwischen dem Trieb, das ist der in der Kälte frei gesetzte Kohlendioxidanteil, und dem Nachtrieb. Das ist die während des Backens entwickelte Teiglockerung.

Backpulver ist – anders als biologische Triebmittel – sehr gut haltbar. Es ist beliebt, weil seine Dosierung einfach und das Bereiten von Teig innerhalb kurzer Zeit möglich ist. Ein „Gehen lassen" wie bei Hefe ist nicht nötig.

Backpulver ist relativ geschmacksneutral. Eine besondere Geschmacksnote wie bei Hefe lässt sich mit ihm nicht erzielen.

 Tipp

Kohlendioxid entwickelt sich aus Backpulver bereits durch Zugabe von Flüssigkeit. Das Backpulver daher erst zum Schluss zugeben, damit das Gas nicht zu früh entsteht und unwirksam „verpufft".

Hirschhornsalz

Es ist ein Gemisch aus Ammoniumcarbonat und Ammoniumcarbamat. Während des Backens entwickelt sich aus beiden Substanzen Ammoniak.

$(NH_4)_2CO_3$	=	2 NH_3	+	CO_2	+	H_2O
Ammonium-carbonat		Ammoniak		Kohlen-dioxid		Wasser

$NH_4\,CO_2\,NH_2$	=	2 NH_3	+	CO_2
Ammonium-carbamat		Ammoniak		Kohlen-dioxid

Das weiße Pulver riecht stark nach Ammoniak und hat einen laugenartigen Geschmack. Man verwendet es daher nur für stark gewürztes Gebäck.

Pottasche

Für sehr schwere Teige (Lebkuchen, Honigkuchen) verwendet man manchmal auch heute noch Pottasche (Kaliumcarbonat K_2CO_3). Beim Ruhen des Teiges entwickelt sich darin Milchsäure. Die reagiert mit Kaliumcarbonat unter Bildung von Kohlendioxid.

1.4   Teigwaren

Im Prinzip werden Teigwaren aus vergleichbaren Rohstoffen wie Brot oder Feinbackwaren hergestellt – aus Weizengrieß oder Weizenmehl. Von Backwaren unterscheiden sie sich in zweierlei Hinsicht:

▶ Sie werden nicht gelockert.

▶ Sie werden nicht gebacken, sondern getrocknet.

1.4.1   Herstellung

Rohstoff für Teigwaren ist vor allem kleber- und pigmentreicher Hartweizen-Grieß (Durum-Grieß). Er liefert besonders kochfeste Produkte, die das Kochwasser nicht trüben. Aus ihm werden 90 Prozent der Nudeln hergestellt. Als weitere Zutat kommen in erster Linie Salz und Eier in Frage. Schon zwei bis vier Eier pro Kilogramm Grieß verbessern Kochfestigkeit und Farbe. Industriell werden Teigwaren heute in computergesteuerten, vollautomatisierten Anlagen hergestellt.

Produktionsablauf

1. Grieß, Dunst oder Mehl wird mit Wasser (ca. 30 %) und Salz – bei Eierteigwaren noch mit Eiern – vermischt. Das besorgen automatische Dosieranlagen.

2. Alle Zutaten werden miteinander verknetet.

3. Wie es jetzt weiter geht, hängt davon ab, welche Art Nudeln hergestellt werden soll.

   ▶ Für die Herstellung von Walzwaren, z. B. Bandnudeln, wird der Teig hauchdünn ausgewalzt und danach in Form geschnitten.

   ▶ Für die Herstellung von Presswaren, z. B. Spaghetti, Makkaroni, Hörnchen, wird der Teig durch Formen gepresst.

4. Der letzte Verarbeitungsschritt vollzieht sich bei allen Sorten wieder auf die gleiche Weise. Die Teigwaren werden jetzt getrocknet. Wichtig dabei: Die Trocknung muss von innen nach außen verlaufen. Wird die Oberfläche zu früh hart, kommt es zu Spannungen im Teiggefüge und die Produkte reißen beim Kochen.

 Info

Definition laut Lebensmittelgesetz

„Teigwaren sind kochfertige Erzeugnisse, die:

▶ aus Weizengrieß oder Weizenmehl (Ausmahlungsgrad maximal 70 %),

▶ mit oder ohne Verwendung von Ei,

▶ durch Einteigen,

▶ ohne Anwendung eines Gärungs- oder Backverfahrens,

▶ nur durch Formen und Trocknen,

▶ bei gewöhnlicher Temperatur oder mäßiger Wärme

hergestellt werden.“

1.4.2   Nudelsorten

Für Teigwaren sind bei der Vermarktung genaue Qualitätsnormen festgelegt.

Grießnudeln

Sie werden aus normalem Weizengrieß oder -dunst ohne Ei hergestellt und sind Teigwaren einfacher Qualität.

Hartweizennudeln

Bei ihrer Herstellung darf nur Hartweizengrieß verwendet werden. Sie haben beste Kocheigenschaften. Man erkennt sie an ihrer intensiv bräunlichgelben Farbe.

Eiernudeln

Dem Teig werden Eier zugesetzt. Sie machen die Nudeln besonders zart und locker. Eiernudeln kommen mit verschieden hohen Eiergehalten in den Handel.

▶ Einfache Eiernudeln enthalten pro kg Grieß 2 ¼ Hühnerei.

▶ Eiernudeln mit hohem Eiergehalt enthalten pro kg Grieß 4 Hühnereier.

▶ Eiernudeln mit sehr hohem Eiergehalt enthalten pro kg Grieß 6 Hühnereier.

Frischeinudeln

Von der Rezeptur her sind sie ganz normale Eiernudeln, die es in allen drei Qualitätsstufen gibt. Einziger Unterschied: Es dürfen nur im Produktionsbetrieb frisch aufgeschlagene Eier verwendet werden.

Welche Nudel für welchen Zweck?

Für die Art der Verwendung ist nicht nur die Qualität, sondern auch die Form entscheidend. Man unterscheidet drei Gruppen:

Gemüsenudeln

Zu ihnen zählen Bandnudeln und kurze, krause Nudeln wie z. B. Hörnchen. Sie dienen als Beilage, aber auch für Aufläufe und Eintöpfe.

Suppennudeln

Unter diesen Begriff fallen alle kleinen zarten Nudelformen wie Fadennudeln oder Sternchen. Man verwendet sie als Suppeneinlage.

Langware

So nennt man die stift- oder röhrenförmigen Teigwaren wie Spaghetti oder Makkaroni. Aber auch die plattenförmigen Lasagne-Nudel gehören dazu. Sie werden mit Soßen als Hauptgericht verzehrt oder für Aufläufe verwendet.

 Infoplus

Italienisches Nudel-ABC

Bugattini: fast spaghettidünne, hohle Langnudeln aus Vollkornweizen.

Canneloni: zu deutsch „dicke Röhren", aus Hartweizengrieß. Werden mit Fleisch- oder Gemüsehack gefüllt und mit Käse überbacken.

Fettucine: breite Bandnudeln aus Hartweizengrieß.

Penne: kurze, hohle, schräg angeschnittene Nudeln aus Hartweizengrieß.

Tagliatelle: schmale Bandnudeln aus Hartweizengrieß.

Tortellini: knopfgroße, gefüllte Teigtaschen.

1.4.3 Bewertung von Nudeln

Nudeln sind nicht die Energiebomben, als die sie vielfach noch gelten. Sie enthalten zwar reichlich Kohlenhydrate, aber nur sehr wenig Fett. Der Energiegehalt von 100 Gramm gekochten Eiernudeln liegt daher bei nur 399 Kilojoule.

Gemeinsam mit Brot, Reis und Kartoffeln sollten sie daher die Basis der Ernährung bilden und regelmäßig auf den Tisch kommen – in Portionen von 220 bis 270 Gramm (gekocht).

Es gibt Nudeln auch als Vollkornprodukte. Sie sind besonders reich an Mikronährstoffen.

Noch einige Vorzüge von Nudeln

▶ Sie sind vielseitig verwendbar, sowohl für pikante als auch für süße Gerichte.

▶ Wegen ihres geringen Wassergehaltes können sie lange gelagert werden.

 Tipp

Lagerung von Nudeln

▶ Trocken und luftig, damit keine Feuchtigkeit aufgenommen werden kann.

▶ Fern von stark riechenden Lebensmitteln. Nudeln nehmen leicht Fremdgerüche an.

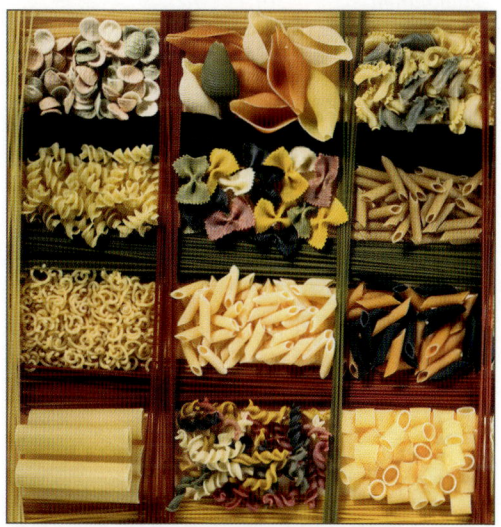

Bild 1: *Verschiedene Nudelsorten*

1.5   Reis

Reis wird in Südostasien seit etwa 7000 Jahren kultiviert. Die frühesten Hinweise für den Anbau von Reis stammen aus dem Osten Chinas.

Mehr als die Hälfte der Erdbevölkerung ernährt sich heute von Reis. Für den Großteil dieser Menschen ist Reis das „tägliche Brot". Insbesondere die Asiaten sind große Reisesser. So verzehren Thailänder jährlich pro Person ca. 128 Kilogramm.

Der Reiskonsum in Deutschland liegt nur bei bescheidenen rund 3,7 Kilogramm pro Jahr. Dabei stellt Reis nicht nur als Beilage, sondern auch in Form von Aufläufen, Salaten und Eintopfgerichten eine echte Alternative zu Kartoffeln und Nudeln dar.

Tab. 1: *Erzeugerländer von Reis*

Land	Produktion 2005 (Mio. t)
China	184
Indien	129
Indonesien	54
Bangladesch	40
Vietnam	36
Thailand	27
Myanmar	22
Philippinen	15
Brasilien	13
Japan	11
USA	10

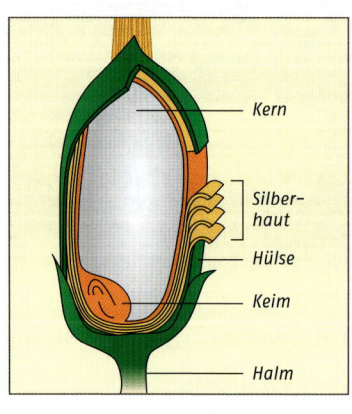

Kern

Silber-
haut

Hülse

Keim

Halm

Bild 1:
Schema des Reiskorns

1.5.1   Anbau und Bearbeitung

Reis gedeiht nur in heißem Klima und auf natürlich oder künstlich überflutetem Sumpfboden. Er wird daher hauptsächlich in den tropischen und subtropischen Regionen Asiens und Amerikas kultiviert. Man sät ihn direkt in den Boden und lässt das Wasser danach so lange stehen, bis die jungen Pflänzchen die Wasseroberfläche erreicht haben. Dann wird das Wasser abgeleitet, das Unkraut entfernt und die Schösslinge werden verpflanzt. Nach mehrmaligem Be- und Entwässern können dann die ein bis zwei Meter langen Halme geschnitten, anschließend gebündelt und gedroschen werden.

Die vier bis acht Millimeter langen Reiskörner sind zunächst noch von der Spelze umgeben. Diese Rohfrucht bezeichnet man als Paddy-Reis. Er wird meist noch in den Erzeugerländern entspelzt und anschließend als Cargo-Reis in die Einfuhrländer transportiert, wo man ihn weiter verarbeitet.

Reisprodukte

Man unterscheidet vier verschiedene Produkte.

Vollkornreis (Braunreis, Naturreis)

Das Reiskorn wird nur enthülst und enthält noch Silberhäutchen und Keim mit den darin enthaltenen wertvollen Nähr- und Wirkstoffen. Er ist wegen des hohen Fettgehaltes des Keims jedoch nur begrenzt lagerfähig.

Weißreis

Das Korn wird geschliffen und poliert. Silberhäutchen und Keim werden dabei entfernt und damit auch wichtige Nährstoffe. Trocken gelagert ist dieser Reis jahrelang haltbar.

Parboiled-Reis

Das Korn wird noch in der Spelze mit Druck und Dampf behandelt. Dabei wandern die wasserlöslichen Vitamine und Mineralstoffe aus dem Silberhäutchen ins Innere. Erst nach dieser Behandlung wird der Reis geschält und geschliffen. Er ist daher nährstoffreicher als Weißreis.

Schnellkochender Reis

Weißreis wird industriell vorgegart und danach wieder getrocknet. Er ist nach einer Garzeit von fünf bis 10 Minuten bereits servierfertig.

Veränderungen bei der Herstellung von Parboiled-Reis

▶ Stärke verkleistert, retrogradiert aber zum Teil wieder beim Trocknen.

▶ Enzyme werden durch die Hitze inaktiviert. Das verhindert die enzymatische Hydrolyse von Lipiden beim Lagern.

▶ Die Öltröpfchen der Lipide werden gesprengt und wandern zum Teil in die äußeren Schichten der Reiskörner.

▶ Natürliche Antioxidantien werden zerstört, daher ist Parboiled-Reis anfällig gegen die Oxidation seiner Lipide.

Besondere Reissorten

▶ Basmati-Reis ist eine besonders aromatische Langkornsorte. Er wird in Indien und Pakistan angebaut. Die edle Küche verwendet meist Basmati-Reis.

▶ Avorio-Reis ist eine Rundkornsorte. Er wird in Italien angebaut und eignet sich besonders gut für Risotto.

▶ Puffreis ist unter Druck mit Dampf behandelter Reis. Er dient als Zutat für Müslis oder kommt mit Schokolade überzogen in Tafelform in den Handel.

Reissorten

Die Kocheigenschaften einer Reissorte werden vor allem von ihrem Klebergehalt bestimmt. Kleberarme Sorten kochen weich, kleberreicher Reis wird beim Kochen körnig-trocken.

Es gibt beim Reis zwei Grundsorten:

Langkorn- oder Patnareis

Der Reis hat lange, schlanke Körner und wird wegen des hohen Klebergehaltes beim Kochen weiß, trocken und körnig.

Er eignet sich als Beilage zu Fleisch, Fisch- und Gemüsegerichten, als Suppeneinlage oder Hauptgericht – dann vermischt mit verschiedenen Zutaten.

Rundkorn- oder Milchreis

Diese Sorte hat dicke, runde Körner und wird wegen des geringen Klebergehaltes beim Kochen ziemlich weich. Der Verzehr von Rundkornreis ist in der letzten Zeit ständig zurückgegangen. Er spielt im Vergleich zu Langkornreis keine große Rolle mehr.

Rundkornreis findet bevorzugt für Breie, Pudding, süße Aufläufe und Reisklößchen Verwendung.

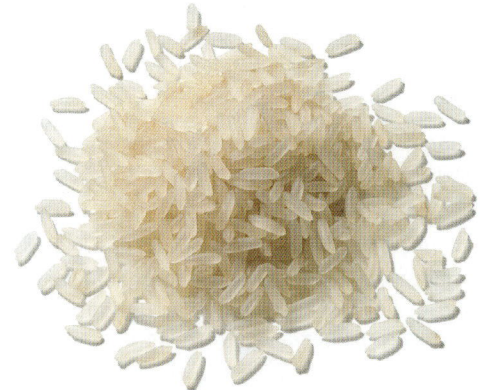

Bild 1: *Langkornreis*

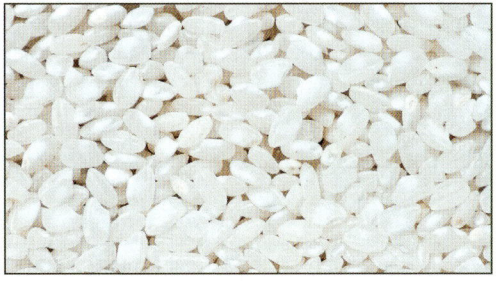

Bild 2: *Rundkornreis*

Info

Qualitätsstufen von Reis

Maßgebend für die Qualität ist der Anteil an gebrochenen Körnern. Je mehr Bruch enthalten ist, desto mehr Stärke tritt beim Kochen aus. Der Reis klebt.

▶ Spitzenreis enthält bis zu 5 % Bruch.

▶ Standardreis enthält bis zu 15 % Bruch.

▶ Haushaltsreis enthält bis zu 25 % Bruch.

▶ Bruchreis enthält bis zu 40 % Bruch.

 Info

Was ist Wildreis?

Er ist eigentlich gar kein Reis, sondern der Samen eines wild wachsenden Wassergrases. Seine dunkelbraunen ca. drei Zentimeter langen Körner haben einen nussartigen Geschmack. Frisch geernteter Wildreis hat eine grüne Farbe und wird zur besseren Haltbarkeit auf unter zehn Prozent Feuchtigkeit heruntergetrocknet.

1.5.2 Bewertung von Reis

Ob die „tägliche Schüssel Reis" den gesamten Nährstoffbedarf deckt, ist sicher fraglich. Dennoch ist Reis ein wertvolles Nahrungsmittel – insbesondere, wenn seine Vitamine und Mineralstoffe weitgehend erhalten sind.

Hauptbestandteil von Reis ist Stärke. Daneben erhält er Eiweiß und nur geringe Mengen Fett. Die Schalen sind reich an Ballaststoffen.

Vollkornreis enthält in Silberhäutchen und Keim die Vitamine B_1, B_2 und Niacin sowie das Spurenelement Eisen. Parboiled-Reis besitzt etwa 80 Prozent der ursprünglich vorhandenen Vitamine und Mineralstoffe.

Auffällig ist der geringe Gehalt an Natrium. Für Menschen, die Probleme mit dem Wasserhaushalt haben, zum Beispiel wegen kranker Nieren oder Bluthochdruck, ist Reis daher von diätetischer Bedeutung. Auch für die Ernährung bei Gicht ist Reis geeignet, denn er zählt zu den purinarmen Nahrungsmitteln.

Tab 2: *Nährstoffzusammensetzung von Reis (Gehalt in 100 g Reis)*

Nährstoffe	Weißreis	Vollkornreis
Kohlenhydrate	78,00 g	72,00 g
Protein	7,00 g	7,50 g
Fett	0,70 g	2,00 g
Ballaststoffe	1,40 g	4,00 g
Vitamin B_1	0,06 mg	0,40 g
Vitamin B_2	0,03 mg	6,30 mg
Niacin	2,60 mg	6,30 mg
Eisen	0,60 mg	2,00 mg
Natrium	6,00 mg	9,00 mg
Kalium	100,00 mg	150,00 mg
Magnesium	40,00 mg	120,00 mg
Calcium	6,00 mg	25,00 mg
Phosphor	120,00 mg	300,00 mg

Tab. 1: *Vergleich von Langkorn- und Rundkornreis*

	Langkornreis (Patnareis)	Rundkornreis (Milchreis)
Zusammensetzung	Kleberanteil höher	Stärkeanteil höher
Kocheigenschaften	Kocht körnig	Kocht breiig weich
Flüssigkeitsmenge	2 Tassen Flüssigkeit – 1 Tasse Reis	4 Tassen Flüssigkeit – 1 Tasse Reis
Garzeit Vollkornreis	30–35 Minuten	40–45 Minuten
Garzeit Weißreis	20–25 Minuten	30–35 Minuten

Info

Lagerung von Reis

Reis muss besonders trocken gelagert werden, denn er zieht Feuchtigkeit an. Totaler Luftabschluss bekommt ihm allerdings auch nicht. Er wird dann leicht muffig. Am besten in den üblichen Verpackungen des Handels lagern. Auf keinen Fall in Dosen oder Gläser abfüllen.

Bei richtiger Lagerung hält sich weißer Reis mindestens zwei Jahre. Vollkornreis sollte allerdings nicht so lange aufbewahrt werden. Sein Keim enthält Fett, das mit der Zeit ranzig wird.

Gekochter Reis gehört zum Aufbewahren in den Kühlschrank.

Zubereiten von Reis

Reis wird entweder in die kochende Flüssigkeit eingestreut oder erst in Fett angedünstet und dann nach Zugießen von Flüssigkeit gegart.

Tipp

► Reis in einem Sieb unter fließendem Wasser waschen.

► Reis entweder in die Flüssigkeit geben oder in Öl andünsten.

► Während des Garens zum Auflockern gelegentlich umrühren.

► Vollkornreis benötigt eine längere Garzeit.

Und jetzt *Sie!*

1. *Unterscheiden Sie Vollkornreis, Weißreis und Parboiled Reis hinsichtlich ihrer Inhaltsstoffe und bewerten Sie die Produkte ernährungsphysiologisch.*

2. *Für die Zubereitung von Reisbrei stehen zur Auswahl:*

   ► *Langkorn–Haushaltsreis parboiled*
   ► *Rundkorn–Standardreis*
   ► *Rundkorn–Bruchreis–parboiled.*

   Diskutieren Sie die Eignung der verschiedenen Produkte und leiten Sie daraus Ihre Entscheidung ab.

3. *Für Rätselfreunde:*

   Gesucht wird eigentlich ein Etikettenschwindler, denn er trägt einen falschen Namen. Dennoch ist er recht begehrt, was sich durchaus auch im Preis bemerkbar macht.

   a) *vom Reis selber abgesehen die wichtigste Zutat beim Reiskochen (erster von sechs Buchstaben).*

   b) *Größter Reisproduzent der Erde (dritter von fünf Buchstaben).*

   c) *Wegen der Erhaltung wichtiger Nährstoffe besonders wertvoller Reis (dritter von zwölf Buchstaben).*

   d) *Bezeichnung für Reis, der noch Spelzen enthält (vierter von neun Buchstaben).*

   e) *Mineralstoff, der nur in geringem Maß in Reis vorkommt (vierter von sieben Buchstaben).*

   f) *Inhaltsstoff von Reis, der die Kocheigenschaften bestimmt (dritter von sechs Buchstaben).*

   g) *Andere Bezeichnung für Rundkornreis (zweiter von neun Buchstaben).*

   h) *Aromatischer Langkornreis aus Indien oder Pakistan. (dritter von elf Buchstaben).*

   Die Buchstaben von a) bis h) aneinandergereiht, ergeben die Lösung.

2   Kartoffeln

Kartoffeln sind ein Grundnahrungsmittel, das vom deutschen Küchenzettel nicht wegzudenken ist. Laut Statistik verzehrt jeder von uns rund 63 Kilogramm Kartoffeln pro Jahr.

Ursprünglich kommt die Kartoffel aus den südamerikanischen Hochlandregionen der Anden. Die Spanier entdeckten auf ihren Eroberungszügen die riesigen Kartoffelkulturen der Inkas. Sie brachten die nährstoffreiche Knolle mit nach Europa. Dort wusste zunächst keiner so recht etwas mit ihr anzufangen. Man hegte sie zunächst als exotische Schönheit in fürstlichen Gärten.

Unter den europäischen Ländern war es zuerst Italien, das Kartoffeln in großem Stil anbaute. Ihrer Knollen wegen, die den begehrten Trüffelpilzen sehr ähnlich sind, nannten die Italiener sie kurzerhand „Tartuffo" — das ist die italienische Bezeichnung für Trüffel. Daraus entstand später das Wort Kartoffel.

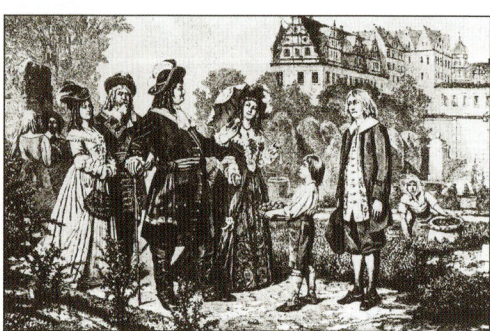

Bild 1: *Erste Kartoffelernte im Schlossgarten des Kurfürsten Friedrich-Wilhelm in Berlin*

Tab. 1: *Erntemengen ausgewählter Kontinente*

Kontinent	Erntemenge (1.000 t)
Asien	129.624
Europa	126.515
Nord- und Zentralamerika	26.659
Afrika	16.446
Südamerika	13.712
Ozeanien	1.792

Infoplus

Kartoffeln gegen den Welthunger

Die Vereinten Nationen (UN) haben 2008 zum „Internationalen Jahr der Kartoffel" erklärt. Man hofft dort, die unscheinbare Knolle könne helfen, den Welthunger zu lindern. In den kommenden 20 Jahren wird die Weltbevölkerung nach Schätzungen der UN jährlich um 100 Millionen wachsen — weitgehend in den Entwicklungsländern. Dort sind die Probleme ohnehin schon riesig. Deshalb werden einfache und günstige Lösungen dringend gesucht. Eine könnte der verstärkte Anbau von Kartoffeln sein. Sie könnte helfen, so die UN, „Nahrungssicherheit zu gewährleisten und Armut verringern".

Man setzt auf Kartoffeln, weil sie schneller wachsen als alle anderen Kulturpflanzen und weniger Platz brauchen. Außerdem sind über 85 Prozent der Pflanze für den menschlichen Verzehr geeignet. Bei Getreide beträgt der nutzbare Anteil nur 50 Prozent.

Die UN fördern daher Projekte, um den Anbau von Kartoffeln in Entwicklungsländern zu steigern. Nach Meinung internationaler Ernährungsexperten liegt deren Verbrauch an Kartoffeln mit 21 Kilo pro Jahr noch viel zu niedrig.

Tab. 2: *Erntemengen ausgewählter EU-Staaten*

Land	Erntemenge (1.000 t)		
	1990	2000	2007
Deutschland	14.039	13.193	11.605
Polen	36.313	24.232	11.221
Niederlande	7.036	8.127	7.200
Frankreich	4.721	6.434	6.624
Ver. Königreich	6.547	6.636	6.064
Spanien	5.331	3.078	2.511
Rumänien	3.186	3.470	3.488
Belgien/Lux.	1.862	2.950	2.898

2.1 Anbau und Reifezeit

Die Kartoffel gehört zu den Nachtschattengewächsen. Ihre oberirdisch wachsenden Früchte sind ungenießbar. Sie enthalten das giftige Solanin. Essbar sind die unterirdisch austreibenden Knollen. Kartoffelpflanzen sind anspruchslos und gedeihen auf nahezu jedem Boden.

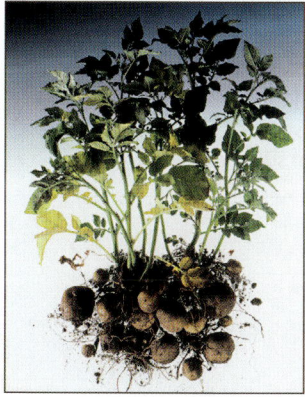

Bild 1:
Kartoffelpflanze

Der Erntezeitpunkt zählt

Je nach Reifezeit unterscheidet man drei Gruppen von Speisekartoffeln.

Speisefrühkatoffeln

Sie werden in den klimatisch besonders günstigen Mittelmeerländern angebaut. Man erntet sie ab Anfang Juni bis Mitte August. Nach dem 10. August geerntete Kartoffeln dürfen nicht mehr unter dieser Bezeichnung vermarktet werden. Sie sind wegen ihrer zarten Schale und ihres feinen Geschmacks besonders geschätzt. Zur Vorratshaltung sind sie nicht geeignet. Ihr hoher Wassergehalt lässt sie leicht verderben.

Mittelfrühe Kartoffeln

Sie werden ab Mitte August geerntet. Das Angebot ist zu dieser Zeit besonders vielfältig.

Mittelspäte bis sehr späte Sorten

Sie werden ab Mitte September geerntet und sind für die Vorratshaltung besonders geeignet.

2.2 Kochtypen, Sorten, Handelsklassen

Nicht jede Kartoffelsorte ist für jeden Verwendungszweck geeignet. Man unterscheidet grundsätzlich drei Kochtypen.

Mehlig kochend

Diese Kartoffeln haben einen besonders hohen Stärkegehalt und sind nach dem Kochen sehr weich.

Fest kochend

Diese Kartoffeln haben ein festes Fleisch , das seine Festigkeit auch beim Kochen behält.

Vorwiegend fest kochend

Diese Kartoffeln sind zwar nach dem Kochen noch fest, lassen sich aber mit der Gabel ganz leicht zerteilen.

Handelsklassen

Speisekartoffeln dürfen nur nach zwei festgelegten Handelsklassen verkauft werden. Für beide Klassen ist eine Mindestgröße von 30 Millimeter vorgeschrieben. Unterschreiten sie dieses Maß, können sie als Drillinge angeboten werden.

Klasse „Extra"

Diese Kartoffeln müssen besonders sauber gewaschen, schalenfest und gleichmäßig sortiert sein. Höchstens fünf Prozent eines Packungsinhaltes dürfen von dieser Norm abweichen. Fremde Bestandteile wie Stängel oder Blätter dürfen bis zu einem Prozent enthalten sein.

Klasse I

Kartoffeln dieser Qualität sind weniger gleichmäßig sortiert. Der Anteil abweichender Ware darf bis zu acht Prozent, der Anteil fremder Bestandteile bis zu zwei Prozent betragen.

 Info

Was auf der Kartoffelpackung steht

► Handelsklasse, Name der Sorte, Kochtyp

► Erzeugeranschrift

► Bezeichnung, z. B. „Speisekartoffeln".

Lagerung

Die Zeiten, wo Kartoffeln zentnerweise eingekellert wurden, sind schon lange vorbei. Heute kann man sie zu jeder Jahreszeit in guter Qualität kaufen. Dennoch sollten auch bei kurzfristiger Lagerung einige Bedingungen erfüllt sein.

▸ Luft muss Zutritt haben. Körbe sind daher besser geeignet als Gefäße aus Kunststoff.

▸ Die zweckmäßige Lagertemperatur liegt zwischen +4 und +8 °C. Bei Temperaturen darüber beginnen die Kartoffeln rasch zu keimen. Bei Temperaturen darunter bekommen sie einen süßen Geschmack.

▸ Möglichst dunkel lagern, denn Licht begünstigt das Auskeimen und schädigt außerdem lichtempfindliche Inhaltsstoffe wie zum Beispiel Vitamin C.

▸ Trocken lagern, denn Feuchtigkeit begünstigt das Wachstum von Mikroorganismen.

 Info

Warum Kartoffeln bei niedrigen Temperaturen süß werden

Bei Temperaturen unter +3 °C wirkt sich die Aktivität bestimmter Enzyme (Amylasen) auf den Geschmack aus. Amylasen spalten Stärke in Glucose auf. Auf diese Weise setzen sie ständig geringe Mengen Zucker frei. Normalerweise wird die Glucose sofort veratmet und reichert sich nicht an. Bei tiefen Temperaturen sinkt jedoch die Atmungsaktivität. Der Zucker wird nicht mehr so rasch abgebaut. Die Kartoffeln schmecken süß.

Tab. 1: *Kartoffelsorten im Überblick*

Sorten	Kochtyp	Verwendung	Lagerung
Frühe:			
▸ Berber, Christa, Rita	vorwiegend festkochend	▸ Salzkartoffeln ▸ Pellkartoffeln	▸ Eignen sich nur zur kurzfristigen Lagerung
Mittelfrühe oder späte:			
▸ Sieglinde, Nicola, Selma	festkochend	▸ Salzkartoffeln ▸ Bratkartoffeln ▸ Kartoffelsalat	▸ Lagerung über einen längeren Zeitraum möglich, ▸ kühl und dunkel, ▸ bei 4 bis 8 °C
▸ Agira, Desiree, Quarta, Secura, Solara	vorwiegend festkochend	▸ Salzkartoffeln ▸ Pellkartoffeln ▸ Bratkartoffeln	▸ Lagerung über einen längeren Zeitraum möglich, ▸ kühl und dunkel, ▸ bei 4 bis 8 °C
▸ Aula	mehligkochend	▸ Püree ▸ Eintopf	▸ Lagerung über einen längeren Zeitraum möglich, ▸ kühl und dunkel, ▸ bei 4 bis 8 °C

2.3 Bewertung der Kartoffel

Inzwischen hat es sich herumgesprochen, dass die früher meist als Dickmacher angeprangerte Kartoffel ein hochwertiges Nahrungsmittel ist. Ihrer Zusammensetzung nach steht sie zwischen Gemüse und den Getreiden. Sie ist wie Getreide Stärketräger, enthält aber wesentlich mehr Wasser, nämlich 75 Prozent. In Art und Höhe des Vitamin- und Mineralstoffgehaltes ähnelt sie den Gemüsen.

Das Eiweiß der Kartoffel ist relativ hochwertig und enthält reichlich essenzielle Aminosäuren. Ideal ist die Kombination von Kartoffeln mit Ei oder Milch in einer Mahlzeit. Das Eiweiß dieser beiden Lebensmittel ergänzt sich in optimaler Weise. Gemeinsam liefern sie ein Protein-Gemisch von besonders hoher biologischer Wertigkeit (s. S. 192).

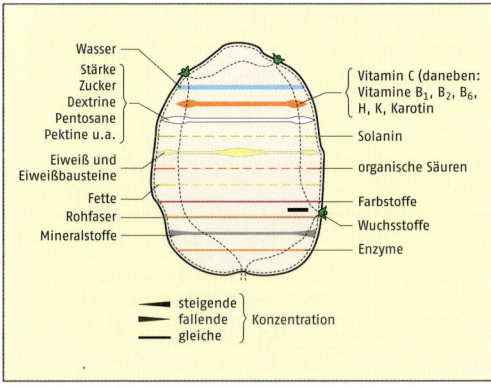

Bild 1: *Verteilungsmuster der Inhaltsstoffe*
(Quelle: Lebensmittellexikon, Behr's Verlag)

---

i Info

Mikronährstoffe der Kartoffel

Vitamin B$_1$	0,11 mg/100 g
Vitamin B$_2$	0,05 mg/100 g
Niacin	1,22 mg/100 g
Vitamin C	15,00 mg/100 g
Kalium	523,00 mg/100 g
Calcium	10,00 mg/100 g
Phosphor	50,00 mg/100 g
Eisen	0,80 mg/100 g

2.4 Zubereiten von Kartoffeln

Man isst Kartoffeln gekocht, gebraten, gebacken, heiß oder kalt und auf verschiedene Weise angemacht: mit Kräutern oder Sahne, mit Quark, Schinken, Zwiebeln oder gar als Karamellkartoffeln.

Grundregeln für die Zubereitung

Beim Zubereiten können Verluste an lebensnotwendigen Vitaminen und Mineralstoffen auftreten. Wasserlösliche Nährstoffe gehen bei unsachgemäßem Waschen verloren – andere durch Einwirken von Sauerstoff oder Hitze.

i Info

Pellkartoffeln sind top!

Am besten werden die Nährstoffe beim Garen in der Schale geschont. Pellkartoffeln gelten daher zu Recht als das ultimative Kartoffel-Gericht. Bei anderen Arten der Zubereitung lassen sich die Verluste gering halten, wenn man einige Regeln beachtet.

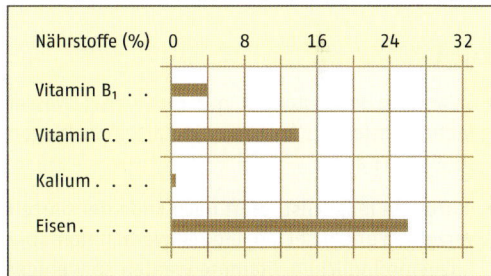

Bild 2: *Verluste beim Kochen von Pellkartoffeln*

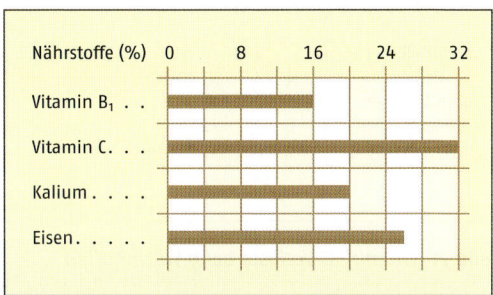

Bild 3: *Verluste beim Kochen geschälter Kartoffeln*

Schälen

▶ Kartoffeln mit einem Sparschäler möglichst dünn schälen. Erst kurz vor dem Garen schälen.

▶ Grüne Stellen wegschneiden – sie enthalten giftiges Solanin.

Waschen

▶ Geschälte Kartoffeln nur kurz und unzerschnitten waschen.

▶ Geschälte Kartoffeln nicht längere Zeit im Wasser liegen lassen.

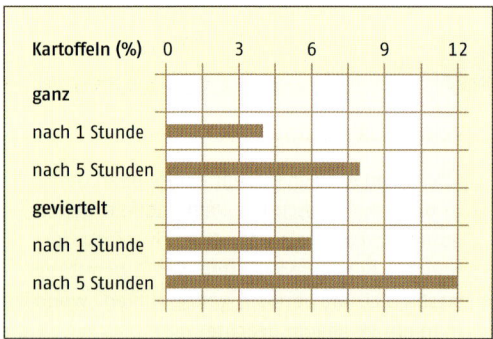

Bild 1: *Vitamin-C-Verluste geschälter Kartoffeln beim Wässern*

Garen

▶ Salz- und Pellkartoffeln mit nur wenig Wasser mehr dünsten als kochen. Die Kartoffeln laugen so weniger aus.

▶ Kartoffeln möglichst sofort nach Ende der Garzeit verzehren und nicht längere Zeit warm halten. Die hitzeempfindlichen Vitamine werden so weniger geschädigt.

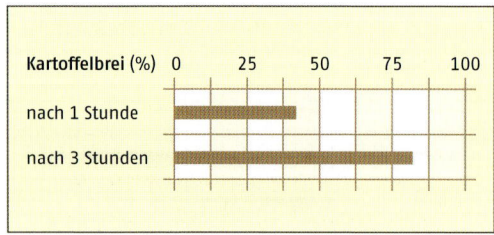

Bild 2: *Vitamin-C-Verluste beim Warmhalten*

Info

Bloß nicht zu viel Fett!!

Bei allzu großzügiger Verwendung von Fett für die Zubereitung wird aus der extrem fettarmen Kartoffel leicht eine Energiebombe.

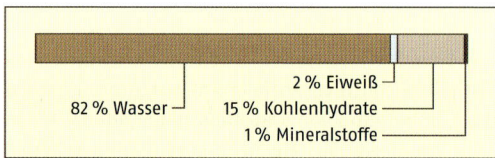

2 % Eiweiß
82 % Wasser
15 % Kohlenhydrate
1 % Mineralstoffe

Bild 3: *Nährstoffgehalt frischer Kartoffeln*

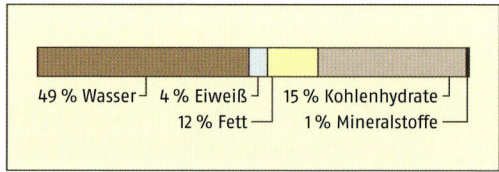

49 % Wasser   4 % Eiweiß   15 % Kohlenhydrate
12 % Fett   1 % Mineralstoffe

Bild 4: *Nährstoffgehalt von Pommes frites*

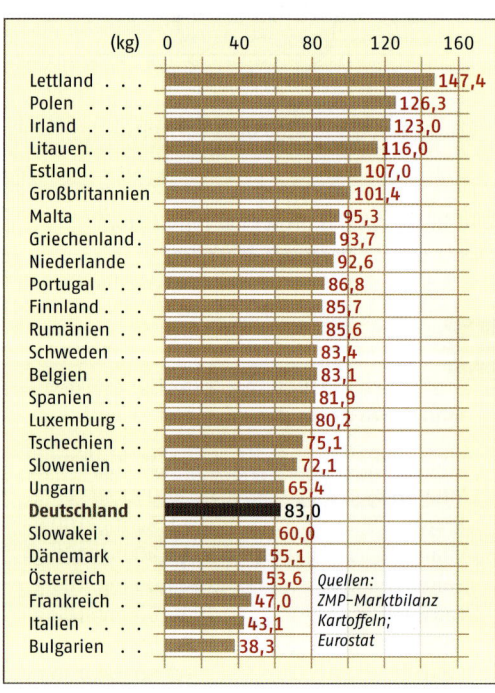

	(kg)	0	40	80	120	160
Lettland . . .						147,4
Polen					126,3	
Irland					123,0	
Litauen. . . .					116,0	
Estland. . . .					107,0	
Großbritannien					101,4	
Malta					95,3	
Griechenland.					93,7	
Niederlande .					92,6	
Portugal . . .				86,8		
Finnland . . .				85,7		
Rumänien . .				85,6		
Schweden . .				83,4		
Belgien . . .				83,1		
Spanien . . .				81,9		
Luxemburg . .				80,2		
Tschechien . .				75,1		
Slowenien . .				72,1		
Ungarn . . .				65,4		
Deutschland .				83,0		
Slowakei . . .				60,0		
Dänemark . .			55,1			
Österreich . .			53,6			
Frankreich . .			47,0			
Italien			43,1			
Bulgarien . .			38,3			

*Quellen:
ZMP-Marktbilanz
Kartoffeln;
Eurostat*

Bild 5: *Pro-Kopf-Verbrauch von Speisekartoffeln in der EU 2005/2006*

2.5   Vorgefertigte Kartoffelerzeugnisse

In letzter Zeit ist der Verbrauch frischer Kartoffeln ständig gesunken. Stark durchgesetzt haben sich hingegen vorgefertigte Kartoffelerzeugnisse. Ihr Verbrauch stieg von jährlich 0,8 Kilogramm pro Person im Jahr 1955 auf heute ca. 36 Kilogramm. Mit selbst zubereiteten Gerichten können sie meist nicht konkurrieren. Einen Vorteil haben sie allerdings: Sie sind in Rekordzeit zubereitet.

Salzkartoffeln

Es gibt sie geschält und bereits vorgegart in Gläsern und Dosen.

Pommes frites

Man kann sie tiefgefroren kaufen. Sie sind fertig geschnitten, bereits vorfrittiert und können direkt in heißes Fett gegeben oder im Backofen gegart werden.

Kartoffelpüree-Pulver

Es wird durch Trocknen von gekochten Kartoffeln hergestellt. Durch Zugabe von Wasser, Milch und Gewürzen ist das Püree in Minuten fertig.

Die Angebotspalette enthält außerdem:

▶ Kloßmehl für Kartoffelklöße,

▶ Kartoffelkroketten – tiefgefroren und als Trockenprodukt,

▶ Reibekuchen – tiefgefroren und als Trockenprodukt,

▶ Rösti – tiefgefroren und als Trockenprodukt,

▶ Kartoffelsuppenpulver.

Tab. 1: *Nährstoffgehalt von Kartoffelprodukten*

Nährstoff	Püree (pro 100 g)	Kroketten (pro 100 g)
Eiweiß	1,15 g	2,05 g
Fett	0,05 g	0,24 g
Kohlenhydrate	10,90 g	20,20 g
Energie	206 kJ	389 kJ

 Und jetzt *Sie!*

1. *Begründen Sie, dass Kartoffeln ein wirksames Mittel gegen den Hunger in der Welt sein könnten.*

2. *Entnehmen Sie der Tabelle 2 auf Seite 96 vier Informationen und interpretieren Sie diese.*

3. *Errechnen Sie den durchschnittlichen täglichen Kartoffelverzehr in Deutschland.*

3.1 *Wiegen Sie diese Menge an Kartoffeln ab. Beurteilen Sie die Portionsgröße.*

3.2 *Wie viel Prozent des Tagesbedarfs an*

   ▶ *Vitamin B₁,*   ▶ *Kalium,*
   ▶ *Vitamin C,*   ▶ *Eisen*

werden mit dieser Portion gedeckt? Nehmen Sie Stellung zu Ihrem Ergebnis.

4. *Nachfolgend finden Sie ein Feld mit Kartoffelsorten und eines mit deren Verwendungsmöglichkeiten. Welche der Kartoffelsorten eignen sich jeweils nicht für einen der angegebenen Zwecke? Begründen Sie und machen Sie je einen Verbesserungsvorschlag.*

   Speisefrühkartoffeln, mehlig kochende Kartoffeln, fest kochende Kartoffeln, Drillinge, Klasse Extra Kartoffeln

   Kartoffelsalat, preisbewusste Küche, Kartoffelpüree, Ofenkartoffeln, Vorratshaltung im Winter

5. *Stellen Sie Gemeinsamkeiten von Kartoffeln*

   ▶ *mit Getreide,*   ▶ *mit Gemüse*

zusammen, und kommen Sie zu einer ernährungsphysiologischen Bewertung.

6. *Interpretieren Sie die Grafiken auf den Seiten 99 und 100. Begründen Sie damit die Arbeitsregeln bei der Zubereitung von Kartoffeln.*

3   Zucker

Zucker hat erst relativ spät den Honig als ältestes Süßungsmittel abgelöst. Er kam durch die Araber über Persien nach Europa. Damals wurde der Zucker ausschließlich aus Zuckerrohr gewonnen. Im 18. Jahrhundert entdeckte der Berliner Chemiker Marggraf dann den Saccharosegehalt von Zuckerrüben. Danach hielt der Zucker allgemein Einzug in die Küche.

 Info

Verwendung der Rückstände

Die Mutterlauge aus der Zuckergewinnung bezeichnet man als Melasse. Sie enthält neben Nichtzuckerstoffen und Raffinose noch etwa 60 Prozent Saccharose. Melasse dient als Rohmaterial für die Gewinnung von Hefe und als Viehfutter.

3.1   Gewinnung von Rübenzucker

Die Zuckerrübe erreicht im Oktober ihre höchste Zuckerkonzentration. Da der Zuckergehalt durch Atmungsprozesse rasch wieder abgebaut werden kann, müssen Ernte und Verarbeitung zügig erfolgen.

Stationen der Verarbeitung

1. Waschen der Rüben in Schwemmrinnen, Quirlwäschen oder Vibrationswäschen. Das Waschwasser wird geklärt, zurückgeführt und erneut verwendet.

2. Zerkleinern in Schneidemaschinen zu Schnitzeln von 2–3 mm Dicke und 4–7 mm Breite.

3. Gewinnen des Saftes durch Auslaugen der Schnitzel. Dabei werden 90 % der Saccharose herausgelöst. Der Dünnsaft entsteht.

4. Filtrieren und Versetzen des Filtrats mit $Ca(OH)_2$. Dadurch werden extrahierte Säuren ausgefällt.

5. Ausfällen überschüssiger Ca-Ionen durch Einleiten von CO_2. Calcium fällt als $CaCO_3$ aus.

6. Entfernen von mit extrahierten Aminosäuren durch Behandeln mit Ionenaustauschern.

7. Einkochen des Dünnsaftes bis zur Übersättigung. Der Dicksaft entsteht.

8. Isolieren der Saccharose durch ein mehrstufiges Kristallisationsverfahren. Der so gewonnene, noch verunreinigte Zucker wird als Affinade bezeichnet.

9. Bei der Raffination wird der Affinade-Zucker gelöst und unter Zusatz von Aktivkohle umkristallisiert. Dadurch wird Zucker in seiner reinsten Form als Raffinade erhalten.

 Info

Reinheitsgrade von Zucker

Weißzucker
Zucker einfacher Qualität, mit weißer bis gelbstichiger Farbe.

Raffinade
Zucker bester Qualität, gewonnen aus Weißzucker durch nochmaliges Reinigen.

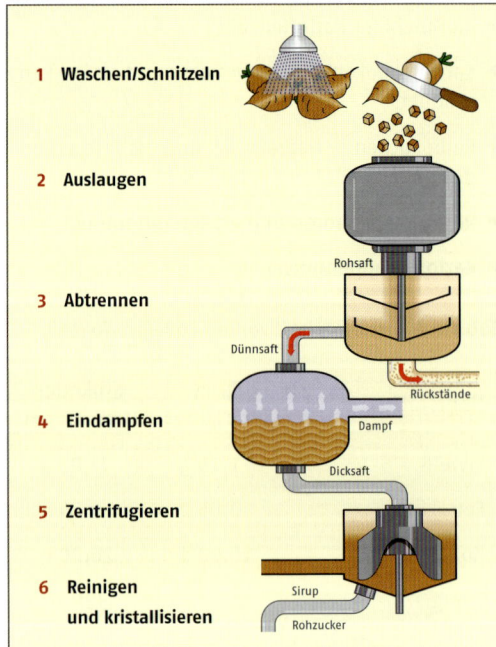

Bild 1: *Schema der Zuckergewinnung*

3.2 Zuckersorten

Tab. 1: *Die wichtigsten Zuckersorten*

Haushaltszucker (Kristallzucker)

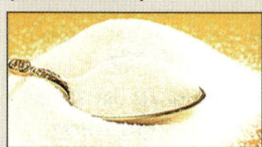

Der klassische „Küchenzucker": lose, deutlich ausgebildete Kristalle; in verschieden großen Körnungen zu haben

Verwendung:
▶ Zubereiten von Speisen und Gebäck
▶ Süßen von Getränken

Würfelzucker

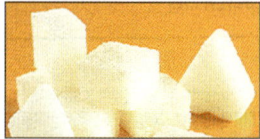

Feucht gepresster Kristallzucker

Verwendung:
Süßen von Getränken – vor allem Kaffee

Hagelzucker

Hagelkornähnlich aussehender Zucker, hergestellt durch Granulieren (Körnen) von Raffinade

Verwendung:
Als Dekor zum Bestreuen von Gebäck und Süßspeisen

Puderzucker

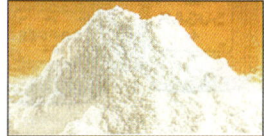

Feinst vermahlener Kristallzucker

Verwendung:
Für Backwaren und Mehlspeisen zum Bestreuen, für Glasuren

Kandis

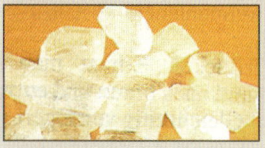

Raffinadezucker in großen Kristallen, entsteht durch langsames Kristallisieren aus hoch konzentrierten Zuckerlösungen, als weißer und brauner Kandis im Handel

Einmachzucker

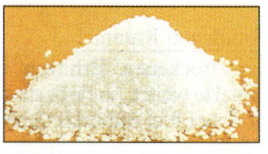

Grobkristalline Raffinade

Verwendung:
Zum Einmachen – die großen Kristalle lösen sich nur langsam und daher ohne Schäumen auf

Gelierzucker

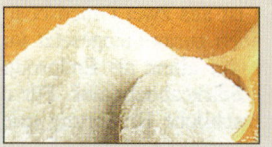

Gemisch aus Kristallzucker mit Geliermitteln und Obstsäure – z. B. Zitronensäure, geliert sehr schnell; Aroma, Farbe und Vitamine bleiben gut erhalten

Verwendung:
Herstellen von Konfitüren, Marmeladen und Gelees

Tab. 1: *Zuckerverbrauch in einigen Ländern (kg pro Kopf und Jahr; 2008/09)*
Quelle: Wirtschaftliche Vereinigung Zucker

Land	Ver-brauch	Land	Ver-brauch
Kuba	62,0	Norwegen	34,0
Brasilien	61,8	Südafrika	32,5
Schweiz	61,4	USA	30,7
Australien	56,4	Türkei	29,3
Mexiko	50,0	Philippinen	22,7
Ukraine	48,4	Indien	21,0
Russland	44,2	Indonesien	19,8
EU	38,2	China	11,9
Ägypten	34,2		

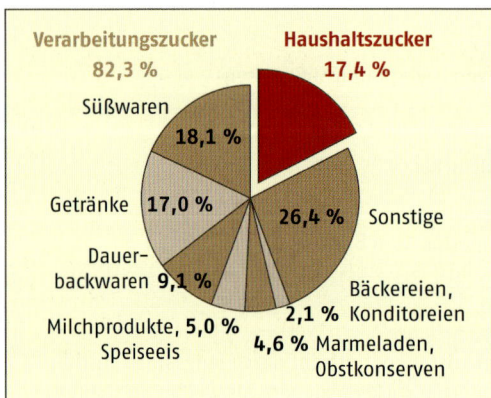

Bild 1: *Verwendung der heimischen Zuckerproduktion bei der Produktion von Lebensmitteln und im Haushalt*

 Info

Weitere Zuckersorten

Braunzucker

Karamellisierter und mit Sirup eingefärbter Zucker. Wegen des Sirupzusatzes hat er einen höheren Wassergehalt und ist daher leicht verderblich. Besonders wichtig ist daher eine trockene Lagerung.

Verwendung:
Süßspeisen, Backwaren, Getränke, Müsli.

Invertzucker

Gemisch aus gleichen Teilen von Glucose und Fructose. Durch Kochen von Saccharose mit Säuren gewonnen.

Verwendung:
Kunsthonig, Marmeladen, Konfitüren.

Stärkesirup

Wird aus stärkehaltigen Rohstoffen (Mais, Kartoffeln) durch Einwirken von Säuren oder Enzymen gewonnen. Man unterscheidet Maltose- und Glucosesirup.

Verwendung:
Getränke, Süßwaren, Kunsthonig, Marzipan, Konfitüren, Likör.

Vanillinzucker

Gemisch aus feinst vermahlenem Kristallzucker mit Vanillin.

Verwendung:
Süßspeisen, Back- und Konditoreiwaren.

Tab. 2: *Zuckergehalt von Lebensmitteln*

Produkt	Gehalt (%)	Produkt	Gehalt (%)
Hartkaramellen	95	Fertigmüsli	20−30
Lakritz	78	Milchspeiseeis	15
Fruchtgummis	77	Limonaden, Colagetränke	12
Konfitüren, Marmeladen	60	Apfelsaft	11
Vollmilchschokolade	54	Orangensaft	8
Tomatenketchup	30		

Tipp

Lagerung von Zucker

Zucker ist hygroskopisch. Er zieht Feuchtigkeit aus seiner Umgebung an und wird dadurch klumpig. Außerdem nimmt er leicht Fremdgerüche an. Am besten in der handelsüblichen Verpackung in luftigen, trockenen Vorratsschränken und nicht gemeinsam mit stark riechenden Lebensmitteln lagern.

3.3 Zucker in der Diskussion

Zucker und sein Einfluss auf die Gesundheit ist ein Thema, das immer wieder heftig diskutiert wird.

Preisfrage: Sollte eine gesunde Ernährung auf Zucker verzichten?

In dieser Frage gehen die Meinungen weit auseinander.

▸ Die einen, zum Beispiel die Befürworter der Vollwertkost, möchten ihn am liebsten total aus der Küche verbannen. Sie verteufeln ihn als „leere Kalorienträger", als hoch raffiniertes und damit „totes" Nahrungsmittel. Ihre Empfehlung: Statt Zucker nur noch mit Honig süßen.

▸ Für andere gehört Zucker ganz selbstverständlich als nicht zu ersetzender Geschmacksstoff zu den Grundzutaten beim Bereiten von Süßspeisen, Gebäck, Konfitüren und Gelees.

An welcher Auffassung sollte man sich orientieren?

Zunächst einmal haben die Zuckerkritiker insoweit Recht, dass Zucker tatsächlich nichts weiter als Energie enthält – in Form von Saccharose. Andere Nährstoffe sind nicht enthalten, auch nicht in Spuren.

Der von Vollwertköstlern empfohlene Honig enthält dagegen messbare Mengen an Vitaminen und Mineralstoffen. Wir könnten Zucker also komplett aus unserer Ernährung streichen, ohne gesundheitliche Nachteile zu riskieren.

Warum also nicht einfach auf Zucker verzichten?

Der Grund dafür, dass die meisten Menschen das nicht tun: Als süßer Geschmacksstoff ist Zucker nur begrenzt zu ersetzen. Ein mit Honig gebackener Kuchen schmeckt anders als herkömmlich zubereitetes Gebäck und ist nicht jedermanns Geschmack.

Und die Empfehlung?

Um den Gesichtspunkt „gesunde Ernährung" und den Wunsch nach schmackhafter Zubereitung miteinander in Einklang zu bringen, empfiehlt sich: Kein Totalverzicht, aber Zuckerkonsum in Maßen. Oder in Zahlen ausgedrückt: In Deutschland liegt der Verzehr von Zucker zur Zeit bei insgesamt 94 Gramm pro Tag. Er sollte auf täglich 50 bis 60 Gramm gesenkt werden.

3.4 Verwendung von Zucker

Je nach Art der Speise und Zubereitungsverfahren wählt man verschiedene Zuckersorten aus.

▸ Bei geringem Wassergehalt der Nahrungsmittel und nur kurzer Zubereitungsdauer, zum Beispiel beim Bereiten von Glasuren, ist Puderzucker am besten geeignet.

▸ Normalerweise liegen die Wassergehalte aber hinreichend hoch, sodass mit Haushaltszucker gesüßt werden kann, zum Beispiel beim Bereiten von Süßspeisen, Gebäck oder beim Süßen von Getränken.

▸ Bei langer Zubereitungsdauer und hohem Wassergehalt verwendet man groben Kristallzucker, der sich langsam auflöst, z. B. beim Kochen von Marmelade oder Einmachen.

Karamell als Geschmacksstoff

Bei trockenem Erhitzen schmilzt Zucker. Erhitzt man die Schmelze weiter, färbt sie sich nach und nach braun und entwickelt dabei fein duftende Aromastoffe. Den Vorgang nennt man Karamellisieren. Karamell dient beim Bereiten von Süßspeisen oder Krokant als Geschmacksstoff.

4   Honig

Honig ist das älteste Süßungsmittel der Welt und ein Naturprodukt, das diese Bezeichnung tatsächlich verdient. Im Bienenstock entsteht er allein durch den sprichwörtlichen Fleiß seiner Bewohner.

Bienen sammeln Blütennektar sowie andere Sekrete von Pflanzen und speichern sie in ihrem Honigmagen. Im Stock nehmen andere Bienen den Mageninhalt der Sammlerinnen auf, speichern ihn ihrerseits und verteilen ihn weiter. Etwa 30 bis 40 Honigmägen werden auf diese Weise durchlaufen. Dabei finden komplizierte Umwandlungen statt − Spaltung von Saccharose, Bildung von Oligosacchariden, Säuren und Aromastoffen. Der fertige Honig wird als Vorrat in den Waben abgelagert.

Erst wenn er ganz ausgereift ist, wird der Honig aus den Waben entfernt und von winzigen Gewebeteilchen der Pflanzen und von Wachspartikelchen befreit. Mehr darf nicht mit ihm geschehen. Ihm dürfen weder fremde Stoffe zugesetzt noch natürliche Bestandteile entzogen werden.

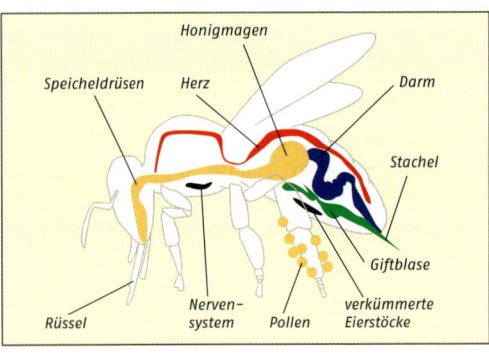

Bild 1: *Bienenarbeiterin*

 Info

Das Besondere an Honig

Schon seit dem Altertum gilt Honig als Heilmittel und so mancher schwört noch heute bei Erkältungen auf eine „Tasse warme Milch mit Honig". Neuere Forschungen haben bestätigt, dass Honig Stoffe mit antibakterieller Wirkung, die sogenannten Inhibine, enthält.

4.1   Gewinnung

Je nach Art der Gewinnung unterscheidet man unterschiedliche Handelssorten.

Scheiben- oder Wabenhonig

Er befindet sich noch in den von den Bienen gebauten und verdeckelten Waben. Die Waben werden geschnitten und portioniert vermarktet. Scheiben oder Wabenhonig gilt als besonders teure Honig-Spezialität.

Schleuderhonig

Er wird mittels Zentrifuge aus den Waben ausgeschleudert. Nach dieser Methode wird Honig heute hauptsächlich gewonnen.

Presshonig

Er wird aus den Waben durch Pressen gewonnen. Diese Sorte ist von minderer Qualität.

 Info

Was ist Kunsthonig?

Man versteht darunter ein dem Honig ähnliches Produkt, das als „Invertzucker-Creme" im Handel ist. Man gewinnt ihn aus Rohrzucker, der chemisch in Glucose und Fructose aufgespalten wird. Das Mischen von Invertzucker-Creme mit Honig ist gesetzlich erlaubt. Der Gehalt an Bienenhonig muss auf der Packung vermerkt werden.

 Tipp

Lagerung von Honig

Honig muss vor Licht- und Wärmeeinwirkung geschützt werden. Dann nehmen die empfindlichen Aromastoffe keinen Schaden. Die beste Lagertemperatur für cremigen Honig ist 10−12 °C und 18−20 °C für flüssigen Honig. Unter solchen Bedingungen ist Honig ohne nennenswerte Qualitätseinbußen nahezu unbegrenzt haltbar.

4.2 Bewertung von Honig

Honig ist ernährungsphysiologisch als Zucker einzustufen. Er hat wegen des hohen Gehaltes an Kohlenhydraten von etwa 80 Prozent einen beträchtlichen Nährwert von rund 1280 kJ pro 100 Gramm. Den Hauptbestandteil bildet dabei Invertzucker – ein Gemisch aus gleichen Teilen Glucose und Fructose. Er entsteht durch das von den Bienen abgesonderte Enzym Invertase. Es spaltet Saccharose in die beiden Monosaccharide.

Chemisch gesehen ist der Unterschied zur Saccharose des Haushaltszuckers also gar nicht so groß. Im Honig liegen die beiden Monosaccharide frei nebeneinander vor, in der Saccharose sind sie miteinander verknüpft.

Außerdem enthält Honig noch Mineralstoffe und – zwar geringe – aber messbare Mengen an Vitaminen.

Der Genusswert von Honig wird durch seine charakteristischen Aromastoffe ganz wesentlich mitbestimmt. Bislang hat man 120 Einzelstoffe des Honigaromas isoliert.

Verwendung

In der traditionellen Küche wird Honig hauptsächlich als Brotaufstrich oder zum Bereiten bestimmter Gebäcke wie zum Beispiel Lebkuchen verwendet.

Die Vollwertkost setzt Honig ganz allgemein als süßen Geschmacksstoff ein. Rezepte aus der Vollwertküche empfehlen ihn allerdings nur in verdünnter Form.

 Und jetzt *Sie!*

1. *Derzeit werden in Europa durchschnittlich 38,6 kg Zucker pro Person und Jahr verbraucht (Quelle: www.zuckerverbaende.de). Errechnen Sie die täglich in Europa im Durchschnitt aufgenommene Zuckermenge und deren Energiegehalt.*

2. *Wie viel Prozent ihres täglichen Energiebedarfs (8000 kJ) würde demnach eine Schülerin mit Zucker decken? Beurteilen Sie dies vom ernährungsphysiologischen Standpunkt her.*

3. *Berechnen Sie, wie viele Bananen (1 Stück = 150 g) man essen könnte, um die gleiche Menge an Zucker zu bekommen, die Sie in der Aufgabe 1 berechnet haben. (Hinweis: Verwenden Sie zur vereinfachten Berechnung des Zuckergehalts den Wert für „verwertbare Kohlenhydrate" in Ihrer Nährwerttabelle.)*

   3.1 *Vergleichen Sie beide „Portionen" hinsichtlich:*

   ▸ *Sättigungswert,*
   ▸ *Vorhandensein anderer Nahrungsinhaltsstoffe,*

   ▸ *Kariogenität,*
   ▸ *Gefahr der Entstehung von Übergewicht,*
   ▸ *Auswirkungen auf den Blutzuckerspiegel.*

4. *Erklären Sie jeweils die einzelnen Verarbeitungsschritte bei der Zuckergewinnung.*

5. *Informieren Sie sich auf S. 55 über Invertzucker.*

   ▸ *Erläutern Sie seine Entstehung,*
   ▸ *begründen Sie, warum er so heißt,*
   ▸ *nennen Sie Einsatzbereiche in der Lebensmittelindustrie.*

6. *Unterscheiden Sie*

   ▸ *Haushaltszucker,*
   ▸ *Gelierzucker,*
   ▸ *braunen Zucker.*

7. *Bei alternativen Kostformen wird häufig empfohlen, statt mit Zucker, mit Honig zu süßen. Diskutieren Sie diese Empfehlung. Finden Sie Argumente für und gegen den Honig als Zuckersatz.*

5   Süßungsmittel

Menschen haben von der Wiege an eine klare Präferenz für Süßes. Diese Vorliebe ist offensichtlich angeboren. Nun ist ja ein Übermaß an Zucker alles andere als gesund. Aber „süß" muss ja nicht immer „zuckersüß" sein. Es gibt Alternativen zum Zucker.

5.1   Zuckeraustauschstoffe

Sie werden genau wie Saccharose eingesetzt, denn sie schmecken nicht nur süß, sondern haben auch „Körper". Zuckeraustauschstoffe können daher statt Haushaltszucker zum Beispiel zum Bereiten von Gebäck verwendet werden. Wie Saccharose enthalten sie auch Energie.

Der ernährungsphysiologische Vorteil von Zuckeraustauschstoffen liegt darin, dass sie unabhängig von Insulin metabolisiert werden. Auch haben die meisten nur eine geringe kariogene Wirkung. Für einige Zuckeraustauschstoffe, zum Beispiel Xylit, ist sogar eine antikariogene Wirkung beschrieben worden. Fructose dagegen gefährdet die Zähne in gleicher Weise wie Saccharose.

Manche Zuckeraustauschstoffe wirken stark hygroskopisch. Da sie meist nur langsam resorbiert werden, kann es im Darm zu starken Wasseranlagerungen kommen, die dann zu Durchfällen führen. Solche Störungen treten aber nur beim Konsum größerer Mengen auf.

Tab. 1: *Süßkraft der Zuckeraustauschstoffe*

Name	Relative Süßkraft
Saccharose	100
Fructose	110−170
Xylit (E967)	100
Maltit (E965)	60−90
Isomalt (E953)	45
Mannit (E421)	40−50
Sorbit (E420)	40−50
Lactit (E966)	30

Xylit

Der fünfwertige Alkohol hat die gleiche Süßkraft wie Saccharose. Wegen seiner hohen Lösungswärme hat er beim Auflösen in der Mundhöhle einen kühlenden Effekt. Eine Tagesdosis von 50 Gramm sollte nicht überschritten werden.

Maltit

Er ist ein Disaccharidalkohol und leitet sich von Maltose ab. Im Intestinaltrakt wird er sehr langsam zu Glucose und Sorbit hydrolysiert. Ein Teil wandert in tiefere Darmabschnitte, um dort mikrobiell zersetzt zu werden. Nur etwa 50 Prozent der in Maltit enthaltenen Energie wird vom Körper genutzt. Die maximal Tagesdosis liegt bei 50 Gramm .

Isomalt

Er ist aus den Zuckeralkoholen Sorbit und Mannit zusammengesetzt. Isomalt ist stabil und daher sehr breit einsetzbar. Er kann in nahezu alle Lebensmittel mit süßem Geschmack eingearbeitet werden. Isomalt ist praktisch nicht hygroskopisch.

Mannit

Der sechswertige Zuckeralkohol ist Hauptbestandteil von Manna — daher der Name. Die in Mannit enthaltene Energie wird vom Körper nur zu etwa 50 Prozent verwertet. Er hat eine stark abführende Wirkung. Die maximale Tagesdosis liegt daher mit 20 Gramm sehr niedrig.

Lactit

Er ist ein Disaccharidalkohol und leitet sich von Lactose ab. Lactit wird im Dünndarm praktisch nicht resorbiert und auch im Dickdarm nur unvollständig verstoffwechselt. Wie Xylit zeigt er im Mund einen kühlenden Effekt — allerdings weniger stark ausgeprägt.

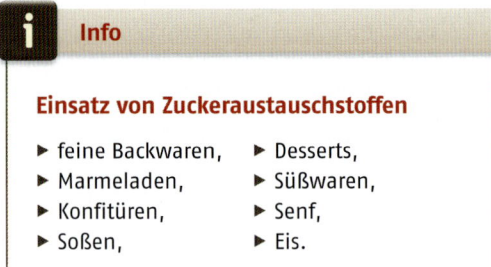

i   Info

Einsatz von Zuckeraustauschstoffen

- ▶ feine Backwaren,
- ▶ Marmeladen,
- ▶ Konfitüren,
- ▶ Soßen,
- ▶ Desserts,
- ▶ Süßwaren,
- ▶ Senf,
- ▶ Eis.

5.2 Süßstoffe

Süßstoffe sind im Unterschied zu Zuckeraustauschstoffen Substanzen, die chemisch keinerlei Ähnlichkeit mit Saccharose besitzen und völlig anders aufgebaut sind. Darüber hinaus gilt für sie alle:

▶ Sie liefern keine oder sehr wenig Energie.

▶ Ihre Süßkraft liegt um ein vielfaches höher als die von Saccharose.

▶ Sie sind nicht kariogen.

▶ Viele von Ihnen werden im Körper nicht abgebaut.

▶ Sie sind appetitanregend.

▶ Sie können natürlicher Herkunft oder synthetisch hergestellt sein.

Saccharin (Benzoesäuresulfimid)

Er ist der älteste industriell hergestellte Süßstoff und wurde bereits vor 200 Jahren entdeckt. Saccharin hat eine sehr hohe Süßkraft. Mit steigender Konzentration tritt jedoch zunehmend ein metallisch bitterer Beigeschmack auf, der sich durch Zumischen anderer Süßstoffe, vor allem Natrium-Cyclamat, zum Teil überdecken lässt.

Saccharin ist in kaltem Wasser schwer, bei höheren Temperaturen jedoch gut löslich. Wegen der besseren Löslichkeit wird es meist als Natriumsalz verwendet. Beim Erhitzen wird der Imidring gespalten. Dabei geht die Süßkraft verloren.

ADI-Wert: 5 mg/kg Körpergewicht.

Bild 1: *Saccharin*

Der ADI-Wert entspricht der toxikologisch unbedenklichen Tagesdosis (Acceptable Daily Intake), s. S. 465.

Natrium-Cyclamat

Cyclamat bildet angenehm süß schmeckende Kristalle, die sich gut in Wasser lösen. Es ist hitzebeständig und lässt sich daher auch problemlos zum Kochen und Backen verwenden.

In den USA wurde Cyclamat 1970 verboten, weil bei sehr hohen Dosierungen Blasenkrebs beobachtet worden war. Neuere Studien konnten dies nicht bestätigen. In der EU ist es für bestimmte Lebensmittel mit einer Beschränkung der Höchstmengen zugelassen. Dazu gehören Zuckerfreie Getränke, Konfitüren, Marmeladen oder Obstkonserven.

ADI-Wert: 7 mg/kg Körpergewicht.

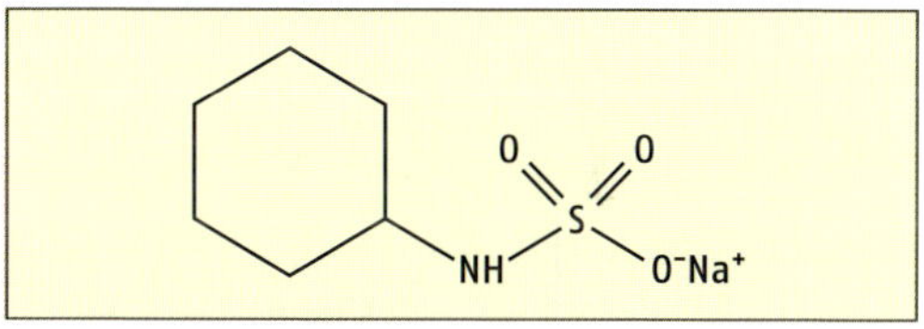

Bild 2: *Natrium-Cyclamat*

Aspartam

Es ist ein Dipeptid-Ester. Bausteine sind L-Asparaginsäure, L-Phenylalanin und Methanol. Im Körper wird Aspartam in seine Bestandteile zerlegt. Für Personen, die an Phenylketonurie leiden, ist es nicht geeignet.

Aspartam hat einen süßen, der Saccharose sehr ähnlichen Geschmack. Es ist nicht hitzebeständig und daher zum Kochen und Backen ungeeignet. Eingesetzt wird Aspartam vor allem bei Light-Produkten, aber auch bei Getränken oder Müsli.

ADI-Wert: 40 mg/kg Körpergewicht.

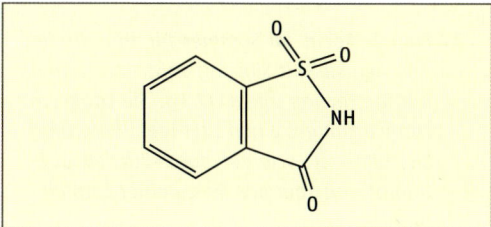

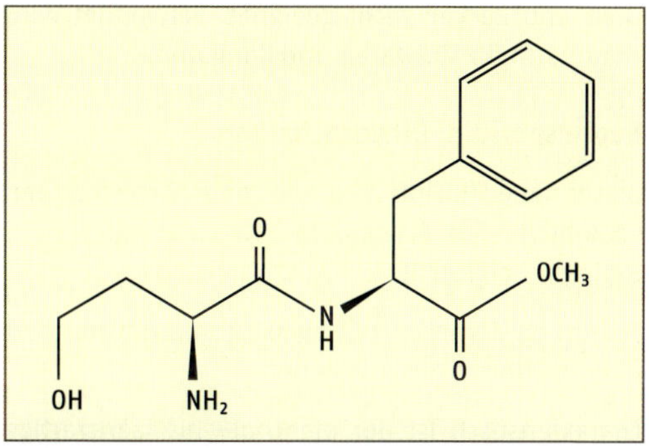

Bild 3: *Aspartam*

Acesulfam K

Chemisch gesehen ist dieser Süßstoff eine heterocyklische Verbindung mit den drei Heteroatomen: Sauerstoff, Stickstoff und Schwefel.

Vom Körper wird Acesulfam unverändert ausgeschieden. Er schmeckt ähnlich wie Saccharose, allerdings mit einem leicht bitteren Nachgeschmack.

Acesulfam K ist sehr stabil und kann auch zum Kochen und Backen verwendet werden. Eingesetzt wird es zum Beispiel bei Milchprodukten, Getränken und Backwaren.

ADI-Wert: 9 mg/kg Körpergewicht.

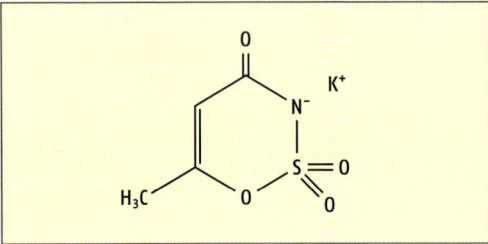

Bild 1: *Acesulfam K*

Thaumatin

Thaumatin ist ein Gemisch aus drei Proteinen, die in den Beeren der westafrikanischen Katamfepflanze vorkommen. Die Substanz sammelt sich in den Organellen der Pflanze. Allerdings ist die Ausbeute nur sehr gering. Aus 1 kg lassen sich nur 6 g gewinnen.

Es wird vom Körper unverändert ausgeschieden. Wegen seiner sehr guten Verträglichkeit wurde für Thaumatin kein ADI-Wert festgelegt.

Wegen seiner Hitzeempfindlichkeit ist es zum Kochen und Backen nicht geeignet. Verwendet wird Thaumatin für Süßwaren und Kaugummi.

Neohesperidin-Dihydrochalkon

Dieser neue Süßstoff wird aus den in Zitrusfrüchten vorkommenden Flavonoiden Neohesperidin bzw. Naringin hergestellt.

Er wird im Körper nicht abgebaut und unverändert über die Nieren ausgeschieden.

Charakteristisch ist der menthol- bis lakritzartige Nachgeschmack, der die Anwendungsmöglichkeit in Lebensmitteln begrenzt. Eingesetzt wird Neohesperidin-DC zum Beispiel in Getränken, Kaugummi, Eiscreme und Konfitüren.

ADI-Wert: 5 mg/kg Körpergewicht.

Sucralose

Es handelt sich bei diesem Süßstoff um dreifach chlorierte Saccharose. Das Süßprofil ist anders als bei Zucker. Die Süße setzt spät ein und hält lange an – auch noch nach dem Herunterschlucken.

Wegen der guten Hitzestabilität ist Sucralose breit einsetzbar – auch zum Kochen und Backen.

ADI-Wert: 15 mg/kg Körpergewicht.

Tab. 1: *Süßkraft zugelassener Süßstoffe*

Süßstoff	Süßkraft
Saccharose	1
Thaumatin (E957)	ca. 2000
Sucralose (E955)	600–650
Neohesperidin DC (E959)	250–350
Saccharin (E954)	200–700
Aspartam (E951)	100–200
Acesulfam-K (E950)	80–250
Na-Cyclamat (E952)	20– 50

 Und jetzt *Sie!*

1. *Frau S. kocht im Sommer für ihre Kinder Tee, den sie mit Süßstoff süßt. Ihre zehnjährige Tochter wiegt 32 kg. Sie trinkt im Laufe des Tages einen Liter Tee. Überprüfen Sie, wie viel Cyclamat das Mädchen aufnimmt und kommen Sie zu einer Empfehlung.*

   Hinweise:
   a) *Eine Süßstofftablette enthält 40 mg Cyclamat. Sie wird zum Süßen für 0,2 Liter Tee verwendet.*
   b) *ADI-Wert von Cyclamat: 7 mg/kg.*

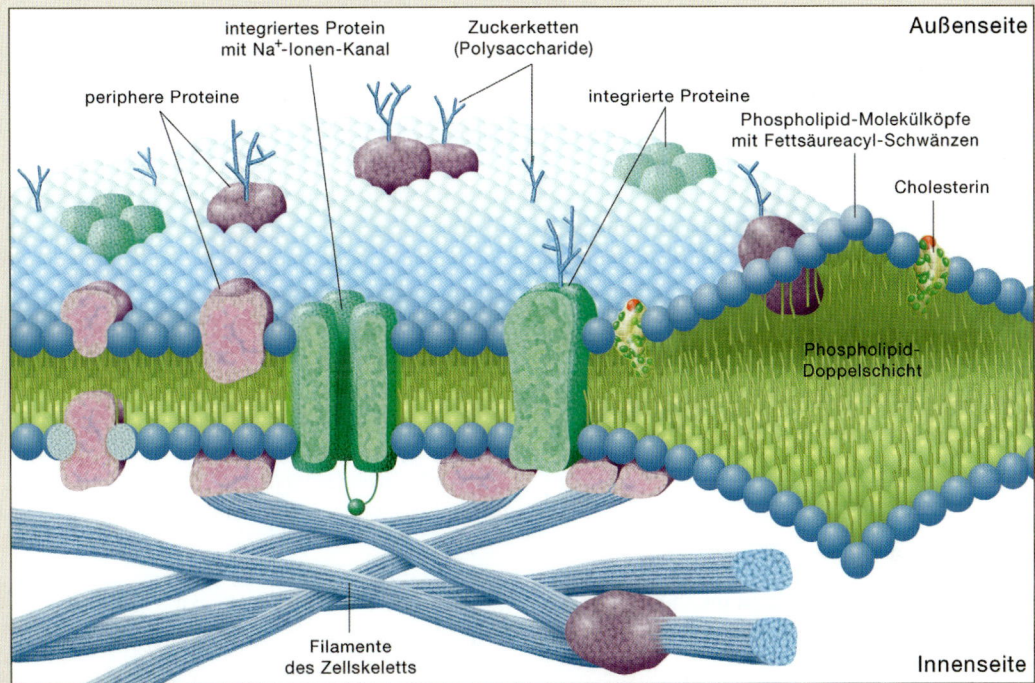

Lipide sind am Aufbau der Zellwände beteiligt

Teil 4: Lipide – Fette und fettähnliche Stoffe

Unter dem Begriff „Lipide" werden Fette und Fettbegleitstoffe zusammengefasst. Chemisch gesehen handelt es sich um ein buntes Gemisch unterschiedlicher Verbindungen. Aber sie haben Gemeinsamkeiten bei den physikalischen Eigenschaften und physiologischen Funktionen. So sind alle Lipide unlöslich in Wasser und nur in organischen Lösungsmitteln wie Benzol, Chloroform, Ether oder Alkohol in Lösung zu bringen. Lipide spielen eine wichtige Rolle als Energieträger, Nahrungsreserve oder auch als strukturbildende Nahrungskomponenten. So sind Phospholipide und Cholesterin am Aufbau von Zellmembranen beteiligt.

Aus der aktuellen Diskussion

Die Wissenschaft ist bislang nicht bekannten Wirkungen der Fette auf der Spur: Weil man bei ihnen eine Krebs hemmende Wirkung vermutet, wird seit einigen Jahren intensiv über konjugierte Linolsäuren (conjugated linoleic acids – CLA) geforscht. Im Tierversuch bremsen sie die Entwicklung von Tumoren der Brust, der Haut und des Magens. Nach bisherigen Ergebnissen können sie deren Wachstum in verschiedenen Stadien der Kanzerogenese beeinflussen. Ob diese Befunde auch auf den Menschen zu übertragen sind, wird noch diskutiert.

Einteilung der Lipide

Für die Einteilung der Lipide ist die chemische Systematik maßgeblich.

Stoffgruppe	Bausteine
Einfache Lipide	
▶ Neutral-fette	▶ Glycerin ▶ Fettsäuren
▶ Wachse	▶ hochmolekulare Alkohole ▶ langkettige Fettsäuren
Zusammengesetzte Lipide	
▶ Phospho-lipide (Phos-phatide)	▶ Glycerin oder Sphingosin ▶ Fettsäuren ▶ Phosphorsäure ▶ Base
▶ Glykolipide	▶ Glycerin oder Sphingosin ▶ Fettsäuren ▶ Mono-, Di- oder Oligo-saccharide
Unverseifbare Lipide	
▶ Sterine	▶ Steran ▶ Kohlenwasserstoff
▶ Carotinoide	▶ Isopren ▶ ringförmige Kohlenwasser-stoffe

1 Einfache Lipide

Von den beiden Vertretern dieser Gruppe sind vor allem die Neutralfette von Bedeutung. Wachse kommen zwar auch in einigen Lebensmitteln vor, haben aber im menschlichen Organismus keinerlei Funktion.

1.1 Neutralfette

Ihrer chemischen Zuordnung nach gehören Neutralfette zu den Estern. Dieser Stofftyp wird gebildet, wenn Alkohole und Säuren miteinander reagieren – ein Vorgang, den man als Veresterung bezeichnet. Ein einfacher Ester entsteht beispielsweise bei der Reaktion von Methanol mit Essigsäure.

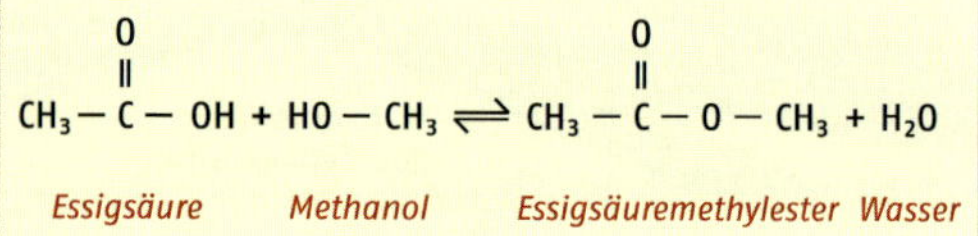

$$CH_3 - \overset{\overset{\textstyle O}{\|}}{C} - OH + HO - CH_3 \rightleftharpoons CH_3 - \overset{\overset{\textstyle O}{\|}}{C} - O - CH_3 + H_2O$$

Essigsäure   Methanol   Essigsäuremethylester Wasser

Bild 1: *Bildung von Essigsäuremethylester*

1.1.1 Bausteine

Die Bildung von Neutralfetten verläuft nach dem Reaktionsmuster der Esterbildung. Einziger Unterschied: In Neutralfetten tritt stets Glycerin als Alkoholkomponente auf. Weil es im Molekül drei reaktionsfähige OH-Gruppen besitzt, kann es bis zu drei Säuremoleküle binden.

Am Aufbau von Fetten sind Monocarbonsäuren beteiligt. Das bedeutet: Sie tragen im Molekül eine einzige Carboxylgruppe. Wegen ihrer Beteiligung am Aufbau von Fetten nennt man sie Fettsäuren.

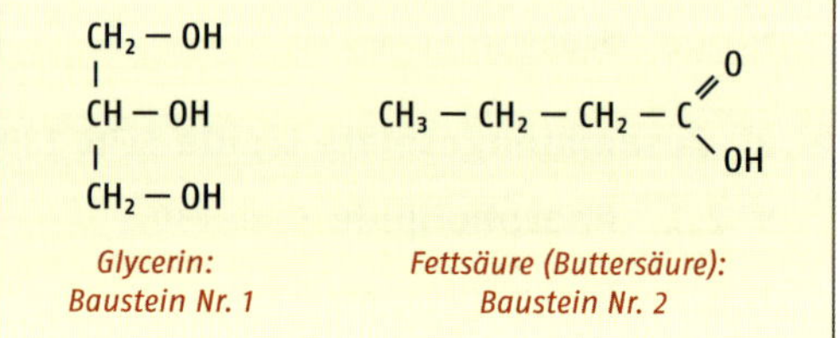

$$\begin{array}{l} CH_2 - OH \\ | \\ CH - OH \\ | \\ CH_2 - OH \end{array} \qquad CH_3 - CH_2 - CH_2 - C\overset{\textstyle \nearrow O}{\underset{\textstyle \searrow OH}{}}$$

Glycerin: Fettsäure (Buttersäure):
Baustein Nr. 1   Baustein Nr. 2

Bild 2: *Bausteine der Neutralfette*

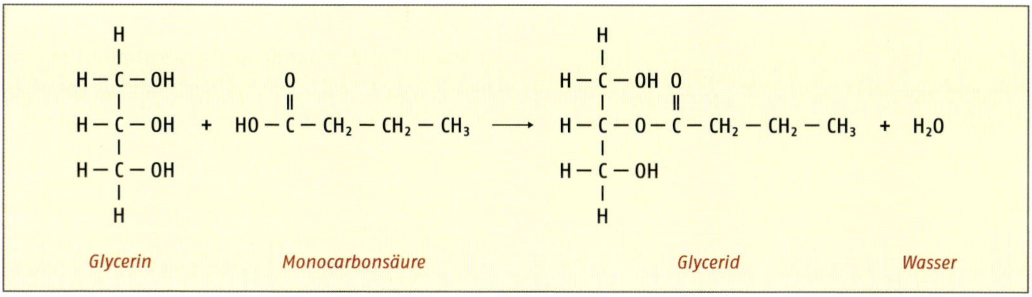

$$H - C - OH$$

Bild 1: *Reaktion der Bausteine untereinander*

Die Ester aus Glycerin und Monocarbonsäuren werden als Glyceride bezeichnet. Je nachdem wie viel Säuremoleküle gebunden sind unterscheidet man Mono-, Di- und Triglyceride.

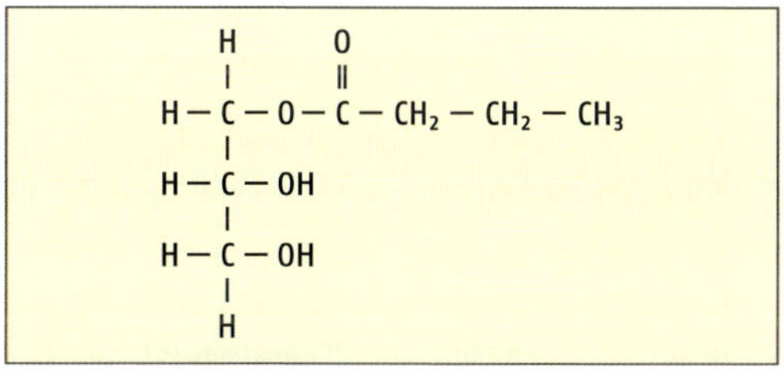

Bild 2: *Monoglycerid*

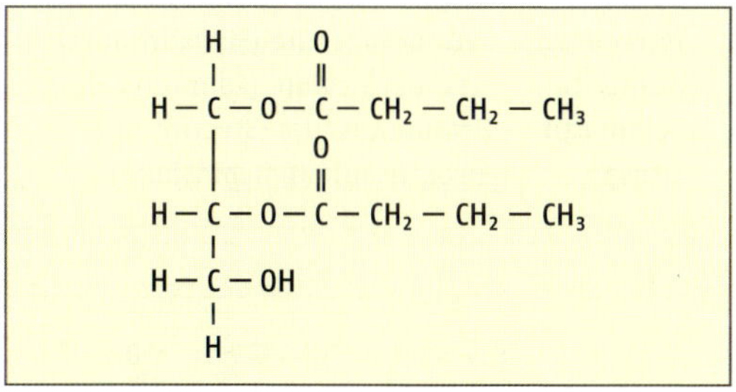

Bild 3: *Diglycerid*

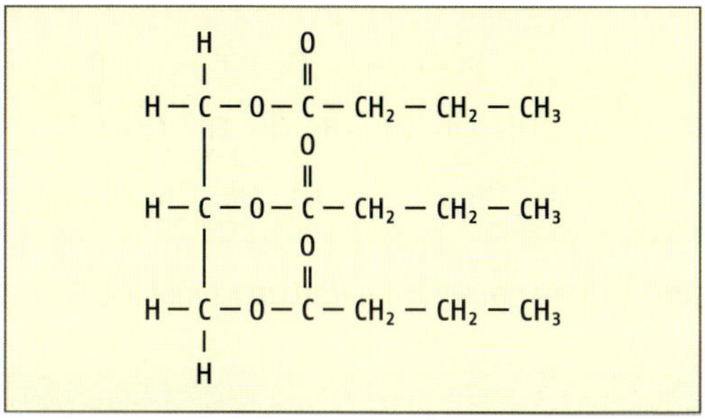

Bild 4: *Triglycerid*

Fettsäuren

Das chemische und physikalische Verhalten der Fette und damit auch ihre physiologische Eignung und küchentechnische Verwendung hängen im Wesentlichen von der Art der gebundenen Fettsäuren ab. Sie haben großen Einfluss auf Eigenschaften wie Schmelzverhalten, Verdaulichkeit und Erhitzbarkeit.

Fettsäuren sind Monocarbonsäuren und leiten sich von Kohlenwasserstoffen durch Ersetzen einer CH_3-Gruppe durch die Carboxylgruppe ab.

i Info

Hauptmerkmale der Fettsäuren

Kettenlänge

Man unterscheidet:

▶ kurzkettige Fettsäuren (4 C-Atome),

▶ mittelkettige Fettsäuren (6 –12 C-Atome),

▶ langkettige Fettsäuren (> 12 C-Atome).

Sättigungsgrad

Man unterscheidet:

▶ gesättigte Fettsäuren – sie enthalten in ihrem Molekül ausschließlich Einfachbindungen,

▶ ungesättigte Fettsäuren – sie enthalten in ihrem Molekül eine oder mehrere Doppelbindungen.

Bild 1: *Bildung einer Monocarbonsäure*

Molekülaufbau

Das Molekül einer Monocarbonsäure zeigt in seinem Aufbau zwei in ihren Eigenschaften unterschiedliche Atomgruppen.

▶ Der Kohlenwasserstoffrest ist hydrophob (wasserabweisend).

▶ Die Carboxylgruppe ist hydrophil (wasserliebend).

i Info

Noch etwas zur Kettenlänge

Bei der Analyse natürlicher Fettsäuren ergab sich, dass die darin gebundenen Fettsäuren alle eine gerade Anzahl von Kohlenstoffatomen besitzen. Die Erklärung dafür: Fettsäuren werden im Organismus aus C_2-Bruchstücken und zwar aus Essigsäureresten aufgebaut. Logischerweise können beim Zusammenfügen von Zweier-Bausteinen zu größeren Einheiten nur geradzahlige Kohlenstoffketten entstehen. Ein weiteres Charakteristikum natürlicher Fettsäuren ist, dass sie bis auf wenige Ausnahmen unverzweigt sind.

Löslichkeit

Bei einer kurzkettigen Fettsäure wie zum Beispiel Buttersäure dominiert noch die gute Löslichkeit der Carboxylgruppe. Buttersäure ist daher mit Wasser gut mischbar. Die hydrophile Gruppe setzt sich hier ganz klar durch.

Mit steigender Kettenlänge verstärkt sich der Einfluss des Kohlenwasserstoffrestes – in chemischen Formeln oft durch das Symbol **R** symbolisiert. Die höheren Fettsäuren sind daher alle in Wasser unlöslich, lösen sich aber gut in organischen Lösungsmitteln.

Sättigungsgrad

Je nachdem, wie der Kohlenwasserstoffrest aufgebaut ist, wird zwischen gesättigten und ungesättigten Verbindungen unterschieden.

Gesättigte Fettsäuren

Bei ihnen sind die C-Atome nur durch Einfachbindungen miteinander verknüpft. Bei jedem Kohlenstoff sind sämtliche Valenzen durch eine Bindung abgedeckt (abgesättigt). Sie haben daher nur eine geringe Reaktionsfähigkeit und sind wie die aus ihnen aufgebauten Fette sehr stabil. Das erklärt ihre hohe Beständigkeit gegen Oxidationsmittel wie etwa Sauerstoff.

i+ Info*plus*

Nomenklatur gesättigter Fettsäuren

An den Namen des zugrunde liegenden Kohlenwasserstoffes wird die Endung „säure" angehängt.

Butan	Butansäure (Buttersäure)
Hexan	Hexansäure (Capronsäure)
Octan	Octansäure (Caprylsäure)
Decan	Decansäure (Caprinsäure)
Dodecan	Dodecansäure (Laurinsäure)
Tetradecan	Tetradecansäure (Myristinsäure)
Hexadecan	Hexadecansäure (Palmitinsäure)
Octadecan	Octadecansäure (Stearinsäure)
Eicosan	Eicosansäure (Arachinsäure)

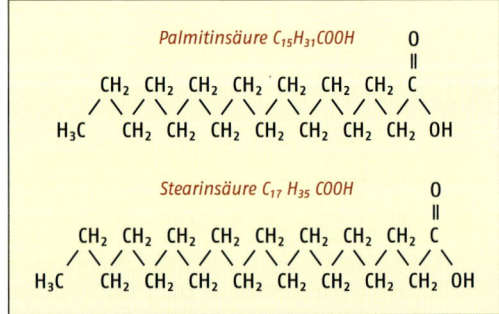

Bild 2: *Strukturformeln gesättigter Fettsäuren*

Ungesättigte Fettsäuren

Der Kohlenwasserstoffrest ungesättigter Fettsäuren enthält neben Einfachbindungen noch bis zu vier sehr reaktionsfähige Doppelbindungen. Die in natürlichen Fetten vorkommenden mehrfach ungesättigten Fettsäuren sind im allgemeinen Isolenfettsäuren. Das bedeutet, zwischen den Doppelbindungen liegen jeweils mindestens zwei Einfachbindungen. Monoenfettsäuren enthalten eine, Polyenfettsäuren mehrere Doppelbindungen.

Alle ungesättigten Fettsäuren sind sehr reaktionsfähig. Sie werden leicht oxidiert und neigen zu Polymerisations- und Additionsreaktionen. Fette mit einem hohen Anteil ungesättigter Fettsäuren werden daher besonders leicht im Verlauf technologischer Prozesse chemisch angegriffen und verändert. Auch bei der Lagerung kann es zu solchen Veränderungen kommen.

 Info

Nomenklatur ungesättigter Fettsäuren – allgemeine Benennung

Auch bei der Charakterisierung ungesättigter Fettsäuren geht man vom Grundkohlenwasserstoff aus. Je nach Anzahl der Doppelbindung fügt man ein:

▶ „en" bei einer Doppelbindung,

▶ „dien" bei zwei Doppelbindungen,

▶ „trien" bei drei Doppelbindungen,

▶ „tetraen" bei vier Doppelbindungen.

Octadecan: Fettsäuren mit 18 C-Atomen

▶ Octadecensäure (Ölsäure)

▶ Octadecandiensäure (Linolsäure)

▶ Octadecantriensäure (Linolensäure)

Eicosan: Fettsäuren mit 20 C-Atomen

▶ Eicosatetraensäure (Arachidonsäure)

▶ Eicosapentaensäure (EPA)

Docosan: Fettsäure mit 22 C-Atomen

▶ Docosahexaensäure (DHA)

Info

Lage der Doppelbindungen

Um die Lage der Doppelbindungen zu charakterisieren, gibt es zwei Alternativen.

1. Die Kohlenstoffkette wird ausgehend von der **Carboxylgruppe** durchnummeriert. Die Position der Doppelbindung ist durch ein großes Delta (Δ) gekennzeichnet, dem die Nummer des C-Atoms beigefügt ist, von dem die Doppelbindung ausgeht.

$$
\underset{CH_3}{\textcircled{8}} - \underset{CH_2}{\textcircled{7}} - \underset{CH_2}{\textcircled{6}} - \underset{CH}{\textcircled{5}} = \underset{CH}{\textcircled{4}} - \underset{CH_2}{\textcircled{3}} - \underset{CH_2}{\textcircled{2}} - \underset{C}{\textcircled{1}}\!\!\overset{O}{\underset{OH}{\diagdown}}
$$

Beispiele:

▶ Δ9-Octadecensäure (Ölsäure),

▶ Δ9,12-Octadecadiensäure (Linolsäure),

▶ Δ9,12,15-Octadecatriensäure (Linolensäure).

2. Die Kohlenstoffkette wird ausgehend von der **Methylgruppe** durchnummeriert. Die Position der Doppelbindung ist durch ein Omega gekennzeichnet, dem die Nummer des C-Atoms beigefügt ist, an dem sich die Doppelbindung befindet.

$$
\underset{CH_3}{\textcircled{1}} - \underset{CH_2}{\textcircled{2}} - \underset{CH_2}{\textcircled{3}} - \underset{CH}{\textcircled{4}} = \underset{CH}{\textcircled{5}} - \underset{CH_2}{\textcircled{6}} - \underset{CH_2}{\textcircled{7}} - \underset{C}{\textcircled{8}}\!\!\overset{O}{\underset{OH}{\diagdown}}
$$

Beispiele:

Omega-3-Säuren

▶ α-Linolensäure

▶ EPA

▶ DHA

Omega-6-Säuren

▶ Linolsäure

▶ Gamma-Linolensäure

▶ Arachidonsäure

Omega-9-Fettsäure

▶ Ölsäure

**Einfach ungesättigte Fettsäure – Ölsäure; Δ9-Octadecensäure
(Omega-9-Fettsäure)**

$$CH_3 - (CH_2)_7 - CH = CH - (CH_2)_7 - COOH$$

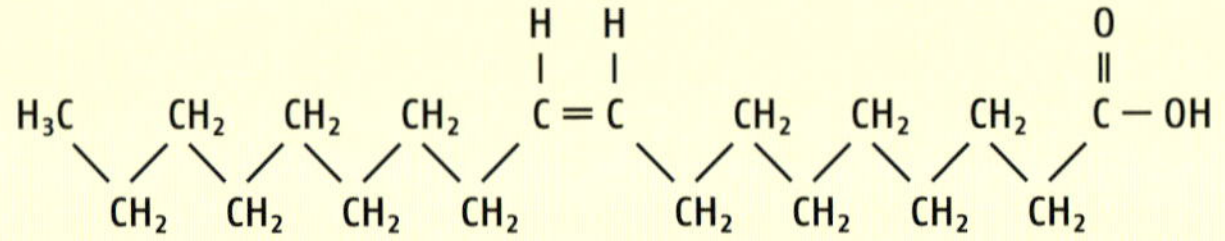

**Zweifach ungesättigte Fettsäure – Linolsäure; Δ9,12-Octadecadiensäure
(Omega-6-Fettsäure)**

$$CH_3 - (CH_2)_4 - CH = CH - CH_2 - CH = CH - (CH_2)_7 - COOH$$

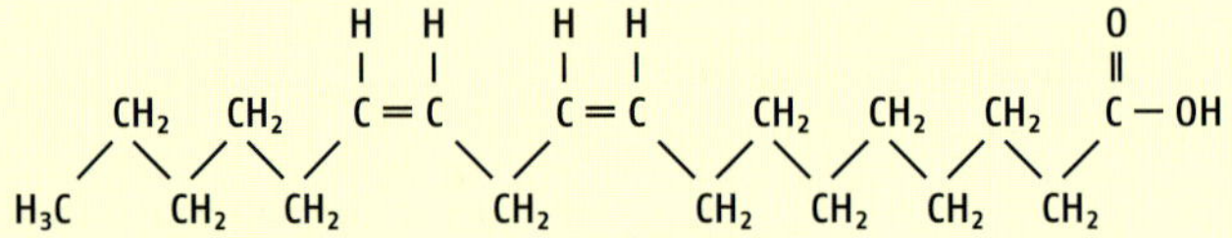

**Dreifach ungesättigte Fettsäure – α-Linolensäure; Δ9,12,15-Octadecatriensäure
(Omega-3-Fettsäure)**

$$CH_3 - CH_2 - CH = CH - CH_2 - CH = CH - CH_2 - CH = CH - (CH_2)_7 - COOH$$

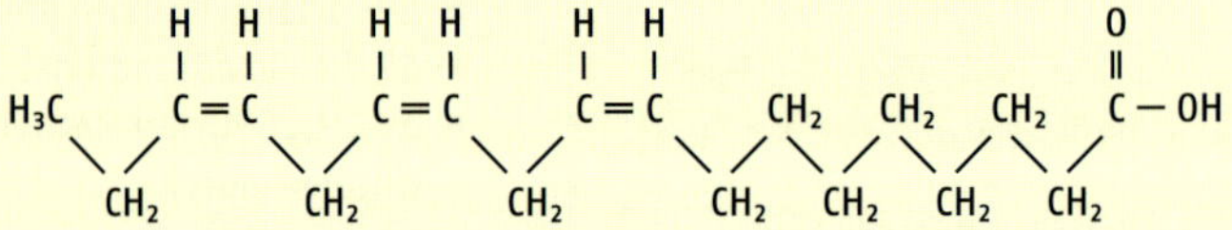

Bild 1: *Strukturformeln ungesättigter Fettsäuren an ausgewählten Beispielen*

Info

Vereinfachte Nomenklatur

In der wissenschaftlichen Literatur bedient man sich meist einer vereinfachten Kennzeichnung. Die Fettsäuren werden mit einem Kürzel beschrieben, aus dem alle wichtigen Parameter hervorgehen.

Beispiel: Linolsäure: C18 : 2 (9, 12)

▶ 18 C-Atome,

▶ 2 Doppelbindungen,

▶ Doppelbindungen an Position 9 und 12

Info

Vereinfachte Strukturformeln

Auch die Strukturformeln lassen sich vereinfacht darstellen.

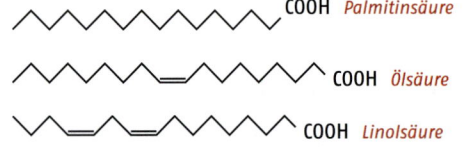

Fettsäuren im Überblick

Tab. 1: *Gesättigte Fettsäuren*

Name	Formel	Vorkommen
Essigsäure	$CH_3 - COOH$	Maiskeimöl
Buttersäure	$CH_3 - (CH_2)_2 - COOH$	Milchfett, Samenfett von Palmen
Capronsäure	$CH_3 - (CH_2)_4 - COOH$	Milchfett, Palmkernfett
Caprylsäure	$CH_3 - (CH_2)_6 - COOH$	Milchfett, Kokosfett
Caprinsäure	$CH_3 - (CH_2)_8 - COOH$	Kokosfett, Palmkernfett, Milchfett
Laurinsäure	$CH_3 - (CH_2)_{10} - COOH$	Kokosfett, Palmkernfett, Milchfett
Myristinsäure	$CH_3 - (CH_2)_{12} - COOH$	Kokosfett, Palmkernfett, Muskatbutter
Palmitinsäure	$CH_3 - (CH_2)_{14} - COOH$	In fast allen natürlichen Fetten, größere Mengen sind enthalten in Palmöl, Kakaobutter, Schweineschmalz, Rindertalg
Stearinsäure	$CH_3 - (CH_2)_{16} - COOH$	In fast allen natürlichen Fetten; größere Mengen sind enthalten in Milchfett, Schweineschmalz, Rindertalg, Kakaobutter sowie hydrierten Fetten
Arachinsäure	$CH_3 - (CH_2)_{18} - COOH$	Erdnussöl

Tab. 2: *Ungesättigte Fettsäuren mit einer Doppelbindung (Monoenfettsäuren)*

Name	Formel	Vorkommen
Palmitolein-säure	$CH_3 - (CH_2)_5 - CH = CH - (CH_2)_7 - COOH$	Fisch- und Walöle, Milchfett
Ölsäure	$CH_3 - (CH_2)_7 - CH = CH - (CH_2)_7 - COOH$	kommt in fast allen natürlichen Fetten vor; größere Mengen sind enthalten in Olivenöl, Mandelöl, Erdnussöl, Palmöl
Vaccensäure	$CH_3 - (CH_2)_5 - CH = CH - (CH_2)_9 - COOH$	Milchfett, tierisches Depotfett

Tab. 3: *Ungesättigte Fettsäuren mit zwei und mehr Doppelbindungen (Polyenfettsäuren)*

Name	Formel	Vorkommen
Linolsäure	$CH_3 - CH_2 - CH_2 - CH_2 - CH_2 - CH = CH - CH_2 - CH = CH - (CH_2)_7 - COOH$	fast alle Pflanzenfette
α-Linolen-säure	$CH_3 - CH_2 - CH = CH - CH_2 - CH = CH - CH_2 - CH = CH - (CH_2)_7 - COOH$	Sojaöl, Leinöl, Rapsöl, Nussöl
Gamma-Linolen-säure	$CH_3 - (CH_2)_4 - CH = CH - CH_2 - CH = CH - CH_2 - CH = CH - (CH_2)_4 - COOH$	Samen schwarzer Johannisbeeren, Borretschsamen
Arachidon-säure	$CH_3 - (CH_2)_4 - CH = CH - CH_2 - CH = CH - CH_2 - CH = CH - CH_2 - CH = CH - (CH_2)_3 - COOH$	Fischöle, Depotfett von Landtieren

Trans-Fettsäuren (TFA)

Seit längerem schon sind trans-Fettsäuren und ihr Einfluss auf den menschlichen Stoffwechsel in der Diskussion und Gegenstand wissenschaftlicher Forschung.

i   Info

Cis-trans-Isomerie

Es gibt bei organischen Verbindungen, die Doppelbindungen tragen, eine spezielle Form der Isomerie. Sie tritt dann auf, wenn die an der Doppelbindung beteiligten Atome unterschiedliche Substituenten tragen.

▸ Wenn beide Substituenten auf der gleichen Seite liegen, spricht man von der cis-Konfiguration.

▸ Wenn die Substituenten auf entgegen gesetzten Seiten liegen, spricht man von trans-Konfiguration.

Hier ein einfaches Beispiel:

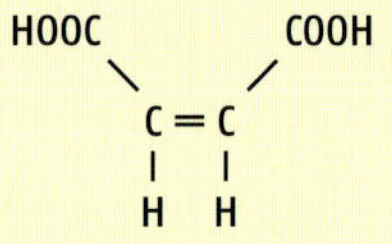

Maleinsäure (cis-Konfiguration)

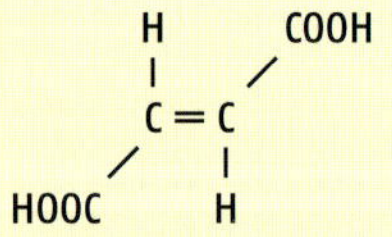

Fumarsäure (trans-Konfiguration)

Ungesättigte Fettsäuren liegen in der Natur vor allem in der cis-Konfiguration vor. Durch verschiedenen Prozesse kann es jedoch zu einer Veränderung der molekularen Struktur kommen, bei der sich die Stellung der Substituenten in die trans-Konfiguration umwandelt. Die biologische Wirksamkeit essenzieller Fettsäuren ist an die cis-Form gebunden.

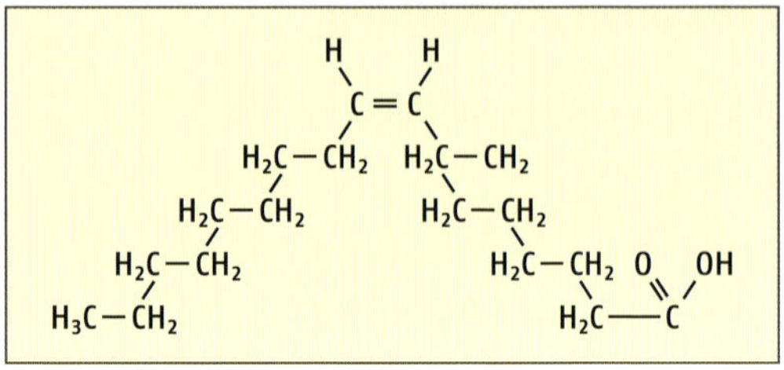

Bild 1: *Ölsäure (cis-Konfiguration)*

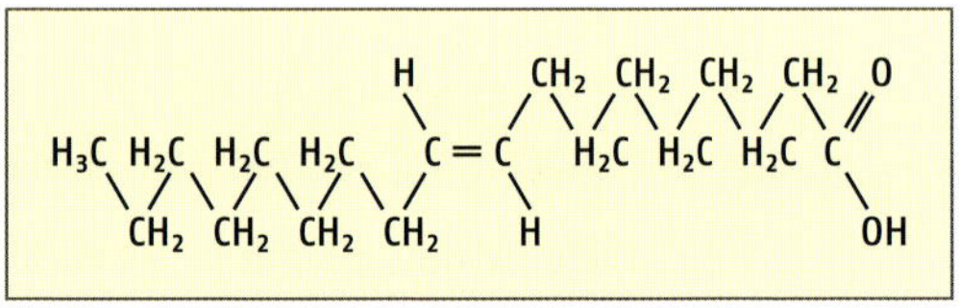

Bild 2: *Elaidinsäure (trans-Konfiguration)*

Wie trans-Fettsäuren entstehen

Im Wesentlichen gibt es zwei Quellen für trans-Fettsäuren in der Nahrung: Zum einen die katalytische Hydrierung im Pansen von Wiederkäuern und zum anderen die industrielle Härtung von Fetten.

Biohydrierung im Pansen

Im Pansen von Wiederkäuern entstehen trans-Fettsäuren auf natürliche Weise durch die Aktivität von Bakterien. Das Ergebnis dieses mikrobiellen Prozesses ist ein Fett, das durchschnittlich zwei bis neun Prozent TFA enthält – zum Beispiel in Milch, Käse oder Rindfleisch.

Industrielle Fetthärtung

TFA entstehen in unterschiedlichen Mengen während der katalytischen Hydrierung von pflanzlichen Ölen oder Fischölen. In der Lebensmitteltechnologie setzt man die Hydrierung ein, um Textur und Stabilität von Ölen zu verändern.

Bei teilweiser Härtung entstehen zunächst Fettsäuren, die noch Doppelbindungen enthalten und sowohl in der cis- als auch in der trans-Form vorliegen können. Erst bei komplett „durchgehärteten" Fetten gibt es nur noch gesättigte Bindungen.

Hohe Temperaturen

Beim Erhitzen von Pflanzenölen mit hohem Gehalt an ungesättigten Fettsäuren entstehen die trans-Formen ab ca. 130 °C, eine Temperatur, wie sie beim Braten leicht erreicht wird.

Vorkommen in Lebensmitteln

Hauptquelle für trans-Fettsäuren sind Lebensmittel, bei deren Herstellung hydrierte Fette verwendet werden. Der Gehalt kann innerhalb der gleichen Lebensmittelgruppen sehr stark schwanken.

Tab. 1: *Gehalte an trans-Fettsäuren in Lebensmitteln*

Lebensmittel	Gehalt (g/100 g)
Backwaren	
▶ Kekse	0,0–23,6
▶ Feines Gebäck	0,1– 8,5
▶ Waffeln	0,1–48,7
Snacks	
▶ Chips	0,0–16,0
▶ Mikrowellen-Popcorn	0,1–47,6
▶ Croutons	0,1–53,0
Margarine	
▶ Haushaltsmargarine	0– 3,5
▶ Back- und Bratfett	0–55,6

Gesundheitliche Aspekte

Anfang der 90er Jahre wurde durch eine Reihe von Studien festgestellt, dass eine an trans-Fettsäuren reiche Ernährung einen ungünstigen Einfluss auf verschiedene physiologische Parameter hat.

▶ Sie erhöht das LDL-Cholesterin im Blut und senkt gleichzeitig das HDL-Cholesterin. Dadurch steigt das Verhältnis von Gesamt- zu HDL-Cholesterin, und dies wiederum stellt einen Risikofaktor für koronare Herzkrankheiten (KHK) dar.

▶ Sie lässt den Nüchternspiegel von Triglyceriden im Blut ansteigen.

▶ Es gibt Anhaltspunkte dafür, dass sich auch die Lipoprotein-Konzentration im Blut erhöht.

Insgesamt gilt daher als gesichert, dass trans-Fettsäuren das Risiko für KHK steigern. Ein Einfluss auf das Risiko für Adipositas, Typ-2-Diabetes, Bluthochdruck und Krebs ist dagegen nicht belegt.

Wie viel ist erlaubt?

Nach den Empfehlungen der DGE sollten in der täglichen Kost möglichst wenig trans-Fettsäuren vorkommen. Nach den D-A-CH-Referenzwerten liegt der tolerable Konsum bei weniger als einem Prozent der Nahrungsenergie. Bei einem Energierichtwert von rund 10.000 kJ (männlich, 25 bis 51 Jahre, PAL 1,4) entspricht dies ca. 2,6 Gramm trans-Fettsäuren.

Tab. 2: *Aufnahme an trans-Fettsäuren in einzelnen Ländern (Quelle: TRANSFAIR-study)*

Land	Aufnahme (g TFA/Tag)
Spanien	1,5
Italien	1,7
Deutschland	2,1
Griechenland	2,2
Irland	2,6
Frankreich	2,8
Großbritannien	3,1
Schweden	3,3
Belgien	4,7
Dänemark	5,8

Der Konsum von trans-Fettsäuren lässt sich über die Auwahl an Lebensmitteln steuern.

Sparsam sein sollte man sein bei:

▶ Frittierten Produkten (Pommes frites, Kartoffelchips),

▶ Gebäck aus Blätterteig,

▶ Keksen,

▶ Süßwaren,

▶ Fertiggerichten.

Bei verpackten Lebensmitteln gibt die Kennzeichnung Auskunft. Sie muss bei gehärteten Fetten und Ölen entsprechende Hinweise geben. Meist geschieht das mit dem Vermerk „enthält gehärtete Fette" oder „pflanzliches Fett, zum Teil gehärtet". Das gilt auch für Margarine, Trockensuppen, Fertiggerichte und andere Produkte.

1.1.2 Glyceride

In den natürlichen Fetten kommen fast ausschließlich Triglyceride vor. Mono- und Diglyceride sind nur zu 0,1 bis 0,4 Prozent enthalten.

Triglyceride

Bei der Bildung von Triglyceriden gibt es grundsätzlich drei Möglichkeiten.

- Bei einsäurigen Triglyceriden sind drei gleiche Säuremoleküle gebunden.

- Bei zweisäurigen Triglyceriden sind zwei verschieden Arten von Säuremolekülen gebunden.

- Bei dreisäurigen Triglyceriden sind drei unterschiedliche Säuremoleküle gebunden.

Bei gemischtsäurigen ist wichtig, an welchem C-Atom des Glycerin welche Fettsäure gebunden ist. Man unterscheidet dabei zwischen drei Positonen. Es gibt die α-, β- und α'- Stellung.

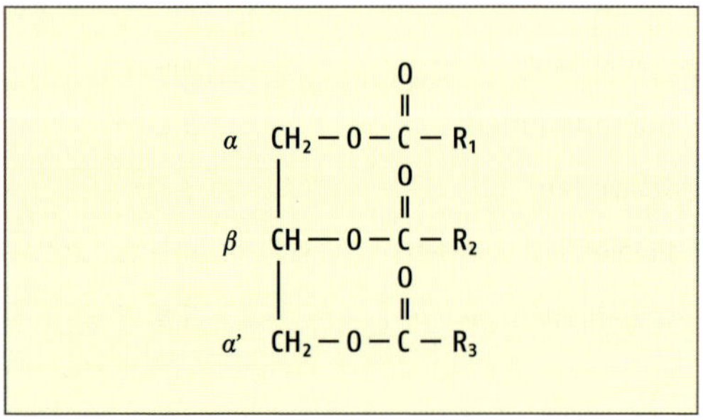

$$
\begin{array}{cc}
& \quad\quad\quad O \\
& \quad\quad\quad \| \\
\alpha & CH_2-O-C-R_1 \\
& \quad\quad\quad O \\
& \quad\quad\quad \| \\
\beta & CH-O-C-R_2 \\
& \quad\quad\quad O \\
& \quad\quad\quad \| \\
\alpha' & CH_2-O-C-R_3
\end{array}
$$

Bild 1: *Bindungsmöglichkeiten am Glycerin*

Nomenklatur der Triglyceride

Am einfachsten ist die Benennung einsäuriger Triglyceride. Es wird einfach die Stammsilbe der Säure verwendet. Das ergibt dann Namen wie Triolein oder Tristearin.

Bei gemischtsäurigen gelten folgende Regeln:

- Niederkettige Fettsäuren werden vor höherkettigen genannt, z. B. Palmitodistearin.

- Haben gesättigte und ungesättigte Fettsäuren die gleiche Kettenlänge, wird die gesättigte vorangestellt, z. B. Palmito-stearo-olein.

- Bei ungesättigten Säuren gleicher Kettenlänge aber unterschiedlicher Sättigung ordnet man nach Sättigungsgrad, z. B. Oleo-linolo-linolenin.

Mono- und Diglyceride

In natürlichen Fetten kommen sie kaum vor. Man gewinnt sie jedoch industriell durch gelenkte Veresterung von Glycerin mit Fettsäuren. Von größerer Bedeutung sind die Monoglyceride.

Besonderheiten der Monoglyceride

Monoglyceride haben gleichzeitig polare (hydrophile) und unpolare (hydrophobe) Gruppen in ihrem Molekül. Wegen dieser Struktur können sie als Lösungsvermittler zwischen Wasser und Fett wirken. Sie sind oberflächenaktiv. Man bezeichnet Stoffe mit solchen Eigenschaften als Emulgatoren.

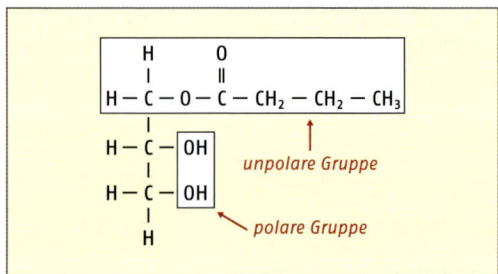

Bild 2: *Molekül eines Monoglycerids*

Wegen ihrer Oberflächenaktivität sind Monoglyceride für die Lebensmittelindustrie von Bedeutung. Sie eignen sich zum Herstellen von Wasser-in-Öl-Emulsionen wie zum Beispiel Majonnaise.

 Info*plus*

Wie polare Gruppen entstehen

Eine elementare Eigenschaften von Atomen ist ihre Elektronegativität. Darunter versteht man die Anziehungskraft auf Elektronen. Stark elektronegative Atome üben eine starke Anziehungskraft auf Elektronen aus. Schwach elektronegative Atome dagegen ziehen Elektronen nur schwach oder gar nicht an. Werden Atome unterschiedlicher Elektronegativität über eine Elektronenpaarbindung miteinander verknüpft, kommt es zu einer Polarisierung. Das elektronegativere zieht das Bindungselektronenpaar stärker an und erhält dadurch eine negative Teilladung – der schwächere Partner eine positive.

1.1.3 Eigenschaften

Das physikalische, chemische und physiologische Verhalten eines natürlichen Fettes wird in erster Linie durch die Art der Fettsäuren bestimmt.

Konsistenz und Schmelzverhalten

Fette schmelzen im Unterschied zu den meisten anderen organischen Substanzen nicht an einem Temperaturpunkt, sondern innerhalb eines Temperaturintervalls. Der Grund: Sie bilden mikroskopisch kleine Kristalle. Deren Analysen haben gezeigt, dass dabei ein und dasselbe Fett in verschiedenen Kristallformen auftreten kann.

Natürliche Fette sind fast immer Gemische unterschiedlich kristallisierter Triglyceride mit jeweils eigenen charakteristischen Schmelzpunkten. Die Schmelzpunkte liegen zwar dicht beieinander, sind aber eben nicht genau gleich. Beim Erwärmen beginnen sie daher unterschiedlich schnell zu schmelzen. Wenn die letzten Kristallstrukturen zusammenbrechen, liegen die übrigen schon flüssig vor.

 Info

Einflussfaktoren auf den Schmelzpunkt

Die Lage des Schmelzbereiches auf der Temperaturskala wird von zwei Faktoren beeinflusst:

Der Gehalt an gesättigten bzw. ungesättigten Fettsäuren

- ▶ Je mehr gesättigte Fettsäuren, desto höher liegt der Schmelzbereich.
- ▶ Je mehr ungesättigte Fettsäuren, desto niedriger liegt der Schmelzpunkt.

Die Kettenlänge der gesättigten Fettsäuren

- ▶ Je mehr kurzkettige Fettsäuren, desto niedriger der Schmelzbereich.
- ▶ Je mehr langkettige Fettsäuren, desto höher liegt der Schmelzbereich.

Tab. 1: *Fettsäurezusammensetzung wichtiger pflanzlicher Fette*

Name	Gehalt in Prozent						
	Rapsöl	Olivenöl	Sojaöl	Erdnussöl	Sesamöl	Palmöl	Kokosfett
Capronsäure	−	−	−	−	−	−	0−0,7
Caprylsäure	−	−	−	−	−	−	8−10
Caprinsäure	−	−	−	−	−	−	5−10
Laurinsäure	−	−	−	−	−	−	44−51
Myristinsäure	−	0−1,3	0−0,4	−	−	1−3	13−19
Palmitinsäure	3,2−5,0	7−15	2−11	6−11	7−8	33−45	8−11
Stearinsäure	1,0−2,5	1−3	2−6	3−6	4−5	3−7	1−3
Ölsäure	52−63	65−85	24−31	42−61	35−46	40−50	5−8
Linolsäure	20−28	4−15	49−51	19−33	36−38	8−11	1−3
Linolensäure	10−15	−	2−11	−	2−3	−	−

Tab. 1: *Fettsäurezusammensetzung wichtiger tierischer Fette*

Name	Gehalt in Prozent		
	Milchfett	Schweine-schmalz	Rinder-talg
Buttersäure	3–4	–	–
Capronsäure	1–2	–	–
Caprylsäure	1–2	–	–
Caprinsäure	2–3	–	–
Laurinsäure	3–6	–	–
Myristinsäure	8–15	1–2	2–6
Palmitinsäure	26–30	26–32	25–30
Stearinsäure	9–11	8–15	14–28
Ölsäure	19–33	50–60	38–50
Linolsäure	3–6	0–10	2–5

Löslichkeit

Fett sind in Wasser unlöslich, weil sie keinerlei polare Gruppen wie zum Beispiel freie OH-Gruppen tragen. Gut löslich sind sie dagegen in unpolaren Lösungsmitteln wie Ether, Benzol oder Toluol.

Info

Warum Fette keine polaren Gruppen tragen

Durch die Veresterung werden alle drei OH-Gruppen des Glycerins und die Carboxylgruppe der Fettsäuren blockiert.

Erhitzbarkeit

Fette lassen sich verhältnismäßig hoch erhitzen. Sie sind daher für das Garen von Lebensmitteln insbesondere dann geeignet, wenn die Bildung von Röststoffen gewünscht ist. Allerdings sind dem Erhitzen Grenzen gesetzt. An dem für jedes Fett charakteristischem Rauchpunkt beginnen sie sich zu zersetzen. Bei längerem Erhitzen entsteht das gesundheitsschädliche Acrolein. Es wird durch Abspalten von zwei Wassermolekülen aus dem Glycerinrest gebildet und ist an seinem stechenden Geruch zu erkennen.

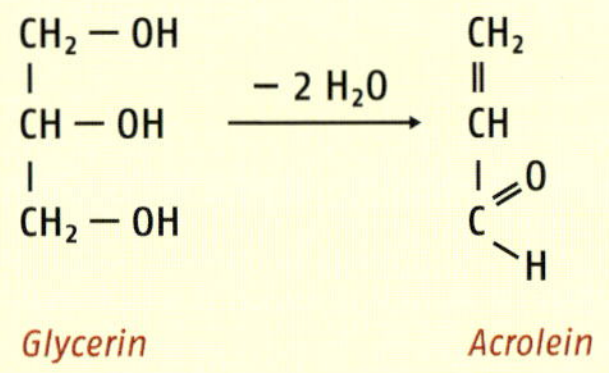

Bild 1: *Bildung von Acrolein*

Info

Definition des Rauchpunktes

Unter dem Rauchpunkt versteht man die Temperatur, bei der sich ein Fett unter Entwicklung von Rauch zersetzt, wenn es in Gegenwart von Luft erhitzt wird. Beim Frittieren erniedrigt sich der Rauchpunkt durch entstandene Zersetzungsprodukte. Normalerweise liegt er zwischen 200 bis 230 °C. Sinkt er unter 170 °C ab, ist das Fett meist verdorben.

Spaltbarkeit

Die Esterbindung des Fettmoleküls ist sehr empfindlich und kann leicht angegriffen werden. Dabei spaltet es sich wieder in seine Bausteine auf. Diese Umkehrung der Veresterung nennt man Verseifung. Chemisch gesehen handelt es sich dabei um eine Hydrolyse.

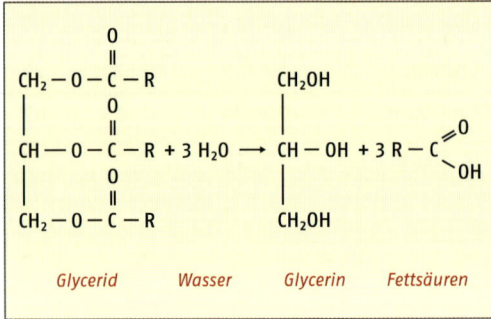

Bild 2: *Verseifung von Fett*

Chemische Kennzahlen von Fetten

Zur exakten Charakterisierung von Fetten hat man verschiedene Kennzahlen festgelegt.

Verseifungszahl (VZ)

Die Verseifungszahl ist ein Maß für die in einem Fett vorkommenden Fettsäuren. Sie gibt an, wie viel Milligramm KOH nötig sind, um ein Gramm Fett zu verseifen.

Tab. 1: *Verseifungszahl verschiedener Fette*

Fettart	Verseifungszahl
Olivenöl	187–195
Sojaöl	190–193
Rapsöl	167–179
Sesamöl	186–195
Palmöl	196–206
Milchfett	220–233
Schweineschmalz	193–200

Jodzahl (JZ)

Die Jodzahl ist ein Maß für den Gehalt eines Fettes an ungesättigten Verbindungen. Sie gibt an, wie viel Halogen, berechnet als Jod, von 100 Gramm Fett gebunden wird. Je mehr Doppelbindungen, desto höher die Jodzahl.

Tab. 2: *Jodzahl von Fetten und Ölen*

Fettart	Jodzahl
Olivenöl	78,5–89,9
Sojaöl	125,0–134,0
Rapsöl	94,0–105,6
Sesamöl	103,0–115,7
Palmöl	34,1–58,5
Milchfett	26,0–46,0
Schweineschmalz	46,0–77,0

Säurezahl (SZ)

Die Säurezahl dient zur Kennzeichnung und Reinheitsprüfung von Fetten sowie zur Bestimmung der Menge an freien Fettsäuren. Sie gibt an, wie viel Milligramm KOH nötig sind, um ein Gramm Fett zu neutralisieren. In frischen Fetten ist der Gehalt an freien Fettsäuren nur gering. Erst bei längerer Lagerung und fortschreitendem Verderb nimmt er zu – die Säurezahl steigt an.

1.1.4 Chemische Umwandlung von Fetten

Bei der Verarbeitung von Speisefetten verändert man zum Teil gezielt die Molekülstruktur der Triglyceride. Zweck solcher Eingriffe ist die Veränderung der physikalischen Eigenschaften. In den meisten Fällen möchte man die Konsistenz verändern.

Fetthärtung

In Speiseölen sind hauptsächlich ungesättigte, in Hartfetten vorwiegend gesättigte Fettsäuren gebunden. Wandelt man ungesättigte Fettsäuren eines Öls teilweise in gesättigte um, hat das Auswirkungen auf den Schmelzpunkt: Er steigt.

 Memo

Worin sich gesättigte und ungesättigte Fettsäuren unterscheiden

Ungesättigte Fettsäuren haben weniger Wasserstoff gebunden als gesättigte. Aus diesem Grund sind nicht alle Valenzen der C-Atome abgedeckt und es kommt zur Ausbildung von einer oder mehreren Doppelbindungen.

Zwei Beispiele:

$CH_3 - (CH_2)_7 - CH = CH (CH_2)_7 - COOH$ *Ölsäure*

$CH_3 - (CH_2)_{16} - COOH$ *Stearinsäure*

Lagert man an die Doppelbindung der Ölsäure zwei H-Atome an, entsteht die gesättigte Stearinsäure. Man bezeichnet diesen Prozess als Hydrierung. Beschleunigen kann man die Anlagerung durch Verwenden eines Katalysators. Bereits 1901 entwickelte der Chemiker Nordmann ein entsprechendes technisches Verfahren. Als Katalysator wählte er fein verteiltes Nickel. Heute wird Nickelsulfid (Ni_3S_2) eingesetzt – vor allem deshalb, weil es unempfindlich gegen störende Substanzen ist und lange haltbar ist. Die katalytische Hydrierung setzt man heute in großem Umfang zum Härten von Pflanzenölen ein.

Umesterung

Verändert man in einem Glycerid die Positionen der gebundenen Säuren, so lässt sich damit eine Veränderung des Schmelzpunktes bzw. der Konsistenz erzielen. Ein solcher Prozess wird auch als Umesterung bezeichnet.

Grundsätzlich gibt es für die Umesterung von Fetten zwei Möglichkeiten. Bei der intramolekularen Umesterung werden Positionen innerhalb eines Glyceridmoleküls ausgetauscht. Die intermolekulare Umesterung ist der Austausch zwischen zwei verschiedenen Molekülen.

Die Umesterung hat in der Verarbeitung von Speisefetten große Bedeutung, denn sie macht Veränderungen der physikalischen Eigenschaften von Fetten möglich, ohne deren Bausteine chemisch anzutasten. Sie werden lediglich „umgruppiert". Umgeesterte Fette behalten daher ohne Einschränkung ihre ernährungsphysiologischen Eigenschaften.

 Info

Praktische Beispiele für Umesterungen

▶ Bei der Umesterung von Schweineschmalz wird die Palmitinsäure gleichmäßiger über alle Triglyceride verteilt. Dadurch verbessern sich seine Backeigenschaften (Mürbewirkung, Gebäckvolumen).

▶ Die Umesterung eines Gemenges von ⅔ Palmöl mit ⅓ Palmkern- oder Kokosfett ergibt ein Produkt, aus dem sich durch Mischen mit Sonnenblumenöl eine Margarine gewinnen lässt, die frei ist von gehärteten Fetten und 20 bis 25 Gew.-% Linolsäure enthält.

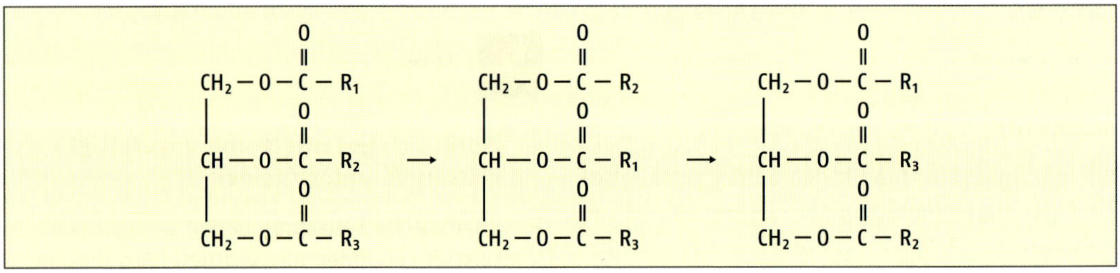

$$
\begin{array}{ccccc}
\begin{array}{l}
CH_2-O-\overset{\overset{O}{\parallel}}{C}-R_1 \\[4pt]
CH-O-\overset{\overset{O}{\parallel}}{C}-R_2 \\[4pt]
CH_2-O-\overset{\overset{O}{\parallel}}{C}-R_3
\end{array}
& \longrightarrow &
\begin{array}{l}
CH_2-O-\overset{\overset{O}{\parallel}}{C}-R_2 \\[4pt]
CH-O-\overset{\overset{O}{\parallel}}{C}-R_1 \\[4pt]
CH_2-O-\overset{\overset{O}{\parallel}}{C}-R_3
\end{array}
& \longrightarrow &
\begin{array}{l}
CH_2-O-\overset{\overset{O}{\parallel}}{C}-R_1 \\[4pt]
CH-O-\overset{\overset{O}{\parallel}}{C}-R_3 \\[4pt]
CH_2-O-\overset{\overset{O}{\parallel}}{C}-R_2
\end{array}
\end{array}
$$

Bild 1: *Intramolekulare Umesterung*

$$
\begin{array}{ccc}
\begin{array}{l}
CH_2-O-\overset{\overset{O}{\parallel}}{C}-R_1 \\[4pt]
CH-O-\overset{\overset{O}{\parallel}}{C}-R_1 \\[4pt]
CH_2-O-\overset{\overset{O}{\parallel}}{C}-R_1
\end{array}
& + &
\begin{array}{l}
CH_2-O-\overset{\overset{O}{\parallel}}{C}-R_2 \\[4pt]
CH-O-\overset{\overset{O}{\parallel}}{C}-R_2 \\[4pt]
CH_2-O-\overset{\overset{O}{\parallel}}{C}-R_2
\end{array}
\end{array}
$$

$$
\begin{array}{ccc}
\begin{array}{l}
CH_2-O-\overset{\overset{O}{\parallel}}{C}-R_1 \\[4pt]
CH-O-\overset{\overset{O}{\parallel}}{C}-R_2 \\[4pt]
CH_2-O-\overset{\overset{O}{\parallel}}{C}-R_1
\end{array}
+
\begin{array}{l}
CH_2-O-\overset{\overset{O}{\parallel}}{C}-R_2 \\[4pt]
CH-O-\overset{\overset{O}{\parallel}}{C}-R_2 \\[4pt]
CH_2-O-\overset{\overset{O}{\parallel}}{C}-R_1
\end{array}
& \quad &
\begin{array}{l}
CH_2-O-\overset{\overset{O}{\parallel}}{C}-R_1 \\[4pt]
CH-O-\overset{\overset{O}{\parallel}}{C}-R_1 \\[4pt]
CH_2-O-\overset{\overset{O}{\parallel}}{C}-R_2
\end{array}
+
\begin{array}{l}
CH_2-O-\overset{\overset{O}{\parallel}}{C}-R_2 \\[4pt]
CH-O-\overset{\overset{O}{\parallel}}{C}-R_1 \\[4pt]
CH_2-O-\overset{\overset{O}{\parallel}}{C}-R_2
\end{array}
\end{array}
$$

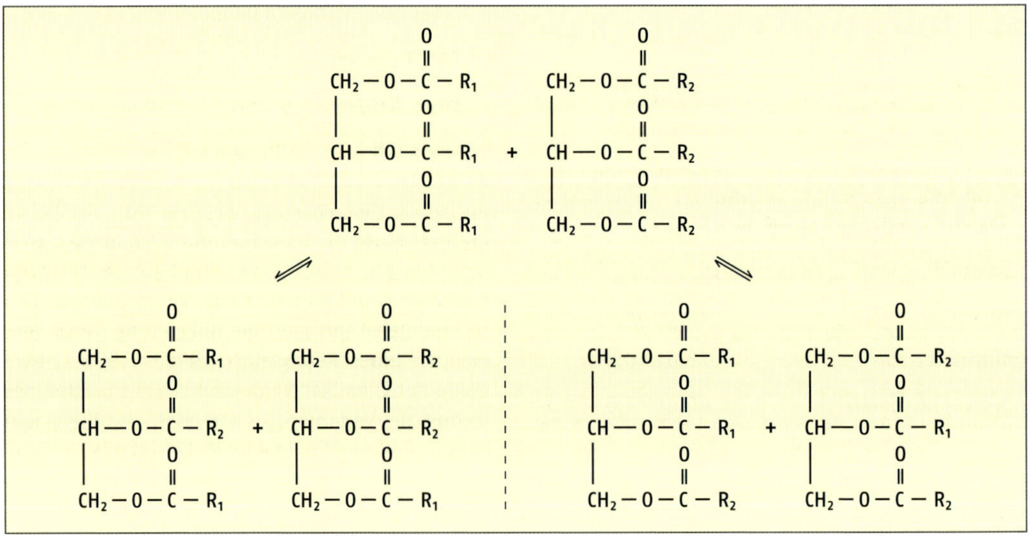

Bild 2: *Intermolekulare Umesterung*

1.1.5 Fettverderb

Fette gehören zu den leicht verderblichen Lebensmitteln. Auch bei sachgerechter Lagerung und Verwendung können sie sich zersetzen. Das führt dann oft zu unangenehm riechenden und schmeckenden Reaktionsprodukten, die häufig zudem noch physiologisch bedenklich sind. Man bezeichnet verdorbenes Fett als ranzig. Von den chemischen Abläufen her gibt es unterschiedliche Formen des Fettverderbs.

Hydrolytische Fettspaltung (Lipolyse)

Bei dieser Art des Fettverderbs wird die Esterbindung unter Beteiligung von drei Molekülen Wasser in Glycerin und Fettsäuren gespalten. Feuchtigkeit begünstigt diesen Prozess.

Info

Erwünschte Lipolysen

▸ Unverzichtbar ist die Lipolyse bei der Käsereifung, denn bei diesem Prozess tragen die entstandenen Fettsäuren maßgeblich zur Aromabildung bei.

▸ Bei der Herstellung von Milchschokolade ist eine geringe Lipolyse des Milchfettes gleichfalls gewünscht – auch hier aus Aromagründen.

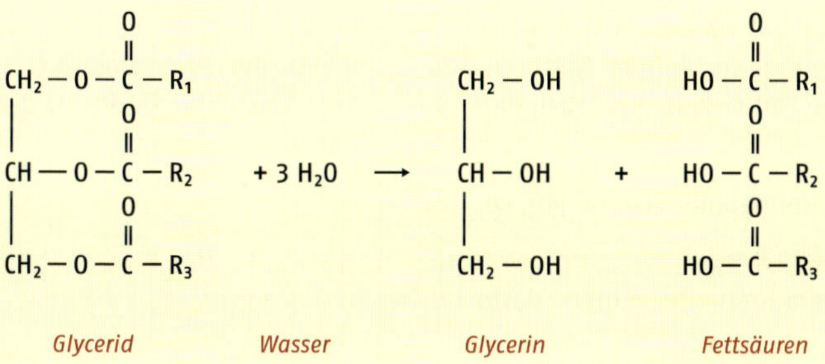

$$
\begin{array}{l}
CH_2-O-\overset{\displaystyle O}{\overset{\|}{C}}-R_1 \\[4pt]
CH-O-\overset{\displaystyle O}{\overset{\|}{C}}-R_2 \quad + \ 3\,H_2O \quad \longrightarrow \\[4pt]
CH_2-O-\overset{\displaystyle O}{\overset{\|}{C}}-R_3
\end{array}
\qquad
\begin{array}{l}
CH_2-OH \\[4pt]
CH-OH \qquad + \\[4pt]
CH_2-OH
\end{array}
\qquad
\begin{array}{l}
HO-\overset{\displaystyle O}{\overset{\|}{C}}-R_1 \\[4pt]
HO-\overset{\displaystyle O}{\overset{\|}{C}}-R_2 \\[4pt]
HO-\overset{\displaystyle O}{\overset{\|}{C}}-R_3
\end{array}
$$

Glycerid   *Wasser*   *Glycerin*   *Fettsäuren*

Bild 1: *Hydrolytische Spaltung von Fett*

Bewertung hydrolytisch veränderter Fette

Es handelt sich bei der Lipolyse von Fetten um keine „unphysiologische" Reaktion, denn der Abbau von Fett im Körper beginnt mit genau dieser Art von Reaktion. Streng genommen könnte man hydrolysierte Fette ohne Bedenken verzehren.

Dass solche Fette dennoch als verdorben empfunden werden, liegt daran, dass sich freigesetzte mittel- bis kurzkettige Säuren geruchlich und geschmacklich sehr unangenehm bemerkbar machen. So wird ein Fett bereits bei einem Gehalt von einem Mikrogramm Caprylsäure und zehn Mikrogramm pro Gramm wegen des seifigen Geschmacks und des schweißartigen Geruchs als verdorben eingestuft.

Werden dagegen längerkettige Fettsäuren freigesetzt, ist eine hydrolytische Spaltung sensorisch kaum festzustellen.

Auch die Aktivität bestimmter Enzyme (Lipasen) kann Auslöser einer Lipolyse sein. Sie entstammen meist den pflanzlichen und tierischen Fettgeweben. Auch Mikroorganismen, die sich auf den Nahrungsmitteln angesiedelt haben, können Lipasen absondern und dadurch Verderbsvorgänge einleiten.

Autoxidation

Besonders verderbsanfällige Schwachstellen der Fette sind die Doppelbindungen der ungesättigten Fettsäuren. Sie werden leicht von Luftsauerstoff angegriffen – je mehr Doppelbindungen, desto rascher.

Die dabei ablaufende Autoxidation ist ein vielstufiger, komplizierter Prozess. Zu Beginn der Autoxidation ist die Geschwindigkeit der Reaktion noch relativ langsam, steigert sich dann aber mit der Zeit immer mehr. Dieser Verlauf ist typisch für Autoxidationen. Nur in Ausnahmefällen ist die Reaktionsgeschwindigkeit auch am Anfang sehr hoch.

 Info

Faktoren, die Autoxidationen fördern

Zwar ist der Sauerstoff Hauptakteur bei der Autoxidation. Es gibt jedoch einige Faktoren, die den oxidativen Fettverderb zusätzlich beschleunigen:

▶ Spuren von Schwermetallen (Cu, Fe, Mn, Co, Ni),

▶ erhöhte Temperaturen, je höher, desto mehr,

▶ UV-Strahlen.

 Info

Antioxidantien

Diese Stoffe verhindern oder bremsen die Autoxidation. Man setzt sie zu diesem Zweck fetthaltigen Lebensmitteln zu. Unbegrenzt zugelassen sind die natürlich vorkommenden Tocopherole und L-Ascorbinsäure. Daneben sind einige synthetische Substanzen zugelassen, für die jedoch Höchstmengen festgelegt worden sind.

 Info

Homolytische Spaltung

In organischen Verbindungen sind die Atome durch Elektronenpaarbindungen miteinander verbunden. Jeweils zwei Atome teilen sich bei einer Einfachbindung eines, bei einer Doppelbindung zwei, bei einer Dreifachbindung drei Elektronenpaare.

Durch Zufuhr von Energie lässt sich ein Bindungselektronenpaar wieder aufspalten, sodass jedes Atom eines der beiden Elektronen bekommt. Dieser Vorgang wird homolytische Spaltung genannt.

Wird in einer organischen Verbindung das Elektronenpaar zwischen einem C- und einem H-Atom gespalten, entstehen ein freies H-Atom und ein Kohlenwasserstoffrest mit einem „einsamen Elektron". Dieser Rest ist sehr reaktionsfähig und wird daher auch als „Radikal" bezeichnet.

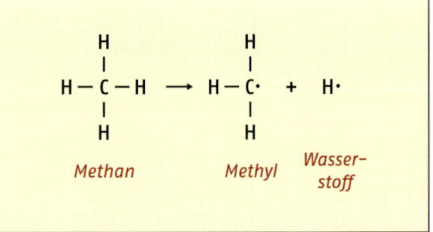

Methan   Methyl   Wasserstoff

 Info

Wirkung von Antioxidantien

Die Wirkung von Antioxidantien besteht darin, die durch Autoxidation entstandenen freien Radikale zu binden. Das Antioxidans verbraucht sich dabei.

$$AH + R^{\cdot} = A^{\cdot} + RH$$

$$A^{\cdot} + R^{\cdot} = AR$$

AH = Antioxidans; $R^{\cdot}$ = Radikal

Reaktionablauf am Beispiel der Ölsäure

1. Gestartet wird die Reaktion durch homolytische Spaltung zwischen einem Kohlenstoff- und einem Wasserstoff-Atom. Das gelingt am leichtesten an dem der Doppelbindung benachbarten C-Atom (allylständig). Dessen Bindungen werden durch die Pi-Elektronen der Doppelbindung aktiviert.

$$CH_7H_{15} - \boxed{CH_2} - CH = CH - \boxed{CH_2} - (CH_2)_6 - \overset{\overset{\textstyle O}{\|}}{C} - O - R$$

Energie   *Energie*

$$H\cdot + CH_7H_{15} - \boxed{\overset{\cdot}{C}H} - CH = CH - CH_2 - (CH_2)_6 - \overset{\overset{\textstyle O}{\|}}{C} - O - R \qquad CH_7H_{15} - CH_2 - CH = CH - \boxed{\overset{\cdot}{C}H} - (CH_2)_6 - \overset{\overset{\textstyle O}{\|}}{C} - O - R + H\cdot$$

2. Das so gebildete Radikal kann nun mit Sauerstoff zu einem Peroxidradikal reagieren.

$$+ O_2$$

$$CH_7H_{15} - \underset{\underset{\textstyle O-O\cdot}{|}}{CH} - CH = CH - CH_2 - (CH_2)_6 - \overset{\overset{\textstyle O}{\|}}{C} - O - R \qquad CH_7H_{15} - CH_2 - CH = CH - \underset{\underset{\textstyle O-O\cdot}{|}}{CH} - (CH_2)_6 - \overset{\overset{\textstyle O}{\|}}{C} - O - R$$

3. Die Peroxidradikale sind sehr reaktionsfähig. Sie reagieren mit einem noch intakten Säurerest und spalten am allylständigen C-Atom die Bindung zwischen H und C. Mit diesem Vorgang wird eine Kettenreaktion eingeleitet. Die findet im Extremfall erst dann ein Ende, wenn alle Doppelbindungen verschwunden sind.

$$CH_7H_{15} - \underset{\underset{\textstyle O-O\cdot}{|}}{CH} - CH = CH - CH_2 - (CH_2)_6 - \overset{\overset{\textstyle O}{\|}}{C} - O - R \qquad CH_7H_{15} - \underset{\underset{\textstyle O-O-H}{|}}{CH} - CH = CH - CH_2 - (CH_2)_6 - \overset{\overset{\textstyle O}{\|}}{C} - O - R$$

Peroxid   *Hydroperoxid*

+   +

$$CH_7H_{15} - \boxed{CH_2} - CH = CH - CH_2 - (CH_2)_6 - \overset{\overset{\textstyle O}{\|}}{C} - O - R \qquad CH_7H_{15} - \boxed{\overset{\cdot}{C}H} - CH = CH - CH_2 - (CH_2)_6 - \overset{\overset{\textstyle O}{\|}}{C} - O - R$$

Intakte Fettsäure   *Fettsäure-Radikal*

4. Durch Anlagerung des H-Atoms an das Peroxid ist ein Hydroperoxid entstanden. Hydroperoxide sind sehr unbeständig und zersetzen sich unter Bildung von Aldehyden, Ketonen oder Alkoholen. Diese Spaltprodukte beeinträchtigen die sensorischen Eigenschaften ganz erheblich bis hin zum totalen Verderb.

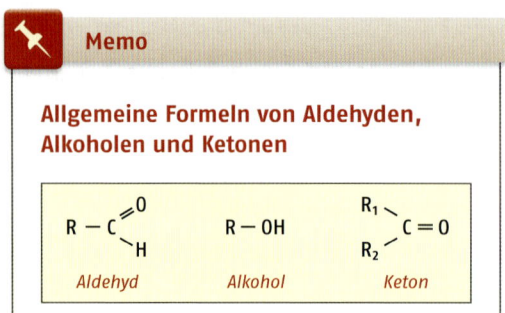

Memo

Allgemeine Formeln von Aldehyden, Alkoholen und Ketonen

$$R - C{\overset{\diagup O}{\diagdown H}} \qquad R - OH \qquad {\overset{R_1}{\underset{R_2}{}}}C = O$$

Aldehyd   *Alkohol*   *Keton*

Oligomerisierung von Fetten

Auch bei längerem Erhitzen, z. B. während des Frittierens, können Fette verändert werden. Es kommt zu Verknüpfungen entweder zwischen Fettsäureresten zweier unterschiedlicher Glyceride oder innerhalb eines einzigen Glycerids. Dabei entstehen entweder dimere Triglyceride oder dimere Fettsäuren. Derartige Substanzen werden im Körper nicht resorbiert. Sie gelten daher im Vergleich zu autoxidativ veränderten Fetten als weniger bedenklich.

$$CH_7H_{15} - CH - CH = CH - CH_2 - (CH_2)_6 - \overset{\overset{O}{\|}}{C} - O - R \qquad \textit{Hydroperoxid}$$
$$| \atop O - O - H$$

$$CH_7H_{15} - C{\overset{\diagup O}{\diagdown H}} \qquad \overset{O}{\diagdown} C - CH_2 - CH_2 - (CH_2)_6 - \overset{\overset{O}{\|}}{C} - O - R \qquad \textit{Aldehyde}$$

Bild 1: *Beispiel für die Umsetzung zu Aldehyden*

Bewertung autoxidativ veränderter Fette

Autoxidativ verdorbene Fette schmecken je nach Art der Oxidationsprodukte fischig oder talgig und sind eigentlich fast immer als verdorben anzusehen. Sie sind ernährungsphysiologisch bedenklich und können in größeren Mengen zu Darmreizungen führen. Bei Fütterungsversuchen waren an den Versuchstieren Leberschwellungen und Beeinträchtigungen des Wachstums zu beobachten.

Mikrobielle Oxidation

Schimmelpilze können sich auf fetthaltigen Nahrungsmitteln ansiedeln und einen oxidativen Fettabbau bewirken. Er verläuft nach einem anderen Reaktionsweg. Der Angriff findet nicht an der Doppelbindung, sondern in β-Stellung zur Esterbindung statt. Als Reaktionsprodukte entstehen Methylketone. Man spricht dann von Parfümranzigkeit. Derart veränderte Fette sind nicht mehr genießbar.

Enzymatische Oxidation

Auch Enzyme können Sauerstoff auf ungesättigte Fettsäuren übertragen. Es handelt sich dabei um Lipoxigenasen. Sie sind im Pflanzenreich weit verbreitet und gelangen auf natürliche Weise in das Fett.

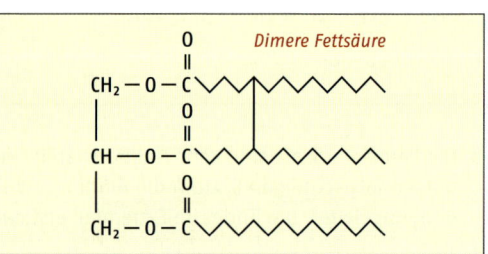

Bild 2: *Bildung einer dimeren Fettsäure*

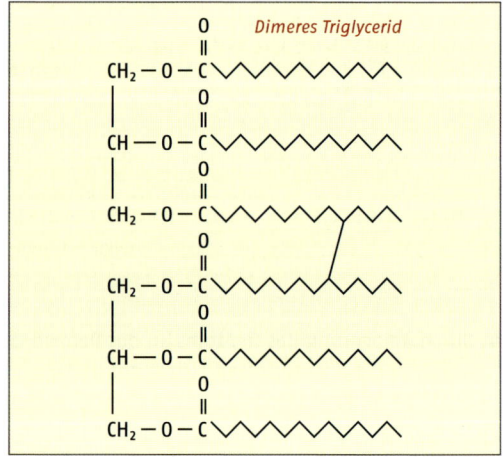

Bild 3: *Dimeres Triglycerid*

1.2 Wachse

Als Wachse bezeichnet man Ester einwertiger hochmolekularer Alkohole mit höheren Fettsäuren. Sie werden von Tieren und Pflanzen gebildet und kommen vor allem als Ausscheidungen und Überzüge vor.

Den Pflanzen dienen sie als Schutzschicht für Blätter und Früchte. Sie verhindern so ein unerwünschtes Austrocknen, Aufquellen oder Benetzen.

Die Tiere nutzen Wachse ebenfalls als Schutzschicht, zum Beispiel zum Fetten ihres Gefieders oder aber auch als Baustoff (Bienenwaben). Wachse sind für solche Aufgaben sehr gut geeignet, weil sie im Unterschied zu Neutralfetten chemisch sehr beständig sind. Für die menschliche Ernährung sind sie nicht von Bedeutung.

 Fakten kompakt

▶ Es werden einfache, zusammengesetzte und unverseifbare Lipide unterschieden.

▶ Neutralfette sind Triglyceride und bestehen aus Glycerin und drei Fettsäuren.

▶ Man unterscheidet nach Länge der Kohlenstoffkette zwischen kurz-, mittel- und langkettigen Fettsäuren.

▶ Fettsäuren haben einen lipophilen (Kohlenwasserstoffkette) und einen hydrophilen Bereich.

▶ Man unterscheidet nach Sättigungsgrad zwischen gesättigten und ungesättigten Fettsäuren. Ungesättigte Fettsäuren sind sehr reaktionsfähig.

▶ Transfettsäuren entstehen durch Biohydrierung im Pansen, bei der industriellen Fetthärtung und durch Erhitzen auf hohe Temperaturen. In der Kost sollten sie möglichst wenig enthalten sein.

▶ Fette schmelzen bei relativ hohen Temperaturen und sind daher gut für das Zubereiten von Lebensmitteln geeignet.

▶ Fette mit einem hohen Anteil an ungesättigten Fettsäuren sind besonders anfällig gegen Verderb und Autoxidation.

 Und jetzt *Sie!*

1. *Ricinusöl ist der Glycerintriester der Ricinolsäure (12-Hydroxy-9-octadecensäure). Erstellen Sie die Strukturformelgleichung für die Bildung von Ricinusöl.*

1.1 *Als nachwachsender Rohstoff ist Ricinusöl ein begehrter und vielseitig verwendbarer Grundstoff in Technik, Pharma- und Kosmetikindustrie.*

1.1.1 *Im Vergleich zu anderen Pflanzenölen verfügt es über eine 20fach erhöhte Viskosität (Zähflüssigkeit) und ist alkohollöslich. Begründen Sie diese Eigenheiten anhand der chemischen Struktur.*

1.1.2 *Es ist Ausgangsstoff für die Herstellung von Kaliseifen und von Hydroxystearinsäure. Geben Sie für beide Synthesen die Reaktionsgleichungen an und benennen Sie jeweils die Reaktionsart.*

1.2 *Schon vor 1500 Jahren wurde Ricinusöl in Ägypten als Arzneimittel eingesetzt. Überprüfen Sie, ob man die Einnahme von Ricinusöl als „Erste-Hilfe-Maßnahme" für ein Kind empfehlen kann, das von einer Primel gegessen hat, sodass das Gift Primin (Strukturformel s. unten) in den Verdauungstrakt gelangt ist.*

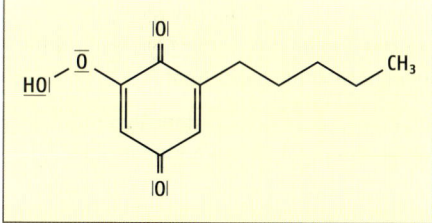

Quelle: Aufgabe 1.1 und.1.2: Abiturprüfung Baden-Württemberg 2003, Aufgabe 3

2. *Als Träger ungesättigter Fettsäuren ist Ricinusöl empfindlich gegenüber Autoxidation.*

a) *Leiten Sie daraus eine Empfehlung zur Aufbewahrung her.*

b) *Zeigen Sie mit Strukturformeln den Verderb der Ricinolsäure durch Autoxidation.*

Info

Löslichkeit von Phosphoglyceriden

Obwohl sich die Phosphoglyceride in ihrem Aufbau stark voneinander unterscheiden, zeigen sie doch gemeinsame Eigenschaften. Das gilt vor allem für die Löslichkeit.

Sie enthalten in ihrem Molekül sowohl polare als auch unpolare Gruppen. Sie nehmen daher eine Mittelstellung zwischen rein wasser- und rein fettlöslichen Substanzen ein. Sie sind einerseits in Stoffen wie Ether und Alkohol löslich, andererseits quellen sie in Wasser und bilden zum Teil kolloidale Lösungen.

Sie sind daher gute Lösungsvermittler zwischen Wasser- und Fettphase. Stoffe mit diesen Eigenschaften bezeichnet man als Emulgatoren und die stabilisierten Fett-Wasser-Gemische als Emulsionen.

Info

Wie Emulsionen entstehen

Die Emulgatoren reichern sich an den Grenzflächen zwischen Fett- und Wassertröpfchen an. Dabei richten sie ihre polaren Gruppen zur Wasserphase hin aus und ihre unpolaren Gruppen zur Fettphase. Auf diese Weise verklammern sie die beiden Phasen miteinander und stabilisieren so das Gesamtgemisch.

Man unterscheidet zwei Arten von Emulsionen.

▸ Fett-Wasser-Emulsionen sind Gemische, bei denen wenig Fett in verhältnismäßig viel Wasser verteilt ist – z. B. in Milch.

▸ Wasser-Fett-Emulsionen sind Gemische, bei denen wenig Wasser in verhältnismäßig viel Fett verteilt ist – z. B. in Butter oder Margarine.

Physiologische Bedeutung von Phospholipiden

Phospholipide haben im Organismus eine Reihe wichtiger Aufgaben.

▸ Phosphoglyceride stellen im Organismus eine Transportform für Fettsäuren dar. Das betrifft nicht nur den Transport im Blut, sondern auch den durch die Zellwände. Die nämlich sind zwar für Phospholipide, nicht aber für Triglyceride passierbar.

▸ Das Gehirn benötigt für seine Funktion Phosphatidylcholine.

▸ Phospholipide sind am Aufbau von Zellmembranen beteiligt. Die Membranlipide sind grenzflächenaktiv (amphiphil) und bilden in wässrigem Milieu geschlossene molekulare Strukturen aus. Die Lipidzusammensetzung der biologischen Membranen ist jeweils charakteristisch für verschiedene Gewebe.

Tab. 1: *Phospholipidgehalt einzelner Organe*

Organ	Phospholipidgehalt (%)
Mark	6,3–10,8
Gehirn	3,7–6,0
Leber	1,0–4,9
Herz	1,2–3,4

Tab. 2:
Zusammensetzung eines Rohlecithins aus Soja

Phospholipid	Gewichts-%
Phosphatidylcholin	20–27
Phosphatidylethanolamin	13–17
Phosphatidylinosit	9

1.2 Wachse

Als Wachse bezeichnet man Ester einwertiger hochmolekularer Alkohole mit höheren Fettsäuren. Sie werden von Tieren und Pflanzen gebildet und kommen vor allem als Ausscheidungen und Überzüge vor.

Den Pflanzen dienen sie als Schutzschicht für Blätter und Früchte. Sie verhindern so ein unerwünschtes Austrocknen, Aufquellen oder Benetzen.

Die Tiere nutzen Wachse ebenfalls als Schutzschicht, zum Beispiel zum Fetten ihres Gefieders oder aber auch als Baustoff (Bienenwaben). Wachse sind für solche Aufgaben sehr gut geeignet, weil sie im Unterschied zu Neutralfetten chemisch sehr beständig sind. Für die menschliche Ernährung sind sie nicht von Bedeutung.

 Fakten kompakt

▶ Es werden einfache, zusammengesetzte und unverseifbare Lipide unterschieden.

▶ Neutralfette sind Triglyceride und bestehen aus Glycerin und drei Fettsäuren.

▶ Man unterscheidet nach Länge der Kohlenstoffkette zwischen kurz-, mittel- und langkettigen Fettsäuren.

▶ Fettsäuren haben einen lipophilen (Kohlenwasserstoffkette) und einen hydrophilen Bereich.

▶ Man unterscheidet nach Sättigungsgrad zwischen gesättigten und ungesättigten Fettsäuren. Ungesättigte Fettsäuren sind sehr reaktionsfähig.

▶ Transfettsäuren entstehen durch Biohydrierung im Pansen, bei der industriellen Fetthärtung und durch Erhitzen auf hohe Temperaturen. In der Kost sollten sie möglichst wenig enthalten sein.

▶ Fette schmelzen bei relativ hohen Temperaturen und sind daher gut für das Zubereiten von Lebensmitteln geeignet.

▶ Fette mit einem hohen Anteil an ungesättigten Fettsäuren sind besonders anfällig gegen Verderb und Autoxidation.

 Und jetzt *Sie!*

1. *Ricinusöl ist der Glycerintriester der Ricinolsäure (12-Hydroxy-9-octadecensäure). Erstellen Sie die Strukturformelgleichung für die Bildung von Ricinusöl.*

1.1 *Als nachwachsender Rohstoff ist Ricinusöl ein begehrter und vielseitig verwendbarer Grundstoff in Technik, Pharma- und Kosmetikindustrie.*

1.1.1 *Im Vergleich zu anderen Pflanzenölen verfügt es über eine 20fach erhöhte Viskosität (Zähflüssigkeit) und ist alkohollöslich. Begründen Sie diese Eigenheiten anhand der chemischen Struktur.*

1.1.2 *Es ist Ausgangsstoff für die Herstellung von Kaliseifen und von Hydroxystearinsäure. Geben Sie für beide Synthesen die Reaktionsgleichungen an und benennen Sie jeweils die Reaktionsart.*

1.2 *Schon vor 1500 Jahren wurde Ricinusöl in Ägypten als Arzneimittel eingesetzt. Überprüfen Sie, ob man die Einnahme von Ricinusöl als „Erste-Hilfe-Maßnahme" für ein Kind empfehlen kann, das von einer Primel gegessen hat, sodass das Gift Primin (Strukturformel s. unten) in den Verdauungstrakt gelangt ist.*

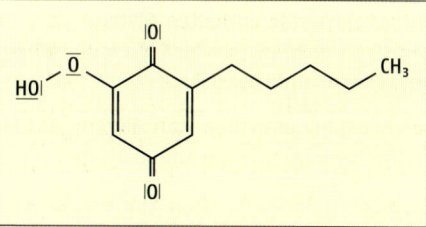

Quelle: Aufgabe 1.1 und 1.2: Abiturprüfung Baden-Württemberg 2003, Aufgabe 3

2. *Als Träger ungesättigter Fettsäuren ist Ricinusöl empfindlich gegenüber Autoxidation.*

a) *Leiten Sie daraus eine Empfehlung zur Aufbewahrung her.*

b) *Zeigen Sie mit Strukturformeln den Verderb der Ricinolsäure durch Autoxidation.*

2   Zusammengesetzte Lipide

Phospho- und Glykolipide sind gemeinsam mit Proteinen am Aufbau biologischer Membranen beteiligt. Man bezeichnet sie daher auch als Strukturlipide. Zusammengesetzte Lipide kommen in allen pflanzlichen und tierischen Nahrungsmitteln vor. Im Vergleich zu den Neutralfetten sind sie wesentlich komplizierter aufgebaut.

2.1   Phospholipide

Es handelt sich bei ihnen um phosphorhaltige Lipide, die im Organismus an der Bildung der Lipid-Doppelschichten von Biomembranen beteiligt sind. Sie setzen sich aus einem hydrophilen Kopf und zwei hydrophoben Kohlenstoffketten zusammen.

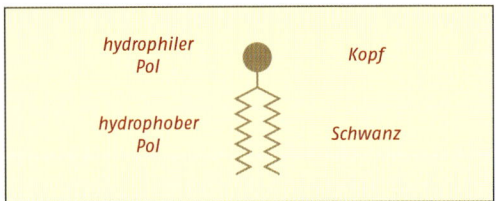

Bild 1: *Schema eines Phospholipids*

Nach ihrem chemischen Aufbau unterteilt man Phospholipide in zwei Gruppen:

► Phosphoglyceride enthalten Glycerin als Grundgerüst. Sie werden auch als Glycerophosphilipide oder Phosphatide bezeichnet.

► Sphingolipide enthalten statt Glycerin das langkettige Sphingosin – ein Aminoalkohol.

$$H_3C - (CH_2)_{12} - \overset{\overset{\displaystyle H}{|}}{C} = \overset{\overset{\displaystyle H}{|}}{\underset{\underset{\displaystyle H}{|}}{C}} - \overset{\overset{\displaystyle H}{|}}{\underset{\underset{\displaystyle OH}{|}}{C}} - \overset{\overset{\displaystyle H}{|}}{\underset{\underset{\displaystyle NH_3^+}{|}}{C}} - CH_2OH$$

Bild 2: *Sphingosin*

Phosphoglyceride

Sie bestehen aus vier Bausteinen.

Baustein Nr. 1: **Phosphorsäure**

Phosphorsäure ist Bestandteil aller natürlichen Phosholipide.

$$H_3PO_4$$

Baustein Nr. 2:   Baustein Nr. 3:
Glycerin   **Fettsäuren**

$$\begin{array}{l} CH_2 - OH \\ | \\ CH - OH \\ | \\ CH_2 - OH \end{array}$$

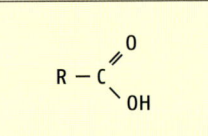

Baustein Nr. 4:
Verschiedene Verbindungen, die alkoholische OH-Gruppen tragen

Zur Auswahl stehen:

► **Zwei Aminoalkohole**, sie tragen im Molekül eine OH- und eine NH₂-Gruppe.

$$HO - CH_2 - CH_2 - \overset{(+)}{N}(CH_3)_3 \qquad HO - CH_2 - CH_2 - NH_2$$

Cholin   *Ethanolamin*

► **Eine OH-substituierte Aminosäure**

$$HO - CH_2 - \underset{\underset{\displaystyle NH_2}{|}}{CH_2} - COOH$$

Serin

► **Ein cyclischer Alkohol**

Inosit

Phosphoglyceride im Überblick

Je nachdem, ob Cholin, Ethanolamin, Serin oder Inosit gebunden sind, entstehen vier Arten von Verbindungen.

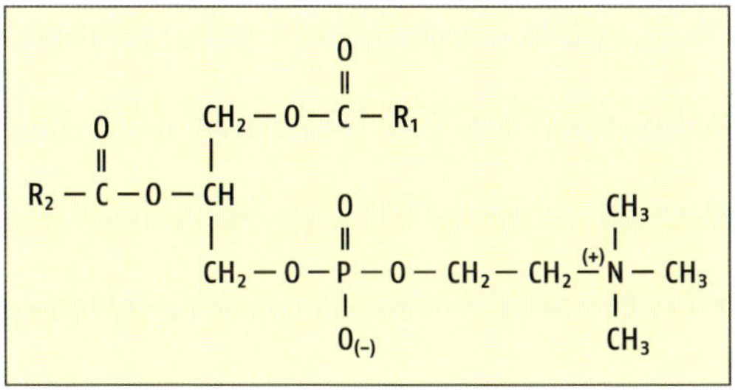

$$
\begin{array}{c}
\quad\quad\quad\quad O \\
\quad\quad\quad\quad \| \\
O \quad\quad CH_2-O-C-R_1 \\
\| \quad\quad\quad | \\
R_2-C-O-CH \quad\quad\quad\quad\quad\quad CH_3 \\
| \quad\quad\quad\quad O \quad\quad\quad | \\
CH_2-O-P-O-CH_2-CH_2\overset{(+)}{-}N-CH_3 \\
| \quad\quad\quad\quad\quad\quad\quad | \\
O_{(-)} \quad\quad\quad\quad CH_3
\end{array}
$$

Bild 1: *Phosphatidyl-Cholin (Lecithin)*

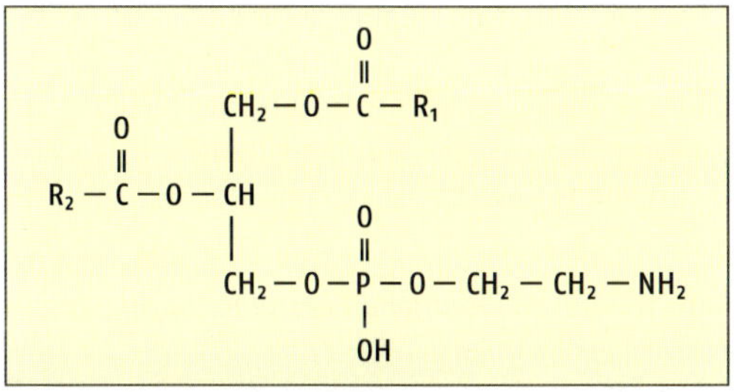

$$
\begin{array}{c}
\quad\quad\quad\quad O \\
\quad\quad\quad\quad \| \\
O \quad\quad CH_2-O-C-R_1 \\
\| \quad\quad\quad | \\
R_2-C-O-CH \\
| \quad\quad\quad\quad O \\
CH_2-O-P-O-CH_2-CH_2-NH_2 \\
| \\
OH
\end{array}
$$

Bild 2: *Phosphatidyl-Ethanolamin*

$$
\begin{array}{c}
\quad\quad\quad\quad O \\
\quad\quad\quad\quad \| \\
O \quad\quad CH_2-O-C-R_1 \\
\| \quad\quad\quad | \\
R_2-C-O-CH \\
| \quad\quad\quad\quad O \\
CH_2-O-P-O-CH_2-CH-COOH \\
| \quad\quad\quad\quad\quad\quad | \\
OH \quad\quad\quad\quad NH_2
\end{array}
$$

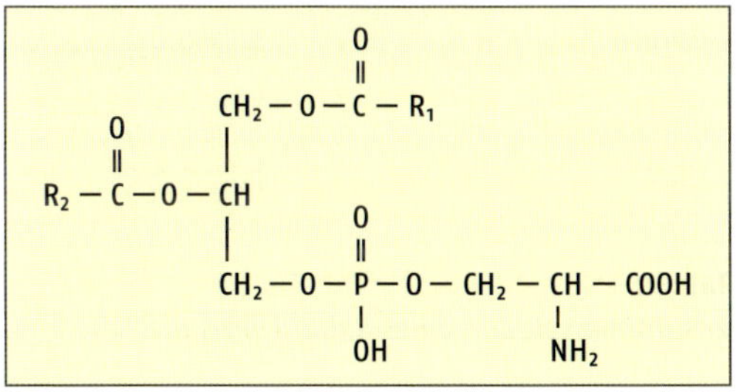

Bild 3: *Phosphatidyl-Serin*

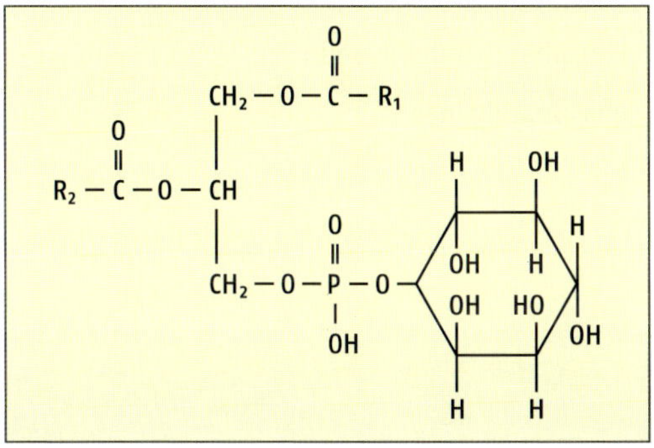

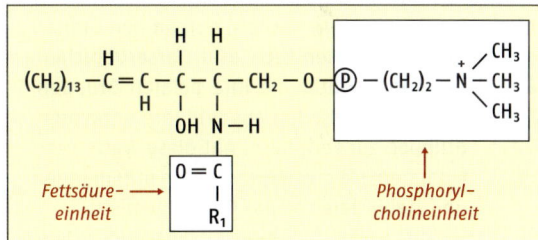

Bild 4: *Phosphatidyl-Inosit*

Sphingophospholipide

Am Aufbau von Sphingophospholipiden, die hauptsächlich im Gehirn und im Nervengewebe vorkommen, sind folgende Bausteine beteiligt: Sphingosin, eine Fettsäure, Phosphorsäure und eine Substanz mit alkoholischer OH-Gruppe wie Serin oder Cholin.

Die Aminogruppe des Sphingosins bildet mit einer Fettsäure ein Säureamid – das Ceramid. Es stellt die Grundstruktur der Sphingolipide dar.

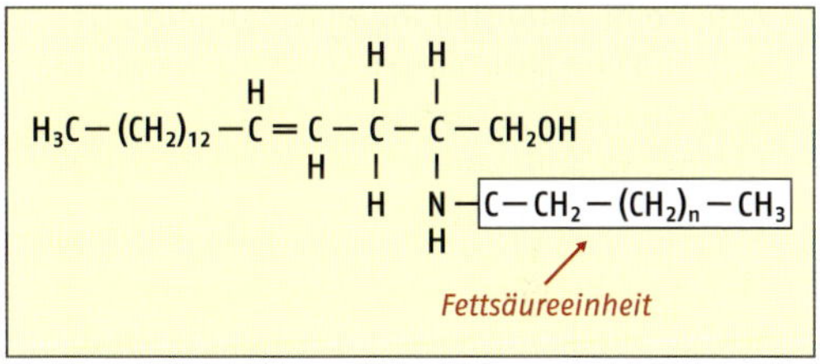

$$
\begin{array}{c}
\quad\quad\quad\quad\quad\quad\quad H \quad H \\
\quad\quad\quad\quad\quad H \quad | \quad | \\
H_3C-(CH_2)_{12}-C=C-C-C-CH_2OH \\
\quad\quad\quad\quad\quad\quad H \quad | \quad | \\
\quad\quad\quad\quad\quad\quad\quad H \quad N-\boxed{C-CH_2-(CH_2)_n-CH_3} \\
\quad\quad\quad\quad\quad\quad\quad\quad\quad H
\end{array}
$$

Fettsäureeinheit

Bild 5: *Ceramid*

Die primäre alkoholische OH-Gruppe des Ceramids ist mit Phosphorsäure verknüpft und die wiederum über eine Esterbindung mit einer Substanz wie Serin oder Cholin. Sphingomyelin, das in den Myelinscheiden der Nerven vorkommt, ist ein Beispiel für ein Sphingophospholipid. Es hat Cholin gebunden.

$$
\begin{array}{c}
\quad\quad\quad\quad\quad H \quad H \\
\quad\quad\quad H \quad | \quad | \quad\quad\quad\quad\quad\quad\quad\quad CH_3 \\
(CH_2)_{13}-C=C-C-C-CH_2-O-\textcircled{P}-(CH_2)_2-\overset{+}{N}-CH_3 \\
\quad\quad\quad\quad H \quad | \quad | \quad\quad\quad\quad\quad\quad\quad\quad CH_3 \\
\quad\quad\quad\quad\quad\quad OH \quad N-H \\
\quad\quad\quad\quad\quad\quad\quad\quad O=C \\
\quad\quad\quad\quad\quad\quad\quad\quad\quad | \\
\quad\quad\quad\quad\quad\quad\quad\quad\quad R_1
\end{array}
$$

Fettsäure- einheit → □ $O=C$ / R_1 ↑ *Phosphoryl- cholineinheit*

Bild 6: *Struktur des Sphingomyelins*

Tab. 1: *Verteilung von Phospholipiden an der Außen- und Innenseite der Erythrocyten-Membran (in Mol-% der Gesamtlipide)*

Phospholipid	Außen	Innen
Phosphatidylcholin	22	8
Phosphatidylethanolamin	7	24
Phosphatidylserin	0	9
Sphingomyelin	21	4

Info

Löslichkeit von Phosphoglyceriden

Obwohl sich die Phosphoglyceride in ihrem Aufbau stark voneinander unterscheiden, zeigen sie doch gemeinsame Eigenschaften. Das gilt vor allem für die Löslichkeit.

Sie enthalten in ihrem Molekül sowohl polare als auch unpolare Gruppen. Sie nehmen daher eine Mittelstellung zwischen rein wasser- und rein fettlöslichen Substanzen ein. Sie sind einerseits in Stoffen wie Ether und Alkohol löslich, andererseits quellen sie in Wasser und bilden zum Teil kolloidale Lösungen.

Sie sind daher gute Lösungsvermittler zwischen Wasser- und Fettphase. Stoffe mit diesen Eigenschaften bezeichnet man als Emulgatoren und die stabilisierten Fett-Wasser-Gemische als Emulsionen.

Info

Wie Emulsionen entstehen

Die Emulgatoren reichern sich an den Grenzflächen zwischen Fett- und Wassertröpfchen an. Dabei richten sie ihre polaren Gruppen zur Wasserphase hin aus und ihre unpolaren Gruppen zur Fettphase. Auf diese Weise verklammern sie die beiden Phasen miteinander und stabilisieren so das Gesamtgemisch.

Man unterscheidet zwei Arten von Emulsionen.

▸ Fett-Wasser-Emulsionen sind Gemische, bei denen wenig Fett in verhältnismäßig viel Wasser verteilt ist – z. B. in Milch.

▸ Wasser-Fett-Emulsionen sind Gemische, bei denen wenig Wasser in verhältnismäßig viel Fett verteilt ist – z. B. in Butter oder Margarine.

Physiologische Bedeutung von Phospholipiden

Phospholipide haben im Organismus eine Reihe wichtiger Aufgaben.

▸ Phosphoglyceride stellen im Organismus eine Transportform für Fettsäuren dar. Das betrifft nicht nur den Transport im Blut, sondern auch den durch die Zellwände. Die nämlich sind zwar für Phospholipide, nicht aber für Triglyceride passierbar.

▸ Das Gehirn benötigt für seine Funktion Phosphatidylcholine.

▸ Phospholipide sind am Aufbau von Zellmembranen beteiligt. Die Membranlipide sind grenzflächenaktiv (amphiphil) und bilden in wässrigem Milieu geschlossene molekulare Strukturen aus. Die Lipidzusammensetzung der biologischen Membranen ist jeweils charakteristisch für verschiedene Gewebe.

Tab. 1: *Phospholipidgehalt einzelner Organe*

Organ	Phospholipidgehalt (%)
Mark	6,3–10,8
Gehirn	3,7–6,0
Leber	1,0–4,9
Herz	1,2–3,4

Tab. 2:
Zusammensetzung eines Rohlecithins aus Soja

Phospholipid	Gewichts-%
Phosphatidylcholin	20–27
Phosphatidylethanolamin	13–17
Phosphatidylinosit	9

2.2 Glykolipide

Glykolipide haben statt Phosphorsäure in ihrem Molekül Saccharide gebunden – meist Mono- und Disaccharide – seltener Tri- oder Tetrasaccharide.

Nach ihrem Aufbau werden sie in zwei Gruppen unterteilt:

▶ Glyceroglycolipide mit Glycerin als Grundgerüst.
▶ Sphingoglycolipide enthalten statt Glycerin den Aminoalkohol Sphingosin. Sie werden auch als Glycosphingolipide bezeichnet.

Sphingoglycolipide

Wie beim Ceramid reagiert auch bei ihnen die Aminogruppe des Sphingosins mit einer Fettsäure. An die primäre alkoholische OH-Gruppe wird jedoch kein Phosphat angelagert, sondern ein Rest aus einem oder mehreren Zuckern.

Die einfachsten Sphingoglycolipide, die Cerebroside, haben Glucose oder Galaktose gebunden. Bei den komplizierter aufgebauten Gangliosiden können bis zu sieben Zucker angefügt sein – auch in Form verzweigter Ketten. Auch Sphingoglycolipide sind am Aufbau biologischer Membranen beteiligt. Dabei ist der Zuckerrest stets nach der Zellaußenseite hin gerichtet.

Bild 1: *Aufbau der Cerebroside*

Glyceroglycolipide

Sie sind für den menschlichen Organismus nicht von Bedeutung. Galaktosehaltige Glyceroglycolipide wurden in den Lipiden der Membranen von Chloroplasten gefunden.

Physiologische Bedeutung von Glykolipiden

Sphingoglycolipide kommen in allen menschlichen Geweben vor und sind zusammen mit Phospholipiden am Aufbau biologischer Membranen beteiligt.

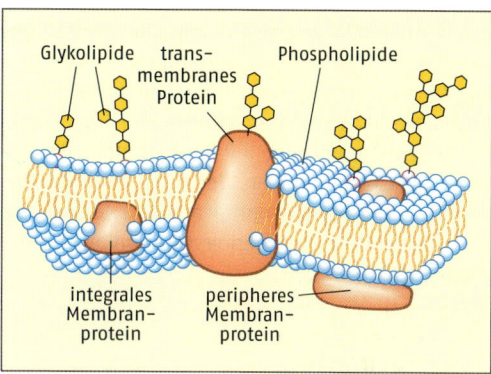

Bild 2: *Anordnung von Phospho- und Glycolipiden in Zellmembranen*

Und jetzt *Sie!*

Aus der Werbung eines Herstellers für Nahrungsergänzungsmittel:

Clever altern – mit Lecithin dem Gehirn auf die Sprünge helfen

… Das lebensnotwendige Lecithin kann wie eine Art Kraftstoff die Leistungsfähigkeit des Gehirns maximieren …

Quelle: http://www.firmenpresse.de/pressinfo15748.html 15. 11. 2010

Nehmen Sie Stellung zu dieser Aussage, indem Sie folgende Aspekte überprüfen.

▶ *Aufgaben von Lecithin im Organismus,*
▶ *strukturelle Voraussetzungen zur Bewältigung dieser Aufgaben,*
▶ *Lecithin lebensnotwendig und/oder essenziell,*
▶ *Gefahr der Mangelversorgung bei üblichem Ernährungsverhalten,*
▶ *Gefahr der Überversorgung z. B. durch Lebensmittelzusatzstoffe,*
▶ *mögliche Folgen einer Überversorgung: Gesundheitsgefahr?*
Kommen Sie zu einer Empfehlung im Hinblick auf die Einnahme eines entsprechenden Präparates.

3   Unverseifbare Lipide

Von Ausnahmen abgesehen enthalten Fette stets sogenannte unverseifbare Verbindungen. Das sind Substanzen, die sich nicht hydrolytisch aufspalten lassen. Sie haben in ihrem chemischen Aufbau keinerlei Gemeinsamkeiten mit Neutralfetten oder zusammengesetzten Lipiden. Der Anteil an Unverseifbarem beträgt durchschnittlich 0,2–1,5 Gew.-%. Hauptbestandteile sind Sterine, Carotinoide und Tocopherole.

3.1   Sterine

Sterine haben als Grundgerüst einen aus vier Ringen zusammengesetzten cyclischen Kohlenwasserstoff – das Steran.

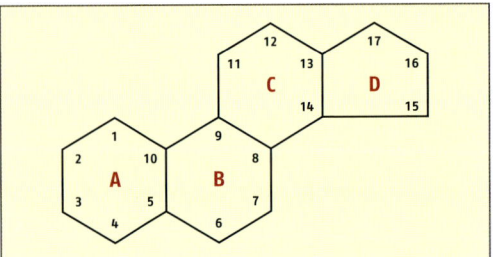

Bild 1: *Steran*

Sterine finden sich sowohl in der Tier- und Pflanzenwelt als auch in Mikroorganismen. Von ihnen leiten sich eine Reihe physiologisch hoch wirksamer Substanzen ab wie zum Beispiel Provitamin D oder Hormone der Nebennierenrinde.

Tab. 1: *Gehalt einiger Fette an unverseifbaren Bestandteilen*

Fett bzw. Öl	Gehalt (Gew.-%)
Sojaöl	0,6–1,2
Sonnenblumenöl	0,3–1,2
Kakaobutter	0,2–0,3
Erdnussöl	0,2–4,4
Olivenöl	0,4–1,1
Schweineschmalz	0,1–0,2

Cholesterin

Diese Substanz ist das wichtigste Sterin im menschlichen Organismus. Cholesterin kommt frei und verestert mit Fettsäuren vor.

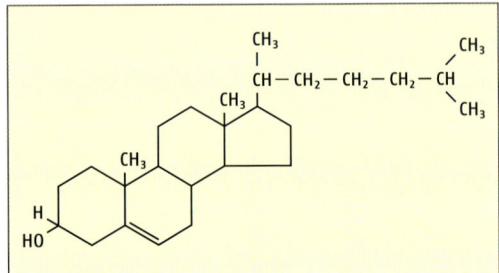

Bild 2: *Cholesterin*

Cholesterin kommt praktisch in allen Zellen vor. Es wird in der Leber und in Zellen des Dünndarms aus Acetyl-CoA synthetisiert – ca. sechs bis acht Gramm pro Tag. Über fettreiche Nahrung wird zusätzlich meist noch etwa ein Gramm aufgenommen.

Physiologische Aufgaben:

Cholesterin hat im Organismus verschiedene Wirkungen und Funktionen:

▶ Es ist Ausgangsverbindung für die Synthese von Substanzen wie Gallensäuren, Hormone der Nebennierenrinde (Cortisol), Sexualhormone (Östrogene) oder Calciferolen.

▶ Gemeinsam mit Phospholipiden und Glycolipiden ist es am Aufbau von Zellmembranen beteiligt und wirkt dort membranabdichtend.

Tab. 2: *Cholesteringehalt einiger Lebensmittel*

Lebensmittel	Gehalt (mg/100 g)
Kalbshirn	2.000
Eidotter	1.010
Schweinenieren	410
Schweineleber	340
Butter	240
Schweinefleisch (mager)	70
Rindfleisch (mager)	60
Heilbutt	50

Cholesterin in der aktuellen Diskussion

Der Organismus benötigt Cholesterin für verschiedene Aufgaben. Allerdings kann der Körper seinen gesamten Bedarf aus Inhaltsstoffen der Nahrung eigenständig aufbauen. Das bedeutet, Cholesterin in der Nahrung ist kein Muss. Mehr noch! Eine zu hohe Cholesterinzufuhr hat einen hohen Cholesterinspiegel im Blut zur Folge. Das ist ein Risikofaktor für Herz-Kreislauf-Leiden. Begünstigt wird ein hoher Cholesterinspiegel durch hohen Fettkonsum. Mehrfach ungesättigte Fettsäuren und Ballaststoffe senken ihn.

Fazit für die Ernährung:

▸ sparsamer Verzehr cholesterinhaltiger Nahrung,

▸ Einschränkung des Fettkonsums,

▸ reichlich mehrfach ungesättigte Fettsäuren,

▸ ballaststoffreiche Kost.

Cholesterinzufuhr

Die Cholesterinaufnahme über die Nahrung ist im Laufe der letzten 20 Jahre um ca. 29 Prozent gestiegen.

Wieviel Cholesterin ist erlaubt?

Ernährungswissenschaftler empfehlen eine Höchstmenge von 300 mg pro Tag.

Ergosterin

Im Unterschied zu Cholesterin enthält das Molekül von Ergosterin zwei zusätzliche Doppelbindungen und eine zweite Methylgruppe. Es wirkt im Körper als Provitamin D_2 und wandelt sich nach Ablagerung in den äußeren Hautschichten durch UV-Strahlen in Ergocalciferol (D_2) um. Ergosterin ist im Tier- und Pflanzenreich weit verbreitet. Besonders reich an Provitamin D_2 sind Hefen, höhere Pilze, Kohl, Spinat und Weizenkeimöl.

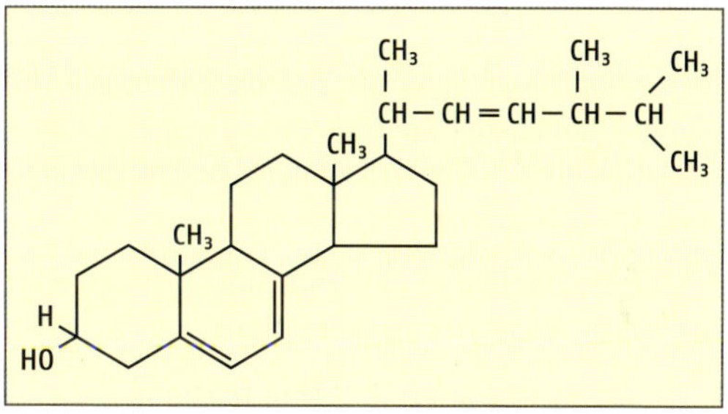

Bild 1: *Ergosterin*

3.2 Carotinoide

Chemisch gesehen handelt es sich bei diesen Verbindungen um Polyenkohlenwasserstoffe. Sie sind aus acht Isopreneinheiten zusammengesetzt (Tetraterpene). Sie besitzen daher ein Skelett aus 40 C-Atomen. Carotine verleihen vielen Lebensmitteln eine intensiv gelbe, orange oder rote Färbung. Hauptvertreter ist das zum Beispiel in Möhren vorkommende β-Carotin. Daneben gibt es noch Alpha- und Gamma-Carotin. Alle drei sind Vorstufen von Vitamin A (s. S. 253).

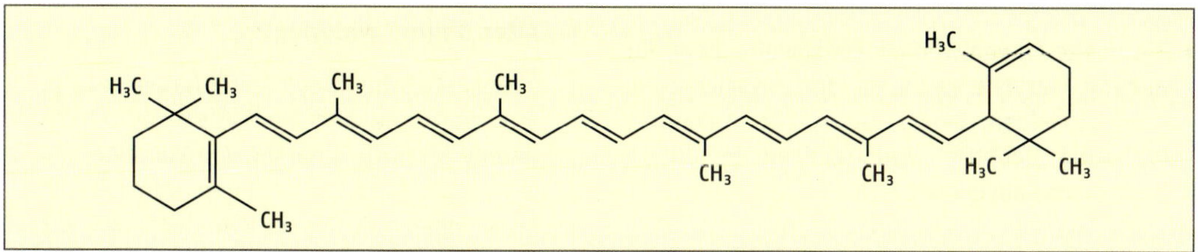

Bild 2: *β-Carotin*

4   Physiologische Bedeutung der Fette

Nahrungsfette sind Energieträger mit einer sehr hohen Energiedichte. Aus einem Gramm Fett werden bei der Verbrennung im Körper 38 bis 39 Kilojoule frei – im Vergleich zu Kohlenhydraten und Proteinen gut das Doppelte. Außerdem ist es Trägersubstanz für fettlösliche Vitamine und essenzielle Fettsäuren.

4.1   Fettgewebe

Im menschlichen Organismus bildet das Fettgewebe den größten Energiespeicher. Die Menge an Körperfett ist variabel – 8 bis 15 kg beim gesunden Mann und 10 bis 20 kg bei der gesunden Frau.

Es sind zwei Faktoren, die eine Speicherung derart großer Fettmengen möglich machen:

▶ Der Brennwert von Fett ist sehr hoch.

▶ Zur Speicherung von Fetten wird kein Lösungswasser benötigt. So lässt sich viel Energie auf kleinem Raum unterbringen.

Fett ist nicht gleich Fett

Man unterscheidet zwei Arten von Fettgewebe.

Weißes Fettgewebe

Man bezeichnet es auch als Baufett. Es hat im Organismus zwei Aufgaben zu erfüllen.

▶ Weißes Fettgewebe umhüllt Organe, um sie in einer bestimmten Position zu fixieren. Gleichzeitig bildet es als druckelastisches Polster einen Schutz gegen Druck und Stoß. Diese Art von Baufett umhüllt Nieren, Augapfel und bestimmte Gelenke. Auch am Handteller und an den Fußsohlen ist es zu finden. Auch wenn Menschen stark an Gewicht verlieren, bleibt das Fett all diesen Bereichen erhalten.

▶ Die zweite Art von weißem Fettgewebe dient der Bildung von Energiedepots durch Speicherung von Triglyceriden. Gleichzeitig wirkt es als Wärmeisolierung. Depotfett wird bevorzugt im Unterhautgewebe abgelagert.

Braunes Fettgewebe

Die Zellen dieses Gewebes sind reich an Mitochondrien – daher rührt die braune Farbe. Seine Hauptaufgabe ist die Wärmeproduktion. Beim Erwachsenen ist es in der Halsregion, der Rückenhaut, den Achselhöhlen und an den Nierenkappen zu finden. Neugeborene haben ein relativ stark ausgeprägtes braunes Fettgewebe. Mit seiner Hilfe erhalten sie ihre Körpertemperatur.

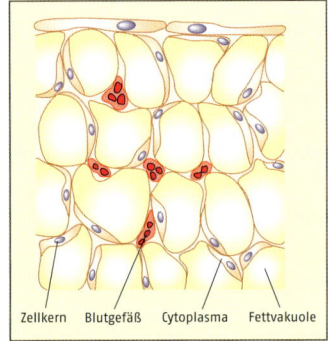

Zellkern   Blutgefäß   Cytoplasma   Fettvakuole

Bild 1: *Weißes Fettgewebe*

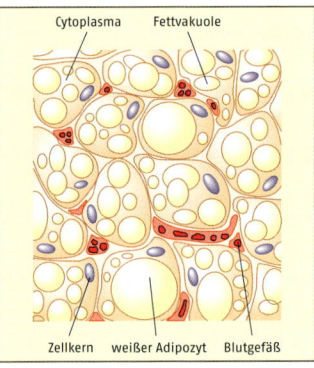

Cytoplasma   Fettvakuole

Zellkern   weißer Adipozyt   Blutgefäß

Bild 2: *Braunes Fettgewebe*

 Info

Altes Dogma widerlegt

Aktuelle Forschungsergebnisse haben gezeigt: Im Erwachsenenalter kann es sowohl zur Abnahme als auch Zunahme von Volumen und Anzahl der Fettzellen kommen. Damit ist ein althergebrachtes Dogma widerlegt, dass die Anzahl von Fettzellen im Kindesalter festgelegt wird und ein Leben lang konstant bleibt.

Wie Fettzellen entstehen

Ausgangspunkt für die Entwicklung von Fettzellen (Adipozyten) sind omnipotente Stammzellen – Zellen, aus denen jede Art von Körperzelle entstehen kann. Durch noch nicht geklärte Mechanismen werden sie zu sogenannten mesenchymalen Stammzellen umgewandelt. Jetzt ist der Weg frei zur Ausdifferenzierung und es kommt zur Ausbildung von Knorpel-, Knochen-, Muskel- oder auch Fettzellen. Die Entwicklung der Fettzellen geht über Vorläuferzellen, den Präadipozyten. Daraus entwickeln sich dann weiße, aber auch braune Adipozyten.

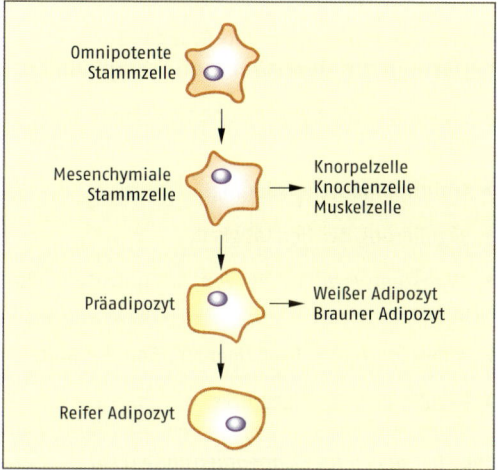

Bild 1: *Differenzierung der Fettzellen*

 Info

Fettzellen in Zahlen

Der Durchmesser einer Fettzelle im Gewebe beträgt 20 bis 200 Mikrometer. Ein Adipozyt kann sich jedoch bis zum Zehnfachen ausdehnen. Jede Fettzelle speichert durchschnittlich ein Mikrogramm Fett. Das entspricht einem Energiegehalt von rund 28 Millijoule. In einem Kilogramm Fettgewebe sind ca. 28.000 Kilojoule Energie gespeichert.

Wie das Fettgewebe wächst und schrumpft

Die Größe der Fettdepots wird durch Volumen und Anzahl der Adipozyten bestimmt. Welches Volumen ein Adipozyt besitzt, hängt davon ab, ob Fett vermehrt zur Verbrennung bereitgestellt wird (Lipolyse) oder ob das Speichern von Fett überwiegt (Lipogenese). Fettzellen, die speichern, sind groß – solche, die hauptsächlich Fett zur Verfügung stellen, eher klein.

Die Anzahl der Adipozyten ist keine feste Größe, sondern kann ansteigen oder sinken. Bei einem Anstieg vermehren sich zunächst die Vorläuferzellen. Sie wachsen und entwickeln sich danach weiter zu weißen Fettzellen.

Nimmt die Zahl der Adipozyten ab, geschieht dies beispielsweise durch Abbau des gesamten in einer Zelle gespeicherten Fettes und ihrer anschließenden Rückentwicklung zu einem Präadipozyten.

Es gibt aber auch die Möglichkeit der Apoptose – das ist der programmierte Zelltod. Es sind Beispiele für eine Apoptose bei Fettzellen bekannt. So konnte bei Krebspatienten mit starken Gewichtsverlusten im Fettgewebe Apoptose nachgewiesen werden.

Fettgewebe ist mehr als nur Speicher

Das Fettgewebe ist kein passiver Speicher, sondern ein endokrines Organ. Es produziert verschiedenste Stoffe, die dann in den Organismus abgegeben (sezerniert) werden.

Dazu gehören zum Beispiel:

▶ das Hormon Leptin (s. S. 530),

▶ Sexualhormone wie Androgene und Östrogene,

▶ Cytokine und Interleukin, die für ein intaktes Immunsystem wichtig sind.

4.2 Essenzielle Fettsäuren

Die Qualität von Nahrungsfetten wird wesentlich durch die Art und Zusammensetzung der enthaltenen Fettsäuren bestimmt. Sie entscheidet darüber, ob ein Fett ernährungsphysiologisch wertvoll ist. Der Grund: Gesättigte und einfach ungesättigte Fettsäuren kann der Körper aus einfachen Bausteinen selbst aufbauen. Das gilt aber nicht für mehrfach ungesättigte Fettsäuren. Sie müssen mit der Nahrung zugeführt werden. Man nennt sie daher „essenziell". Essenzielle Fettsäuren gehören entweder zur Omega-3- oder zur Omega-6-Reihe.

Essentielle Omega-3-Fettsäuren

▶ α-Linolensäure (C18:3)

▶ Eicosapentaensäure oder EPA (C20:5)

▶ Docosahexaensäure oder DHA (C22:6)

Vorkommen

α-Linolensäure ist reichlich enthalten in pflanzlichen Ölen, vor allem in: Leinöl, Rapsöl, Sojaöl, Weizenkeimöl und Walnussöl.

Die längerkettigen Omega-3-Fettsäuren EPA und DHA sind vor allem in fetten Seefischen enthalten. Mittlerweile gibt es auch EPA- und DHA-reiche sogenannte single-cell Öle, die aus Mikroorganismen wie Algen und Pilzen gewonnen werden.

Physiologische Bedeutung

Omega-3-Fettsäuren haben im Organismus eine Reihe wichtiger Aufgaben und Funktionen:

▶ Sie sind Bestandteil der Zellmembranen und beeinflussen dadurch entscheidend deren Durchlässigkeit.

▶ Sie sind Ausgangssubstanzen für die Bildung von Eicosanoiden. Die wiederum sind von Bedeutung für das Herz-Kreislauf-Geschehen sowie für die Aktivität vom Immun- und vom Zentralnervensystem.

 Info

Schutz gegen Arteriosklerose

Studien in Grönland stellten fest, dass Eskimos ein relativ geringes Risiko für Arteriosklerose haben, trotz ihrer extrem fett- und cholesterinreichen Ernährung. Ähnliche Studien in Japan und Norwegen haben gezeigt, dass dies auf einen hohen Verzehr an Seefischen zurückzuführen ist. Entscheidenden Anteil an diesem Effekt haben die Omega-3-Fettsäuren. Sie haben einen günstigen Einfluss auf verschiedene Risikofaktoren und wirken dadurch antiarteriosklerotisch.

Protektive Wirkungen von Omega-3-Fettsäuren auf Herz-Kreislauf-Erkrankungen

▶ Senkung der Triglycerid- und Cholesterinwerte im Blut,

▶ Antithrombotische Wirkung,

▶ Regulierung der Herztätigkeit,

▶ Wachstumsverzögerung von arteriotischen Plaques,

▶ Verbesserung der Fließeigenschaften des Blutes,

▶ Regulierung des Blutdrucks.

Tab. 1: *Quellen für Eicopentaensäure (EPA)*

Seefisch	EPA (g/kg)
Hering	20,7
Lachs	6,2
Ostsee-Hering	3,1
Forelle	2,4
Steinbutt	2,8
Zander	2,3

Essenzielle Omega-6-Fettsäuren

▶ Linolsäure (C18:2)

▶ Gamma-Linolensäure (C18:3)

▶ Arachidonsäure (C20:4)

Arachidonsäure kann endogen aus Linolsäure gebildet werden – vorausgesetzt, es steht genügend Linolsäure als Ausgangssubstanz zur Verfügung. Man bezeichnet sie daher auch als semi-essentiell.

Vorkommen

Linolsäure kommt reichlich in pflanzlichen Ölen vor. Das gilt vor allem für: Distelöl, Sojaöl, Traubenkernöl, Sesamöl und Sonnenblumenöl.

Gamma-Linolen-Säure findet sich hauptsächlich in Hanföl, Nachtkerzenöl und Borretschöl.

Arachidonsäure kommt in geringen Mengen in tierischen Fetten, Fleisch und Milch vor.

Physiologische Bedeutung

Linolsäure kann im Körper entweder gespeichert, zwecks Energiegewinnung oxidiert oder aber in andere Fettsäuren umgewandelt werden. Als Umwandlungsprodukte treten im Körper auf: Gamma-Linolensäure (C18:3), Dihomo-Gamma-Linolensäure (C20:3) oder Arachidonsäure (C20:4).

Alle diese Fettsäuren haben im Körper wichtige physiologische Funktionen:

▶ Sie sind Bestandteile der Zellmembranen. Dort beeinflussen sie deren Eigenschaften wie zum Beispiel die Durchlässigkeit für Elektrolyte.

▶ Wie die Omega-3-Fettsäuren auch sind sie Ausgangssubstanzen für Eicosanoide.

▶ Gamma-Linolensäure fungiert als Vorstufe von Prostaglandinen, die maßgeblich an der Immunregulation beteiligt sind.

Zufuhrempfehlungen

Die DGE gibt für die Zufuhr an essenziellen Fettsäuren für die verschiedenen Altersgruppen Empfehlungen. Kinder und Säuglinge haben einen besonders hohen Bedarf an diesen Nährstoffen.

Tab. 1: *Referenzwerte für die Zufuhr an essenziellen Fettsäuren (Quelle: DGE 2008)*

Alter	Essenzielle Fettsäuren (% der Energie)	
	Linolsäure	α-Linolen-säure
Säuglinge		
▶ 0–< 4 Monate	4,0	0,5
▶ 4–< 12 Monate	3,5	0,5
Kinder		
▶ 1–< 4 Jahre	3,9	0,5
▶ 4–< 7 Jahre	2,5	0,5
▶ 7–< 10 Jahre	2,5	0,5
▶ 10–< 13 Jahre	2,5	0,5
▶ 13–< 15 Jahre	2,5	0,5
Jugendliche und Erwachsene		
▶ 15–< 65 Jahre	2,5	0,5
▶ > 65 Jahre	2,5	0,5
Schwangere und Stillende	2,5	0,5

Die angegebenen Referenzwerte für die Zufuhr an Linol- und α-Linolensäure stehen im Verhältnis 5:1. Das hat seinen Grund, denn beide Substanzen konkurrieren im Stoffwechsel um die gleichen Enzymsysteme. Ein unausgewogenes Verhältnis könnte zur ungünstigen Verschiebung physiologischer Gleichgewichte führen.

4.3   Resorption und Stoffwechsel der Fette

Nahrungslipide enthalten ca. 90 Prozent Triglyceride. Der Rest sind Phospho- und Glykolipide, Cholesterin, Cholesterinester und fettlösliche Vitamine.

Verdauung der Triglyceride

Der Abbau von Triglyceriden findet vor allem im oberen Abschnitt des Dünndarms statt. Dort werden 90 bis 95 Prozent der Fette durch die Lipase gespalten. Damit sie aktiv werden kann, müssen die Triglyceride in einer Fett-Wasser-Emulsion vorliegen. Als Emulgator fungieren Gallensäuren. Spaltprodukte sind freie Fettsäuren und Monoglyceride, deren Fettsäure in β-Stellung gebunden ist. Gegenüber Triglyceriden mit kurz- und mittelkettigen Fettsäuren ist die Lipase weniger aktiv.

Um im wässrigen Milieu des Darms transportiert werden zu können, müssen langkettigen Fettsäuren und Monoglyceride in einer stabilen Lösung vorliegen. Zu diesem Zweck werden sogenannte Mizellen gebildet. Sie wandern durch die Darmflüssigkeit zur Darmschleimhaut.

    Info

Was sind Mizellen?

Man versteht darunter ganz allgemein Aggregate grenzflächenaktiver (amphiphiler) Stoffe. Im Darm sind sie so aufgebaut, dass sich Gallensäuren und hydrophile Kopfgruppen von Monoglyceriden und Fettsäuren zur wässrigen Phase orientieren, der hydrophobe Rest zum Inneren der Mizelle. Kurz- und mittelkettige Fettsäuren werden nicht in die Mizellen eingebaut. Wegen ihrer guten Wasserlöslichkeit benötigen sie kein Transportvehikel. Bestandteile der Mizellen sind:

▶ freie Fettsäuren,

▶ Monoglyceride,

▶ Gallensäuren,

▶ Lysophospholipide,

▶ Cholesterin,

▶ fettlösliche Vitamine.

Info

Verdauung der restlichen Lipide

▶ Phospholipide werden durch Phospholipasen hydrolysiert und dabei die mittlere Fettsäure abgespalten. Die so entstandenen Abbauprodukte nennt man Lysophospholipide. Sie werden nach dem Abbau Bestandteile der Mizellen.

▶ Cholesterinester unterliegen ebenfalls der Spaltung. Das freie Cholesterin wird in die Mizellen eingebaut.

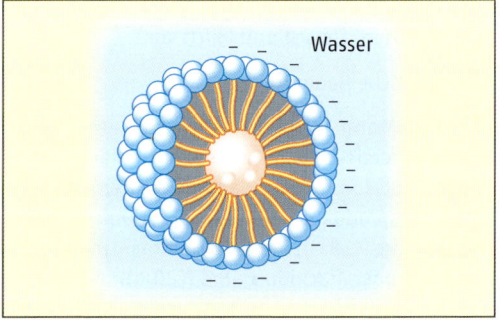

Bild 1: *Schema einer Mizelle – hydrophile Köpfe und hydrophobe Schwänze der Moleküle arrangieren sich so, dass im Inneren der Mizelle eine lipophile Höhlung entsteht.*

Resorption von Triglyceriden

Beim Kontakt mit den äußeren Zellen der Mukosa zerfallen die Mizellen in ihre Bestandteile. Die werden dann ins Zellinnere aufgenommen – mit Ausnahme der Gallensäuren.

In den Zellen der Darmschleimhaut werden die Fettsäuren wieder mit Glycerin zu Triglyceriden verestert und zwar bevorzugt längerkettige Fettsäuren.

Zum Weitertransport der hydrophoben Triglyceride bedient sich der Organismus einer ähnlichen Strategie wie beim Transport durch das Darmlumen. Durch Zusammenlagern von Triglyceriden, Cholesterin, Cholesterinestern, Phospholipiden, fettlöslichen Vitaminen und Proteinen bildet er Chylomikronen.

Diese Lipoproteinpartikel haben in ihrem Inneren einen Lipidkern, der hauptsächlich Triglyceride und geringe Mengen Cholesterinester enthält. Die äußere Hülle besteht aus Phospholipiden, in die freies Cholesterin und als strukturbildende Komponente verschiedene sogenannte Apolipoproteine eingelagert sind. Durch diese Anordnung sind die Chylomikronen wasserlöslich und können von den Mukosazellen in das Lymphsystem abgegeben werden. Von da aus gelangen sie ins Blut und werden entweder unter Energiegewinnung verstoffwechselt oder im Fettgewebe gespeichert.

Tab. 1: *Zusammensetzung der Chylomikronen*

Inhaltsstoff	Gehalt
Triglyceride	90 %
Phospholipide	7 %
Cholesterin / Cholesterinester	2 %
Proteine	1 %
Fettlösliche Vitamine	Spuren

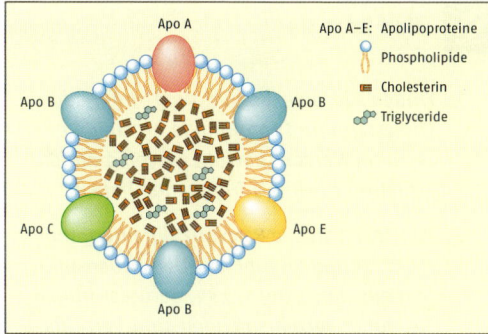

Bild 1: *Aufbau der Chylomikronen*

Die Chylomikronen gelangen über die Lymphgefäße und den Milchbrustgang (Ductus thoracicus) in die Blutbahn. Im Blut werden sie durch Lipoproteinlipasen abgebaut, wobei Glycerin und freie Fettsäuren entstehen. Während das Glycerin in die Leber gelangt, werden die freien Fettsäuren von Muskel oder Fettgewebe direkt aufgenommen und anschließend verstoffwechselt oder gespeichert.

Die zurückbleibenden Reste der Chylomikronen (Remnants) enthalten viel Cholesterin. Sie werden in der Leber entweder zu Gallensäuren umgewandelt oder zur Synthese anderer Lipoproteine verwendet.

 Info

Fakten zu Lipoproteinen

Lipoproteine haben im Organismus die Aufgabe des Lipidetransports in Blut und Lymphe. Eingeteilt werden sie nach ihrer Dichte, die durch das Verhältnis von Lipiden zu Proteinen bestimmt wird. Die mit 100 bis 1.000 Nanometer relativ großen Aggregate der Chylomikronen bestehen zu 85 bis 90 Prozent aus Lipiden und haben daher die niedrigste Dichte. Mit steigendem Proteinanteil nimmt die Dichte zu.

Tab. 2: *Einteilung der Lipoproteine*

Lipoprotein	Dichte (g/dl)
Chylomikronen	0,95
VLDL (very low density lipoprotein)	0,95–1,006
IDL (intermediate density lipoprotein)	1,006–1,019
LDL (low density lipoprotein)	1,019–1,063
HDL (high density lipoprotein)	1,063–1,210

 Info

Resorption weiterer Lipidbestandteile

► Lysophospholipide werden in den Zellen der Darmschleimhaut durch Verestern mit freien Fettsäuren wieder zu Phospholipiden zurückgebildet, anschließend in Chylomikronen eingebaut und gelangen so in die Lymphbahn.

► Die Resorption fettlöslicher Vitamine ist stets eng an die anderer Lipide gebunden. Die Aufnahme fettlöslicher Vitamine kann zwar auch ohne Nahrungsfett stattfinden, aber mit wesentlich geringerer Resorptionsrate.

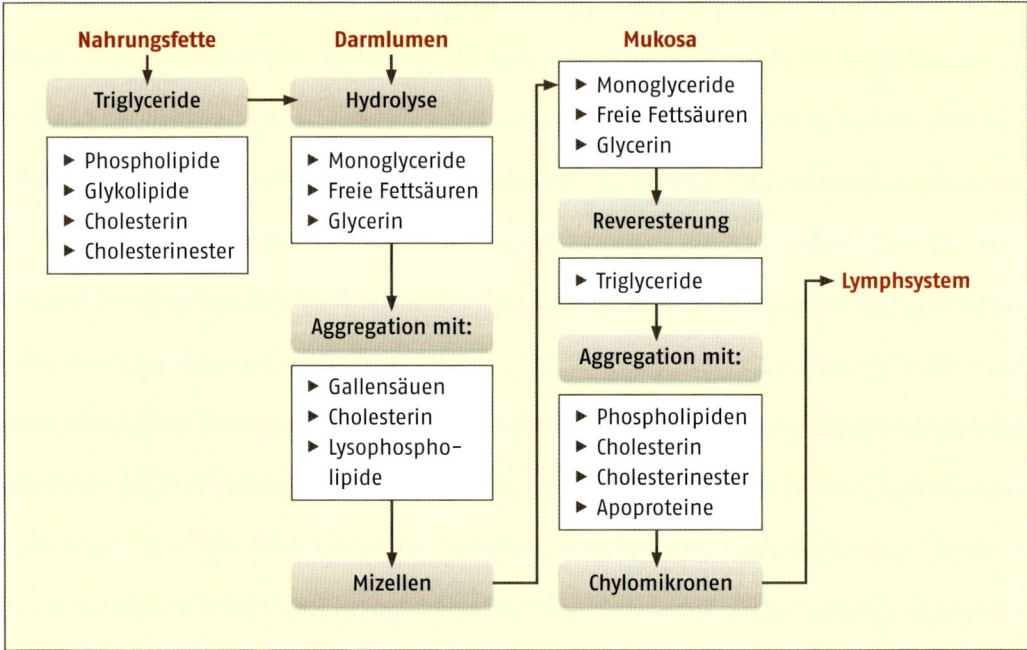

Bild 1: *Verdauung und Resorption der Triglyceride im Überblick*

 Fakten kompakt

- Grundbausteine der Phospholipide sind stets Phosphorsäure und Glycerin.

- Phospholipide sind im Organismus eine Transportform für Fettsäuren, werden für die Funktion des Gehirns benötigt und sind am Aufbau der Zellmembran beteiligt.

- Glykolipide haben statt Phosphorsäure Saccharide im Molekül gebunden.

- Glykolipide kommen in allen Geweben vor und sind zusammen mit Phospholipiden am Aufbau biologischer Membranen beteiligt.

- Cholesterin ist die Ausgangsverbindung für Gallensäuren und Hormone der Nebennierenrinde. Gemeinsam mit Phospholipiden und Glykolipiden ist es am Aufbau von Zellmembranen beteiligt.

- Man unterscheidet zwischen weißem und braunem Fettgewebe.

- Essenzielle Fettsäuren wirken protektiv gegen Herz-Kreislauf-Erkrankungen.

 Und jetzt *Sie!*

1. *Finden Sie eine Begründung dafür, dass Cholesterin und Carotinoide als Lipide bezeichnet werden, obwohl sie völlig andere Strukturformeln als Triglyceride haben.*

2. *Beurteilen Sie die Relevanz für eine zu hohe Cholesterinzufuhr bei den Lebensmitteln aus Tab. 2 auf S. 134. Berücksichtigen Sie dabei Verzehrsmengen und Verzehrshäufigkeit.*

3. *Erstellen Sie eine Tabelle, in der Sie Omega-3- und Omega-6-Fettsäuren vergleichen hinsichtlich chemischer Struktur (Gemeinsamkeiten und Unterschiede),*

   - *Vorkommen im Lebensmitteln,*
   - *Wirkungsweise im Organismus,*
   - *Höhe des Bedarfs.*

4. *Erläutern Sie Fettverdauung und -resorption am Beispiel eines Triglycerids mit kurz- und langkettigen Fettsäuren.*

4.4 Empfehlungen zur Deckung des Fettbedarfs

Lipide sind wichtige und effektive Energielieferanten und gleichzeitig Träger fettlöslicher Vitamine sowie von Geschmacks- und Aromastoffen.

Epidemiologische Untersuchungen, klinische Befunde und Interventionsstudien am Menschen haben gezeigt, dass eine Fettaufnahme in Höhe von weniger als 30 Prozent der Nahrungsenergie dem Nährstoffbedarf des Körpers am besten entspricht – 25 Prozent werden als günstig angesehen. Dies entspricht etwa 80 Gramm Fett pro Tag.

Tab. 1: *Richtwerte für die Zufuhr von Fett (DGE 2008)*

Alter	Fett (% der Energie)
Säuglinge	
▸ 0–< 4 Monate	45 bis 50
▸ 4–< 12 Monate	35 bis 45
Kinder	
▸ 1–< 4 Jahre	30 bis 40
▸ 4–< 15 Jahre	30 bis 35
Jugendliche und Erwachsene	
▸ 15–< 19 Jahre	30
▸ 19–65 Jahre und älter	30
Schwangere und Stillende	30 bis 35

Berechnung der Fettzufuhr

Die Energiezufuhr beträgt 10.000 kJ

Fettanteil: 30 % entsprechen 3.000 kJ
Fettzufuhr: 37 kJ entsprechen 1 g
3.000 kJ entsprechen **81 g**

Fettsäuren

Bei den Fettsäuren gibt es ebenfalls Richtwerte für ihren Anteil an der Nahrungsenergie:

▸ 10 % für langkettige gesättigte Fettsäuren,

▸ 7 % für mehrfach ungesättigte Fettsäuren,

▸ 10 % für einfach ungesättigte Fettsäuren.

i Info

Essenzielle Fettsäuren

Die empfohlenen Anteile essenzieller Fettsäuren an der Nahrungsenergie sind je nach Alter unterschiedlich:

▸ 4 % für Säuglinge bis < 4 Monate,

▸ 3,5 % für Säuglinge von 4 bis < 12 Monate,

▸ 3,0 % für Kinder von 1 bis < 4 Jahre,

▸ 2,5 % für ältere Kinder, Jugendliche, Erwachsene.

Tab. 2: *Fettgehalt ausgewählter Lebensmittel*

Lebensmittel	Fettgehalt (g/100 g)
Olivenöl	99,6
Butter	82,0
Margarine	80,0
Kartoffelchips	39,4
Salami	33,0
Milchschokolade	31,5
Schweinefleisch (Bauch)	21,1
Rindfleisch (Brust)	14,0
Hering	9,2
Haferflocken	7,0
Kalbfleisch (Brust)	6,3
Rotbarsch	5,5
Spaghetti	2,8
Schweinefleisch (Filet)	2,0
Roggenbrot	1,0
Seelachs	0,8
Apfel	0,6
Pellkartoffeln	0,1

Tab. 1: *Fettgehalte pro Portion*

Lebensmittel	Portions-größe	Fett-gehalt
Kartoffeln	250 g	0,25 g
Nudeln	250 g	7,00 g
1 Portion Linsen	200 g	0,80 g
Roggenbrot (2 Scheiben)	100 g	1,00 g
Apfel	125 g	0,50 g
Seelachs	150 g	1,20 g
Kalbfleisch	150 g	9,50 g
Salami	30 g	9,90 g
Vollmilch	¼ Liter	10.00 g
Butter, Margarine	10 g	8.00 g
Milchschokolade	30 g	9,50 g
Hühnerei	60 g	6,00 g
1 Bockwürstchen	80 g	18.00 g
Erdnüsse	20 g	9,60 g

Fettkonsum – zwischen Wunsch und Wirklichkeit

In Sachen Fettkonsum fehlt den meisten Bundesbürgern das rechte Augenmaß. Wie die Nationale Verzehrsstudie aus dem Jahr 2008 zeigt, nehmen Männer pro Tag durchschnittlich 92 und Frauen 68 Gramm Fett auf. Das entspricht einem Anteil an der Energiezufuhr von 36 Prozent bei Männern und 35 Prozent bei Frauen. Das liegt deutlich über dem von der DGE empfohlenen Richtwert von 30 Prozent der Energiezufuhr.

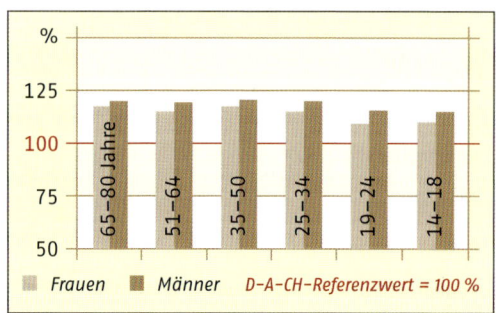

Bild 1: *Fettkonsum in Relation zu den Richtwerten*

Info

Zu viel Fett und die Folgen

Zu reichliche Fettrationen sind in Deutschland die Hauptursache für eine überhöhte Energiezufuhr. Kommt gleichzeitig auch noch die körperliche Bewegung zu kurz, ist der Grundstein für eine ganze Reihe chronischer Erkrankungen gelegt. Dazu gehören vor allem:

▶ Adipositas,
▶ Arteriosklerose,
▶ Herz-Kreislauf-Leiden,
▶ Diabetes mellitus.

Auch manche Krebsarten werden mit einem hohen Fettkonsum in Verbindung gebracht.

Die täglichen Fettrationen

Die tägliche Fettzufuhr setzt sich aus drei Komponenten zusammen:

Streichfett

Als Brotaufstrich dienen vor allem Butter und Margarine. Täglich sollten nicht mehr als 20 bis 30 Gramm Streichfett verwendet werden.

Garfett

Zum Zubereiten von Speisen werden Fette benötigt. Wenn möglich sollten dazu hochwertige Pflanzenöle verwendet werden. Hier liegen die empfohlenen Mengen bei 15 bis 20 Gramm.

Versteckte Fette

Man sieht und schmeckt sie nicht, aber sie können bis zu 50 Prozent des täglichen Fettkonsums ausmachen. Gemeint sind die in Lebensmitteln wie Fleisch, Wurst oder Käse oftmals enthaltenen versteckten Fette.

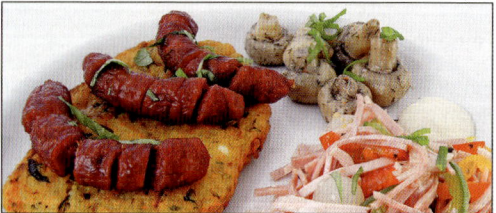

Bild 2: *Versteckte Fette*

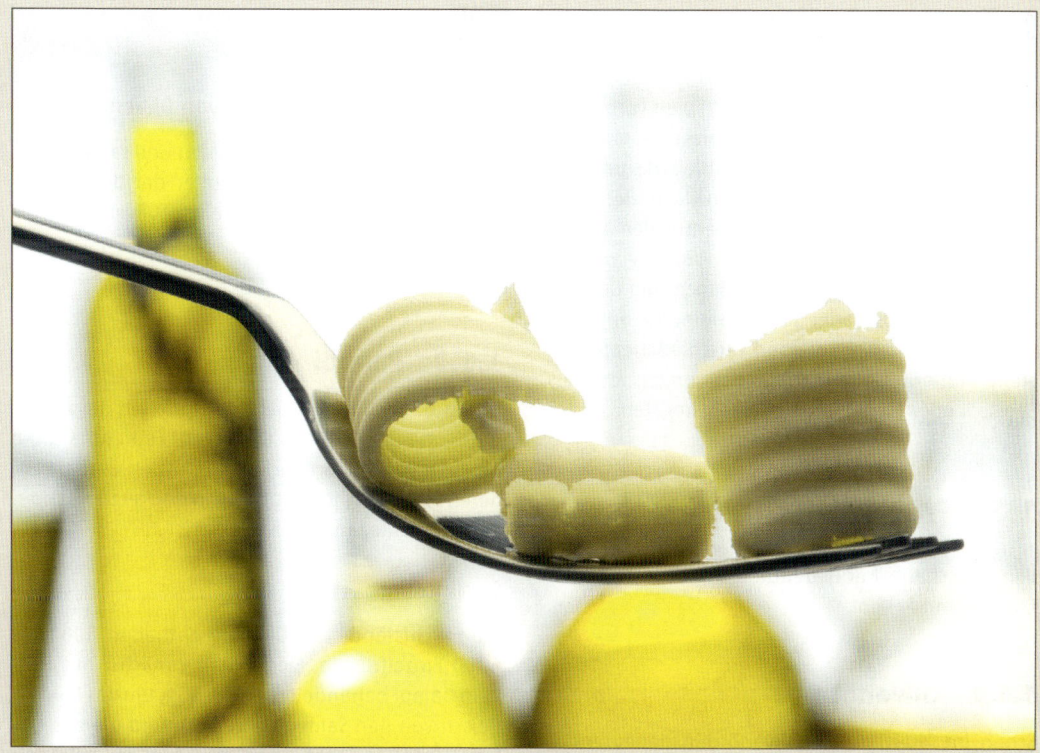

Teil 5: **Fette und ihre Lebensmittel**

Fetthaltige Nahrungsmittel sind vielfach als „Dickmacher" gefürchtet. Dabei bedeutet Fettverzehr nicht automatisch, dass sich Fettpolster entwickeln und schließlich zu Übergewicht mit all seinen gesundheitlichen Risiken führen. Maßvoll und gezielt genossen sind fetthaltige Lebensmittel ein wertvoller Bestandteil unserer Ernährung, denn sie enthalten lebensnotwendige Nährstoffe wie essenzielle Fettsäuren und fettlösliche Vitamine, die im Organismus wichtige Aufgaben erfüllen.

1   Pflanzliche Fette

Fette und Öle sind im Pflanzenreich weit verbreitet. Sie dienen den Pflanzen als Energiereserve. Man unterscheidet dabei zwischen Fruchtfleisch- und Samenfetten. Alle Speiseöle sind pflanzlicher Herkunft. In Handel gebracht werden sie entweder als Öle aus nur einer Pflanzenart. Solche Produkte werden dann unter dem Namen der Ölpflanze zum Beispiel als Oliven-, Raps- oder Sonnenblumenöl angeboten. Speiseöle aus Gemischen verschiedener Sorten stehen unter allgemeinen Bezeichnungen etwa als Speiseöl oder Tafelöl in den Verkaufsregalen.

1.1   Fruchtfleischfette

Von wirtschaftlicher Bedeutung sind in erster Linie Oliven- und Palmöl.

1.1.1   Olivenöl

Schon im Altertum war Olivenöl ein bedeutendes Handelsprodukt und ist in den Mittelmeerländern auch heute noch das am meisten verwendete Speiseöl. Es wird aus dem Fleisch der Steinfrüchte des Olivenbaums gewonnen. Der Ölgehalt des Fruchtfleisches liegt bei 14 bis 25 Prozent.

Gewinnung

Die zerkleinerten Früchte werden intensiv geknetet. Dabei zerreißen die ölhaltigen Pflanzenzellen, und das Öl kann austreten bzw. ausgepresst werden. Die so gewonnenen Öle sind je nach Prozessführung von unterschiedlicher Qualität.

▶ Die Vierge-Sorten ergeben sich aus dem ersten, freiwillig austretenden oder durch Kaltpressen gewonnenen Öl (Jungfernöl, Provenceöl).

▶ Durch Warmpressen bei ca. 40 °C gewinnt man Öle, die nicht zum direkten Verzehr geeignet sind, sondern zuvor raffiniert werden müssen.

Eigenschaften

Olivenöl ist fast geruchlos und schmeckt schwach süßlich. Es ist dickflüssiger als andere Speiseöle. Bei Temperaturen um 0 °C beginnt es zu erstarren und wird dann butterartig.

 Info

Handelsbezeichnungen von Olivenöl

Mischungen aus kaltgepressten und raffinierten Olivenölen kommen unter der Bezeichnung „Olivenöl" oder „reines Olivenöl" in den Handel.

1.1.2   Palmöl

Dieses Öl stammt aus dem Fruchtfleisch des Ölpalmensamens, das bis zu 60 Prozent Fett enthält. Die Ölpalme gehört zu den bedeutendsten Ölpflanzen, deren wirtschaftliche Nutzung in den letzten Jahren ständig gestiegen ist.

Gewinnung

Die Fruchtstände der Ölpalme enthalten 3000 bis 6000 Einzelfrüchte. Sie werden zunächst mit heißem Dampf behandelt. Das ist nötig, um das Fruchtfleisch von den Samen zu trennen und die enthaltene Lipase zu inaktivieren. Aus dem zerkleinerten Fruchtfleisch gewinnt man das Öl durch Herauspressen. Das Rohprodukt ist wegen seines hohen Carotingehaltes gelb bis rot gefärbt.

Eigenschaften

Das reine raffinierte Öl ist gelblich bis weiß und geruchlos. Es hat einen angenehmen Geschmack und ist von butterähnlicher, plastischer Konsistenz (Palmbutter). Es dient vor allem als Rohstoff für die Margarineherstellung.

Tab. 1: *Fettsäuremuster von Oliven- und Palmöl*

Fettsäure	Olivenöl (%)	Palmöl (%)
Ölsäure	72–80	38–52
Linolsäure	9	6–10
Linolensäure	0,9	–
Arachidonsäure	0,7	–
Myristinsäure	0,1	1–2
Palmitinsäure	11	32–45
Stearinsäure	2,5	3–6

1.2 Samenfette

Pflanzensamen sind die ergiebigste Quelle für Speisefette und Speiseöle.

Laurin- und myristinsäurereiche Fette

Vertreter dieser Fette sind wichtige Ausgangsprodukte für die Herstellung von Margarine.

- **Kokosfett** wird aus den Steinfrüchten der Kokospalme gewonnen. Als Ausgangsmaterial dient das getrocknete Kernfleisch (Kopra). Durch hydraulisches Pressen bei 70 bis 80 °C fließt das Fett aus. Wegen seines hohen Gehaltes an gesättigten Fettsäuren ist es relativ beständig gegen Autoxidation. Es ist bei Raumtemperatur fest.

- **Palmkernfett** stammt aus Samenkernen der Ölpalme. Es ist dem Kokosfett sehr ähnlich.

- **Babassufett** ist in den Samen der in Süd- und Mittelamerika beheimateten Babassupalme enthalten.

Stearinsäurereiche Fette

Charakteristisch für diese Gruppe von Fetten ist das Vorkommen der sonst in Pflanzenfetten nur selten anzutreffenden Stearinsäure.

- **Kakaobutter** ist wesentlicher Bestandteil der Kakaobohne, dem Samen des tropischen Baumes Theobroma cacao. Sie ist ein schwach gelbes, nach Kakao schmeckendes Fett, das einen Schmelzbereich von 32 bis 36 °C besitzt. Bei Raumtemperatur ist sie fest und hart und im Gegensatz zu anderen Fetten nicht streichfähig. Weil sie mit deutlich kühlendem Geschmack im Mund schmilzt, verwendet man sie zum Herstellen von Schokolade. Obwohl Kakaobutter reichlich Palmitin- und Stearinsäure enthält, ist sie dennoch gut verdaulich.

- **Borneotalg** wird aus den Fruchtkernen südostasiatischer Shoreabäume gewonnen und ist äußerlich der Kakaobutter sehr ähnlich. Er wird von den Bewohnern tropischer Länder als wertvolles Speisefett geschätzt.

Palmitinsäurereiche Öle

Neben meist mehr als 10 Gew.-% Palmitinsäure enthalten sie meist reichlich Öl- und Linolsäure.

- **Baumwollsaatöl** gewinnt man aus der ölhaltigen Saat von Baumwollstauden. Das rohe Öl ist wegen darin gelöster Harz- und Farbstoffe dunkel, meist tiefrot gefärbt.

- **Getreidekeimöle** werden aus den sehr fettreichen Keimen gewonnen. Das ist dann wirtschaftlich, wenn der Keim ohnehin bei der Verarbeitung von Getreide abgetrennt wird.

Palmitinsäurearme, öl- und linolsäurehaltige Öle

Diese Gruppe umfasst eine große Zahl unterschiedlicher Öle.

- **Sonnenblumenöl** wird aus Samen der Sonnenblume gewonnen. Das beim ersten Auspressen gewonnene Öl muss nur von enthaltenen Geweebeteilchen befreit werden und ist dann bereits zum Verzehr geeignet. Es besitzt einen milden Geschmack und ist ein hochwertiges Salatöl.

- **Sojaöl** hat in den letzten Jahren zunehmend an Bedeutung gewonnen. Es hat einen hohen Gehalt an Linolensäure und neigt daher zur Autoxidation. Sojaöl ist von hellgelber Farbe und angenehm mildem Geschmack.

- **Sesamöl** stammt aus den Samen der Sesampflanze. Es dient als Speiseöl und Rohstoff für die Margarineproduktion. Erdnussöl ist hellgelb und hat einen milden Geschmack.

- **Rapsöl (Rüböl)** wird aus Brassica-Arten, vor allem Raps und Rübsen, gewonnen – meist durch kombinierte Verfahren aus Pressen und Extrahieren. Die Rapspflanze ist in Deutschland der bedeutendste Rohstoff für Pflanzenöl. Das Rohöl hat einen strengen Geschmack, der durch die Raffination aber völlig verschwindet.

- **Safloröl (Distelöl)** wird aus der Färberdistel gewonnen. Die Samen sind besonders reich an ungesättigten Fettsäuren. Es ist ein schwach gelbes, mild schmeckendes Öl.

Gewinnung von Samenfetten

Im Prinzip verläuft die Gewinnung der Öle bei allen Samenfetten nach dem gleichen Verfahren. Es verläuft in mehreren Stufen.

1. Konditionierung

Um das Abtrennen des Öls zu erleichtern, behandelt man die zerkleinerten Samen zunächst mit Wasserdampf. Dabei zerreißen die Zellen der ölhaltigen Gewebe. Gleichzeitig kommt es zu einer Denaturierung der Proteine, wobei Enzyme inaktiviert werden.

2. Pressen bzw. Extrahieren

Aus dem wieder auf Ausgangsfeuchte herunter getrockneten Material kann das Fett durch Pressen oder Extrahieren gewonnen werden.

▶ Beim Pressen wird das Fett mit kontinuierlich arbeitenden Schneckenpressen bis auf einen Restgehalt von 4 bis 7 % abgetrennt.

▶ Für die Extraktion wird das Material in einem Quetschwalzwerk zu dünnen Blättchen gewalzt, aus denen das Fett dann mit Benzin herausgelöst wird. Die Rückstände des Lösungsmittels werden durch Vakuumdestillation wieder abgetrennt.

3. Filtrieren

Aus dem Rohfett werden suspendierte Pflanzenreste, Schleimstoffe und andere Partikel durch Filtrieren abgetrennt.

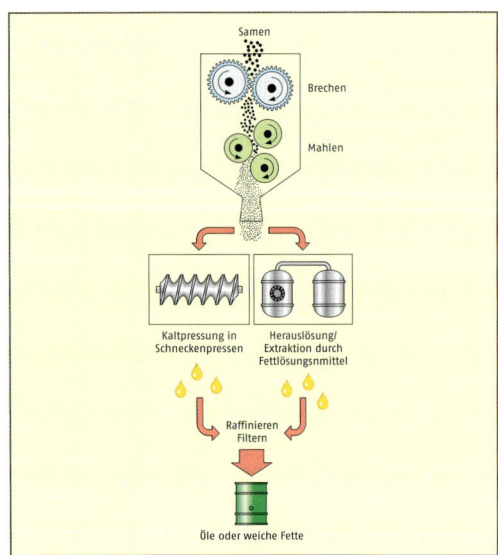

Bild 1: *Gewinnung pflanzlicher Öle und Fette*

Raffination pflanzlicher Fette und Öle

Mit Ausnahme kalt gepresster Öle sind Rohöle nicht zum Verzehr geeignet. Sie enthalten noch Stoffe wie freie Fettsäuren, Geruchs- und Geschmacksstoffe, Metallspuren und Autoxidationsprodukte. Durch die Raffination erhält man reine, geschmacksneutrale Öle. Der Prozess verläuft wie die Gewinnung in mehreren Stufen:

1. Entlecithinierung

Das Öl wird unter Zugabe von Wasser auf ca. 90 °C erhitzt, wobei sich Phospholipide an der Öl-Wassergrenze anreichern und sich anschließend im Separator abscheiden lassen.

2. Entschleimung

Fein verteilte Proteine und Kohlenhydrate werden durch Zusatz von Phosphorsäure ausgefällt und anschließend abfiltriert.

3. Entsäuerung

Sie dient der Entfernung freier Fettsäuren. Dies geschieht meist mit ca. 15%-iger NaOH. Die Fettsäuren scheiden sich dabei als „Seifenstock" ab, der abgezogen oder über kontinuierlich arbeitende Zentrifugen abgetrennt wird.

4. Bleichung

Zur Abtrennung von Farbstoffen (Chlorophyll, Carotinoide) versetzt man das Fett im Vakuum bei 90 °C mit Aluminiumsilikaten, die derartige Stoffe adsorbieren. Zur Verstärkung der Adsorption wird oft zusätzlich Aktivkohle eingesetzt.

5. Desodorierung

Auf dem Wege einer Wasserdampfdestillation werden unerwünschte Geruchsstoffe abgetrennt.

    Info

Winterisierung

Manche Öle wie Baumwollsaat- oder Sonnenblumenöl werden „winterisiert". Dazu kühlt man sie langsam ab, so dass hoch schmelzende Triglyceride auskristallisieren, die entweder abfiltriert oder heraus gewaschen werden. So verhindert man, dass sich diese Öle bei Kühlschranktemperaturen trüben.

1.3 Margarine

Im Jahr 1869 schrieb die Regierung unter Napoleon III. einen Wettbewerb aus. Ein Preis winkte dem, der es schaffte, ein Ersatzfett für die damals knappe und teure Butter zu entwickeln. Das Rennen machte der Chemiker Mège-Mouriers. Er stellte durch Vermischen von Oleomargarin – ein Bestandteil von Rindertalg – mit Milch eine Suspension her, die sich beim Kühlen zu einem Produkt verfestigte, das er als Margarine bezeichnete.

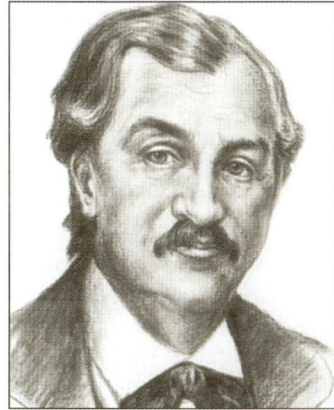

Bild 1: *Hippolyte Mège-Mouriers – Erfinder der Margarine*

Heute ist Margarine zwar immer noch ein der Butter ähnliches Produkt, aber ganz sicher kein Butterersatzfett mehr. Sie hat sich ihren eigenständigen Platz unter den Streichfetten erobert.

Herstellen von Margarine

Als Ausgangsprodukte für das Herstellen von Margarine dienen überwiegend pflanzliche Fette und Öle. Um die gewünschte Konsistenz zu erreichen, muss ein Teil der Öle gehärtet werden.

Hauptsächlich kommen zum Einsatz:

▶ Kokosfett,

▶ Palmkernfett,

▶ Sonnenblumenöl,

▶ Sojaöl,

▶ Palmöl,

▶ Gehärtete Pflanzenfette.

Memo

Möglichkeiten der Fetthärtung

Fette lassen sich durch Hydrierung ungesättigter Fettsäuren oder Umesterung von Triglyceriden härten.

Stationen der Margarine-Produktion

Die Herstellung von Margarine läuft heute in kontinuierlich arbeitenden Anlagen ab.

1. Ein Gemisch aus flüssigen und festen Fetten wird mit fettlöslichen Vitaminen (A und D), Carotin und Emulgatoren versetzt (Fettphase).

2. Entrahmte Milch, Wasser, Kochsalz und Stärke werden miteinander gemischt (Wasserphase). Die Milch ist zuvor mit Milchsäurebakterien gesäuert worden. Das gibt der Margarine später ein feines Aroma.

3. Beide Phasen werden emulgiert (Fett-in-Wasser-Emulsion) und im Schnellkühler so lange gekühlt und geknetet, bis die Emulsion weich und streichfähig geworden ist.

4. Direkt an den Schnellkühler ist die Packmaschine angeschlossen.

Info

Nickel! – Ein Problem?

Weil Nickel bei der Fetthärtung eingesetzt wird, kommt es in Margarine vor; im Vergleich zum natürlichen Gehalt anderer Lebensmitteln aber nur in geringen Mengen.

▶ Linsen　　　　　　　3,10 mg/kg

▶ Erdnüsse　　　　　　1,60 mg/kg

▶ Weizenvollkornbrot　1,33 mg/kg

▶ Margarine　　　　　0,01–0,03 mg/kg

Ganz allgemein beträgt die durchschnittliche tägliche Aufnahme von Nickel 0,1–0,6 mg/Tag.

Tab. 1: Typische Zutaten für Margarine

Zutat	Beispiele	Menge
Öl / Fett	Sojaöl, Rapsöl, Palmöl, Kokosfett, Sonnenblumenöl	80 %
Emulgatoren	Lecithin, Mono-, Diglyceride	0,2−0,6 %
Milch	Sauermilch, Dickmilch, Buttermilch, Sauer-, Süßmolke	< 6 %
Salz		0,1−0,3 %
Konservierungsstoffe	Sorbinsäure (nur in fettreduzierter Margarine)	< 0,12 %
Vitamine	▸ Vitamin A ▸ Vitamin D ▸ Vitamin E	▸ 1.500 I. E. ▸ 100 I. E. ▸ 100−300 mg/kg

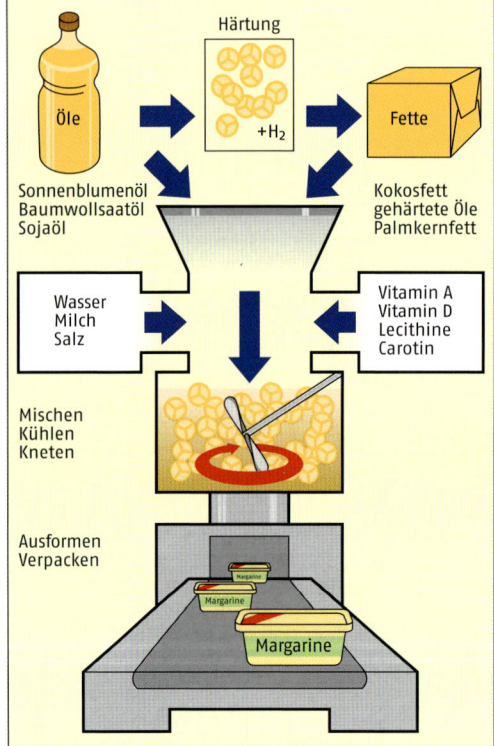

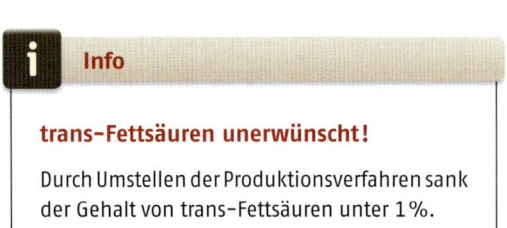

Bild 1: Herstellung von Margarine

 Info

trans-Fettsäuren unerwünscht!

Durch Umstellen der Produktionsverfahren sank der Gehalt von trans-Fettsäuren unter 1 %.

 Info

Gesetzliche Regelungen

Nach der EG-Streichfettverordnung sind Margarinen definiert als bei einer Temperatur von 20 °C fest bleibende, streichfähige Erzeugnisse in Form einer festen, plastischen Emulsion, überwiegend nach dem Typ Wasser-in-Öl. Sie haben einen Fettgehalt von mindestens 10 und maximal 90 %. Der Milchfettanteil darf im Endprodukt maximal 3 % betragen.

 Tipp

Margarine selbst gemacht

Margarine lässt sich ohne viel Aufwand selbst herstellen. Und so geht's:

▸ 60 g Kokosfett in einer kleinen Schüssel schmelzen,

▸ 40 g Speiseöl mit einem Handrührgerät untermischen,

▸ Eisstücke in eine größere Schüssel geben; die kleine Schüssel hineinstellen,

▸ das Fett-Öl-Gemisch weiter durchrühren und dabei 1 EL Milch oder Joghurt und ein Ei zugeben; weiter rühren, bis das Fett streichfähig ist.

Margarinesorten

Die einzelnen Margarinesorten unterscheiden sich in ihrer Zusammensetzung.

Standardware

Sie enthält Fette pflanzlicher und tierischer Herkunft. Der Gehalt an ungesättigten Fettsäuren ist verhältnismäßig gering.

Eignung: Kochen, Braten, Backen.

Pflanzenmargarine

Sie muss zu mindestens 98 Prozent aus pflanzlichen Ölen und Fetten bestehen. Von den im Ursprungsfett enthaltenen Fettsäuren muss im Endprodukt mehr als die Hälfte unverändert sein. Dieser Anteil wiederum muss zu mindestens 15 Prozent aus Linolsäure bestehen. Darüber hinaus gilt:

▶ Die Deklaration „linolsäurereich" bedeutet, 30 % der Gesamtfettsäuren sind Linolsäure.

▶ Die Deklaration „reich an mehrfach ungesättigten Fettsäuren" bedeutet, 30 Prozent der Gesamtfettsäuren sind mehrfach ungesättigter Fettsäuren.

Eignung: Kochen, Braten, Backen, Streichfett.

Diätmargarine

Diese Produkte bestehen ausschließlich aus pflanzlichen Ölen und Fetten und müssen einen Mindestgehalt an mehrfach ungesättigten Fettsäuren von 50 Prozent aufweisen. Darüber hinaus gilt:

▶ Der Schmelzpunkt liegt bei maximal 37 °C.

▶ Auf 1 g mehrfach ungesättigte Fettsäure muss mindestens 1 g Vitamin E enthalten sein.

▶ Der Gehalt an Natrium beträgt höchstens 40 mg in 100 g des Produktes („streng natriumarm").

▶ Es werden nur physiologische Emulgatoren verwendet, z. B. Mono- und Diglyceride.

▶ Bei Produkten, die einen gestörten Transport von Fetten und deren Resorption positiv beeinflussen, sind mindestens 90 % der Gesamtfettsäuren mittelkettige Fettsäuren.

Eignung: Streichfett

Info

Halbfettmargarine

Diese Diätmargarinen kommen im Rahmen „kalorienverminderter" Lebensmittel in den Handel. Sie werden ausschließlich aus pflanzlichen Ölen und Fetten hergestellt. Drei Prozent Milchfett sind erlaubt. Ihr Fettgehalt beträgt mindestens 39 und maximal 41 Prozent. Der geringe Fettanteil wird durch ein Mehr an Wasser ausgeglichen. Weil Halbfettmargarine wasserreich ist, kann man sie nur als Streichfett verwenden. Die Packung muss einen entsprechenden Vermerk tragen.

Info

Spezialsorten für die gewerbliche Verarbeitung

▶ **Backmargarine** dient zur Bereitung von Hefe- und Mürbeteig. Sie enthält weniger Öl als Haushaltsmargarine, dafür viel mittelhoch schmelzende und hoch schmelzende Triglyceride. Außerdem ist ein thermostabiler „Aromacocktail" beigemischt. Backmargarine bildet auf der Oberfläche der Stärke- und Proteinpartikel Fettfilme, die zu lockeren, homogenen Teigen führen.

▶ **Ziehmargarine** verwendet man zum Bereiten von Blätterteig. Ihre Fettphase enthält wenig Öl und vorwiegend hoch schmelzende Triglyceride. Sie ist extrem geschmeidig, aber auch zäh und ermöglicht die Bildung nicht reißender, sehr dünner Schichten im Teig.

▶ **Crèmemargarine** dient zur Herstellung von Crèmemassen für den Konditoreibedarf. Sie enthalten beträchtliche Mengen an Kokosfett. Neben einem guten Schmelzvermögen im Mund bewirken sie einen Kühleffekt.

Tab. 1: *Pflanzliche Fette und Öle im Überblick*

Fettart	Sensorik	Linolsäure	Anbaugebiete	Verwendung
Baumwollsaatöl aus Samen der Baumwollpflanze	hellgelb bis rötlichgelb, geschmacks und geruchsneutral	45–50 %	Indien, GUS, USA, Brasilien, China	Margarineherstellung, Back und Bratfett
Erdnussöl aus den Samen der Erdnusspflanze	hellgelbes Öl, geruchs und geschmacksneutral	21–28 %	Indien, China, USA, Senegal, Nigeria	Margarineherstellung, Frittierfett
Kokosfett aus dem Fruchtfleisch der Kokosnuss	Festes, geruch und geschmackloses Fett, beim Schmelzen im Mund deutlicher Kühleffekt	1–2 %	Indonesien, Philippinen, Südostasien	Margarineherstellung, Brat und Backfett, Frittierfett
Maiskeimöl aus Samenkeimen von Mais	schwach gelb mit angenehm neutralem Geschmack	51–56 %	USA, China, Brasilien, Mexiko, Indien, Frankreich	Salatöl, Mayonnaiseöl, Margarineherstellung
Olivenöl aus dem Fruchtfleisch von Oliven	zartgrüne Farbe und leicht süßlicher Geschmack	5–13 %	Mittelmeerländer	Speiseöl
Palmkernfett aus Samen der Ölpalme	Weißes bis gelbliches Fett, ähnlich dem Kokosfett	1–2 %	Indonesien, Kongo, Nigeria	Margarineherstellung, Speisefett, Herstellung von Süßwaren
Palmöl aus dem Fruchtfleisch der Ölpalme	Weißes bis gelbliches Speisefett mit butterartiger Konsistenz (Palmbutter)	6–10 %	Indonesien, Malaysia	Margarineherstellung, Backfett
Raps oder Rüböl aus Samen der Rapspflanze	neutraler Geruch und Geschmack	12–16 %	China, Kanada, Indien, Deutschland	Speiseöl
Safloröl (Distelöl) aus den Früchten der Färberdistel	goldgelbe Farbe, leicht scharfer Geschmack	67–79 %	USA, Mexiko, Indien, Argentinien, Australien	Speiseöl, Margarineherstellung
Sesamöl aus den Samen der Sesampflanze	hellgelbes, völlig geruchloses Öl mit mildem Geschmack	30–48 %	Indien, China, Myanmar, Mexiko	Margarineherstellung, Herstellung von Backfett
Sojaöl aus Samen der Sojabohne	raffiniertes hat einen milden Geschmack	53–56 %	USA, Brasilien, Argentinien, China	Brat und Backfett, Margarineherstellung, Speiseölmischungen
Sonnenblumenöl aus Samen der Sonnenblume	leicht gelblich mit einem angenehm milden Geschmack	51–72 %	Osteuropa, China, Südafrika, Kanada, Argentinien	Speiseöl, Margarineherstellung
Weizenkeimöl aus Keimlingen des Weizens	Riecht charakteristisch nach Getreide	40–44 %	Osteuropa, China, USA, Indien, Deutschland	Wegen des hohen Vitamin-E-Gehaltes beliebtes Diätöl

2 Tierische Fette

Als Ausgangsmaterial für die Gewinnung tierischer Fette dienen heute hauptsächlich die Milch von Kühen sowie das Fettgewebe von Tieren – vor allem Rind und Schwein.

2.1 Butter

Butter ist eines der wichtigsten Speisefette in Ländern mit gemäßigtem Klima. Sie wird aus Milch oder Rahm durch Phasenumkehr gewonnen. Das bedeutet, aus der Fett-in-Wasser-Emulsion entsteht eine Wasser-in-Fett-Emulsion.

Gewinnung von Butter

Je nach Herstellungsverfahren unterscheidet man zwischen Sauerrahm- und Süßrahmbutter.

Rahmbehandlung

Der Rahm wird zunächst bei 90 bis 110 °C pasteurisiert. Die weitere Bearbeitung hat Einfluss auf die späteren Eigenschaften der Butter.

▶ Zum Herstellen von Sauerrahmbutter versetzt man Rahm mit Buttersäureweckern. Das sind Bakterienkulturen, die organische Säuren und Aromastoffe bilden. Im „Rahmreifer" wird der so geimpfte Rahm bis zu 24 Stunden bei 8 bis 10 °C „inkubiert".

▶ Bei der Herstellung von Süßrahmbutter entfällt dieser Verarbeitungsschritt. Um den Rahm für die anschließende Butterung vorzubereiten, lagert man ihn lediglich einige Stunden bei 6 bis 10 °C. Dadurch nehmen die Fettkristalle eine für die weitere Bearbeitung günstige Form an.

Butterung

Der inkubierte bzw. gereifte Rahm wird durch Rotieren und „Stürzen" im Butterfertiger so lange bearbeitet, bis er schließlich „bricht". Die Fettteilchen des Rahms vereinigen sich zu Butterkörnchen von ca. 2 mm Durchmesser und trennen sich von der Buttermilch ab. Die Rohbutter wird im Butterfertiger mit Wasser gewaschen und in der Knetabteilung nachbearbeitet, um den Luftgehalt unter 1 % zu senken. Salz- und Wassergehalt werden über Zudosierungen eingestellt.

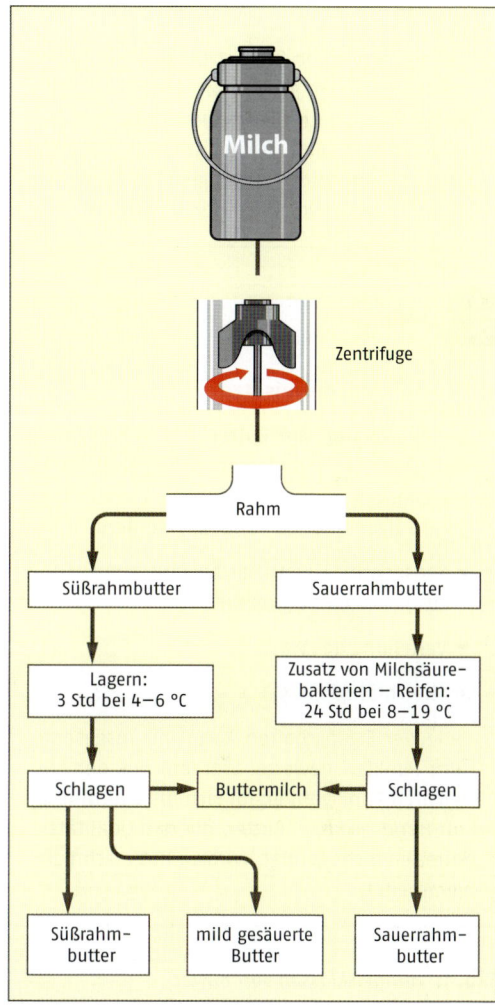

Bild 1: *Herstellung von Butter*

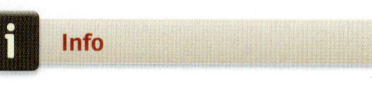 **Info**

Mild gesäuerte Butter

So werden Produkte bezeichnet, die weder der Definition von Sauerrahm- noch von Süßrahmbutter entsprechen. Man erzeugt sie mit Hilfe von Kulturen aus spezifischen Milchsäurebakterien oder durch Zusatz von Milchsäure. Ihr pH-Wert beträgt maximal 6,3.

Info

Zusätze

Vitamingehalt und Schmelzbereich von Kuhmilch schwanken je nach Jahreszeit und Fütterung. Um gleich bleibende Zusammensetzung und Qualität sicherzustellen, dürfen Sommer- und Winterbutter gemischt werden. Auch der Zusatz von β-Carotin ist erlaubt.

Info

Beurteilungsgrundsätze

Die Beurteilung von Butter und ihre Einstufung nach Handelsklassen richtet sich nach der Zahl der Bewertungspunkte, die für folgende Eigenschaften vergeben werden:

▶ Sensorische Eigenschaften (Aussehen, Geruch, Geschmack, Textur),

▶ Verteilung des Wassers,

▶ Streichfähigkeit.

Jede der Eigenschaften kann mit insgesamt fünf Punkten bewertet werden. Aus der erreichten Punktzahl ergibt sich die Zuordnung zur Handelsklasse. Butter, die den Qualitätskriterien nicht genügt, wird zu Butterschmalz verarbeitet.

Tab. 1: *Handelsklassen von Butter*

Handelsklasse	Zutaten	Mindestpunktzahl je Eigenschaft
Markenbutter	Sahne	4
Molkereibutter	Milch, Sahne oder Molkensahne	3

Butterschmalz

Es entsteht durch Ausschmelzen von Butter. Dabei werden Wasser und Eiweißbestandteile abgetrennt. Butterschmalz lässt sich, weil es frei von Wasser und Eiweiß ist, deutlich höher als Butter erhitzen.

Halbfettbutter

Sie ist ein butterähnliches Produkt, das nur einen Fettgehalt von ca. 40 Prozent besitzt.

2.2 Rindertalg

Dieses Fett wird aus verschiedenen Fettpartien des Rindes gewonnen, vor allem aus Netz-, Nieren-, Herz- und Eingeweidefett. Es ist schwach gelblich gefärbt und von spröder Konsistenz.

Handelsklassen

▶ Feintalg wird aus frischem Fettgewebe mit Wasser bei 50 bis 55 °C ausgeschmolzen.

▶ Oleomargarin entsteht als flüssige Fraktion aus Feintalg, der auf 30 bis 34 °C erwärmt wurde, ist ein dem Butterschmalz ähnliches Weichfett und findet vor allem in der Margarine- und Backwarenindustrie Verwendung.

▶ Oleostearin entsteht als feste Fraktion aus Feintalg beim Erwärmen auf 30 bis 34 °C. Es dient zur Herstellung von Ziehmargarine.

▶ Speisetalg wird bei 60 bis 65 °C mit Wasser ausgeschmolzen und besitzt einen typischen Talggeruch und -geschmack.

2.3 Schweineschmalz

Als Teile zur Gewinnung von Schweinschmalz dienen vor allem Bauchwand-, Gekröse- und Netzfett. Es hat einen angenehmen Geschmack und Geruch und ist von körniger bis salbenartiger Konsistenz.

3   Bewertung der Nahrungsfette

Wertvoller Nahrungsbestandteil, aber auch Dickmacher und Mitverursacher chronischer Krankheiten – das alles kann Fett sein. Entscheidend ist, welches Fett in welcher Menge im Speiseplan vorkommt.

Fette im Überblick

Man teilt die Fette nach Ihrer Herkunft und nach ihrer Beschaffenheit ein.

▶ **Tierische Fette:** Butter, Schmalz, Talg, Tran

▶ **Pflanzliche Fette:** Öle, Margarine, Plattenfette

▶ **Flüssige und weiche Fette:** Öle, Butter, Margarine, Schmalz

▶ **Feste Fette:** Kokosfett, Palmkernfett.

3.1   Die Qualität von Fetten

Es gibt mehrere Kriterien, um die Qualität von Fetten zu beurteilen.

Energie

Alle Fette enthalten viel Energie (außer Halbfettbutter und –margarine) – im Vergleich zu den anderen Makronährstoffen ziemlich genau das Doppelte. Daher gilt: Sparsam sein mit Fett!

Essenzielle Fettsäuren

Den höchsten Gehalt an essenziellen Fettsäuren haben pflanzliche Öle und hochwertige Margarinen. Fette mit mehrfach ungesättigten Fettsäuren sollten etwa ein Drittel der gesamten Fettzufuhr ausmachen.

Tab. 1: *Gehalt an essenziellen Fettsäuren*

Fett (100 g)	Linolsäure (g)	Linolensäure (g)
Rapsöl	22,3	9,2
Olivenöl	8,3	0,9
Safloröl	75,1	0,5
Sonnenblumenöl	63,0	0,5
Butter	1,2	0,4
Pflanzenmargarine	17,6	2,6

Vitamine

Fette enthalten die fettlöslichen Vitamine. Vitamin E ist in allen Nahrungsfetten enthalten. Vitamin D kommt vor allem in Butter und Margarine vor. Beide Fette sind auch reich an Vitamin A und β-Carotin.

Tab. 2: *Vitamingehalt von Fetten und Ölen*

Fett (100 g)	Vitamin		
	A (µg)	D (µg)	E (mg)
Rapsöl	550	–	65
Olivenöl	37	–	13
Safloröl	–	–	48
Sonnenblumenöl	4,3	–	66
Butter	590	1,2	2,0
Pflanzenmargarine	500	2,5	16

Cholesterin

Alle tierischen Fette wie Butter oder Schmalz enthalten reichlich Cholesterin. Jedoch, nicht allein die Cholesterinkonzentration der Nahrung hat Einfluss auf die Höhe des Cholesterinspiegels im Serum. Entscheidend ist auch das Verhältnis zwischen mehrfach ungesättigten und ungesättigten Fettsäuren in der Nahrung.

Gesättigte Fettsäuren lassen die Konzentration von Cholesterin ansteigen, ungesättigte Fettsäuren senken sie. Es kommt also nicht darauf an, tierische Fette zu meiden, sondern für eine ausreichende Zufuhr an ungesättigten Fettsäuren zu sorgen.

Tab. 3: *Cholesteringehalte von Fetten*

Fett (100 g)	Cholesterin (mg)
Rapsöl	2,1
Olivenöl	1,2
Safloröl	1,4
Sonnenblumenöl	0,5
Butter	239,0
Pflanzenmargarine	7,4

Verdaulichkeit

Fett ist nicht wasserlöslich und daher im Organismus schwieriger als die anderen Makronährstoffe enzymatisch abzubauen und zu verwerten. Am besten verdaulich sind:

▶ Fette mit kurzkettigen Fettsäuren, deren durch Enzyme frei gesetzten Spaltprodukte wasserlöslich sind.

▶ Emulgierte Fette, weil sie Fett in feinst verteilten Tröpfchen enthalten und für Verdauungsenzyme besonders gut angreifbar sind.

Haltbarkeit

Gut haltbar sind feste Fette wie Kokos- oder Palmkernfett. Andere Fette können relativ leicht durch Hydrolytische Spaltung oder Oxidation verderben. Darunter leidet natürlich auch deren Qualität.

Besonders anfällig für Verderb sind:

▶ Fette mit einem hohen Wassergehalt wie z.B. Halbfettmargarine oder -butter.

▶ Fette mit einem hohen Anteil essenzieller Fettsäuren.

Bei diesen Fetten ist wichtig, auf geeignete Lagerbedingungen und die Lagerzeit zu achten.

3.2 Garen mit Fett

Beim Garen von Nahrungsmitteln — im privaten Haushalt, in der Gemeinschaftsverpflegung oder auch in der Lebensmittelindustrie — wird Fett eingesetzt. Dabei gilt grundsätzlich: Nicht jedes Fett ist für jeden Zweck geeignet. Nur wenn die Eigenschaften des Fettes zum Gericht und zur Garmethode passen, stimmen Nährwert und Geschmack.

 Info

Fette als Garmedium

Fette und Öle haben eine hohe Wärmekapazität und können Wärme bei Temperaturen weit über dem Siedepunkt des Wassers auf Lebensmittel übertragen. Dadurch können sich für den Geschmack wichtige Aroma- und Röststoffe bilden. Wie hoch erhitzt werden kann, ist bei den einzelnen Fettarten unterschiedlich. Die Obergrenzen betragen:

▶ 150 °C bei Butter und Margarine,

▶ 190 °C bei Pflanzenölen,

▶ 200 °C bei festen Pflanzenfetten und Schmalz.

Tab. 1: *Gartechniken und geeignete Fette*

Gartechnik	Temperaturbereich	Geeignete Fette	Lebensmittel
Abschmelzen	90−100 °C	Butter, Margarine	Gemüse, Kartoffeln
Dünsten	100−115 °C	Butter, Pflanzenöle	Gemüse, Obst, Reis, Fisch
Kurzbraten	150−200 °C	Pflanzenöle, Schmalz, feste Pflanzenfette	Fleisch, Fisch, Würstchen, Frikadellen, Eier
Braten im Backofen	160−250 °C	Pflanzenöle, feste Pflanzenfette	Schmorbraten, Geflügel
Schmoren	100−180 °C	Pflanzenöle, feste Pflanzenfette	Gulasch, Rinderrouladen, gefüllte Paprika
Frittieren	160−180 °C	Pflanzenöle, feste Pflanzenfette	Pommes frites, Kroketten, Fleisch, Gemüse, Obst, Gebäck
Backen	150−260 °C	Butter, Margarine, feste Pflanzenfette	Kuchen, Gemüse

Allgemeine Grundregeln für das Garen mit Fett

▶ Fette haben im Vergleich zu anderen Lebensmitteln eine hohe Energiedichte und sollten nur sparsam verwendet werden.

▶ Nasse Lebensmittel gut abtrocknen. Damit wird ein Spritzen vermieden. Außerdem bildet sich eine gleichmäßigere Kruste, so dass weniger Fett in das Gargut eindringt.

▶ Tiefgefrorene Lebensmittel kurz antauen und trocknen.

▶ Erst nach dem Garen salzen, denn Salz entzieht dem Inneren des Gargutes Feuchtigkeit.

Veränderungen beim Erhitzen am Beispiel des Frittierens

Insbesondere, wenn bei relativ hohen Temperaturen gegart und das Fett mehrmals verwendet wird, kommt es zu Veränderungen im Fett bis hin zum totalen Verderb. Dies gilt vor allem für das Frittieren. Die Gegenwart von Sauerstoff und Wärme bewirkt eine Strukturveränderung der Triglyceride.

Durch Oxidations- und Polymerisationsreaktionen entstehen dabei aus den unpolaren Fettmolekülen polare Verbindungen wie freie kurzkettige Fettsäuren, Mono- und Diglyceride, Aldehyde, Ketone sowie cyclische und aromatische Verbindungen. Einige dieser Reaktionsprodukte sind für das typische Aroma frittierter Lebensmittel verantwortlich. Andere wiederum können sich sensorisch unangenehm bemerkbar machen. Um schmackhafte und aromatische Produkte zu erhalten, sollte Folgendes beachtet werden:

▶ Das frische Fett sollte gegen Licht geschützt und kühl gelagert werden.

▶ Die Temperatur des Fettes sollte nicht über 180 °C liegen.

▶ Der Gehalt an ungesättigten Fettsäuren sollte nicht so hoch sein. Deshalb sind Leinöl oder auch Safloröl weniger gut geeignet.

▶ Das Fett höchstens zwei bis dreimal verwenden und dann austauschen.

Tab. 1: *Reaktionen beim Erhitzen von Fetten mit Frittiergut (Quelle: Belitz et. al. 2001)*

Reaktion	Reaktionsprodukte
Autoxidation Isomerisierung Polymerisation	▶ Flüchtige Säuren, Aldehyde, Ester, Alkohole ▶ Epoxide ▶ verzweigte Fettsäuren ▶ Mono- und bicyclische Verbindungen
Hydrolyse	▶ freie Fettsäuren ▶ Monoglyceride ▶ Diglyceride ▶ Glycerin

Frittierbeständigkeit

Die sogenannte relative Frittierbeständigkeit (RFB) gibt Anhaltspunkte über die Hitzebeständigkeit von Ölen und Fetten unter den beim Frittieren üblichen Temperaturbedingungen. Grundsätzlich gilt, dass Fette mit einem natürlichen hohen Anteil an gesättigten Fettsäuren oder gehärtete Fette bei hohen Temperaturen besonders stabil sind.

Tab. 2: *Relative Frittierbeständigkeit (RFB) verschiedener Öle und Fette (Quelle: Belitz et. al. 2001)*

Öl- bzw Fettsorte	RFB
Sonnenblumen	1,0
Rüböl	1,0
Sojaöl	1,0
Erdnussöl	1,2
Palmöl	1,5
Schweineschmalz	2,0
Butterschmalz	2,3
Kokosfett	2,4
Rindertalg	2,4
Sojaöl, gehärtet	2,3
Erdnussöl, gehärtet	4,4

Fakten kompakt

- Oliven- und Palmöl sind die wichtigsten Fruchtfleischfette.

- Olivenöl ist kalt gepresst am wertvollsten.

- Palmöl dient vor allem als Rohstoff für die Gewinnung von Margarine.

- Die Gewinnung von Samenfetten ist ein mehrstufiger Vorgang und gliedert sich in Konditionierung, Pressen bzw. Extrahieren und Filtrieren.

- Rohöle sind mit Ausnahme kalt gepresster Öle nicht zum Verzehr geeignet. Sie enthalten noch Stoffe, die durch Raffination entfernt werden müssen.

- Stufen der Raffination sind Entlecithinierung, Entschleimung, Entsäuerung, Bleichung und Desodorierung.

- Margarine ist eine Wasser-in-Öl-Emulsion.

- Zutaten für Margarine sind Öl/Fett, Milch, Salz, Vitamine, Emulgatoren, Konservierungsstoffe.

- Butter wird aus Rahm gewonnen. Man unterscheidet Süß- und Sauerrahmbutter.

- Butter kommt als Marken- und als Molkereibutter in den Handel.

- Butterschmalz wir durch ausschmelzen von Butter gewonnen.

- Rindertalg und Schweineschmalz werden aus fetthaltigen Geweben durch Ausschmelzen gewonnen.

- Fette mit einem hohen Anteil ungesättigter Fettsäuren sind ernährungsphysiologisch besonders wertvoll. Dazu gehören z. B. Rapsöl, Olivenöl, Safloröl, Sonnenblumenöl oder auch Margarine.

- Tierische Fette enthalten Cholesterin.

- Feste Fette wie Kokos- oder Palmkernfett sind besonders gut haltbar.

- Fette und Öle haben eine hohe Wärmekapazität und eigenen sich für das Garen bei Temperaturen über dem Siedepunkt.

 Und jetzt *Sie!*

1. *Pflanzenöle kann man in Fruchtfleischöle und in Samenfette einteilen. Nennen Sie aus jeder Gruppe ein Beispiel und charakterisieren Sie dieses.*

2. *„Samenfette können von unterschiedlicher ernährungsphysiologischer Qualität sein". Begründen Sie diese Aussage für Kokosfett, Maiskeimöl und Safloröl.*

3. *Vergleichen Sie kaltgepresste und raffinierte Öle im Hinblick auf Vitamingehalt, Gehalt an ungesättigten Fettsäuren, Haltbarkeit, Vielseitigkeit des Einsatzes bei der Nahrungszubereitung. Stellen Sie Ihre Ergebnisse in einer Tabelle zusammen und begründen Sie die einzelnen Aussagen.*

4. *Vergleichen Sie Butter, Halbfettmargarine, Standardmargarine und Diätmargarine hinsichtlich:*

   - *Fettsäurenzusammensetzung,*
   - *Haltbarkeit,*
   - *Verdaulichkeit,*
   - *Cholesteringehalt,*
   - *Eignung für Reduktionskost.*

   Stellen Sie Ihre Ergebnisse in einer Tabelle zusammen.

5. *Welche Speisefette empfehlen Sie zur Zubereitung von Gemüse, Pommes frites, Marmorkuchen, Schmorbraten. Begründen Sie jeweils Ihre Wahl.*

6. *In der Mittagspause kaufen sich zwei Schülerinnen am Kiosk einen Snack. Sandra nimmt eine große Portion Pommes (200 g) mit Ketchup (20 g). Christine entscheidet sich für einen Salatteller: Grüner Salat mit Lachsstreifen (20 g) und Salatdressing aus 5 g Olivenöl, 2 g Sahne, Kräutern und Salz.*

   - *Wie viel Prozent ihres Tagesbedarfs an Fett nimmt jede der beiden auf?*
   - *Beurteilen Sie die ernährungsphysiologische Qualität des jeweils aufgenommenen Fettes.*

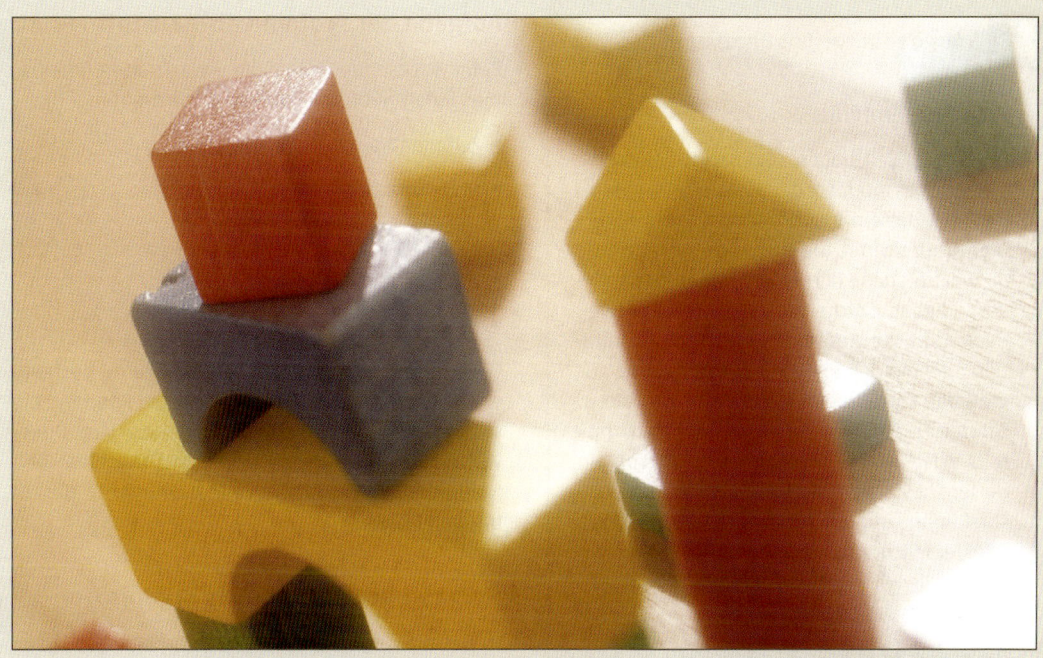

Teil 6: Proteine – Bausteine Nr. 1

Kohlenhydrate und Fette stellen, abgesehen von nur wenigen Ausnahmen, unspezifische **Energieträger** dar. Sie sind im lebenden Organismus aus C_2-Bruchstücken beliebiger Herkunft synthetisierbar. Außerdem können sie problemlos ineinander umgewandelt werden und sich daher bei der Gewinnung von Energie gegenseitig vertreten. Proteine nun vermögen zwar auch Energie zu liefern und können mit den beiden anderen Nährstoffgruppen ausgetauscht werden. Ihre Hauptaufgabe im Körper ist jedoch sehr viel spezifischer. Dabei ist bemerkenswert, dass sie wegen ihrer vielfältigen strukturellen Möglichkeiten zwei im Grundsatz völlig verschiedene Aufgaben erfüllen. Die Besonderheit der Proteine: Sie dienen als **Baustoff** und sind zugleich **Organisatoren** der zahlreichen mit dem Baumaterial „Proteine" durchgeführten „Bauvorhaben".

Aus der aktuellen Diskussion

Bioaktive Proteine

In jüngster Zeit haben sogenannte bioaktive Proteine das Interesse der Wissenschaft gefunden. Mit diesem Begriff werden Proteinfragmente bezeichnet, die einen positiven Einfluss auf verschiedene Körperfunktionen des Menschen haben. Solche Substanzen sind entweder natürliche Bestandteile von Lebensmitteln oder werden im Laufe der Verdauung aus größeren Eiweißmolekülen heraus gespalten. Zahlreiche Forschungsergebnisse haben bereits verschiedene physiologische Wirkungen dieser Substanzen nachgewiesen – zum Beispiel immunstimulierende oder antioxidative Effekte. Milch und Milchprodukte werden zur Zeit als die wichtigsten Lieferanten für bioaktive Proteine angesehen.

Die ersten Wirkungen wurden 1979 am Beispiel der Kasomorphine nachgewiesen. Diese Peptidsequenzen entstehen aus den Kaseinen. Sie entfalten im Organismus morphinähnliche Effekte. Im Tierversuch wirken Kasomorphine schmerzlindernd, stimulieren die Insulinausschüttung und erhöhen die Resorption von Wasser und Elektrolyten.

Auch aus den Molkenproteinen α-Laktalbumin und β-Laktalbumin können solche Proteine entstehen.

Eine weitere Gruppe bilden die Phosphopeptide aus α- und β-Kasein. Sie bilden mit verschiedenen Mineralstoffen wie zum Beispiel Calcium komplexe Verbindungen. Dadurch erhöht sich die Löslichkeit der Calciumionen und damit deren Absorptionsrate.

Beim Reifen von Käse oder Joghurt bilden sich bioaktive Peptide, die verhindern, dass sich im Körper bestimmte gefäßverengende Stoffe bilden. Das wiederum hat einen positiven Einfluss auf den Blutdruck.

Aufgabe der Proteine als Baustoff

Beim wachsenden wie beim erwachsenen Organismus liefern Proteine Bau- und Ersatzmaterial für:

▶ Zellmembranen, Zellkerne,

▶ Blut- und Zellplasma,

▶ Immunzellen und Antikörper,

▶ Interzellularsubstanzen,

▶ Haare, Nägel.

Geeignet für diese Aufgabe sind Proteine deshalb, weil sie langkettige Moleküle bilden können, die sich durch geeignete Kombinationen von Querverbindungen, Verflechtungen und freigelassenen Hohlräumen praktisch in jede gewünschte Gestalt bringen lassen.

Aufgabe der Proteine als Organisator

In Gestalt vergleichsweise kleiner, kugeliger Moleküle treten Proteine im Körper als Enzyme auf. Diese Verbindungen wirken als Katalysatoren für biochemische Reaktionen in lebenden Systemen. Katalysatoren sind Stoffe, die ganz allgemein chemische Reaktionen beschleunigen. Da Enzyme eine solche Funktion in lebenden Organismen wahrnehmen, bezeichnet man sie auch als Biokatalysatoren.

Wie nun ist es möglich, dass ein und derselbe Naturstoff eine derartige Doppelfunktion haben kann? Wie ist diese große Variationsbreite zu erklären? Um diese Frage beantworten zu können, muss man betrachten, was Proteine eigentlich sind, woraus sie sich zusammensetzen und wie sie entstehen.

Tab. 1: *Proteinerzeugung der Welt*

Proteinquelle	Menge (Mio t pro Jahr)
Getreide	140,0
Ölsaaten	40,0
Fleisch	18,0
Fisch	13,0
Milch	15,0
Leguminosen	8,6
Gemüse	8,3
Eier	3,0

1 Aufbau der Proteine

Im Unterschied zu den Kohlenhydraten und Fetten enthalten Proteine außer den Elementen Kohlenstoff (C), Wasserstoff (H) und Sauerstoff (O) noch Stickstoff (N). Er stellt eine Art Leitsubstanz der Proteine dar. Der Stickstoffgehalt aller Proteine liegt in der gleichen Größenordnung und zwar zwischen 15 und 18 Prozent. Manche Proteine enthalten über diese vier Elemente hinaus noch Schwefel (S) oder Phosphor (P).

1.1 Aminosäuren: Bausteine der unbegrenzten Möglichkeiten

Proteine gehören wie Stärke, Cellulose oder Glykogen zu den polymeren Stoffen. Dennoch gibt es einen bedeutsamen Unterschied. Polysaccharide bestehen aus einer einzigen Art von Bausteinen. Die zu Riesenmolekülen zusammengefügten Monomeren gleichen sich wie ein Ei dem anderen. Nicht so die Monomeren der Proteine. Zwar haben sie viel Ähnlichkeit miteinander und werden unter dem gemeinsamen Oberbegriff „Aminosäuren" zusammengefasst, sind aber keineswegs identisch in ihrem Aufbau.

Aufbau der Aminosäuren

Chemisch gesehen sind alle Aminosäuren Substitutionsprodukte von Carbonsäuren. Sie leiten sich von Carbonsäuren dadurch ab, dass ein Wasserstoffatom (H) durch eine Aminogruppe ($-NH_2$) ersetzt wird. Bei allen natürlich vorkommenden Aminosäuren befindet sie sich an dem der Carboxylgruppe ($-COOH$) benachbarten C-Atom. Man bezeichnet diese Position auch als α-Stellung.

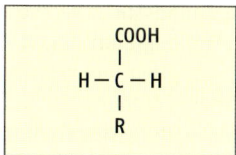

Bild 1: *Carbonsäure*

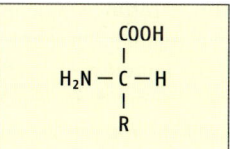

Bild 2: *Aminosäure*

Natürliche Aminosäuren sind α-Amino-Carbonsäuren und enthalten in ihrem Molekül zwei unterschiedliche funktionelle Gruppen. Daraus ergeben sich die besonderen Eigenschaften des Gesamtmoleküls.

Optische Aktivität

Das α-C-Atom einer Aminosäure hat vier verschiedene Liganden. Dies sind:

- ▶ Carboxylgruppe ($-COOH$),
- ▶ Aminogruppe ($-NH_2$),
- ▶ Wasserstoff ($-H$),
- ▶ Organischer Rest.

Auch Aminosäuren sind optisch aktiv. Einzige Ausnahme ist das Glycin, das sich von der Essigsäure (CH_3-COOH) ableitet und dessen α-C-Atom zwei H-Atome trägt – also nicht asymmetrisch ist. Wie bei den Kohlenhydraten unterscheidet man auch bei den Aminosäuren zwischen der D- und der L-Form. Praktisch alle natürlichen Aminosäuren liegen in der L-Form vor.

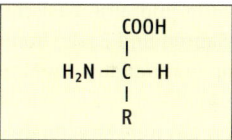

Bild 3: *L-Form*

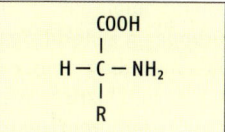

Bild 4: *D-Form*

Aminosäuren als Ampholyte

Die beiden für Aminosäuren typischen funktionellen Gruppen sind in ihrem Verhalten gegensätzlich.

Die Carboxylgruppe

In der Carboxylgruppe ist der Wasserstoff nicht sehr fest gebunden und lässt sich leicht als Proton – als H^+ also – abspalten. Demnach besitzt die Carboxylgruppe sauren Charakter. Moleküle oder Atomgruppen mit solchem Verhalten werden als Säuren oder auch als Protonendonatoren bezeichnet.

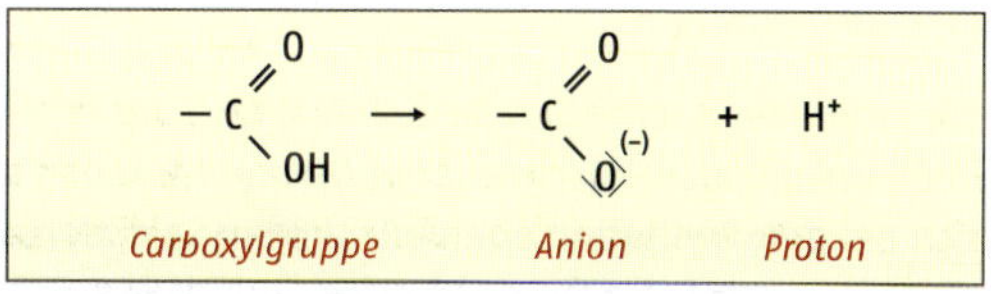

Bild 5: *Die Reaktion der Carboxylgruppe*

Die Aminogruppe

Das Stickstoffatom der Aminogruppe hat ein freies Elektronenpaar, das positive Ladungen – also auch Protonen – anlagern kann. Solche Moleküle und Atomgruppen bezeichnet man als Basen oder auch als Protonenakzeptoren.

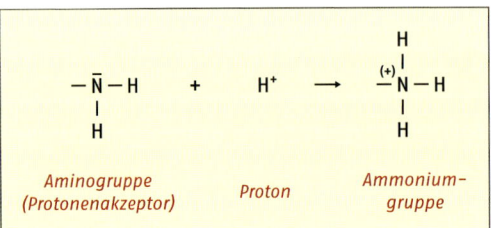

Bild 1: *Reaktion der Aminogruppe*

Es zeigt sich also, dass Aminosäuren ihrer chemischen Struktur wegen sowohl sauer als auch basisch reagieren können. Derartige Substanzen bezeichnet man als Ampholyte.

Aminosäuren als Zwitterionen

Aminosäuren haben eine saure und eine basische Gruppe im Molekül. So wie Säuren und Basen können auch diese beiden Gruppen innerhalb des Moleküls miteinander reagieren. Dabei wandert das Proton der Carboxylgruppe an das freie Elektronenpaar der Aminogruppe.

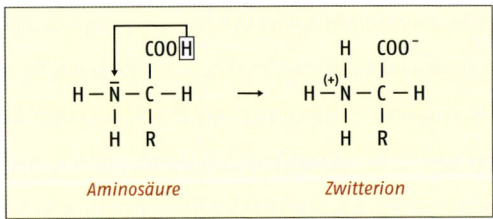

Bild 2: *Aminosäuren als Zwitterionen*

Durch Protonenwanderung ist ein Molekül entstanden, das sowohl eine positive als auch eine negative Ladung trägt. Diese Form der Aminosäure bezeichnet man als Zwitterion.

Die Produkte einer Säure-Basen-Reaktion bezeichnet man als Salze. Nach dieser Definition handelt es sich bei dem Zwitterion ebenfalls um ein Salz, denn es ist ja durch Reaktion der sauren Carboxylgruppe mit der basischen Aminogruppe entstanden. Man

spricht auch von einem „Inneren Salz". Das Zwitterion ist die normale Erscheinungsform der Aminosäuren. Im gelösten oder kristallisierten Zustand liegen sie meist so vor.

Verhalten bei Änderung des pH-Wertes

Das Zwitterion reagiert auf die Veränderung des pH-Wertes entweder mit der Carboxyl- oder mit der Aminogruppe, je nachdem, ob eine Säure oder eine Base zugesetzt wird.

Säurezugabe

Fügt man einer Aminosäurelösung Säure zu, so reagiert sie als Protonenakzeptor. Die Protonen werden von der negativen Carboxylgruppe gebunden und es entsteht wieder die ungeladene bzw. undissoziierte Carboxylgruppe. Da die positiv aufgeladene Aminogruppe an der Reaktion nicht teilnimmt, wird aus dem Zwitterion ein Kation.

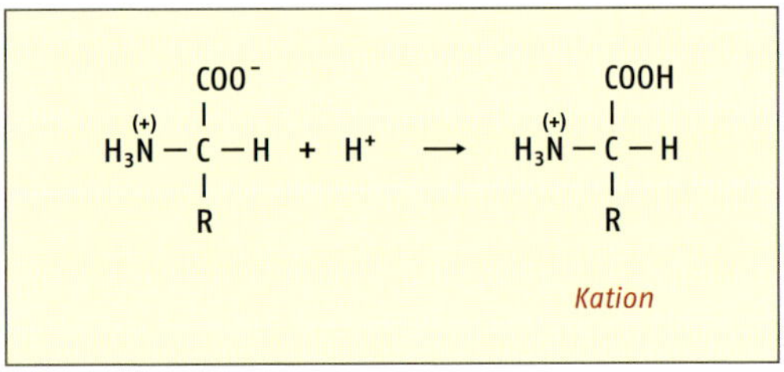

$$\begin{array}{ccc} COO^- & & COOH \\ | & & | \\ H_3\overset{(+)}{N}-C-H \;+\; H^+ \;\longrightarrow\; & & H_3\overset{(+)}{N}-C-H \\ | & & | \\ R & & R \end{array}$$

Kation

Bild 3: *Säurezugabe*

Basenzugabe

Bei Zugabe von Basen wie zum Beispiel NaOH- oder NH_3 – Lösung reagieren die Aminosäuren als Protonendonatoren. Das an die Aminogruppe angelagerte Proton wird wieder abgespalten und verbindet sich mit der Base. Bei diesem Zusammenschluss entsteht Wasser. Die durch Abspaltung des Protons negative Carboxylgruppe bleibt unverändert. Aus dem Zwitterion ist ein Anion entstanden.

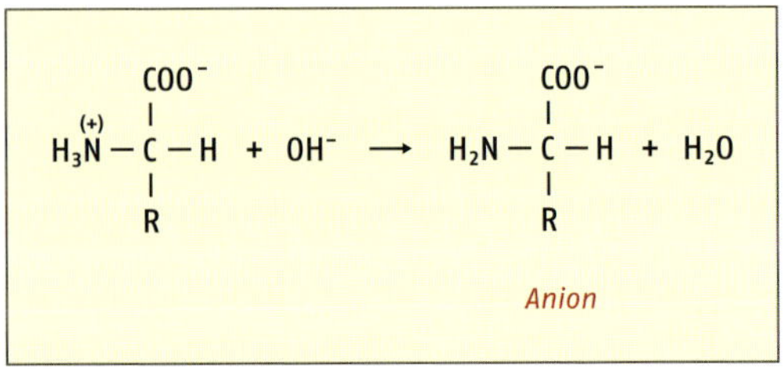

$$\begin{array}{ccc} COO^- & & COO^- \\ | & & | \\ H_3\overset{(+)}{N}-C-H \;+\; OH^- \;\longrightarrow\; & & H_2N-C-H \;+\; H_2O \\ | & & | \\ R & & R \end{array}$$

Anion

Bild 4: *Basenzugabe*

Memo

Definition des Ionenbegriffs

Jedes Atom ist aus Kern und Hülle zusammengesetzt. Im Kern befinden sich die Protonen, in der Hülle die Elektronen. Jedes Proton trägt eine positive, jedes Elektron eine negative Ladung. Im natürlichen Zustand ist die Anzahl der Protonen und Elektronen gleich, das Atom insgesamt also ungeladen. Das ändert sich, sobald man durch chemische Reaktionen aus der Hülle Elektronen abzieht oder deren Zahl erhöht. Die dabei entstehenden Teilchen bezeichnet man als Ionen. Auch Moleküle können in ionogener Form vorliegen

Kationen: positive Ladung überwiegt.
Anionen: negative Ladung überwiegt.

Aminosäuren in wässriger Lösung

In Lösung treten meist alle drei Formen — also Zwitterion, Kation und Anion — nebeneinander auf.

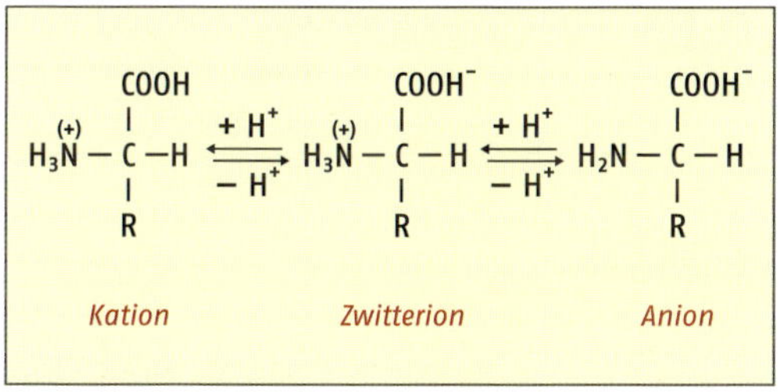

Bild 1: *Ionen in wässriger Lösung*

Es gibt keinen pH-Wert, bei dem ausschließlich das Zwitterion vorliegt. Es gibt aber einen, bei dem die Konzentration des Zwitterions den maximalen Wert besitzt und daneben genau gleiche Mengen Anionen und Kationen vorliegen. Es ist dann kein Ladungsüberhang in der einen oder anderen Richtung festzustellen. Man bezeichnet diesen pH-Wert als den „Isoelektrischen Punkt" (IP). Der Isoelektrische Punkt ist also in zweierlei Hinsicht bemerkenswert:

▶ Die Zahl der Anionen und Kationen ist gleich.

▶ Die Zahl der Zwitterionen erreicht ihr Maximum.

Jede Aminosäure hat ihren charakteristischen IP — auch die aus ihnen aufgebauten Proteine.

1.2 Systematik der Aminosäuren

Alle Aminosäuremoleküle enthalten mindestens eine Amino- und eine Carboxylgruppe. Ansonsten können sie sehr unterschiedlich aufgebaut sein. Man unterscheidet zwei Hauptgruppen: solche mit aliphatischen Aufbau und solche, die heterocyclische oder aromatische Ringe tragen.

Info

Proteinogene Aminosäuren

Das Eiweiß aller Lebewesen — vom einfachsten Bakterium bis hin zum Menschen — wird aus insgesamt nur 20 Aminosäuren aufgebaut. Man bezeichnet sie als proteinogene Aminosäuren.

Info

Einteilung proteinogener Aminosäuren

Es gibt essentielle Aminosäuren, die der Organismus nicht selbst aufbauen kann und die er regelmäßig mit der Nahrung aufnehmen muss. Anhand dieser Bedeutung für den Körper unterscheidet man die proteinogenen Aminosäuren in:

nicht entbehrlich (essentiell)	Histidin[1], Isoleucin, Leucin, Lysin, Methionin, Threonin, Tryptophan, Phenylalanin, Valin
bedingt entbehrlich (bedingt essentiell)	Cystein[2], Tyrosin[3]
entbehrlich (nicht essentiell)	Alanin, Arginin[1], Asparagin, Asparaginsäure, Glutamat, Glutamin, Glycin, Prolin, Serin

1 möglicherweise bedingt essentiell
2 teilweise aus Methionin synthetisierbar
3 teilweise aus Phenylalanin synthetisierbar

Tab. 1: *Die proteinogenen Aminosäuren*

Aminosäuren mit unverzweigter und verzweigter aliphatischer Seitenkette

Glycin (Gly) – α-Aminoessigsäure

$$^-OOC-\overset{\overset{\displaystyle H}{|}}{\underset{\underset{\displaystyle {}^+NH_3}{|}}{C}}-H$$

Alanin (Ala) – α-Aminopropionsäure

$-CH_3$

Valin (Val) – α-Aminoisovaleriansäure

$-CH\begin{smallmatrix}CH_3\\\\CH_3\end{smallmatrix}$

Leucin (Leu) – α-Aminoisocapronsäure

$-CH_2-CH\begin{smallmatrix}CH_3\\\\CH_3\end{smallmatrix}$

Isoleucin (Ile) – α-Amino-β-methylvaleriansäure

$-\overset{\overset{\displaystyle CH_3}{|}}{CH}-CH_2-CH_3$

Aminosäuren mit einer Seitenkette, die eine Hydroxylgruppe enthält

Serin (Ser) – α-Amino-β-hydroxypropionsäure

$-CH_2-OH$

Threonin (Thr) – α-Amino-β-hydroxybuttersäure

$-\overset{\overset{\displaystyle OH}{|}}{CH}-CH_3$

Aminosäuren mit einer Seitenkette, die ein Schwefelatom enthält

Cystein (Cys) – α-Amino-β-mercaptopropionsäure

$-CH_2-SH$

Methionin (Met) – α-Amino-γ-methylmercaptobuttersäure

$-CH_2-CH_2-S-CH_3$

Aminosäuren mit einer Seitenkette, die eine Carboxylgruppe oder deren Amid enthält

Aspartat (Asp) – α-Aminobernsteinsäure

$-CH_2-COO^-$

Asparagin (Asn) – γ-Amid der α-Aminobernsteinsäure

$-CH_2-CONH_2$

Glutamat (Glu) – α-Aminoglutarsäure

$-CH_2-CH_2-COO^-$

Glutamin (Gln) – δ-Amid der α-Aminoglutarsäure

$-CH_2-CH_2-CONH_2$

Aminosäuren mit einer Seitenkette, die eine Aminogruppe enthält

Arginin (Arg) – α-Amino-δ-guanidinvaleriansäure

$$-CH_2-CH_2-CH_2-NH-\overset{\overset{\displaystyle {}^+NH}{\|}}{C}-NH_2$$

Lysin (Lys) – α,ε-Diaminocapronsäure

$-CH_2-CH_2-CH_2-CH_2-\overset{+}{N}H_3$

Aminosäuren mit einer aromatischen Seitenkette

Histidin (His) – α-Amino-β-imidazol-propionsäure

$-CH_2-C=CH$ (Imidazolring mit N, NH, C, H)

Tryptophan (Trp) – α-Amino-β-indolyl-propionsäure

$-CH_2-$ (Indolring)

Phenylalanin (Phe) – α-Amino-β-phenyl-propionsäure

$-CH_2-$ (Phenylring)

Tyrosin (Tyr) – α-Amino-β-(p-hydroxy)-phenylpropionsäure

$-CH_2-$ (p-Hydroxyphenylring) $-OH$

Aminosäuren mit cyclischem Aufbau

Prolin (Pro) – α-Pyrrolidincarbonsäure

$$^-OOC-\overset{\overset{\displaystyle H}{|}}{\underset{\underset{\displaystyle H_2\overset{+}{N}}{|}}{C}}\begin{smallmatrix}-CH_2\\\quad\ \ |\\\quad CH_2\\\quad\ \ |\\-CH_2\end{smallmatrix}$$

Tab. 1: *Steckbriefe der essentiellen Aminosäuren*

Name	Besonderheiten
Histidin	▸ Dient im Muskel dem Aufbau von Kreatin, das dort als energiereiche Phosphorverbindung (Kreatinphosphat) an der Energieübertragung beteiligt ist. ▸ Ist häufig Bestandteil des aktiven Zentrums von Enzymen. ▸ Durch Decarboxylierung von Histidin, z. B. beim Braten oder Backen, entsteht Histamin, ein Gewebshormon, das u. a. die Sekretion von Magensaft anregt. ▸ Als Proteinbaustein weit verbreitet, besonders reichlich im Globin des roten Blutfarbstoffes enthalten.
Isoleucin	▸ Zählt zu den verzweigtkettigen Aminosäuren, die über Transaminierung und oxidative Decarboxylierung zu AcetylCoA und PropionylCoA entstehen. ▸ Kommt in Fleisch, Ei, Getreide und Milch vor.
Leucin	▸ Wird auf dem gleichen Weg wie Isoleucin abgebaut. Reaktionsprodukte sind AcetylCoA und Acetoacetat. ▸ Kommt in Fleisch, Getreide und Milch vor.
Lysin	▸ Fördert das Knochenwachstum und die Verknöcherung. ▸ Regt die Zellteilung und die Synthese von Nucleotiden an. ▸ Seine freien Aminogruppen können durch Kondensationsreaktionen mit Carboxylgruppen zu hochmolekularen Bräunungsprodukten reagieren – z.B. beim Backen oder Braten. Damit sinkt der pysiologische Wert von Proteinen. ▸ Kommt reichlich in Muskel-, Milch- und Eiproteinen vor, jedoch nur wenig in pflanzlichem Eiweiß.
Methionin	▸ Ist an der Hämoglobinsynthese beteiligt. ▸ Greift als Überträger von Methylgruppen in den Fettstoffwechsel vor allem der Leber ein. Ein Mangel führt zu Störungen des Fettstoffwechsels und Fettleber. ▸ Ist vor allem in Fleisch, Milch und Eiern enthalten.
Phenyl-alanin	▸ Ist an der Synthese der Hormone Thyroxin und Adrenalin beteiligt. ▸ Besonders reich an Phenylalanin ist das Eiprotein.
Threonin	▸ Ist die Ausgangsverbindung für die Synthese von Isoleucin. ▸ Ist Bestandteil von Glykoproteinen. ▸ Findet sich vor allem in Fleisch-, Milch- und Eiproteinen.
Tryptophan	▸ Dient nicht nur als Proteinbaustein, sondern kann durch körpereigene Enzyme in das Vitamin „Niacin" umgebaut werden. ▸ Ist Ausgangssubstanz für die Bildung von Melatonin und Serotonin. ▸ Von allen proteinogenen Aminosäuren ist der Gehalt von Tryptophan in Proteinen am niedrigsten.
Valin	▸ Ist für das normale Funktionieren des Nerven-Muskelapparates wichtig. Bei einem Mangel kann es zu Bewegungsstörungen kommen. ▸ Kommt in Getreide, Fleisch, Milch und Ei vor und besonders reichlich in Elastin.

Tab.1: *Steckbriefe der bedingt essentiellen Aminosäuren*

Name	Besonderheiten
Cystein	▸ Ist Bestandteil von Enzymen und so an der biologischen Katalyse beteiligt. ▸ Ist als Bestandteil von Glutathion an der Regulierung von Red-Ox-Reaktionen in den Zellen beteiligt. ▸ Stellt eine zentrale Substanz des Schwefel-Stoffwechsels dar. ▸ Findet sich besonders reichlich in der Hornsubstanz von Haaren und Nägeln. Derivate des Cysteins wie z. B. Allylsenföle kommen häufig in Pflanzen vor.
Tyrosin	▸ Dient als Grundsubstanz dem Aufbau der für die Hautbräunung verantwortlichen Melanine. ▸ Ist Ausgangssubstanz für die Bildung des Neurotransmitters Dopamin, der Hormone des Nebennierenmarks Adrenalin und Noradrenalin und der Schilddrüsenhormone. ▸ Ist in Proteinen weit verbreitet. Den höchsten Gehalt hat Milcheiweiß.

Tab. 2: *Steckbriefe der nicht essentiellen Aminosäuren*

Namen	Besonderheiten
Alanin	▸ Wird im Körper aus Brenztraubensäure gebildet. ▸ Kommt in fast allen Proteinen vor.
Arginin	▸ Ist Intermediärprodukt im Harnstoffwechsel. ▸ Ist Vorläufer von Neurotransmittern. ▸ Kommt in allen Proteinen vor.
Asparagin	▸ Überträgt in zahlreichen biochemischen Reaktionen seinen Amidstickstoff auf andere Substrate. ▸ Ist Bestandteil von Glykoproteinen. ▸ Ist im Rahmen der Maillard-Reaktion an der Bildung von Acrylamid beteiligt. ▸ Kommt in vielen Proteinen vor, besonders reichlich in den Keimen von Schmetterlingsblütlern.
Asparagin-säure	▸ Spielt eine zentrale Rolle bei der Biosynthese von Purinen und Pyrimidinen. ▸ Kommt vor allem in pflanzlichem Eiweiß vor. Reich an Asparagin sind Keimlinge vom Schmetterlingsblütern
Glutamin-säure / Glutamat	▸ Spielt im Stoffwechsel eine zentrale Rolle. ▸ Wirkt an „Transaminierungen" (s. S. 573) mit. ▸ Reich an Glutaminsäure ist Eiweiß von Milch, Weizen, Mais und Soja.
Glycin	▸ Zählt zu den häufigsten Proteinbausteinen und ist u. a. an der Biosynthese von Purinen, Porphyrinen und Kreatin beteiligt. ▸ Kommt in fast allen Proteinen vor (besonders in solchen vom Kollagen- und Elastin-Typ.
Prolin	▸ Tritt häufig in den haarnadelförmigen β-Schleifen von Proteinmolekülen vor. Kann so die Struktur der α-Helix unterbrechen (Helixbrecher). ▸ Besonders reich an Prolin sind Milch- und Weizenprotein sowie Kollagen.
Serin	▸ Ist am Kohlenstoff-Kreislauf beteiligt. ▸ Befindet sich oft im aktiven Zentrum von Enzymen. ▸ Kann in Stoffe wie Sphingosin oder Phospholipide umgewandelt werden. ▸ Kommt in fast allen Proteinen vor.

1.3 Peptide

Die für den Aufbau von Proteinen benötigten Aminosäuren sind in gelöster Form in den Zellen enthalten und werden von dort zwecks Biosynthese abgerufen.

1.3.1 Aminosäuren formieren sich

Bei der Bildung von Proteinen werden zunächst Aminosäuren miteinander verbunden. Ansatzpunkt für die Verknüpfung sind die Carboxyl- und die Aminogruppe. Sie treten miteinander unter Abspaltung von Wasser in Reaktion.

Das Reaktionsprodukt der beiden Aminosäuren bezeichnet man als Dipeptid. Daran kann sich jetzt eine dritte Aminosäure anlagern. Ein Tripeptid entsteht, an das wiederum eine Aminosäure angelagert werden kann und so fort, bis lange „Aminosäureketten" aus mehr als 100 Gliedern entstanden sind.

Die gebildete „Brücke" zwischen den Aminosäuren wird als Peptidbindung bezeichnet. Sie befindet sich zwischen allen Gliedern einer Aminosäurekette und ist derart fest, dass sie nur durch Kochen mit Säuren oder die Einwirkung von Enzymen wieder gelöst werden kann.

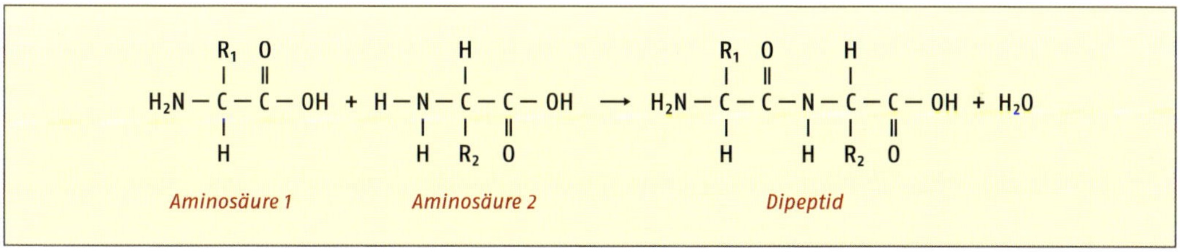

$$H_2N - \underset{\underset{H}{|}}{\overset{\overset{R_1}{|}}{C}} - \overset{\overset{O}{\|}}{C} - OH \ + \ H - \underset{\underset{R_2}{|}}{\overset{\overset{H}{|}}{N}} - \underset{\underset{O}{|}}{\overset{H}{C}} - \overset{\|}{C} - OH \ \longrightarrow \ H_2N - \underset{\underset{H}{|}}{\overset{\overset{R_1}{|}}{C}} - \overset{\overset{O}{\|}}{C} - \underset{\underset{H}{|}}{\overset{\overset{H}{|}}{N}} - \underset{\underset{R_2}{|}}{\overset{H}{C}} - \overset{\overset{O}{\|}}{C} - OH \ + \ H_2O$$

Aminosäure 1   Aminosäure 2   Dipeptid

Bild 1: *Reaktionsbeispiel der Verknüpfung von Aminosäuren*

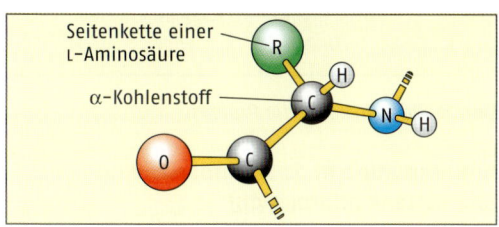

Bild 2: *Einer Brücke gleich verbindet die Peptidbindung jeweils zwei Aminosäuren.*

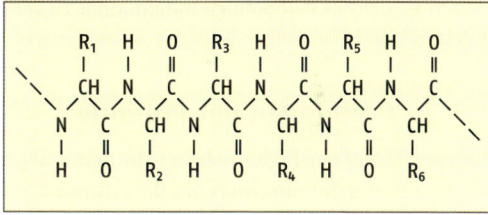

Bild 3: *Ausschnitt aus einer Aminosäurekette – auch Peptidkette genannt*

 Info

Einteilung der Peptide

Man teilt die Peptide nach ihrer Kettenlänge ein.

2 Aminosäuren =	Dipeptid
3 Aminosäuren =	Tripeptid
4 bis 100 Aminosäuren =	Oligopeptid
10 bis 100 Aminosäuren =	Polypeptid
>100 Aminosäuren =	Makropeptid oder Protein

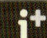 **Info***plus*

Organverpflanzungen – ein Thema am Rande

Organverpflanzungen sind sehr risikoreich. Der Körper stößt das Spenderorgan oft ab. Der Grund: Die Aminosäuremuster von Spender und Empfänger passen nicht zueinander. Über Datenbanken werden daher Organe vermittelt, die im Aufbau ähnlich sind wie das Körperprotein des Patienten.

Wo im Körper findet die Verknüpfung statt?

Die oben beschriebenen Reaktionen finden in den Zellen unseres Körpers statt. Die Verknüpfung der Aminosäuren geschieht nun aber nicht etwa willkürlich – wie der Zufall gerade so spielt. Jeder Organismus geht dabei äußerst planvoll zu Werk.

Er reiht die aus Nahrungsproteinen gewonnenen Aminosäuren nach einem ganz bestimmten, sich stets wiederholenden Muster aneinander. Beeindruckend daran ist: Jeder einzelne der in ihrer Anzahl gar nicht zu schätzenden lebenden Organismen hat sein ganz individuelles Aminosäuremuster, das nirgendwo auf der Erde noch einmal vorkommt.

Mancher wird einwenden, das sei bei nur 20 verschiedenen Aminosäuren doch gar nicht möglich. Weit gefehlt! Mathematiker haben errechnet: Für ein vergleichsweise kleines Polypeptid aus nur 100 Gliedern ergäben sich bei einem Arsenal von 20 Aminosäurebausteinen ca. 10^{130} unterschiedliche Kombinationsmöglichkeiten.

Die „Bauvorschrift" für das individuelle Aminosäuremuster ist in der Erbinformation jeder Zelle festgelegt. Man nennt sie auch genetischen Code. Darin ist bis ins Einzelne vorgeschrieben, welche Aminosäuren in welcher Reihenfolge miteinander zu verknüpfen sind.

1.3.2 Ordnungen der Proteine

Mit dem charakteristischen Muster der Aminosäureketten ist der Ordnungssinn des Organismus noch längst nicht erschöpft. Aus Peptidketten werden Körperzellen und auch Wirkstoffe mit hoch komplizierten Molekülen aufgebaut.

Dabei müssen aus den Ketten räumliche Strukturen entstehen. Um das zu erreichen, werden die Aminosäureketten „weiterarbeitet", werden aufgerollt oder gefaltet und miteinander verschlungen. Auf diese Weise entstehen Proteinmoleküle, die durch verschiedene aufeinander folgende Ordnungsstufen gekennzeichnet sind.

Ordnungsstufe Nr. 1: Primärstruktur

Diese Ordnungsstufe ist bereits beschrieben worden. Als Primärstruktur bezeichnet man die Aminosäuresequenz der Peptidkette. Diese Ketten mit ihrer spezifischen Abfolge der Aminosäuren bilden quasi das Rückgrat aller Proteinmoleküle.

Dieses Rückgrat hat zwei unterschiedliche Enden. Das eine endet mit einer Amino-Gruppe und wird daher als N-terminales Ende bezeichnet. Das andere endet mit einer Carboxylgruppe und wird entsprechend als C-terminal bezeichnet. Bei Beschreibung einer Aminosäuresequenz beginnt man stets mit dem N-terminalen Ende. Die Primärstruktur ist eine für jedes einzelne Protein typische Anordnung und mit verantwortlich für dessen Eigenschaften.

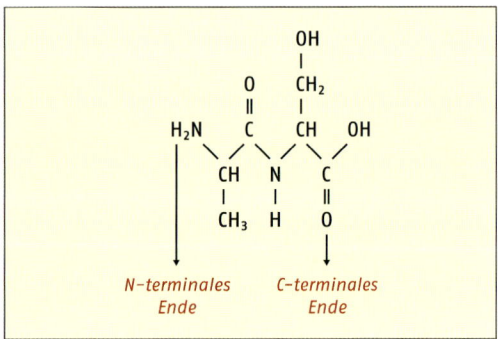

Bild 1: *Das Rückgrat der Proteine*

Ordnungsstufe Nr. 2: Sekundärstruktur (die Kettenkonformation)

Darunter versteht man die „platzsparende" Anordnung der Ketten im Raum. Für die Art, wie eine Peptidkette sich im Raum ordnet, sind vor allem zwei Faktoren von Bedeutung:

▶ Der Sauerstoff der Carboxylgruppe ist mit dem weniger elektronegativen Kohlenstoff über eine Elektronenpaarbindung verknüpft. Er beansprucht das gemeinsame Elektronenpaar stärker und trägt daher eine schwach negative Ladung.

▶ Der Wasserstoff der Amidbindung ist mit dem stärker elektronegativen Stickstoff verbunden, hat also einen geringeren Anteil am gemeinsamen Elektronenpaar und trägt daher eine positive Ladung.

Polare Gruppen

Gruppen mit solchen Elektronen- bzw. Ladungsverschiebungen nennt man polar. Wegen der unterschiedlichen Ladungen bilden sich zwischen derartigen Gruppierungen Anziehungskräfte aus. Es entstehen sogenannte Wasserstoffbrücken.

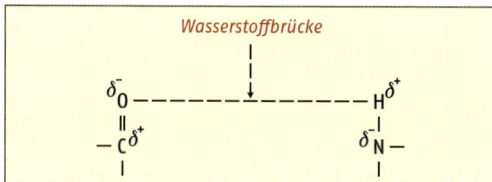

Bild 1: *Wasserstoffbrücke*

Eine weitere Verknüpfungsmöglichkeit bieten bei manchen Proteinen günstig zueinander stehende SH-Gruppen. Sie reagieren unter Abspaltung von Wasserstoff zu Disulfidbrücken ($-S-S-$).

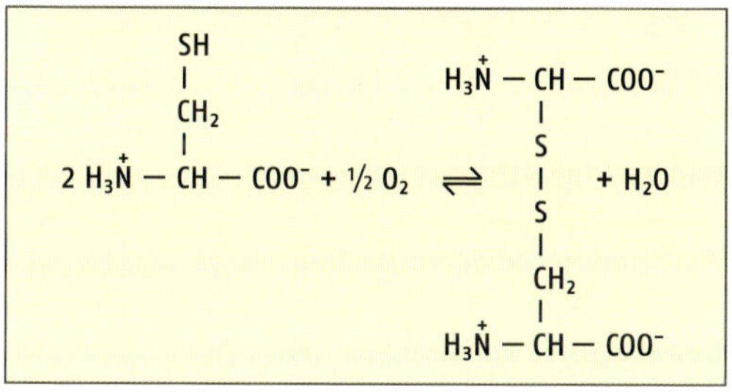

$$2\ H_3\overset{+}{N} - CH - COO^- + \tfrac{1}{2}\ O_2 \rightleftharpoons \begin{array}{c} SH \\ | \\ CH_2 \\ | \end{array} \quad \begin{array}{c} H_3\overset{+}{N} - CH - COO^- \\ | \\ S \\ | \\ S \\ | \\ CH_2 \\ | \\ H_3\overset{+}{N} - CH - COO^- \end{array} + H_2O$$

Bild 2: *Bildung einer Disulfidbrücke*

α-Helix

Sie entsteht durch spiraliges Aufrollen der Peptidkette. Dabei ist jede NH-Gruppe über eine Wasserstoffbrücke mit einer CO-Gruppe der Nachbarwindung derselben Kette verbunden – vergleichbar den senkrechten Stützen einer Wendeltreppe. Diese Anordnung gibt der Konstruktion die notwendige Stabilität. Die Helix hat eine relativ starre, zylindrische Struktur. Die Seitenketten stehen vom Zylinder nach außen hin ab. Bei Polypeptiden aus L-Aminosäuren tritt ausschließlich die rechtsgängige α-Helix auf.

Nicht alle Aminosäuren können eine Helix bilden. So ist Glycin wegen fehlender Seitenketten nicht flexibel genug. Am wenigsten geeignet ist Prolin, da das Stickstoffatom in die Seitenkette eingebunden ist und keine Wasserstoffbrücke bilden kann. Man bezeichnet es daher auch als Helixbrecher.

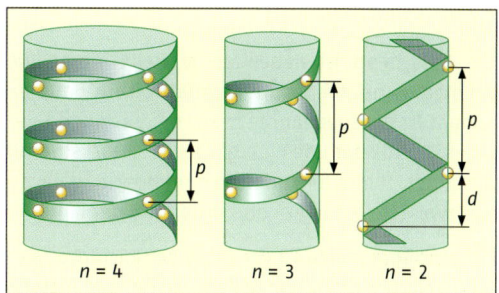

Bild 3: *Schematische Abbildung einer α-Helix*

> **i** | **Info**

Wie man eine α-Helix charakterisiert

Eine Helix lässt sich beschreiben durch:

▶ die Zahl n der Elemente pro Helix-Windung,

▶ Die Höhe d des Elementes.

Das Produkt P ist die Ganghöhe der Helix ($P = n \cdot d$)

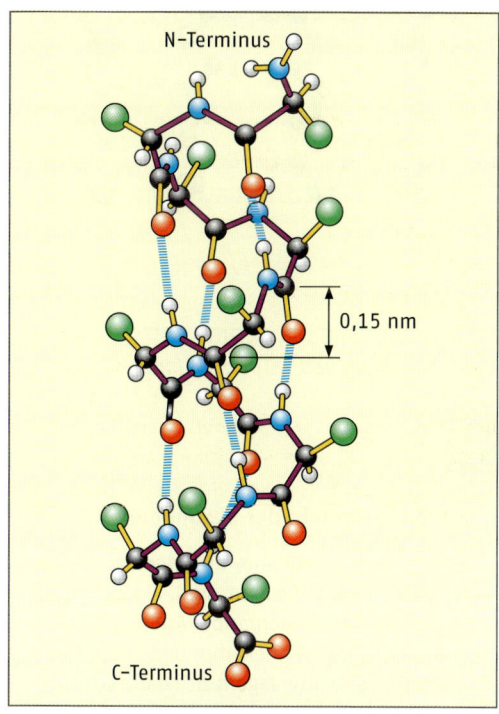

Bild 4: *Modell einer α-Helix in Seitenansicht*

β-Strang und β-Faltblatt

Das β-Faltblatt ist neben der α-Helix die zweite wichtige Form der Sekundärstruktur. Sein Hauptelement ist der sogenannte β-Strang, bestehend aus einer Peptidkette, die eine typische Zickzackstruktur ausbildet. Die Seitenketten der Aminosäuren liegen wie zwei Streifen ober- und unterhalb der Kette.

Ein einzelner Strang ist für sich noch nicht beständig, weil innerhalb seiner Kette keine Wasserstoffbrücken entstehen können. Die Konformation wird erst stabil, wenn sich mehrere Stränge parallel zu einem Faltblatt zusammenlagern. Zwischen ihnen bilden sich dann Wasserstoffbrücken aus und geben Festigkeit. Dabei können sich die Ketten entweder in gleicher Laufrichtung oder in umgekehrter Richtung anordnen.

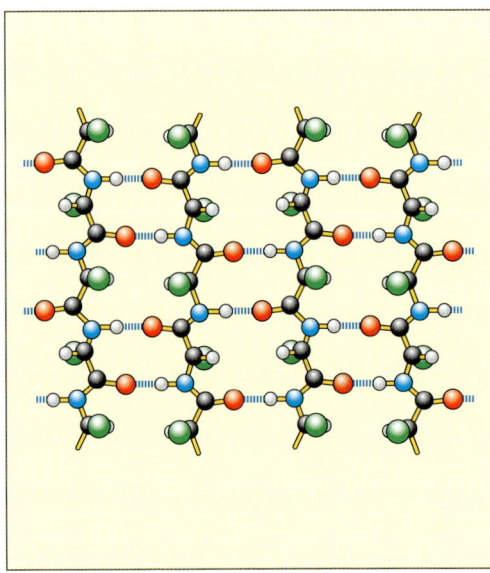

Bild 1: *β-Strang und β-Faltblatt (antiparallel)*

Infoplus

Fibroin – Protein der besonderen Art

Es gibt Strukturproteine, die vorwiegend aus β-Faltblättern aufgebaut sind. Dazu gehört das Fibroin der Seidenraupe. Antiparallel zugeordnete Aminosäureketten bilden ein Faltblatt. Die Faltblätter lagern sich dann schichtweise aneinander.

Sekundärstrukturen spezialisierter Proteine

Bei einzelnen Proteinen, die im Organismus spezielle Funktionen haben, findet man besondere, auf ihre jeweilige Aufgabe zugeschnittene Sekundärstrukturen.

Kollagenhelix

Charakteristisch für Kollagen ist sein hoher Gehalt an Glycin und Prolin (bzw. Hydroxyprolin). Der Anteil dieser beiden Aminosäuren liegt bei ca. 50 Prozent.

Die Polypeptidkette von Kollagen bildet eine linksgängige Helix, wird wegen ihres hohen Prolingehaltes aber nicht durch Wasserstoffbrücken stabilisiert. Sie ist vielmehr mit zwei anderen, unterschiedlich zusammengesetzten Aminosäureketten verdrillt – ein Gebilde, das als Kollagentripelhelix bezeichnet wird.

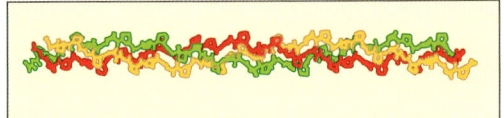

Bild 2: *Tripelhelix des Kollagens*

Wegen dieser linearen Struktur bildet Kollagen Mikrofibrillen und Fasernetze, die in verschiedenen Gewebetypen vorkommen. Dazu gehören vor allem Bindegewebe, Sehnen und Bänder, Knorpel und Knochen. Mit einem Anteil von durchschnittlich 25 Prozent am Gesamtprotein ist Kollagen die häufigste Eiweißkomponente im tierischen und menschlichen Organismus. In der Lebensmittelindustrie dient Kollagen als Ausgangsmaterial für Gelatine.

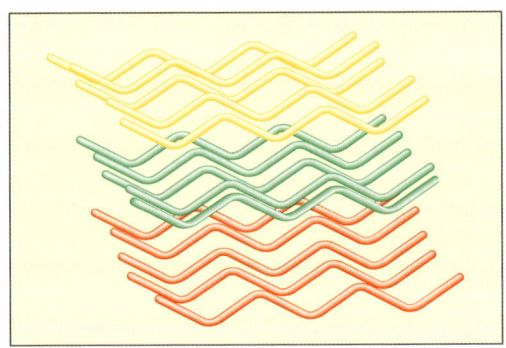

Bild 3: *Struktur des Seidenfibroins*

Supersekundärstrukturen

Die Analyse bisher bekannter Proteine hat gezeigt, dass die Elemente der Sekundärstrukturen auch miteinander kombiniert auftreten können. Man spricht in diesem Zusammenhang auch von Supersekundärstrukturen. Sie legen die Architektur der Proteine fest und damit auch deren chemische und physiologische Eigenschaften.

Beispiele dafür sind:

▸ Umeinander gedrehte α-Helices (coiled-coil-α-Helix),

▸ Folgen von antiparallelen β-Strukturen (Mäander),

▸ Kombination von α-Helix und β-Strukturen.

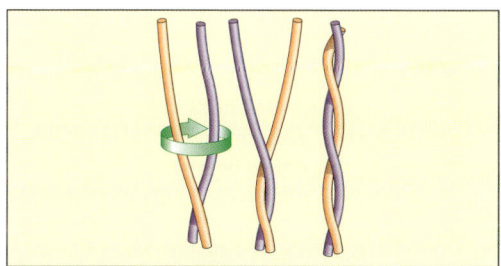

Bild 1: *Coiled-coil-α-Helix*

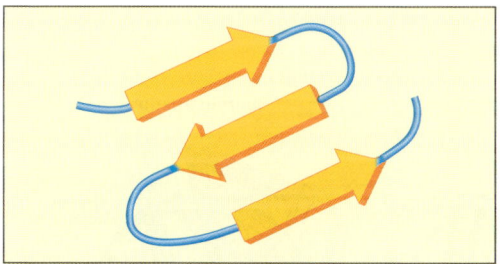

Bild 2: *Mäander*

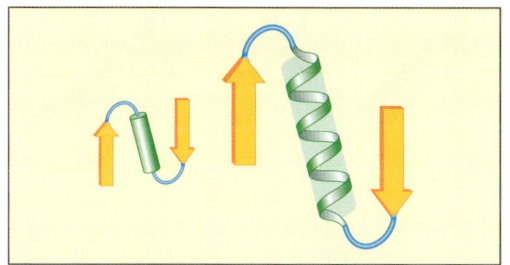

Bild 3: *Kombination von α- und β-Strukturen*

Ordnungsstufe Nr. 3: Tertiärstruktur

Aus den Kettenkonformationen der α-Helix, der β-Faltblattstrukturen und der Supersekundärstrukturen können nun durch weitere Faltung bzw. Anordnung im Raum kompakte Moleküle entstehen.

So wird beispielsweise das Myoglobin, der rote Farbstoff des Muskelgewebes, aus acht α-Helixsträngen gebildet, die eine Länge von zwischen vier und maximal 40 Aminosäuren besitzen. Sie umschließen einen flachen Eisenporphinring, die sogenannte Häm-Gruppe. Die Helices sind aneinander gekoppelt. An den Koppelungsstellen sind kurze Kettenbereiche ohne Helixstruktur zwischengeschaltet.

Man bezeichnet sie auch als Scharnierbereiche oder Schleifen. Sie sind wegen des geringer ausgeprägten Ordnungszustandes elastischer, so dass die Peptidketten an diesen Stellen leicht geknickt werden können. Nur durch diese Scharnierbereiche kann der lineare Helix-Zylinder zu einem dreidimensionalen Proteinmolekül gefaltet werden. In der Gesamtansicht nimmt dieses praktisch nur aus α-Helices bestehende Protein eine globuläre (kugelförmige) Gestalt an.

Dies ist nur ein Beispiel, wie sich die vorstrukturierten Peptidketten zu großen Molekülen weiterfalten können. Die Natur kennt noch unzählige andere Varianten der Gestaltung von Proteinmolekülen.

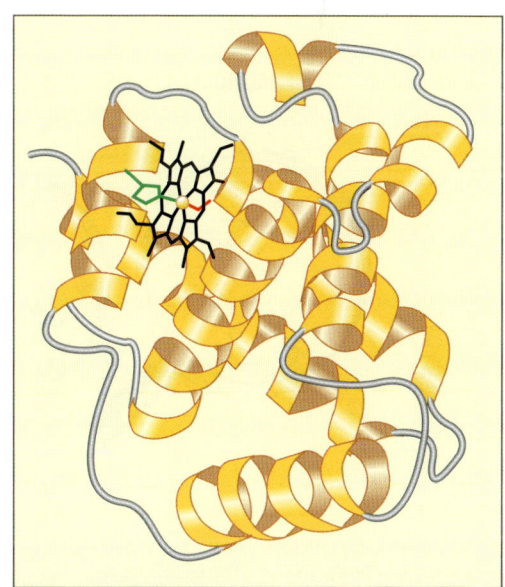

Bild 4: *Myoglobin*

Ordnungsstufe Nr. 4: Quartärstruktur

Bei vielen Proteinen ist die Ordnungsstufe Nr. 3 bereits Endstation. Die Moleküle sind dann für bestimmte Aufgaben weit genug durchstrukturiert. Für spezielle Aufgaben ist vielfach jedoch eine weiter gehende Organisation notwendig. Bleiben wir beim Beispiel Myoglobin. Es befindet sich als roter Farbstoff im Muskel und hat dort die Aufgabe, den Sauerstoff so lange zu speichern, bis er im Rahmen des Stoffwechsels für eine Oxidation benötigt wird. Für diese Funktion als Speichermolekül ist seine Struktur optimal geeignet.

Nun gibt es neben der Speicherung von Sauerstoff im Körper noch die Notwendigkeit des Sauerstofftransports. Einer solchen Aufgabe ist Myoglobin allein nicht gewachsen. Der Organismus gruppiert daher jeweils vier Myoglobinmoleküle zu einem noch weiter geordneten „Supermolekül", dem Hämoglobin. Auf diese Weise ist ein Trägermolekül entstanden, das den Sauerstoff in der Lunge bindet und ihn im Muskel an das Myoglobin weitergibt. Auf dem Rückweg zur Lunge nimmt es das Oxidationsprodukt Kohlendioxid wieder mit, damit es über die Lunge ausgeatmet werden kann. Bei vielen anderen Proteinmolekülen ist eine solche vierte Ordnungsstufe ebenfalls nachgewiesen worden.

Info*plus*

Proteine mit Quartärstrukturen

Eiweißmoleküle, die wie Hämoglobin aus mehreren Untereinheiten bestehen, bezeichnet man auch als oligomere Proteine.

Homooligomere

Sind diese Untereinheiten alle identisch, spricht man von Homooligomeren. Dies ist zum Beispiel bei Insulin der Fall. Vor der Sekretion ins Blut wird es in den Langerhans-Inseln der Bauchspeicheldrüse in Form eines oligomeren Proteins gespeichert, das aus sechs Untereinheiten besteht. Biologisch wirksam ist jedoch die monomere Form des Proteins.

Heterooligomere

Sind die Untereinheiten nicht identisch, werden die daraus zusammengesetzten Proteine als Heterooligomere bezeichnet. Zu dieser Gruppe gehören zum Beispiel viele Membranproteine.

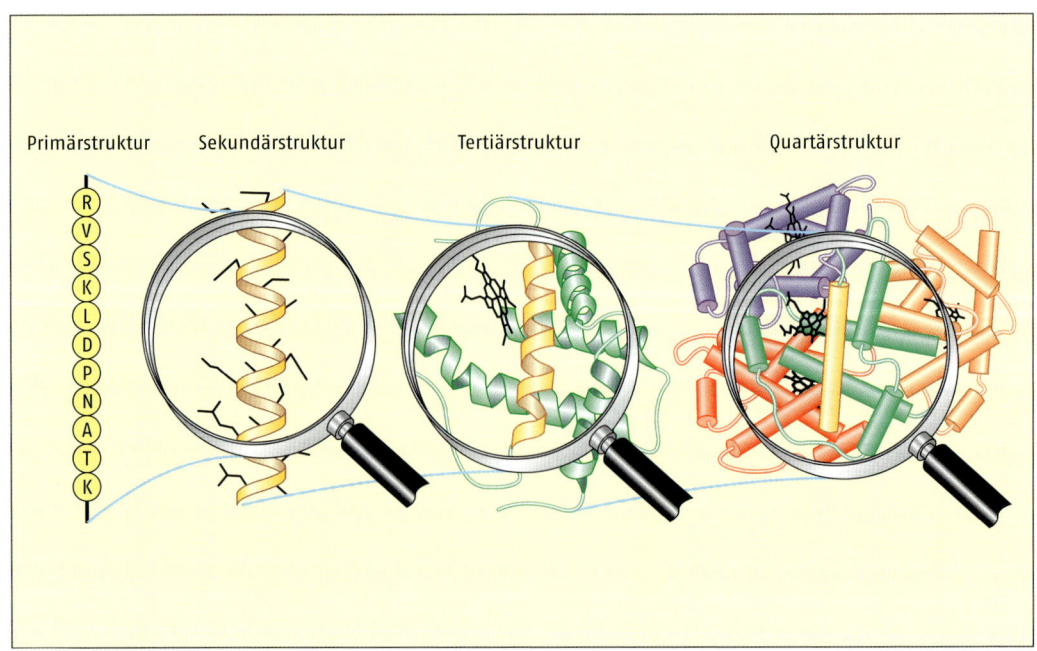

Bild 1: *Die Hierarchie der Proteinstrukturen am Beispiel von Hämoglobin*

2   Eigenschaften der Proteine

Eiweißstoffe entstehen durch Zusammenschluss einer großen Anzahl von Aminosäuren, sind also polymere Verbindungen mit Molekularmassen zwischen 10.000 und mehreren Millionen. Als solche unterscheiden sie sich in den chemischen und physikalischen Eigenschaften deutlich von ihren Bausteinen.

2.1   Löslichkeit

Als Lösungsmittel für Proteine kommen nur polare Lösungsmittel wie zum Beispiel Wasser, Ameisensäurelösung oder Glycerin in Betracht. Dabei ist die Löslichkeit von der Anzahl polarer Gruppen abhängig – je mehr polare Gruppen desto besser die Löslichkeit.

Neutralsalze haben einen zweifachen Einfluss auf die Löslichkeit von Proteinen:

▶ In niedrigen Konzentrationen in Bereichen von 0,5 bis 1 mol/l drängen sie die elektrostatischen Anziehungskräfte zwischen den Proteinmolekülen zurück. Sie fördern also deren Verteilung in Lösungsmitteln und erhöhen die Löslichkeit. Man bezeichnet diese Wirkung als „Einsalz-Effekt".

▶ In größeren Konzentrationen wirken sie genau entgegengesetzt. Der Grund: Die durch Dissoziation aus den Salzen freigesetzten Ionen bauen Hydrathüllen auf. Ist die Anzahl der Ionen sehr hoch, konkurrieren sie mit den Proteinen um die Wassermoleküle. Denen steht jetzt weniger Wasser zur Verfügung. Ihre Löslichkeit sinkt. Man bezeichnet diese Wirkung als „Aussalz-Effekt". Durch Verdünnen mit Wasser kann man die Löslichkeit wieder erhöhen.

Proteinlösungen sind „echte" Lösungen, das bedeutet, jedes Molekül liegt einzeln vor. Einen Unterschied zu normalen echten Lösungen gibt es jedoch: Die Moleküle sind im Vergleich zu Salz- oder Zuckerlösungen sehr groß und erreichen Dimensionen, wie sie sonst nur bei kolloid gelösten Teilchen vorkommen.

Als polare Substanzen sind Proteine in wässriger Lösung hydratisiert. Der Hydratationsgrad ist unterschiedlich. Er beträgt zum Beispiel für Lactoglobulin 0,8 und für Hämoglobin 0,3.

Unlösliche Proteine quellen mit Wasser auf. Dabei lagert sich Wasser in die Proteinstrukturen ein und führt so zu einer Vergrößerung des Volumens und zur Änderung von physikalischen Eigenschaften. Die Menge an aufgenommenem Wasser kann ein Mehrfaches der Proteintrockenmasse betragen.

 Info

Definitionen

▶ Die Hydratation ist die Anlagerung von Wassermolekülen an polare Gruppen.

▶ Der Hydratationsgrad ist die Menge Hydratwasser in Gramm pro Gramm Protein.

 Info

Isoelektrischer Punkt

Er ist eine wichtige Größe zur Kennzeichnung von Proteinen. Wie bei den Aminosäuren ist der Isoelektrische Punkt dadurch charakterisiert, dass sich das Protein bei einem bestimmten pH-Wert wie ein elektrisch neutrales Gebilde verhält. Es hat dann keinen Ladungsüberhang in der einen oder anderen Richtung. Die Zahl der Kationen und Anionen erreicht dann ein Minimum, die der Zwitterionen ein Maximum. Löslichkeit und Viskosität sind am Isoelektrischen Punkt am geringsten.

 Info

Stärke des Aussalzeffektes verschiedener Ionen

Kationen und Anionen lassen sich nach der Stärke des Aussalzeffektes ordnen:

$K^+ > Rb^+ > Na^+ > Cs^+ > Li^+ > NH_4^+ > SO_4^{2-} >$ $Citrat^{2-} > Cl^- > NO_3^-$

2.2 Denaturierung von Proteinen

Ernährungsphysiologisch und lebensmitteltechnologisch von großer Bedeutung sind Veränderungen der Proteinmoleküle, die unter dem Begriff „Denaturierung" zusammengefasst werden. Man versteht darunter die Strukturveränderungen eines Proteinmoleküls. Sie sind meist mit einem Verlust der biologischen Eigenschaften verbunden. So können Enzyme und Hormone durch Denaturierung ihre Wirkung verlieren.

Bei der Denaturierung werden bis auf wenige Ausnahmen gleich mehrere Ordnungen zerstört. Unangetastet bleibt jedoch in jedem Fall die Primärstruktur, also das Aminosäuremuster der Peptidketten. Die hoch organisierte Struktur des Proteinmoleküls wird aber mehr oder weniger tiefgreifend verändert.

 Info

Einflüsse, die Proteine denaturieren

▶ Hitze

▶ pH-Wertänderungen durch Zugabe starker Säuren und Basen

▶ Organische Lösungsmittel

▶ Mechanische Beanspruchung

▶ Detergentien (waschaktive Substanzen)

▶ Harnstoff

Die Denaturierung kann reversibel verlaufen. Voraussetzung für eine solche Renaturierung ist, dass die Ordnungsstufen nur teilweise zerstört werden. So wird Eischnee beim Stehenlassen wieder flüssig und kehrt wieder in seinen ursprünglichen Zustand zurück.

Meist sind Vorgänge der Denaturierung allerdings nicht umkehrbar. Bei einem gekochten Ei zum Beispiel lässt sich der natürliche Zustand nicht wieder herstellen. Die Peptidketten wurden bis hin zur Primärstruktur entfaltet und haben sich dann mehr oder weniger nach den Gesetzen des Zufalls wieder neu arrangiert.

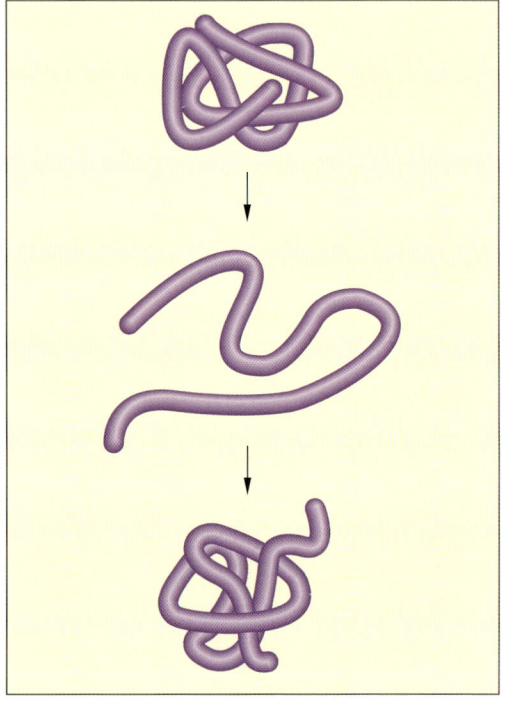

Bild 1: *Reversible Denaturierung*

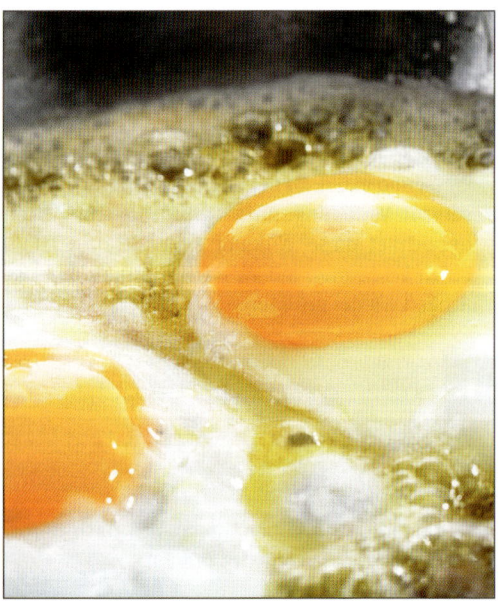

Bild 2: *Beispiel für eine irreversible Denaturierung durch Hitze*

2.3.2 Globuläre Proteine

Die Peptidketten der globulären Proteine sind nicht einheitlich aufgebaut. In ihr treten abwechselnd geordnete (Helix) und ungeordnete (random coiled) Bereiche auf. Vom Aufbau des Myoglobins her ist schon bekannt, dass weniger geordnete Abschnitte flexibler sind als die starren Helix- oder Faltblattstrukturen. An diesen Stellen lässt sich die Peptidkette biegen und knicken. Die Moleküle der globulären Proteine haben daher keine faserförmig gestreckte, sondern kugelige bis ellipsoide Gestalt.

Globuläre Proteine sind weit verbreitet und haben die unterschiedlichsten Funktionen. Die einzelnen Vertreter sollen daher im Zusammenhang mit ihrem Vorkommen in Lebensmitteln und ihren Aufgaben im Organismus behandelt werden.

Albumine

Gemeinsam mit den Globulinen und Prolaminen der Getreidearten bilden sie die wichtigste Gruppe aller Eiweißarten. Albumine kommen vor allem im Tierreich vor. In Pflanzen sind sie nur wenig vertreten.

Gemeinsame Eigenschaften:

▶ In destilliertem Wasser löslich.

▶ In verdünnter Säure löslich.

▶ Reich an Schwefel.

▶ Enthalten kein Glycin.

▶ Durch Neutralsalzlösung (z. B. NaCl) ausfällbar.

▶ Bei ca. 70 °C denaturierbar.

Die Albumine im einzelnen:

▶ Eialbumine sind die Albumine des Eiklars. Sie setzen sich aus vier Bestandteilen zusammen: Ovalbumin, Conalbumin, Ovomucoid und Ovomucin. Eialbumine enthalten reichlich essenzielle Aminosäuren und sind biologisch sehr hochwertig.

▶ Serumalbumin ist Bestandteil des Blutserums. Es besteht aus verschiedenen Untereinheiten.

Globuline

Sie stellen die wichtigsten Reserveproteine der Pflanzen dar. Globuline tierischer Körperflüssigkeiten und Sekrete haben spezielle physiologische Aufgaben.

Gemeinsame Eigenschaften:

▶ Unlöslich in Wasser.

▶ In Neutralsalzlösung löslich.

▶ Wegen des hohen Anteils an Aminodicarbonsäuren schwach sauer.

Die Globuline im Einzelnen:

▶ Serumglobulin findet sich im Blutplasma und ist aus drei Fraktionen zusammengesetzt: α-, β- und Gamma-Globuline. Die Gamma-Fraktion ist Träger der Immunreaktion und bildet die Antikörper. Pathologische Zustände verändern die prozentuale Zusammensetzung der Globulinfraktion.

▶ Pflanzliche Globuline sind in großer Zahl bekannt und finden sich besonders reichlich in Öl- und Leguminosensamen. Sie bilden in den ölhaltigen Saaten neben dem Fett den wichtigsten Nährstoff für den wachsenden Embryo.

Gliadine (Prolamine)

Sie kommen nur in Pflanzen vor, in erster Linie im Endosperm der Getreidekörner. Wegen des Fehlens von Lysin und des nur geringen Gehaltes an Arginin und Histidin ist ihre biologische Wertigkeit sehr gering.

Gemeinsame Eigenschaften:

▶ Unlöslich in Wasser oder reinem Alkohol.

▶ Löslich in 50- bis 90-%igem Alkohol.

▶ Hoher Gehalt an Prolin.

▶ Hoher Gehalt an Glutaminsäure.

Die Gliadine im einzelnen:

▶ Gliadin ist in Weizen und Roggen enthalten.

▶ Hordein ist in Gerste enthalten.

▶ Zein ist in Mais enthalten.

Gluteline

Die Gluteline kommen gemeinsam mit den Gliadinen in den Getreidekörnern vor. Ihr Gemisch stellt das wertvolle Kleberprotein des Weizens dar, das auch als Gluten bezeichnet wird. Die Kleberbeschaffenheit spielt beim Backprozess eine große Rolle (s. S. 82).

Im Gegensatz zu den Gliadinen enthalten Gluteline die Aminosäuren Lysin und Tryptophan, ergänzen also die Gliadine. Das Kleberprotein insgesamt ist also vollwertiger als die Einzelkomponenten.

Gemeinsame Eigenschaften:

▸ Löslich in verdünnten Säuren und Basen.

▸ Lassen sich aus alkalischer Lösung mit geringen Mengen Ammoniumsulfat $(NH_4)_2SO_4$ aussalzen.

Histone

Sie besitzen einen hohen Anteil an Lysin und Arginin und zeigen daher schwach alkalische Reaktion. Histone kommen in den Zellkernen fast aller Körperzellen vor und sind als Bestandteil des Chromatins für die Verpackung der DNA zuständig. Sie bestehen aus einem globulärem Zentrum und flexiblen endständigen Armen. Am besten untersucht sind die Histone der Thymusdrüse, der Leber und der Lymphozyten.

Gemeinsame Eigenschaften:

▸ In verdünnten Säuren löslich.

▸ Werden durch Hitze denaturiert.

▸ Reagieren mit anderen Proteinen zu schwer löslichen Verbindungen.

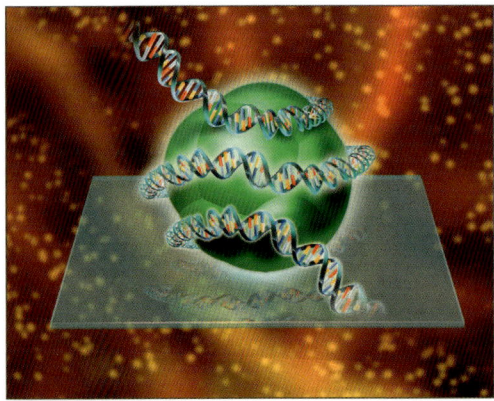

Bild 1: *Histon mit DNA*

2.3.3 Zusammengesetzte Proteine − eine Auswahl

Diese Proteine enthalten neben Aminosäuren andere organische oder anorganische Bausteine. Sie können sowohl globuläre als auch fibrilläre Strukturen aufweisen.

Phosphoprotein

Zahlreiche Proteine haben in ihrem Molekül Phosphorsäure gebunden. Das wichtigste Phosphoprotein ist das Casein der Milch. Die Phosphorsäure ist hier esterartig an die Hydroxyl-Gruppe des Serins gebunden. In seiner Konformation ähnelt Casein einem denaturiertem Protein, denn es besitzt keine Tertiärstruktur. Der hohe Anteil von Prolinresten verhindert die Bildung einer dicht gepackten Struktur. Anders als in globulären Proteinen liegen bei Casein viele hydrophobe Reste auf der Außenseite des Moleküls. Es ist daher praktisch unlöslich.

Metallproteine

Vor allem die Proteine von Enzymen enthalten häufig komplexartig gebundene Metalle. Viele dieser Metallproteine haben sehr spezielle biologische Aufgaben.

Tab. 1: *Auswahl von Metallproteinen und ihre biologischen Funktionen*

Metall	Metallprotein	Funktion
Fe	Hämoglobin	O_2-Transport
	Myoglobin	O_2-Transport
	Ferretin	Fe-Speicher
	Transferrin	Fe-Transport
	Nitrogenase	Enzym (N-Fixierung)
Cu	Tyrosinase	Enzym
	Lysinoxidase	Enzym
Zn	Thermolysin	Enzym
	Carboxpeptidase	Enzym
	Carboanhydrase	Enzym
Mo	Nitrogenase	Enzym
	Aldehydoxidase	Enzym
Mn	Dehydrogenase	Enzym
	Concanavalin A	Lectin

2.4 Enzyme: die Manager unter den Proteinen

Der Frage: „Was ist ein Enzym?" sind Wissenschaftler bereits vor gut 100 Jahren nachgegangen. Im Jahr 1890 stellten zum Beispiel O'Sullivan und Thompson in ihren Arbeiten über das Saccharose spaltende Enzym „Invertase" zusammenfassend fest:

„Die als „nicht organisierte Fermente" oder „Enzyme" bekannten Verbindungen sind, was die Produkte ihrer Wirkungen anbelangt, wohl definiert. Doch trotz sehr nützlicher und wertvoller Arbeit wissen wir sehr wenig über ihre eigentliche Wirkung und ihre chemische Konstitution. Sie verfügen über eine zur Erhaltung des Lebens wichtige Funktion, sind selbst jedoch ohne Leben. Man kann sie als Reagenten und gleichzeitig als Produkte des Lebens auffassen. Ihre Funktion ist eine Lebensfunktion. Gibt es irgendetwas in diesen Prozessen, durch das man sie von normalen chemischen Reaktionen unterscheiden kann? Wenn ja, was?"

Es dauerte lange, bis man genaueren Einblick in den chemischen Aufbau und die Wirkungsweise von Enzymen gewonnen hatte. Inzwischen sind viele damals noch offene Fragen geklärt.

Es zeigte sich, dass sie im lebenden Organismus als Katalysatoren wirken. Auch nach Absterben des Körpers bleiben sie noch aktiv und sind in Lebensmitteln für vielerlei Veränderungen verantwortlich – sowohl positive als auch negative. Enzyme sind an fast allen biochemischen Reaktionen beteiligt und zeichnen sich dabei durch eine enorme Vielseitigkeit und besondere Spezifität aus. Die hochgradige Spezialisierung wird durch ihre besondere molekulare Architektur ermöglicht.

Chemisch gesehen handelt es sich bei allen bislang bekannten Enzymen um globuläre Proteine. Um ordnungsgemäß arbeiten zu können, benötigen viele von ihnen zusätzlich zu ihren Aminosäurebausteinen sogenannte Cofaktoren. Das sind zum Beispiel Moleküle wie Flavin und Hämin oder Metallionen wie Mg^{2+}, Zn^{2+} oder Ca^{2+}.

2.4.1 Biologische Katalyse

Katalysatoren sind ganz allgemein Stoffe, die eine zwar spontan ablaufende, aber langsame chemische Reaktion zu einer schnellen machen. Sie erreichen das dadurch, dass sie ihr einen einfacheren Weg bahnen. Der Effekt eines Katalysators auf chemische Reaktionen ist also lediglich eine Beschleunigung. Bei Reaktionen, die nicht freiwillig ablaufen, können sie nichts bewirken.

Enzyme arbeiten nach dem gleichen Prinzip wie Katalysatoren. Sie setzen am „Schwachpunkt" einer chemischen Reaktion an, und das ist die Startphase. Sie stellt deshalb den Schwachpunkt dar, weil die meisten der freiwillig ablaufenden Reaktionen zunächst eine gewisse Aktivierungsenergie (E_a) benötigen, um erst mal so richtig in Schwung zu kommen. Enzyme setzen diese Aktivierungsenergie herab und beschleunigen biochemische Reaktionen dadurch um ein vielfaches.

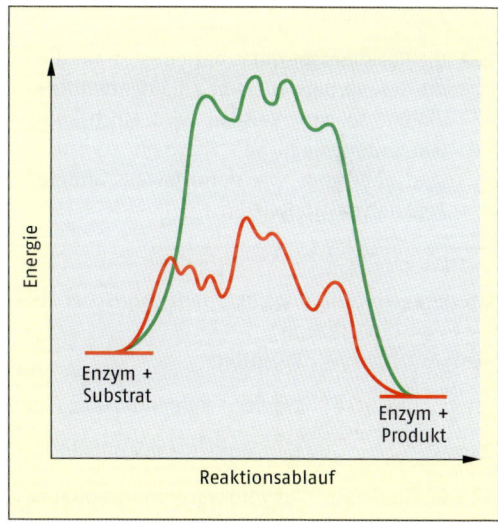

Bild 1: *Ein Enzym beschleunigt eine chemische Reaktion, indem es für einen alternativen Reaktionsweg niedrigerer Energie sorgt. Die grüne Kurve symbolisiert die Energie der Zwischenstufen bei einer unkatalysierten Reaktion. Die rote Kurve gibt den Energieverlauf der gleichen Reaktion mit Katalysator wieder.*

Enzyme wirken spezifisch

Enzyme sind im Unterschied zu anderen Katalysatoren in puncto Reaktionspartner sehr wählerisch und oft derart spezialisiert, dass sie nur eine einzige Molekülart als Partner akzeptieren – vielfach dann auch nur eine ganz bestimmte Reaktion katalysieren.

Stoffe, die von einem Enzym als Partner akzeptiert werden, bezeichnet man als Substrat.

> **i** Info
>
> ### Spezifität der Enzymkatalyse
>
> ▶ Die Substratspezifität bezieht sich auf die Art der Moleküle. Sie ist unterschiedlich scharf ausgeprägt. Bei manchen Enzymen genügt die Anwesenheit einer bestimmten Gruppe im Substrat. Beispiele sind unspezifische Fett spaltende Enzyme, die ganz allgemein auf Esterbindungen ansprechen. Viele Enzyme jedoch aktivieren nur ein einziges Substrat.
>
> ▶ Die Reaktionsspezifität bezieht sich auf die Art der mit dem Substrat ablaufenden Reaktion. So zum Beispiel wird Milchsäure von unterschiedlichen Enzymen als Substrat anerkannt, die dann jeweils andere Reaktionen katalysieren.

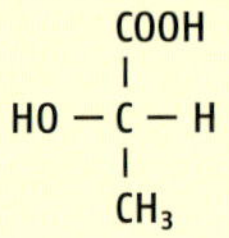

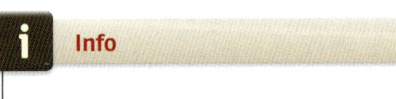

$$\begin{array}{c} COOH \\ | \\ HO - C - H \\ | \\ CH_3 \end{array}$$

L(+)-Milchsäure

Enzym	Reaktionsprodukt
Lactat-2-Monooxy-genase	CH_3COOH *Essigsäure*
Lactat-Racemase	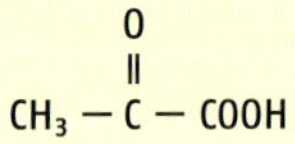 $CH_3 - \overset{\overset{O}{\|}}{C} - COOH$ *α-Ketopropionsäure (Brenztraubensäure)*

Bild 1: *L(+)-Milchsäure und enzymatisch gebildete Reaktionsprodukte*

> **i** Info
>
> ### Reaktionsbeschleunigung innerhalb von Stoffwechselverläufen
>
> Grundsätzliche haben Enzyme zur Aufgabe, die Aktivierungsenergie herabzusetzen und von Natur aus langsame Reaktionen um ein Vielfaches zu beschleunigen.

Tab. 1: *Beschleunigungsfaktor enzymatischer Reaktionen*

Enzym	Reaktion	Beschleunigungsfaktor
Carboanhydrase	Wasser + Kohlendioxid zu Kohlensäure	$7{,}7 \cdot 10^6$
Urease	Harnstoff zu Kohlendoxid + Ammoniak	10^{14}
Triose-Isomerase	Dihydroxyacetonphosphat zu Glycerinaldehyd-3-phosphat	$3 \cdot 10^9$
Chymotrypsin	Spaltung von Polypeptiden	10^7
Fumarase	Fumarat + Wasser zu L-Malat	10^{11}

2.4.2 Nomenklatur der Enzyme

Enzyme werden in der Wissenschaft und in der Laborpraxis im Allgemeinen mit ihren Trivialnamen bezeichnet. Bis auf wenige historisch bedingte Ausnahmen wie Trypsin enthalten sie alle die Endung „-ase".

Strenger ist die Nomenklatur der internationalen Enzymkommission. Ausgehend von der Reaktionsspezifität von Enzymen wurden zuletzt 1984 von der „International Union of Pure and Applied Chemistry" (I.U.P.A.C.) und der „International Union of Biochemistry" (I.U.B.) Regeln für die Klassifizierung und Bezeichnung von Enzymen veröffentlicht.

Nach den katalysierten Reaktionstypen teilt man die Enzyme in sechs Klassen ein. Jede Klasse enthält Unterklassen – sie beschreiben die Reaktion näher, zum Beispiel durch Angabe des Elektronendonators bei Red-Ox-Reaktionen oder der funktionellen Gruppe, die bei Transfer-Reaktionen übertragen werden. Jede Unterklasse ist nochmals unterteilt in Subunterklassen. So ist zum Beispiel bei der Oxidoreduktase die Art des Elektronenakzeptors angegeben.

Klassifizierung der Enzyme

1. Oxidoreduktasen (katalysieren Red-Ox-Reaktionen)

2. Transferasen (übertragen funktionelle Gruppen von einem Molekül zum anderen)

3. Hydrolasen (katalysieren hydrolytische Spaltungen)

4. Lyasen (spalten unter Bildung von Doppelbindungen Gruppen aus ihrem Substrat nichthydrolytisch ab oder lagern Gruppen an Doppelbindungen an)

5. Isomerasen (katalysieren Umlagerungen innerhalb eines Moleküls)

6. Ligasen (synthetisieren Verbindungen unter gleichzeitiger Spaltung von ATP)

---

i Info

Bezeichnung von Enzympräparaten

Da Enzyme aus unterschiedlichen biologischen Materialien sich häufig in ihren Eigenschaften unterscheiden, ist bei Enzympräparaten auch die Angabe der Herkunft üblich – z. B. Ascorbinsäureoxidase (EC 1.10.3.3) aus Orangen.

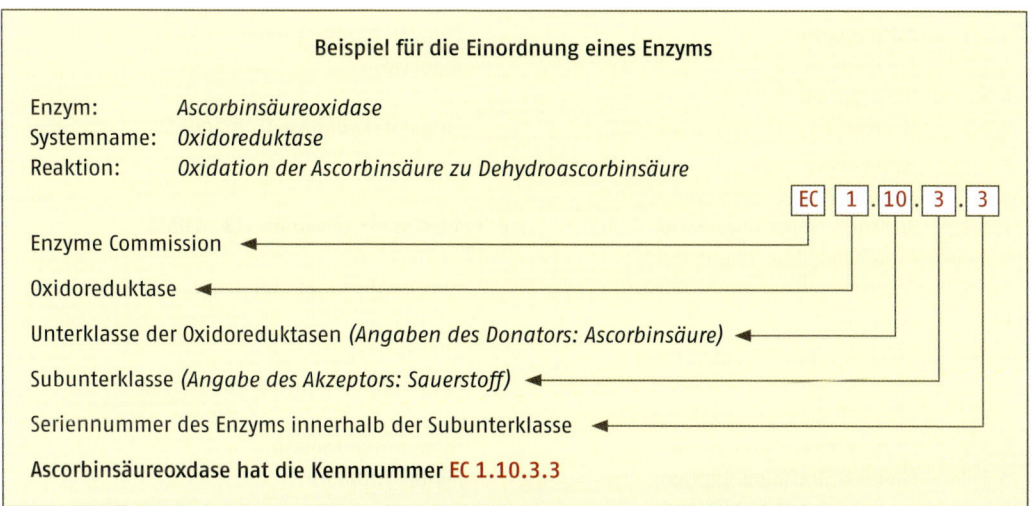

Beispiel für die Einordnung eines Enzyms

Enzym: *Ascorbinsäureoxidase*
Systemname: *Oxidoreduktase*
Reaktion: *Oxidation der Ascorbinsäure zu Dehydroascorbinsäure*

EC 1.10.3.3

Enzyme Commission

Oxidoreduktase

Unterklasse der Oxidoreduktasen (*Angaben des Donators: Ascorbinsäure*)

Subunterklasse (*Angabe des Akzeptors: Sauerstoff*)

Seriennummer des Enzyms innerhalb der Subunterklasse

Ascorbinsäureoxdase hat die Kennnummer EC 1.10.3.3

Bild 1: *Beispiel für die Einordnung eines Enzyms in die internationale Nomenklatur*

Tab. 1: *Überblick über die wichtigsten Enzyme*

Hauptklassen und Untergruppen (Auswahl)		Beispiele
1.	Oxidoreduktasen	
1.1	Auf –SH–OH Gruppen wirkend	
1.1.1	Mit NAD^+ oder $NADP^+$ als Akzeptor	Alkohol-Dehydrogenase
1.1.3	Mit O_2 als Akzeptor	Lactat-Dehydrogenase, Glucose-Oxidase
1.2	Auf Aldehyde wirkend	
1.2.1	Mit NAD^+ oder $NADP^+$ als Akzeptor	Glycerinaldehyd-3-phosphat-Dehydrogenase
1.2.3	Mit O_2 als Akzeptor	Xanthin-Oxidase
1.3	Auf >CH–CH< Gruppen wirkend	
1.3.2	Mit Cytochrom als Akzeptor	Acyl-CoA-Dehydrogenase
1.4	Auf >CH–NH_2 Gruppen wirkend	
1.4.3	Mit O_2 als Akzeptor	Aminosäure-Oxidasen
2.	Transferasen	
2.1	C_1-Gruppen übertragend	
2.1.1	Methyltransferasen	Guanodino-Acetat-Methyl-Transferase
2.1.2	Hydroxymethyl- und Formyltransferasen	Serin-Hydroxymethyl-Transferase
2.6	N-haltige Gruppen übertragend	
2.6.1	Aminotransferasen	Transaminasen
3.	Hydrolasen	
3.1	Esterbindungen spaltend	
3.1.1	Carboxylesterhydrolasen	Esterasen, Lipasen
3.1.3	Phospho-Monoesterasen	Phosphatasen
3.2	Glykoside spaltend	
3.2.1	Glykosidasen	β-Glucosidase, Amylasen
3.2.2	N-Glykosidasen	Nucleosidase
3.4	Peptidbindungen spaltend	
3.4.1	Aminopeptido-Aminosäure-Hydrolasen	Leucyl-Amino-peptidase
3.4.4	Peptidpeptido-Hydrolasen (Endopeptidasen)	Trypsin, Pepsin, Chymotrypsin
4.	Lyasen	
4.1	–C–C–Lyasen	
4.1.1	Carboxylasen	Pyruvat-Decarboxylase
4.1.2	Aldehydasen	Aldolase
4.2	–C–O–Lyasen	
4.2.1	Hydrolasen	Fumarat-Hydratase (Fumarase)
5.	Isomerasen	
5.1	Racemasen und Epimerasen	
5.1.3	Auf Kohlenhydrate wirkend	Ribulose-5-Phosphat-Epimerase
5.3	Intramolekulare Oxidoreduktase	
5.3.1	Aldosen-Ketosen umwandelnd	Glucosephosphat-Isomerase
6.	Ligasen	
6.1	–C–O–Bindungen knüpfend	
6.1.1	Aminosäure-RNA-Ligasen	Aminosäuren aktivierende Enzyme
6.3	–C–N–Bindungen knüpfend	
6.3.1	Säure-Ammoniak-Ligasen	Glutaminsynthetase
6.3.2	Säure-Aminosäure-Ligasen	Peptidsynthetase
6.4	–C–C–Bindungen knüpfend	
6.4.1	Carboxylasen	Acetyl-CoA-Carboxylase

2.4.3 Cofaktoren

Enzyme sind oft keine reinen Proteine, sondern enthalten organische Moleküle aus anderen Stoffklassen oder Metallionen. Diese Bestandteile bezeichnet man als Cofaktoren. Sie sind für die Wirkung eines Enzyms unentbehrlich.

Prosthetische Gruppe

Eine prosthetische Gruppe ist fest mit dem Enzym verbunden. Auch während der Katalyse wird sie nicht vom Enzym abgetrennt.

Flavine

Diese Verbindungen sind Bestandteile eine Reihe von Oxidoreduktasen. Sie vollziehen darin als prosthetische Gruppe den Transport von Elektronen. Chemisch gesehen gehören sie in die Gruppe der Nucleotide. Das sind Verbindungen, die aus drei verschiedenen Bausteinen zusammengesetzt sind. Als Bestandteil von Enzymen kommen Flavinmononucleotid (FMN) und Flavinadenin-Dinucleotid (FAD) vor. Erwähnenswert bei den Flavinen ist, dass sie in ihrem Molekül Riboflavin − bekannt als Vitamin B_2 gebunden haben.

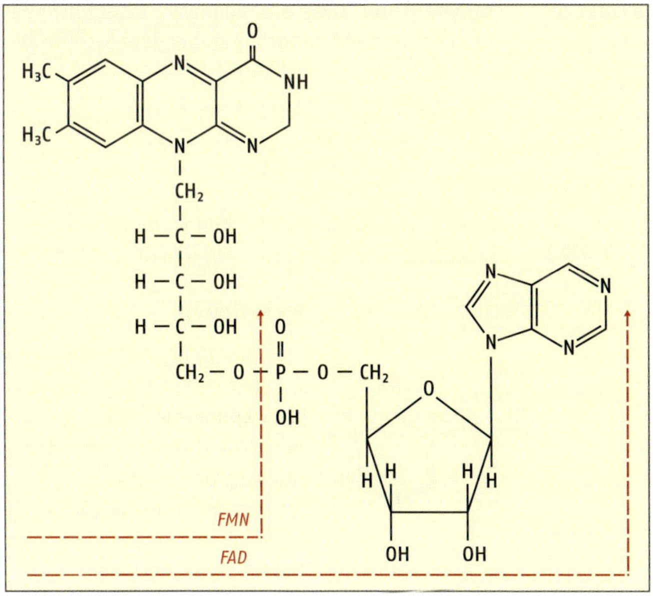

Hämin

Ein Verwandter dieser Verbindung, das Häm, wurde im Zusammenhang mit Hämoglobin bereits vorgestellt. Hämin unterscheidet sich vom Häm lediglich in der Ladung des Zentralatoms. Im Häm ist das Eisen zweifach positiv geladen (Fe^{2+}), im Hämin dreifach positiv (Fe^{3+}). Hämin ist prosthetische Gruppe von Peroxidasen, die aus pflanzlichen Lebensmitteln gewonnen werden. Daneben kommt es noch in Katalasen vor.

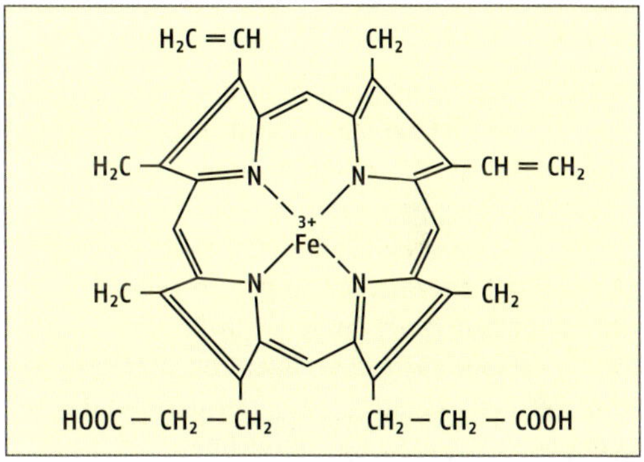

Bild 2: *Das Hämin-Molekül*

Pyridoxalphosphat

Unter der Bezeichnung Vitamin B_6 gehören Pyridoxalphosphat und Pyridoxaminphosphat zu den essentiellen Nahrungsbestandteilen. Sie wirken in Enzymen als prosthetische Gruppe bei der Umwandlung von Aminosäuren.

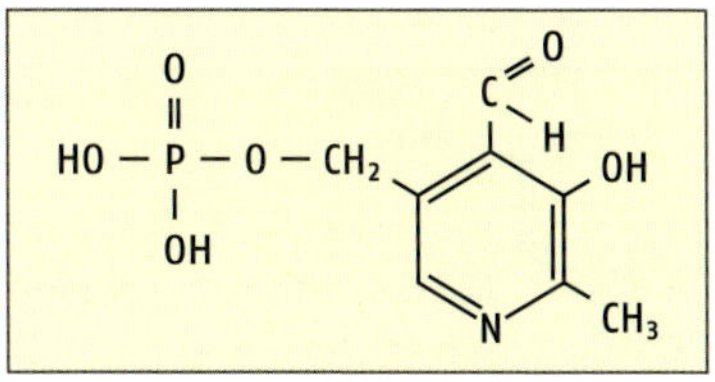

Bild 3: Pyridoxalphosphat

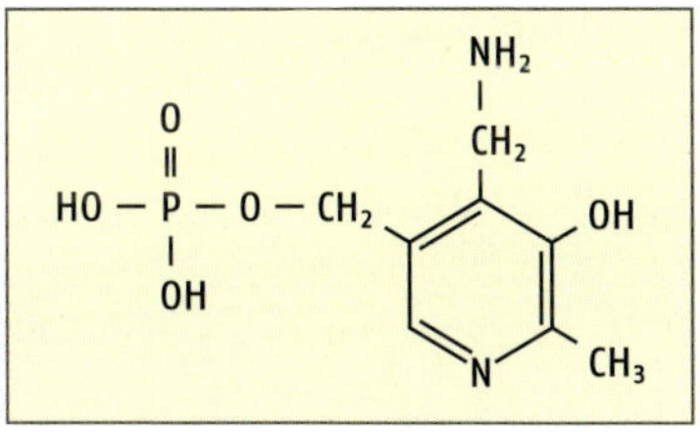

Bild 1: *Molekülaufbau von FMN und FAD*

Bild 4: *Pyridoxaminphosphat*

Cosubstrate (Coenzyme)

Viele biochemische Reaktionen sind von ihrer Energiebilanz her ungünstig. Um sie dennoch ablaufen zu lassen, nutzt der Organismus Energie aus exotherm (Energie frei setzend) verlaufenden Reaktionen. Damit diese Energie nicht als Wärme „verpufft", wird sie in Form chemischer Verbindungen gespeichert und falls nötig auch transportiert.

Außerdem gilt ganz allgemein für Reaktionen des Stoffwechsels, dass eines ihrer wesentlichen Merkmale die Übertragung von Atomen oder Atomgruppen ist.

Für beide Fälle werden Hilfsmoleküle eingesetzt, die man unter dem Oberbegriff Cosubstrate (Coenzyme) zusammenfasst. Sie unterscheiden sich von prosthetischen Gruppen dadurch, dass sie nicht dauerhaft mit dem Enzym verbunden sind, sondern im Stoffwechsel oder bei Vorgängen in Lebensmitteln mit mindestens zwei Enzymen in Reaktion treten. Weil sie dabei auch Überträger von Atomgruppen sind, werden sie auch als „Transportmetabolite" oder „Zwischensubstrate" bezeichnet.

Cosubstrate unterscheiden sich von normalen Substraten darin, dass sie durch Folgereaktionen immer wieder regenerieren, in die ursprüngliche Form zurückverwandelt werden und sich daher nicht verbrauchen. Sie sind aus diesem Grund bereits in kleinen Mengen wirksam.

Adenosintriphosphat (ATP)

Das Nucleotid Adenosintriphosphat (ATP) ist eine energiereiche Verbindung und dient dem Körper als Energiespeicher und –überträger. (s. S. 456).

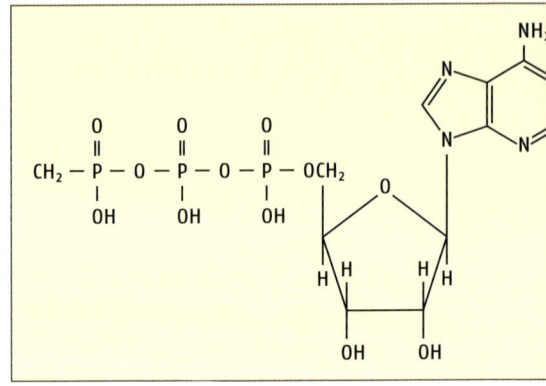

Bild 1: *Molekülstruktur des ATP*

Als Base ist Adenin im ATP gebunden, als Pentose die Ribose.

Nicotinamid–adenin–dinucleotid (NAD)

Dieses Cosubstrat ist an vielen spezifischen Hydrierungen und Dehydrierungen sowie an Red-Ox-Reaktionen beteiligt. Es ist sehr gut wasserlöslich und daher für die Kopplung mehrerer Red-Ox-Reaktionen miteinander prädestiniert.

Sein Molekül setzt sich aus zwei Nucleotiden zusammen und zwar aus Adenosin-Monophosphat und einem zweiten Nucleotid, bei dem Nicotinsäureamid als Base eingebaut ist.

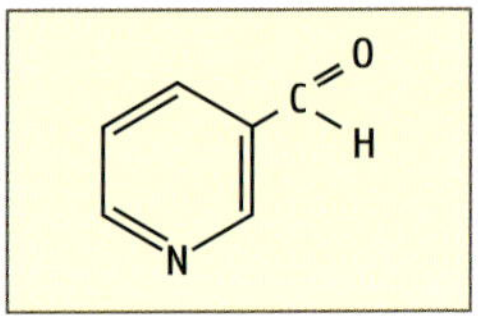

Bild 2: *Nicotinsäure, ein Baustein von NAD*

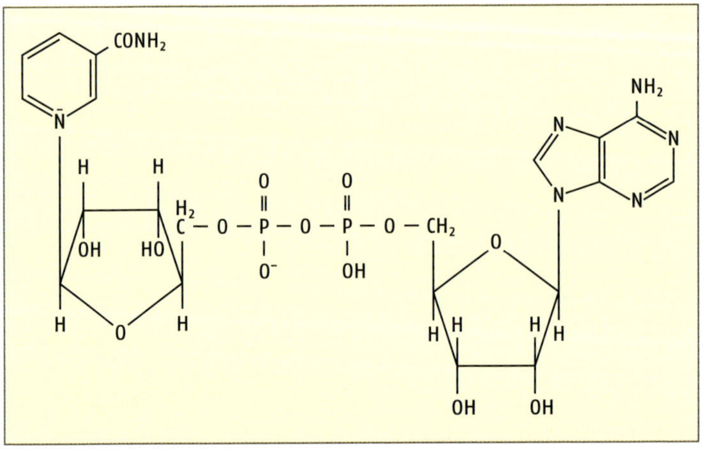

Metallionen

Metallionen sind für zahlreiche Enzyme als Cofaktor aus unterschiedlichen Gründen unentbehrlich. Sie können zur Stabilisierung des Enzyms beitragen, an der Bindung des Substrats beteiligt sein oder bei der Katalyse selbst mitwirken.

Bild 3:
Molekülstruktur des NAD

2.4.4 Aufbau und Wirkungsweise von Enzymen

Da die Wirkungsweise von Enzymen sehr spezifisch ist, nimmt man an, dass an der Oberfläche des sehr großen Enzymmoleküls nur ein sehr kleiner Bezirk mit dem Substrat in direkten Kontakt tritt und bezeichnet ihn als das „aktive Zentrum".

Dieser Bereich umfasst alle Aminosäurereste des Enzyms, die an der Bindung des Substrats und gegebenenfalls des Cofaktors beteiligt sind. Außerdem noch diejenigen, die an der Umwandlung des Substrats mitwirken. Entsprechend unterscheidet man im aktiven Zentrum zwischen Bindungsort und Reaktionsort.

Substratbindung

Für die Art, wie das Substrat an das Enzym gebunden wird, gibt es zwei verschiedene Möglichkeiten.

Schlüssel-Schloss-Prinzip

Bereits vor mehr als 100 Jahren hat Emil Fischer eine Hypothese zur Erklärung der Substratbindung aufgestellt. Er verglich das Enzym bzw. das aktive Zentrum mit einem Schloss, und das Substrat mit einem Schlüssel. Das aktive Zentrum weist nach dieser Modellvorstellung eine ganz bestimmte Form auf, in die nur das Substrat so haargenau hineinpasst, dass es mit den katalytisch wirksamen Seitenketten des Enzyms in Berührung kommt.

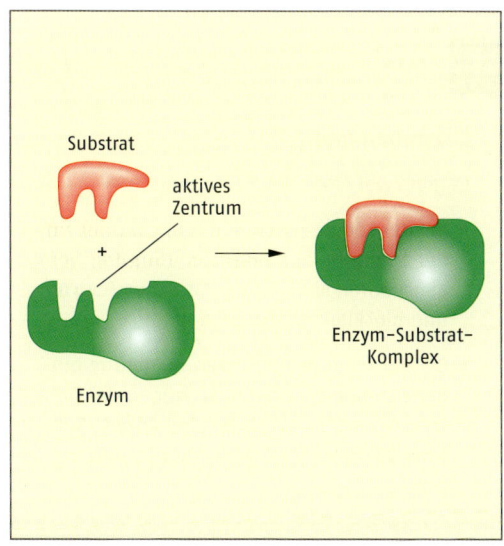

Bild 1: *Schlüssel-Schloss-Prinzip*

Induzierte Passform (induced fit)

Jüngere Untersuchungen haben ergeben, dass es noch eine weitere Möglichkeit der Substratbindung gibt. Man fand heraus, dass bei einer Reihe von Enzymen das Substrat auf die Tertiärstruktur des Enzyms einwirkt und dort Veränderungen bewirkt. Es bringt sozusagen selbst die entscheidenden Aminosäurereste in die für eine erfolgreiche Reaktion erforderliche Passform.

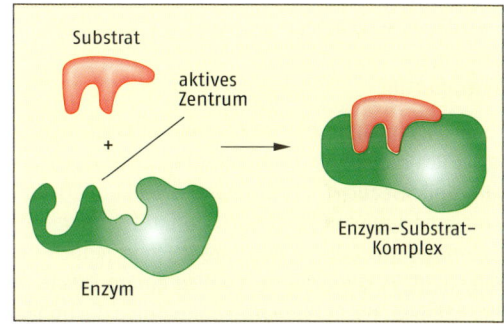

Bild 2: *Induzierte Passform*

Insgesamt ist davon auszugehen, dass die Substratspezifität bei manchen Enzymen in der Schlüssel-Schloss-Hypothese, bei anderen wiederum im Induced-fit-Modell seine Erklärung findet.

2.4.5 Faktoren, die enzymatische Reaktionen beeinflussen

Es gibt verschiedene Faktoren, die enzymatische Reaktionen beschleunigen oder auch verlangsamen können.

pH-Wert

Jedes Enzym ist nur in einem ganz bestimmten pH-Bereich aktiv und besitzt innerhalb dieser Grenzen ein mehr oder weniger scharf ausgeprägtes Optimum.

Tab. 1: *pH-Optimum einiger Enzyme*

Enzym	Herkunft	Substrat	pH-Optimum
Pepsin	Magen	Proteine	2,0
Chymo-trypsin	Pankreas	Proteine	7,8
Amylase	Pankreas	Stärke	5,2

Die Empfindlichkeit, mit der Enzyme auf Veränderungen des pH-Wertes reagieren, hat hauptsächlich zwei Gründe:

▶ pH-Veränderungen können Veränderungen der Proteinstruktur bis hin zur Denaturierung hervorrufen.

▶ Die katalytische Wirksamkeit der Enzyme ist oftmals an einen bestimmten Ladungszustand einzelner Gruppen im aktiven Zentrum gebunden. pH-Veränderungen können die Ladung solcher Gruppen verschieben.

Temperatur

Ganz allgemein nimmt die Geschwindigkeit chemischer Reaktionen mit steigender Temperatur zu. Das gilt zunächst auch für enzymatische Reaktionen. Von einem bestimmten Temperaturpunkt (Temperaturoptimum) an verkehrt sich dieser Effekt jedoch ins Gegenteil. Es kommt sehr rasch zu einem Stillstand der Katalyse. Die Enzyme sind dann durch die hohen Temperaturen inaktiviert worden.

Die Stabilität von Enzymen gegenüber höheren Temperaturen und damit das jeweilige Temperaturoptimum sind bei den einzelnen Enzymen sehr unterschiedlich. Manche verlieren schon bei niedrigen Temperaturen ihre Aktivität, andere vertragen – zumindest kurzfristig – eine höhere thermische Belastung.

Tiefe Temperaturen bremsen nachhaltig enzymatische Reaktionen. Daher hat sich die Gefrierlagerung als äußerst wirksames Mittel zum Haltbarmachen von Lebensmitteln bewährt.

 Info

Lebensmittelverarbeitung

Beim Verarbeiten von Lebensmitteln vermeidet man Qualitätsverluste durch thermisches Inaktivieren von Enzymen. Sie verlieren durch Veränderung der Proteinstruktur ihre Funktion.

 Info

Beispiele für das thermische Inaktivieren von Enzymen

▶ Bei Produkten aus Kartoffeln und Äpfeln wird die enzymatische Bräunung durch Inaktivieren der Phenoloxidase vermieden.

▶ Bei Haferflocken werden Geschmacksfehler durch Inaktivieren der Lipase vermieden.

Wassergehalt

Die Geschwindigkeit vieler chemischer Reaktionen nimmt mit dem sinkenden Gehalt an ungebundenem Wasser ab. Das gilt auch für enzymatische Reaktionen. In getrockneten Lebensmitteln sinkt daher die Aktivität von Enzymen.

Effektoren

Unter dem Oberbegriff Effektoren fasst man Stoffe zusammen, die enzymatische Reaktionen entweder hemmen oder beschleunigen können.

Beschleuniger werden als Aktivatoren bezeichnet. Zu ihnen gehören Verbindungen und Metallionen, die als prosthetische Gruppe wirken oder die Struktur des Enzym-Substrat-Komplexes stabilisieren. Den gegenteiligen Effekt haben Inhibitoren. Sie verzögern oder blockieren den Ablauf der Reaktion.

 Info

Enzymhemmung

Es gibt zwei Arten der Hemmung:

▶ Bei der kompetitiven Hemmung bindet sich der Inhibitor mit einer dem Substrat vergleichbaren Aktivität an das aktive Zentrum und blockiert es.

▶ Bei der nicht kompetitiven Hemmung bindet sich der Inhibitor nicht nur an das freie Enzym, sondern auch an den Enzym-Substrat-Komplex und verhindert so den Umsatz.

3 Proteinbedarf

Die Verwertung der Proteine beginnt im Magen. Dort werden sie von der im Magensaft enthaltenen Salzsäure denaturiert und durch Pepsine enzymatisch gespalten. Im Dünndarm setzen Pankreasenzyme die hydrolytische Spaltung der Peptidketten fort. Endprodukte sind Aminosäuren sowie Di- und Tripeptide. Sie werden über eine Vielzahl von Transportsystemen resorbiert und gelangen über die Pfortader zur Leber. In beschränktem Umfang können auch größere Proteine über spezielle Zellen aufgenommen werden.

Insgesamt werden Proteine im Magen-Darm-Trakt zu 85 bis 95 Prozent resorbiert. Die in den Dickdarm übertretenden Proteine können von den dort angesiedelten Mikroorganismen abgebaut und verwertet werden.

3.1 Stoffwechsel und Regulation

Proteine unterliegen im Körper einem ständigen Auf- und Abbau. Man spricht in diesem Zusammenhang auch vom Protein-Turnover. Im Steady State halten sich Abbau und Synthese der Proteine die Waage. Der Körper geht dabei mit den wertvollen Aminosäure-Bausteinen sehr ökonomisch um. Nichts wird verschwendet. Die durch Abbau frei gesetzten Aminosäuren werden überwiegend erneut zur Proteinsynthese verwendet und auf diese Weise recycelt.

Ein Teil der Aminosäuren liegen in den Geweben des Körpers als freier Pool vor – ca. 0,05 Prozent des gesamten Bestandes. Das größte Reservoir freier Aminosäuren – 70 bis 80 Prozent – befindet sich in der Muskulatur. Im Vergleich dazu bildet der Gehalt im Plasma einen nur sehr geringen Anteil am Gesamtpool.

Proteinsynthese und –abbau werden durch das Zusammenspiel verschiedener Hormone reguliert.

▶ Anabole Hormone wie Insulin, Testosteron und Wachstumshormon fördern die Proteinsynthese.

▶ Gegenspieler sind zum Beispiel katabol wirkende Substanzen wie Cortisol und die Schilddrüsenhormone. Sie stimulieren den Abbau.

3.1.1 Proteinumsatz

Der Körper hat normalerweise einen konstanten Proteinbestand in Höhe von etwa 16 Prozent des Körpergewichtes. Das sind bei einem 70 Kilogramm schweren Menschen ca. 11 Kilogramm. Dennoch unterliegt das Körpereiweiß einem permanenten Umsatz. Die Halbwertzeit von Proteinen ist unterschiedlich und kann zwischen wenigen Minuten und einigen Monaten liegen.

Tab. 1: *Halbwertzeit von Proteinen*

Proteine	Halbwertzeit
Ornithin-Decarboxylase	11 Minuten
Lipoproteinlipase	1 Stunde
Serumalbumin	3,5 Tage
Lactat-Dehydrogenase	16 Tage
Kollagen	25 Monate

Die Höhe des Proteinumsatzes ergibt sich aus dem Verhältnis zwischen Synthese und Abbau. Der gesunde Organismus eines Erwachsenen setzt pro Tag rund 300 Gramm Protein um. In westlichen Industrienationen beträgt die täglich aufgenommene Menge an Protein durchschnittlich 100 Gramm. Hinzu kommen ca. 70 Gramm, die im Körper freigesetzt werden. Von diesen insgesamt 170 Gramm werden ca. 160 Gramm resorbiert – der Rest wird ausgeschieden.

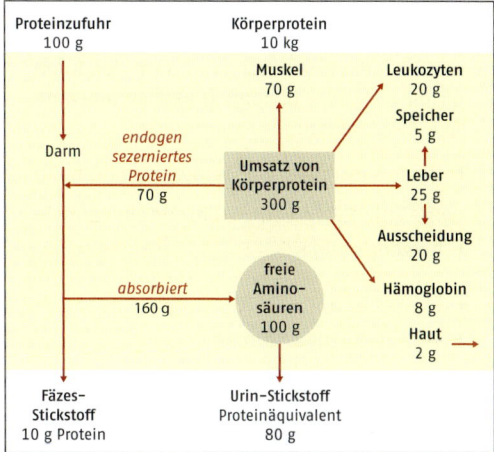

Bild 1: *Proteinumsatz bei einem 70 kg schweren Menschen (nach Munro und Crim)*

3.1.2 Stickstoffbilanz

Endprodukte des Proteinstoffwechsels werden mit dem Urin ausgeschieden. Nicht resorbiertes Nahrungseiweiß gelangt in den Stuhl. Auch mit Schweiß, Menstruation, Haut, Haaren und Nägeln verliert der Körper geringe Mengen Eiweiß.

Der Proteinumsatz lässt sich mit Hilfe der Stickstoffbilanz ermitteln. Sie ist die Differenz zwischen der durch die Proteinzufuhr bedingten Stickstoffaufnahme und den Verlusten.

▶ Bei ausgeglichener Stickstoffbilanz entspricht die aufgenommene Menge an Stickstoff in etwa der Ausscheidung.

▶ Bei negativer Stickstoffbilanz überwiegen die Verluste. Sie kann durch zu geringe Proteinzufuhr auftreten oder wenn gar kein Protein aufgenommen wird, etwa beim Fasten. Auch Erkrankungen, die mit Proteinverlusten verbunden sind, können die Ursache sein – zum Beispiel Funktionsstörungen der Niere oder Tumorerkrankungen.

▶ Bei einer positiven Bilanz überwiegt die Aufnahme von Stickstoff. Dies kann bedingt sein durch Phasen des Wachstums oder auch während der Schwangerschaft – aber auch durch erhöhte Sekretion von Hormonen wie Insulin oder Testosteron.

ℹ Info

Aminosäure-Homöostase

Aminosäuren dienen nicht nur der Synthese von Proteinen, sondern sind auch Vorstufen für eine Vielzahl biologisch aktiver Substanzen. Dazu zählen:

▶ Neurotransmitter wie Serotonin, Adrenalin oder Histamin,

▶ biogene Amine,

▶ Purinbasen,

▶ stickstoffhaltige Hormone,

▶ nicht essentielle Aminosäuren.

3.1.3 Stoffwechselwege

Zentrales Organ im Aminosäurestoffwechsel ist die Leber. Die nach einer proteinhaltigen Mahlzeit in der Leber anflutenden Aminosäuren werden von ihr auf unterschiedliche Stoffwechselwege geschickt.

▶ Ein erheblicher Teil der Aminosäuren wird abgebaut und der Stickstoff als Harnstoff ausgeschieden.

▶ Etwa ein Drittel der Aminosäuren werden in der Leber zu zwei Arten von Proteinen aufgebaut. Die Plasmaproteine – vor allem Albumine – werden an das Blut abgegeben, während die Leberproteine vor Ort bleiben und gespeichert werden.

▶ Bei niedriger Zufuhr von Energie können Proteine auch zur Gewinnung von Energie genutzt werden. Sie sind zu diesem Zweck allerdings weniger gut geeignet als Fette und Kohlenhydrate.

Die Steuerung dieser Abbau- und Synthesewege ist derart präzise, dass die Aminosäurekonzentration im Plasma auch nach einer sehr proteinreichen Mahlzeit kaum ansteigt.

Proteinsynthese

Dem Organismus Erwachsener dient die Proteinsynthese in erster Linie zum Erhalt der vorhandenen Substanz an Körpereiweiß. Kinder, Schwangere und Stillende haben einen Zusatzbedarf für das Wachstum des kindlichen Organismus und des Fötus bzw. für die Produktion von Milch in der Brustdrüse.

Tab. 1: *Proteinsynthese in den einzelnen Organen und im gesamten Körper*

Organ	Proteine	Anteil an der Gesamtsynthese
Muskulatur	120 g/Tag	41 %
Leber	80 g/Tag	25 %
Dünndarm	70 g/Tag	23 %
Dickdarm	8 g/Tag	ca. 3 %
Nieren	3 g/Tag	1 %
Herz	1 g/Tag	0,4 %

Protein- und Aminosäureabbau

Bei gesunden Menschen korrespondiert der Proteinabbau mit der Aufnahme. Ist sie gering, überwiegt der Abbau und führt zu einem Verlust an Körpereiweiß. Liegt sie im optimalen Bereich von ca. 0,8 Gramm pro Kilogramm Körpergewicht, befinden sich Proteinsynthese und Proteinabbau im Gleichgewicht.

Eine proteinreiche Ernährung von mehr als 1,5 Gramm pro Kilogramm Körpergewicht steigert zwar die Proteinsynthese, gleichzeitig aber auch den Abbau und die Oxidation von Proteinen und damit die Harnstoffproduktion.

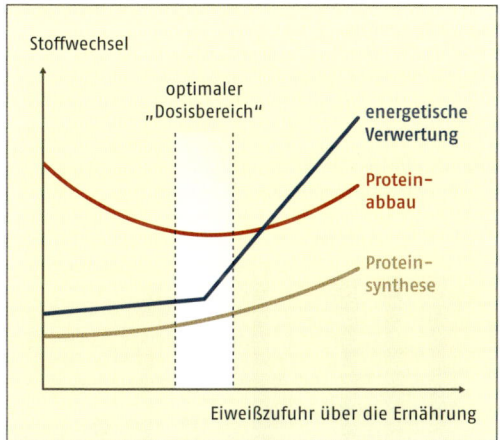

Bild 1: *Abbau von Nahrungsprotein*

Verwertung von Aminosäuren

Aminosäuren erfüllen im Organismus die unterschiedlichsten Aufgaben.

Tab. 1: *Funktion verschiedener Aminosäuren*

Organ	Amino-säure	Produkt	Funktion
Darm	Glu, Asp, Gln	ATP	Energie
	Cys, Glu, Gly	Glutathion	Antioxidans
Nerven	Phe	Adrenalin	Transmitter
	Tyr	Serotonin	Transmitter
	Glu	Glutamat	Transmitter

3.2 Proteinqualität

Die entscheidenden Kriterien für die Qualität eines Nahrungsproteins sind seine Aminosäurezusammensetzung und die Verdaulichkeit. Pflanzliches und tierisches Eiweiß unterscheidet sich in seiner Zusammensetzung von dem des Menschen. Zwischen den Aminosäuremustern gibt es deutliche Unterschiede.

Maßgeblich für die Qualität eines Proteins ist ein ausreichender Gehalt an essentiellen Aminosäuren in günstigen Mengenverhältnissen. Grundsätzlich lässt sich sagen:

▶ Je mehr das Nahrungsprotein dem Aminosäuremuster des Körpers entspricht, desto höher ist die Qualität.

▶ Je mehr das Mengenverhältnis von dem des Körperproteins abweicht, desto geringer ist die Qualität.

Besondere Bedeutung kommt dabei der limitierenden Aminosäure zu. Liegt nur eine einzige essentielle Aminosäure in geringen Konzentrationen vor, so beeinträchtigt das die Eignung eines Nahrungsproteins. Fehlt gar eine, so ist das Eiweiß für Ernährungszwecke ungeeignet, da in einem solchen Fall die Proteinsynthese im Organismus nur unter Abbau von Körpereiweiß möglich ist.

Aber auch der Gehalt an nicht essentiellen Aminosäuren spielt eine Rolle. Enthielte ein Nahrungsprotein nur essentielle Aminosäuren, wäre dies physiologisch gesehen unökonomisch. Der Organismus müsste wertvolle Nahrungsbestandteile „verschwenden" und daraus durch Umbau seinen Bedarf an nicht essentiellen Aminosäuren decken.

 Info

Limitierende Aminosäuren in der Praxis

Als limitierende Aminosäuren treten z. B. auf:

▶ Lysin bei Getreide, Reis und anderen pflanzlichen Proteinen,
▶ Methionin bei Sojabohnen und Kartoffeln,
▶ Threonin bei Kuhmilch, Hühnerei und Käse,
▶ Tryptophan bei Fisch.

3.2.1 Ermittlung der Qualität

Zur Bewertung von Proteinen gibt es verschiedene Verfahren. Hier die wichtigsten:

Netto Protein Utilization (NPU)

Diese Methode nutzt die meist im Tierversuch ermittelte N-Bilanz. Über einen bestimmten Zeitraum wird proteinfrei ernährt, um die körpereigene Produktion von Stickstoff anhand des N-Gehaltes in Fäzes und Urin zu bestimmen. Danach wird Protein schrittweise zugeführt, so lange, bis die N-Bilanz ausgeglichen ist. Bei hochwertigen Proteinen sind dazu kleinere Mengen notwendig als bei geringerer Qualität. Die Berechnung erfolgt nach folgender Formel:

$$NPU = \frac{\text{retinierter N} \cdot 100}{\text{Nahrungs N}}$$

Entscheidend für die Höhe des NPU-Wertes ist, wie viel von dem resorbierten Protein im Körper zurückgehalten, also retiniert werden. Er spiegelt das Verhältnis von retiniertem zu verzehrtem Protein wider.

Biologische Wertigkeit (BW)

Sie stellt eine Weiterentwicklung der NPU dar. Bei ihrer Ermittlung wird auch die Verdaulichkeit mit in die Bewertung einbezogen.

Protein Efficiency Ratio (PER)

Sie war das in den USA offiziell verbindliche Verfahren der Bewertung. Dabei wird die Gewichtszunahme junger Ratten in Beziehung zur Proteinaufnahme gesetzt.

Diese drei Verfahren sind teuer und aufwendig und sie alle haben Schwachpunkte. So ist die Übertragbarkeit der Tierversuche auf den Menschen nicht unbedingt gegeben. Auch können bei der Stickstoffbilanz nicht alle Einflussfaktoren mit erfasst werden. Auch die Frage der Verfügbarkeit der einzelnen Aminosäuren wird nicht berücksichtigt.

In der deutschen Literatur findet man ausschließlich den Begriff der Biologischen Wertigkeit. Ermittelt wurden die entsprechenden Daten jedoch nicht nur mit der BW-Methode, sondern zum Teil auch mit einem der anderen Verfahren. Die ermittelten Werte für ein und dasselbe Nahrungsprotein differieren zum Teil erheblich.

Amino-Acid-Score (AAS) und Protein-Digestibility-Corrected-Amino-Acid-Score (PDCAAS)

Mit dem Ziel, ein weltweit gültiges Verfahren zur Bewertung von Proteinen zu etablieren, haben FAO und WHO sich im Jahr 1990 für die AAS-Methode eingesetzt. Das Grundprinzip ist folgendes: Es wird ein Referenzprotein mit idealem Aminosäuremuster definiert. Mit diesem Prototyp wird dann das einzelne Nahrungsprotein in Bezug auf seine Aminosäuresequenz verglichen und der AAS ermittelt. Je mehr Übereinstimmung es zwischen beiden Proteinen gibt, desto höher ist die Qualität des Nahrungsproteins. Nach Multiplizieren mit der „wahren Proteinverdaulichkeit" (PDS) ergibt sich dann der PDCAAS. Diese Methode ist ein schnelles und kostengünstiges Verfahren.

Ein Vergleich des so ermittelten PDCAAS mit gängigen Angaben zur biologischen Wertigkeit zeigt, dass sich bei tierischen Produkten und Soja bessere Werte ergeben. Pflanzliche Proteine schneiden dagegen bei der PDCAAS-Methode schlechter ab.

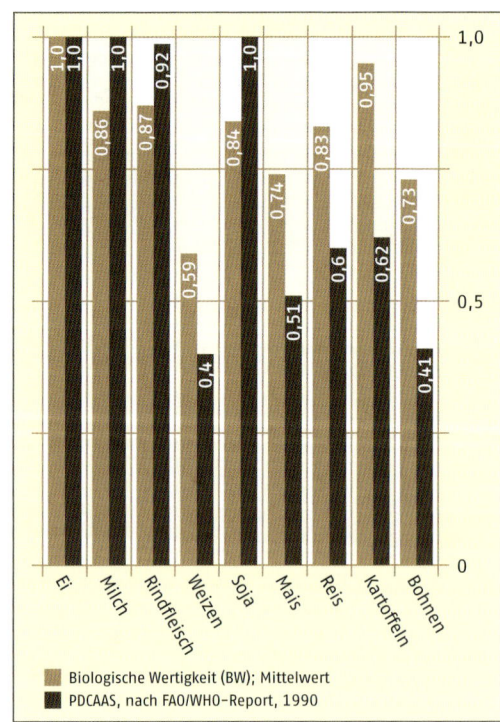

Bild 1: *Vergleich von BW und PDCAAS*

(Bei der BW wurde der Faktor 100 herausgerechnet, um eine vergleichbare Basis zu erhalten.)

Tab.: 1: *Zusammensetzung des Referenzproteins für die Berechnung des PDCAAS*

Essentielle Aminosäure	Proteingehalt
Leucin	48 g/kg
Lysin	42 g/kg
Isoleucin	42 g/kg
Valin	42 g/kg
Phenylalanin	28 g/kg
Thyrosin	28 g/kg
Threonin	28 g/kg
Methionin	22 g/kg
Cystein	22 g/kg
Tryptophan	14 g/kg

Ein derart zusammengesetztes Protein entspricht in optimaler Weise dem durchschnittlichen Bedarf des Körpers an essentiellen Aminosäuren.

Tab. 2: *Proteinhaltige Lebensmittel und ihre Gehalte an essenziellen Aminosäuren*

Lebensmittel	Eiweiß (pro 100 g)	Limitierende Aminosäure
Sojabohnen	37 g	Methionin
Emmentaler	28 g	Threonin
Schnitzel	21 g	Phenylalanin
Bohnen, weiß	21 g	Methionin
Rindfleisch	19 g	Phenylalanin
Dorsch	18 g	Tryptophan
Hering	18 g	Tryptophan
Haferflocken	14 g	Lysin
Haselnüsse	14 g	Methionin
Hühnerei	13 g	Threonin
Speisequark	13 g	Threonin
Eiernudeln	13 g	Methionin
Cornflakes	8 g	Lysin
Weißbrot	8 g	Lysin
Roggenvollkornbrot	7 g	Lysin
Vollkornreis	7 g	Lysin
Milch	3 g	Threonin
Kartoffeln	2 g	Methionin

3.2.2 Ergänzungswert

Bekanntlich setzt bereits das Fehlen oder der zu geringe Gehalt nur einer einzigen essentiellen Aminosäure die Eignung eines Proteins für Ernährungszwecke erheblich herab. Man hat nun nach Wegen gesucht, wie sich Proteine mit ungünstigem Aminosäuremuster aufwerten lassen.

Eine sehr einfache Möglichkeit besteht darin, zwei oder mehrere unterwertige Proteine so miteinander zu kombinieren, dass sie sich insgesamt zu einer optimalen Zusammensetzung ergänzen. Zum Beispiel kann der niedrige Lysingehalt von Weizen durch Zugabe von Milchprotein ausgeglichen werden, weil Milch diese Aminosäure besonders reichlich enthält. Die höchste bis jetzt ermittelte biologische Wertigkeit hat ein Gemisch aus 35 Prozent Ei- und 65 Prozent Kartoffelprotein.

Man spricht in diesem Zusammenhang auch vom biologischen Ergänzungswert. Ein guter Ergänzungswert bedeutet, dass mehrere unterwertige Proteine sich zu einem biologisch vollwertigen Gemisch ergänzen.

Hochwertige Proteinkombinationen	
Getreide	+ Fleisch
Getreide	+ Innereien
Getreide	+ Milch
Weizen	+ Milch, Fleisch oder Ei
Weizen	+ Hefe
Weizen	+ Fisch
Mais	+ Milch
Mais	+ Reiskleie
Mais	+ Soja
Kartoffeln	+ Ei
Kartoffeln	+ Milch
Hülsenfrüchte	+ Weizen oder Roggen
Hülsenfrüchte	+ Innereien
Hülsenfrüchte	+ Milch

Fakten kompakt

- Eiweißstoffe werden nach ihrer Konformation in fibrilläre Faserproteine (Skleroproteine) und globuläre (kugelförmige) Proteine eingeteilt.

- Skleroproteine erfüllen im menschlichen Organismus Schutz- und Stützfunktionen.

- Kollagene treten in Haut, Knochen, Knorpel, Sehnen und Bindegewebe auf und sind die am häufigsten vorkommenden Proteine.

- Zusammengesetzte Proteine enthalten neben Aminosäuren organische oder anorganische Bausteine.

- Enzyme wirken im Organismus als Katalysatoren und beschleunigen biochemische Reaktionen.

- Enzyme wirken spezifisch. Die Substratspezifität bezieht sich auf die Art der umzusetzenden Moleküle. Die Reaktionsspezifität bezieht sich auf die Art der mit dem Substrat ablaufenden Reaktion.

- Enzyme sind oft keine reinen Proteine, sondern enthalten organische Moleküle anderer Stoffklassen oder Metallionen. Man bezeichnet diese Bestandteile als Cofaktoren.

- Faktoren, die enzymatische Reaktionen beeinflussen, sind pH-Wert, Temperatur, Wassergehalt und Effektoren.

- Der Körper hat normalerweise einen Proteinbestand von rund 16 Prozent.

- Aminosäuren sind auch Vorstufen für eine Vielzahl biologisch aktiver Stoffe.

- Zentrales Organ im Aminosäurestoffwechsel ist die Leber.

- Maßgeblich für die Qualität eines Proteins ist ein ausreichender Gehalt an essentiellen Aminosäuren.

- Der ernährungsphysiologische Wert eines Proteins wird durch die essentielle Aminosäure begrenzt, die in der geringsten Menge vorliegt. Man nennt sie limitierende Aminosäure.

3.2.3 Empfehlungen für die Zufuhr

Da es keine Speicher für Stickstoff gibt, benötigt der Körper eine regelmäßige Proteinzufuhr mit der Nahrung. Der Organismus eines gesunden Erwachsenen verliert täglich im Durchschnitt 0,34 Gramm Eiweiß pro Kilogramm Körpergewicht. Das entspricht bei einem 70 Kilogramm schweren Menschen rund 24 Gramm pro Tag. Dieser Verlust muss ersetzt werden.

Bei Erarbeitung der Empfehlungen hat man diesen Wert als Basis genommen und ihn in zwei Schritten nach oben korrigiert.

▶ Eine Empfehlung sollte einen möglichst großen Prozentsatz aller Menschen erfassen. Entsprechende statistische Daten und Berechnungen ergaben einen höheren Wert von 0,45 Gramm pro Kilogramm Körpergewicht. Er wird als minimaler Proteinbedarf bezeichnet und entspricht einer Gesamtzufuhr von täglich 31 Gramm.

▶ Der minimale Eiweißbedarf wäre nur bei einer Resorptionsrate von 100 Prozent ausreichend. Weil dies bei keinem einzigen Nahrungsprotein der Fall ist, wurden zusätzliche Sicherheitszuschläge eingeführt und die endgültige Empfehlung auf täglich 0,8 Gramm pro Kilogramm Körpergewicht festgelegt. Das sind bei einem Referenzgewicht von 70 Kilogramm ca. 56 Gramm pro Tag.

Tab. 1: *Einflussfaktoren des Proteinbedarfs*

Ernährung	▶ Aminosäuremuster
	▶ Energieaufnahme
Konstutitionelle Faktoren	▶ Alter
	▶ Geschlecht
	▶ Gene
Krankheiten	▶ Infektionen
	▶ Lebererkrankungen
	▶ Nierenerkrankungen
	▶ Verbrennungen
	▶ Medikamente
Reproduktionsphase	▶ Schwangerschaft
	▶ Stillperiode
Lebensstil	▶ Sport
	▶ Genussmittel
Umwelt	▶ Klima

Info

Empfohlene Zufuhr

Die Empfehlung von 0,8 g/kg KG hat sich heute in vielen Ländern durchgesetzt. Dabei ist jedoch wichtig zu betonen, dass dieser Wert nur für gesunde Erwachsene gelten kann. Bei einer Vielzahl von Erkrankungen kann der Proteinbedarf wesentlich höher liegen – z. B. bei Funktionsstörungen von Leber und Niere oder bei Verbrennungen und schweren Infektionen.

Info

Die tatsächliche Zufuhr

In den westlichen Industrienationen liegt die Proteinzufuhr mit 80 bis 125 g/Tag weit über dem Bedarf. Eine hohe Eiweißzufuhr hat vermutlich keine schädlichen Auswirkungen auf die Gesundheit. Jedoch, ca. 70 % der aufgenommenen Proteine entstammen tierischen Lebensmitteln. Das bedeutet eine hohe Aufnahme an Fett, gesättigten Fettsäuren, Cholesterin und Purinen und damit ein erhöhtes Risiko für verschiedene chronische Erkrankungen. Als obere Grenze werden für Proteine daher 2 g/kg Körpergewicht angesehen.

Einflussfaktoren

Eine wichtige Beziehung besteht zwischen Energieverbrauch und Proteinumsatz. Die Synthese, aber auch der Abbau von Eiweiß benötigen Energie, um ablaufen zu können. Bezogen auf ein durchschnittliches Nahrungsprotein werden für dessen Verstoffwechselung vier Kilojoule pro Gramm benötigt.

Umgekehrt beeinflusst die Aufnahme von Energie die Verwertung des Stickstoffs. Bereits ein geringer Anstieg verbessert dessen Bilanz. Wie stark diese Effekt ist, hängt dabei von der Höhe der Proteinzufuhr ab. Ein Optimum der Eiweißzufuhr ist dann erreicht, wenn beides, die Aufnahme von Energie und von Eiweiß, dem Bedarf entspricht.

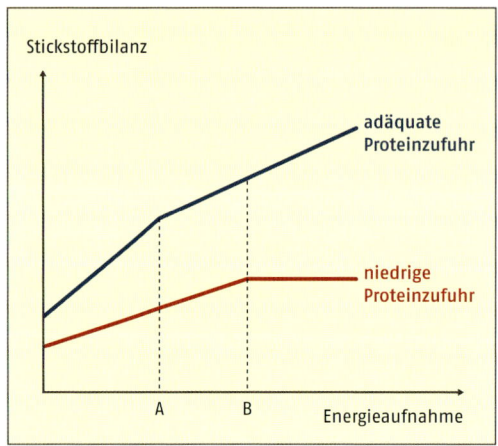

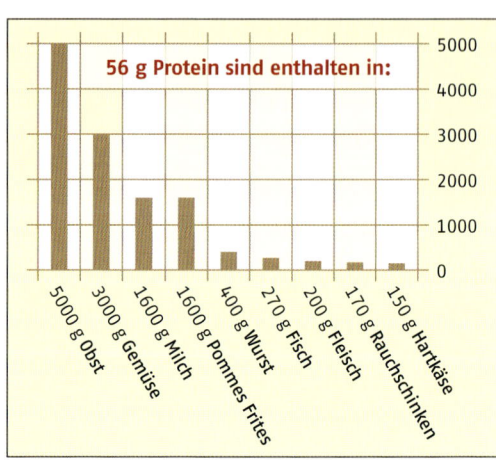

Bild 1: *Beziehung zwischen Stickstoffbilanz und Energieaufnahme.*

Bild 2: *Proteingehalt von Lebensmitteln*

Tab. 1 *Empfohlene Proteinzufuhr (DGE 2008)*

Alter							Protein				
		g/kg/Tag			g/Tag			g/MJ (Nährstoffdichte)			
Säuglinge	m	m/w	w	m	m/w	w	m	m/w	w		
▶ 0 bis < 1 Monat	–	2,7	–	–	12	–	6,0	–	6,3		
▶ 1 bis < 2 Monate	–	2,0	–	–	10	–	5,0	–	5,3		
▶ 2 bis < 4 Monate	–	1,5	–	–	10	–	5,0	–	5,3		
▶ 4 bis < 6 Monate	–	1,3	–	–	10	–	3,3	–	3,4		
▶ 6 bis < 12 Monate	–	1,1	–	–	10	–	3,3	–	3,4		
Kinder	m	m/w	w	m	m/w	w	m	m/w	w		
▶ 1 bis < 4 Jahre	–	1,0	–	14	–	13	3,0	–	3,0		
▶ 4 bis < 7 Jahre	–	0,9	–	15	–	18	2,8	–	2,9		
▶ 7 bis < 10 Jahre	–	0,9	–	24	–	24	3,0	–	3,4		
▶ 10 bis < 13 Jahre	–	0,9	–	34	–	35	3,6	–	4,1		
▶ 13 bis < 15 Jahre	–	0,9	–	46	–	45	4,1	–	4,8		
Jugendliche und Erwachsene	m	m/w	w	m	m/w	w	m	m/w	w		
▶ 16 bis < 19 Jahre	0,9	–	0,8	60	–	46	5,7	–	5,4		
▶ 19 bis < 25 Jahre	–	0,8	–	59	–	48	5,6	–	5,9		
▶ 25 bis < 51 Jahre	–	0,8	–	59	–	47	5,8	–	6,0		
▶ 51 bis < 65 Jahre	–	0,8	–	58	–	46	6,3	–	6,2		
▶ > 65 Jahre	–	0,8	–	54	–	44	6,5	–	6,4		
▶ Schwangere ab 4. Monat	–	–	–	–	–	58	–	–	6,3		
▶ Stillende	–	–	–	–	–	63	–	–	5,8		

Hinweise für die Proteinaufnahme

▶ Eiweiß muss regelmäßig mit der Nahrung aufgenommen werden, denn es gibt keine körpereigenen Speicher für diesen Nährstoff.

▶ Rund 15 Prozent der täglich benötigten Energie sollten durch Eiweiß gedeckt werden.

▶ Optimal ist, wenn die aufgenommene Eiweißmenge zu zwei Drittel pflanzlichen und zu einem Drittel tierischen Quellen entstammt.

▶ Bei der Auswahl von Nahrungsproteinen empfiehlt es sich, den biologischen Ergänzungswert von Proteinen zu nutzen.

▶ Die DGE rät den Verbrauchern, pro Tag nicht mehr als 2 g Eiweiß pro kg Körpergewicht aufzunehmen. Das entspricht einer durchschnittlichen Proteinzufuhr von täglich 120 g für Frauen und 140 g für Männer.

▶ Ältere Menschen sollten bei Auswahl von Eiweißquellen auf eine hohe Nährstoffdichte achten, denn im Alter sinkt zwar der Energiebedarf, die Menge an benötigtem Eiweiß bleibt jedoch nahezu gleich.

Info

Berechnungsbeispiel für die Proteinzufuhr Jugendlicher

Der Eiweißbedarf eines 14-jährigen Mädchens soll berechnet werden.

Energiebedarf	100 %	9.400 kJ
Proteinzufuhr	15 %	1.410 kJ

17 kJ sind in 1 g Protein enthalten.
1.410 kJ sind in 83 g Protein enthalten.

Ergebnis:

Eine Jugendliche mit einem Energiebedarf von 9.400 kJ sollte 83 g Eiweiß pro Tag aufnehmen.

Und jetzt *Sie!*

1. *Nennen Sie Personengruppen, für die der Ergänzungswert eine gute Hilfe sein kann, den Eiweißbedarf zu decken. Begründen Sie Ihre Aussagen.*

2. *Überprüfen Sie mithilfe der Tabelle auf Seite 194 folgende Gerichte hinsichtlich ihres Ergänzungswertes.*

   ▶ *Linsen mit Spätzle*
   ▶ *Pommes frites mit Fischstäbchen und Tomatensalat.*
   ▶ *Leberwurstbrot*
   ▶ *Gemüseeintopf mit Erbsen, Möhren, Mais und Schinkeneinlage.*

3. *Aminosäuren können unterschiedlich reagieren. Zeigen Sie am Beispiel der Aminosäure Cystein und jeweils einem Reaktionspartner Ihrer Wahl die Reaktionen*

   ▶ *zu einem Zwitterion*
   ▶ *zu einem Kation*
   ▶ *zu einem Anion*
   ▶ *zu einem Dipeptid.*

4. *Begründen Sie die Bezeichnung „Inneres Salz" für ein Zwitterion und erläutern Sie die Auswirkung dieser Salzbildung auf die Siedetemperatur von Aminosäuren.*

5. *5 Charakterisieren Sie unterschiedliche Sekundärstrukturen von Proteinen hinsichtlich*

   ▶ *der zugrunde liegenden Bindungen,*
   ▶ *der resultierenden Molekülform,*
   ▶ *des Vorkommens.*

6. *Erstellen Sie ein Mindmap zu den Proteinarten. Orientieren Sie sich dabei an folgenden Begriffen:*
   Aminosäuren, kugelig, Haare, Skleroproteine, Kollagen, Gliadin, Zusammengesetzte Proteine, Albumin, Hämoglobin, Myosin, Faser, Keratin, Löslichkeit, Helix, Denaturierbarkeit, Globuläre Proteine, Muskeln, Blut, Faltblatt.

Und jetzt *Sie!*

7.1 *Erläutern Sie eine Gemeinsamkeit und einen Unterschied von Enzymen und anderen Katalysatoren.*

7.2 *Grenzen Sie die Begriffe „Enzym" und „Coenzym" voneinander ab.*

8. *Im folgenden Text ist einiges durcheinander geraten. Finden Sie richtige und falsche Aussagen. Erläutern Sie Ihre Entscheidungen und berichtigen Sie die falschen Behauptungen.*

**„Aminosäuren –
unverzichtbare Bausteine des Lebens.**

▶ Aminosäuren sind vergleichsweise einfach aufgebaut. Man könnte sie als Derivate (= Abkömmlinge) von Alkansäuren bezeichnen.

▶ Dadurch, dass sie eine basische und eine saure funktionelle Gruppe haben, sind sie optisch aktiv.

▶ Alle Aminosäuren sind Ampholyte.

▶ Manche Aminosäuren liegen ausschließlich als Zwitterion vor. Dann sind sie essenziell.

▶ Eine wichtige essenzielle Aminosäure ist Lysin. Sie findet sich hauptsächlich in pflanzlichen Proteinen.

▶ Aus Lysin kann der Organismus das Vitamin Niacin aufbauen.

▶ In Getreideeiweiß ist Lysin häufig die limitierende Aminosäure.

▶ Die Synthese von Körperprotein erfolgt durch Verknüpfung mehrerer Aminosäuren, wobei Esterbindungen zwischen den einzelnen Bausteinen entstehen.

---

9. *In folgendem Buchstabenfeld finden sich in alle Richtungen Begriffe zum Thema Proteine, von denen sich jeweils zwei sinnvoll zu einem Paar zusammenfassen lassen.*

X	I	S	O	E	L	E	K	T	R	I	S	C	H
A	Z	B	E	U	Y	A	A	C	J	K	T	R	R
P	D	D	E	N	A	T	U	R	I	E	R	E	N
H	R	G	N	Z	S	E	N	I	M	U	B	L	A
O	E	I	A	F	E	N	E	R	G	I	E	W	Y
S	I	B	M	Y	O	G	L	O	B	I	N	D	N
P	D	V	S	Ä	N	W	W	B	U	O	P	Ö	L
H	I	D	C	N	R	N	M	K	A	K	E	L	E
A	M	T	V	N	E	S	E	Q	U	E	N	Z	B
T	E	A	Y	C	D	K	T	U	X	M	Z	R	I
N	N	R	C	D	I	E	D	R	T	B	Y	A	S
M	S	T	T	E	P	R	W	H	U	R	M	O	R
X	I	S	P	S	I	A	Ü	E	W	K	A	D	E
A	O	B	F	A	L	T	B	L	A	T	T	L	V
T	N	U	C	G	V	I	E	I	O	K	P	U	E
Q	A	S	C	I	R	N	E	X	Z	U	V	N	R
Q	L	V	V	L	Z	T	M	U	I	E	V	Q	T

▶ *Finden Sie mindestens zehn Paare.*

▶ *Begründen Sie ausführlich, warum Sie die jeweiligen Begriffe einander zugeordnet haben.*

▶ *Basteln Sie ein Memory, indem Sie die einzelnen Begriffe auf Karteikärtchen schreiben. Spieler, die beim Memory ein Paar zusammenfinden, erklären den anderen Mitspielern die Zusammenhänge zwischen den Begriffen.*

10. *Belegen Sie mithilfe des Bildes 1, Seite 191 folgende Aussagen:*

▶ *Bei geringer Proteinzufuhr erfolgt die Neusynthese von Enzymen mithilfe von Körperprotein.*

▶ *Proteinüberernährung kann zu Übergewicht führen.*

▶ *Kinder haben einen relativ höheren Proteinbedarf als Erwachsene.*

▶ *Bei Proteinüberernährung läuft der Proteinstoffwechsel auf Hochtouren.*

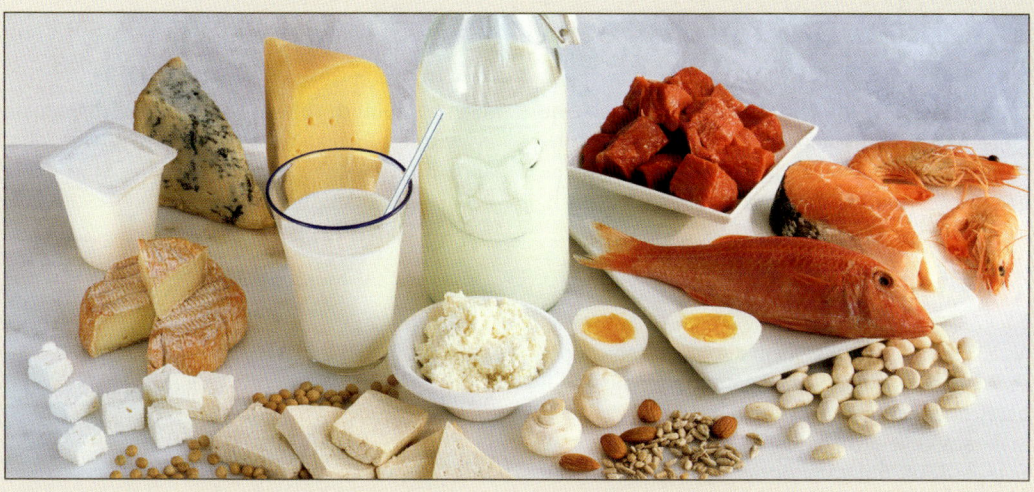

Teil 7: Proteine und ihre Lebensmittel

Das Angebot von Lebensmitteln, die als Proteinlieferanten in Frage kommen, ist bei uns groß. Sie sind jederzeit in der gewünschten Menge und Qualität zu haben. Ob pflanzliche Produkte wie Hülsenfrüchte und Kartoffeln oder Fisch, Fleisch, Milch und Eier – die Verkaufsregale bieten alles für jeden Geschmack. Manche dieser Lebensmittel enthalten außer Eiweiß andere wertvolle Nährstoffe. So ist Fleisch eine gute Quelle für B-Vitamine und Eisen, Milch liefert Calcium und Fisch die lebensnotwendigen Omega-3-Fettsäuren. Wer aus dieser Angebotspalette seinen Speisenplan zusammenstellt, sollte darauf achten, dass etwa zwei Drittel der Proteine pflanzlichen und ein Drittel tierischen Quellen entstammen.

1 Milch und Milchprodukte

Milch hat als Nahrungsmittel für den Menschen eine lange Geschichte. Schon die Sumerer hielten Kuhherden und die Römer als hervorragende Technologen des Altertums hatten sogar richtige Molkereien.

Auch heute noch spielen Milch und Milchprodukte als wichtige Quellen für hochwertige Proteine, aber auch für Vitamine und Mineralstoffe, eine große Rolle in der Ernährung des Menschen.

1.1 Milch

Als Milch wird ganz allgemein die von der Milchdrüse weiblicher Säugetiere abgesonderte Flüssigkeit bezeichnet. Unter Milch als Handelsware versteht man ausschließlich Kuhmilch. Die Milch anderer Tiere darf nur unter deutlicher Kennzeichnung der Tierart in den Verkehr gebracht werden – zum Beispiel als Schafmilch.

  Info

Wie das Lebensmittelgesetz Milch definiert

Milch ist das durch regelmäßiges Ausmelken des Euters gewonnene und gründlich durchgemischte Gemelke einer oder mehrerer Kühe.

Tab. 1: *Milchproduktion weltweit (2007)*

Land	Menge (Tsd. t)	Anteil
USA	84.189	15 %
Indien	42.890	8 %
China	35.574	6 %
Russland	31.915	6 %
Deutschland	28.403	5 %
Brasilien	26.944	5 %
Frankreich	24.374	4 %
Neuseeland	15.842	3 %
Großbritannien	14.023	2 %
Polen	12.096	2 %

(Quelle: FAO 2010)

1.1.1 Bearbeitung von Milch

Rohmilch zählt zu den leicht verderblichen Nahrungsmitteln. Daher ist ein Bearbeiten und Haltbarmachen unbedingt notwendig.

Stationen der Bearbeitung

1. Reinigen und Entrahmen
In der Molkerei werden Reinheit, Frischezustand, Fett- und Wassergehalt sowie das Vorkommen von Bakterien überprüft. Erste Station der Bearbeitung ist die Zentrifuge – auch Separator genannt. Durch das Zentrifugieren bei 40 °C und 6000 Umdrehungen pro Minute werden eventuell enthaltene Verunreinigungen nach außen abgeschleudert. Die leichten Milchfettkügelchen (Durchmesser: 3 bis 15 Mikrometer) sammeln sich innen und werden separat als Rahm oder Sahne abgeschieden.

2. Einstellen des Fettgehaltes
Nach dem Entrahmen wird die Konsummilch auf unterschiedliche Fettgehalte eingestellt – durch gezieltes Wiederzugeben von Rahm.

3. Homogenisieren
Indem man die Milch durch haarfeine Düsen presst, werden die Fettkügelchen feinst verteilt. Danach sind die Partikelchen zwar kleiner, dafür aber wesentlich zahlreicher, so dass die Fettoberfläche insgesamt größer wird.

4. Hitzebehandlung
Um pathogene Keime abzutöten, wird Milch einer Hitzebehandlung unterzogen – je nach Verfahren bei 62 bis 127 °C. Nach dem französischen Forscher Louis Pasteur heißt das Verfahren Pasteurisieren. Es gibt zwei Varianten:

- Kurzzeiterhitzung: 15 bis 30 Sekunden auf 72 bis 75 °C. Wird am meisten verwendet.
- Hocherhitzung: Im kontinuierlichen Durchfluss auf 85 bis 127 °C.

Aussehen, Geschmack und Nährwert der Milch bleiben nahezu gleich. Nur das Eiweiß wird leicht denaturiert und dadurch besser verdaulich.

5. Kühlen
Zum Schluss wird die Milch auf 4 °C heruntergekühlt, abgefüllt und verpackt.

Info

Wie Milch länger haltbar wird

Die nach oben beschriebenem Verfahren gewonnene Milch ist zwar im Vergleich zur Rohmilch deutlich haltbarer – länger als 3 bis 6 Tage lässt sie sich aber nicht im Kühlschrank aufbewahren.

Da Frischmilch in den Haushalten normalerweise schnell verbraucht wird, ist das eigentlich kein Problem. Dennoch wird für die längerfristige Vorratshaltung Milch angeboten, die eine Haltbarkeit von mehreren Monaten besitzt. Dies wird durch verschiedene Verfahren der Bearbeitung erreicht. Sie sind allerdings in allen Fällen mit deutlichen Qualitätseinbußen verbunden.

Info

Besonderheiten homogenisierter Milch

▶ Schmeckt vollmundiger, weil die größere Fettoberfläche eine intensivere Berührung mit den Geschmackspapillen zulässt.

▶ Leichter verdaulich, weil Fett spaltende Enzyme besser angreifen.

▶ Sie rahmt nicht auf.

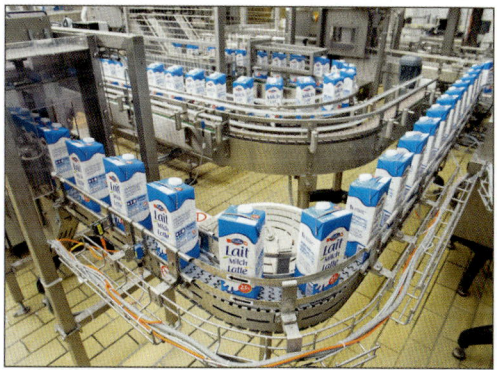

Bild 1: *Produktionsstraße*

Tab. 1: *Methoden zur längerfristigen Haltbarmachung*

Ultrahocherhitzen	Sterilisieren	Kondensieren
Die Milch wird für wenige Sekunden auf mindestens 135 °C erhitzt.	Die Milch wird bis zu 20 Minuten lang auf mindestens 110 °C erhitzt.	Die Milch wird bei 45 bis 50 °C und vermindertem Druck so lange erwärmt, bis ein Teil des Wassers verdampft ist.
Wirkungen und Veränderungen ▶ Sämtliche lebenden Keime sterben ab. ▶ Etwa 20 % der hitzeempfindlichen Vitamine werden zerstört. ▶ Leichte geschmackliche Einbußen treten auf. ▶ Ultrahocherhitzte Milch wird als sogenannte H-Milch angeboten.	**Wirkungen und Veränderungen** ▶ Sämtliche lebenden Keime werden abgetötet. ▶ Hitzempfindliche Vitamine werden weitgehend zerstört. ▶ Starke geschmackliche Einbußen treten auf. ▶ Das Eiweiß büßt an Wertigkeit ein. ▶ Sterilmilch ist deutlich weniger wertvoll als Frischmilch und ist als Nahrung für Säuglinge und Kleinkinder nicht geeignet.	**Wirkungen und Veränderungen** ▶ Sämtliche lebenden Keime werden abgetötet. ▶ Hitzeempfindliche Vitamine werden zum Teil zerstört. ▶ Das Eiweiß wird wegen der niedrigen Temperatur weitgehend geschont. ▶ Wegen des Wasserverlustes ist Kondensmilch dickflüssig. ▶ Kondensmilch wird in unterschiedlichen Fettstufen in den Handel gebracht.

Info

ESL-Milch

Seit einiger Zeit wird im Handel neben herkömmlicher Frischmilch auch ESL-Milch angeboten. Die Abkürzung steht für „Extended Shelf Life", was übersetzt so viel bedeutet wie „länger frische Milch". Das Verfahren, mit dem ESL-Milch haltbar gemacht wird, ist zwischen der Pasteurisierung und der Ultrahocherhitzung einzuordnen. Sie ist deutlich länger haltbar als pasteurisierte Milch. Es gibt zwei Varianten der Bearbeitung:

1. Verfahren

Die Milch wird leicht vorgewärmt und dann durch Dampfinjektionen 1 bis 2 Sekunden auf 127 °C erhitzt. Anschließend leitet man sie in ein Entspannungsgefäß, um den Wasserdampf zurück zu gewinnen. Danach wird sie abgefüllt.

2. Verfahren

Die Milch wird entrahmt, bei niedrigem Druck durch Mikrofilter gepresst und so schädliche Keime abgetrennt. Der Rahm wird separat für 1 bis 4 Sekunden auf 104 bis 108 °C erhitzt und der Milch danach wieder beigemischt.

Infoplus

Studie des Max-Rubner-Instituts in Kiel über ESL-Milch

Das Institut untersuchte 30 Milchproben und kam zu dem Ergebnis, dass ESL-Milch − unabhängig vom Herstellungsverfahren − als hochwertiges Lebensmittel anzusehen ist.

Weder sensorisch noch im Vitamingehalt gibt es relevante Unterschiede zu pasteurisierter Milch.

Milchsorten

Milch wird in folgenden Produkten abgegeben:

Rohmilch

Ja, es gibt sie noch, die völlig naturbelassene Milch, die lediglich gekühlt und gefiltert wurde. Sie kann entweder direkt ab Erzeuger verkauft werden oder sie ist im Handel als Vorzugsmilch zu haben. Diese Milch enthält sämtliche Bestandteile in ihrer natürlichen Zusammensetzung und Beschaffenheit. Für Säuglinge und Kleinkinder muss sie unbedingt abgekocht werden.

Standardisierte Konsummilch

In diese Kategorie gehören die meisten Milchsorten. Standardisiert heißt in diesem Zusammenhang, die Milch wurde in der Molkerei auf einen ganz bestimmten Fettgehalt eingestellt.

Vollmilch

Sie ist die hauptsächlich verbrauchte Standardsorte. Ihr Fettgehalt beträgt mindestens 3,5 Prozent. Einzige Ausnahme: Vollmilch mit natürlichem Fettgehalt. Sie wird nicht entrahmt und hat daher einen Fettgehalt zwischen 3,5 und 4 Prozent. Es gibt sie auch als H-Milch zu kaufen.

Fettarme Milch

Ihr Fettgehalt liegt bei 1,5 bis 1,8 Prozent. Sie kann mit Milcheiweiß angereichert sein. Die Packung muss dann einen entsprechenden Vermerk tragen. Es gibt sie auch als H-Milch.

Magermilch

Sie enthält kaum noch Fett. Der Gehalt liegt bei maximal 0,3 Prozent. Sie kann ebenfalls − sofern kenntlich gemacht − mit Milcheiweiß angereichert sein und ist auch als H-Milch zu kaufen.

Info

Biomilch

Nur wenn sie entsprechend der EG-Öko-Verordnung erzeugt wurde, darf Milch das Bio-Siegel tragen. Sie wird getrennt gesammelt und in den Molkereien separat verarbeitet.

Tab. 1: *Kennzeichnung von Milch – vorgeschriebene Angaben auf der Packung*

Angabe	Informationen
Verkehrsbezeichnung	Zum Beispiel : Vollmilch, fettarme Milch, Magermilch
Art der Wärme-behandlung	Zum Beispiel: pasteurisiert (herkömmliche Milch und ESL-Milch), ultrahocher-hitzt (mit dem Zusatz H) oder sterilisiert
Fettgehalt in Prozent	▸ bei Vollmilch mit natürlichem Fettgehalt: „mindestens 3,5 % Fett" ▸ bei Vollmilch mit eingestelltem Fettgehalt oder fettarmer Milch: „ ... % Fett" ▸ bei Magermilch: keine Angabe notwendig
Mindesthaltbarkeits-datum	▸ „mindestens haltbar bis ..." ▸ „bei 8 °C mindestens haltbar bis ..." für pasteurisierte Milch
Verzeichnis der Zutaten	▸ Generell kann Milch Vitamin- oder Mineralstoffzusätze enthalten. Dann müs-sen die entsprechenden Nährstoffmengen angegeben werden. ▸ Fettarme Milch oder Magermilch können mit Erzeugnissen aus Milcheiweiß angereichert sein.
Füllmenge	Füllmenge in Litern
Namen und Anschrift	Angabe des Herstellers, Abfüllers oder eines in der EU ansässigen Verkäufers
Europäisches Identi-tätskennzeichen	Anhand dieser Angabe lässt sich erkennen, woher die Milchprodukte kommen. Zum Beispiel: DE-NW XYZ ▸ EU-Land Deutschland = DE, Bundesland Nordrhein-Westfalen = NW ▸ Kennzeichnung der Produktionsstätte = Molkerei XYZ

Tab. 2: *Haltbarkeit im Überblick*

Milchsorte	Haltbarkeit
Rohmilch	2 Tage gekühlt
Pasteurisierte Milch	3 Tage gekühlt
ESL-Milch	12–21 Tage gekühlt
H-Milch	mind. 6 Wochen ungekühlt
Steril-Milch	bis zu 1 Jahr ungekühlt
Kondensmilch	mind. 1 Jahr ungekühlt

Tab. 3: *Vitaminverluste beim Erhitzen*

Verfahren	Verluste in Prozent	
	Vitamin B_1	Vitamin B_6
Pasteurisieren	< 10	0–8
ESL	5–15	0–7
Ultrahocherhitzen	15–20	> 10
Sterilisieren	20–50	20–50

i **Info**

Kennzeichnung ESL-Milch

Sie ist noch nicht einheitlich gekennzeichnet, weil die gesetzliche Grundlage fehlt. Sie trägt neben dem Hinweis „pasteurisiert" Bezeich-nungen wie „extra frisch" oder „maxifrisch".

➔ **Tipp**

Lagerung von Milch

▸ Milch nimmt leicht Fremdgerüche an, daher nicht offen stehen lassen.
▸ Mikroorganismen entwickeln sich in der Wärme besonders leicht, daher stets kühl aufbewahren (Kühlschrank).
▸ Zur Schonung UV-empfindlicher Vitamine nie längere Zeit dem Licht aussetzen.

1.1.2 Zusammensetzung von Milch

Hauptbestandteil der Milch ist Wasser. Wertgebende Bestandteile sind Proteine, Kohlenhydrate, Vitamine und Mineralstoffe.

Proteine

Bei den Proteinen lassen sich zwei große Fraktionen unterscheiden — die Caseine und die Molkenproteine. Beide können durch Ansäuern mit Essig voneinander getrennt werden. Casein wird durch pH-Änderung denaturiert und flockt aus — die Molkenproteine bleiben in Lösung.

Caseinfraktion

Alle Caseinproteine sind Phosphoproteine. Man unterscheidet vier Hauptfraktionen:

▶ α-Casein bildet mit Calciumionen ein unlösliches Calciumsalz.

▶ β-Casein ist ein Protein-Molekül mit einem polaren und einem unpolaren Ende. Auch hier ist die Bildung eines unlöslichen Calciumsalzes möglich.

▶ κ-Casein enthält neben Phosphorsäure noch Kohlenhydrate als Fremdbestandteil.

▶ γ-Casein ist ein Gemisch von Proteinen, die durch enzymatischen Abbau aus β-Casein gebildet werden.

Die Komponenten der Caseinfraktion liegen in der Milch nicht als Monomere vor, sondern bilden größere Aggregate, sogenannte Micellen. Man geht davon aus, dass die Caseinmicellen aus einer Vielzahl Untereinheiten aufgebaut sind. Diese Subeinheiten bestehen aus Caseinmonomeren, die über Calciumphosphat-Brücken zur eigentlichen Micelle aggregieren.

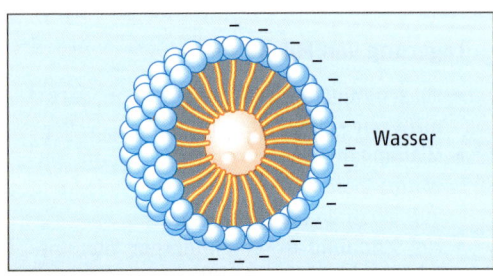

Bild 1: *Caseinmicelle*

Molkenproteine

▶ β-Lactoglobulin enthält einen Kohlenhydrat-Anteil. Bei einem pH-Wert über 8,6 wird es irreversibel denaturiert.

▶ α-Lactalbumin hat als Bestandteil von Enzymen Bedeutung.

Tab. 1: *Aminosäurezusammensetzung des Gesamtproteins von Milch*

Amino-säure	Gehalt (g/100 g)	Amino-säure	Gehalt (g/100 g)
Glu	22,8	Phe	5,3
Leu	10,4	Thr	4,8
Pro	10,2	Ala	3,7
Lys	8,3	Arg	3,6
Asp	8,2	Met	2,9
Val	6,8	His	2,8
Ile	6,2	Gly	2,2
Ser	5,8	Trp	1,5
Tyr	5,4	Cys	0,8

Tab. 2: *Zusammensetzung der Proteinfraktion*

Protein	Durchschnittlicher Anteil
Caseine	80 %
▶ α-Casein	42 %
▶ β-Casein	25 %
▶ κ-Casein	9 %
▶ γ-Casein	4 %
Molkenproteine	20 %
▶ β-Lactoglobulin	9 %
▶ α-Lactalbumin	4 %
▶ Proteose-Pepton	4 %
▶ Immunglobuline	2 %
▶ Serumalbumin	1 %

Lipide

Milchfett besteht fast ausschließlich aus Triglyceriden (ca 95 bis 96 Prozent). Charakteristisch ist der hohe Anteil mittel- und kurzkettiger Fettsäuren. Die Menge an ungesättigten Fettsäuren schwankt. Sie ist abhängig von Jahreszeit und Art der Fütterung. Insgesamt hat man ca. 60 verschiedene Fettsäuren in der Milch nachgewiesen. Außer Glyceriden gehören zur Lipidfraktion noch freie Fettsäuren, Phospholipide, Sphingolipide und Sterine – hauptsächlich Cholesterin.

Das Milchfett ist sehr fein in der Flüssigkeit verteilt. Die Fettkügelchen von Rohmilch haben einen Durchmesser zwischen 0,1 und 10 μm. Beim Homogenisieren sinkt er auf maximal 1 μm. Jedes Fettpartikelchen ist von einer Membran umgeben, die sich hauptsächlich aus Phospholipiden und Proteinen zusammensetzt. Bei den Proteinen handelt es sich um spezielle Membranproteine.

Tab. 1: *Zusammensetzung der Milchlipide*

Lipidfraktion	Gehalt am Gesamtlipid
Triglyceride	95−96 %
Diglyceride	1,3−1,6 %
Monoglyceride	0,02−0,04 %
Ketosäureglyceride	0,9−1,3 %
Hydroxysäureglyceride	0,6−0,8 %
Freie Fettsäuren	0,1−0,4 %
Phospholipide	0,8−1,0 %
Sphingolipide	0,06
Sterine	0,2−0,4 %

Tab. 2: *Fettsäuren des Milchfettes (Gew.-%)*

Fettsäure	Gehalt	Fettsäure	Gehalt
Buttersäure	2,8	Laurinsäure	2,9
Capronsäure	2,3	Myristinsäure	8,9
Caprylsäure	1,1	Palmitinsäure	23,8
Caprinsäure	3,0	Stearinsäure	13,2
Laurinsäure	2,9	Ölsäure	25,5

Kohlenhydrate

Hauptkomponente der Kohlenhydratfraktion ist Milchzucker (Lactose). Er liegt sowohl in der α- als auch in der β-Form vor. Daneben enthält Milch geringe Mengen Glucose.

Organische Säuren

Frisch gemolkene Milch enthält vor allem Citronensäure. Schon bald danach werden durch die Aktivität von Bakterien andere organische Säuren gebildet – zum Beispiel Milchsäure und Essigsäure. Außerdem enthält Milch Orotsäure, die ein Wachstumsfaktor für verschiedene Darmbakterien ist.

Mineralstoffe

Milch enthält hauptsächlich Calcium, Kalium und Natrium, die entweder als Citrate, Phosphate oder Chloride vorkommen.

Tab. 3: *Mengenelemente der Milch*

Mengen-element	Gehalt (mg/l)	Mengen-element	Gehalt (mg/l)
Kalium	1500	Phosphat	3000
Calcium	1200	Chlorid	1000
Natrium	500	Sulfat	100
Magnesium	120		

Vitamine

Die Milch ist eines der wenigen Nahrungsmittel, das sämtliche Vitamine enthält.

Tab. 4: *Vitamine der Milch (Beispiel)*

Vitamin	Gehalt (mg/l)	Vitamin	Gehalt (mg/l)
A	0,4	D	0,001
B$_1$	0,4	E	1,0
B$_2$	1,7	Nicotinamid	1,0
B$_6$	0,6	Pantothensäure	3,5
B$_{12}$	0,005	Biotin	0,03
C	20,0	Folsäure	0,05

1.1.3 Bewertung von Milch

Milch enthält Nährstoffe in einem ausgewogenen Verhältnis und ist daher ein wertvolles Lebensmittel.

Tab 1: *Milchkonsum in Ländern der EU (2006)*

Land	Konsum (kg/Kopf)	Land	Konsum (kg/Kopf)
Schweden	146	Frankreich	92
Dänemark	138	Österreich	80
Niederlande	123	Italien	57
Deutschland	95		

Info

Achtung Energie!

Milch ist kein Durstlöscher, sondern ein flüssiges Nahrungsmittel. Sie unterscheidet sich von anderen Getränken durch ihren hohen Nährwert. Ein Glas Milch zum Frühstück oder zwischen den Mahlzeiten ist daher als echte Stärkung anzusehen.

Die Nährstoffe im Überblick

▶ Milcheiweiß besitzt als tierisches Protein eine hohe Wertigkeit.

▶ Milchfett ist wegen seines hohen Gehaltes an kurz- und mittelkettigen Fettsäuren leicht verdaulich.

▶ Milchzucker liefert dem Körper Energie und hat darüber hinaus einen günstigen Einfluss auf den Darm. Im Dünndarm wird ein Teil der Lactose zu Milchsäure oxidiert. Das senkt den pH-Wert im Verdauungstrakt und verhütet schädliche Fäulnisprozesse. Auch fördert Milchsäure die Resorption von Calcium, Phosphor und Magnesium.

▶ Calcium und Phosphor sind in leicht verwertbarer Form und im Mengenverhältnis gut aufeinander abgestimmt enthalten. Beide Mineralstoffe sind unentbehrlich für Aufbau und Erhalt des Knochens. Ohne den regelmäßigen Verzehr von Milch und Milchprodukten lässt sich der Bedarf an Calcium kaum decken. Schon ein halber Liter täglich liefert den Tagesbedarf eines Schulkindes.

▶ Ein halber Liter Milch deckt einen beachtlichen Teil des täglichen Vitaminbedarfes ab. Das gilt insbesondere für die Gruppe der B-Vitamine.

Tab. 2: *Beitrag von ½ Liter Vollmilch zur empfohlenen Zufuhr ausgesuchter Nährstoffe*

Nährstoff	Kinder 1–6 Jahre	Kinder 7–14 Jahre	Jugendliche 15–18 Jahre	Erwachsene ab 18 Jahre
	Bedarfsdeckung in Prozent			
Protein	79–103	32–61	28–35	28–35
Calcium	86–100	60–75	50	60–75
Magnesium	50–75	19–35	15–37	17–20
Jod	31–58	19–27	19	19–21
Zink	18–26	12–16	12–15	12–15
Vitamin A	29–33	18–25	18–22	18–25
Vitamin B_1	20–29	14–18	13–18	15
Vitamin B_2	77–106	57–71	47–50	50–57
Vitamin B_6	21–28	14–18	12–16	25
Vitamin B_{12}	167–250	83–139	83	83
Panthotensäure	45	30–36	30	30

1.2 Sauermilchprodukte

Sauermilchprodukte entstehen aus Milch durch Gärung, die größtenteils durch Milchsäurebakterien hervorgerufen wird. Aber auch andere Mikroorganismen wie zum Beispiel Hefen können daran beteiligt sein. Je nach Art der beteiligten Mikroorganismen verläuft die Gärung entweder über den Reaktionsweg der Glykolyse oder über das Pentosephosphat.

Im ersten Fall wird fast ausschließlich Milchsäure gebildet – im zweiten entstehen daneben noch Ethanol, Essigsäure und zum Teil Kohlendioxid.

Unter dem Einfluss der Säure werden die Proteine denaturiert und koagulieren – die Milch wird „dickgelegt".

Info

Fruchtig liegt im Trend

Besonders beliebt sind geschmacklich aufgepeppte Sauermilchprodukte. Es gibt sie vor allem mit Früchten, aber auch mit Zusätzen wie Nüssen, Säften oder Aromen.

Info

Allgemeine Eigenschaften

Für Sauermilchprodukte gibt es drei charakteristische Merkmale:

Fettgehalt

Wie bei Trinkmilch gibt es Produkte unterschiedlicher Fettstufen von mager (0,3 %) bis sahnig (mindestens 10 %).

Geschmack

Je nach Säuregrad schmecken die Produkte mild bis kräftig säuerlich. Man erreicht den gewünschten Säuregrad zum Einen durch die Wahl geeigneter Bakterien und zum Anderen durch eine entsprechende Kontrolle beim Dicklegen.

Konsistenz

Es gibt Sauermilchprodukte entweder als dickflüssiges Getränk oder „löffelfeste" Masse. Die flüssigen Produkte werden meist in Tanks gesäuert und dann vor dem Abfüllen flüssig gerührt. Die festen säuert man erst in der Verpackung.

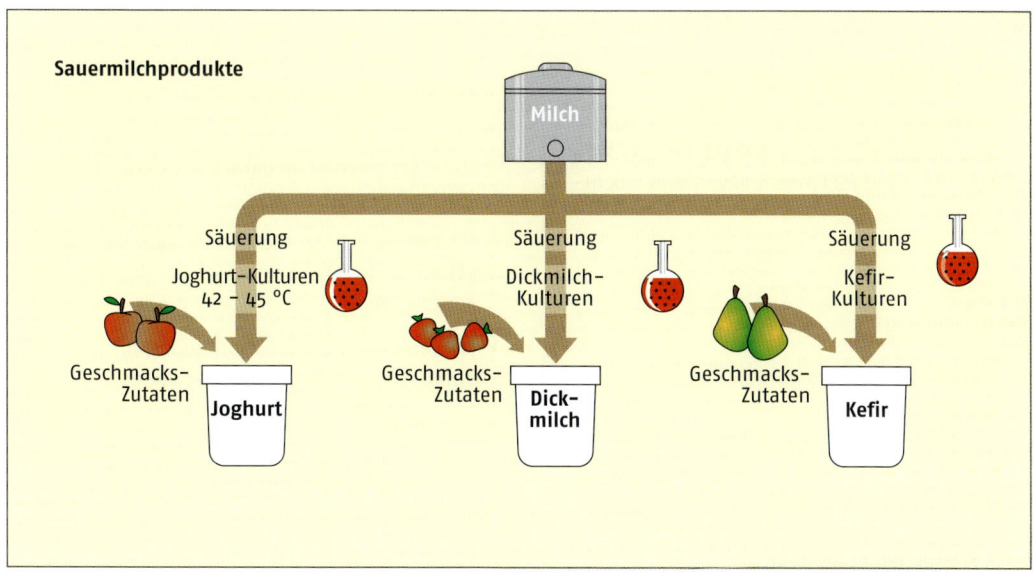

Bild 1: *Abhängig von der Bakterienkultur und den Verarbeitungsbedingungen entstehen verschiedene Sauermilchprodukte*

Die Produktpalette

Aus dem großen Angebot sollen hier nur die Haupt-produkte vorgestellt werden.

Joghurt

Ein inzwischen fast klassisches Sauermilchprodukt. Es wird aus pasteurisierter Milch durch Zusatz von nur mild säuernden Bakterienkulturen gewonnen. Da die Kulturen thermophil sind und daher in der Wärme besonders gut wachsen, wird die Milch bei Temperaturen zwischen 42 und 45 °C bebrütet – etwa drei Stunden lang. Genussfertiger Joghurt enthält 0,7 bis 1,1 Gew.-% Milchsäure und hat einen pH-Wert von 4 bis 4,2. Typisch für ihn ist ein sehr milder, frischer Geschmack. Es gibt Joghurt in verschiedenen Fettstufen.

Tab. 1: *Fettstufen von Joghurt*

Produkt	Fettstufe
Sahnejoghurt	mindestens 10 %
Vollmilchjoghurt	mindestens 3,5 %
Fettarmer Joghurt	1,5 bis 1,8 %
Magermilchjoghurt	maximal 0,3 %

 Info

Ein Volk von Joghurtessern

In Deutschland liegt der Verzehr von Joghurt bei durchschnittlich 13 Kilogramm pro Kopf und Jahr. Rund 80 Prozent davon sind Frucht-joghurts.

 Info*plus*

Vor gut 100 Jahren führte der russische Bakteriologe Ilja Meschnikow die hohe Lebenserwartung bulgarischer Bauern unter anderem auf ihren hohen Joghurtkonsum zurück. Damit begann der Siegeszug des Sauermilch-produktes. Seit 1907 wird es in Deutschland in Molkereien hergestellt.

Probiotika – Gesundheit pur?

Seit langem schon sind probiotische Joghurts im Handel. Sie versprechen besondere gesundheits-fördernde Effekte und sind beim Verbraucher sehr beliebt. Zu Beginn der Markteinführung betrug der Anteil lediglich zwei Prozent. Heute liegt er bei knapp einem Fünftel.

Zielobjekt Darmbakterien

Der Magen-Darm-Trakt des Menschen bietet einer Vielzahl von Bakterien ideale Lebensbedingungen. Sein Inneres beherbergt die kaum vorstellbare Zahl von 10^{14} Mikroorganismen. Das sind zehnmal mehr Bakterien als der Mensch Körperzellen hat. Die Gesamtheit aller Mikroorganismen bezeichnet man als Mikrobiota (früher: Darmflora). Sie hat ein Gewicht von 500 Gramm bis ein Kilogramm und setzt sich aus rund 500 verschiedenen Spezies zusammen. Besonders dicht besiedelt ist der Dickdarm.

Nicht alle Bakterien sind für den Körper wertvoll. Einige Kulturen – vor allem Milchsäurebakterien – haben etliche positive Wirkungen. Bei anderen ist gar keine Wirkung zu beobachten. Und schließlich gibt es auch pathogene Keime. Wichtig für die Gesundheit des Menschen ist ein ausgewogenes Verhältnis der unterschiedlichen Bakterienarten.

Probiotika – die besonderen Keime

Probiotika sind lebende Mikroorganismen, die spezifische gesundheitsfördernde Effekte ausüben. Sie überstehen das „Säurebad" des Magens ohne Schädigung und gelangen unverändert bis in den Dickdarm.

Probiotika entfalten im Darm verschiedene gesundheitliche Wirkungen:

▸ Sie lagern sich an die Darmschleimhaut (Mukosa) an und verhindern so das Andocken pathogener Keime.

▸ Sie verstärken die Schleimbildung im Darm und damit die Barrierewirkung des Darms.

▸ Sie stimulieren Abwehrmechanismen des Körpers, zum Beispiel die Zerstörung pathogener Keime durch bestimmte Immunzellen oder die Bildung von sogenannten Defensinen, die das Wachstum pathogener Keime kontrollieren.

Präbiotika – gesunde Zutat

Es handelt sich bei ihnen um unverdauliche Nahrungsbestandteile. Klassische Vertreter sind die Oligosaccharide wie zum Beispiel Inulin, Oligofructose oder Oligosaccharose.

Präbiotika werden von den im Dickdarm siedelnden Bakterien abgebaut und verwertet. Als Stoffwechselprodukte entstehen dabei kurzkettige Fettsäuren – vor allem Buttersäure, Essigsäure und Propionsäure. Diese Verbindungen regen das Wachstum nicht pathogener Keime an und regulieren die Flüssigkeitsbilanz. Zudem haben sie eine entzündungshemmende Wirkung, die bereits durch die Ergebnisse vieler Studien belegt worden ist. Sie drosseln die Bildung von Stoffen, die entzündliche Prozesse in Gang bringen und fördern – zum Beispiel Prostaglandine oder Zytokine.

Gesicherte Effekte von Pro- und Präbiotika:

▶ Geringere Häufigkeit und Dauer verschiedener Durchfallerkrankungen,

▶ Verringerung der Konzentration gesundheitsschädlicher Stoffe im Darm,

▶ Beeinflussung des Immunsystems,

▶ Besserung von Lactoseintoleranz,

▶ Linderung von Verstopfung.

Vermutete Effekte von Pro- und Präbiotika:

▶ Verringerung des Risikos von Allergien,

▶ Vorbeugung gegen Krebs,

▶ Stärkung des Immunsystems,

▶ Senkung des Cholesterinspiegels,

▶ Steigerung der Verwertung von Calcium.

 Info

Probiotika – Wie oft?

Probiotika siedeln sich nicht dauerhaft im Darm an. Um eine Wirkung zu erzielen, muss man probiotische Joghurts regelmäßig essen – alle zwei bis drei Tage ein Becher reicht aus, um einen konstanten Level zu erhalten.

Kefir

Kefir oder Kumys ist ein schäumendes, leicht alkoholhaltiges (0,1 %) Getränk, das ursprünglich aus Asien stammt und dort aus Stutenmilch bereitet wurde. An seiner Gewinnung sind neben Milchsäurebakterien auch Hefepilze beteiligt, durch die eine leichte alkoholische Gärung stattfindet. Der Alkoholgehalt verleiht dem Getränk seinen typischen spritzigen Geschmack.

Sauermilch

Es gibt sie in flüssiger und gut trinkbarer Form oder dickgelegt. Dann ist sie stichfest und wird unter der Bezeichnung Dickmilch in den Handel gebracht. Sauermilch enthält 0,5 bis 0,9 Prozent Milchsäure und hat einen pH-Wert von vier bis fünf. Sie wird in drei Fettgehaltsstufen angeboten:

▶ höchstens 0,3 %,

▶ 1,5 bis 1,8 %,

▶ mindestens 3,5 %.

Buttermilch

Sie ist eigentlich kein echtes Sauermilcherzeugnis, sondern entsteht als Nebenprodukt beim Buttern. Buttermilch enthält nur noch wenig Fett (maximal 1 %), aber ansonsten alle wertvollen Nährstoffe der Milch. Fleischsorten wie Wild oder Hammel verlieren durch das Einlegen in Buttermilch ihren strengen Geschmack.

Tab. 1: *Haltbarkeit im Überblick*

Produkt	Haltbar bei Kühlung
Joghurt	3 bis 4 Wochen
Kefir	3 bis 4 Wochen
Sauermilch	3 bis 4 Wochen
Buttermilch	8 bis 14 Tage

 Info

Verwendung von Sauermilch

▶ Zum Frühstück, als Zwischenmahlzeit oder Nachspeise.

▶ Als Grundlage für Salatsaucen.

1.3   Sahneerzeugnisse

Sahne (Rahm) sammelt sich als fettreiche Schicht beim Stehenlassen von Milch an der Oberfläche. In der Molkerei wird sie mit Hilfe von Separatoren gewonnen, die nach dem Prinzip der Zentrifuge arbeiten. Die Sahne reichert sich im Inneren der Zentrifuge an. Sie wird entweder direkt als „süße" Sahne oder in verschiedenen Zubereitungen verwendet.

Süße Sahne

Wie Milch ist Sahne in verschiedenen Fettgehaltsstufen erhältlich. Bei einem Fettgehalt ab etwa 30 Prozent lässt sie sich zu einer schaumigen Masse schlagen. Das gelingt allerdings nur mit gekühlter Sahne, deren Temperatur weniger al 6 °C beträgt.

Tab. 1: *Fettstufen von Sahne*

Produkt	Fettgehalt
Sahne	25 bis 29 %
Schlagsahne	mindestens 30 %
Schlagsahne „extra"	mindestens 36 %

Verwendung von geschlagener Sahne:

▶ Füllung für Torten und Gebäck,

▶ Verfeinern von Süßspeisen,

▶ Verzieren von Speisen und Gebäcken,

▶ Gemischt mit Gewürzen und Kräutern als pikante Sauce, zum Beispiel mit Meerrettich zu Fisch.

Verwendung von geschlagener Sahne:

▶ Verfeinern von Suppen und Saucen,

▶ Ergänzung zu Süßspeisen wie Rote Grütze.

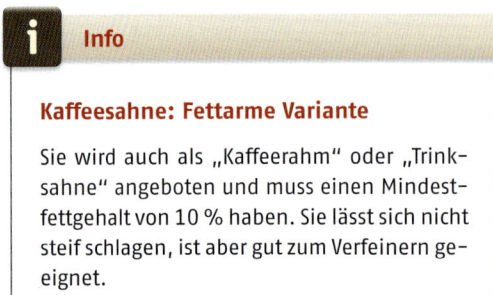

i   Info

Kaffeesahne: Fettarme Variante

Sie wird auch als „Kaffeerahm" oder „Trinksahne" angeboten und muss einen Mindestfettgehalt von 10 % haben. Sie lässt sich nicht steif schlagen, ist aber gut zum Verfeinern geeignet.

Erzeugnisse aus saurer Sahne

Sie werden durch Säuern von Rahm gewonnen. Je nach Art des Verfahrens unterscheidet man folgende Produkte:

Saure Sahne

Sie entsteht aus frischem Rahm, der mit Hilfe von Milchsäurebakterien gesäuert wird. Vorgeschrieben ist ein Mindestfettgehalt von zehn Prozent.

Crème fraîche

Diese französische Spezialität hat sich auch bei uns schon längst durchgesetzt. Ihr Name heißt übersetzt so viel wie „Frischrahm". Crème fraîche ist de „feine" Verwandte der sauren Sahne. Hergestellt wird sie durch Ansäuern der Milch mit Milchsäurebakterien. Sie muss einen Fettgehalt von mindestens 30 Prozent besitzen. Ein Zusatz von 15 Prozent Saccharose ist erlaubt – andere Zusätze wie Stabilisatoren oder Konservierungsstoffe dagegen nicht.

Crème fraîche hat ein mildes Aroma und ist wegen des hohen Fettgehaltes besonders weich und cremig. Sie flockt bei Zugabe in heiße Speisen wie Saucen nicht aus. Es gibt sie natur oder mit Zusatz von Knoblauch, Kräutern oder Gewürzen.

Verwendung von saurer Sahne und Crème fraîche

▶ Verfeinern und Binden von Suppen und Saucen,

▶ Grundbestandteil von Salatsaucen.

Tab. 2: *Energiegehalt von Milchprodukten*

Produkt	Energiegehalt (kJ/100 g)
Sahne (10 % Fett)	510
Saure Sahne	1269
Sahne (30 % Fett)	782
Buttermilch	157
Joghurt (3,5 % Fett)	293
Joghurt (1,5 % Fett)	208
Joghurt (0,5 % Fett)	157
Kefir	270

1.4 Käse

Milch ist ein sehr wertvolles, aber auch leicht verderbliches Lebensmittel. Der Wunsch, ihre Inhaltsstoffe über längere Zeit zu erhalten, hat möglicherweise Pate gestanden, als der Mensch bereits viele Jahrhunderte vor unserer Zeitrechnung den Käse „erfand".

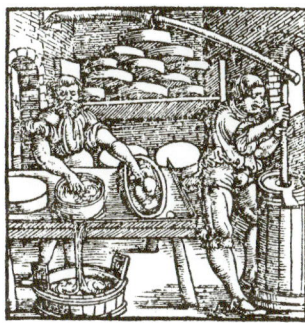

Bild 1:
Käserei um 1545

Verglichen mit den heutigen Produkten waren die ersten hausgemachten Käse noch recht primitiv. Milch wurde durch Ansäuern zum Gerinnen gebracht und die entstandene dickliche Masse gründlich ausgepresst. Noch ein bisschen Salz dazu, und fertig war der Käse.

Im Laufe der Zeit wurden die Verfahren verfeinert und man entwickelte raffiniertere Rezepturen – die Zahl der Käsesorten wuchs. Heute soll es weltweit 3000 verschiedene Sorten geben. Schon längst ist Käse kein einfaches Grundnahrungsmittel mehr, sondern bietet auch Feinschmeckern ein reichhaltiges Angebot

Tab. 1: *Die zehn größten Käseproduzenten*

Produkt	Produktion (Tsd. t)
USA	4.357
Deutschland	1.852
Frankreich	1.840
Italien	1.320
Niederlande	670
Ägypten	661
Polen	520

(Quelle: Handelsblatt Die Welt in Zahlen 2005)

1.4.1 Herstellung von Käse

Rohprodukt der Käseherstellung ist Milch – in der Hauptsache Kuhmilch, für spezielle Sorten auch Schaf- oder Ziegenmilch. Die Milch wird zum Gerinnen gebracht – wird „dickgelegt" – und von der Restflüssigkeit abgetrennt.

Gerinnungsmethoden

Es gibt dafür verschiedene Methoden.

Zusatz von Milchsäurebakterien

Die Milchsäurebakterien setzen den Milchzucker zu Milchsäure um. Der pH-Wert sinkt und die Säure bringt das Casein zum Gerinnen. Das Endprodukt hat ein feines, leicht säuerliches Aroma.

Zusatz von Lab

Lab ist ein Enzym, das im Kälbermagen vorkommt. Es ist auf Milcheiweiß „spezialisiert" und lässt es gerinnen, ohne dass die Milch sauer wird.

Zusatz von Lab plus Milchsäurebakterien

Um Aroma, Geschmack und Konsistenz besonders günstig zu beeinflussen, kombiniert man heute meist beide Methoden.

Gewinnung von Käsemasse

Zur Vorbereitung auf das Dicklegen wird die Milch auf einen bestimmten Fettgehalt eingestellt und manchmal auch der Proteingehalt korrigiert. Zur Verbesserung der Gerinnungsfähigkeit und Konsistenz setzt man außerdem zuweilen Calciumsalz zu. Das fertig vorbereitete Gemisch bezeichnet man als „Kesselmilch".

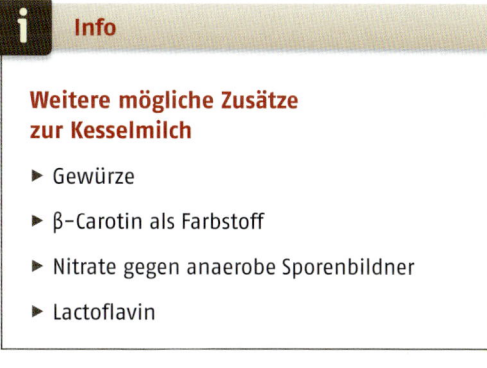

i   Info

Weitere mögliche Zusätze zur Kesselmilch

▶ Gewürze

▶ β-Carotin als Farbstoff

▶ Nitrate gegen anaerobe Sporenbildner

▶ Lactoflavin

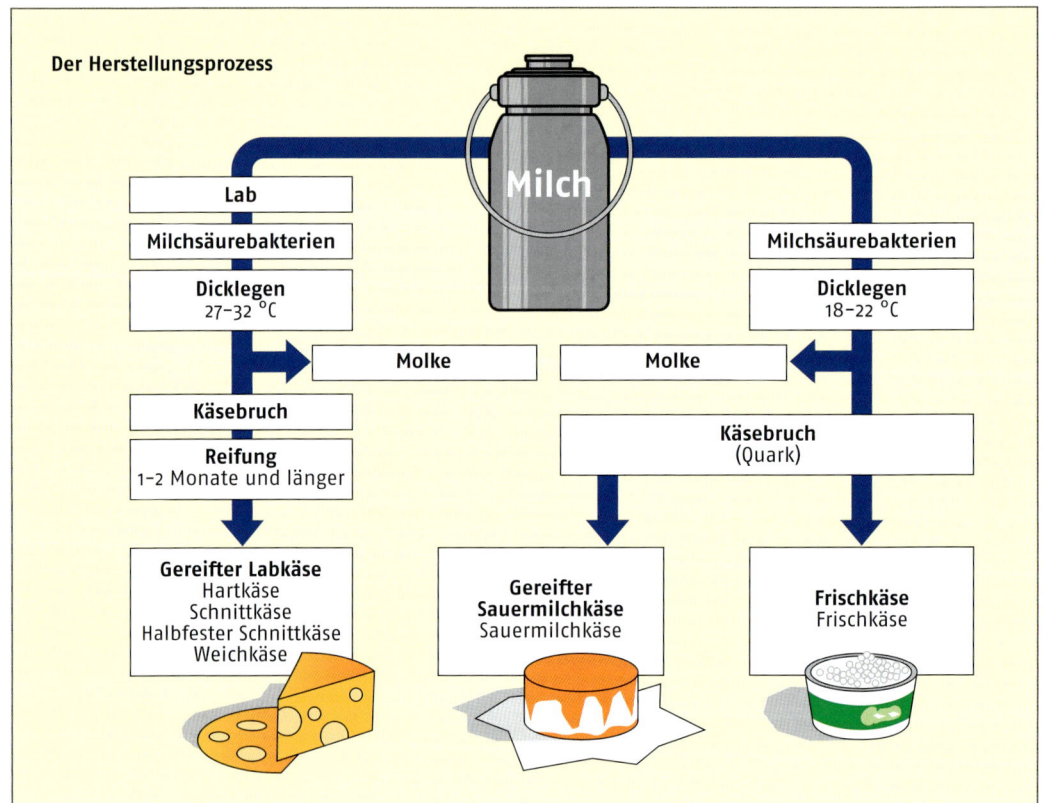

Bild 1: *Käseherstellung*

Stationen der Verarbeitung

▶ Bei Temperaturen zwischen 18 bis 50 °C bringt man die Milch zum Gerinnen. Während der Fällung wird das gebildete Proteingel durch rotierende Schneidevorrichtungen (Käseharfe) in kleine Teile zerschnitten. Dabei kommt es unter Abscheidung von Molke zu einer Verfestigung des Gels (Bruch). Sie ist umso stärker, je intensiver die mechanische Bearbeitung erfolgt und je höher die Temperatur ist.

▶ Die Trennung von Bruch und Molke wird je nach gewünschter Konsistenz durch Ablaufen oder Abpressen der Molke erzielt. Dabei wird die Masse gleichzeitig ausgeformt.

Möglichkeiten der Weiterverarbeitung

Frischkäse entsteht

Die Masse wird sofort getrennt, gesalzen und eventuell mit Gewürzen, Kräutern oder anderen Zutaten gemischt und danach verpackt.

Gereifter Käse entsteht

Die geformte Käsemasse kommt einige Zeit in ein Salzbad und wird in klimatisierten Räumen einer Reifezeit überlassen. Wie die Reifung verläuft, ist abhängig von der Zusammensetzung der Käsemasse – insbesondere vom Wassergehalt. Weitere Einflussfaktoren sind Temperatur und Luftfeuchtigkeit. Nach Ende der Reifezeit wird geformt und verpackt.

Info

Ultrafiltration

Neue Verfahren der Käseherstellung sind so konzipiert, dass sie den bislang in der Molke verbleibenden Proteinanteil verstärkt in den Bruch einarbeiten. Dabei wird die Ausbeute um 12 bis 18 Prozent erhöht. Dies gelingt durch Ultrafiltration. Die so angereicherten Proteine mischt man dem Bruch wieder zu.

Info

Wie das Lebensmittelgesetz Käse definiert

Käse sind frische oder in verschiedenen Stadien der Reife befindliche Erzeugnisse, die aus dickgelegter Käsereimilch hergestellt werden.

Käsereimilch ist die zur Herstellung von Käse bestimmte Milch, auch unter Mitverwendung von Buttermilcherzeugnissen, Sahneerzeugnissen, Süßmolke, Sauermolke oder Molkensahne.

Fett und Trockenmasse – Kenngröße Nr. 1

Auf Käsepackungen ist die Angabe „Fett i. Tr." zu lesen. Tr. ist die Abkürzung von „Trockenmasse". Man versteht darunter die Substanzmenge, die zurück bleibt, wenn dem Käse das Wasser komplett entzogen wurde. Den Fettgehalt von Käse ermittelt man in der Trockenmasse. „25 % Fett i. Tr." bedeutet also 25 Prozent Fett in der Trockenmasse.

Nach der deutschen Käseverordnung wird Käse in acht Fettstufen gehandelt.

Info

Kennzeichnung

Bei der Kennzeichnung von Käse muss entweder die Fettgehaltsstufe oder der Fettgehalt in der Trockenmasse auf der Packung angegeben sein.

Tab.1 *Fettgehaltsstufen von Käse*

Fettgehaltsstufe	Fett i. Tr.
Doppelrahmstufe	mindestens 60 % maximal 87 %
Rahmstufe	mindestens 50 %
Vollfettstufe	mindestens 45 %
Fettstufe	mindestens 40 %
Dreiviertelfettstufe	Mindestens 30 %
Halbfettstufe	mindestens 20 %
Viertelfettstufe	mindestens 10 %
Magerstufe	unter 10 %

Wassergehalt – Kenngröße Nr. 2

Käse wird auch nach dem Wassergehalt in der fettfreien Käsemasse eingeteilt.

Tab. 2: *Wassergehaltsstufen*

Käsegruppe	Wassergehalt in der fettfreien Käsemasse (% Wff)
Hartkäse	56 % oder weniger
Schnittkäse	mehr als 54 bis 63
halbfester Schnittkäse	mehr als 61 bis 69
Sauermilchkäse	mehr als 60 bis 73
Weichkäse	mehr als 67
Frischkäse	mehr als 73

Tab. 3: *Reifungszeit verschiedener Käsearten*

Käseart	Reifungszeit
Hartkäse	2 bis 8 Monate
Schnittkäse	5 Wochen
halbfester Schnittkäse	3 bis 5 Wochen
Weichkäse	2 Wochen
Sauermilchkäse	1 bis 2 Wochen
Frischkäse	Keine

1.4.2 Käsesorten

Für die Herstellung von Käse wird heute normalerweise pasteurisierte Milch verwendet.

Frischkäse

Die Milch wird entweder nur mit Säuerungskulturen oder in Kombination mit Lab dickgelegt. Anschließend trennt man die Molke bis zum gewünschten Wassergehalt ab. Der Fettgehalt wird mit Rahm eingestellt. Frischkäse sind streichfähig, wenig bis gar nicht gesalzen und mit sehr zartem Aroma.

Tab. 1: *Frischkäsesorten*

Speisequark

Wird heute vorzugsweise aus schwach gesäuerter, weitgehend entrahmter Milch gewonnen. Er besitzt einen leicht säuerlichen Geschmack und wird angeboten als:

▶ Magerquark (bis 0,1 % Fett i. Tr.)
▶ Quark, halbfett (20 % Fett i. Tr.)
▶ Quark, fett (40 % Fett i. Tr.)

Schichtkäse

Muss eine Mittelschicht aufweisen, die fettreicher ist als die darüber bzw. darunter liegende Schicht.
Fettstufen: 10, 20 oder 40 % Fett i. Tr.

Rahmfrischkäse

Wird aus mit Rahm versetzter Vollmilch durch Labgerinnung gewonnen. Der Geschmack ist leicht pikant.
Fettstufen: 50 oder 60 % Fett i. Tr.
Wichtige Vertreter: Demi Suisse, Carré-frais, Gervais, Cream Cheese

Mozzarella

Entsteht, wenn der Bruch in der Molke auf etwa 60 °C erhitzt wird. Er bekommt dadurch eine plastische Konsistenz.

Cottage Cheese (Hüttenkäse)

Der Käsebruch wird bei 45 bis 52 °C nachgehärtet. So entsteht eine körnige Struktur.

Gereifter Käse

Je nach Art der Dicklegung unterscheidet man bei gereiftem Käse zwischen Süßmilchkäse (Labkäse) und Sauermilchkäse.

▶ Süßmilchkäse werden hergestellt, indem man die Milch mit Hilfe von Labenzym unter Zusatz von Milchsäurebakterien dicklegt. In dieser Gruppe gibt es die meisten Sorten.

▶ Sauermilchkäse entstehen, wenn die Milch allein durch Milchsäurebakterien dickgelegt wird. Sie reifen von außen nach innen. Dabei wird der zunächst weiße Kern zunehmend gelblich und geschmeidig fest. Sauermilchkäse werden hauptsächlich in niederen Fettstufen hergestellt. Sie haben einen hohen Proteingehalt. Im Vergleich zu anderen Käsesorten sind sie sehr preiswert.

 Info

Schmelzkäse – noch eine Käsevariante

Schmelzkäse ist geschmolzener und dann weiter verarbeiteter Käse und wird aus einer oder mehreren Sorten hergestellt. Er wird zerkleinert und mithilfe von Schmelzsalzen unter Einwirken von Druck und heißem Wasserdampf geschmolzen. Als Schmelzsalze sind Phosphate oder Citrate zugelassen. Schmelzkäse ist bei kühler Lagerung Monate haltbar.

Tab. 2: *Nährwertgehalt von Speisequark, Magerstufe*

Inhaltsstoff	Gehalt (in 100 g)
Proteine	15,00 g
Fett	0,10 g
Wasser	80,00 g
Vitamin A + β-Carotin	0,01 mg
Vitamin B$_1$	0,04 mg
Vitamin B$_2$	0,31 mg
Niacin	0 10 mg
Calcium	90,00 mg
Phosphor	189,00 mg

Tab. 1: *Übersicht über wichtige gereifte Käsesorten*

Käsegruppe	% Trockenmasse	% Fett i. Tr.	Reifezeit
Hartkäse	58 bis 63	30 bis 50	2 bis 8 Monate
Wichtige Verteter	Chester, Cheddar, Emmentaler, Gruyère, Parmigiano-Reggiano, Grana, Bagozzo, Cacciovallo, Alpkäse, Bergkäse, Beaufort		
Schnittkäse	44 bis 57	30 bis 50	5 Wochen
Wichtige Vertreter	Edamer, Geheimratskäse, Molbo, Gouda, Pecorino, Aunis, Esrom, Jerôme, Deutscher Trappistenkäse, Brotkäse, Thybo, Fynbo, Brinsenkäse, Tilsiter, Appenzeller, Danbo, Steppenkäse		
Halbfester Schnittkäse	45 bis 55	30 bis 60	3 bis 5 Wochen
Wichtige Vertreter	Butterkäse, Italico, Bel Paese, Klosterkäse, Roquefort, Bresse Bleu, Gorgonzola, Stracchino, Stilton, Blue Dorset, Danablu, Steinbuscher, Weißlacker, Bierkäse		
Weichkäse	35 bis 52	20 bis 60	2 Wochen
Wichtige Vertreter	Chèvre, Chevret, Chevretin, Nicolin, Rebbiola, Brie, Cacciotta, Camembert, Petit Camembert, Romadur, Kümmelkäse, Limburger, Münsterkäse, Backsteinkäse, Mainauer, Mondseer, Weinkäse, Gérome		
Sauermilchkäse	35	>10	1 bis 2 Wochen
Wichtige Vertreter	Harzer Käse, Mainzer Käse, Handkäse, Korbkäse, Stangenkäse, Spitzkäse, Gamelost		

Analogkäse – heiß diskutiert

Seit etwa 15 Jahren wird er produziert. Aus Zutaten wie Pflanzenfett (zum Beispiel Palmöl), Eiweiß, Stärke, Salz und Geschmacksverstärkern entsteht ein Produkt, das zwar aussieht wie Käse, aber keiner ist. Mit dem Naturprodukt aus Kuh-, Schaf- oder Ziegenmilch hat das Gemisch wenig zu tun.

Angeboten werden die Käseimitate in den verschiedensten Geschmacksrichtungen – von Gouda und Emmentaler über Feta und Schafskäse bis hin zu Mozzarella.

Die Lebensmittelindustrie verwendet Analogkäse vorwiegend für das Herstellen von Fertigprodukten wie Pizza, Gratin oder Baguette, die in den Tiefkühltruhen und Kühltheken der Supermärkte angeboten werden. Aber auch Gaststätten, Imbissbetriebe und Bäckereien nutzen ihn gern, denn er hat einen unschlagbaren Vorteil. Er ist im Einkauf 30 bis 40 Prozent billiger als echter Käse. Außerdem bietet er günstige technologische Eigenschaften: eine sehr gute Temperaturbeständigkeit und perfektes Schmelzverhalten.

Problem Kennzeichnung

Nach europäischem Recht dürfen sich Produkte nur dann „Käse" nennen, wenn sie aus Milch hergestellt wurden. Wird ein Milchbestandteil ganz oder teilweise ersetzt – etwa Milchfett durch Pflanzenfett – ist die Bezeichnung nicht mehr erlaubt. Die Herstellung von Imitaten ist zwar grundsätzlich nicht verboten und der Verzehr ist nicht als gesundheitsschädlich zu bewerten. Sie müssen aber so gekennzeichnet sein, dass keine Verwechslung mit echtem Käse möglich ist. Korrekt ist die Auszeichnung als „Lebensmittelzubereitung mit Pflanzenfett". Im Kühlregal kann man Analogkäse getarnt als „Pizza-Mix" oder „Sandwich-Scheiben" finden. Nicht selten jedoch wird dem Verbraucher das Imitat als echt verkauft.

1.4.3 Haltbarkeit und Lagerung

Käse muss mit Sorgfalt gelagert werden, wenn Geschmack und Aroma optimal erhalten bleiben sollen.

Grundsätzlich gilt, ein Käse lässt sich um so länger lagern:

▶ Je langsamer er gereift ist.

▶ Je kühler er gelagert wird.

Frischkäse

Er ist am besten im Kühlschrank aufgehoben und hält sich dort bis zu einer Woche.

Weich- und Schimmelkäse

Wenn der Käse bereits durchgereift ist, in der Originalverpackung im Kühlschrank lagern. Er hält sich ca. eine Woche. Einmal geöffnet, sollte er innerhalb von zwei bis drei Tagen verbraucht werden. Falls er die richtige Reife noch nicht erreicht hat, außerhalb des Kühlschrankes bei 15 bis 16 °C durchreifen lassen – danach innerhalb von zwei bis drei Tagen verbrauchen.

Schnittkäse

Gut verpackt (nicht in Alu- oder Kunststofffolie, sondern in einem feuchten Tuch) im Kühlschrank aufbewahren. So ist er bis zu einer Woche lagerfähig. Etwa eine Stunde vor dem Verzehr aus dem Kühlschrank nehmen, damit sich das bei den tiefen Temperaturen „eingeschlafene" Aroma voll entwickeln kann.

Hartkäse

Auf gleiche Weise im Kühlschrank lagern. So bleibt er bis zu zwei Wochen frisch. Er benötigt noch mehr Zeit, bis sein Aroma wieder voll da ist – ungefähr zwei Stunden.

Info

Wo lagern?

Ein idealer Platz im Kühlschrank ist das Gemüsefach. Dort sind die Temperaturen etwas höher als im oberen Teil. Von Zeit zu Zeit sollte man den Reifezustand von Käse prüfen.

Was muss auf der Packung stehen?

Verpackter Käse muss mit folgenden Angaben versehen sein:

▶ Verkehrsbezeichnung,

▶ Fettgehaltsstufe,

▶ Gewicht,

▶ Name und Anschrift der Käserei oder des Verkäufers,

▶ Mindesthaltbarkeitsdatum,

▶ Hinweis „wärmebehandelt", falls der Käse während der Herstellung erwärmt wurde.

Info

Kann man Käse einfrieren?

Man kann, aber mit Einschränkungen: Käse in Stücken eingefroren verändert seine Struktur und lässt sich nicht mehr gut schneiden. Deshalb in Scheiben oder gerieben einfrieren.

Info*plus*

Die besondere Art, Käse haltbar zu machen

Einige Nationalküchen haben eine Reihe von Spezialitäten entwickelt, um weniger haltbare Käse länger lagern zu können. In Frankreich zählen dazu Le Pitchou oder Crottin de Berry à l'Huile d'olive, bei der Frischkäse aus Ziegenmilch in Öl eingelegt werden.

Info

Fettanteil in Käse – Rechenbeispiel

Parmesankäse enthält 40 % Fett i. Tr. Und seine Trockenmasse beträgt 62 %.

Trockenmasse in 100 g Käse 62,0 g
40 % von 62 g: 24,8 g

Ergebnis:
100 g Parmesankäse enthalten 24,8 g Fett.

1.4.4 Bewertung von Käse

Käse enthält die Nährstoffe der Milch in konzentrierter Form. Sein Nährwert ist daher beträchtlich. Das biologisch wertvolle Eiweiß macht auch preiswerte Käsesorten zu hochwertigen Lebensmitteln.

Makronährstoffe von Käse

Eiweiss

Mit 10 bis 30 % haben fettarme Käse wie magerer Quark oder Sauermilchkäse den höchsten Eiweißgehalt. Der biologische Wert ist hoch.

Fett

Das Fett ist leicht verdaulich, weil es viele kurzkettige Fettsäuren enthält (s. S. 113) und in fein verteilter Form vorliegt.

Mikronährstoffe von Käse

Vitamine

Fettreiche Käsesorten enthalten reichlich die fettlöslichen Vitamine A, D und E.

Wasserlösliche Vitamine, insbesondere die Vitamine B_1, B_2 und C, befinden sich vor allem in der Molke. Daher: Je mehr Restflüssigkeit im Käse, desto mehr Vitamine sind enthalten.

Calcium

Käse ist neben Milch die wichtigste Calciumquelle. 15 g Schnittkäse enthalten so viel Calcium wie 100 ml Milch.

Tab. 1: *Mineralstoffgehalt in 100 g Käse*

Mineralstoff	Halbfettkäse	Vollfettkäse
Calcium	873,0 mg	1.440,0 mg
Natrium	682,0 mg	850,0 mg
Phosphor	610,0 mg	1.012,0 mg
Kalium	143,0 mg	232,0 mg
Magnesium	42,0 mg	55,0 mg
Eisen	1,4 mg	1,0 mg

Tab. 2: *Fett- und Eiweißgehalt von Käse*

Sorte	Fett (g/100 g)	Eiweiss (g/100 g)
Brie	21,80	21,00
Butterkäse	28,80	21,10
Cottagekäse	4,30	12,60
Emmentaler	28,80	26,60
Edamer	23,40	26,00
Gouda	22,30	24,50
Speisequark	0,25	13,50

Tab. 3: *Nährstoffgehalt von Quark in verschiedenen Fettstufen (pro 100 g)*

Nährstoff	Speisequark (mager)	Speisequark (40 % Fett i. Tr.)
Eiweiß	13,50 g	11,10 g
Fett	0,25 g	11,40 g
Kohlenhydrate	3,20 g	2,60 g
Vitamin A	1,20 µg	90,00 µg
Vitamin B_1	43,00 µg	33,00 µg
Vitamin B_2	300,00 µg	240,00 µg
Vitamin B_6	100,00 µg	80,00 µg
Vitamin B_{12}	0.90 µg	0,72 µg
Vitamin C	700,00 µg	500,00 µg
Niacin	150,00 µg	120,00 µg
Pantothensäure	740,00 µg	610,00 µg
Calcium	92,00 mg	95,00 mg
Magnesium	12,00 mg	10,00 mg
Eisen	0,40 mg	0,34 mg
Zink	0,60 mg	0,50 mg
Energie	303 kJ	664 kJ

Tab. 1: *Pro-Kopf-Verbrauch von Käse in Deutschland*

Sorte	2006	2007
Hart-, Schnitt- und Weichkäse	10,9 kg	11,1 kg
Frischkäse und Quark	9,9 kg	9,9 kg
Schmelzkäse	1,6 kg	1,7 kg

(Quelle: ZMP)

Tab. 2: *Energie- und Calciumgehalt verschiedener Käsesorten pro Portion*

Sorte	Calcium	Energie
Magerquark (220 g)	184 mg	606 kJ
Sahnequark (200 g)	190 mg	1.328 kJ
Cottagekäse (200 g)	200 mg	880 kJ
Edamer (30 g) (30 % Fett i. Tr.)	240 mg	336 kJ
Mozarella (60 g)	275 mg	564 kJ

Tipp

Mit Käse überbackene Gerichte werden immer beliebter. Aber nicht jeder Käse eignet sich dafür gleich gut. Frischkäse z. B. verläuft in der Hitze und bräunt nicht. Ideal sind relativ junge Käse mit einem Fettgehalt von mindestens 45 % Fett i. Tr. wie Gouda und die meisten Schnittkäse.

Infoplus

Käse gab es schon vor 8000 Jahren

Wissenschaftler der Universität Bristol haben herausgefunden, dass Bauern in Anatolien und dem nahen Osten bereits im siebten Jahrtausend vor Christus die Milch von Kühen, Schafen und Ziegen genutzt haben.

Die Forscher hatten mehr als 2200 Tonscherben aus 23 Ausgrabungsstätten auf organische Substanzen hin untersucht. Mit Hilfe eines speziellen Kohlenstoff-Isotop-Verfahrens konnten sie feststellen, ob die Gefäße einst Milch von Wiederkäuern enthalten hatten. Sie wurden fündig und identifizierten Reste von Milchprodukten. Deren genaue Analyse deutet darauf hin, dass man damals schon Erzeugnisse wie Käse oder Butterschmalz herstellen konnte.

Bislang war man davon ausgegangen, dass Milch erst im späten fünften Jahrtausend erstmals im Nahrungsangebot des Menschen auftauchte.

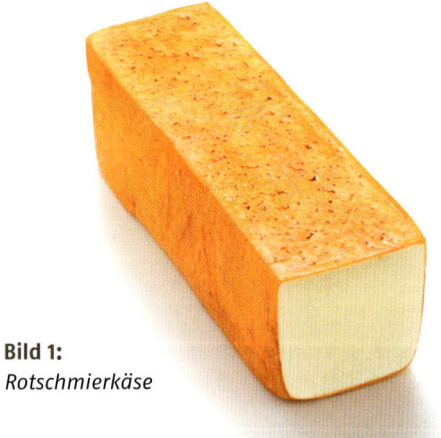

Bild 1:
Rotschmierkäse

Infoplus

Rotschmierkäse mit Radikalfänger

Carotinoide sind vor allem als sekundäre Pflanzenstoffe (s. S. 295) bekannt und werden wegen ihrer positiven gesundheitlichen Effekte geschätzt. Sie wirken im Körper als Antioxidantien und schützen ihn vor dem Angriff freier Radikale.

Jetzt haben Wissenschaftler der Universität Düsseldorf entdeckt, dass auch Käsesorten wie Limburger, Münsterkäse oder Romadur solche Stoffe zu bieten haben. Diese sogenannten Rotschmierkäse werden mit Hilfe von Bakterien hergestellt, die 3,3-Dihydroxy-Isorenieratin (DHIR) enthalten. Es handelt sich bei dieser Substanz ebenfalls um ein Carotinoid, das hervorragende antioxidative Eigenschaften besitzt und darin die klassischen Carotinoide noch weit übertrifft.

Fakten kompakt

- Bevor sie in den Handel kommt, wird Milch durch verschiedene Verfahren haltbar gemacht

- Es gibt drei standardisierte Arten von Konsummilch: Vollmilch, fettarme Milch und Magermilch.

- Hauptfraktionen der Milchproteine sind Casein und Molkenproteine. Sie sind sehr hochwertig.

- Charakteristisch für Milchfett ist der hohe Anteil kurz- und mittelkettiger Fettsäuren.

- Hauptkomponente der Kohlenhydratfraktion ist der Milchzucker (Lactose).

- Milch ist die wichtigste Calciumquelle.

- Joghurt wird aus pasteurisierter Milch durch Zusatz von Milchsäurebakterien gewonnen.

- Probiotika verhindern das Andocken pathogener Keime an die Mucosa, verbessern die Barrierewirkung des Darms und stimulieren die körpereigene Abwehr.

- Präbiotika sind unverdauliche Nahrungsbestandteile, die den Bakterien des Dickdarms als Substrat dienen und sie in kurzkettige Fettsäuren umwandeln.

- Käse wird nach Fettgehaltsstufen eingeteilt.

- Die Reifezeit von Käse kann eine Woche bis acht Monate dauern.

- Analogkäse ist ein Käseimitat, das in verschiedenen Geschmacksrichtungen angeboten wird.

- Käse lässt sich um so länger lagern, je langsamer er gereift und je kühler er gelagert ist.

- Käse enthält die Nährstoffe von Milch in konzentrierter Form.

- Bei Einkauf und Verzehr von Käse sollte man auf den Fettgehalt achten und fettarme Sorten bevorzugen.

 Und jetzt *Sie!*

1. Beurteilen Sie das Nahrungsmittel Milch hinsichtlich

   - Ernährungsphysiologischer Qualität von Eiweiß, Fett und Kohlenhydraten,
   - Beitrag zur Calciumbedarfsdeckung (Beispielrechnung!)

2. 2 Welche Informationen erhalten Sie jeweils aus folgenden Begriffen?

   - H-Milch,
   - homogenisierte Milch,
   - ESL-Milch,
   - Kondensmilch.

3. Erläutern Sie jeweils die erfolgten Bearbeitungsverfahren und leiten Sie daraus die Qualitätsveränderungen ab.

   - Erklären Sie, was man unter Präbiotika und Probiotika versteht.
   - Stellen Sie in einer Tabelle die Wirkungen von Präbiotika und Probiotika in Stichworten übersichtlich zusammen.

4. Beschreiben Sie die Veränderungen der Proteinmoleküle beim Säuern von Milch. Erläutern Sie, wie sich diese Veränderungen auf die Verdaulichkeit des Lebensmittels auswirkt.

5. Eine Schülerin nimmt zur großen Pause statt Vollmilch lieber einen Becher Buttermilch mit. Vergleichen Sie mit Hilfe der Nährwerttabelle Buttermilch mit Vollmilch. Gehen Sie von einem Tagesenergiebedarf von 8000 kJ aus und errechnen Sie, wie viel Prozent des Gehaltes an Energie, Eiweiß und fettlöslichen Vitaminen mit jeweils ¼ Liter gedeckt werden und fassen Sie Ihre Ergebnisse wertend zusammen.

6. Berechnen Sie den Fettgehalt in 100 g eines Camemberts, auf dessen Etikett die Angabe 55 % Fett i. Tr. vermerkt ist.

7. Diskutieren Sie folgende Aussage: Die Angabe „Fett i. Tr." dient der Information des Verbrauchers.

2   Hühnereier

In vielen alten Kulturen galten Eier als Symbol des Lebens und der Fruchtbarkeit. Man schrieb ihnen geheimnisvolle Heilkräfte zu und vergrub sie als Gabe für die Götter in bestellten Äckern, um eine gute Ernte zu erbitten.

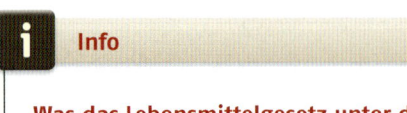

i   Info

Was das Lebensmittelgesetz unter dem Begriff „Eier" versteht

Eier sind Hühnereier in der Schale, die zum Direktverzehr oder zur Verarbeitung durch die Lebensmittelindustrie geeignet sind, ausgenommen bebrütete Eier.

Aufbau des Hühnereis

Das Ei ist von einer porösen 0,2 bis 0,4 Millimeter dicken Schale umgeben. Innen ist sie mit einer doppelschichtigen Haut ausgekleidet, die sich am stumpfen Ende teilt und dort eine Luftkammer bildet. Sie hat bei Frischeiern einen Durchmesser von ca. fünf Millimetern, vergrößert sich jedoch während der Lagerung. Ihre Größe ist daher ein verlässlicher Anhaltspunkt zur Bestimmung des Alters.

An die Innenhaut schließt sich das Eiklar an. In seinem Inneren befindet sich der von einer dünnen Haut umgebene Dotter. Er ist durch die Hagelschnüre fixiert – zwei spiralig gedrehte, im Eiklar haftende Stränge.

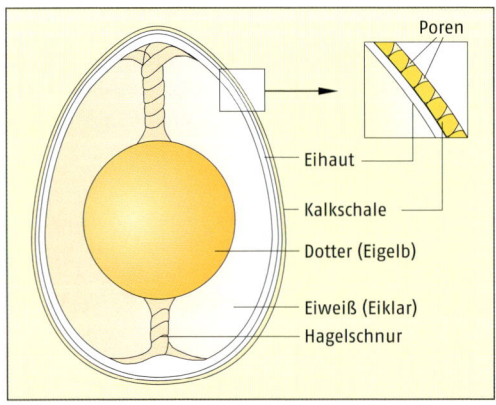

Bild 1: *Hühnerei im Längsschnitt*

2.1   Nährwert von Eiern

Eiklar und Eidotter unterscheiden sich in ihrem Nährstoffgehalt.

Proteine

Das Eiklar enthält vor allem Glykoproteine. Hauptbestandteil ist das Ovalbumin, das zusätzlich zu Kohlenhydraten Phosphorsäure gebunden hat. Im Dotter finden sich größtenteils Lipoproteine.

Lipide

Sie sind fast ausschließlich im Dotter zu finden. Die Fettsäurezusammensetzung der Lipide hängt von der des Futters ab.

Tab. 1: *Lipide des Eidotters*

Lipidfraktion	Anteil
Triglyceride	66 %
Phospholipide	28 %
Sterine	6 %

Kohlenhydrate

Der größte Anteil Kohlenhydrate ist in den Glykoproteinen gebunden. In freier Form kommen sie in sehr geringen Mengen als Glucose vor.

Mikronährstoffe

Reich an Mikronährstoffen ist der Dotter.

Tab. 2: *Nährstoffzusammensetzung von Eiern (bezogen auf ein Hühnerei von ca. 60 g)*

Makronährstoffe	▶ Eiweiß	6,8 g
	▶ Fett	5,9 g
	▶ Kohlenhydrate	0,4 g
Mineralstoffe	▶ Kalium	83,0 mg
	▶ Calcium	30,0 mg
	▶ Eisen	1,1 mg
Vitamine	▶ Vitamin A	0,12 mg
	▶ Vitamin B_1	0,05 mg
	▶ Vitamin B_2	0,16 mg
Energie	**369 kJ**	

Bewertung von Eiern

Eier sind als hochwertiges Nahrungsmittel anzusehen. Für diese Einschätzung sind vor allem folgende Gesichtspunkte maßgebend:

▶ Eiproteine sind im Vergleich zu anderen Nahrungsproteinen am hochwertigsten.

▶ Eier enthalten wichtige Mineralstoffe wie zum Beispiel Calcium und Eisen.

▶ Eier enthalten zahlreiche Vitamine – sowohl fett- als auch wasserlösliche.

▶ Die in Eiern enthaltenen Nährstoffe sind bei entsprechender Zubereitung leicht resorbierbar. Sie finden daher auch in der Säuglings- und Krankenkost Verwendung.

 Info

Der Wermutstropfen

So ausgewogen die Nährstoffzusammensetzung von Eiern auch ist – die DGE empfiehlt dennoch, nicht mehr als drei Eier pro Woche zu verzehren. Der Grund: Eier haben einen hohen Cholesteringehalt. Ein mittelgroßes Ei enthält rund 240 Milligramm.

Verdaulichkeit

Die Verdaulichkeit von Eiern wird von der Zubereitungsart beeinflusst:

▶ Rohe Eier sind schwer verdaulich, denn die Proteine liegen darin in der natürlichen, nicht denaturierten Form vor. Die Verdauungsenzyme können nicht gut angreifen.

▶ Weich gekochte Eier sind leicht verdaulich. Die Proteine werden durch die Hitze denaturiert und sind enzymatisch besser abzubauen.

▶ Bei hart gekochten Eiern sind durch die länger anhaltenden höheren Temperaturen verstärkt neue Bindungen geknüpft worden. Die Struktur der Proteinmoleküle wird dadurch fester und ist jetzt wieder weniger gut verdaulich.

Lagern von Eiern

Während des Lagerns von Eiern kommt es zu einer Reihe von Veränderungen:

▶ Wasserdampf dringt durch die Schale nach außen. Dadurch vergrößert sich die Luftkammer.

▶ Die Dotterkugel flacht ab. Ihre Haut wird unelastisch und reißt beim Aufschlagen des Eies leicht ein – der Dotter zerfließt.

Um die Verluste von Wasser und Kohlendioxid gering zu halten, sollten Eier kühl und dunkel gelagert werden – am besten im Kühlschrank.

Frischetest mit Schale

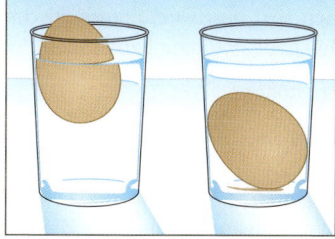

Bild 1:
Frischetest mit Schale

Die Frische von Eiern lässt sich einfach durch eine Schwimmprobe im Wasserglas testen:

▶ Bei einem frischen Ei ist die Luftkammer noch so klein, dass es zu Boden sinkt.

▶ Nach ca. einer Woche ist die Luftkammer bereits größer, so dass das stumpfe Ende leicht angehoben wird.

▶ Zwei Wochen später steht das Ei wegen des großen Luftvolumens fast senkrecht.

Frischetest ohne Schale

Nach dem Aufschlagen zeigen frische Eier einen gewölbten Dotter, der von einem Hof aus dickem Eiklar umgeben ist. Bei älteren Eiern fließt das Eiklar wässrig auseinander und der Dotter ist abgeflacht.

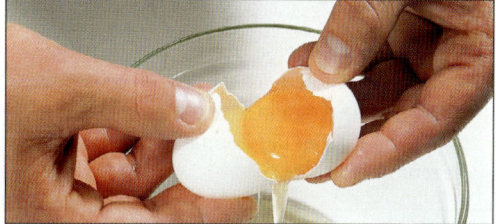

Bild 2: *Eier nach dem Aufschlagen*

2.2 Einkauf und Verwendung

Unter dem Begriff „Eier" versteht der Gesetzgeber ausschließlich Hühnereier. Eier von anderen Tieren – Enten, Gänsen oder Wachteln – müssen als solche gekennzeichnet sein. In der EU dürfen nur Eier in den Handel kommen, die nach Güte und Gewicht sortiert sind.

Güteklassen

Eier werden nach bestimmten Merkmalen in Güteklassen eingeteilt.

Güteklasse A

In den Handel kommen praktisch nur Eier dieser Klasse. Sie zeichnen sich durch besondere Frische aus und müssen folgende Bedingungen erfüllen:

▶ Luftkammer nicht höher als 6 mm,

▶ saubere, intakte Schale,

▶ nicht gewaschen oder gereinigt,

▶ keine Fremdeinlagerungen im Inneren,

▶ kein sichtbar entwickelter Keim,

▶ kein Fremdgeruch.

Abweichungen von dieser Norm führen zur Einstufung in die Klassen B und C. Sie werden nicht im Handel angeboten und sind für die Lebensmittelindustrie bestimmt.

 Info

Was ist Güteklasse A-„Extra"?

Für Eier dieser Klasse gelten zwei zusätzliche Anforderungen:

▶ Sie dürfen höchstens 7 Tage alt sein.

▶ Ihre Luftkammer darf höchstens 4 mm hoch sein.

Sie sind durch eine besondere Banderole gekennzeichnet, die nach 7 Tagen – gerechnet ab Verpackungsdatum – zu entfernen ist. Danach sind die Eier der normalen Güteklasse A zuzuordnen.

Größe und Gewicht

Eier der Güteklasse A und A-„Extra" werden nach vier Gewichtsklassen gehandelt.

Tab. 1: *Gewichtsklassen von Eiern*

Kurz-bezeichnung	Größe	Gewicht
XL	sehr groß	73 g und darüber
L	groß	63 bis unter 73 g
M	mittel	53 bis unter 63 g
S	klein	unter 53 g

Was auf der Verpackung stehen muss

Bei der Kennzeichnung gibt es gesetzlich vorgeschriebene und freiwillige Angaben.

Pflichtangaben

▶ Haltungsform der Hühner

▶ Anzahl der Eier

▶ Güteklasse

▶ Gewichtsklasse

▶ Mindesthaltbarkeitsdatum mit dem Vermerk: „Verbraucherhinweis: Bei Kühlschranktemperaturen aufbewahren – nach Ablauf des Mindesthaltbarkeitsdatums durcherhitzen".

▶ Name, Postanschrift und Kenn-Nummer der Packstelle. Die ersten Buchstaben der Packstellen-Nr. stehen für das EU-Land (DE = Deutschland), dann zwei Ziffern für das Bundesland (09 = Bayern).

Freiwillige Angaben

▶ Legedatum,
▶ empfohlenes letztes Verkaufsdatum,
▶ Angabe der genauen Herkunft.

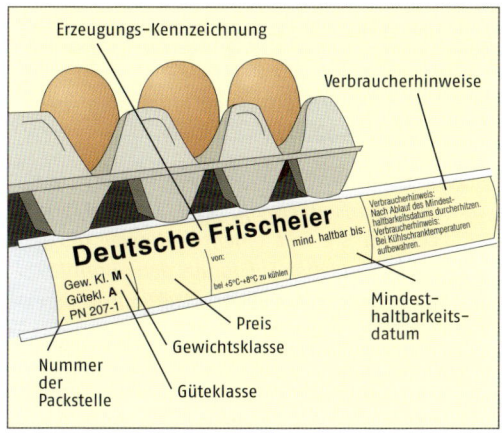

Bild 1: *Kennzeichnung verpackter Eier*

Erzeugercode auf dem Ei

Jedes Ei der Güteklasse A muss mit einem Erzeuger-code gestempelt sein. Er ist folgendermaßen auf-gebaut:

▸ Code für die Haltungsart

  0 = Biohaltung
  1 = Freilandhaltung
  2 = Bodenhaltung
  3 = Käfighaltung

▸ Code des Herkunftslandes

AT = Österreich	ES = Spanien
BE = Belgien	FR = Frankreich
DE = Deutschland	NL = Niederlande
DK = Dänemark	
UK = Großbritannien	

▸ Identifizierung des Betriebes

  Sie wird durch eine Zahlenkombination aus sie-ben Ziffern angegeben, die aus einer Landeskennung besteht (in Deutschland das Bundesland) plus Legebetriebs- und Stallnummer.

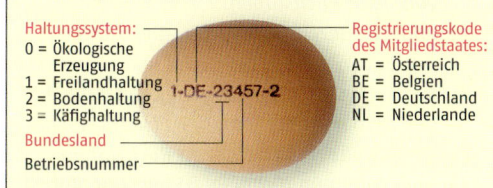

Bild 2: *Erzeugercode auf dem Ei*

Info

Wie sind lose Eier zu kennzeichnen?

Beim Verkauf von losen Eiern müssen zusätz-lich zum Erzeugercode auf dem Ei die vorge-schriebenen Angaben auf einem Schild neben der Ware angegeben sein. Der Code muss er-klärt und die Haltungsform genannt werden.

Achtung Salmonellen

Eier können Salmonellen enthalten, die für das Ent-stehen schwerer Infektionen verantwortlich sind. Dabei gilt: Je frischer die Eier sind, desto geringer ist die Anzahl eventuell vorhandener Salmonellen.

Wichtig deshalb:

▸ Eier frisch kaufen, im Kühlschrank lagern und möglichst bald verbrauchen.

▸ Eier mit beschädigter Schale schnell verbrauchen und nur für durcherhitzte Speisen verwenden.

▸ Frühstückseier mindestens fünf Minuten lang sprudelnd kochen lassen.

▸ Für Speisen, die mit rohen Eiern zubereitet wer-den, nur ganz frische Eier verwenden. Reste nicht aufbewahren.

▸ Spiegeleier beidseitig braten, Rühreier durcher-hitzen.

Info

Länger Lagern?

Man kann Eier ohne Schale entweder als Ge-samtei oder getrennt in Dotter und Eiklar tief-gefrieren. Lagerzeit: 4 Monate.

Hygiene ist wichtig

Keime gibt es immer und überall – auch in der Kü-che. Schaden richten sie nur dann an, wenn sie sich vermehren können. Dann besteht die Gefahr, dass sie über Geräte, Hände oder Speisen übertragen werden und Infektionen auslösen. Hygiene ist da-her in der Küche und in Lebensmittel verarbeiten-den Betrieben oberstes Gebot.

Eier in der Lebensmittelverarbeitung

Eier finden bei der Verarbeitung von Lebensmitteln vielfache Verwendung. Ihre lebensmitteltechnologische Bedeutung ist vor allem auf drei Eigenschaften zurückzuführen.

Thermische Koagulierbarkeit

Eiklar und Eidotter beginnen bereits bei 62 bzw. 65 °C zu koagulieren. Diese Eigenschaft nutzt man auf zweierlei Weise.

Binden von Flüssigkeit

Beim Gerinnen können Eiproteine etwa das Doppelte an Flüssigkeit aufnehmen. Suppen werden durch Zusatz von Ei sämiger. Man verwendet dazu vor allem das Eigelb.

Klären von Flüssigkeit

Mit Eiklar kann man trübe Flüssigkeiten klären. Gibt man es z. B. in heiße Fleischbrühe, bildet sich an der Oberfläche ein Schaum aus denaturiertem Eiweiß. Er hat die in der Brühe schwebenden festen Partikel mit eingeschlossen. Nach dem Abschöpfen mit einem Schaumlöffel oder Abgießen durch ein Sieb ist die Suppe klar.

Emulgatorwirkung

Eier enthalten in ihrem Dotter reichlich Lecithin und Lipoproteine, Stoffe, die als Emulgatoren wirken. Man verwendet Eier daher bei der Zubereitung zum Beispiel von Mayonnaise, wo sie eine Öl-in-Wasser-Emulsion stabilisieren.

Bildung von Eischnee

Beim Aufschlagen von Eiklar geht die Proteinlösung in weißen Schaum über. Die Erklärung dafür ist: Durch mechanische Bearbeitung wird die Grenzfläche zwischen Flüssigkeit und Luft stark vergrößert. An der Grenzfläche kommt es zu einer Denaturierung und Zusammenlagerung von Proteinmolekülen.

Eine wichtige Rolle bei diesem Vorgang spielt vor allem Ovomucin. Es bildet um die einzelnen Luftbläschen einen unlöslichen Film und stabilisiert auf diese Weise den Schaum. Eischnee wird zum Lockern von Lebensmitteln verwendet, zum Beispiel bei Soufflés oder Biskuits.

 Und jetzt *Sie!*

1. *Eine Schülerin hat einen Tagesenergiebedarf von 9000 kJ.*

1.1 *Errechnen Sie, wie viel Prozent Ihres Tagesbedarfs an Eiweiß, Fett, Vitamin B$_2$ und Calcium sie mit einem Hühnerei (60 g) deckt und leiten Sie daraus den quantitativen Beitrag zur Bedarfsdeckung an diesen Nährstoffen ab.*

1.2 *Bewerten Sie Protein- und Fettqualität.*

2. *Überprüfen Sie, inwieweit folgende Packungsaufschrift den Bestimmungen zur Kennzeichnung genügt. Machen Sie gegebenenfalls Änderungsvorschläge.*

> **Landeier vom Hühnerhof**
> 300 g
> Legedatum: 4.1.2012 · Güteklasse: Extra
> mindestens haltbar bis: Ende Januar 2012
> verschiedene Größen
> **extra braun, deshalb extra gut!**

3. *Für Rätselfreunde – Gesucht: Das Ei in seiner schönsten Form. Nicht nur Kinder freuen sich darüber. Die Buchstaben, nach der Reihenfolge des Alphabets aneinandergereiht, ergeben das Lösungswort.*

a) *Haltungsart, die mit der Ziffer 2 angegeben wird. Zweiter von zwölf Buchstaben.*

b) *Bezeichnung für Eiklar, das durch Schlagen denaturiert wurde. Dritter von acht Buchstaben.*

c) *Eibestandteil, der mit zunehmendem Alter des Eies flacher wird. Dritter von sechs Buchstaben.*

d) *Bei der Mayonnaiseherstellung dient das Lecithin im Eigelb als natürlicher ... Erster von neun Buchstaben.*

e) *Andere Bezeichnung für Denaturieren. Dritter von acht Buchstaben.*

f) *Nichts ist perfekt! Inhaltsstoff, dessentwegen man nicht mehr als drei Eier pro Woche essen sollte. Fünfter von elf Buchstaben.*

g) *Das Protein im Hühnerei ist meist an Kohlenhydrate gebunden. Fachbegriff für eine solche Verbindung. Elfter von zwölf Buchstaben.*

3 Fleisch

Fleisch ist seit ältester Zeit Bestandteil der menschlichen Ernährung. Bereits mehrere tausend Jahre v. Chr. hielten sich Menschen zum Beispiel Schafe, Rinder, Schweine oder Geflügel als Haustiere.

Auch heute gehört Fleisch für die meisten Menschen zu einer ausgewogenen Kost. Es lässt sich vielfältig und schmackhaft zubereiten und enthält eine Reihe lebensnotwendiger Nährstoffe: hochwertiges Eiweiß, Vitamine und Mineralstoffe.

Der Fleischkonsum ist in den letzten Jahren gesunken. Dazu beigetragen haben möglicherweise Meldungen über Rückstände an Hormonen, Antibiotika oder die Skandale um „Gammelfleisch". Dennoch sind die bei uns üblichen Fleischrationen noch immer recht hoch. Die DGE empfiehlt pro Woche maximal drei Portionen zu je 125 Gramm – deutlich weniger als heute üblich.

Tab. 1: *Wöchentlicher Fleischverzehr in Deutschland*

Alte Bundesländer		Neue Bundesländer	
Männer	413 g	Männer	483 g
Frauen	370 g	Frauen	440 g

(Quelle: Ernährungsbericht 2004)

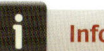

Info

Was ist Fleisch ?

Das Lebensmittelgesetz bezeichnet Fleisch als „Teile von warmblütigen Tieren, frisch zubereitet, sofern sie sich zum Genuss für den Menschen eignen". Als Fleisch ist insbesondere anzusehen:

▸ Muskelfleisch (mit und ohne Knochen), Innereien, Magen, Schlund, Dünn- und Dickdarm, vom Schwein die ganze Haut (Schwarte), ferner Knochen und daran anhaftende Weichteile,

▸ Fett, unverarbeitet oder zubereitet,

▸ Würste und ähnliche Gemenge aus zerkleinertem Fleisch.

3.1 Muskelfleisch

Für die menschliche Ernährung kommt in erster Linie Muskelfleisch mit eventuell anhaftendem Fett- und Bindegewebe in Frage.

Struktur

Muskelfleisch ist aus quer gestreiften Fasern zusammengesetzt. Sie bestehen aus kontraktilen Myofibrillen, einer Zwischensubstanz, dem Sarcoplama, und einer Hülle, dem Sarcolemma.

Die Fasern sind durch zartes Bindegewebe miteinander verbunden, wobei immer mehrere von ihnen zu Bündeln zusammengefasst sind. Die wiederum gruppieren sich dann zum eigentlichen Muskel. Dazwischen ist je nach Tierart und Fütterung verschieden viel Fett eingelagert.

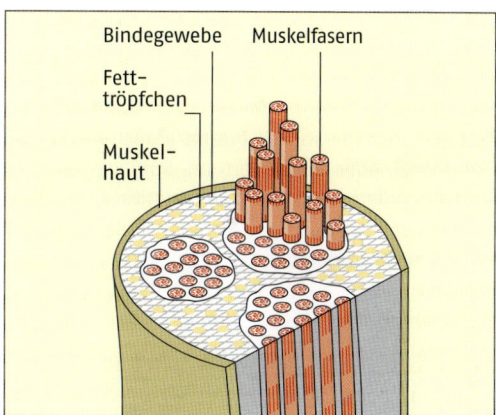

Bild 1: *Aufbau von Muskelfasern*

Infoplus

Fakten zu Myoglobin

Myoglobin ist ein Chromoprotein (s. S. 180). Es hat die Fähigkeit, Sauerstoff reversibel zu binden und dient daher als Sauerstoffspeicher des Muskels. Im lebenden Tier sind nur ca. 10 % des Eisens an Myoglobin gebunden. Im gut ausgebluteten Rindermuskel sind es dagegen 95 %. Hämoglobin leistet demnach nur einen geringen Beitrag zur Farbe des Fleisches.

Zusammensetzung

Für die Zusammensetzung von Fleisch, das keine Knochen und kein sichtbares Fett mehr enthält, gibt es Durchschnittswerte, die jedoch schwanken. Dabei spielen Tierart, Rasse, Alter und Fütterung eine Rolle.

Wasser

Der Gehalt liegt zwischen 74 und 79 Prozent und ist beim Kalb und anderen jungen Tieren am höchsten – bei sehr fettreichem Fleisch am niedrigsten.

Proteine

Fleisch enthält sowohl unlösliche (13 bis 18 %) als auch lösliche (0,6 bis 4,0 %) Proteine. Aminosäuren und Peptide sind in frischem Fleisch nur wenig vorhanden. Bei der Fleischreifung nimmt ihr Gehalt jedoch stark zu. Sie sind für den Geschmack von Bedeutung.

Fett

Fleisch enthält mehr oder weniger große Mengen Fett – entweder als Reservefett (Bauch- und Rückenspeck) oder abgelagert im Bindegewebe. Es sind vor allem Glyceride der Palmitin-, Stearin- und Ölsäure. Auch geringe Mengen Cholesterin und Phosphatide kommen vor.

Kohlenhydrate

Fleisch enthält nur geringe Mengen an Kohlenhydraten und zwar in Form von Glykogen (0,05 bis 0,2 %). Besonders glykogenreich ist die Leber (1,8 bis 2,8 %).

Mineralstoffe

Reichlich enthalten sind: Kalium, Magnesium, Phosphor, Zink und gut verwertbares Eisen. Der Gesamtanteil liegt bei 0,8 bis 1,8 %.

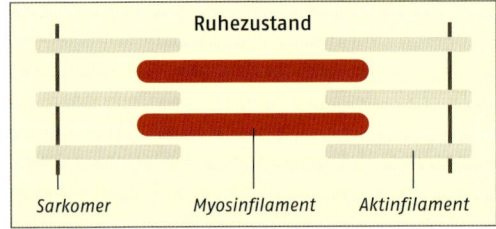

Bild 1: *Actin- und Myosin-Filamente*

Vitamine

Im Vergleich zu Innereien enthält Muskelfleisch nur geringe Mengen. Bemerkenswert ist allerdings der Gehalt an Vitaminen der B-Gruppe.

Postmortale Veränderungen

Unmittelbar nach Eintritt des Todes ist der Muskel weich, schlaff und trocken. Einige Stunden nach der Schlachtung verfestigt er sich und die Muskelstarre (rigor mortis) tritt ein.

Rigor Mortis

Um diesen Vorgang besser verstehen zu können, ist es wichtig, auf den Feinbau des Muskels näher einzugehen.

In den lang gestreckten Muskelzellen sind abwechselnd Myosin und Actin angeordnet. Die einzelne Proteinschicht wird als Filament bezeichnet. Die Actinfilamente ragen dabei über die Myosinfilamente hinaus. Muskelarbeit kommt dadurch zustande, dass die Actinfilamente sich zusammenziehen und in den Bereich der Myosinfilamente hineingleiten. Die erforderliche Energie liefert ATP (s. S. 546), das dabei in AMP übergeht und anschließend über die Glykolyse wieder regeneriert wird.

Beim Rigor mortis findet genau dieses Ineinandergleiten statt. Der Unterschied zur Muskelarbeit im lebenden Organismus: Das ATP kann nicht mehr regeneriert werden, da die Glykolyse (s. S. 557) unterbrochen ist. Dadurch kommt es zur Freisetzung von Phosphorsäure im Muskel. Das führt zu einem Absinken des pH-Wertes auf ca. 5,4, dem Isoelektrischen Punkt von Actin und Myosin und zum Erstarren dieser Proteine.

Die Änderung des pH-Wertes kommt nicht nur allein durch Phoshorsäure, sondern auch durch Milchsäure zustande. Sie wird im Rahmen der auslaufenden Glykolyse gebildet und danach nicht mehr decarboxyliert.

Gleichzeitig mit dem pH-Wert sinkt das Bindevermögen für Wasser. Das Fleisch wird feucht bis nass. Nach einiger Zeit steigt der pH-Wert wieder auf 6,5 an. Das Bindevermögen für Wasser nimmt wieder zu, erreicht allerdings nicht den ursprünglichen Wert.

Die Geschwindigkeit, mit der die Veränderungen des pH-Wertes ablaufen, sowie der erreichte End-pH-

Wert haben Einfluss auf die Fleischqualität. Günstig wirkt sich eine schnelle, intensive Kühlung auf den Gesamtprozess aus.

Fleischreifung

Während andere Fleischarten zum Teil bereits nach Ablauf des Rigor mortis gleich verzehrt werden können, benötigt vor allem Rindfleisch noch einige Zeit der Reifung (Abhängen).

Schlachtfrisches Rindfleisch ist durch Kochen, Braten oder andere Garmethoden nicht weich zu bekommen – es bleibt zäh.

Während der Reifung treten die im Muskel enthaltenen Kathepsine – ein Eiweiß spaltender Enzymkomplex – in Aktion. Sie sind durch die Vorgänge des Rigor mortis aktiviert worden und greifen bevorzugt das Bindegewebe im Muskel an. Damit wird das Fleisch mürbe.

Gut abgehangenes bzw. gereiftes Rindfleisch ist besonders zart und hat kürzere Garzeiten. Am längsten abgehangen müssen Stücke sein, die kurz gebraten werden sollen – also neben Filet und Roastbeef alle Stücke, die zu Steaks geschnitten werden sollen.

i Info

Fleischfehler (PSE- und DFD-Fleisch)

► PSE-Fleisch (pale, soft, exsudative) ist wässrig und blass. Es hat nur geringe Festigkeit und zeigt große Gewichtsverluste beim Abhängen bzw. Abtropfverluste beim Auftauen. Dieser Fleischfehler tritt ein bei schnellem ATP- und pH-Abfall. Er ist typisch für Schwein mit genetisch bedingter Stressempfindlichkeit. Durch psychische Belastungen vor dem Schlachten verlaufen ATP-Abbau und Glykolyse mit abnorm erhöhter Geschwindigkeit.

► DFD-Fleisch (dark, finn, dry) ist dunkel und klebrig und tritt ebenfalls bei stressanfälligen Tieren auf. Es kommt dadurch zustande, dass Lactat und Protonen kurz vor oder nach der Schlachtung in das Blut übergehen. Das Muskelfleisch hat dadurch einen hohen pH-Wert und ist arm an Milchsäure.

Tab. 1: *Eintritt des Rigor mortis bei verschiedenen Tieren*

Tierart	Zeitraum
Rind	15 bis 24 h
Schwein	4 bis 18 h
Huhn	2 bis 4 h

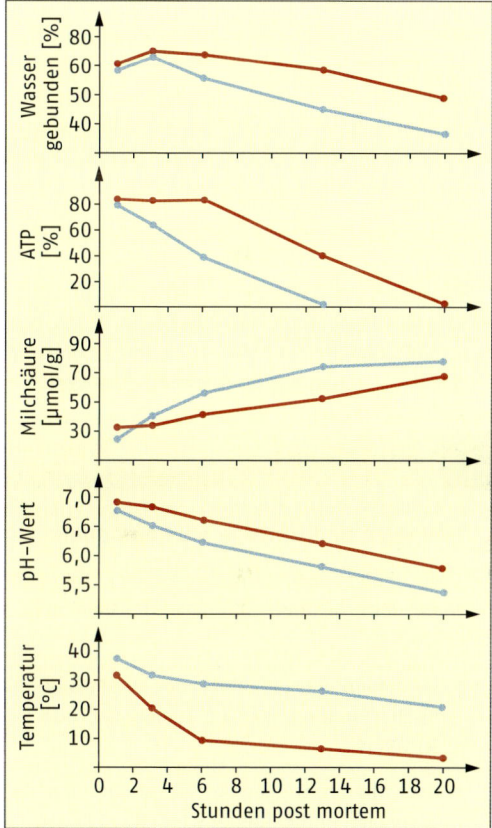

Bild 1: *Einfluss der Temperatur auf postmortale Veränderungen (Quelle: Belitz et. al., 2001)*
Blaue Kurve: Normale Kühlung, Tierkörper während der ersten Stunde p. m. bei 2.4 °C gehalten, dann Hinterviertel entnommen und 10 h bei 14 °C, anschließend bei 2 °C gehalten. (p. m. = post mortem)
Rote Kurve: Eiskühlung, Hinterviertel 11 h im Eisbrei, anschließend bei 2 °C gehalten.
Messparameter: Temperaturmessung in 4 cm Tiefe, gebundenes Wasser auf Gesamtwasser bezogen, Milchsäure auf Frischgewicht bezogen, ATP auf Gesamtnucleotid bezogen.

3.2   Fleischarten

Die verschiedenen Fleischarten unterscheiden sich zum Teil erheblich in Aussehen und Geschmack:

▶ Rindfleisch ist ziegelrot bis dunkelrot, wird meist von feinen Fettadern durchzogen (Marmorierung) und hat einen Fettrand.

▶ Schweinefleisch ist feinfaserig und von reichlich Fett durch- bzw. umwachsen. Es hat normalerweise eine blassrosa Farbe, die bei älteren Tieren etwas dunkler sein kann. Beim Kochen wird Schweinefleisch im Unterschied zu anderen Fleischarten grauweiß. Wegen seiner zarten Beschaffenheit benötigt es keine längere Reifezeit und kann auch frisch zubereitet werden.

▶ Geflügelfleisch hat je nach Alter, Tierart und Körperteil eine unterschiedliche Farbe. Geflügelsorten mit dunklem Fleisch sind Gans, Ente und Taube. Hell dagegen ist das Fleisch von Huhn und Pute. Geflügelfleisch ist arm an Bindegewebe und eignet sich daher gut für diätetische Zwecke.

---

i   Info

Innereien und sonstige Nebenprodukte

Dazu zählen vor allem Zunge, Herz, Leber, Niere, Milz, Schlund, Därme und Schweineschwarte.

▶ Leber wird kurz gebraten oder dient als typischer Aromaträger in Leberwurst oder Pasteten.

▶ Herz, Nieren, Lungen, Schweine- und Rindermagen und Kuheuter werden in billigen Wurstsorten verarbeitet.

▶ Milz liefert Milzwurst.

▶ Zunge gilt als Delikatesse und wird gekocht oder gepökelt verzehrt. Auch in feinen Wurstarten wird sie verwendet.

▶ Därme, die aus hoch elastischem Bindegewebe bestehen, sind ideale Wursthüllen.

▶ Schweineschwarte spielt beim Herstellen von Sülz- und Blutwurst eine Rolle.

▶ Kalbfleisch ist hellrosa, sehr saftig und fast fettfrei. Der typische Geruch wird durch reichliche Bildung von Milchsäure hervorgerufen. Das beste Schlachtalter der Tiere liegt bei vier bis sechs Wochen. Kalbfleisch sollte acht Wochen abhängen. Kalbfleisch ist sehr teuer und spielt in unserer Ernährung eine untergeordnete Rolle.

Tab. 1: *Fleischverzehr pro Kopf und Jahr in Deutschland (Quelle: BLE)*

Fleischart	2006	2007	2008
Rind und Kalb	8,2 kg	8,7 kg	8,6 kg
Schwein	39,3 kg	39,9 kg	38,4 kg
Geflügel	10,0 kg	10,6 kg	11,2 kg
Innereien	0,2 kg	0,2 kg	0,2 kg
sonstiges Fleisch	1,8 kg	2,1 kg	2,0 kg
Insgesamt	**59,1 kg**	**61,5 kg**	**60,4 kg**

Tab. 2: *Weltfleischerzeugung in Millionen Tonnen nach Kontinenten (Quelle: FAO)*

Kontinent	1990	2004	2006
Asien	71,3	108,0	118,1
Nord- und Zentralamerika	35,7	51.0	53,2
Europa	43,7	52,0	51,2
Südamerika	15,8	31,4	32,1
Afrika	8,5	11,9	12,5
Ozeanien	4,5	5,7	5,8

Tab. 3: *Weltfleischerzeugung in Millionen Tonnen nach Fleischarten*

Fleischart	1990	2004	2008
Schwein	69,9	100,2	105,6
Geflügel	41,4	80,6	85,2
Rind	55,6	62,6	64,2
Schaf und Ziege	9,7	12,6	13,6

(Quelle: FAO)

Rindfleisch

Je nach Alter und Geschlecht der Tiere unterscheidet man im Handel drei Arten.

▸ Färsenfleisch von jungen Kühen, die noch kein Kalb geboren haben, ist besonders zart und saftig.

▸ Ochsenfleisch von kastrierten männlichen Rindern ist zart und saftig und hat ein kräftiges Aroma.

▸ Jungbullenfleisch von jungen aber ausgewachsenen Bullen ist besonders mager.

Tab. 1: *Fett- und Energiegehalt in 100 g verschiedener Stücke vom Rind*

Teilstück	Fett (g)	Energie (kJ)
Hüfte	2,3	442
Oberschale	2,6	463
Unterschale	3,0	479
Filet	4,0	506
Roastbeef	4,4	543
Hohe Rippe	8,0	647
Blattschulter	8,8	639
Mittelbrust	14,4	851
Brustspitze	19,4	1022

Info

Fleischeinkauf – wie viel pro Person?

▸ Fleisch ohne Knochen   125 g
▸ Fleisch mit Knochen   180 g
▸ Hackfleisch   100 g

Verwendung der einzelnen Teile

Braten

▸ Hochwertige Braten stammen aus der Keule, dem Roastbeef und Teilen der Schulter.

▸ Weniger wertvoll sind Stücke aus den übrigen Schulterteilen und der hohen Rippe.

Rouladen

Man schneidet sie aus der Keule, zum Teil auch aus der Schulter.

Steaks

Beste Stücke liefern Filet und Roastbeef.

Kochfleisch

Dafür eignen sich Beinscheiben von Hinter- und Vorderteil, Bruststücke sowie Lappen und Flachrippe.

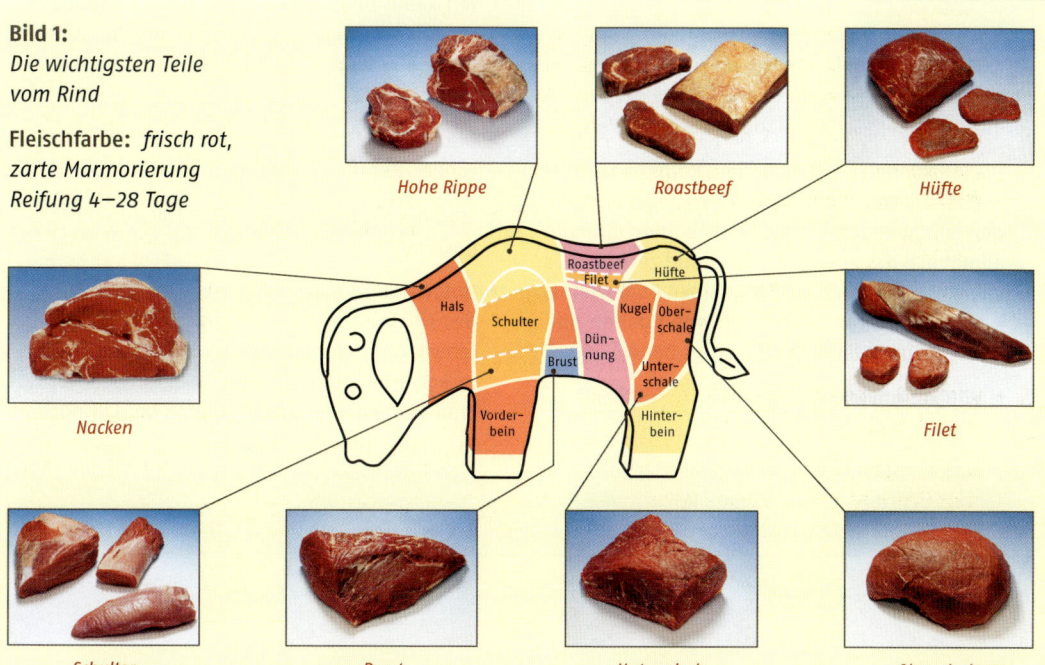

Bild 1:
Die wichtigsten Teile vom Rind

Fleischfarbe: *frisch rot, zarte Marmorierung Reifung 4–28 Tage*

Hohe Rippe   Roastbeef   Hüfte

Nacken   Filet

Schulter   Brust   Unterschale   Oberschale

Rinderwahn – Fragen und Antworten zu BSE

BSE gehört zu einer Gruppe von Krankheiten mit dem Kürzel TSE. Es steht für „Transmissible Spongiform Encephalopathies". Zu deutsch: Übertragbare schwammartige Hirnleiden. Sie sind bei Tieren und bei Menschen beobachtet worden. Es kommt dabei zu typischen schwammartigen Entartungen des Gehirngewebes. Der Verlauf ist sehr schnell und endet stets tödlich. Heilung gibt es nicht.

▶ **Gibt es TSE auch beim Menschen?**

Am bekanntesten ist die Creutzfeld-Jacob-Krankheit (CJK). Sie kommt überwiegend bei älteren Menschen vor und dauert meist etwa sechs Monate. Zwischen Infektion und Ausbruch können bis zu 30 Jahre liegen. Dann folgt rapider Verfall: Bewegungs- und Sehstörungen, Apathie, totale geistige Verwirrtheit und schließlich der Tod.

▶ **Seit wann gibt es BSE?**

1985 wurden die ersten Fälle der bis dahin unbekannten Rinderkrankheit beobachtet. Ein Jahr später wurde nachgewiesen, dass es sich dabei um eine neue Form von TSE handelt. Seit 1988 ist BSE meldepflichtig.

▶ **Ist der Erreger von BSE bekannt?**

Vermutlich sind es Eiweißstoffe, die in jeder gesunden Gehirnzelle gebildet und auch Prio-Proteine (PrP) – kurz Prionen – genannt werden. Normalerweise sehen PrP wie eine Spirale aus. Sie sitzen an der Oberfläche von Nervenzellen und helfen bei der Übermittlung von Reizen.

Bei TSE haben sie ihre Gestalt verändert. Statt spiralförmig aufgerollt sind sie im Zick-Zack gefaltet und passen nicht mehr in das Gefüge der Zelle – ähnlich einem Schlüssel, der im Schloss klemmt.

Die PrP können nicht mehr vom Körper abgebaut werden. Sie reichern sich im Gewebe an und bilden klumpenartige Gebilde. Die durchdringen allmählich das gesamte Gehirn und zerstören es völlig. Gelangen kranke PrP in einen Organismus, haften sie sich an dessen gesunde Prionen und zwingen ihnen die eigene abartige Bauweise auf.

▶ **Wie konnte BSE entstehen?**

BSE geht auf das Konto britischer Hersteller von Tiermehl. Sie hatten an Scrapie verendete Schafe verarbeitet. Scrapie ist die bei Tieren häufigste TSE-Erkrankung. Aus Kostengründen wurde das Fleischmehl nicht ausreichend sterilisiert. Statt die Kadaver 20 Minuten lang auf mindestens 130 °C zu erhitzen, waren es nur 80 °C.

Der Scrapie-Erreger überlebte und infizierte die Rinder. Die Seuche wurde dramatisch beschleunigt, als später auch noch an BSE eingegangene Rinder verarbeitet wurden. Damit gelangten erstmals nicht nur Scrapie- sondern auch BSE-Erreger in das Tiermehl.

▶ **Kann BSE auf Menschen übertragen werden?**

Man nimmt an, dass BSE auch den Menschen gefährlich werden kann. Der Grund dafür sind CJK-Fälle in Großbritannien, die sich von dem bisher bekannten Krankheitsbild unterscheiden:

▶ Alle Patienten waren ungewöhnlich jung – durchschnittlich 28 Jahre.

▶ Frühsymptome waren – sonst bei CJK-Patienten kaum beobachtet – psychische Veränderungen wie Depressionen oder Angstzustände. Später kam es zu massiven Störungen der Hirnleistung.

▶ Die bisher als typisch angesehenen Veränderungen der Hirnströme (EEG) fehlten.

▶ Statt nach sonst sechs Monaten trat der Tod erst nach gut einem Jahr ein.

▶ Unterschiede gab es auch bei der Entartung des Gehirns. Äußerlich betrachtet waren die schwammartigen Veränderungen gleich. Mikroskopische Untersuchungen zeigten aber Verklumpungen von Zellen, wie sie bei CJK noch nie beobachtet wurden.

Schweinefleisch

Es ist in Deutschland die mit Abstand beliebteste Fleischart und kann auf vielfältige Art zubereitet werden.

Verwendung der einzelnen Teile

Braten

▸ Schinken und Filet liefern besonders zarte und magere Braten. Wenn möglich, sollte der eine dünne Fettschicht bleiben, damit er nicht zu trocken wird.

▸ Schulter und Nacken werden ausgelöst angeboten oder „wie gewachsen" mit Knochen.

Kotelett

▸ Stielkoteletts stammen aus dem Mittelstück des Kotelettstranges.

▸ Filetkoteletts sind besonders mager.

▸ Nackenkoteletts eignen sich wegen des höheren Fettgehaltes gut zum Grillen.

Schnitzel

▸ Schinken und ausgelöster Rücken liefern das beste Schnitzelfleisch.

▸ Schulterschnitzel sind im Vergleich zu den beiden anderen Stücken weniger wertvoll.

Tab. 1: *Fett- und Energiegehalt in 100 g verschiedener Stücke vom Schwein*

Teilstück	Fett (g)	Energie (kJ)
Schnitzel	1,9	445
Filet	2,0	445
Stielkotelett	5,1	560
Schulter mit Schwarte	9,6	670
Hinterhaxe	12,2	780
Kamm	13,8	830
Dicke Rippe	15,6	897
Bauch mit Schwarte	21,1	1000

i⁺ Info*plus*

Ein Blick in die Urgeschichte

Das älteste überlieferte Rezept für Schweinefleisch stammt aus dem China des 5. Jahrhunderts v. Chr. Ein Spanferkel wurde mit Datteln gefüllt und fest in Stroh oder Schilf gewickelt. Darüber kam eine Schicht Lehm. Dann wurde das Fleisch in einer heißen Erdgrube gebacken.

Bild 1:
Die wichtigsten Teile vom Schwein

Fleischfarbe: *hellrot,*
mit Fettadern durchzogen
Reifung 2 Tage

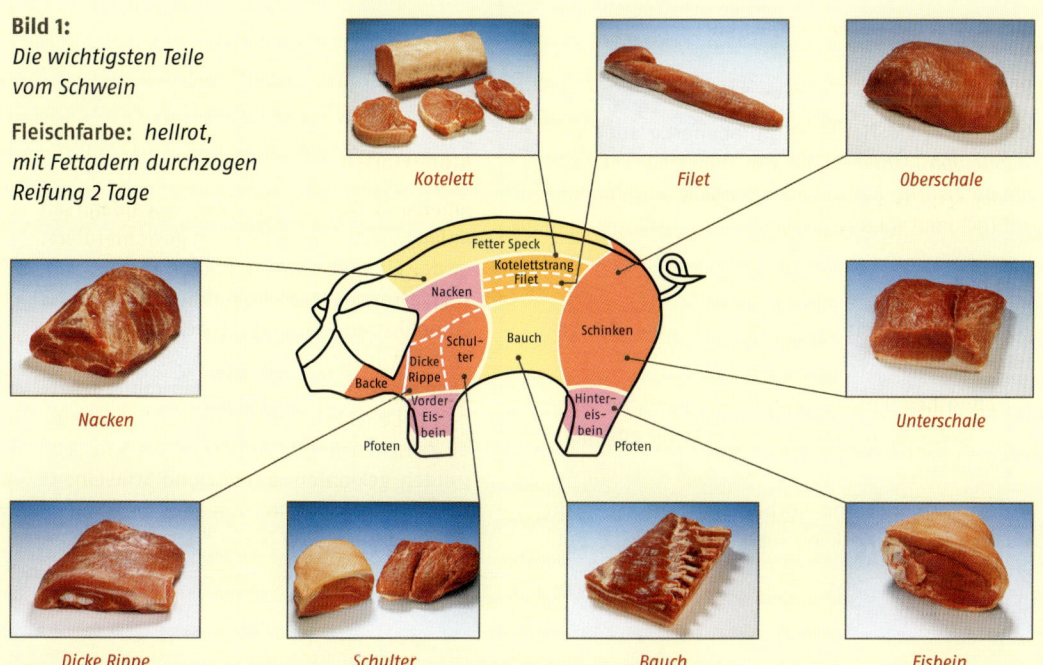

Kotelett · Filet · Oberschale · Nacken · Unterschale · Dicke Rippe · Schulter · Bauch · Eisbein

Fetter Speck · Kotelettstrang · Filet · Nacken · Schulter · Bauch · Schinken · Dicke Rippe · Backe · Vorder-Eisbein · Pfoten · Hinter-eisbein · Pfoten

3.3 Qualität und Einkauf

Um verlässliche Standards für die Qualität von Fleisch zu schaffen, hat der Gesetzgeber eine Reihe von Vorschriften erlassen.

Genusstauglichkeit

Für die Beurteilung der Genusstauglichkeit sind vor allem zwei Kontrollen wichtig:

▶ Die gesundheitliche Untersuchung der lebenden Schlachttiere.

▶ Die Fleischbeschau nach dem Schlachten.

Ist das Fleisch einwandfrei, erhält es den runden oder ovalen Tauglichkeitsstempel.

Genusstaugliches Fleisch deutscher Schlachthöfe, die das Inland beliefern, erhält einen runden Stempel. Er gibt auch Aufschluss über die zuständige Behörde.

Mit einem ovalen Stempel wird Fleisch gekennzeichnet, das von Schlachthöfen stammt, die für den Handel innerhalb der EU zugelassen sind. Er muss das Herkunftsland und die EU-Schlachthofnummer (ES-Nummer) enthalten.

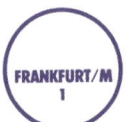 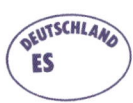

Bild 1: *Stempel der Fleischbeschau*

Rückstände

Außerdem wird Fleisch stichprobenartig auf Rückstände von Arzneimitteln oder Umweltchemikalien hin untersucht. Bei Schweinefleisch ist auch ein Test auf Trichinen vorgeschrieben.

Einkauf

Wichtig ist, dass die ausgewählten Stücke zum geplanten Gericht passen:

▶ Zum Grillen, Kurzbraten und Braten Stücke wählen, die arm an Bindegewebe und gut abgehangen sind.

▶ Zum Schmoren und Kochen muss Fleisch nicht lange reifen und kann mehr Bindegewebe enthalten.

 Info

BSE – Keine Panik, aber Umsicht beim Einkauf

So genannte Risikomaterialien, in denen sich BSE-Erreger vor allem aufhalten, müssen nach dem Schlachten vernichtet werden. Das gilt für Hirn, Rückenmark, Mandeln, Augen und den Darm.

▶ **Welches Fleisch kann man unbesorgt kaufen?**

Ein hohes Maß an Sicherheit bieten Markenfleischprogramme, bei denen nur Kälber aus bestimmten Regionen zur Mast zugelassen sind. Das Fleisch wird dann unter einer bestimmten Marke verkauft.

▶ **Sind Innereien ein Problem?**

Leber und Nieren können bedenkenlos verzehrt werden. Auf Markklößchen oder gebratenes Rinderhirn muss der Verbraucher wegen der aktuellen gesetzlichen Regelungen verzichten.

▶ **Ist Ökofleisch besonders sicher?**

Gefüttert wird hier überwiegend mit heimischen Futtermitteln wie Getreide oder Heu. Damit sind die entscheidenden Risikofaktoren ausgeschaltet.

 Info*plus*

Klon-Fleisch

Amerikanische Supermärkte verkaufen seit Anfang 2009 erstmals Fleisch geklonter Tiere. In der EU sind solche Produkte zurzeit nicht zugelassen. Das wissenschaftliche Komitee der Europäischen Agentur für Lebensmittelsicherheit hat jedoch bereits eine Stellungnahme abgegeben. Im Sinne der Lebensmittelsicherheit gebe es keine Hinweise auf Unterschiede zwischen Nahrungsmitteln, die von „gesunden geklonten Rindern und Schweinen" stammen und solchen von „auf herkömmliche Art gezüchteten Tieren."

3.4   Lagern von Fleisch

Frischfleisch ist ein idealer Nährboden für Mikroorganismen und daher nur begrenzt haltbar.

Kühlen

Nach der Schlachtung werden die Tiere in Hälften oder Vierteln gekühlt gelagert. So lange Fleisch im Stück gelagert wird, beträgt die mögliche Lagerzeit drei bis sechs Wochen. Mit der weiter gehenden Zerkleinerung steigt die Anfälligkeit für den Verderb. In privaten Haushalten sollte man Fleisch daher nicht länger als zwei bis drei Tage lagern.

Info

Hinweise zur Kühllagerung

▶ Nicht in der Nähe stark riechender Nahrungsmittel aufbewahren.

▶ Aus der Verpackung nehmen und in einer abgedeckten Schüssel lagern.

Gefrieren

Durch Tiefgefrieren kann die Haltbarkeit erheblich verlängert werden. Sie wird bei dieser Art der Lagerung in erster Linie durch oxidative Veränderungen der Lipidfraktion begrenzt, weil Lipidoxidasen auch bei tiefen Temperaturen aktiv bleiben.

Ein wichtiges Kriterium für die Qualität des wieder aufgetauten Fleisches ist die Erhaltung des Bindevermögens für Wasser. Sie ist umso besser, je größer Einfriertemperatur und Gefriergeschwindigkeit sind. Beim sogenannten Schockgefrieren bilden sich schlagartig viele kleine Eiskristalle. So werden die empfindlichen Zellstrukturen geschont.

Verläuft das Einfrieren langsam und bei vergleichsweise höheren Temperaturen, wachsen die Eiskristalle nur langsam, werden größer und sprengen die Zellgefüge an vielen Stellen.

Auch im privaten Haushalt ist die Gefrierlagerung eine geeignete Methode, Fleisch länger haltbar zu machen.

Tab. 1: *Lagerzeiten von tief gefrorenem Fleisch*

Fleischart	Lagerzeit
Rindfleisch	ca. 10 bis 12 Monate
Schweinefleisch	ca. 6 bis 9 Monate
Kalbfleisch	ca. 6 bis 9 Monate
Lammfleisch	ca. 6 bis 9 Monate
Hackfleisch	ca. 2 bis 3 Monate

3.5   Zubereiten von Fleisch

Fleisch wird nur in Ausnahmefällen roh genossen und meist durch geeignete Garverfahren zubereitet.

Info

Hinweise zum Vorbereiten von Fleisch

▶ Nur große Fleischstücke waschen, kleine Stücke mit Küchenkrepp trockentupfen.

▶ Beim Waschen nur wenig Wasser verwenden, um den Verlust wasserlöslicher Nährstoffe gering zu halten.

Veränderungen des Fleisches beim Garen

Das Erhitzen ist die wichtigste Art, Fleisch zuzubereiten. Es kommt dabei zu einer Reihe typischer Veränderungen:

▶ Umschlag der Farbe nach graubraun.

▶ Koagulation der Proteine.

▶ Ansteigen des pH-Wertes.

▶ Austritt von Saft, da das Vermögen, Wasser zu binden, abnimmt.

▶ Schrumpfen des Kollagens – das Fleisch wird dadurch zarter.

▶ Entwicklung typischer Geschmacks- und Aromastoffe.

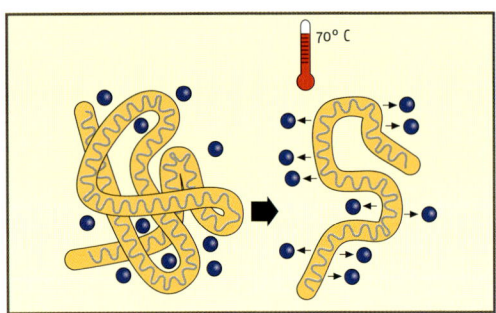

Bild 1: *Veränderungen der Eiweißstruktur*

Allgemeine Hinweise zum Zubereiten

▸ Während des Garens das Fleisch nicht anstechen – Saft könnte austreten und Nährstoffe verloren gehen.

▸ Unpaniertes Fleisch erst nach dem Garen salzen. Salz entzieht dem Gargut Flüssigkeit und es trocknet aus.

▸ Größere Fleischmengen besser in mehreren Portionen anbraten. Zu große Stücke erreichen nur schwer die nötige Gartemperatur, und die Bräunung ist dann nicht optimal.

Würzen

Fleisch lebt von der Würze. Je nach Art des Fleischstückes geht man dabei unterschiedlich vor:

▸ Große Braten vor, kleinere Fleischstücke nach dem Anbraten würzen.

▸ Kurzbratstücke (auch Leber und Geschnetzeltes) erst nach dem Garen würzen, um Saftverluste zu vermeiden.

Tab. 1: *Garmethoden für Fleisch*

Methode	Grundprinzip	Anwendung	Bewertung
Garziehen (70–98 °C)	Garen bei Temperaturen unterhalb des Siedepunktes, Flüssigkeit darf nicht wallen.	Bereiten von Brühe, Fleisch kalt aufsetzen	Schonend, hoher Anteil von Nährstoffen in der Brühe
Kochen (98–100 °C)	Garen in leicht sprudelndem Wasser, Kochgut sollte immer bedeckt sein.	Kochfleisch, Fleisch in heißes Wasser geben	Schonend, Brühe verwenden, Nährstoffe sind teilweise gelöst.
Dämpfen (98–100 °C)	Garen durch Wasserdampf mit einem Siebeinsatz über kochendem Wasserdampf.	Zartes Fleisch, der Topf muss geschlossen sein.	Sehr schonend, Wasserdampf laugt das Gargut nur wenig aus.
Dünsten (ca. 100 °C)	Garen im eigenen Saft mit wenig Flüssigkeit und etwas Fett im Topf oder in Folie.	Zartes Fleisch, kleinere Fleischstücke	Sehr schonend, Nährwert und Geschmack bleiben gut erhalten.
Schmoren (110–175 °C)	Scharfes kurzes Anbraten in heißem Fett, längere Zeit mit Flüssigkeit weiter erhitzen.	Kleine und große Braten mit Bindegewebe, Rouladen, Gulasch	Verluste an hitzeempfindlichen Vitaminen, Röststoffe ergeben gute Soßen.
Braten (180–200 °C)	Garen in wenig heißem Fett und heißer Luft im Backofen oder Bräter.	Große Fleischstücke, im Backofen entsteht die Kruste schneller.	Verluste an hitzeempfindlichen Vitaminen, die Röststoffe bilden viel Aroma.
Kurzbraten (180–200 °C)	Kurzes Garen in wenig Fett (ca. 10 min), beim Einlegen gerinnen die Randschichten.	Kleine Fleischstücke und -scheiben, möglichst mager.	Schonend, Nährstoffe bleiben gut erhalten.
Grillen (ca. 350 °C)	Kurzes Garen durch starke Strahlungshitze auf Elektro- oder Holzkohlengrill.	Kleine gewürzte Fleischstücke oder -scheiben.	Schonend, Fleisch bleibt sehr saftig, schmackhafte Röststoffe.

Info*plus*

Rotes Fleisch und das Risiko für Darmkrebs

Schon länger wird vermutet, dass insbesondere stark erhitztes rotes Fleisch eine Rolle beim Entstehen von Dickdarmkrebs spielen könnte. Neuere Studien haben dabei das Interesse auf endogen gebildete N-Nitrosoverbindungen gelenkt. Bei ihrer Bildung spielt die hohe Konzentration an Häm in rotem Fleisch eine Rolle.

Häm fördert die Bildung von N-Nitrosoverbindungen im Darm – insbesondere die von Nitrosyl-Häm und 5-Nitrosothiolen. Deren Konzentration im Stuhl steigt beim Verzehr von rotem Fleisch deutlich an. Mit den bei der Verarbeitung von Lebensmitteln entstehenden N-Nitrosaminen haben diese Stoffe übrigens keinerlei Gemeinsamkeiten.

Treffen Nitrosyl-Häm und 5-Nitrosothiole im Darm auf die Aminosäure Glycin, entsteht daraus Diazoazetat. Diese Substanz ist hoch reaktiv und kann die DNA-Basen von Zellen der Schleimhaut im Dickdarm verändern. Sie werden carboxymethyliert. Problematisch ist diese Veränderung deshalb, weil sie von den natürlichen Reparaturmechanismen des Körpers nicht behoben werden können. Teilen sich Zellen mit derart modifizierten Basen, besteht die Gefahr, dass dabei Vorläuferzellen von Tumoren entstehen. Restlos geklärt sind die Zusammenhänge allerdings noch nicht.

Nitrosyl-Häm

S-Nitrocystein
(ein S-Nitrosothiol)

Und jetzt *Sie!*

1. *Beurteilen Sie die ernährungsphysiologische Qualität von Fleischprotein und Fleischfett.*

2. *Fassen Sie als Aufzählung stichwortartig die Vorgänge beim Rigor Mortis zusammen. Orientieren Sie sich dabei an folgenden Begriffen: Myosinfilamente, ATP, pH-Wert, Wasserbindevermögen.*

3. *Ordnen Sie jeweils eine Zubereitungsart dem passenden Fleischgericht zu:*

Schweinefilet   kochen   Rinderrouladen braten   schmoren   Beinscheibe kurzbraten   Schweinenacken   Schnitzel grillen   dünsten   Roastbeef

3.6 Wurstwaren

Zutaten für die Herstellung von Würsten sind zerkleinertes Muskelfleisch, andere Organe und Fett der Schlachttiere. Aus ihnen wird unter Zusatz von Gewürzen, Salzen und Wasser die Wurstmasse zubereitet und je nach Verfahren zu Rohwurst, Kochwurst oder Brühwurst verarbeitet.

Rohwürste

Hauptbestandteile sind Muskelfleisch und Fett. Sie werden unter Zusatz von Gewürzen und Salz ohne Wasser verarbeitet. Als zusätzliches Verfahren der Haltbarmachung kommen Trocknen, Räuchern oder Pökeln in Betracht. Schnittfeste Rohwürste sind besonders haltbar und werden auch als Dauerwürste bezeichnet.

Tab. 1: *Rohwurstarten*

Schnittfest	Streichfähig
Cervelatwurst	Teewurst
Katenrauchwurst	Braunschweiger Mettwurst
Mettenden	Zwiebelmettwurst
Plockwurst	Grobe Mettwurst
Salami	
Schinkenwurst	

Kochwürste

Sie werden aus gekochten Ausgangsmaterialien hergestellt: aus Fleisch, Innereien, Speck und Schwarten – unter Zusatz von Wasser, Salz und Gewürzen. Haltbar gemacht werden sie durch Hitzebehandlung („Ziehen" in heißem Wasser oder Erhitzen in heißer Luft). Ihre Lagerfähigkeit ist sehr begrenzt. Außer in Därmen werden Kochwürste auch in Gläser und Dosen abgefüllt.

Tab. 2: *Kochwürste*

Wurstarten
- Leberwurst
- Blutwurst
- Sülzwurst

Brühwürste

Für diese Sorten benötigt man Fleisch mit einem besonders hohen Bindevermögen für Wasser und verwendet daher möglichst noch schlachtwarmes Fleisch. Es wird zerkleinert und mit Speck, Pökelsalz, Kochsalz und Gewürzen gemischt. Mit Hilfe sogenannter Kutterhilfsmittel lässt sich die Wasserbindung steigern. Zugelassene Kutterhilfsmittel sind:

- Kondensierte Phosphate (Polyphosphate),
- Lactat,
- Acetat,
- Tartrat,
- Citrat.

Nach Abfüllen der Wurstmasse in Därme werden einige Brühwürste bei 100 °C geräuchert und anschließend 30 Minuten lang bei 75 °C gebrüht.

Brühwürste sind Frischwürste und zum baldigen Verzehr bestimmt. Sie sollten auf jeden Fall kühl gelagert werden.

Tab. 3: *Brühwürste*

Wurstarten
- Bierschinken
- Jagdwurst
- Fleischwurst
- Krakauer
- Mortadella
- Weißwurst
- Alle Brühwürstchen

 i   Info

Wurstverzehr in Deutschland

Die Bundesbürger schätzen ihre Wurst. 33 Kilogramm werden pro Person und Jahr verspeist. Besonders beliebt: Fleischwurst, Bratwurst und Würstchen.

Bewertung – Achtung versteckte Fette!

Würste enthalten zwar wertvolle Proteine und Vitamine, aber leider auch reichlich Fett. Allerdings, Energiebomben mit über 50 Prozent des Nährstoffs gehören weitgehend der Vergangenheit an. Nach Angaben der Bundesanstalt für Fleischforschung ist der Fettgehalt von Wurst bei vielen Sorten im Vergleich zu früher deutlich niedriger.

Die Gründe:

▶ Heutige Schlachttiere haben weniger Körperfett.

▶ In den Rezepturen wurde der Anteil von Muskelfleisch erhöht.

Tab. 1: *Fettgehalt früher und heute*

Wurstart	Fettgehalt in 100 g	
	heute	früher
Bierschinken	11,4 g	19,0 g
Braunschweiger	37,2 g	51,0 g
Cervelatwurst	34,8 g	41,0 g
Jagdwurst	16,2 g	33,0 g
Leberwurst, grob	28,6 g	40,0 g
Salami	33,0 g	47,0 g

Kennzeichnung von Wurstwaren

Bei verpackten Wurstwaren muss die Packung folgende Informationen tragen.

▶ Verkehrsbezeichnung, darunter versteht man die genaue Produktbeschreibung wie zum Beispiel Fleischwurst oder Salami,

▶ Name und Anschrift des Herstellers,

▶ Verzeichnis der Zutaten,

▶ Mindesthaltbarkeitsdatum (MHD),

▶ Einwaage (wird normalerweise in Gramm angegeben),

▶ Trägt die Packung eine Preisangabe, muss auch der Preis pro Kilogramm deklariert sein.

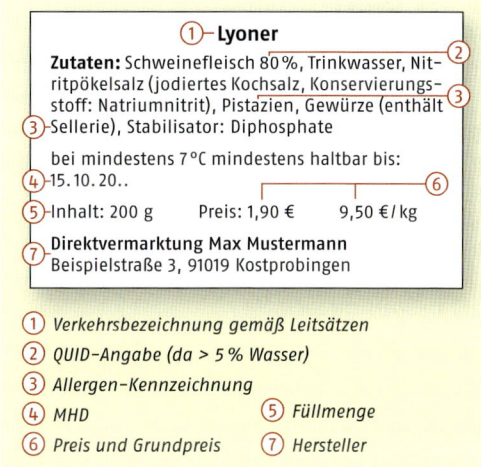

① **Lyoner**
Zutaten: Schweinefleisch 80 %, Trinkwasser, Nitritpökelsalz (jodiertes Kochsalz, Konservierungsstoff: Natriumnitrit), Pistazien, Gewürze (enthält Sellerie), Stabilisator: Diphosphate

bei mindestens 7 °C mindestens haltbar bis:
15.10.20..

Inhalt: 200 g   Preis: 1,90 €   9,50 € / kg

Direktvermarktung Max Mustermann
Beispielstraße 3, 91019 Kostprobingen

① *Verkehrsbezeichnung gemäß Leitsätzen*
② *QUID-Angabe (da > 5 % Wasser)*
③ *Allergen-Kennzeichnung*
④ *MHD*   ⑤ *Füllmenge*
⑥ *Preis und Grundpreis*   ⑦ *Hersteller*

Bild 1 *Beispiel für ein Etikett*

i Info

Allergenkennzeichnung

Für einen Allergiker können teilweise schon geringste Mengen von 1 µg/kg eines Allergens gefährlich sein. Deshalb müssen auf Wurstwaren auch kleinste Mengen von allergenen Zutaten angegeben werden. Dazu gehören zum Beispiel: Eier, Fische, Krustentiere, Sojabohnen, Milch, Nüsse, Sellerie oder Senf bzw. Erzeugnisse aus solchen Rohstoffen.

✎ Und jetzt *Sie!*

Eine Firma stellt Wurst nach folgender Rezeptur her:

▶ *50 kg Schweinebauch, Nitritpökelsalz, Pfeffer, 30 kg Schweineleber, Muskat, Majoran, 20 kg mageres Schweinefleisch.*

Das Fleisch wird gegart und durch den Fleischwolf gedreht, dann gewürzt und mit Fleischbrühe verdünnt. Die Masse wird noch heiß in Därme gefüllt, gegart und leicht geräuchert.

▶ *Entwerfen Sie eine Packungsaufschrift für dieses Produkt.*

4 Fisch

Im Jahr 2009 hat der Pro-Kopf-Verbrauch von Fisch mit 16,1 Kilogramm einen neuen Höchststand erreicht. Die meistgekauften Fischarten sind Alaska-Seelachs, Hering, Lachs und Thunfisch. An Bedeutung gewonnen hat auch Pangasius, ein Zuchtfisch aus Asien. Sein Marktanteil stieg von 2,8 Prozent im Jahr 2007 auf jetzt rund sechs Prozent.

4.1 Fischarten

Man unterscheidet je nach Lebensraum zwischen Seefischen und Süßwasserfischen. Bei uns hat Seefisch die größere Bedeutung. Allerdings kommt der Fisch von immer weiter her. Nach aktuellen Berechnungen werden wir künftig nur 25 Prozent unseres Bedarfs decken können. Das bedeutet, mindestens 75 Prozent des verbrauchten Fisches entstammt Importen aus Drittländern.

Tab. 1: *Übersicht Seefische*

Name	Zubereitung und Verwendung	Besonderheiten
Hering	▶ frisch als Filet ▶ eingelegt in Sahne- oder Joghurtsoßen ▶ eingelegt in Marinaden ▶ gebraten ▶ geräuchert	▶ feines weißes Fleisch ▶ hoher Fettgehalt (ca. 20 %)
Kabeljau	▶ als Filet gebraten ▶ Kochfisch ▶ Trockenfisch (Stock-, Klippfisch)	▶ Fleisch leicht brüchig ▶ geringer Fettgehalt
Makrele	▶ geräuchert ▶ gebraten ▶ gegrillt	▶ schmackhaftes, rötliches Fleisch ▶ hoher Fettgehalt
Rotbarsch	▶ als Filet gebraten ▶ geräuchert	▶ wohlschmeckendes Fleisch ▶ geringer Fettgehalt
Sardelle	▶ als Filet eingelegt ▶ zu Sardellenpaste verarbeitet	▶ sehr aromatisches Fleisch
Sardine	▶ gekocht und dann in Öl eingelegt ▶ gebraten	
Schellfisch	▶ als Filet gebraten ▶ gedünstet ▶ geräuchert	▶ sehr feiner Geschmack ▶ besonders helles Fleisch ▶ geringer Fettgehalt
Scholle	▶ vor allem als Filet gebraten	▶ geringer Fettgehalt
Seelachs	▶ als Filet gebraten ▶ geräuchert	▶ leicht graubraunes Fleisch, wird beim Braten heller ▶ geringer Fettgehalt
Seezunge	▶ als Filet gebraten ▶ als Filet gegrillt	▶ sehr feines Fleisch ▶ gilt als Delikatesse
Steinbutt	▶ Kochfisch ▶ gegrillt	▶ schneeweißes, würziges Fleisch ▶ geringer Fettgehalt
Thunfisch	▶ Als Filet gebraten ▶ Kochfisch ▶ als Konserve in Öl eingelegt	▶ leicht rötliches, äußerst wohlschmeckendes Fleisch ▶ hoher Fettgehalt

Tab. 1: *Übersicht Süßwasserfische*

Name	Zubereitung und Verwendung	Besonderheiten
Aal	► geräuchert ► in Gelee	► bis 1 kg gute Qualität ► sehr fetthaltig
Forelle	► gebacken ► blau gekocht	► Edelfisch ► Keine Gräten
Karpfen	► Kochfisch	► weiches, leicht verdauliches Fleisch ► wertvoller Speisefisch
Lachs	► als Filet gebraten ► Kochfisch ► geräuchert	► feinster Geschmack ► sehr zartes Fleisch
Zander	► gebacken ► gedünstet	► weißes, zartes, leicht verdauliches Fleisch ► feinster Süßwasserfisch

Bewertung von Fisch

Die Deutsche Gesellschaft für Ernährung empfiehlt mindestens eine Fischmahlzeit pro Woche. Nicht ohne Grund – Fisch enthält eine ganze Palette wertvoller und zum Teil essentieller Nährstoffe.

► Fisch besteht zu einem wesentlichen Anteil aus Eiweiß. Wegen seiner Hochwertigkeit wird es vom Organismus gut verarbeitet.

► Im Fettgehalt zeigen sich starke Unterschiede. Neben den fettarmen Fischen wie Schellfisch oder Kabeljau gibt es ausgesprochene Fettfische wie Aal oder Hering.

► Allerdings liefert dieses Fett nicht nur Energie, sondern auch große Mengen der fettlöslichen Vitamine A und D sowie die wertvollen Omega-3-Fettsäuren (s. S. 138).

► Vitamine der B-Gruppe sind in Fisch reichlich enthalten. Eine einzige Fischmahlzeit deckt fast den ganzen Tagesbedarf.

► Auch Mineralstoffe kommen in Fisch reichlich vor. Besonders zu nennen: Der hohe Jodgehalt von Seefisch.

► Fischfleisch enthält nur wenig Bindegewebe und ist daher besonders leicht verdaulich. Wegen dieser Eigenschaft und seines hohen Nährwerts spielt es in der Krankenkost und vielen Diätformen eine große Rolle.

Tab. 2: *Fett- und Magerfische*

Fettfische (12–20 % Fett)	Magerfische (1–5 % Fett)
Aal	Forelle
Hering	Kabeljau
Lachs	Karpfen
Makrele	Rotbarsch
Sardine	Schellfisch
Sprotte	Scholle
	Seelachs

Tab. 3: *Mineralstoffgehalt in Fischen*

Mineralstoff	Gehalt (mg/kg)
Mengenelemente	
► Calcium	48–420
► Magnesium	240–310
► Phosphor	1730–2170
Spurenelemente	
► Eisen	5–248
► Kupfer	0,4–1,7
► Jod	0,1–1,0

Info

Omega-3-Fettsäuren

Fettfische enthalten Eicosapentaensäure (EPA) und Docosahexaensäure (DHA), zwei langkettige, mehrfach ungesättigte Fettsäuren. Beim Säugling sind sie für eine optimale Entwicklung des Gehirns unentbehrlich.

Weitere Funktionen:

▶ Sie sind Bausteine der Zellmembranen.

▶ Sie senken die Fettwerte im Blut.

▶ Sie sind Vorstufen von Gewebshormonen, die für eine gute Fließeigenschaft des Blutes sorgen und damit der Verkalkung von Gefäßen entgegenwirken.

Tab. 1: *Gehalte an Omega-3-Fettsäuren (EPA + DHA) in Fisch*

Fischart	Gehalt (g/100 g Fischfleisch)
Hering	1,7–1,8
Sardinen	1,0–1,7
Lachs	1,0–1,8
Forelle	0,8–1,0
Makrele	0,3–1,6
Heilbutt	0,4–1,0
Thunfisch	0,3–0,7
Muscheln	0,2–0,3
Kabeljau	0,1–0,2

(Quelle: Kris-Eiberton et al)

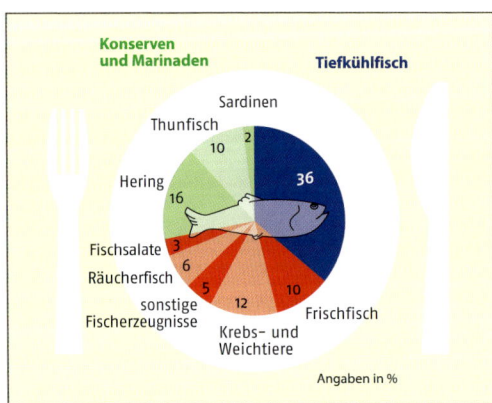

Bild 1: *Die beliebtesten Fischprodukte*

4.2 Einkauf und Zubereitung

Fisch gehört zu den besonders leicht verderblichen Lebensmitteln. In seiner lockeren, bindegewebsarmen Struktur können sich Mikroorganismen sehr leicht ansiedeln und toxische Stoffwechselprodukte bilden. Bei Fisch ist Frische daher oberstes Gebot.

So erkennt man die Frische von Fisch

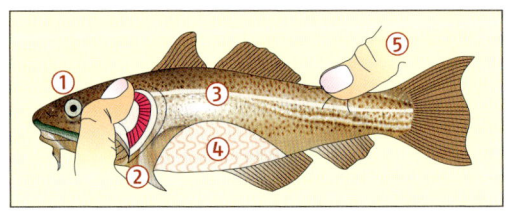

1. Augen prall, klar und glänzend.
2. Kiemen hellrot, fest anliegend.
3. Schleimhaut nicht schmierig.
4. Fleisch ist elastisch, gibt auf Druck nach, kehrt in die Ausgangslage zurück.
5. Geruch unbedingt frisch, „Fischgeruch" deutet auf lange Lagerung hin.

Tipp

Tipps zum Einkauf

Es muss nicht immer frischer Fisch sein. Das Angebot an Tiefkühlfisch ist mittlerweile sehr reichhaltig und bietet eine echte Alternative.

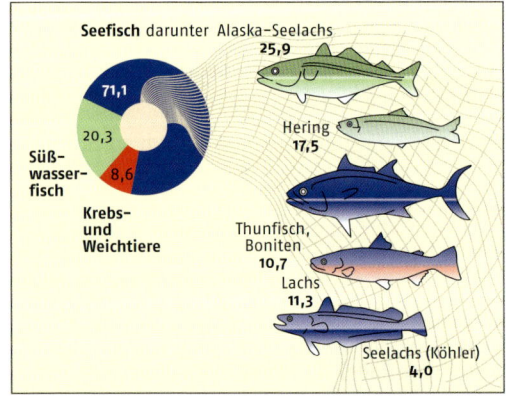

Bild 2: *Anteil der Fischarten am Fischverzehr*

Vorbereiten von Fisch

Seefische gibt es normalerweise küchenfertig als Filet zu kaufen. Damit vereinfacht sich das Vorbereiten ganz erheblich und ist in wenigen Minuten erledigt.

Süßwasserfische werden im Ganzen und unausgenommen verkauft, müssen also entschuppt, ausgenommen und entgrätet werden.

Tab. 1: *Vorbereiten von ganzem Fisch*

Entschuppen	Ausnehmen	Säubern	Säuern	Salzen
▶ Mit scharfer Schere Rücken- und Bauchflossen abschneiden, Schwanzflosse stutzen. Mit einem großen Messer Schuppen von hinten nach vorne abstreifen.	▶ Fisch auf die Seite legen, den Bauch mit einem spitzen Messer vom Schwanz her aufschlitzen (Achtung! Gallenblase nicht verletzen), Eingeweide herausnehmen.	▶ Unter fließendem Wasser gründlich waschen (bei ganzen ausgenommenen Fischen müssen alle Blut- und Hautreste entfernt sein), Gründlich trocken tupfen.	▶ Kurz vor dem Garen Zitronensaft oder Essig auf den Fisch träufeln. Die Säure denaturiert das Fischeiweiß – es wird fester. So auch mit Filets verfahren.	▶ Kurz vor dem Garen den Fisch salzen. Nach dem Salzen niemals stehen lassen. Das Salz entzieht Wasser und das Fischfleisch wird trocken und fade. So auch mit Filets verfahren.

Zubereiten von Fisch

Fischfleisch zerfällt wegen des hohen Anteils an Bindegewebe sehr leicht. Es sollte daher nur schonend gegart werden.

 **Info**

Wann ist ein Fisch gar?

Das Fischfleisch hat durch und durch eine weißliche Tönung angenommen. Bei ganzen Fischen prüft man, ob sich die Rückenflosse herausziehen lässt.

 Tipp

Hinweise zum Garen von Fisch

▶ Nie sprudelnd kochen, damit er nicht zerfällt.

▶ Garflüssigkeit für Suppen und Soßen verwenden, um Nährstoffe zu nutzen.

▶ Tiefgefrorenen Fisch nicht auftauen, sondern gefroren zubereiten.

▶ Erst unmittelbar vor dem Garen panieren. Vorher gut trocken tupfen.

Tab. 2: *Garen von Fisch*

Braten	Grillen	Garziehen	Dämpfen	Dünsten im Gemüsebett
▶ Fisch darf nicht hoch erhitzt werden. Es eignen sich neben Pflanzenölen auch Butter und Margarine als Bratfett.	▶ Gewürzten Fisch in Fischhaltern oder auf dem Rost möglichst weit von der Grillhitze garen.	▶ Fisch mit Gemüse in reichlich Salzwasser bei Temperaturen unterhalb des Siedepunktes garen.	▶ Fisch nicht in, sondern über dem Gemüsesud, in einem Siebeinsatz liegend, garen.	▶ Fisch lässt sich auch sehr gut im Backofen auf verschiedenen Gemüsen garen.

Haltbarkeit und Lagerung

Frischer Fisch muss nach dem Einkauf in der kältesten Zone des Kühlschrankes gelagert und noch am gleichen Tag verarbeitet werden. Ist dies nicht möglich, sollte man ihn sofort einfrieren.

Tab. 1: *Lagerfähigkeit von gefrorenem Fisch*

Lager-temperatur	Lagerzeit (Monate)	
	Magerfisch	Fettfisch
−18 °C	8	4
−25 °C	18	8
−30 °C	24	12

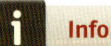

Info

Fischstäbchen – besser als ihr Ruf?

Die bei Kindern so beliebten Fischstäbchen sind laut Stiftung Warentest solide Kost. Sie bestehen aus in Streifen geschnittenem und paniertem Fischfilet – meist vom Alaska Seelachs. Ihr Fischanteil liegt bei mindestens 65 Prozent, der Rest ist Panade. Die stellt ein gewisses Problem dar, denn sie saugt beim Braten viel Fett auf. Die Experten empfehlen daher das Backen im Ofen. Menschen mit sehr sensiblen Gaumen werden sich von dieser Fischvariante allerdings weniger angesprochen fühlen. Laut Testurteil schmecken die Stäbchen oft fade.

Info

Die Nematoden-Diskussion

Im Jahr 1987 gingen Alarmmeldungen durch die Presse. Man hatte in Fisch Wurmeier, sogenannte Nematoden, entdeckt. Es wurde jedoch eindeutig nachgewiesen, dass Nematoden hitzeempfindlich sind und bei den üblichen Garmethoden zerstört werden. Außerdem wird Fisch seitdem streng auf Nematoden hin untersucht. Er kann nach wie vor als wertvolles Lebensmittel angesehen werden.

4.3 Überfischung – ein weltweites Problem

Noch vor 50 Jahren schien der Reichtum der Meere unerschöpflich. Doch der Mensch hat es seitdem geschafft, eine der wertvollsten Nahrungsquellen so nachhaltig zu plündern, dass die Bestände der wichtigsten Speisefische in großem Maße geschrumpft sind.

Die Food and Agriculture Organization der Vereinten Nationen (FAO) gibt regelmäßig alle zwei Jahren Daten zum Fischfang heraus. Seit etwa 15 Jahren gehen die Fangzahlen zurück. Mehr noch: Im Report von 2009 hat die FAO 52 Prozent aller Fischarten als „voll ausgebeutet" kategorisiert. Steigerungen der Fangquoten sind bei ihnen nicht mehr möglich, ohne die Bestände zu gefährden. 28 Prozent der Fischarten sind überfischt. Das bedeutet, ihre Populationen sind komplett zusammengebrochen oder gerade dabei, sich langsam zu erholen. Nur 20 Prozent der Fischbestände sind noch intakt.

Info

Fangverbot für Aale?

Der Aal ist ein beliebter Speisefisch. Er könnte jedoch bald vom Speiseplan verschwinden, denn binnen weniger Jahre ist Aal zur bedrohten Art geworden. Eine maßlose Fischerei hat die Bestände seit 1990 um drei Viertel reduziert. Von vielen Seiten wird daher ein totales Fangverbot gefordert.

Tab. 2: *Beispiele für intakte und gefährdete Fischbestände*

gilt als intakt	gilt als extrem gefährdet
Alaska Seelachs (Pazifik)	Aal (weltweit)
Seelachs (Nordsee)	Rotbarsch (Atlantik)
Eismeergarnelen	Dornhai (Atlantik)
Hering (Atlantik, Ostsee)	Tropische Shrimps
Bio-Lachs (Zucht)	Haie (weltweit)
Lachs (Pazifik)	Thunfisch (weltweit)
Zander (Westeuropa)	Lachs (Atlantik)

Öko-Fisch – Die Lösung?

Überfischung, zerstörerische Fangmethoden und der Beifang von Fischen und anderen Meerestieren zählen zu den größten Gefahren für die Ozeane. Vor diesem Hintergrund ist es erfreulich, dass die Deutschen immer mehr Öko-Fisch essen. Mehr als 29 Prozent des bei uns erhältlichen Fisches entstammt Fischereien, die dem Programm des „Marine Stewardship Council" (MSC) zu Deutsch: „Rat zur Bewahrung der Meere" angehören.

Ziel des MSC ist es, die Zukunft der Fischbestände und eine gesunde Meeresumwelt zu sichern. Er hat ein Programm entwickelt, mit dem Fischereien die Umweltverträglichkeit ihrer Produktion prüfen lassen können. Wenn ein Betrieb die entsprechenden Anforderungen erfüllt, erhält er ein Zertifikat darüber und darf seine Ware mit dem MSC-Siegel kennzeichnen.

Bild 1: *MSC-Siegel*

Weltweit nehmen insgesamt über 80 Fischereien am MSC-Programm teil. Das sind gut acht Prozent aller Betriebe. Über 250 Produkte sind zurzeit mit dem Öko-Label erhältlich – vor allem Alaska Seelachs, Alaska Wildlachs und Hering. Die meisten Produkte mit dem blauen Siegel werden in Deutschland verkauft.

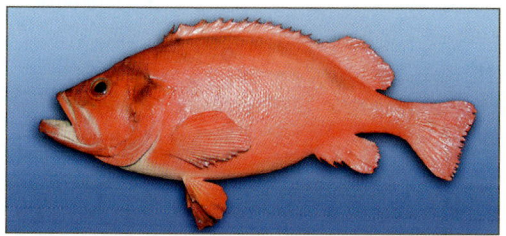

Bild 2: *Rotbarsch ist eine der extrem gefährdeten Fischarten*

 Info*plus*

Die drei MSC-Grundsätze

1. Fisch für immer bewahren

Der befischte Bestand darf durch das Befischen nicht kleiner werden. Die Fischerei darf nicht zur Überfischung oder Erschöpfung der Bestände führen. Wo Bestände erschöpft sind, muss so gefischt werden, dass sie sich nachweislich erholen.

2. Auswirkungen auf das marine Ökosystem minimieren

Der Fischereibetrieb muss dafür sorgen, dass das Ökosystem Meer in seiner Zusammensetzung, Produktivität, Funktionsfähigkeit und Artenvielfalt erhalten bleibt.

3. Effektives Management

Die Fischerei erfüllt lokale, nationale und internationale Gesetze und Normen und kann auf veränderte Rahmenbedingungen angemessen und schnell reagieren, um die nachhaltige Nutzung der Ressource Fisch zu gewährleisten.

 Und jetzt *Sie!*

1. *Vergleichen Sie in einer Tabelle Fisch und Fleisch hinsichtlich folgender Kriterien:*
   - ▶ *Ernährungsphysiologischer Wert des Fischfettes und des Fischproteins,*
   - ▶ *Wichtigster Mineralstoff,*
   - ▶ *Verdaulichkeit → Garzeit.*

2. *Die Deutsche Gesellschaft für Ernährung empfiehlt ein bis zwei Fischmahlzeiten pro Woche.*
   - ▶ *Stellen Sie den durchschnittlichen Fischkonsum der Bundesbürger dieser Empfehlung gegenüber.*
   - ▶ *Finden Sie Argumente gegen die Befolgung dieser Empfehlung.*

5   Hülsenfrüchte

Hülsenfrüchte, auch Leguminosen genannt, gehören zu den ältesten Kulturpflanzen der Menschen. Bereits im alten Testament werden sie erwähnt. Heimisch sind sie fast überall auf der Welt. Botanisch gesehen gehören die Pflanzen der Hülsenfrüchte zu den Schmetterlingsblütlern. Da deren Samen in Hülsen wachsen, hat man sie als Hülsenfrüchte bezeichnet. Man versteht unter Hülsenfrüchten daher die an der Luft getrockneten Samen der Erbsen, Bohne, Linsen und Sojabohnen. Und noch eine Pflanze, von der man es nicht vermuten würde: die Erdnuss.

Bis ins letzte Jahrhundert hinein gehörten sie auch bei uns zu den Grundnahrungsmitteln. Auf Urgroßmutters Speisezettel standen regelmäßig deftige Eintöpfe aus Erbsen, Bohnen und Linsen. Dann gerieten sie ein wenig ins Hintertreffen, galten als schwer verdaulich und daher für eine gesunde Ernährung nicht sonderlich empfehlenswert. Auch war vielen die Zubereitung zu aufwendig. Inzwischen weiß man nicht nur ihren kräftigen Geschmack wieder zu schätzen, sondern hat auch ihren hohen Nährwert neu entdeckt. Sie sind nämlich gute Quellen für Eiweiß, Kohlenhydrate, Mineralstoffe, Vitamine, Ballaststoffe sowie sekundäre Pflanzenstoffe.

Tab. 1: *Übersicht der wichtigsten Hülsenfrüchte*

	Makronährstoffe (g/100 g)			Mikronährstoffe (in 100 g)		Verwendung	Anbau
	Protein	Kohlenhydrate	Fett	Mineralstoffe	Vitamine		
Bohne (weiß)	21	34,7	2,0	1300 mg Kalium 113 mg Calcium 426 mg Phosphor 6 mg Eisen	0,50 mg B_1 0,18 mg B_2 0,41 mg B_6 2,0 mg Niacin	▸ Eintöpfe ▸ Suppen ▸ Salate ▸ eingelegt in Öl	▸ Indien ▸ Brasilien ▸ China ▸ USA ▸ Mexiko
Erbse (gelb)	22,9	41,2	1,4	941 mg Kalium 118 mg Magnesium 50 mg Calcium 375 mg Phosphor 5 mg Eisen	0,77 mg B_1 0,30 mg B_2 0,10 mg B_6 2,8 mg Niacin	▸ Eintöpfe ▸ Suppen ▸ Salate ▸ Beilagen ▸ Püree	▸ Kanada ▸ Frankreich ▸ China ▸ Russland ▸ Indien
Linse (braun)	23,4	40,6	1,5	837 mg Kalium 129 mg Magnesium 65 mg Calcium 411 mg Phosphor 8 mg Eisen	0,48 mg B_1 0,26 mg B_2 0,58 mg B_6 2,50 mg Niacin	▸ Eintöpfe ▸ Suppen ▸ Salate ▸ Püree	▸ Kanada ▸ USA ▸ Indien ▸ Türkei ▸ Frankreich
Sojabohne	37,6	6,3	18,3	1799 mg Kalium 220 mg Magnesium 201 mg Calcium 550 mg Phosphor 7 mg Eisen	1,00 mg B_1 0,46 mg B_2 1,00 mg B_6 2,60 Niacin	▸ Sojamilch ▸ Tofu ▸ Sojamehl ▸ Sojaöl	▸ USA ▸ Brasilien ▸ Argentinien ▸ China
Erdnüsse	29,8	7,5	48,1	661 mg Kalium 160 mg Magnesium 41 mg Calcium 341 mg Phosphor 2 mg Eisen	0,90 mg B_1 0,16 mg B_2 15,00 mg Niacin 11,00 mg E	▸ Erdnussöl ▸ Margarine ▸ Erdnussbutter ▸ Knabberartikel	▸ China ▸ Indien ▸ USA ▸ Nigeria ▸ Indonesien

5.1 Die Klassiker: Erbsen, Bohnen, Linsen

Für die menschliche Ernährung spielen vor allem Erbsen, Bohnen, Linsen und die Sojabohne eine Rolle.

Erbsen

Sie zählen zu den ältesten kultivierten Nutzpflanzen der Welt und wurden bereits vor mehr als 4000 Jahren in China angebaut. In der europäischen Küche werden sie erst seit dem 16. Jahrhundert verwendet. Weltweit gibt es rund 250 Sorten, die sich in Größe, Form und Farbe unterscheiden. Verzehrt werden in erster Linie grüne sowie gelbe Garten- und Felderbsen.

Bohnen

Mit fast 500 Sorten ist die Vielfalt bei den Bohnen noch größer. Man unterscheidet grundsätzlich zwischen weißen und bunten Bohnen. Weiße Bohnen kochen im allgemeinen weicher als bunte.

Linsen

Diese Hülsenfrucht ist auch in der feinen Küche beliebt. Linsen der frischen Ernte sind hell- bis olivgrün. Nach längerer Lagerung werden sie gelbbraun bis braun. Die Färbung beeinträchtigt jedoch weder Geschmack noch Kochfähigkeit.

Zusammensetzung

Neben den Nährstoffen enthalten einige Hülsenfrüchte toxisch wirkende Substanzen.

Proteine

Die Proteine der Hülsenfrüchte setzen sich vor allem aus drei Fraktionen zusammen: Albumine, Globuline und Gluteline. Der hohe Gehalt an Globulinen deutet darauf hin, dass es sich bei den Proteinen vorwiegend um Reservestoffe des Samens handelt.

Kohlenhydrate

Mit einem Anteil von 75 bis 80 Prozent überwiegt die Stärke. Im Unterschied zu Getreide enthalten Hülsenfrüchte daneben höhere Konzentrationen an Oligosacchariden.

Lipide

Sie bestehen zwar überwiegend aus Triglyceriden, enthalten aber auch messbare Mengen an Phosphatiden.

Mineralstoffe

Der Mineralstoffgehalt beträgt bis zu drei Prozent, wobei Kalium, Calcium und Magnesium besonders reichlich vorkommen.

Vitamine

Der Vitamingehalt reifer Hülsenfrüchte beschränkt sich vor allem auf die B-Vitamine.

Ballaststoffe

Hülsenfrüchte sind reich an Ballaststoffen.

Tab. 1: *Ballaststoffgehalt von Hülsenfrüchten*

Hülsenfrucht	Ballaststoffgehalt
Erbse	16,6 g/100 g
Bohne	23,2 g/100 g
Linse	17,0 g/100 g

Sekundäre Pflanzenstoffe

Hülsenfrüchte enthalten gleich eine ganze Palette sekundärer Pflanzenstoffe (s. S. 295).

▶ Saponine werden nur in geringem Umfang resorbiert und wirken vor allem im Magen-Darm-Trakt. Es gibt Hinweise, dass sie antikanzerogen, Cholesterin senkend und antimikrobiell wirken und das Immunsystem modulieren.

▶ Phytoöstrogene (Flavonoide) werden hinsichtlich ihrer präventiven Wirkung gegen hormonabhängige Krankheiten diskutiert.

▶ Protease-Inhibitoren sollen eine Krebs hemmende Wirkung haben und regulierend auf den Blutzucker wirken.

Einkauf und Lagerung

Hülsenfrüchte sind gut ein bis zwei Jahre haltbar, wenn sie trocken, luftig und dunkel gelagert werden. Einwandfreie Ware zeichnet sich durch folgende Merkmale aus:

▶ Saubere, glatte, gleich große Samen,
▶ Weder staubig noch feucht,
▶ Ohne Schimmelbefall,
▶ Frischer Geruch,
▶ Ohne dunkel scheinende Stellen.

Info

Indien – das Land der Hülsenfrüchte

Für rund 600 Millionen Inder sind Hülsenfrüchte als Grundnahrungsmittel unentbehrlich. Neben Erbsen liefern vor allem die vielen Linsen- und Bohnensorten das dringend benötigte Eiweiß. Andere Proteinquellen wie Fleisch, Fisch oder Eier kommen für die Menschen dort aus religiösen Gründen nicht in Frage. Mit Reis oder Weißbrotfladen gegessen, bieten die scharf gewürzten Bohnen- oder Linsengerichte der indischen Küche die ideale Nährstoffmischung. Die Zubereitung mit Gewürzen ist nicht nur schmackhaft, sondern macht Hülsenfrüchte besser verdaulich.

Info

Unerwünschte sekundäre Pflanzenstoffe

▶ Hämagglutinine (Lektine) können sich im Körper an die roten Blutkörperchen heften und sie zum Verklumpen bringen – daher die Bezeichnung Hämagglutinine. Durch längeres Erhitzen werden Hämagglutinine inaktiviert.

▶ Oligosaccharide wie Stachyose oder Verbacose sind für den Menschen unverdaulich, werden jedoch von den Bakterien im Dickdarm abgebaut. Die dabei entstehenden Gase sind oftmals die Ursache für Blähungen.

Hülsenfrüchte in der Küche

Um Hülsenfrüchte bekömmlicher zu machen, sollten sie sachgerecht zubereitet werden. Etwa 25 bis 50 Gramm trockene Hülsenfrüchte ergeben eine Portion.

▶ Hülsenfrüchte immer garen – nie roh verzehren, denn sie enthalten giftige Stoffe, die durch das Erhitzen unschädlich gemacht werden.

▶ Hülsenfrüchte für 6 bis 8 Stunden in reichlich kaltem Wasser einweichen – am besten über Nacht.

▶ Das nährstoffreiche Einweichwasser auch zum Garen verwenden.

▶ Die Garzeit verkürzt sich, wenn in weichem oder abgekochtem Wasser eingeweicht wird und auch beim Verwenden geschälter Hülsenfrüchte.

▶ Salz, Essig oder säurereiche Gemüse wie Tomaten immer erst zum Ende der Garzeit zugeben. Solche Stoffe verhärten die Zellwände und verzögern den Garprozess.

Info

So bekommen Hülsenfrüchte besser!

▶ Nach dem Garen pürieren.

▶ Gewürze wie Kümmel oder Fenchel zusetzen.

▶ Geschälte Samen wählen.

Tab. 1: *Deckung des Tagesbedarfs einer Frau (Alter zwischen 25 und 50 Jahren, mittlere körperliche Arbeit) durch Hülsenfrüchte (50 g Trockenprodukt) in Prozent*

	Energie	Eiweiß	Ballaststoffe	Mg	Fe	Zn	Vit. B$_1$
Bohnen, weiß	5,2 %	22,3 %	38,7 %	23,3 %	20,3 %	18,9 %	25 %
Erbsen	5,9 %	24,5 %	27,7 %	19,7 %	17,3 %	24,7 %	38 &
Linsen	5,9 %	25,1 %	36,7 %	21,7 %	26,7 %	26,7 %	24 %

5.2 Soja – eine Bohne macht Karriere

In Ostasien spielt die Sojabohne bereits seit Jahrtausenden eine bedeutende Rolle für die menschliche Ernährung. Bei uns dagegen war sie bis vor 100 Jahren noch völlig unbekannt. Erst als man herausfand, was sich alles an hochwertigen Inhaltsstoffen unter ihrer unscheinbaren Schale verbirgt, hielt sie auch Einzug in den Ländern der westlichen Welt. Auch in Deutschland sind etliche Sojaprodukte auf dem Markt.

Sojabohnen sind die reifen Samen der Hülsenfrüchte von Glycine Soja. Sie sind wie die übrigen Hülsenfrüchte durch einen hohen Eiweißanteil ausgezeichnet. Der Fettgehalt liegt mit ca. 20 Prozent jedoch deutlich höher.

Verwendung von Sojabohnen

Sojabohnen werden zu den unterschiedlichsten Produkten verarbeitet.

Fermentierte Produkte

- Sojasauce oder –paste
- Miso
- Tempeh
- Natto
- Tofu
- Sojadrinks

Erzeugnisse aus gerösteten Sojabohnen

- Sojanüsse
- Cracker
- Plätzchen

Erzeugnisse aus Vollfett-Sojamehl

- Backwaren
- Kuchenmehle
- Milch-Instantgetränke
- Suppen
- Saucen
- Konfekt
- Fleisch- und Fischprodukte

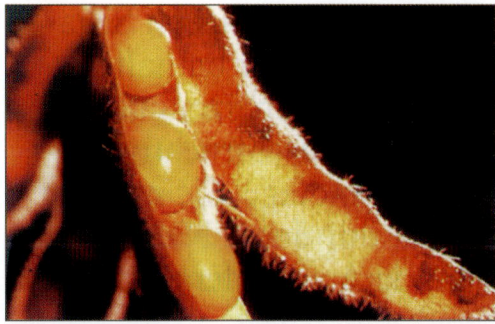

Bild 1: *Sojabohne*

Sojamilch

Zur Gewinnung von Sojamilch werden Sojabohnen in der 10-fachen Menge Wasser 12 Stunden lang eingeweicht und dann gemahlen. Die sogenannte Maische wird kurz auf 100 °C erhitzt und zentrifugiert. Dabei trennt sich die milchähnliche Sojamilch ab. Sie hat die Farbe von Rahm und schmeckt leicht nussartig.

Sojamilch ist wichtig für die Ernährung von Kindern, die auf Eiweiß der Kuhmilch allergisch reagieren. Da ihr Calciumgehalt weit unter dem von Milch liegt, gibt es sie mit Calcium angereichert zu kaufen.

Tab. 1: *Nährstoffzusammensetzung von Sojamilch*

Nährstoff	Gehalt in 100 g
Eiweiß	2 g
Fett	2 g
Kalium	191 mg
Calcium	21 mg
Magnesium	28 mg

Tofu

Sojamilch kann zu Tofu weiterverarbeitet werden – eine quarkähnliche Frischspeise. Zur Gewinnung erhitzt man Sojamilch auf ca. 75 °C und bringt sie zum Gerinnen. Dabei tritt Molke aus, die abgegossen wird. Durch Pressen entwässert man den Sojaquark und teilt ihn in kleine Stücke auf. In dieser Form wird das Produkt dann auch verkauft.

Tofu ist sehr gut verdaulich und eher neutral im Geschmack. Er lässt sich zu süßen und herzhaften Speisen verwenden.

Tab. 2: *Nährstoffzusammensetzung von Tofu*

Nährstoff	Gehalt in 100 g
Eiweiß	5–8 g
Kohlenhydrate	2–4 g
Fett	34 g
Mineralstoffe	0,6 g

Info

Wie Asiaten Tofu verwenden

▸ Als Suppenbeilage

▸ Wie Quark mit Kräutern verrührt

▸ Sehr schmackhaft: Tofu klein hacken, mit Gemüse und Fisch mischen, zu Frikadellen formen und in Öl backen.

Tempeh

Diese Soja-Variante stammt ursprünglich aus Indonesien. Eingeweichte, gekochte Sojabohnen reifen unter Zugabe von Schimmelpilzkulturen. Dadurch entsteht ein weißer Überzug aus Edelschimmel und das Produkt erhält einen kernigen Biss. Durch die Fermentation hat es einen hohen Gehalt an Vitamin B_{12}.

Tempeh hat einen intensiven Geschmack, der an Pilze erinnert und ist wie Tofu leicht verdaulich. Es wird in Scheiben geschnitten, in Sojasauce getunkt, gebraten oder frittiert.

Miso

Es ist eine japanische Würzpaste, die aus Sojabohnen und Zusätzen von Reis oder Gerste zubereitet wird. Die Bohnen und das Getreide werden gedämpft und gemeinsam vergoren. Es ist eine Grundzutat der japanischen Küche und vielseitig verwendbar. Es wird statt Gemüsebrühe mit etwas Wasser vor allem Suppen, Dressings, Nudeln, Eintöpfen oder Fischgerichten zugefügt.

Natto

Es wird aus gedämpften Sojabohnen hergestellt, die man mit dem Bakterium „Bazillus Natto" versetzt und danach gären lässt. Natto isst man mit Sojasauce, grüner Zwiebel und japanischem Senf.

Sojamehl

Es bleibt als Rückstand bei der Gewinnung des Sojaöls zurück. Sojamehl dient als Zusatz zu Back- und Teigwaren (Ei-Ersatz) sowie als Grundbestandteil von Fertigsuppen und Würzen.

 Und jetzt *Sie!*

1. *Lesen Sie zunächst folgenden Text:*

> Über Jahrhunderte wurden Hülsenfrüchte sehr geschätzt, bis sie im Laufe des 20. Jahrhunderts deutlich an Beliebtheit verloren. Sie galten als „Arme-Leute-Essen", schwer verdaulich und zeitaufwendig in der Zubereitung. Heute sind sie wieder „in". Vom ernährungsphysiologischen Standpunkt her, ist die Rehabilitierung von Hülsenfrüchten zu begrüßen. Bei vegetarischer, vor allem bei veganer und bei fleischarmer Ernährung sollten sie unbedingt auf dem Speiseplan stehen. Auch für eine Reduktionskost bieten sie sich an. Wegen ihres niedrigen glykämischen Indexes sind sie außerdem für Diabetiker geeignet.

2. *Finden Sie Gründe dafür, dass Hülsenfrüchte an Beliebtheit verloren.*

3. *Ermitteln Sie die Preise und berechnen Sie die Kosten folgender Mahlzeiten.*

> Linseneintopf aus 50g Linsen, 50g Kartoffeln, 30g Möhren, 150 g Wiener Würstchen

> 200g Pommes frites, Schweineschnitzel (150 g), Pilzrahmsauce, 50g Feldsalat , Öl-Essig-Marinade

4. *Begründen bzw. erläutern Sie jeweils möglichst genau die farbig gedruckten Aussagen des Textes.*

5. *Vergleichen und bewerten Sie:*
   ▸ *Hülsenfrüchte mit Fleisch hinsichtlich Gehalt und Verwertbarkeit von Protein und Eisen,*
   ▸ *Hülsenfrüchte mit Vollkornbrot hinsichtlich ihres Ballaststoffgehaltes,*
   ▸ *Soja mit Fleisch hinsichtlich der Fettqualität. Fassen Sie Ihre Bewertung in zwei bis drei Sätzen zusammen.*

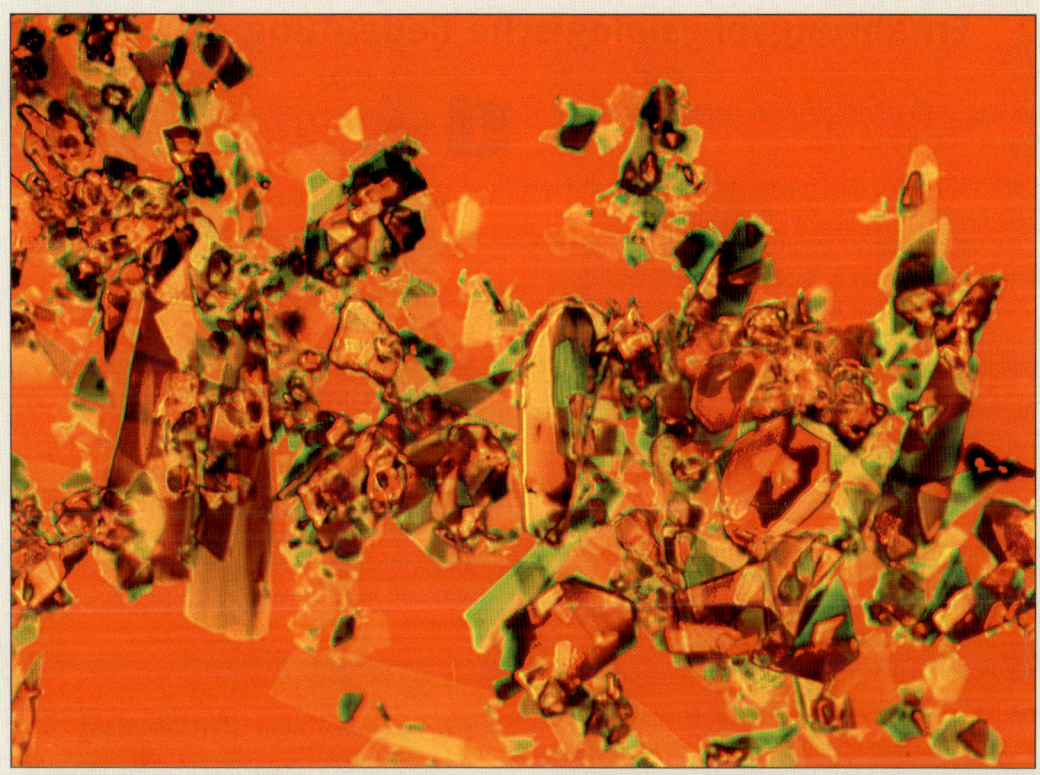

Teil 8: Vitamine – die Unentbehrlichen

Vitamine zählen gemeinsam mit Hormonen und Enzymen zu einer Gruppe von physiologisch wirksamen Substanzen, die für den geregelten Ablauf der Lebensvorgänge im Organismus unentbehrlich sind. Von Hormonen und Enzymen unterscheiden sie sich dadurch, dass sie vom Körper, von wenigen Ausnahmen abgesehen, nicht selbst synthetisiert werden können. Er hat die Fähigkeit dazu im Laufe seiner Evolution verloren. Da Vitamine weder zu energetischen Zwecken noch als Baustoff verwendet werden, sind die benötigten Mengen sehr gering. Dennoch kann es bei unausgewogener Ernährung leicht zu einem Mangel an einzelnen Vitaminen kommen.

1   Ernährungsphysiologische Bedeutung

Im Jahr 1496 schrieb Vasco da Gama, der Weltumsegler, in sein Bordbuch:

„Bei den meisten von unseren Matrosen schwoll das Zahnfleisch im Ober- und Unterkiefer so sehr an, dass sie nicht mehr essen konnten und daran so litten, das neunzehn Mann starben. Zusätzlich zu denen, die zu Tode kamen, erkrankten noch fünfundzwanzig bis dreißig weitere schwer. Nur wenige blieben gesund."

Die Besatzung seines Schiffes war Opfer der rätselhaften Krankheit „Skorbut" geworden, die man damals auch als die „Armeekrankheit" oder „Geißel der Meere" bezeichnete.

Im Jahr 1747 behandelte der Wundarzt der englischen Flotte James Lind zwölf an Skorbut erkrankte Soldaten und verabreichte ihnen täglich zwei Orangen und eine Zitrone. Bereits nach einer Woche dieser Obstkur waren die Kranken so gut wie geheilt.

Lind hatte damals durch seine Ernährungsweise zwar herausgefunden, wie man Skorbut erfolgreich bekämpfen kann. Warum jedoch ausgerechnet Orangen und Zitronen als Heilmittel wirken – die Frage blieb damals offen.

Die moderne Wissenschaft fand später heraus, dass Skorbut nicht durch Krankheitserreger ausgelöst wird. Auch Giftstoffe oder verdorbene Lebensmittel spielten dabei keine Rolle. Die wahre Ursache: Dem Körper fehlt ein lebensnotwendiger Wirkstoff. Die Konsequenzen sind verheerend. Es kommt zu Störungen, die bald auf den gesamten Stoffwechsel übergreifen, im schlimmsten Fall bis hin zum totalen Zusammenbruch aller Lebensfunktionen. Mit einer gezielten Ernährung lässt sich solchen Verläufen effektiv vorbeugen.

Als man diese Zusammenhänge verstanden hatte, verlor Skorbut schnell seinen Schrecken. Die Forschung entdeckte im Laufe der Zeit noch eine ganze Reihe weiterer Stoffe, deren Fehlen in der Nahrung ebenfalls schwere gesundheitliche Störungen zur Folge hat. Man fasste sie unter dem Nahmen Vitamine zusammen.

 Info

Wie der Name „Vitamine" zustande kam

In dieser Bezeichnung stecken zwei Begriffe:

▶ „Vita" kommt aus dem Lateinischen und heißt Leben.

▶ „Amin" steht für stickstoffhaltige Verbindung mit der typischen NH_2-Gruppe.

Der Gesamtbegriff entstand, als man bereits wusste, dass Vitamine lebensnotwendige (essentielle) Nahrungsbestandteile sind, aber noch davon ausging, dass sie alle Stickstoff enthalten. Inzwischen weiß man, dass Stickstoff nur in einem Teil der Vitamine vorkommt.

Versorgung aus dem Gleichgewicht

Bei einer nicht bedarfsgerechten Ernährung mit Vitaminen gibt es grundsätzlich zwei Varianten der Fehlversorgung.

Hypovitaminosen

Darunter versteht man die unzureichende Zufuhr eines oder mehrerer Vitamine. Die damit verbundenen Symptome sind zum Teil nur wenig spezifisch und nur allgemeiner Art wie zum Beispiel Beeinträchtigung des Wohlbefindens und der Leistungsfähigkeit oder eine größere Anfälligkeit gegen Infektionen. Oft wird ein Mangelzustand dann gar nicht als solcher erkannt.

Hypervitaminosen

So bezeichnet man Erkrankungen, die als Folge einer übermäßigen Vitaminzufuhr auftreten. Sie sind lediglich für die Vitamine A und D nachgewiesen. Hypervitaminosen treten sehr selten auf und sind eigentlich nur im Zusammenhang mit einer falschen Dosierung von Vitaminpräparaten ein Problem. Um Hypervitaminosen zu vermeiden, sollte man solche Produkte daher möglichst nur nach Rücksprache mit dem Arzt und nicht als Selbstmedikation einnehmen.

Stichwort Provitamin

Manche Vitamine kommen in fast fertigen Vorstufen, sogenannten Provitaminen, vor. Sie unterscheiden sich chemisch nur in einem winzigen Detail vom endgültigen Vitamin. Der Organismus kann diese weitgehend vorgefertigten Substanzen in Eigenarbeit zum endgültigen, voll wirksamen Vitamin umwandeln.

Beispiele:

▶ β-Carotin ist Provitamin A.

▶ Ergosterin ist Provitamin D.

Ursachen für Vitaminmangelzustände

Zu einer Mangelversorgung kann es aus verschiedenen Gründen kommen.

Alimentärer Mangel

Davon spricht man, wenn mit der Nahrung zu wenig des entsprechenden Vitamins zugeführt wird – entweder durch unzureichende bzw. einseitige Ernährung oder durch unsachgemäße Zubereitung der Nahrung.

Störungen der Vitaminsynthese durch die Darmbakterien

Solche Störungen treten immer dann auf, wenn die Darmbakterien nachhaltig geschädigt wurden, beispielsweise durch eine Behandlung mit Antibiotika.

Störungen der Resorption

In solchen Fällen enthält die Nahrung zwar genügend Vitamine, sie werden jedoch nur ungenügend vom Körper verwertet. Gründe dafür können sein:

▶ Chronische Durchfälle – die Darmpassage ist dann beschleunigt.

▶ Krankhafte Veränderungen der Darmschleimhaut.

▶ Spezifische Defekte wie z. B. die Störung der Hydroxylierung von Vitamin D bei chronischen Nierenerkrankungen.

Tab. 1: *Chronik der Entdeckung von Vitaminen*

Jahr	Vitamin	Isoliert aus
1909	Vitamin A (Retinol)	Fischleberöl
1912	Vitamin B_1 (Thiamin)	Reiskleie
1912	Vitamin C (Ascorbinsäure)	Zitrone
1918	Vitamin D (Calciferol)	Fischleberöl
1920	Vitamin B_2 (Riboflavin)	Eier
1922	Vitamin E (Tocopherol)	Weizenkeimöl
1926	Vitamin B_{12} (Cobalamin)	Leber
1929	Vitamin K (Phyllochinon)	Luzerne
1931	Pantothensäure	Leber
1931	Biotin	Leber
1934	Vitamin B_6 (Pyridoxin)	Reiskleie
1936	Niacin	Leber
1941	Folsäure	Leber

Wovon der Vitaminbedarf abhängt

Der Vitaminbedarf des Organismus ist keine feste Größe, sondern variabel. Er wird hauptsächlich von folgenden Faktoren beeinflusst:

▶ Lebensalter,
▶ körperliche Belastung,
▶ Schwangerschaft,
▶ Stillzeit,
▶ Ernährungsverhalten.

Außerdem kann eine gestörte Vitaminresorption den Bedarf erhöhen.

Vitaminpillen gegen Krebs und Schlaganfall?

Wie Studien ergaben, bringen solche Produkte keine gesundheitlichen Vorteile. Im Gegenteil! Bei einer finnischen Studie an Rauchern führten Gaben von β-Carotin sogar vermehrt zu Lungenkrebs.

2   Einteilung der Vitamine

Es gibt verschiedene Möglichkeiten, die Vitamine systematisch zu gliedern. Im Allgemeinen nimmt man die Einteilung nicht nach den chemischen Eigenschaften, sondern nach der Löslichkeit vor.

Man unterscheidet zwischen fett- und wasserlöslichen Vitaminen. Das hat sich deshalb als sinnvoll erwiesen, weil mit der Fett- bzw. Wasserlöslichkeit einige wichtige Eigenschaften gekoppelt sind wie zum Beispiel:

▸ Vorkommen in Nahrungsmitteln,

▸ Art der Gewinnung aus Naturprodukten,

▸ geeignete Verarbeitungstechniken,

▸ Speicherungsfähigkeit im Organismus,

▸ mögliche Wege der Ausscheidung.

Wasserlösliche Vitamine sind hydrophil und im wässrigen Milieu der Zellen und Zellzwischenräumen lokalisiert. Sie werden im Körper nicht gespeichert. Einzige Ausnahme: Cobalamin.

Fettlösliche Vitamine sind lipophil und werden im Körper gespeichert – meist in der Leber.

Tab. 1: *Einteilung der Vitamine nach der Löslichkeit*

Wasserlösliche	Fettlösliche
Vitamin B_1 (Thiamin)	Vitamin A (Retinol)
Vitamin B_2 (Riboflavin)	Vitamin D (Calciferol)
Vitamin B_6 (Pyridoxin)	Vitamin E (Tocopherol)
Vitamin B_{12} (Cobalamin)	Vitamin K (Chinone)
Vitamin C (Ascorbinsäure)	
Biotin	
Folsäure	
Niacin	
Pantothensäure	

Stadien eines Vitaminmangels

Das Entstehen eines Vitaminmangels ist ein schleichender Prozess mit folgendem Verlauf:

1. Die gespeicherten Reserven nehmen ab, bis sie völlig aufgebraucht sind.

2. Die Metabolitensynthese sowie Enzym- und Hormonaktivität nehmen ab.

3. Ab bestimmter Grenzwerte treten erst allgemeine, dann charakteristische, später irreversible Störungen auf, die bis zum Tod führen können.

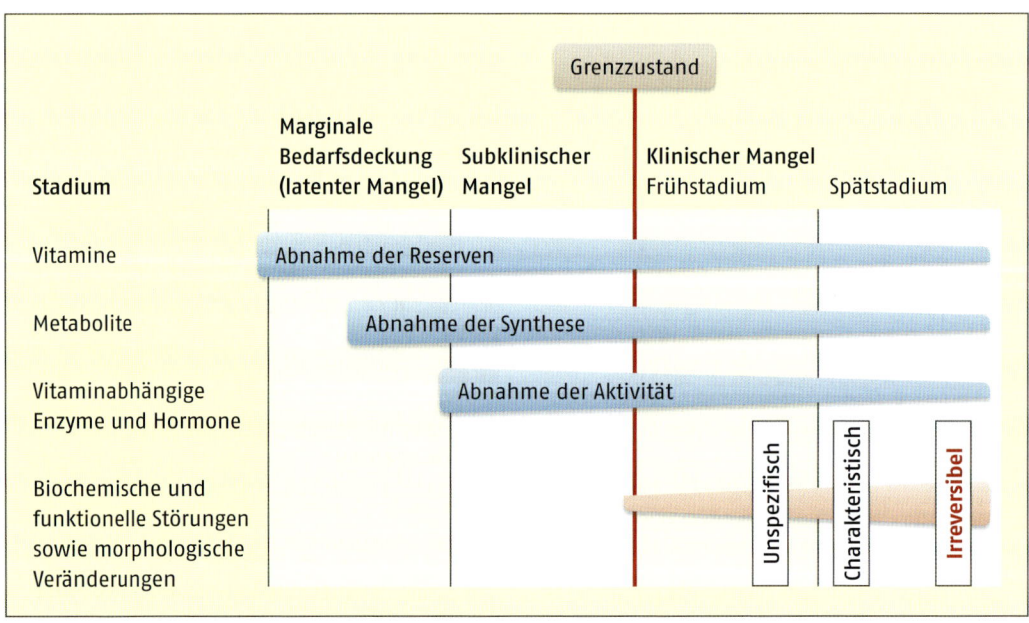

Bild 1: *Stadien eines Vitaminmangels (nach Brubacher et al.)*

2.1 Fettlösliche Vitamine

Ihnen gemeinsam ist wie der Name schon sagt ihre gute Löslichkeit in Fett, aber auch in organischen Lösungsmitteln. Chemisch gesehen gibt es zwischen ihnen große Unterschiede.

2.1.1 Vitamin A (Retinoide)

Vitamin A war eines der ersten Vitamine, das als essentiell erkannt wurde. Unter Vitamin A versteht man alle Substanzen oder deren Derivate mit Vitamin-A-ähnlicher biologischer Wirksamkeit.

Chemisch gesehen sind sie mit einer Reihe pflanzlicher Farbstoffe, den Carotinoiden, verwandt. Einige Vertreter dieser Stoffgruppe können im menschlichen Organismus in Vitamin A umgewandelt werden, sind also als Provitamine A einzustufen.

Struktur von Vitamin A und verwandten Verbindungen

Vitamin A und seine Derivate (Retinal, Retinol, Retinsäure) werden nach internationaler chemischer Nomenklatur unter dem Begriff Retionoide zusammengefasst.

All diese Verbindungen weisen in ihrem Molekül mehrere Isoprenreste und außerdem einen β-Iononring auf. Die biologische Aktivität ist an den β-Iononring gebunden.

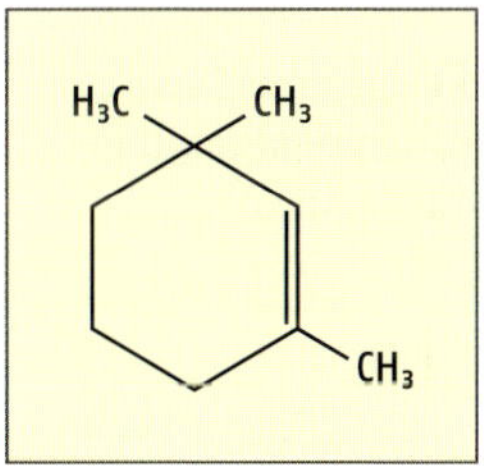

Bild 1: *β-Iononring*   **Bild 2:** *Isoprenrest*

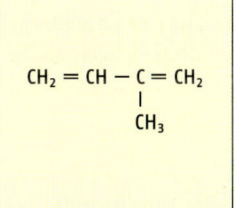

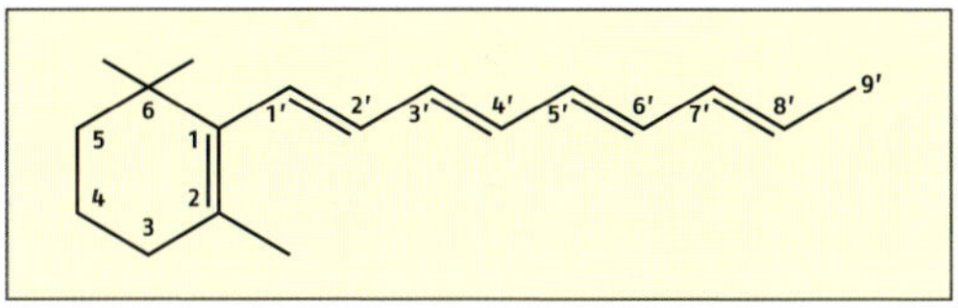

Bild 3: *Grundgerüst der Vitamin-A-wirksamen Substanzen*

Retinol

Es ist das voll wirksame Vitamin A. Sein Molekül trägt am Ende der Kohlenwasserstoffkette eine primäre alkoholische OH-Gruppe. Meist kommt es in der Natur als Fettsäureester vor – hauptsächlich an Palmitinsäure gebunden.

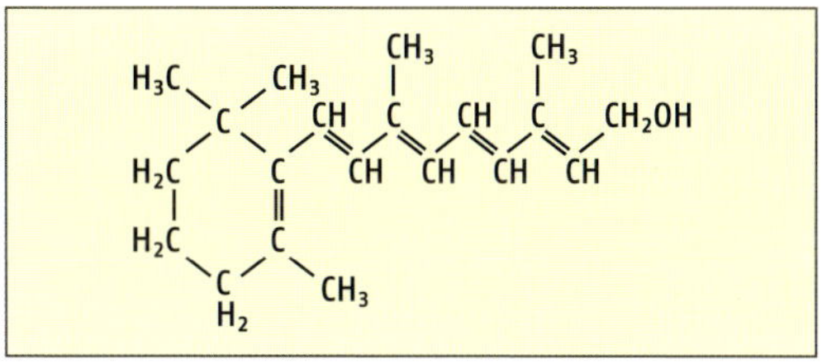

Bild 4: *all-trans-Retinol*

Tab. 1: *Retinolgehalt ausgewählter Lebensmittel*

Lebensmittel	µg Retinol/100 g
Schweineleber	39 000
Rinderleber	15 300
Butter	590
Margarine	500
Rührei	200

Retinal

Diese Verbindung ist ein Oxidationsprodukt von Retinol. Die alkoholische OH-Gruppe wird zu einer Aldehydgruppe oxidiert. Retinal spielt beim Sehvorgang eine bedeutende Rolle.

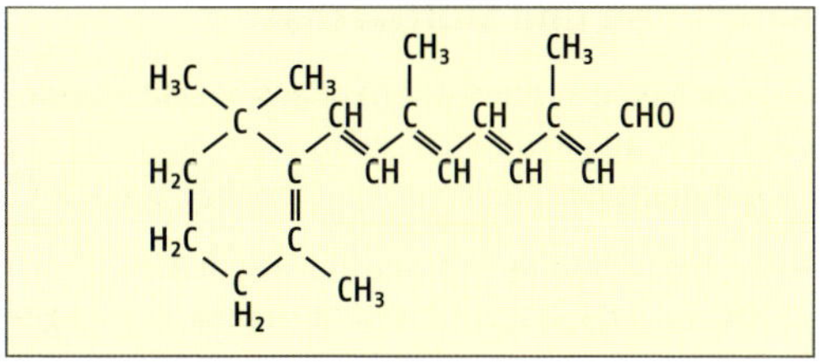

Bild 5: *all-trans-Retinal*

Retinsäure

Wird die Aldehydgrppe des Retinals weiteroxidiert, entsteht eine Carboxylgruppe und damit die Retinsäure. Sie kann vom Organismus nicht zurück verwandelt werden.

β-Carotin

Für Menschen ist β-Carotin die wichtigste Vitamin-A-Quelle. Da es zwei β-Iononringe enthält, ist es zweimal wirksamer als andere Provitamine.

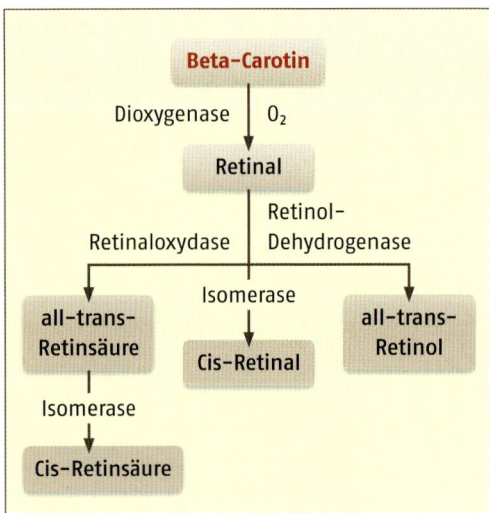

Bild 1: *β-Carotin*

Bild 2: *Stoffwechsel von Vitamin A*

Resorption und Stoffwechsel

Vitamin A wird aus tierischen Lebensmitteln als Fettsäureester aufgenommen. Pflanzliche Quellen enthalten meist das Provitamin β-Carotin.

▶ Die Fettsäureester werden im Dünndarm durch Esterasen der Bauchspeicheldrüse (Pankreas) gespalten, als Retinol resorbiert und in den Zellen der Darmschleimhaut wieder verestert. In Form von Chylomikronen erfolgt anschließend über die Lymphe der Transport zur Leber.

▶ β-Carotin wird in den Darmzellen oxidativ in zwei Moleküle Retinal gespalten. Daraus entsteht dann durch Reduktion sofort Retinol. Anschließend folgt ebenfalls der Transport zur Leber.

Speicherung

Die Leber kann große Mengen Vitamin A speichern und zwar in Form von Retinolpalmitat. Daraus kann Retinol bei Bedarf durch hydrolytische Spaltung wieder freigesetzt werden. Die Leber gibt freies Retinol an das Blut ab, das dort dann an Proteine gebunden wird. Die Plasmakonzentration beträgt beim Erwachsenen 45 bis 84 Milligramm pro 100 Milliliter. Werte unter 25 Milligramm werden als Mangelzustand angesehen. In der Leber können ca. 240 bis 540 Milligramm gespeichert werden. Das entspricht knapp einem Jahresbedarf.

ℹ Info

Retinol-Äquivalente

Für eine einheitliche Bewertung der Bedarfsdeckung werden die Provitamin-A-Carotinoide als sogenannte Retinol-Äquivalente berechnet.

1 mg Retinol-Äquivalent entspricht:

▶ 1 mg Retinol
▶ 6 mg β-Carotin
▶ 12 mg andere Provitamin-A-Carotinoide
▶ 1,83 mg all-trans-Retinylpalmitat

Funktionen

Vitamin A entfaltet im Organismus eine Reihe voneinander unabhängige Wirkungen.

Der Sehvorgang

Die Netzhaut enthält zwei Arten von Lichtrezeptoren: die Zapfen und die Stäbchen. In beiden wird das Empfinden von Licht durch Sehpigmente vermittelt. Die Zapfen enthalten Jodopsin, die Stäbchen Rhodopsin. Bei beiden Substanzen handelt es sich um Chromoproteine, die sich lediglich in ihrem Proteinbestandteil unterscheiden. Die Farbstoff-Komponente ist sowohl bei Jodopsin als auch bei Rhodopsin das Retinal. Vitamin A wird also in Form des Aldehyds wirksam und ist als 11-cis-Retinal an das Protein gebunden.

Ablauf des Sehvorganges

1. Die Lichtquanten treffen auf das Sehpigment. Dort bewirken sie ein Aufspalten des Rhodopsins in Opsin und all-trans-Retinal.

2. Damit sich der Sehpurpur bzw. das Rhosopsin wieder regenerieren kann, muss die all-trans-Form des Retinals in die 11-cis-Form überführt werden.

3. Bei Abwesenheit von Licht kommt es spontan zu einer Resynthese des Rhodopsins aus 11-cis-Retinal und Opsin.

4. Bei einem erneuten Auftreffen von Licht beginnt der Zyklus aufs Neue.

Bei Jodopsin verläuft die Spaltung bei Licht und Regeneration im Dunkeln auf gleiche Weise.

Info

Einflussfaktoren auf die Resorption

▶ Art und Menge der vorhandenen Emulgatoren – vor allem der Gallensäuren,

▶ Verdaulichkeit der Nahrungsmittel,

▶ Menge und Art der Nahrungsfette,

▶ Gegenwart oxidierender oder reduzierender Substanzen – z. B. Nitrit.

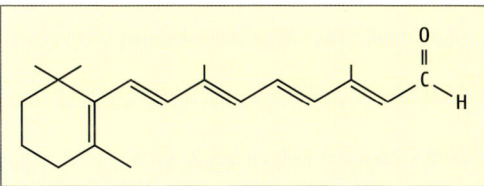

Bild 1: *all-trans-Retinal*

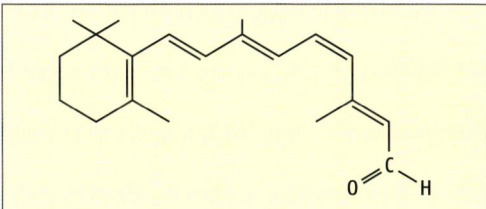

Bild 2: *11-cis-Retinal*

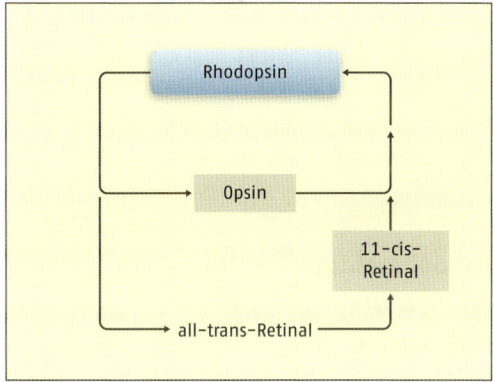

Bild 3: *Biochemie des Sehvorganges*

Aufbau und Schutz epithelialer Gewebe

Vitamin A ist für den Proteinstoffwechsel all der Zellen wichtig, die sich entwicklungsgeschichtlich vom Ektoderm ableiten. Dazu gehören zum Beispiel Haut und Schleimhäute. Es wirkt in einer noch ungeklärten Weise der Keratinisierung (Verhornung) dieser Zellen entgegen.

Antioxidativer Schutz

Vitamin A ist ein Antioxidans und schützt Zellen vor dem Angriff freier Radikale.

Vitamin A und das Immunsystem

Es stimuliert die Bildung von Antikörpern in Leukozyten und aktiviert die T-Zellen.

Bedarf

Der tägliche Bedarf des Erwachsenen liegt bei 0,8 bis 1,1 mg Retinol-Äquivalent und wird bei unseren Ernährungsgewohnheiten zu ca. 75 Prozent durch Retinol in Form des Fettsäureesters und zu 25 Prozent durch β-Carotin oder andere als Provitamine wirksame Carotinoide gedeckt. Bei gemischter Kost ist die Versorgung in Deutschland ausreichend. Zu einer Unterversorgung kann es nur bei einseitiger, rein pflanzlicher Kost kommen. In Entwicklungsländern ist Vitamin-A-Mangel ein häufiges Problem.

 Info

Erhöhter Bedarf!

- Während der Schwangerschaft liegt der Bedarf bei täglich ca. 1,1 mg Retinol-Äquivalenten.
- Während der Stillzeit liegt der Bedarf bei täglich ca. 1,5 mg Retinol-Äquivalenten.
- Schwere und wiederkehrende Infektionen erhöhen ebenfalls den Bedarf.

Hypovitaminose

Bei einem Mangel an Vitamin A treten verschiedene Störungen auf.

Nachtblindheit

Dieses Mangelsyndrom tritt schon sehr früh auf. Es gehört zu den am meisten erforschten. Bei Nachtblindheit (Hemeralopsie) ist die Reizschwelle für Lichteindrücke erhöht. Das Auge wird unempfindlicher. Außerdem verlangsamt sich die Adaption an das Dämmerungssehen.

Epithelschäden

Von einem Mangel an Vitamin A werden in erster Linie die Epithelzellen betroffen – vor allem am Auge, an der Haut sowie an den Schleimhäuten von Respirations-, Verdauungs- und Urogenitaltrakt. Es kommt in diesen Zellschichten zur Verhornung.

Als Folge der Verhornung treten auf:

- Schädigung der Hornhaut am Auge,
- Verminderte Sekretion im Verdauungstrakt,
- Rissige und abnormal pigmentierte Haut,
- Geringere Schweiß- und Talgproduktion,
- Gestörtes Wachstum von Haaren und Nägeln.

Weitere Störungen:

- Bei jungen Organismen kommt es zu schweren Wachstumsstörungen des Skeletts. Das Skelett von Erwachsenen wird nicht verändert.

- Die Entwicklung der Zähne ist beeinträchtigt, weil die Bildung von Dentin und Schmelz nicht mehr normal abläuft.

- Die Resistenz gegen Infektionen verringert sich.

- Die Geruchsempfindlichkeit ist herabgesetzt.

- Eine Anämie kann sich ausbilden.

Hypervitaminose

Ab einer täglichen Zufuhr von mehr als 6,5 mg Retinol-Äquivalent ist mit negativen gesundheitlichen Effekten zu rechnen. Chronische Hypervitaminosen werden vor allem durch Supplementierung verursacht. Akute Intoxikationen können beim Verzehr großer Mengen Leber auftreten. Die Symptome einer Hypervitaminose:

- Kopfschmerzen, Schwindel,
- Appetitverlust,
- Übelkeit, Erbrechen,
- Austrocknen der Haut, Haarausfall.

Stabilität – Empfindlichkeit

Bei Lagerung und Verarbeitung von Lebensmitteln können Vitamin-A-Verluste zwischen fünf und 40 Prozent auftreten.

- Bei höheren Temperaturen (Kochen, Sterilisieren) kommt es in Abwesenheit von Sauerstoff zu einer Isomerisierung.

- In Gegenwart von Sauerstoff tritt Oxidation ein. Sie verläuft häufig parallel zur Fettoxidation (Co-Oxidation). Besonders anfällig sind getrocknete Lebensmittel.

2.1.2 Betacarotin

Außer seiner Wirkung als Provitamin A hat es noch weitere positive gesundheitliche Effekte.

Resorption und Stoffwechsel

Die Resorption findet gemeinsam mit anderen Lipiden im Dünndarm statt. In den Zellen der Darmschleimhaut (Mukosa) wird es enzymatisch in zwei Moleküle Retinal gespalten. Bei sehr guter Versorgung mit Vitamin A läuft diese Reaktion nur in geringem Umfang ab. Ungespaltenes β-Carotin wird in die Chylomikronen eingebaut und über die Lymphe zur Leber transportiert.

Speicherung und Bioverfügbarkeit

Die Bioverfügbarkeit von β-Carotin schwankt stark. Als Grund dafür werden individuelle Unterschiede bei der Resorption von Fetten angenommen. Die bloße Anwesenheit von Fett sieht man im Unterschied zu früheren Annahmen nicht mehr als wesentlichen Einflussfaktor an.

Wie gut β-Carotin aus Gemüse verwertet wird, hängt entscheidend davon ab, wie weit die Pflanzenzellen bei der Verarbeitung mechanisch zerstört wurden – zum Beispiel durch Entsaften oder Blanchieren. Aus roh verzehrtem Gemüse wird β-Carotin praktisch nicht aufgenommen.

Gespeichert wird β-Carotin hauptsächlich im Fettgewebe. Auch im Blutplasma kann sich die Substanz anreichern.

Funktion

β-Carotin schützt als antioxidativ wirkender Stoff Zellen und Gewebe vor dem Angriff freier Radikale. Verschiedene Studien erbrachten Hinweise, dass β-Carotin – unabhängig von seiner Eigenschaft als Provitamin A – antikanzerogen wirkt und das Risiko für Lungen-, Speiseröhren- und Magenkrebs verringert. Da Carotinoide sich in Blutplasma und Fettgewebe anreichern, ist der Krebs hemmende Effekt um so intensiver, je mehr von ihnen aufgenommen werden.

Vorkommen

β-Carotin kommt in fast allen pflanzlichen Lebensmitteln vor. Gute Lieferanten sind stark gefärbte Gemüse und Obstsorten wie zum Beispiel Möhren, rote Paprika oder Grünkohl.

Tab. 1: *Carotinoidgehalt ausgewählter Lebensmittel*

Lebensmittel	µg Carotinoide/100 g
Möhren	5330
Spinat	4800
Hagebutte	4800
Grünkohl	4100
Paprika, rot	3840
Fenchel	3500
Kürbis	1960
Brokkoli	1900
Aprikosen	1800
Endivie	1700
Kürbis	949
Tomate	592
Rosenkohl	400

Bedarf

Über die Höhe der wünschenswerten Zufuhrmengen von β-Carotin gibt es noch keine endgültig abgesicherten Empfehlungen. Grundlage für solche Empfehlungen sind Studien, aus deren Untersuchungen sich entsprechende Werte ableiten lassen. Zurzeit liegt der Schätzwert für eine optimale Aufnahme von β-Carotin bei zwei bis vier Milligramm pro Tag.

Die Ergebnisse verschiedener Studien haben gezeigt, dass eine Aufnahme von bis zu 10 µg β-Carotin täglich als unbedenklich anzusehen ist. Höhere Dosierungen gelten als problematisch – toxikologische Wirkungen können dabei nicht ausgeschlossen werden. Um damit verbundene Risiken sicher einschätzen zu können, gibt es jedoch noch zu wenig verlässliche wissenschaftliche Daten. Hier sind weitere Forschungen notwendig.

2.1.3 Vitamin D (Calciferol)

Streng genommen ist Calciferol kein Vitamin, denn die Zufuhr über die Nahrung spielt für die Versorgung eine untergeordnete Rolle. Es wird in weitaus größeren Mengen durch UV-Strahlen in der Haut gebildet.

Struktur von Vitamin D

Zu Vitamin D gehören zwei verschiedene physiologisch wirksame Vertreter der Calciferole und zwar Ergocalciferol (Vitamin D_2) und Cholecalciferol (Vitamin D_3). Alle D-Vitamine gehören chemisch gesehen in die Gruppe der Sterine.

Resorption und Stoffwechsel

Es gibt zwei Stoffwechselwege, die zur physiologisch wirksamen Formen von Vitamin D führen.

Von Ergosterin zu Ergocalciferol (Vitamin D_2)

Ergosterin, das Provitamin D_2, kommt in Pflanzen vor. Im menschlichen Organismus wird es unter der Haut abgelagert und dort unter Einwirkung von UV-Strahlen in Ergocalciferol umgewandelt.

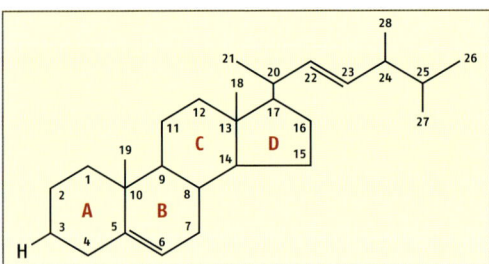

Bild 1: *Ergosterin (Provitamin D_2)*

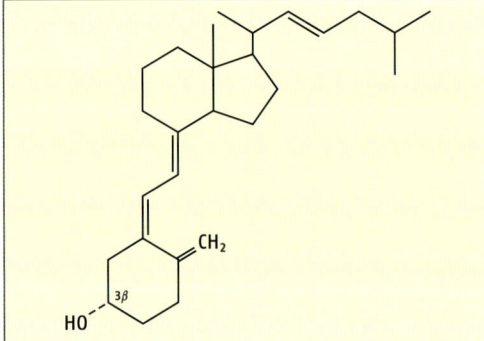

Bild 2: *Ergocalciferol (Vitamin D_2)*

Von 7-Dehydrocholesterin zu Cholecalciferol (Vitamin D_3)

Cholesterin wird in der Leber dehydriert und zu 7-Dehydrocholesterin umgesetzt (Provitamin D_3). Es wird unter der Haut abgelagert, wo durch Einwirken von UV-Strahlen Cholecalciferol entsteht.

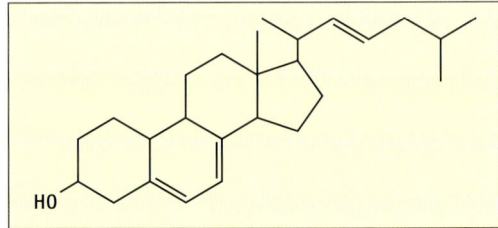

Bild 3: *7-Dehydrocholesterin (Provitamin D_3)*

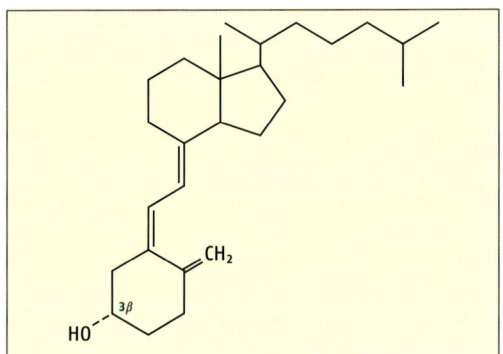

Bild 4: *Cholecalciferol (Vitamin D_3)*

Die aktiven Formen von Ergocalciferol und Cholecalciferol entstehen durch schrittweisen Einbau von zwei OH-Gruppen in 1 bzw. 25-Position. Die erste Hydroxylierung erfolgt in der Leber, die zweite in der Niere. Das so gebildete 1,25-Dihydroxycalciferol stellt die Wirkform des Vitamins dar.

---

i **Info**

Resorption von Vitamin D_3 aus der Nahrung

Die Resorption von Vitamin D_3 aus der Nahrung verläuft über passive Diffusion im Dünndarm und wird durch Gallensäuren gefördert. Danach gelangt es mit Chylomikronen in die Leber, wo die Hydroxylierung stattfindet.

Stationen der Hydroxylierung

1. Einbau in die Chylomikronen und Transport zur Leber.
2. Dort Hydroxylierung an der 25-Position.
3. Bindung der hydroxylierten Verbindung an ein Protein.
4. Transport zur Niere.
5. Hydroxylierung an der 1-Position.
6. Transport des 1,25-Dihydroxycalciferol zu den verschiedenen Geweben.

Speicherung

Vitamin D wird in kleinen Mengen in der Leber gespeichert. Daneben gibt es noch Vorkommen in Nieren, Nebennieren und Knochen. Die insgesamt gelagerten Mengen reichen für den Bedarf von ca. drei Monaten.

Funktion

Vitamin D reguliert gemeinsam mit Parathormon und Thyreocalcitonin den Calciumstoffwechsel und hat darüber hinaus folgende Aufgaben:

▸ In der Darmwand induziert es die Bildung des Proteins Calbindin, das als Calcium-Transporter wirkt und die Resorption von Calcium im Darm erheblich verbessert.

▸ In der Niere fördert es die Rückresorption von Calcium und Phosphat und damit indirekt die Knochenbildung, denn eine ausreichende Konzentration beider Mineralstoffe ist Voraussetzung für die optimale Verkalkung des Knochens.

▸ Im Knochen selbst bewirkt es die Synthese von Osteocalcin und Osteopontin. Beide Stoffe sind am Aufbau der Knochenmatrix beteiligt.

▸ Es ist an der Proteinsynthese beteiligt und hat damit Einfluss auf schnell wachsende Gewebe.

▸ Es hat Einfluss auf den Muskelstoffwechsel.

▸ Es hat Einfluss auf endokrine Regelsysteme wie zum Beispiel die Produktion von Insulin.

▸ Es kann durch Hemmung des Zellwachstums die Aktivität des Immunsystems modulieren.

Bedarf

Der Bedarf ist im Säuglingsalter wegen des intensiven Knochenwachstums besonders hoch, sinkt dann ab und steigt bei älteren Menschen wieder an.

Tab.1: *Bedarf an Vitamin D (DACH-Referenzwerte)*

Alter	µg pro Tag
0 bis < 12 Monate	10
1 bis < 65 Jahre	20
> 65 Jahre	20
Schwangere und Stillende	20

Vitamin-D-Versorgung des Säuglings

Von größter Bedeutung ist die regelmäßige und ausreichende Zufuhr an Vitamin D im Säuglingsalter. Die Gehalte von Muttermilch und Kuhmilch reichen dazu nicht aus. Im ersten Lebensjahr werden daher zusätzlich zur Nahrung Calciferol-Präparate verabreicht – in einer Dosierung von täglich 10 bis 12,5 Mikrogramm.

Hypovitaminose

Bei einem Mangel sinkt die Resorption von Calcium und Phosphat, die vermehrt ausgeschieden werden. Dies führt zu Schäden am Skelett.

Schäden am wachsenden Skelett (Rachitis)

Beim wachsenden Skelett ist die Verkalkung gestört oder bleibt in schweren Fällen ganz aus. Es kommt dann in schweren Fällen zu folgenden Symptomen:

▸ Deformierung von Beinen, Becken und Wirbelsäule,

▸ Störungen des Längenwachstums,

▸ rachitisches Gebiss.

Schäden am ausgewachsenen Skelett

Es kommt langfristig zu einer fortschreitenden Entkalkung und erhöhter Knochenbrüchigkeit.

Hypervitaminose

Eine Überdosierung von Vitamin D aus Supplementen hat für den Organismus schwerwiegende Folgen und kann in Extremfällen sogar zum Tode führen. Die tägliche Aufnahme sollte daher bei Säuglingen auf maximal 25 und bei Erwachsenen auf 50 Mikrogramm begrenzt erden.

Bei einer Überdosierung wird das Calcium aus dem Knochen verstärkt mobilisiert, so dass sich der Calciumspiegel im Blut erhöht. Dies führt zu weitgehenden irreversiblen Einlagerungen von Calcium in die Blutgefäße von Nieren.

Symptome einer Überdosierung sind:

▶ Übelkeit und Erbrechen,

▶ Durchfall,

▶ Schwindel,

▶ Muskelschwäche.

Wichtig zu wissen: Durch natürliche Lebensmittel oder Sonneneinstrahlung kann es zu keiner Überdosierung kommen.

Infoplus

Rachitis schon bei Neandertalern

Schon vor Jahrtausenden litten die Neandertaler an Rachitis. Dies ergaben Untersuchungen des Instituts für Geschichte und Ethik der Medizin. Ein Grund dafür war nach Einschätzung der Wissenschaftler die zunehmende Dunkelheit während der Eiszeit. Für die stark pigmentierte Haut der Urbewohner war die Sonneneinstrahlung nicht mehr intensiv genug, um genügend Vitamin D zu produzieren.

Stabilität – Empfindlichkeit

Vitamin D wird durch Hitze kaum zerstört. Es ist jedoch empfindlich gegen Sauerstoff und Licht. Die Schädigung von Vitamin D in Lebensmitteln ist jedoch kein Grund zur Sorge, denn beim Erwachsenen reicht die Eigensynthese normalerweise aus.

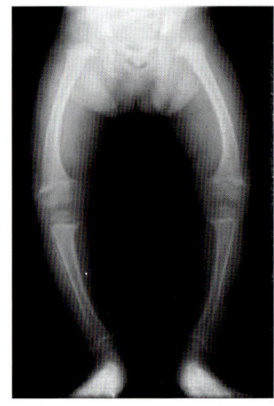

Bild 1: *Rachitisch veränderte Beine*

Vorkommen

Gute Vitaminquellen sind fettreiche Fische, vor allem deren Leberöle und Fleisch. Butter und Margarine werden mit Vitamin D angereichert. Pflanzliche Lebensmittel enthalten nur wenig Vitamin D.

Tab. 1: *Vitamin-D-Gehalte in ausgewählten Lebensmitteln*

Lebensmittel	µg Vitamin D/100 g
Hering	31,0
Lachs	16,3
Aal	13,0
Margarine	2,5
Fleisch	0,2–1,3
Sahne	1,3
Butter	0,8

Infoplus

Nahrungsquellen und Eigensynthese

Als ausschließliche Quelle zur Deckung des Bedarfs ist die Nahrung nicht ausreichend. Der größte Teil wird durch die Eigensynthese gedeckt.

Einflussfaktoren für die Eigensynthese durch UV-Strahlung sind die Aufenthaltsdauer und Intensität der Strahlung. Stark pigmentierte Haut produziert weniger Vitamin D.

2.1.4 Vitamin E (Tocopherol)

Vitamin E ist ein Sammelbegriff für vier Tocopherole (α, β, γ und δ) und vier Tocotrienole (α, β, γ und δ). Sie unterscheiden sich stark in ihrer biologischen Aktivität.

Struktur von Vitamin E und verwandten Verbindungen

Sämtliche Tocopherole leiten sich vom Tocol ab. Sie unterscheiden sich in Anzahl und Position der ringständigen Methylgruppen.

Resorption und Stoffwechsel

Alle Formen von Vitamin E werden analog zu den anderen Fettlöslichen Vitaminen resorbiert. Die Resorption von Vitamin E ist dosisabhängig – je höher der Gehalt, desto niedriger die Resorptionsrate. Im Durchschnitt liegt sie bei ca. 30 Prozent.

In der Leber wird speziell α-Tocopherol durch eine bestimmtes Transferprotein aussortiert, für den Einbau in VLDL (s. S. 708) bereit gestellt und mit diesem wieder in das Plasma befördert.

Die Affinität der anderen Tocolderivate zu dem Transferprotein ist vergleichsweise gering. Das erklärt die hohe Wirksamkeit von α-Tocopherol im menschlichen und auch im tierischen Organismus.

Tocopherole und Tocotrienole werden durch Abbau der Seitenkette verstoffwechselt. Endprodukte sind Abkömmlinge des Carboxyethylhydroxychroman (CEHC). Sie tragen an der Position 4 und 6 verschiedene Substituenten.

Dieser Weg ist für alle Formen von Vitamin E gleich, bei α-Tocopherol im Vergleich zu den anderen Formen jedoch weniger ausgeprägt.

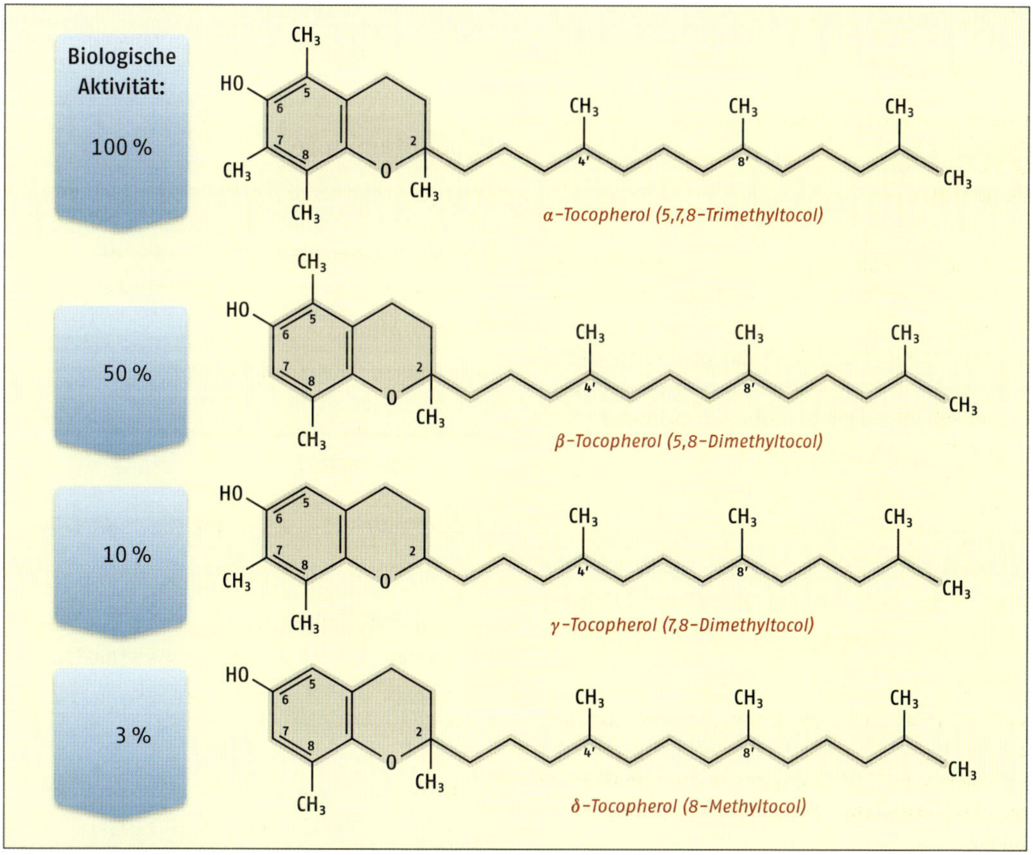

Bild 1: *Strukturformeln von Tocopherolen*

Info

Biologische Wirksamkeit der verschiedenen Tocolderivate

Die wichtigste in der Natur vorkommende Verbindung ist das α-Tocopherol. Es dient daher als Bezugsgröße für die Angaben der biologischen Aktivität bei den verschiedenen Tocolderivaten.

▶ 1 mg α-Tocopherol-Äquivalent entspricht:
▶ 2 mg β-Tocopherol
▶ 4 mg γ-Tocopherol
▶ 100 mg δ-Tocopherol

Die Aktivität von synthetisch hergestelltem Vitamin E liegt etwa ein Drittel unter der des natürlichen Vitamins.

Speicherung

Gespeichert wird Vitamin E in der Leber und im Fettgewebe. Diese Reserven reichen je nach Zufuhr an essentiellen Fettsäuren für etwa ein bis zwei Jahre.

Funktion

Vitamin E wirkt als eines der wichtigsten Schutzsysteme gegen Lipidperoxidationen durch freie Radikale. So hemmt es die Bildung von oxidiertem LDL im Plasma und entschärft damit das Risiko für Arteriosklerose. Unterstützt wird es dabei von Nährstoffen wie Vitamin C oder β-Carotin und Enzymsystemen wie die selenhaltigen Glutathionperoxidasen.

Wichtig ist dieser Schutz auch für ungesättigte Fettsäuren, die Bestandteil der Zellmembranen sind.

Man vermutet außerdem, dass Vitamin E eine Rolle bei der Reizübertragung im Muskel spielt. Diskutiert wird auch seine Bedeutung für die Reproduktion.

Bedarf

Der Bedarf an Vitamin E ist abhängig von der aufgenommenen Menge an mehrfach ungesättigten Fettsäuren. Pro Gramm einer zweifach ungesättigten Fettsäure werden 0,5 Milligramm Vitamin E benötigt.

Tab. 1: *Schätzwerte für die Zufuhr (DACH-Referenzwerte)*

Alter	mg-Äquivalent/Tag	
	m	w
15 bis < 25 Jahre	15	12
25 bis < 51 Jahre	14	12
51 bis < 65 Jahre	13	12
> 65 Jahre	12	11

Hypovitaminose

Die Zufuhr von Vitamin E mit der Nahrung ist bei uns sehr reichlich und Mangelzustände daher selten. Symptome zeigen sich erst bei starken Mangelzuständen. Es sind dies:

▶ Verringerte Lebensdauer der Erythrozyten,
▶ Erhöhte Hämolyseneigung,
▶ Neurologische Störungen,
▶ Erhöhter oxidativer Stress durch fehlenden antioxidativen Schutz.

Hypervitaminose

Tagesdosen von bis zu 200 Milligramm können auch über längere Zeit eingenommen werden, ohne dass Schäden zu befürchten sind.

Vorkommen

Gute Quellen für Vitamin E sind Pflanzenöle.

Tab. 2: *Vitamin-E-Gehalte ausgewählter Lebensmittel*

Lebensmittel	mg Tocopherol/100g
Weizenkeimöl	215
Sonnenblumenöl	55
Margarine	16
Olivenöl	12
Rotkohl	2
Spinat	2
Hering	1

2.1.5 Vitamin K (Phyllochinon)

Zu Vitamin K gehört eine Reihe von Verbindungen, die sich alle von dem natürlich nicht vorkommenden Menadion (2-Methyl-1,4-Naphtochinon) ableiten. In der Natur kommen zwei Varianten des Vitamin K vor.

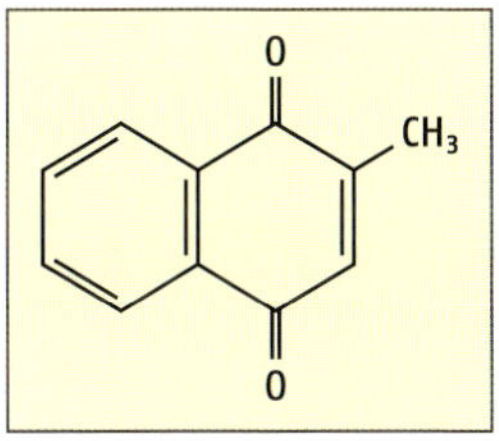

Bild 1:
Menadion

Vitamin K₁ (Phyllochinon)

Diese Variante unterscheidet sich vom Menadion dadurch, dass es eine isoprenoide Seitenkette mit 20 Kohlenstoffatomen trägt. Vitamin K₁ kommt in Pflanzen vor.

 Memo

Definition der isoprenoiden Seitenkette

Diese Bezeichnung leitet sich von der organischen Verbindung Isopren ab. Sie hat die Formel:

$$CH_2 = CH - C = CH_2$$
$$|$$
$$CH_3$$

Aus Isoprenmolekülen können durch Polymerisation längere Seitenketten entstehen. Dabei werden die Doppelbindungen aufgelöst.

Vitamin K₂ (Menachinon)

Diese Variante trägt ebenfalls eine isoprenoide Seitenkette, ist mit bis zu 35 Kohlenstoffatomen jedoch länger. Vitamin K₂ wird von Bakterien gebildet.

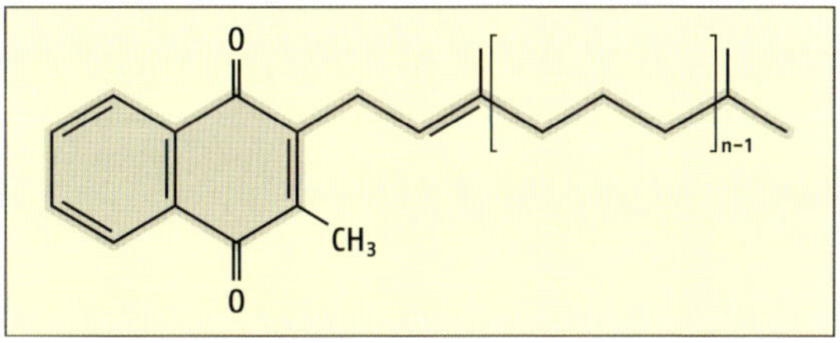

Bild 3: *Vitamin K₂*

Resorption und Stoffwechsel

Vitamin K wird im Dünndarm zu 40 bis 80 Prozent resorbiert. Bestimmte Darmbakterien können Vitamin K₂ synthetisieren und tragen geringfügig zur Deckung des Bedarfs bei.

Funktion

Vitamin K ist Cofaktor für die γ-Carboxylierung von Glutamylresten in Proteinen. Derart veränderte Proteine nennt man Gla-Proteine.

▶ Einige GLA-Proteine sind Gerinnungsfaktoren wie zum Beispiel Prothrombin, die Vorstufe des Thrombin. Diese Verbindung wandelt Fibrinogen in Fibrin um, das an der Blutgerinnung beteiligt ist.

▶ Ein weiteres GLA-Protein ist Osteocalcin. Es wird in Osteoblasten und Osteoklasten (s. S. 720) synthetisiert und kontrolliert die Mineralisierung des Knochens. Carboxyliertes Osteocalcin im Serum wird heute als Maß für die Vitamin-K-Versorgung herangezogen.

Außerdem ist Vitamin K an Red-Ox-Vorgängen im Zellstoffwechsel beteiligt.

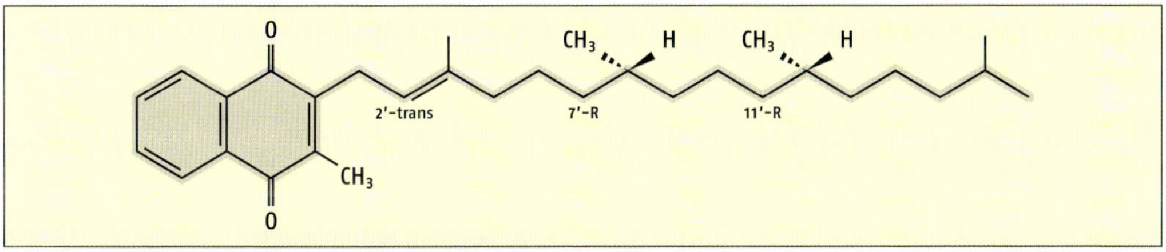

Bild 2: *Vitamin K₁*

Bedarf

Aussagen über den Bedarf an Vitamin K sind schwierig und die Angaben, die man dazu in der Literatur findet, schwanken. Es gibt daher nur Schätzungen für den Bedarf, der für Erwachsene bei 60 bis 70 Mikrogramm pro Tag liegt. Die Versorgung gilt bei uns als gesichert. Für Männer über 50 Jahre werden täglich 80 µg empfohlen.

Hypovitaminose

Vitamin-K-Mangel senkt den Prothrombinspiegel im Blut und verlängert daher die Blutgerinnungszeit. Es kann zu Blutungen in Haut und Schleimhäuten kommen. Da die allgemeine Versorgung gut ist, tritt ein Mangel nur selten auf, zum Beispiel als Folge einer gestörten Resorption oder der Einnahme von Medikamenten.

 Info

Vitamin-K-Mangel bei Neugeborenen

Bei Neugeborenen kann es in den ersten sechs Lebenstagen zu einer erhöhten Blutungsneigung kommen. Die Hauptursache dafür sind Leberunreife und der relativ geringe Gehalt von Vitamin K in Muttermilch.

Der klassische Mangel an Vitamin K wurde daher bei voll gestillten Säuglingen beobachtet. Besonders gefürchtet sind Blutungen im Gehirn, die zu bleibenden Schäden und in schweren Fällen zum Tod führen können.

Um solche Komplikationen zu vermeiden, ist bei Säuglingen heute eine Vitamin-K-Prophylaxe üblich. Sie erhalten oral dreimal je zwei Milligramm Vitamin K. Damit ist das Risiko eines Mangels sicher ausgeschlossen.

Stabilität – Empfindlichkeit

Vitamine der K-Gruppe sind gegen thermische Belastung und Sauerstoff sehr beständig. Durch Lichteinwirkung werden sie jedoch zerstört.

Vorkommen

Vitamin K ist in variablen Konzentrationen in den Chloroplasten von Grünpflanzen enthalten. Dort dient es als Bestandteil des Fotosyntheseapparates. Obwohl Vitamin K auch in tierischen Lebensmitteln vorkommt, sind Nahrungspflanzen die besten Quellen – besonders grüne Gemüse und grüne Salate.

Tab. 1: *Vitamin-K-Gehalte ausgewählter Lebensmittel*

Lebensmittel	µg Vitamin K/100 g
Rosenkohl	570
Spinat	350
Rindfleisch	210
Brokkoli	130
Kalbsleber	89
Weißkohl	70
Butter	60
Maiskeimöl	50
Sellerieknolle	41
Erdbeeren	13
Himbeeren	10
Vollmilch	4

Vorkommen und Bedarf

Der Tagesbedarf von 65 µg Vitamin K ist enthalten in:

- ▶ 20 Gramm Weizenkeime
- ▶ 25 Gramm Rosenkohl
- ▶ 50 Gramm Kalbsleber
- ▶ 60 Gramm Sellerieknolle
- ▶ 120 Gramm Kartoffeln
- ▶ 130 Gramm Spargel
- ▶ 150 Gramm Rinderleber
- ▶ 3 Eier
- ▶ 400 Gramm Champignons

Tab. 1: *Fettlösliche Vitamine im Überblick*

Vitamin	Vorkommen	Funktion	Tagesbedarf (Erwachsene)	Hypovitaminose
Retinoide Vitamin A	▶ Leber ▶ Milch ▶ Eier ▶ Butter ▶ Margarine	▶ Sehvorgang ▶ Aufbau und Schutz epithelialer Gewebe ▶ Antioxidativer Schutz ▶ Stimulieren des Immunsystems	0,8–1,1 mg	▶ Nachtblindheit ▶ Epithelschäden ▶ Wachstumsstörungen bei Kindern ▶ Gestörte Zahnentwicklung ▶ höhere Infektanfälligkeit
ß-Carotin	▶ Möhren ▶ Spinat ▶ Hagebutte ▶ Grünkohl ▶ Paprika, rot ▶ Fenchel	▶ Provitamin A ▶ Antioxidativer Schutz ▶ Antikanzerogen	2–4 mg	siehe Vitamin A
Calciferol (Vitamin D)	▶ Lebertran ▶ Fettfisch ▶ Margarine ▶ Butter	▶ Regulierung des Calciumstoffwechsels ▶ Proteinsynthese ▶ Muskelstoffwechsel ▶ Insulinbildung ▶ Immunmodulation	0,5 µg	▶ Rachitis ▶ Osteomalazie
Tocopherol (Vitamin E)	▶ Pflanzenöle ▶ Margarine ▶ Nüsse	▶ Antioxidative Wirkung ▶ evtl. Reizübertragung im Muskel	11–15 mg	▶ neurologische Störungen ▶ erhöhte Hämolyseneigung ▶ oxidativer Stress ▶ verringerte Lebensdauer von Erythrozyten
Phyllochinon (Vitamin K)	▶ grüne Gemüse ▶ Darmbakterien	▶ Synthese von Gerinnungsfaktoren ▶ Bildung von Osteocalcin	60–80 µg	▶ Störung der Blutgerinnung ▶ Blutungen

Und jetzt *Sie!*

1. *Errechnen Sie die Menge des jeweiligen Lebensmittels, die man verzehren muss, um den halben Tagesbedarf an Vitamin A zu decken: Eigelb, Edamer Käse, Broccoli, Feldsalat, Fenchel, Grünkohl, Möhren, Aprikosen, Melone, Nektarine. Zur Erinnerung: 1 mg Vitamin A ist äquivalent 6 mg Carotin.*

Beurteilen Sie unter Berücksichtigung von Verzehrsmenge und Verzehrshäufigkeit,

a) *wie gut das jeweilige Lebensmittel geeignet ist, den Bedarf an Vitamin A zu decken.*

b) *wie schwierig oder leicht es insgesamt ist, seinen Bedarf an Vitamin A zu decken.*

2.2 Wasserlösliche Vitamine

Zu dieser Gruppe zählen einige der klassischen und schon seit langem bekannten Vitamine wie zum Beispiel Ascorbinsäure (Vitamin C).

2.2.1 Vitamin B₁ (Thiamin)

Dieses Vitamin wurde im Zusammenhang mit der Mangelkrankheit Beriberi entdeckt.

Struktur von Thiamin und verwandten Verbindungen

Moleküle mit Vitamin-B1-Wirksamkeit bestehen aus einem Pyrimidin- und einem Thiazolring.

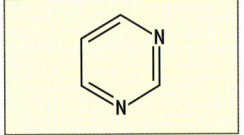
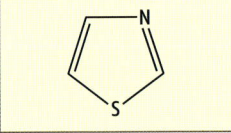

Bild 1: *Pyrimidin*   **Bild 2:** *Thiazol*

Thiamin (Vitamin B₁)

Im Thiamin sind Pyrimidin- und Thiazolrest über eine CH_2-Brücke miteinander verknüpft.

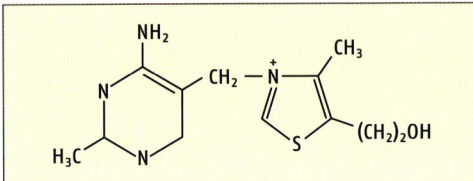

Bild 3: *Thiamin*

Thiamindiphosphat

In dieser Verbindung ist die alkoholische Gruppe des Thiazolrestes mit Phosphorsäure verestert. Sie ist die wirksame Form des Vitamins.

Bild 4: *Thiamindiphosphat*

Info

Speicherung

Wasserlösliche Vitamine sind im Unterschied zu den fettlöslichen nur in sehr geringen Mengen im Organismus zu speichern. Reserven, wie sie zum Beispiel von Retinol oder Tocopherol im Körper anzutreffen sind, gibt es nicht.

Info

Beispiele für Reaktionen mit Thiamin

▶ Pyruvat → Acetyl–Co A
▶ Hydroxypyruvat → Glykolyl–Co A
▶ Glyoxylat → Formyl–Co A
▶ L-Keto-butyrat → Propionyl–Co A
▶ L-Keto-glutavat → Succinyl–Co A
▶ L-Keto-valeriansäure → Isobutyryl–Co A
▶ L-Keto-adipinsäure → Glutarsäure

Resorption und Stoffwechsel

Vitamin B₁ wird im Dünndarm als freies Thiamin resorbiert. Der genaue Mechanismus ist noch nicht bekannt. Nach der Aufnahme wird es entsprechend dem jeweiligen Energiebedarf rasch in die verschiedenen Gewebe transportiert.

Funktionen

Thiamin entfaltet seine biologische Wirkung in Form des Thiamindiphosphates. Es wird insbesondere in der Leber aus Thiamin und ATP gebildet und wirkt als Coenzym an einer Reihe von Reaktionen des Stoffwechsels mit. Dazu gehören vor allem oxidative Decarboxylierungen von α-Ketosäuren im Rahmen des Kohlenhydratstoffwechsels. Darüber hinaus ist es beteiligt am Stoffwechsel des zentralen und peripheren Nervensystems.

Beispiel für einen Reaktionsablauf

Oxidative Decarboxylierungen setzen stets am C-Atom des Thiazolringes vom Thiamindiphosphat an.

① *Thiamin*   *Carbanion des Thiamins*

① Das C-Atom des Thiazolringes ionisiert unter Bildung eines Protons und eines Carbanions.

② Das Carbanion tritt danach in Reaktion mit dem (δ+)-Kohlenstoff der Ketogruppe einer α-Ketocarbonsäure. Dabei wird an deren Carbonylgruppe das π-Elektronenpaar in Richtung auf den Sauerstoff verschoben, der dadurch negativ geladen ist.

② *α-Ketopropionsäure bzw. Brenztraubensäure*   *Carbanion*

③ Zwischen (δ+)-Kohlenstoff und C-2-Atom entsteht eine Elektronenpaarbindung. Das bei der Bildung des Carbanions abgespaltene Proton wandert an den Sauerstoff der Carbonylgruppe.

③

④ Aus dem Zwischenkomplex wird Kohlendioxid abgespalten.

⑤ Im nächsten Schritt trennt sich die Verbindung nochmals auf. Thiamindiphosphat wird zurückgebildet. Aus der α-Ketosäure ist ein Aldehyd geworden.

Das Thiamindiphosphat ist also letztlich wieder unverändert aus der Reaktion hervorgegangen. Die α-Ketopropionsäure wurde in Kohlendioxid und Acetaldehyd zerlegt. Nach diesem Muster verlaufen auch alle anderen Decarboxylierungen.

④ $- CO_2$

⑤   *Acetaldehyd*   *Thiamindiphosphat*

Bedarf

Der Thiaminbedarf hängt in erster Linie von der Kohlenhydratzufuhr ab. Er liegt bei 0,08 mg pro MJ oder 1 mg pro Tag.

Tab. 1: *Zufuhrempfehlung für Thiamin (DACH-Referenzwerte)*

Alter	mg / Tag	
	m	w
Kinder		
▸ 1 bis < 4 Jahre	0,6	0,6
▸ 4 bis < 7 Jahre	0,8	0,8
▸ 7 bis < 10 Jahre	1,0	1,0
▸ 10 bis < 13 Jahre	1,2	1,0
▸ 13 bis < 15 Jahre	1,4	1,1
Jugendliche und Erwachsene		
▸ 15 bis < 25 Jahre	1,3	1,0
▸ 25 bis <51 Jahre	1,2	1,0
▸ 51 bis < 65 Jahre	1,1	1,0
▸ > 65 Jahre	1,0	1,0
Schwangere ab 4. Monat		1,2
Stillende		1,4

Hypovitaminose

Bei Thiaminmangel ist die Aktivität der Enzyme, die Thiamindiphosphat als Coenzym benötigen, herabgesetzt. Dies führt in erster Linie zu einer Beeinträchtigung des Kohlenhydratstoffwechsels. Frühe Anzeichen eines Mangels sind Reizbarkeit, Müdigkeit, Konzentrationsschwäche oder Appetitlosigkeit. Spätsymptome sind Anämie, Herzmuskelschwäche, Herzversagen, Ödeme und niedriger Blutdruck.

Info

Beriberi – „die große Schwäche"

Bei hochgradigem Mangel kommt es zu neurologischen Ausfällen, Muskelschwund und Ödemen. Beriberi tritt in Industrieländern nur bei schwerer Mangelernährung und Alkoholismus auf.

Vorkommen

Thiamin kommt sowohl in pflanzlichen als auch tierischen Lebensmitteln vor. Besonders gute Quellen sind Vollkornprodukte, Leber, Fleisch und Fisch.

Tab. 2: *Thiamingehalt ausgewählter Lebensmittel*

Lebensmittel	mg Thiamin / 100 g
Schweinefleisch	0,90
Erdnuss	0,90
Haferflocken	0,60
Weizenkleie	0,60
Rinderleber	0,30
Fenchel	0,23
Weizenvollkornbrot	0,25
Alaska Seelachs	0,17
Rosenkohl	0,13
Makrele	0,13
Kartoffel	0,11
Spargel	0,11
Blumenkohl	0,11
Grünkohl	0,10

Stabilität –Empfindlichkeit

Thiamin ist empfindlich gegen Wärme und Oxidation, insbesondere, wenn der pH-Wert im neutralen und alkalischen Bereich liegt. Gegen UV-Strahlen ist Thiamin relativ beständig.

Info

Verluste von Thiamin

▸ Für pflanzliche Lebensmittel werden bei sachgemäßer Lagerung und Zubereitung Verluste zwischen 10 und 30 % angegeben.

▸ Bei tierischen Lebensmitteln liegen die Verluste zwischen 10 und 70 %.

2.2.2 Vitamin B₂ (Riboflavin)

Riboflavin kommt als gelber Farbstoff in der Natur vor. Das Vitamin wurde bereits 1920 in Eiern entdeckt. Im Organismus wird es für die Bildung der Coenzyme Flavinmononucleotid (FMN) und Flavinadenindinucleotid (FAD) benötigt.

Struktur von Riboflavin

Grundbausteine von Riboflavin sind ein Ribityl- und ein Isoalloxazinrest.

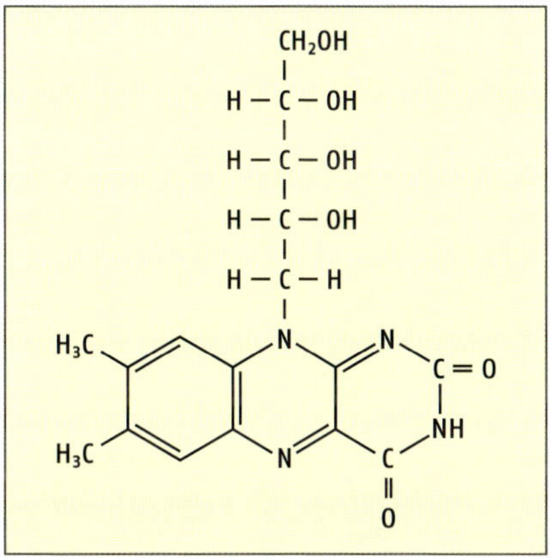

Bild 1: *Riboflavin*

Flavinmononucleotid (FMN)

In dieser Verbindung ist Riboflavin mit einem Molekül Phosphorsäure verestert.

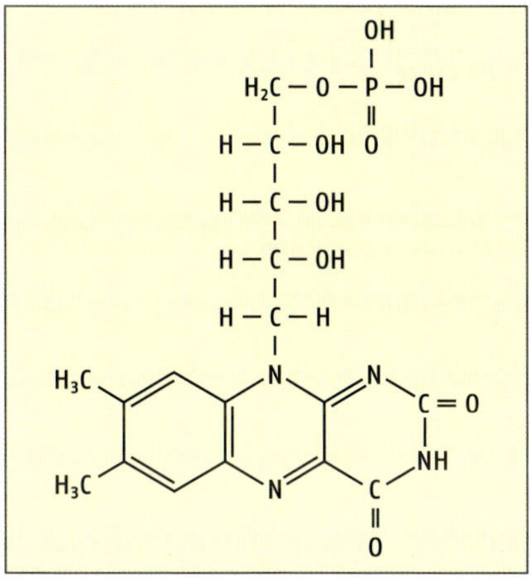

Bild 2: *Flavinmononucleotid (FMN)*

Flavinadenindinucleotid (FAD)

In dieser Verbindung ist Riboflavin mit zwei Molekülen Phosphorsäure, einem Molekül Ribose und einem Molekül Adenin verknüpft.

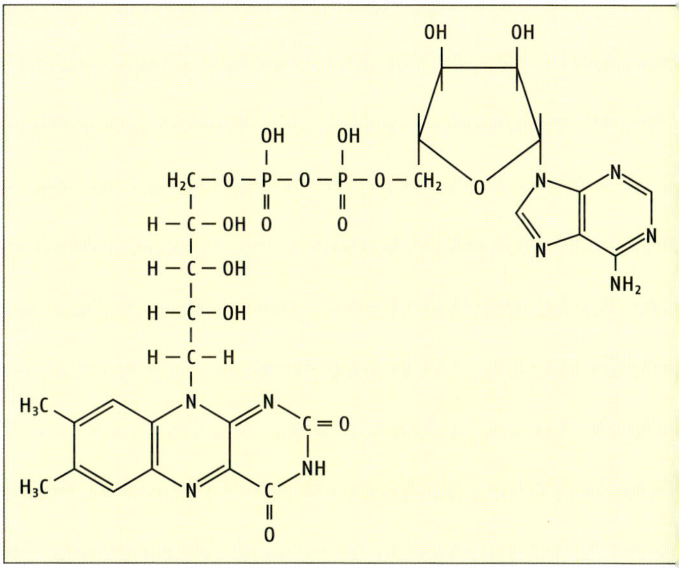

Bild 3: *Flavinadenindinucleotid (FAD)*

Resorption und Stoffwechsel

Das Vitamin kommt in Lebensmitteln als freies Riboflavin, als FMN und als FAD vor. Die beiden Coenzyme werden im Dünndarm gespalten. Resorbiert werden kann es nur in der freien Form.

Transportiert wird das Vitamin im Organismus proteingebunden durch Plasmaalbumine und Immunglobuline.

Tab. 1: *Beispiele für Flavinenzyme*

Enzym	Coenzym
Cholinoxidase	FAD
Aldehydoxidase	FAD
Acyl-CoA-Dehydrogenase	FAD
Aminosäureoxidase	FMN
Diaminoxidase	FAD
D-Asparaginsäureoxidase	FAD
Glutathionreduktase	FAD
Xanthinoxidase	FAD

Funktionen

Riboflavin wird in Form von FMN und FAD wirksam. Beide werden als Coenzym Bestandteil der sogenannten Flavinenzyme, von denen mehr als 60 verschiedene Vertreter bekannt sind. Sie spielen in biologischen Red-Ox-Systemen eine wichtige Rolle.

FMN und FAD zählen zu den wichtigsten Elektronenakzeptoren und –donatoren biologischer Red-Ox-Systeme. Sie dienen als Überträger von Wasserstoff im intermediären Stoffwechsel. Die wirksame Gruppierung ist dabei der Isoalloxazinring. Bei Verschiebungen der Elektronen läuft die Reaktion über ein instabiles Semichinon. Es handelt sich dabei um ein Flavin-Radikal, das am Stickstoff ein freies Elektronenpaar trägt.

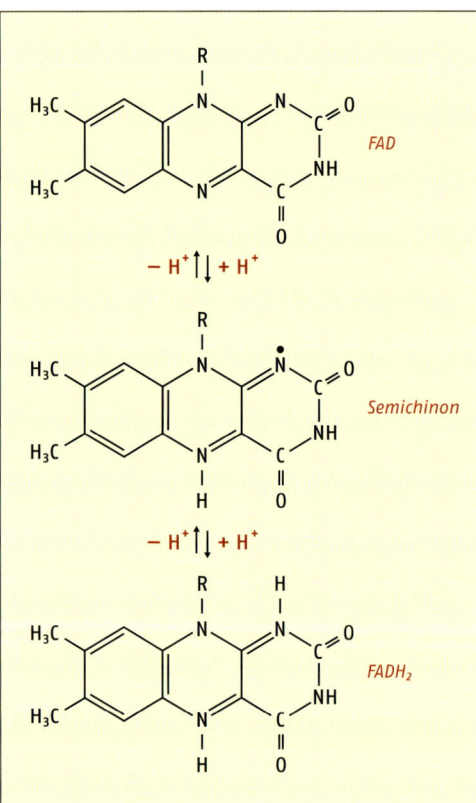

Bild 1: *Reaktionsschema des Red-Ox-Systems von FAD und FADH*

Beispiele für biologische Funktionen, die von Flavinenzymen katalysiert werden

▶ Die Glutathionreduktase bildet in den Zellen reduziertes Glutathion. Dies wirkt als Antioxidans und schützt empfindliche Zellbestandteile – zum Beispiel in den Erythrozyten. Auch in der Augenlinse stabilisiert Glutathion die Linsenproteine. Trübungen der Augenlinse treten oft gemeinsam mit einem schlechten Riboflavin-Status auf.

▶ Flavinenzyme können molekularen Sauerstoff binden und für den Einsatz bei Entgiftungsprozessen des Körpers aktivieren.

▶ Im Rahmen der Atmungskette wird Substratwasserstoff auf Ubichinon übertragen.

Bedarf

Der Bedarf ist vom Energieumsatz abhängig und steigt bei intensiver körperlicher Arbeit.

Tab. 1: *Zufuhrempfehlung für Vitamin B_2 (DACH-Referenzwerte)*

Alter	mg/Tag	
	m	w
Säuglinge		
▶ 0 bis < 4 Monate	0,3	0,3
▶ 4 bis < 12 Monate	0,4	0,4
Kinder		
▶ 1 bis < 4 Jahre	0,7	0,7
▶ 4 bis < 7 Jahre	0,9	0,9
▶ 7 bis < 10 Jahre	1,1	1,1
▶ 10 bis < 13 Jahre	1,4	1,2
▶ 13 bis < 15 Jahre	1,6	1,3
Jugendliche und Erwachsene		
▶ 15 bis < 25 Jahre	1,5	1,2
▶ 25 bis <51 Jahre	1,4	1,2
▶ 51 bis < 65 Jahre	1,3	1,2
▶ > 65 Jahre	1,2	1,2
Schwangere		1,5
Stillende		1,6

Hypovitaminose

Ein Mangel an Riboflavin äußert sich durch Entzündungen von Haut und Schleimhäuten. Es kommt zum Beispiel zu entzündlichen Veränderungen und Rissen an den Mundwinkeln, Rötung und Schuppenbildung um Augen und Nase oder Brüchigwerden der Fingernägel.

Wegen der weiten Verbreitung von Riboflavin in Lebensmitteln ist ein Mangel in den westlichen Industrieländern selten. In Deutschland liegt die Zufuhr bei Männern und Frauen in allen Altersgruppen über den Empfehlungen.

Vorkommen

Riboflavin ist in pflanzlichen und tierischen Lebensmitteln weit verbreitet. Hauptquellen sind bei uns Milch und Milchprodukte.

Tab. 1: *Riboflavingehalte ausgewählter Lebensmittel*

Lebensmittel	mg Riboflavin/100 g
Camembert (30 % i. Tr.)	0,67
Hühnerei	0,41
Edamer (30 % i. Tr.)	0,35
Speisequark (mager)	0,30
Schweinefleisch	0,28
Hüttenkäse	0,25
Vollmilch	0,18
Joghurt (fettarm)	0,17
Lachs	0,17
Buttermilch	0,16
Weizenvollkornbrot	0,15

Stabilität – Empfindlichkeit

Riboflavin ist empfindlich gegen UV-Strahlen, insbesondere in alkalischer Lösung. Einwirkung von Wärme und Sauerstoff übersteht es jedoch weitgehend unbeschadet. Die Verluste bei Lagerung und Zubereitung von Lebensmitteln liegen zwischen fünf Prozent bei Fleisch und 35 Prozent bei Gemüsen.

 Info*plus*

Riboflavin als Zusatzstoff

Das Vitamin ist auch als Zusatzstoff für die Herstellung und Verarbeitung von Lebensmitteln zugelassen.

Herstellung

Riboflavin kann aus natürlichen Quellen wie Molke oder Hefe gewonnen werden. Industriell wird es jedoch in erster Linie aus D-Ribose, Alloxan und 3,4-Dimethylanilin synthetisiert. Inzwischen ist auch die Herstellung mit Hilfe gentechnisch veränderter Mikroorganismen üblich.

Verwendung

Riboflavin ist uneingeschränkt ohne Mengenbegrenzung allgemein für Lebensmittel zugelassen. Ausgenommen sind lediglich Produkte mit besonderen Reinheitsanforderungen.

Eingesetzt wird Riboflavin in:

▸ Cremespeisen

▸ Speiseeis

▸ Desserts

▸ Süßwaren

▸ Mayonnaise

▸ Teigwaren

Gründe für den Einsatz

▸ Zur Erhöhung des Vitamingehaltes werden Lebensmittel wie Säuglingsnahrung, Getränke oder Süßigkeiten mit Riboflavin angereichert. Für diesen Fall darf es als Vitamin B_2 deklariert werden.

▸ Als Farbstoff eingesetzt, wird es als Riboflavin gekennzeichnet.

Sicherheit

Ein ADI-Wert (s. S. 465) ist nicht festgelegt. Riboflavin gilt als unbedenklich. Es ist wasserlöslich und wird über den Harn ausgeschieden.

2.2.3 Vitamin B$_6$ (Pyridoxin, Pyridoxal, Pyridoxamin)

Auch bei diesem Vitamin sind mehrere biologisch wirksame Formen bekannt. Unter der Bezeichnung Vitamin B$_6$ werden die Verbindungen Pyridoxin, Pyridoxamin, Pyridoxal und deren Phosphorsäureester zusammengefasst.

Struktur von Pyridoxin und verwandten Verbindungen

Grundbestandteil aller Formen ist ein Pyridinring, der jeweils unterschiedlich substituiert ist, wobei die Reste nur am C-4-Atom variieren.

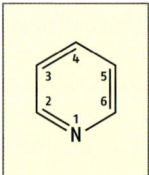

Bild 1: *Pyridin*

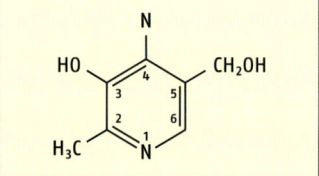

Bild 2: *substituierter Pyridinring*

Pyridoxin (PN)

Diese Verbindung trägt am C-4-Atom einen CH$_2$-OH-Rest.

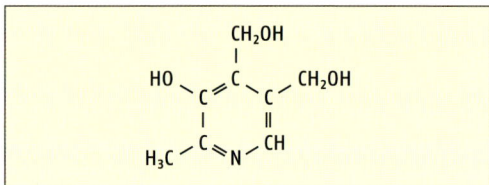

Bild 3: *Pyridoxin (Pyridoxol)*

Pyridoxamin (PM)

Diese Verbindung trägt am C-4-Atom einen CH$_2$-NH$_2$-Rest.

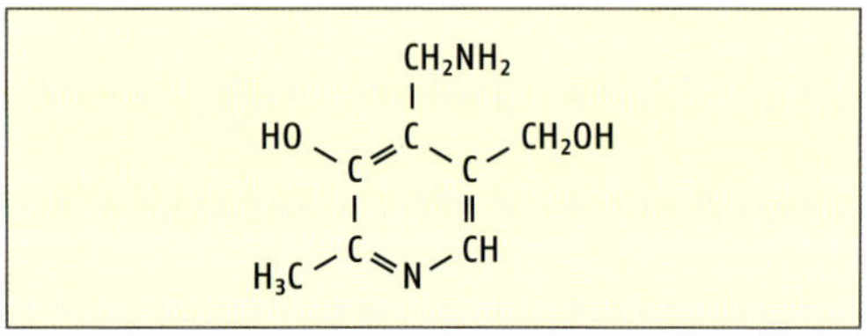

Bild 4: *Pyridoxamin*

Pyridoxal (PL)

Diese Verbindung trägt am C-4-Atom eine CHO-Gruppe.

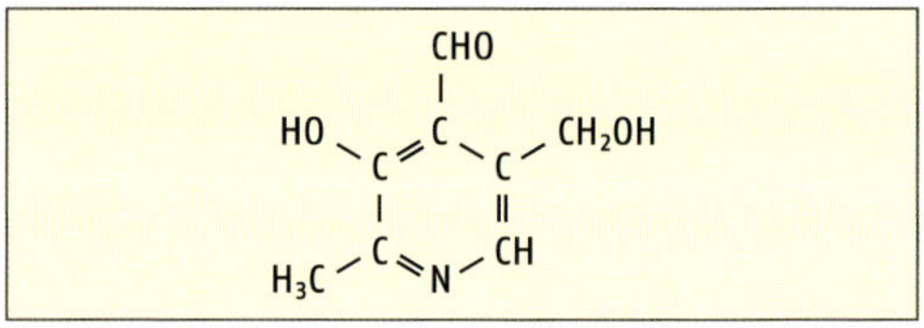

Bild 5: *Pyridoxal*

Pyridoxalphosphat (PLP)

Auch in dieser Verbindung ist die alkoholische OH-Gruppe des Pyridoxals mit Phosphorsäure verestert.

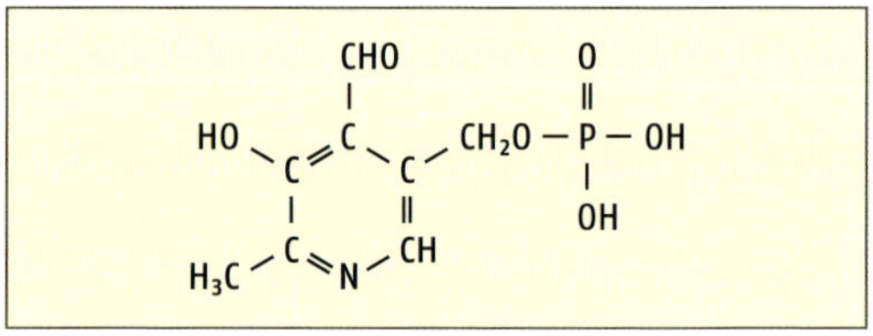

Bild 6: *Pyridoxalphosphat*

Pyridoxaminphosphat (PMP)

In dieser Verbindung ist die alkoholische OH-Gruppe des Pyridoxamins mit Phosphorsäure verestert.

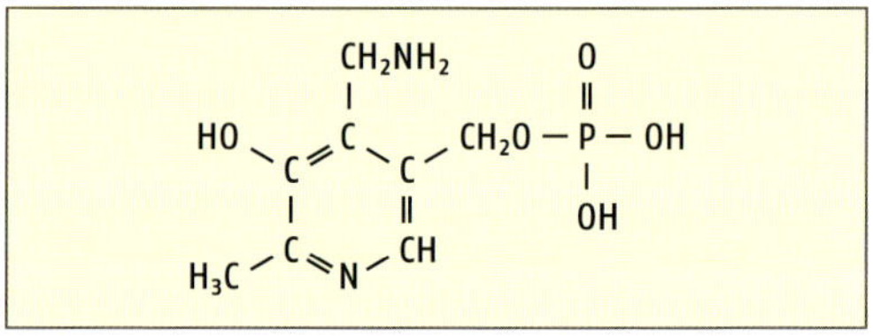

Bild 7: *Pyridoxaminphosphat*

Resorption und Stoffwechsel

Die in der Nahrung enthaltenen Substanzen der Vitamin B$_6$-Gruppe spalten im Darm die Phosphorsäure ab und werden anschließend resorbiert. Dies geschieht passiv durch Diffusion. Nach dem Transport über das Blut zur Leber werden die Pyridine wieder an Phosphorsäure gebunden. Der Gesamtkörperbestand an Vitamin B$_6$ beträgt ca. 100 Milligramm. 70 bis 80 Prozent davon befinden sich im Muskel. Der Rest verteilt sich auf verschiedene Gewebe.

Funktionen

PLP und in geringem Maße PMP fungieren als Coenzyme bei zahlreichen enzymatischen Reaktionen des Stoffwechsels. Katalysiert werden vor allem Transaminierungen und Decarboxylierungen.

Dabei reagiert die Aldehydgruppe von PLP stets mit der α-Aminogruppe einer Aminosäure unter Bildung einer Schiffschen Base. Danach wird eine der drei Bindungen am α-Kohlenstoff gelockert.

Beispiel für die Decarboxylierung einer Aminosäure

Ansatzpunkt für eine solche Reaktion ist die Aldehydgruppe des PLP. Deren C-O-Doppelbindung reagiert mit der Aminogruppe der Aminosäure zu einer Schiffschen Base.

Pyridoxalphospat   *Alanin*   *Schiffsche Base*   *Wasser*

1. Bildung einer Schiffschen Base

2. Aus der Schiffschen Base wird CO_2 abgespalten

Schiffsche Base   *Decarboxylierte Schiffsche Base*

3. Abtrennung des Amins durch hydrolytische Spaltung und Rückbildung von PLP

Decarboxylierte Schiffsche Base   *Pyridoxalphospat*

Info

Beispiele für Decarboxylierungen

▸ Asparaginsäure zu β-Alanin
▸ Histidin zu Histamin
▸ Tryptophan zu Tryptamin

 Info

Warum der Bedarf steigen kann!

Rauchen, Trinken oder die Einnahme von Kontrazeptiva („die Pille") erhöhen den Bedarf ganz erheblich. Allerdings: Bier enthält reichlich Vitamin B_6.

Bedarf

Weil Vitamin B_6 von zentraler Bedeutung für den Stoffwechsel der Aminosäuren ist, hängt der Bedarf stark von der jeweiligen Proteinzufuhr ab. Als Faustformel gilt: 20 Mikrogramm Vitamin B pro Gramm Protein.

Tab. 1: *Zufuhrempfehlung für Vitamin B_6 (DACH-Referenzwerte)*

Alter	mg/Tag		mg / MJ Nährstoffdichte	
	m	w	m	w
Säuglinge				
▸ 0 bis < 4 Monate	0,1	0,1	0,05	0,05
▸ 4 bis < 12 Monate	0,3	0,3	0,10	0,10
Kinder				
▸ 1 bis < 4 Jahre	0,4	0,4	0,09	0,09
▸ 4 bis < 7 Jahre	0,5	0,5	0,09	0,09
▸ 7 bis < 10 Jahre	0,7	0,7	0,09	0,10
▸ 10 bis < 13 Jahre	1,0	1,0	0,11	0,12
▸ 13 bis < 15 Jahre	1,4	1,4	0,13	0,15
Jugendliche und Erwachsene				
▸ 15 bis < 19 Jahre	1,6	1,2	0,15	0,14
▸ 19 bis < 25 Jahre	1,5	1,2	0,14	0,15
▸ 25 bis <51 Jahre	1,5	1,2	0,15	0,15
▸ 51 bis < 65 Jahre	1,5	1,2	0,16	0,16
▸ > 65 Jahre	1,4	1,2	0,17	0,17
Schwangere		1,9		0,21
Stillende		1,9		0,18

Hypovitaminose

Pyridoxin ist mit dem Stoffwechsel der Aminosäuren verknüpft. Ein Mangel führt daher zu schweren Ausfallerscheinungen. Es kann zu Funktionsstörungen des Zentralnervensystems kommen. Der Grundumsatz sinkt ab. In den Organen ist die Aktivität der auf Vitamin B_6 angewiesenen Enzyme stark herabgesetzt. Symptome eines Mangels sind:

▸ Gewichtsverlust, Verdauungsstörung,

▸ Neurologische Störungen,

▸ Entzündungen an Mund, Augen und den Schleimhäuten des Magen-Darm-Traktes,

▸ Anämie,

▸ Depressionen.

Vorkommen

Vitamin B_6 kommt in tierischen und pflanzlichen Lebensmitteln vor.

Lebensmittel	mg Vitamin B_6 / 100 g
Leber	0,75
Schweinefleisch	0,48
Banane	0,40
Salzkartoffeln	0,33
Hühnerfleisch	0,30
Paprika	0,30

Stabilität – Empfindlichkeit

Vitamin B_6 ist empfindlich gegen Wärme und Licht. Beim Wässern, Zubereiten und Tiefgefrieren entstehen Verluste von etwa 20 Prozent.

2.2.4 Vitamin B₁₂ (Cobalamin)

Vitamin B₁₂ ist ein Sammelname für nahe verwandte Verbindungen – die Cobalamine oder Corrinoide. Es handelt sich dabei um sehr kompliziert aufgebaute Moleküle, die weder vom Mensch noch von Tieren oder Pflanzen synthetisiert werden können. Lediglich Mikroorganismen sind dazu in der Lage.

der Pyrrolringe festgehalten. Da Kobalt die Koordinationszahl 6 besitzt, kann es noch zwei weitere koordinative Bindungen ausbilden. Die fünfte Koordinationsstelle ist mit einem Ribonucleotid besetzt. An der sechsten können unterschiedliche Reste gebunden werden.

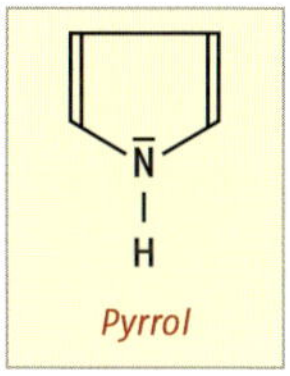

Struktur von Cobalamin und verwandten Verbindungen

Grundgerüst aller Cobalamine ist ein Corrinring, der sich aus vier teilweise hydrierten Pyrrolringen zusammensetzt. Im Zentrum des Corrin-Gerüstes steht bei den Cobalaminen ein Kobaltatom und wird dort durch koordinative Bindung zu den Stickstoffatomen

Bild 1: Pyrrolring

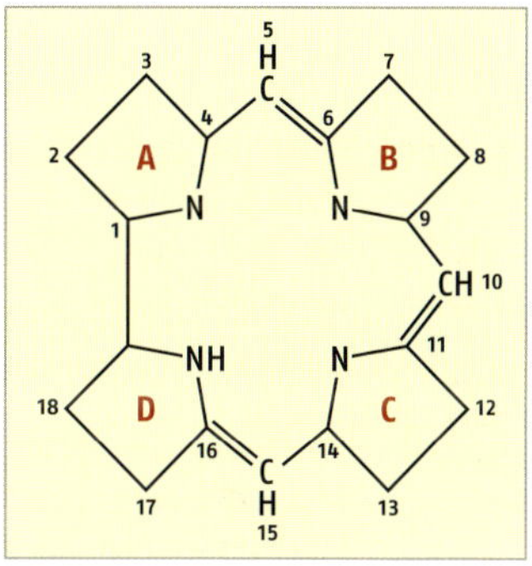

Bild 2: Corrinring

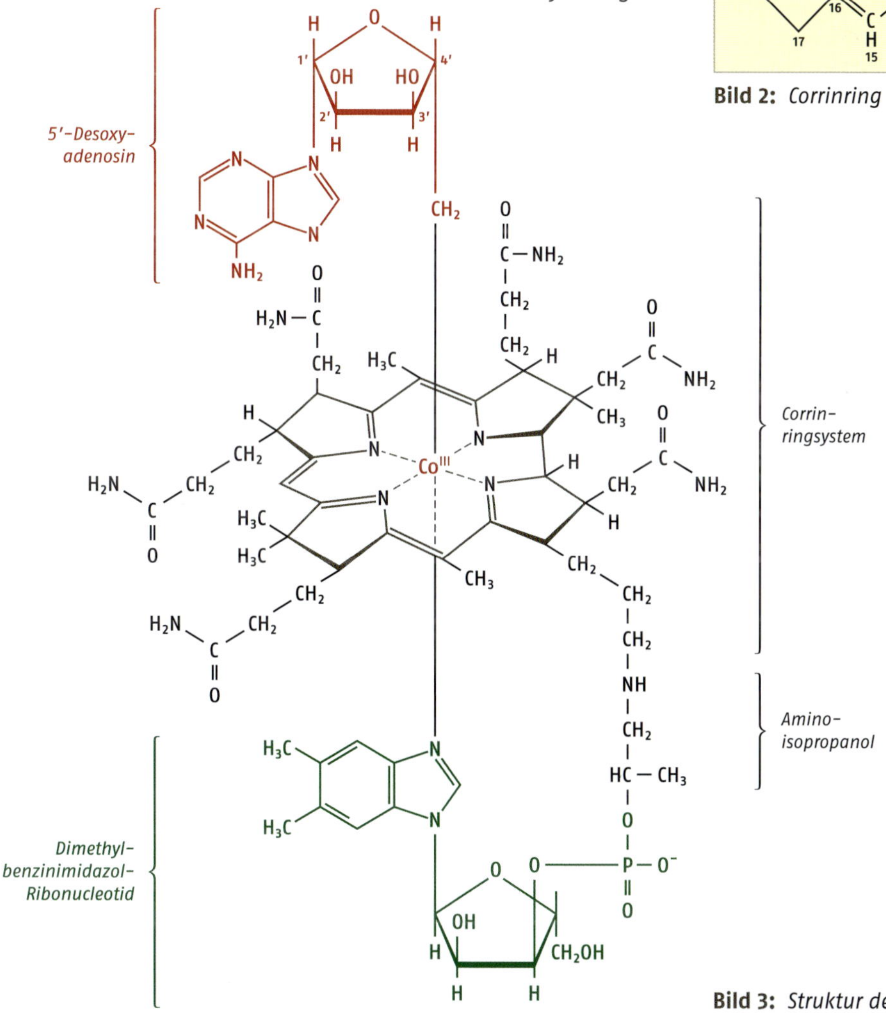

Bild 3: Struktur des Vitamin B₁₂

Memo

Definition der koordinativen Bindung

Man spricht von einer koordinativen Bindung, wenn über freie Elektronenpaare, wie sie z. B. die N-Atome des Pyrrolringes besitzen, Anziehungskräfte zustande kommen.

Die Koordinationszahl, d. h. die Anzahl möglicher Bindungen, steht in Relation zum Atomradius. Atome mit kleinem Radius haben eine niedrige Koordinationszahl, solche mit großen eine entsprechend höhere.

Info

Die unterschiedlichen Cobalamine

Je nach Art des gebundenen Restes unterscheidet man verschiedene Vertreter der Cobalamine

▶ Methyl-Cobalamin: Methyl-Gruppe
▶ 5-Desoxyadenosyl-
   Cobalamin: 5-Desoxydenosyl-
                        Gruppe
▶ Cyano-Cobalamin: Cyanid-Gruppe
▶ Hydroxo-Cobalamin: OH-Gruppe

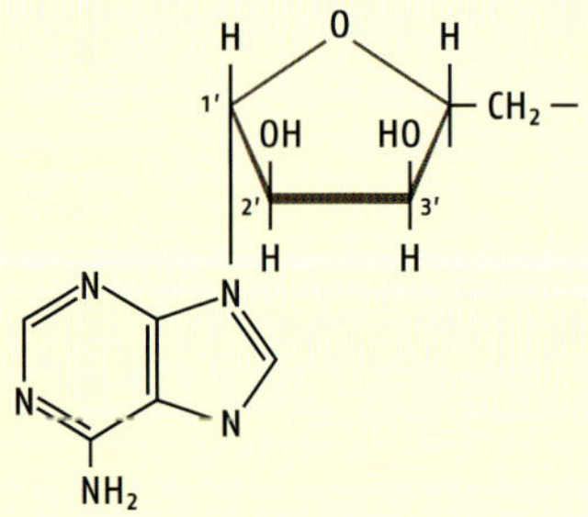

Bild 1: *5-Desoxyadenosyl-Rest*

Resorption und Stoffwechsel

Freies Vitamin B_{12} wird im Speichel von dem Protein Haptocorrin gebunden und im Magen und den oberen Darmabschnitten wieder abgespalten. Dort wird es wiederum gebunden und zwar an den Intrinsic-Factor (IF) – ein spezifisch in der Magenschleimhaut produziertes Transportprotein. Ein Milligramm IF bindet etwa 25 Milligramm Vitamin B_{12}.

Der so gebildete B_{12}-IF-Komplex wird in den unteren Darmabschnitten resorbiert und anschließend in den Lyosomen abgebaut. Mit Hilfe eines weiteren Transportproteins (Trans-Cobalamin II) gelangt Vitamin B_{12} dann in das Blut. Bei fehlendem IF wird das Vitamin nicht in ausreichender Menge resorbiert.

Im Plasma ist Vitamin B_{12} an zwei spezifische Proteine gebunden:

▶ Trans-Cobalamin I (ein α_1-Globulin)

▶ Trans-Cobalamin II (β-Globulin)

Normalerweise ist das Trans-Cobalamin I gesättigt und wirkt als Speicher, der das Vitamin in Notfallsituationen langsam abgibt. Trans-Cobalamin II ist die eigentliche Transportform.

Funktionen

Vitamin B_{12} kommt vor allem als 5-Desoxyadenosyl-Cobalamin und als Methyl-Cobalamin vor.

Wirkung von 5-Desoxyadenosyl-Cobalamin:

Es ist an Reaktionen beteiligt wie zum Beispiel:

▶ Überführung von Methyl-Malonyl-CoA in Succinyl-CoA

▶ Reduktion von Ribonucleosidtriphosphaten zu 2-Desoxyverbindungen, die Bausteine der Desoxyribonucleinsäure (DNS) sind.

▶ Umlagerung von α-Leucin zu β-Leucin.

Wirkung von Methyl-Cobalamin:

Es wirkt unter anderem an der Methylierung von Homocystein zu Methionin mit.

Zusammenfassend lässt sich sagen, dass Vitamin B_{12} am Aufbau der Nucleinsäuren (RNA und DNA), am Aminosäure- und am Fettstoffwechsel beteiligt ist. Außerdem ist es für den Aufbau von Tetrahydrofolsäure von Bedeutung.

Bedarf

Der Bedarf wird mit der bei uns üblichen Kost normalerweise problemlos gedeckt.

Tab.1: *Zufuhrempfehlungen für Vitamin B_{12} (DACH-Referenzwerte)*

Alter	µg/Tag
Säuglinge	
▶ 0 bis < 4 Monate	0,4
▶ 4 bis < 12 Monate	0,8
Kinder	
▶ 1 bis < 4 Jahre	1,0
▶ 4 bis <7 Jahre	1,5
▶ 7 bis < 10 Jahre	1,8
▶ 10 bis < 13 Jahre	2,0
▶ 13 bis < 15 Jahre	3,0
Jugendliche und Erwachsene	
▶ 15 bis 65 Jahre und älter	3,0
Schwangere	3,5
Stillende	4,0

Hypovitaminose

Bei gesunden Menschen, die eine Mischkost zu sich nehmen, tritt eine Unterversorgung normalerweise nicht auf. Ein Mangelzustand entwickelt sich aber, wenn durch chronische Entzündungen der Magenschleimhaut oder operative Entfernung des Magens kein Intrinsic-Faktor mehr gebildet wird. Ursache können auch schwere entzündliche Veränderungen im unteren Dünndarm sein, die eine Resorption des Vitamin B_{12}-IF-Komplexes verhindern.

Da die in der Leber gespeicherten Vorräte an Vitamin B_{12} (2 bis 5 mg) mehrere Jahre lang reichen, treten die Symptome eines Mangels oft erst sehr spät auf.

Ein fortgeschrittener Vitamin-B_{12}-Mangel führt zum Krankheitsbild der megaloblastischen Anämie. Dabei ist die Zellbildung im Knochenmark gestört. Charakteristisch dafür ist die Bildung abnorm großer roter Blutkörperchen. Als Symptome sind zu beobachten:

▶ Verringerte Anzahl roter Blutkörperchen,

▶ Degeneration des Rückenmarks,

▶ Schädigung der Schleimhaut in Mund und Rachen.

 Info

Probleme im Alter

Bei älteren Menschen wird ein Mangel an Vitamin B_{12} häufiger beobachtet als bei jungen. Der Grund: Im Alter kommt es oft zu einer Rückbildung der Magenschleimhaut. Etwa 30 Prozent aller über 65-jährigen sind davon betroffen. Dadurch ist die Resorption des Vitamins erheblich gestört. Zwar tritt der Mangel meist nicht in seiner schweren Form als megaloblastische Anämie auf, äußert sich aber in gestörten enzymatischen Reaktionen. Betroffenen älteren Menschen wird daher zu Vitamin B_{12}-Supplementation geraten.

Vorkommen

Vitamin B_{12} ist vor allem in tierischen Lebensmitteln enthalten. In Nahrungspflanzen ist es kaum zu finden.

Tab. 2: *Vitamin B_{12}-Gehalt ausgewählter Lebensmittel*

Lebensmittel	µg Vitamin B_{12} / 100 g
Rinderleber	65
Hering	8,5
Kalbfleisch	5,0
Camembert	3,1
Schweinefleisch	2,0
Hühnerei	1,5
Alaska Seelachs	1,2
Vollmilch	0,4

Stabilität – Empfindlichkeit

Die Stabilität von Vitamin B_{12} hängt stark von den äußeren Bedingungen ab. Im sauren Bereich, bei pH-Werten zwischen 4 und 6 ist es auch bei höheren Temperaturen verhältnismäßig stabil. Bei höheren pH-Werten und Anwesenheit von Reduktionsmitteln wie Ascorbinsäure können Verluste auftreten. Die Mittelwerte für Verluste bei der Zubereitung betragen ca. zwölf Prozent.

2.2.5 Niacin

Diese Bezeichnung ist ein Sammelname für die beiden Verbindungen Nicotinsäure und Nicotinsäureamid. Beide sind biologisch wirksam.

Struktur von Niacin

Den Grundbaustein dieser beiden Verbindungen mit Vitaminwirkung bildet das Pyridin. Es ist ein aus fünf C-Atomen und einem N-Atom bestehender ungesättigter 6-Ring.

Nicotinsäure

Diese Substanz trägt in ihrem Molekül in 3-Stellung eine Carboxylgruppe.

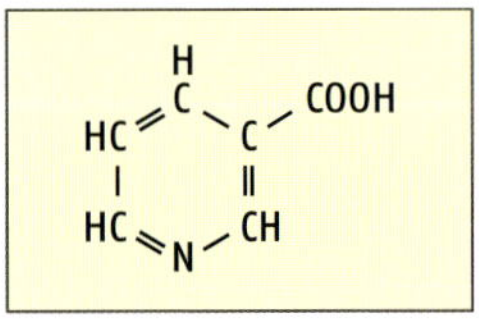

Bild 1: *Nicotinsäure*

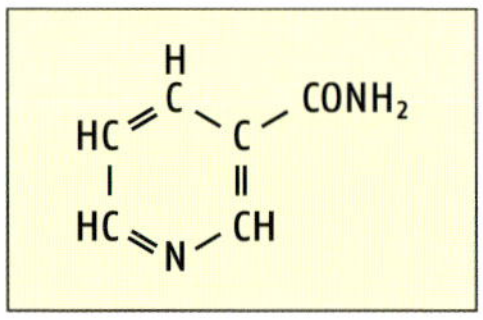

Bild 2: *Nicotinsäureamid*

Nicotinsäureamid

Hier ist die OH-Gruppe der Carbonsäure durch eine Aminogruppe (NH_2-) ersetzt.

Funktionen

Niacin ist Bestandteil von NAD^+ und $NADP^+$. Beide wirken als Coenzyme von Dehydrogenasen. Diese Enzyme übertragen Wasserstoff von dehydrierbaren Substanzen – vor allem auf Flavinenzyme. Das ist deshalb möglich, weil sie in einer oxidierten Form (NAD^+ bzw. $NADP^+$) und auch in einer reduzierten Form (NADH bzw. NADPH) vorkommen können.

Nicotinamid-Adenin-Dinucleotid (NAD)

In dieser Verbindung ist das Nicotinsäureamid mit zwei Molekülen Ribose, zwei Molekülen Phosphorsäure und einem Molekül Adenin verknüpft.

> **i Info**
>
> **Biosynthese von NAD**
>
> Die Biosynthese von NAD verläuft in folgenden Schritten:
>
> 1. Reaktion von Nicotinsäure mit Ribose zu einem Mononucleotid.
>
> 2. Überführung des Mononucleotids in ein Dinucleotid.
>
> 3. Überführung der Carboxylgruppe im Pyridinring in eine Säureamidgruppe.

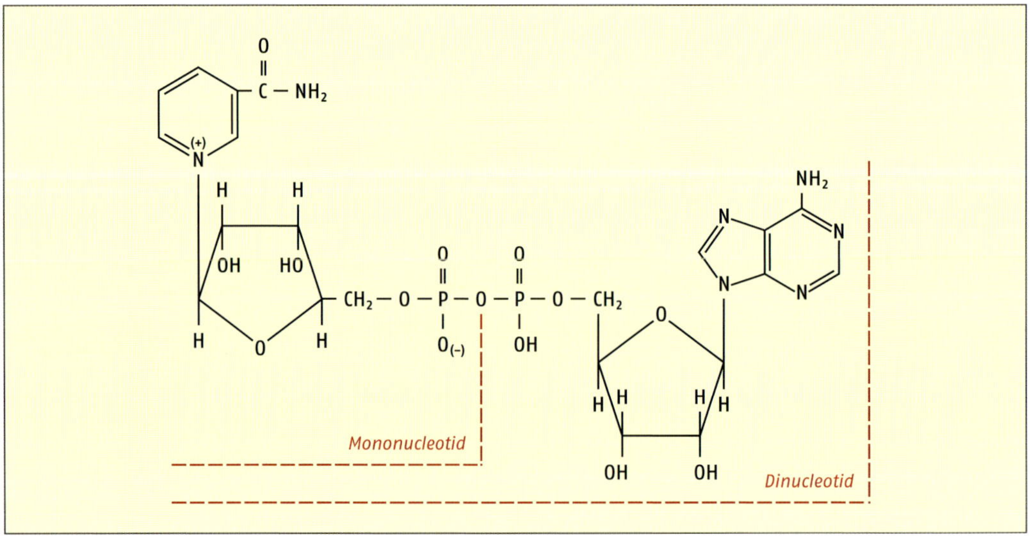

Bild 3: *Strukturformel von NAD*

Nicotinamid-Adenin-Dinucleotid-Phosphat (NADP)

Bei dieser Verbindung ist eines der Ribosemoleküle zusätzlich mit einer dritten Phosphorsäure verestert.

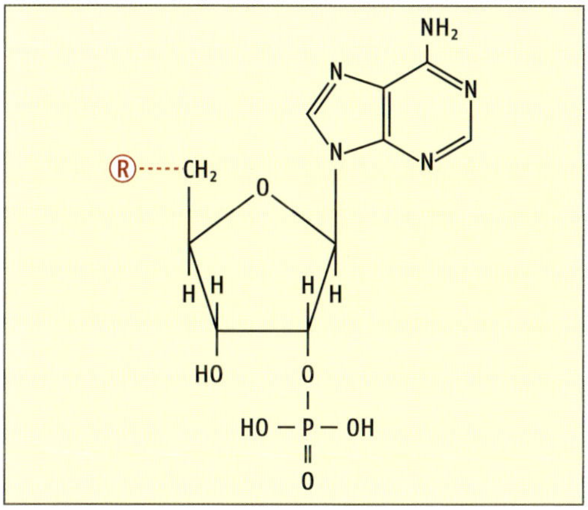

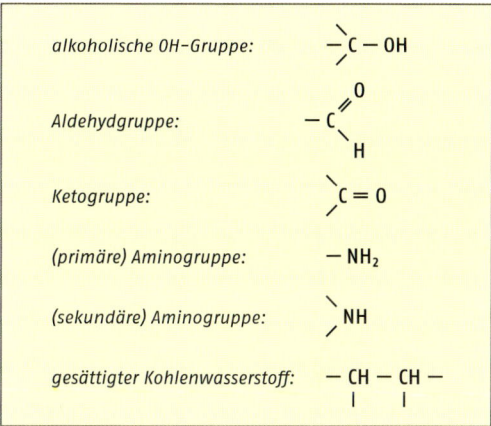

Bild 1: *Struktur von NADP*

Die Fähigkeit von NAD$^+$ bzw. NADP$^+$ zur Übernahme von Wasserstoff erklärt sich durch die positive Ladung des N-Atoms im Pyridinring. Es ist bestrebt, Elektronen an sich zu ziehen. Dadurch kann am gegenüber liegenden C-Atom sehr leicht Wasserstoff gebunden werden.

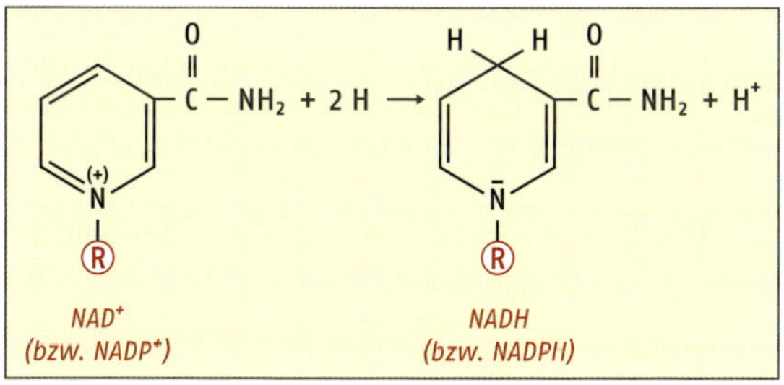

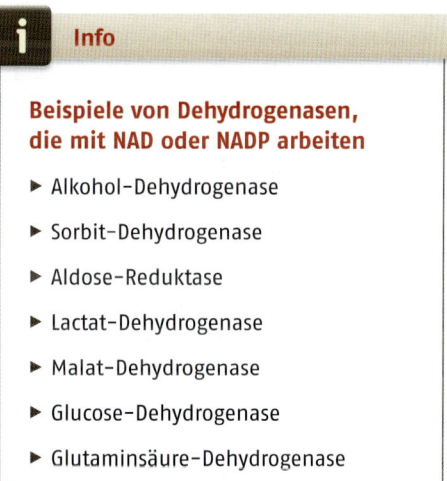

Bild 2: *Reduktion von NAD$^+$ in NADH*

Dafür lässt sich eine allgemeine Reaktionsgleichung formulieren, die auch für NADP gilt:

$$AH_2 + NAD^+ \xrightarrow{\text{Dehydrogenase}} A + NADH + H^+$$

(AH$_2$ = dehydrierbare Substanz; A = dehydrierte Substanz)

Bild 3: *Allgemeine Reaktionsgleichung*

Die Zahl der heute bekannten Hydrogenasen ist groß und dürfte etwa 200 betragen. Die mit NAD$^+$ und NADP$^+$ arbeitenden Vertreter dieser Enzymgruppe wirken auf Substrate ein, die folgende dehydrierbaren Atomgruppen enthalten.

alkoholische OH-Gruppe:	$\overset{\displaystyle\diagdown}{\underset{\diagup}{C}} - OH$
Aldehydgruppe:	$-C \overset{O}{\underset{H}{\lessgtr}}$
Ketogruppe:	$\overset{\diagdown}{\underset{\diagup}{C}} = O$
(primäre) Aminogruppe:	$- NH_2$
(sekundäre) Aminogruppe:	$\overset{\diagdown}{\underset{\diagup}{N}}H$
gesättigter Kohlenwasserstoff:	$- \underset{\mid}{C}H - \underset{\mid}{C}H -$

Bild 4: *Reduzierbare Atomgruppen*

> **i   Info**
>
> ### Beispiele von Dehydrogenasen, die mit NAD oder NADP arbeiten
>
> ► Alkohol-Dehydrogenase
> ► Sorbit-Dehydrogenase
> ► Aldose-Reduktase
> ► Lactat-Dehydrogenase
> ► Malat-Dehydrogenase
> ► Glucose-Dehydrogenase
> ► Glutaminsäure-Dehydrogenase

NAD und NADP haben im Organismus unterschiedliche Aufgaben. NAD wird zur biologischen Oxidation benutzt – zum Beispiel bei der Glykolyse und im Citratcyclus. NADP dient im wesentlichen zur Biosynthese.

In der lebenden Zelle liegt NAD vorwiegend in der oxidierten Form des NAD$^+$ vor, NADP dagegen in der reduzierten Form als NADPH$_2$.

Bedarf

Der Bedarf an Niacin korreliert mit dem Gesamtenergiebedarf. Er wird in Niacinäquivalenten angegeben und umfasst Niacin und Tryptophan. 1 Milligramm Niacin-Äquivalent entspricht 60 Milligramm Tryptophan.

Tab. 1: *Zufuhrempfehlungen für Niacin (DACH-Referenzwerte)*

Alter	mg-Äquivalent/Tag	
	m	w
Säuglinge		
▸ 0 bis < 4 Monate	2	2
▸ 4 bis < 12 Monate	5	5
Kinder		
▸ 1 bis < 4 Jahre	7	7
▸ 4 bis < 7 Jahre	10	10
▸ 7 bis < 10 Jahre	12	12
▸ 10 bis < 13 Jahre	15	13
▸ 13 bis < 15 Jahre	18	15
Jugendliche/Erwachsene		
▸ 15 bis < 25 Jahre	17	13
▸ 25 bis < 51 Jahre	16	13
▸ 51 bis < 65 Jahre	15	13
▸ > 65 Jahre	13	13
Schwangere ab 4. Monat		15
Stillende		17

Der Körper deckt seinen Bedarf zu ca. 60 bis 70 Prozent aus Tryptophan. Insgesamt ist die Versorgungslage sehr gut. Bei Männern und Frauen liegt die Zufuhr laut Nationaler Verzehrsstudie weit über der empfohlenen Zufuhr. Lediglich ein Prozent der Männer und zwei Prozent der Frauen erreichen das Soll nicht.

Hypovitaminose

Der Vitamincharakter von Niacin wurde im Zusammenhang mit der Pellagra entdeckt. Diese Krankheit tritt vor allem in Regionen auf, wo die Bevölkerung sich überwiegend von Mais ernährt. Dafür gibt es zwei Gründe. Zum einen liegt Niacin in Getreide wie Mais oder auch Hirse als Komplex an das Peptid Niacytin gebunden vor, aus dem es schlecht verwertbar ist. Zum anderen enthält Mais sehr wenig Tryptophan.

Bei leichten Mangelzuständen kommt es zu unspezifischen Symptomen wie Kopfschmerzen oder Müdigkeit. Bei massivem Mangel entwickelt sich das Krankheitsbild der Pellagra. Sie äußert sich in einer Fehlfunktion der Haut, des Verdauungstraktes und des Nervensystems. Symptome sind:

▸ Schmerzhafte Verdickung und Pigmentierung der Haut. Dies tritt vor allem in Bereichen auf, die dem Sonnenlicht ausgesetzt sind: Gesicht, Nacken und Arme.

▸ Entzündung der Schleimhäute des Verdauungstraktes, die Erbrechen und Durchfälle zur Folge haben können.

▸ Psychische Veränderungen wie Depressionen oder Zustände des Verwirrtseins bis hin zum totalen geistigen Verfall.

Hypervitaminosen

Eine Überdosierung von Niacin mit der Nahrung ist nicht möglich. Es kann dazu jedoch durch die Einnahme von Supplementen kommen. Bei hohen Niacindosen von ein bis sechs Gramm pro Tag besteht die Gefahr von Gefäßerweiterungen, Entzündungen der Magenschleimhaut und von Leberschäden. Als höchste Tagesdosis werden 35 Milligramm angegeben.

Vorkommen

Tierische Lebensmittel enthalten vor allem Nicotinsäureamid, die pflanzlichen dagegen in erster Linie Nicotinsäure.

Tab. 2: *Niacin-Gehalt ausgewählter Lebensmittel*

Lebensmittel	mg Niacinäquivalente/100 g
Leber	20
Rindfleisch	7,5
Hühnerfleisch	6,8
Camembert	1,2
Rotbarsch	5,8

Stabilität – Empfindlichkeit

Niacin ist relativ stabil gegen Wärme, Licht und Luftsauerstoff. Die Zubereitungsverluste betragen maximal 10 Prozent.

2.2.6 Folsäure

Folat ist ein wasserlösliches Vitamin, bei dem mehrere Molekülvarianten biologisch wirksam sind. Natürliche Folate bestehen aus drei Bausteinen: aus einem Pteridinkern und p-Amino-benzoesäure, an deren Carboxylgruppe bis zu sieben Glutamatsäurereste gebunden sind.

Struktur von Folsäure und verwandten Verbindungen

Natürliche Folate unterscheiden sich im Grad der Hydrierung am Pteridinring und in der Länge der Glutamylkette.

Pteroyl-Monoglutaminsäure (Folsäure F)

Sie ist die Basisverbindung, von der sich die anderen ableiten.

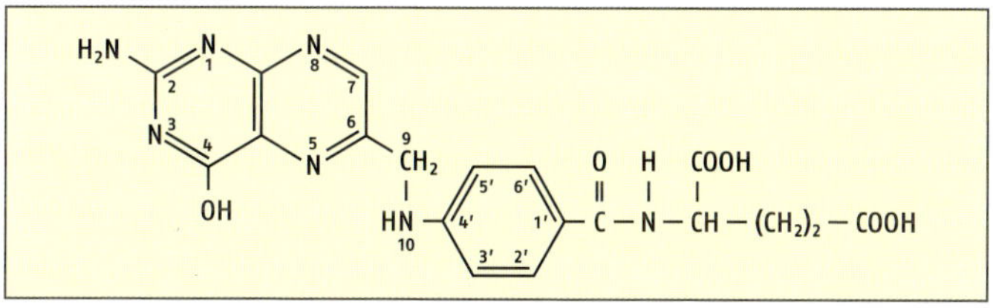

Bild 1: *Folsäure (F)*

Dihydro-Pteroyl-Glutaminsäure (Dihydro-Folsäure FH₂)

Sie leitet sich von Folsäure durch Hydrierung in Position 7 und 8 ab.

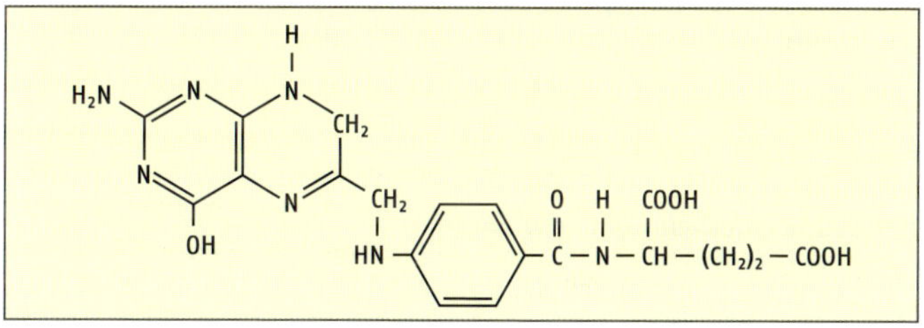

Bild 2: *Dihydro-Folsäure (FH₂)*

Tetrahydro-Pteroyl-Glutaminsäure (Tetrahydro-Folsäure FH₄)

Sie leitet sich von der Folsäure durch Hydrierung in Position fünf, sechs, sieben und acht ab.

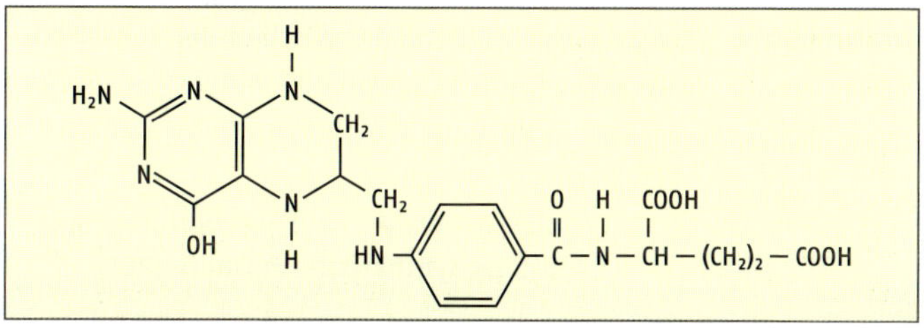

Bild 3: *Tetrahydro-Folsäure FH₄*

Resorption und Stoffwechsel

Folat wird an Protein gebunden transportiert und in Zwölffinger- oder Dünndarm resorbiert – die Monoglutamate fast vollständig, die Polyglutamate lediglich zu etwa 50 Prozent.

Info

Synthetisch hergestellte Folsäure

Im Unterschied zu natürlichen Folaten besteht das synthetisch hergestellte Vitamin aus reiner Folsäure (Pteroyl-Monoglutaminsäure oder PGA) und wird zu nahezu 90 Prozent resorbiert. Bei angereicherten Lebensmitteln, Supplementen und Medikamenten wird nur diese Form verwendet.

Funktionen

Die biologisch aktive Form der Folsäure ist FH₄. Sie wirkt als Coenzym bei Übertragung von C1-Resten unterschiedlicher Oxidationsstufen. Dabei werden die Reste an den Stickstoffatomen der Positionen fünf oder zehn kovalent gebunden. Die C1-Bruchstücke sind durch Red-Ox-Reaktionen ineinander überführbar.

Zu den übertragenen Resten zählen:

▶ Methylrest,

▶ Formylrest,

▶ Formiatrest,

▶ Hydroxymethylrest.

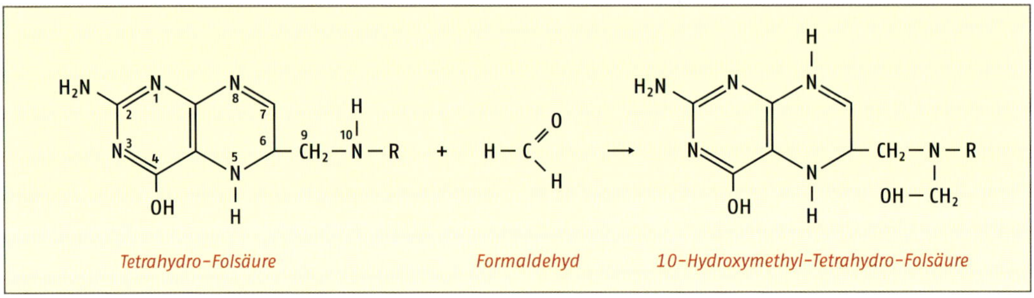

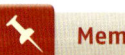

Tetrahydro-Folsäure   Formaldehyd   10-Hydroxymethyl-Tetrahydro-Folsäure

Bild 1: *Anlagerung von Formaldehyd in Position 10*

Durch einfache Addition des Formaldehyds in Position 10 ist die 10-Hydroxymethyltetrahydro-folsäure entstanden. Man bezeichnet sie auch als „aktiviertes Formaldehyd". Die an Position zehn entstandene Hydroxymethylgruppe kann wieder abgespalten und zum Beispiel auf Glycin übertragen werden, das dadurch in Serin übergeht. Diese Reaktion ist im Proteinstoffwechsel von Bedeutung.

Memo

Primäre OH-Gruppe

Die Hydroxymethylgruppe ist eine primäre alkoholische OH-Gruppe. Deren allgemeine Formel ist

$$- CH_2 - OH$$

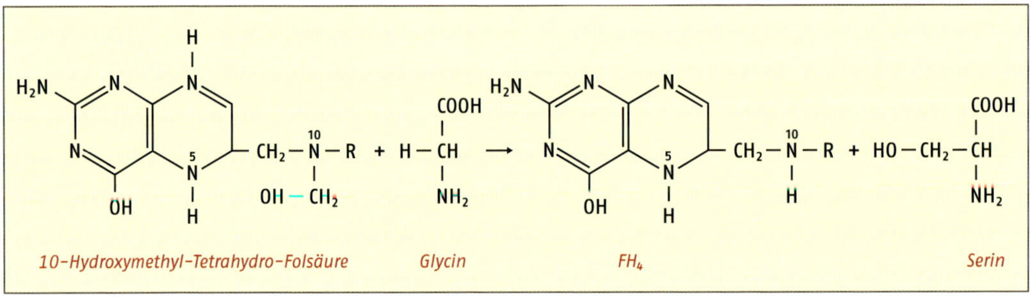

10-Hydroxymethyl-Tetrahydro-Folsäure   Glycin FH_4 Serin

Bild 2: *Beispiel für die Übertragung einer Hydroxymethylgruppe auf Glycin*

Überblick über die Funktionen

Zusammenfassend lassen sich die Aufgaben von Folsäure im Organismus so beschreiben:

▶ Bereitstellen und Verwerten von C1-Bausteinen und deren Einbau in Aminosäuren, Thymin, Purinbasen und Kreatin.

▶ Verwertung von Gutaminsäure und Tyrosin (letzteres gemeinsam mit Vitamin C).

▶ Beteiligung an der Bildung roter Blutkörperchen (in Verbindung mit Vitamin B_{12} und der Synthese von Hämoglobin).

▶ Beteiligung an Zellteilung und -neubildung.

▶ Diskutiert wird eine protektiver Effekt bei kardiovaskulären und neurologischen Erkrankungen sowie bei dem Entstehen von Tumoren.

Bedarf

Wegen der Unterschiede zwischen der Verwertbarkeit von natürlichem Folat und reiner Folsäure wurden die Folat-Äquivalente eingeführt. Dessen Definition:

**1 μg Folat-Äquivalent = 1 μg Nahrungsfolat
= 0,5 μg synthetische Folsäure (PGA)**

Tab. 1: *Zufuhrempfehlung für Folsäure (DACH-Referenzwerte)*

Alter	µg-Äquivalent / Tag
Säuglinge	
▶ 1 bis < 4 Monate	60
▶ 4 bis < 12 Monate	85
Kinder	
▶ 1 bis < 4 Jahre	120
▶ 4 bis < 7 Jahre	140
▶ 7 bis < 10 Jahre	180
▶ 10 bis < 13 Jahre	240
▶ 13 bis < 15 Jahre	300
Jugendliche/Erwachsene	
▶ 15 bis 65 Jahre und älter	300
Schwangere	550
Stillende	450

Um die Versorgung mit Folsäure ist es in Deutschland sehr schlecht bestellt. In allen Altersgruppen liegt die tatsächliche Aufnahme deutlich unter der empfohlenen Zufuhr. 79 Prozent der Männer und 86 Prozent der Frauen erreichen die DACH-Referenzwerte nicht. Mit zunehmendem Alter verschlechtert sich die Versorgung. So sind bei den Frauen über 65 Jahre 91 Prozent unterversorgt.

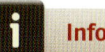

Info

Vorbeugen mit Folsäure

Ein Folatmangel bei Schwangeren erhöht das Risiko von Neuralrohrdefekten beim Ungeborenen. Die DGE rät daher allen Frauen, die schwanger werden wollen oder können, zu Folsäure-Supplementen. Die Empfehlung liegt bei 400 Milligramm synthetische Folsäure pro Tag. Die Einnahme sollte spätestens vier Wochen vor Beginn der Schwangerschaft beginnen und bis zum Ende des ersten Drittels andauern.

Hypovitaminose

Mangelzustände können entstehen durch ungenügende Aufnahme, Störung der Resorption oder Behandlung mit Medikamenten. Es kommt dann zu einer ganzen Reihe von Störungen. Betroffen sind vor allem Zellsysteme mit hohen Zellteilungsraten. Die Symptome im Einzelnen:

▶ Gestörte Bildung von Blutzellen – das führt zur Blockierung der Biosynthese von Hämoglobin und von Nucleinsäuren. Leitsymptom eines Folatmangels ist daher die megaloplastische Anämie.

▶ Gestörte Bildung von Thrombozyten – das erhöht die Neigung zu Blutungen.

▶ Veränderungen der Schleimhaut im Bereich der Mundhöhle.

▶ Durchfälle, die vor allem durch Schleimhautveränderungen im Magen-Darm-Trakt hervorgerufen werden und wiederum die Resorption beeinträchtigen.

▶ Herabgesetzte Bildung von Antikörpern.

▶ Störung der Fortpflanzung.

▶ Missbildungen von Neugeborenen bei Mangel während der Schwangerschaft.

Vorkommen

Folate kommen in tierischen und pflanzlichen Lebensmitteln vor. Aus tierischen werden sie besser resorbiert.

Tab. 2: *Folsäuregehalte ausgewählter Lebensmittel*

Lebensmittel	µg Folsäure / 100 g	Lebensmittel	µg Folsäure / 100 g
Weizenkeime	520	Brokkoli	114
Kalbsleber	240	Porree	103
Grünkohl	187	Blumenkohl	88
Feldsalat	145	Chinakohl	66

Stabilität – Empfindlichkeit

Folat ist wasserlöslich, lichtempfindlich und hitzelabil. Die Zubereitungsverluste liegen bei ca. 35 Prozent.

2.2.7 Pantothensäure

Als Vitamin wirksam ist nur die D-(+)-Pantothensäure. Vitamincharakter haben außer der Säure noch Verbindungen, die der Pantothensäure sehr ähnlich sind.

Struktur der Pantothensäure und verwandter Verbindungen

Hauptsächlich sind zwei Verbindungen von Bedeutung.

Pantothensäure

Chemisch gesehen handelt es sich um Pantoyl-β-Alanin. Die genaue Bezeichnung ist: 2,4-Dihydroxy-3,3-dimethylbutyryl-β-Alanin.

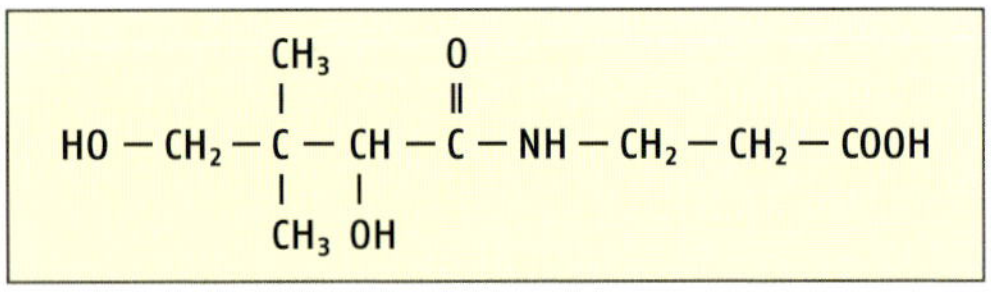

$$CH_3 \quad O$$
$$HO-CH_2-C-CH-C-NH-CH_2-CH_2-COOH$$
$$CH_3 \ OH$$

Bild 1: *Pantothensäure*

Pantothenylalkohol

Diese Verbindung trägt statt der Carboxylgruppe eine primäre alkoholische OH-Gruppe. Pantothensäure ist chemisch gesehen das Oxydationsprodukt des Pantothenylalkohols.

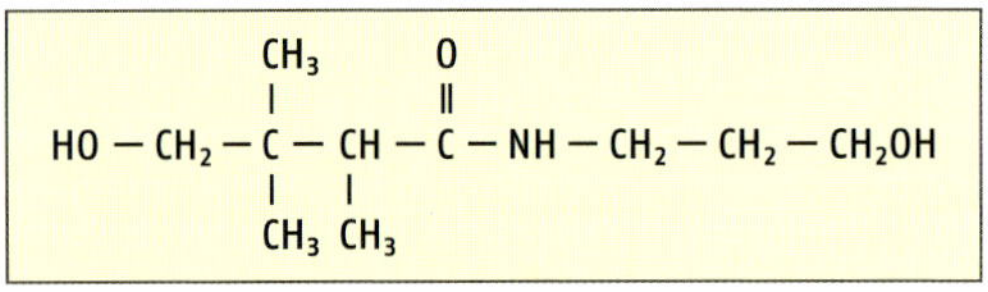

$$CH_3 \quad O$$
$$HO-CH_2-C-CH-C-NH-CH_2-CH_2-CH_2OH$$
$$CH_3 \ CH_3$$

Bild 2: *Pantothenylalkohol*

Resorption und Stoffwechsel

Pantothensäure wird mit der Nahrung hauptsächlich in gebundener Form, meist als Coenzym A, aufgenommen. Dies wird im Darm aufgespalten. Dabei entstehen neben freier Pantothensäure vorwiegend Phosphorsäureester. An Proteine gebunden wird es zu den Zielzellen transportiert und dort wieder zu Coenzym A umgewandelt.

Funktionen

In den Geweben dient Pantothensäure zum Aufbau von Coenzym A (CoA). Darin sind Adenosin-Diphosphat, Pantothensäure und Cystein miteinander verknüpft.

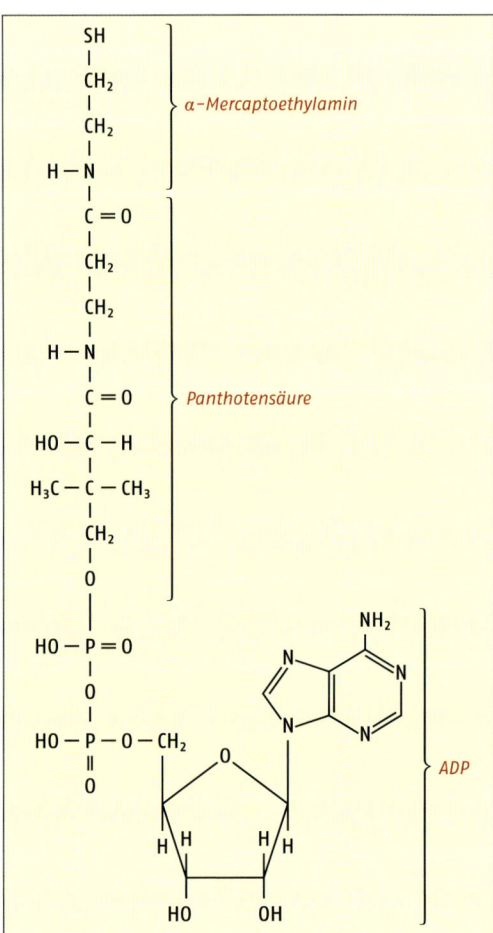

Bild 3: *Gesamtformel von CoA*

Coenzym A ist an unzähligen Reaktionen beteiligt und nimmt im Stoffwechsel eine Schlüsselstellung ein. Hier einige wichtige Bespiele:

▶ Abbau der Fettsäuren durch β-Oxidation. Durch Verknüpfen mit CoA werden sie in „aktivierte" Verbindungen überführt.

▶ Synthese von Triglyceriden und Phospholipiden.

▶ Aufbau von Fettsäuren aus C2-Bausteinen.

▶ Einleiten der Endstufe der Oxidation im Stoffwechsel der Kohlenhydrate.

$$CH_3-\overset{\overset{O}{\|}}{C}-OH + HS-CoA \longrightarrow CH_3-\overset{\overset{O}{\|}}{C}-S-CoA + H_2O$$

Essigsäure   Coenzym A   Acetyl-Coenzym A

Bild 1: *Aktivierung einer Fettsäure am Beispiel der Essigsäure*

Bedarf

Exakte Angaben zum Bedarf des Menschen sind schwierig, da Mangelsymptome nur unter experimentellen Bedingungen zu beobachten sind. Auch unterliegt der Gehalt an Pantothensäure im Blut großen Schwankungen. Bei den Empfehlungen für die Zufuhr handelt es sich daher nur um Schätzwerte.

Tab. 1: *Schätzwerte für die Zufuhr von Pantothensäure (DACH-Referenzwerte)*

Alter	mg / Tag
Säuglinge	
▶ 0 bis < 4 Monate	2
▶ 4 bis < 12 Monate	3
Kinder	
▶ 1 bis < 7 Jahre	4
▶ 7 bis < 13 Jahre	5
▶ 13 bis < 15 Jahre	6
Jugendliche / Erwachsene	
▶ 15 bis 65 Jahre und älter	6
Schwangere / Stillende	6

ℹ Info

Heute nicht mehr gültig!

Früher wurde vielfach behauptet, dass Darmbakterien Pantothensäure synthetisieren und damit zur Versorgung beitragen. Neuere Untersuchungen haben jedoch gezeigt, dass zwar eine Synthese stattfindet, der Organismus davon aber nicht profitieren kann.

Hypovitaminose

Ein ernährungsbedingter Mangel an Pantothensäure ist praktisch auszuschließen. Bei extremer Unterernährung oder im Tierversuch treten unspezifische Symptome wie Müdigkeit, Kopfschmerzen oder Beeinträchtigung des Gesichtsfeldes auf. Bei Kriegsgefangenen des 2. Weltkrieges in Asien wurde das „Burning-Feet-Syndrom" beobachtet.

Vorkommen

Pantothensäure kommt in fast allen Lebensmitteln vor. Gute Quellen sind Leber, Vollkornprodukte, Eier, Obst, Gemüse sowie Milch und Milchprodukte.

Tab. 2: *Pantothensäuregehalt ausgewählter Lebensmittel (µg / 100g)*

Lebensmittel	Säuregehalt	Lebensmittel	Säuregehalt
Kalbsleber	7,90	Blumenkohl	1,0
Forelle	1,7	Hühnerfleisch	0,84
Reis (unpoliert)	1,7	Camembert	0,90
Hühnerei	1,6	Champignons	0,8
Brokkoli	1,3	Quark (mager)	0,74
Limburger	1,20	Milch	0,40
Weizenkeime	1,0	Joghurt	0,35

Vorkommen und Tagesbedarf

Der Tagesbedarf von sechs Milligramm ist enthalten in:

▶ 100 Gramm Leber

▶ 4 Eiern

▶ 400 Gramm Wassermelone

▶ 600 Gramm Hering

▶ 600 Gramm Weizenkeime

▶ 800 Gramm Schweinefleisch

▶ 1000 Gramm Lachs

▶ 1200 Gramm Bohnen

▶ 1500 Gramm Erdbeeren oder Himbeeren.

2.2.8 Biotin

Die Struktur von Biotin wurde erst nach 1940 aufgeklärt, obwohl das Vitamin als solches bereits seit Anfang des Jahrhunderts bekannt war.

Entdeckt wurde es im Zusammenhang mit der Beobachtung, dass sich mit dem Verzehr größerer Mengen Eiklar bestimmte Mangelzustände erzeugen lassen. Ursache dafür ist das im Eiklar enthaltene Avidin. Es bindet Biotin zu einem Komplex, der im Magen-Darm-Trakt praktisch nicht gespalten werden kann. Das so gebundene Biotin ist also biologisch unwirksam. Ein Gramm Avidin inaktiviert sieben Milligramm Biotin.

Struktur von Biotin und verwandten Verbindungen

Kernstück aller biologisch aktiven Verbindungen ist ein heterocyclisches Ringsystem, bestehend aus einem Thiophen- und einem Imidazolring. Als Seitenkette hat es Valeriansäure gebunden. Biotin besitzt drei asymmetrische Kohlenstoffatome, so dass acht Stereoisomere möglich sind. Biologisch aktiv ist nur die D-Form.

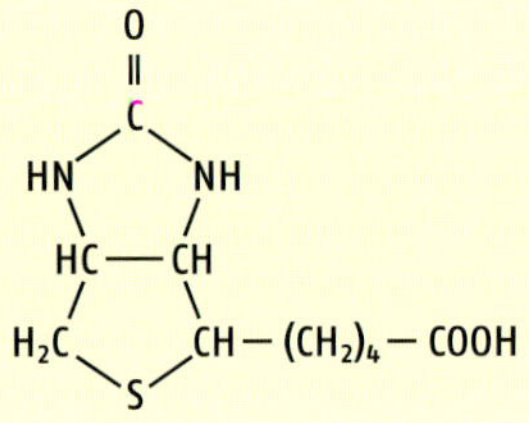

Resorption und Stoffwechsel

Biotin liegt in der Nahrung hauptsächlich an Proteine gebunden vor. Im Magen-Darm-Trakt wird es zu freiem Biotin gespalten und anschließend resorbiert und über das Blut weiter transportiert. In den Organen wird es dann wieder in gebundener Form angetroffen.

Über den weiteren Stoffwechsel ist wenig bekannt.

Funktionen

Biotin hat eine wichtige Funktion als Coenzym von Carboxylasen. Diese Enzyme übertragen im Rahmen biochemischer Reaktionen Kohlendioxid. Dabei wird an den Stickstoff des Imidazolringes CO_2 gebunden. Das so gebildete 1-N-Carboxybiotin ist als „aktiviertes Kohlendioxid" zu betrachten.

Biotinabhängige Carboxylasen haben eine Schlüsselstellung bei der Gluconeogenese, im Abbau der essentiellen Aminosäuren Methionin, Isoleucin, Threonin und Valin sowie bei der Biosynthese von Fettsäuren.

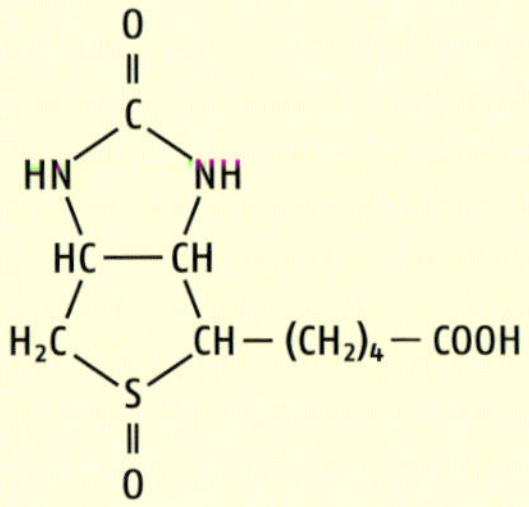

Bild 1: *Biotin*

Bild 2: *Biotinsulfoxid*

---

i Info

Formen der Übertragung von CO_2

Decarboxylierung
Eine chemische Verbindung, die CO_2 abspaltet, wird decarboxyliert.

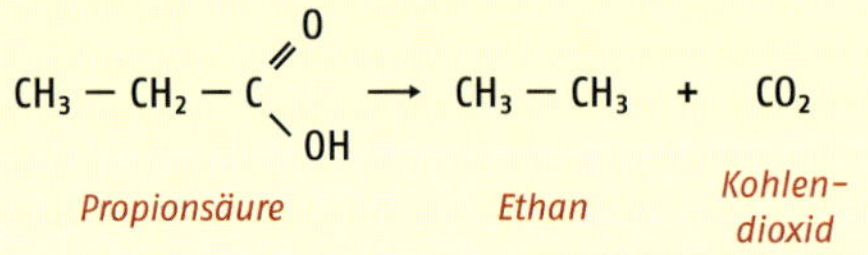

$$CH_3 - CH_2 - C\,\substack{\nearrow O \\ \searrow OH} \longrightarrow CH_3 - CH_3 \;+\; CO_2$$

Propionsäure   *Ethan*   *Kohlendioxid*

Carboxylierung
Eine chemische Verbindung, die CO_2 aufnimmt, wird carboxyliert.

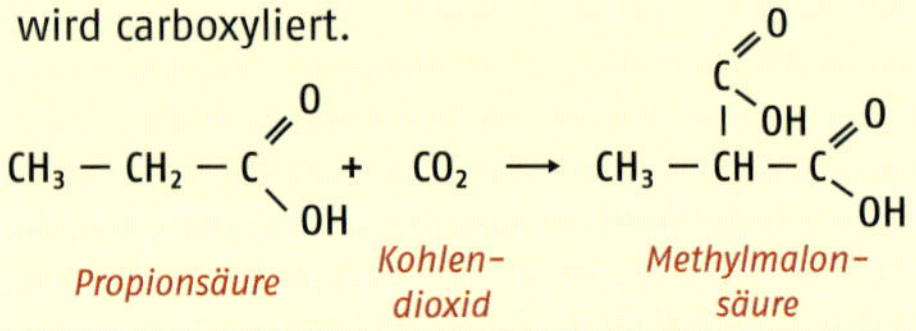

$$CH_3 - CH_2 - C\,\substack{\nearrow O \\ \searrow OH} \;+\; CO_2 \longrightarrow CH_3 - CH - C\,\substack{\nearrow O \\ \searrow OH}$$

Propionsäure   *Kohlendioxid*   *Methylmalonsäure*

Beispiel für die Übertragung von CO_2 auf Acetyl-CoA

1. Vom Hydrogencarbonat wird CO_2 auf Biotin übertragen. Aus Biotin entsteht Carboxybiotin.

Biotin + Hydrogencarbonat $\longrightarrow$ Carboxybiotin + Wasser

2. Carboxybiotin gibt das CO_2 weiter an Acetyl-CoA. Aus Acetyl-CoA entsteht Malonyl-CoA. Dabei wird Biotin zurück gebildet. Solche Reaktionen spielen im Stoffwechsel eine große Rolle.

Acetyl-CoA + Carboxybiotin $\longrightarrow$ Malonyl-CoA + Biotin

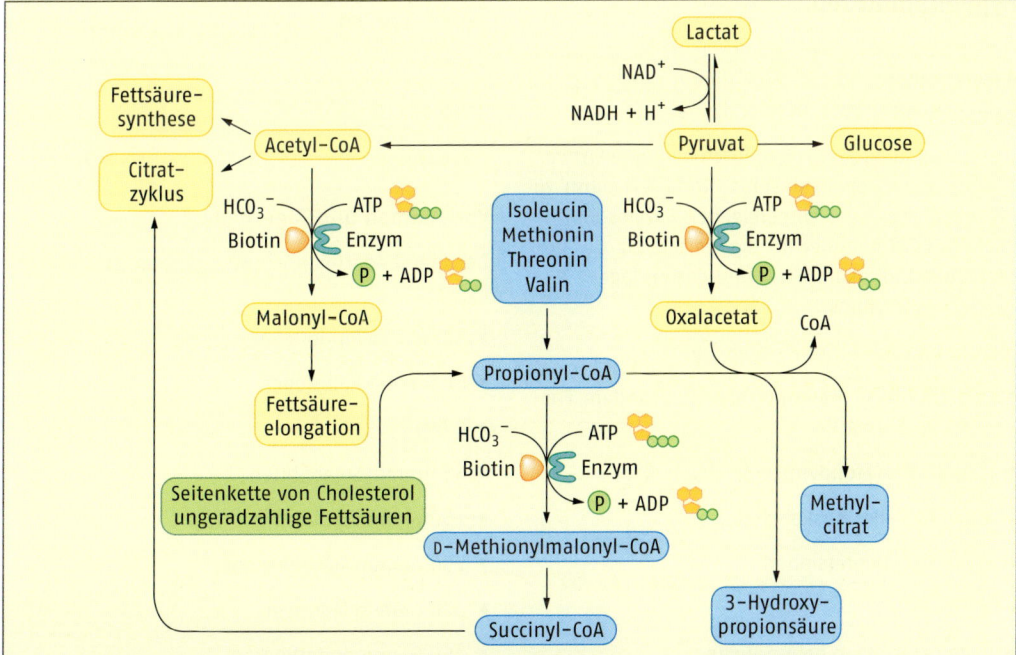

Bild 1: *Biochemische Reaktionen, an denen Biotin beteiligt ist*

Bedarf

Der Bedarf an Biotin kann nicht zuverlässig ermittelt werden. Für die Zufuhr werden daher nur Schätzwerte angegeben.

Tab. 1: *Zufuhrempfehlungen für Biotin (DACH-Referenzwerte)*

Alter	µg / Tag
Säuglinge	
▶ 0 bis < 4 Monate	5
▶ 4 bis < 12 Monate	5–10
Kinder	
▶ 1 bis < 7 Jahre	10–15
▶ 7 bis < 10 Jahre	15–20
▶ 10 bis < 13 Jahre	20–30
▶ 13 bis < 15 Jahre	25–35
Jugendliche / Erwachsene	
▶ 15 bis 65 Jahre und älter	30–60
Schwangere und Stillende	30–60

Hypovitaminosen

Ein ernährungsbedingter Mangel beim Menschen ist äußerst selten und meist begründet durch Verzehr großer Mengen rohen Hühnereiklars.

Ursache kann auch eine genetisch bedingte Enzymstörung sein. Der Organismus produziert dann zu geringe Mengen des körpereigenen Enzyms Biotindase. Es wird benötigt für die Freisetzung des gebundenen Biotins im Darm und das endogene Recycling des Vitamins.

Hauptsymptome eines Mangels sind:

▶ Feinschuppiger Hautausschlag und andere Formen von Dermatitis

▶ Eingerissene Mundwinkel (Rhagaden)

▶ Krampfanfälle, Muskelschmerzen

▶ Müdigkeit, Depressionen

▶ Anorexie

▶ Gedeihstörungen beim Säugling

▶ Anämie.

Vorkommen

Biotin kommt in den meisten Lebensmitteln vor, oft allerdings nur in geringen Mengen. Durch die Bindung an Protein ist die Bioverfügbarkeit von Biotin aus den einzelnen Quellen sehr unterschiedlich. Zusätzlich zu dem mit der Nahrung aufgenommenen Biotin wird das Vitamin durch Darmbakterien synthetisiert.

Tab. 2: *Biotinsäuregehalt ausgewählter Lebensmittel*

Lebensmittel	µg Biotin / 100 g
Rinderleber	100
Kalbsleber	75
Sojabohnen	60
Weizenkleie	44
Erdnuss	34
Hühnereier	25
Haferflocken	20
Weizenkeime	17
Champignon	16
Reis, unpoliert	12
Avocado	10
Lachs	7
Banane	5,5

Vorkommen und Tagesbedarf

Der Tagesbedarf von ca. 50 µg Biotin ist enthalten in:

▶ 50 Gramm Rinderleber

▶ 60 Gramm Kalbsleber

▶ 4 Eiern

▶ 85 Gramm Sojabohnen

▶ 150 Gramm Erdnüssen

▶ 200 Gramm Schweineleber

▶ 220 Gramm Mandeln

▶ 250 Gramm Haferflocken

▶ 500 Gramm Äpfel

2.2.9 Vitamin C (Ascorbinsäure)

Obwohl Skorbut als Mangelkrankheit bereits seit Jahrhunderten bekannt ist, konnte die Wirkungsweise von Vitamin C bis heute nicht restlos aufgeklärt werden.

Struktur von Ascorbinsäure und verwandten Verbindungen

Der Begriff Vitamin C umfasst L-(+)-Ascorbinsäure und deren Derivate. Die einzelnen Verbindungen haben unterschiedliche biologische Wirksamkeit. Pflanzen und Tiere bauen das Vitamin aus Glucuronsäure auf. Die Synthese verläuft in mehreren Stufen.

Das für den letzten Schritt der Stoffwechselkette notwendige Enzym kann vom menschlichen Organismus nicht gebildet werden. Diese Fähigkeit ist im Laufe der Evolution verloren gegangen. Er ist daher auf eine Zufuhr über die Nahrung angewiesen.

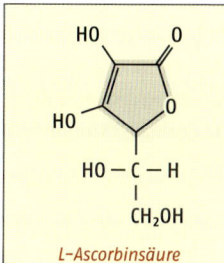 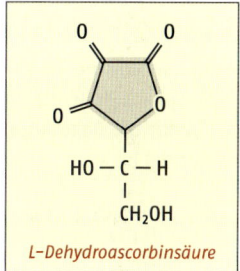

L-Ascorbinsäure   *L-Dehydroascorbinsäure*

Bild 1: *Chemische Varianten der Ascorbinsäure*

Resorption und Stoffwechsel

Bereits in der Mundschleimhaut werden geringe Mengen Vitamin C resorbiert. Der größte Teil wird jedoch in den oberen Darmabschnitten aufgenommen und anschließend im gesamten Organismus verteilt.

Dies geschieht vermutlich über unterschiedliche aktive Transportwege. Insgesamt liegt die Resorptionsrate bei ca. 80 Prozent. Im Plasma liegt Ascorbinsäure zu ca. 25 Prozent an Proteine gebunden vor.

Funktionen

Ascorbinsäure ist ein starkes Reduktionsmittel und wird sehr leicht zu Dehydroascorbinsäure oxidiert. Dabei entsteht als extrem reaktionsfähiges Zwischenprodukt die Semidehydroascorbinsäure. Alle drei Verbindungen bilden gemeinsam ein reversibles Red-Ox-System. Bei der Oxidation von Ascorbinsäure werden zwei Atome Wasserstoff freigesetzt. Sie kann also als Wasserstoffdonator dienen.

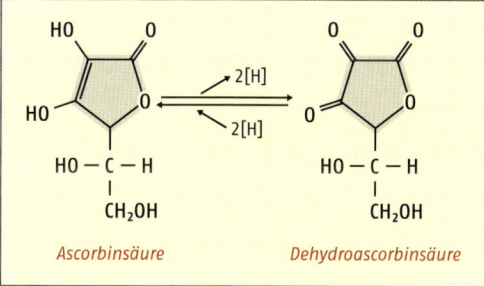

Ascorbinsäure   *Dehydroascorbinsäure*

Bild 2: *Red-Ox-System der Ascorbinsäure*

 Memo

Begriffsdefinitionen

▶ Ein Stoff wird oxidiert, wenn er Elektronen abgibt. Er wirkt dann als Elektronendonator bzw. Reduktionsmittel.

▶ Ein Stoff wird reduziert, wenn er Elektronen aufnimmt. Er wirkt dann als Elektronenakzeptor bzw. Oxidationsmittel.

▶ Chemische Reaktionen, bei denen Elektronen übertragen werden, nennt man Red-Ox-Reaktionen.

 Info

Die Rückreaktion

Das oxidierte Vitamin C, die Dehydroascorbinsäure, kann wieder in Ascorbinsäure überführt werden. Dies geschieht enzymatisch durch eine Reduktase, an der andere Red-Ox-Systeme wie zum Beispiel Glutathion beteiligt sind.

Ein Teil der biologischen Wirksamkeit lässt sich durch die Eigenschaft der Ascorbinsäure als hoch wirksames Reduktionsmittel erklären. Bei vielen anderen Reaktionen sind die Mechanismen noch nicht geklärt.

Hydroxylierung von Prolin und Lysin

Ascorbinsäure ist an der Synthese von Kollagen beteiligt und spielt damit eine wichtige Rolle im Stoffwechsel des Bindegewebes. Aus einer Vorstufe des Kollagens entsteht durch Hydroxylierung von Prolin und Lysin die endgültige Verbindung. Diese Reaktion ist für die optimale Ausbildung der Kollagenfibrillen und damit für die strukturelle Stabilisierung des Bindegewebes, aber auch die Wundheilung von entscheidender Bedeutung.

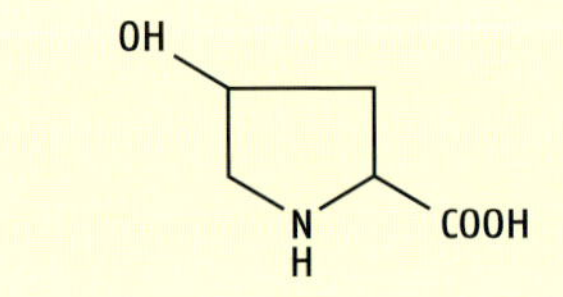

Bild 1: *Hydroxylierung von Prolin*

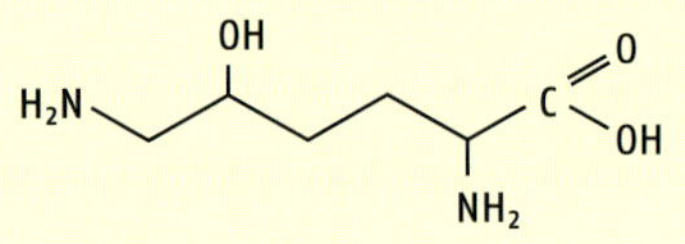

Bild 2: *Hydroxylierung von Lysin*

Hydroxylierung von Steroiden

Ascorbinsäure fördert die Biosynthese von Corticoiden der Nebennierenrinde, zum Beispiel die Umwandlung von Cholesterin in Progesteron.

Beteiligung am Eisenstoffwechsel

Ascorbinsäure ist im Magen für die Reduktion von dem in Nahrungspflanzen enthaltenen 3-wertigen Eisen zur 2-wertigen Form und damit für die bessere Resorption des Spurenelementes wichtig.

Intrazellulär ist es als Elektronendonator an der Wechselwirkung zwischen Eisen und Ferritin beteiligt.

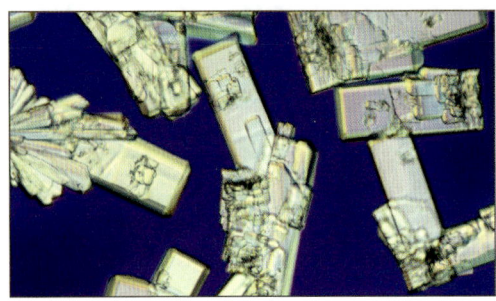

Bild 3: *Kristallisierte Ascorbinsäure*

Weitere Wirkungen im Überblick:

▸ Beteiligung an der Synthese von Gallensäuren aus Cholesterin,

▸ Beteiligung an der Synthese von Carnithin aus Lysin und Methionin,

▸ Beteiligung an der Synthese der Neurotransmitter Adrenalin und Noradrenalin,

▸ Hemmung der Bildung von Nitrosaminen aus Nitrit und Aminen im Magen,

▸ Aktivierung neuroendokriner Hormone wie zum Beispiel CRH (Cortocotropin-Releasing-Hormon), das für die Regulierung der Cortisolsekretion zuständig ist,

▸ Stimulierung der Synthese von Stoffen, die in der Leber für Entgiftungsreaktionen wichtig sind,

▸ Hemmung der Glykolisierung von Proteinen,

▸ Schutz der LDL-Partikel im Blut vor oxidativen Angriffen,

▸ Regenerierung von Tocopherol aus dem Vitamin-E-Radikal,

▸ Regeneration des Glutathions aus seiner oxidierten Form.

 Info

Vitamin C und Immunsystem

Leukozyten enthalten wesentlich höhere Konzentrationen an Vitamin C als das Plasma. Daher ist seine Bedeutung für das Immunsystem in der Diskussion, aber noch nicht genau geklärt.

Bedarf

Die Höhe der Empfehlungen für die Zufuhr hängt davon ab, an welchem Grundgedanken sie sich orientieren.

▶ Ist das Ziel, einen Mangel zu vermeiden, reicht bei gesunden, nicht rauchenden Erwachsenen eine Zufuhr von 80 bis 85 Milligramm pro Tag aus.

▶ Werden aber auch vorbeugende Effekte in die Kalkulation mit einbezogen, kommt man zu höheren Empfehlungen.

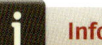

Info

Geringeres Risiko

Epidemiologische Untersuchungen haben ergeben, dass sich mit einer Zufuhr von 90 bis 100 Milligramm pro Tag bei Nichtrauchern das Risiko chronischer Erkrankungen verringert. Das gilt insbesondere für Herz-Kreislauf- und für Krebs-Erkrankungen.

Tab. 1: *Zufuhrempfehlungen für Vitamin C (DACH-Referenzwerte)*

Alter	mg/ Tag	mg / MJ m	w
Säuglinge			
▶ 0 bis < 4 Monate	50	25	26
▶ 4 bis < 12 Monate	55	18	19
Kinder			
▶ 1 bis < 4 Jahre	60	13	14
▶ 4 bis < 7 Jahre	70	11	12
▶ 7 bis < 10 Jahre	80	10	11
▶ 10 bis < 13 Jahre	90	10	11
▶ 13 bis < 15 Jahre	100	9	11
Jugendliche / Erwachsene			
▶ 15 bis < 25 Jahre	100	9	12
▶ 25 bis < 51 Jahre	100	10	13
▶ 51 bis < 65 Jahre	100	11	14
▶ > 65 Jahre	100	12	14
Schwangere	110	–	12
Stillende	150	–	14

Info

Raucher brauchen mehr

Starke Raucher (>20 Zigaretten/Tag) haben eine ca. 10 % geringere Resorption von Vitamin C und einen um ca. 40 % höheren Umsatz. Für sie wird deshalb eine Zufuhr von täglich 150 Milligramm empfohlen.

Weitere Faktoren, die den Bedarf an Vitamin C erhöhen

▶ Starke körperliche Belastung (z. B. Hochleistungssport oder schwere körperliche Arbeit),

▶ Psychischer Stress,

▶ Übermäßiger Alkoholkonsum,

▶ Missbrauch von Medikamenten (z. B. Barbiturate oder bestimmte Antibiotika),

▶ Diabetes mellitus,

▶ Dialysepflichtige Niereninsuffizienz,

▶ Infektionskrankheiten.

Info

Problemfall Senioren

Bei älteren Menschen kann es zu einem Mangel an Vitamin C kommen, wenn sie sich durch eingeschränkte Lebensbedingungen einseitig ernähren oder regelmäßig Medikamente einnehmen müssen. Diskutiert wird zur Zeit auch, ob bei Senioren die Resorption herabgesetzt ist. Sollte dies tatsächlich der Fall sein, müssten die entsprechenden Empfehlungen möglicherweise revidiert werden. Ebenfalls noch in der Diskussion ist die Frage, ob eine höhere Zufuhr das Risiko für Katarakte vermindern könnte.

Hypovitaminosen

Extreme Mangelerscheinungen treten bei uns praktisch nicht mehr auf. Eine leichte Hypovitaminose kann jedoch – vor allem in den Wintermonaten – gelegentlich auftreten. Die entsprechenden Symptome sind wenig spezifisch:

▸ Müdigkeit,

▸ Schlafstörungen,

▸ Appetitlosigkeit,

▸ Kopfschmerzen,

▸ Herzbeschwerden,

▸ Infektionsanfälligkeit.

Avitaminose

Bei völligem Fehlen von Vitamin C kommt es zum Krankheitsbild des Skorbuts. Diese Mangelkrankheit ist schon seit Jahrhunderten bekannt. Die ältesten Überlieferungen stammen von den Griechen und Römern. Erste Anzeichen im frühen Stadium sind Blutungen der Schleimhäute und Muskelschmerzen – vor allem in den stark beanspruchten Partien wie zum Beispiel den Waden. Später kommt es dann zu schweren gesundheitlichen Beeinträchtigungen:

▸ Der Stoffwechsel des Bindegewebes ist schwer gestört und führt zu spontanen Blutungen in vielen Bereichen des Körpers, zum Beispiel den Gelenken und inneren Organen. Auch die Schleimhäute sind betroffen – vor allem am Zahnfleisch. Es entzündet sich, die Zähne werden locker und fallen schließlich aus.

▸ Als Folge des Blutverlustes entsteht häufig eine Anämie. Auch deshalb, weil die Bildung von Ferritin und Hämoglobin gestört ist.

▸ Die Wundheilung verschlechtert sich.

▸ Bei Säuglingen und Kindern treten zusätzlich Störungen der Knochenentwicklung und Deformationen am Skelett auf – verbunden mit Störungen des Wachstums.

▸ Psychische Veränderungen sind Gleichgültigkeit, Persönlichkeitsveränderungen und Depressionen.

Vorkommen

Ascorbinsäure ist in der Natur weit verbreitet, da sowohl Pflanzen als auch die meisten Tiere das Vitamin synthetisieren können. Die wichtigsten Quellen sind Obst, Gemüse und Kartoffeln.

Tab.1: *Vitamin-C-Gehalt ausgewählter Lebensmittel*

Lebensmittel	mg Vitamin C / 100g
Hagebutte	1250
Johannisbeere (schwarz)	177
Paprika	121
Rosenkohl	112
Grünkohl	105
Brokkoli	100
Fenchel	93
Blumenkohl	67
Erdbeere	63
Kohlrabi	63
Zitrone	51
Orange	49
Grapefruit	44
Kartoffeln	17

Vorkommen und Tagesbedarf

Der Tagesbedarf con 100 mg Vitamin C ist enthalten in:

▸ 9 Gramm Hagebutte

▸ 70 Gramm Paprika

▸ 80 Gramm Brokkoli und Rosenkohl

▸ 100 Gramm Fenchel

▸ 130 Gramm Blumenkohl

▸ 160 Gramm Zitrusfrüchte

▸ 200 Gramm Kohlrabi

▸ 650 Gramm Kartoffeln

Stabilität – Empfindlichkeit

Vitamin C ist empfindlich gegen Hitze, Licht und Sauerstoff und pH-Werte im alkalischen Bereich. Die Verluste bei der Verarbeitung und Zubereitung von Lebensmitteln liegen bei durchschnittlich 30 Prozent.

Tab. 1: *Wasserlösliche Vitamine im Überblick*

Vitamin	Vorkommen	Funktion	Tagesbedarf (Erwachsene)	Hypovitaminose
Thiamin Vitamin B_1	▸ Schweinefleisch ▸ Vollkornprodukte ▸ Leber	im Stoffwechsel der Kohlenhydrate beteiligt an oxidativen Decarboxylierungen	1–1,3 mg	leicht: Reizbarkeit, Müdigkeit, Appetitlosigkeit, Konzentrationsschwäche schwer: Beriberi
Riboflavin Vitamin B_2	▸ Milch, Milchprodukte ▸ Hühnereier ▸ Fisch ▸ Vollkornprodukte	im intermediären Stoffwechsel: ▸ Bestandteil von Flavinenzymen ▸ Überträger von Wasserstoff	1,2–1,5 mg	Entzündungen von Haut und Schleimhäuten brüchige Fingernägel
Pyridoxin Vitamin B_6	▸ Leber ▸ Fleisch ▸ Fisch ▸ Gemüse ▸ Kartoffeln	im Aminosäurestoffwechsel: ▸ Transaminierungen ▸ Decarboxylierungen ▸ Racemisierungen	1,2–1,6 mg	▸ Entzündungen an den Schleimhäuten ▸ Gewichtsverlust ▸ Nervenstörungen ▸ Anämie
Cobalamin Vitamin B_{12}	▸ nur in tierischen Lebensmitteln: ▸ Leber ▸ Fisch ▸ Fleisch ▸ Hühnereier	▸ Aufbau von Nucleinsäuren ▸ Aminosäurestoffwechsel ▸ Fettstoffwechsel	3,0 µg	▸ megaloblastische Anämie: ▸ weniger rote Blutkörperchen ▸ Degeneration des Rückenmarks ▸ Schleimhautschäden
Niacin	▸ Leber ▸ Fleisch ▸ Fisch ▸ Gemüse ▸ Vollkornprodukte	Als Bestandteil von NAD und NADP: Übertragung von Wasserstoff Übertragung von Elektronen	13–17 mg	leicht: Kopfschmerzen, Müdigkeit schwer: Pellagra
Folsäure	▸ grüne Gemüse ▸ Leber ▸ Vollkornprodukte	Übertragung von C1-Bruchstücken	400 µg	▸ gestörte Blutbildung ▸ Blutungsneigung ▸ Störung der Fortpflanzung ▸ Missbildungen bei Neugeborenen
Pantothensäure	▸ in allen Lebensmitteln	Bildung von Coenzym A	6 mg	nur bei extremer Unterernährung: Müdigkeit, Kopfschmerzen
Biotin	▸ Leber ▸ Sojabohnen ▸ Hühnereier ▸ Erdnüsse	Coenzym von Carboxylasen	30–60 µg	▸ Dermatitis ▸ Muskelschmerzen ▸ Müdigkeit ▸ Anämie
Ascorbinsäure Vitamin C	▸ Obst ▸ Gemüse ▸ Kartoffeln	▸ Hydroxylierungsreaktionen ▸ Beteiligung am Stoffwechsel des Eisens	100 mg	leicht: Müdigkeit, Kopfschmerzen, Appetitlosigkeit, Anfälligkeit gegen Infektionen schwer: Skorbut

Und jetzt *Sie!*

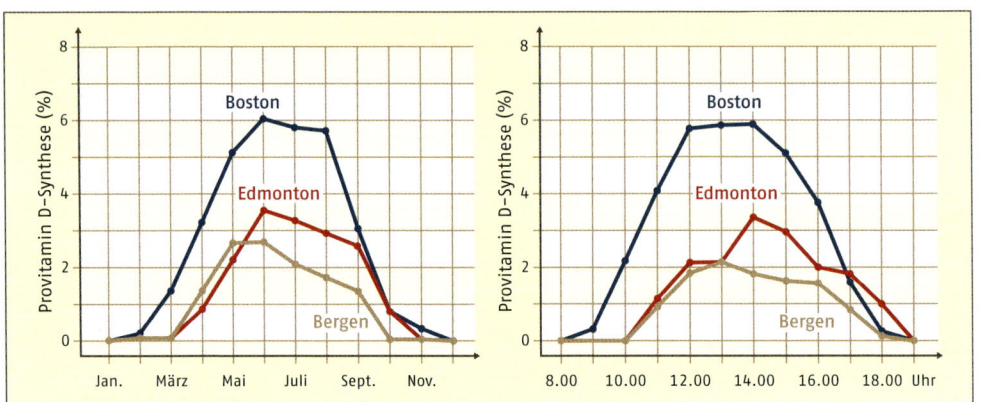

Quelle: American Journal of Clinical Nutrition, Vol. 79, No. 3, S. 362–371, März 2004;
© 2004 American Society for Clinical Nutrition

1. *Die Grafiken zeigen die Vitamin D-Synthese in Abhängigkeit von verschiedenen Faktoren.*

1.1 *Finden Sie im Atlas oder im Internet die geografische Lage der genannten Städte.*

1.2 *Formulieren Sie alle Informationen, die Sie aus den Graphiken erhalten und geben Sie die jeweiligen Erklärungen.*

2. *Mehrere Vitamine wirken antioxidativ.*

2.1 *Erklären Sie diese Eigenschaft.*

2.2 *Zeigen Sie, dass die Eigenschaft „antioxidativ" in Zusammenhang stehen kann mit folgenden Begriffen und geben Sie jeweils ein konkretes Beispiel dazu an.*

- ▸ *Hydroxilierungsreaktionen*
- ▸ *Doppelbindungen*
- ▸ *Zellmembranen*
- ▸ *Arteriosklerose*
- ▸ *Eisenresorption*
- ▸ *Nährstofferhalt in Lebensmitteln.*

3. *Erstellen Sie für die Vitamine A, D, E, C, Thiamin, Riboflavin und Niacin, jeweils ein einfaches Strukturformelschema, an dem Sie das jeweilige Vitamin erkennen können.*

4. *Lesen Sie folgenden Text:*

In der EsKiMo-Studie wurde berechnet, dass 6- bis 11-jährige Kinder im Mittel fast 100 mg Vitamin C über Lebensmittel pro Tag zuführen.

Bei 12- bis 17-Jährigen beträgt die Vitamin-C-Zufuhr im Median 157 mg bei Jungen und 168 mg bei Mädchen...

In der Nationalen Verzehrsstudie II wurde erhoben, dass sich die tägliche Vitamin-C-Zufuhr im Median auf 130 mg bei Männern und 134 mg bei Frauen (14–80 Jahre alt) beläuft ...

Quelle: Ernährungs Umschau 3/10, S. 140

4.1 *Stellen Sie die Informationen, die Sie aus diesem Text erhalten, in einer Grafik mit passender Überschrift dar.*

4.2 *Informieren Sie sich über den Bedarf an Vitamin C in den verschiedenen Altersstufen.*

4.3 *Bewerten Sie die durchschnittliche Versorgung mit Vitamin C. Schreiben Sie dazu einen Text, in dem Sie diese Begriffe verwenden:*

- ▸ *Hypovitaminose,*
- ▸ *Hypervitaminose,*
- ▸ *Zubereitungsverluste,*
- ▸ *Geeignete Lebensmittel.*

5. *Phosphatgruppen, Ribose und Adenin finden sich bei wasserlöslichen Vitaminen immer wieder. Schreiben Sie die Formeln von Thiamin, Riboflavin, Niacin und Panthothensäure und markieren Sie die genannten Bausteine der Moleküle. Verwenden Sie für jeweils einen Baustein die gleiche Farbe.*

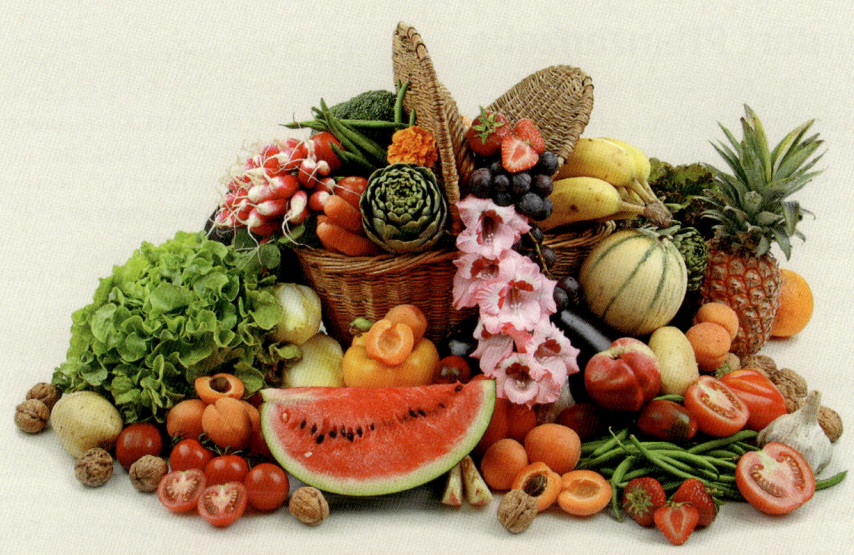

Teil 9: Sekundäre Pflanzenstoffe

„Eure Nahrungsmittel sollen eure Heilmittel sein und Eure Heilmittel Eure Nahrungsmittel." Hippokrates, der berühmte Arzt im antiken Griechenland, legte vor mehr als 2000 Jahren seinen Patienten diesen Leitsatz ans Herz. Wie andere Heilkundige seiner Zeit war er fest davon überzeugt, dass Nahrung mehr sei als nur Nachschub von Stoffen für den Routinebetrieb des Körpers. Er vermutete in vielen Lebensmitteln Substanzen, die bei der Abwehr von Krankheiten helfen können. Die von ihm propagierte „Nahrungsheilkunde" spielte früher eine große Rolle. Mit dem Aufkommen der modernen Medizin verlor sie aber zunehmend an Bedeutung und landete für lange Zeit im wissenschaftlichen Abseits. Inzwischen sind Hippokrates und seine Kollegen rehabilitiert. In jüngster Zeit werden gesundheitliche Effekte der Nahrung intensiv erforscht. Ergebnisse vieler Studien haben mittlerweile gezeigt, dass es Zusammenhänge zwischen den Ernährungsgewohnheiten und der Häufigkeit von Erkrankungen gibt, die sich allein mit der Zufuhr der klassischen Nährstoffe nicht erklären lassen.

1   Fundort Pflanzenzelle

Pflanzliche Lebensmittel enthalten geringe Mengen sogenannter sekundärer Pflanzenstoffe (SPS). Die Pflanzen produzieren sie als Schutz gegen Schädlinge und Krankheiten, als Wachstumsregulatoren und als Farbstoffe.

Tab. 1: *Primäre Pflanzenstoffe*

Stoffgruppen

► Kohlenhydrate   ► Proteine
► Ballaststoffe   ► Fette

Charakteristische Eigenschaften

► Nährstoffcharakter
► Am Energiestoffwechsel beteiligt
► In größeren Mengen vorhanden

Tab. 2: *Sekundäre Pflanzenstoffe*

Stoffgruppen

► Bislang sind 9 verschiedene Stoffgruppen bekannt
► Chemisch große Unterschiede zwischen den Stoffgruppen
► Pharmakologische Effekte

Es wird vermutet, dass in der Natur etwa 60.000 bis 100.000 verschiedene sekundäre Pflanzenstoffe existieren. Mit einer normalen Mischkost werden täglich schätzungsweise 1,5 Gramm SPS aufgenommen. Vegetarier kommen leicht auf das Doppelte.

Chemisch gesehen handelt es sich dabei um eine bunte Vielfalt unterschiedlicher Verbindungen. Entsprechend breit ist die Palette der Wirkungen, die sie im menschlichen Organismus entfalten. Ihr ernährungsphysiologischer Wert wird vor allem in der Prävention chronischer Erkrankungen gesehen.

Tab. 3: *Sekundäre Pflanzenstoffe – Vorkommen*

Name	Vorkommen
Carotinoide	Tomaten, Paprika, Möhren, Kürbis, Spinat, Aprikosen
Glucosinolate	Kohl, Kresse, Meerrettich
Polyphenole (Phenolsäuren und Flavonoide)	Apfel, Beerenobst, Quitte, Rotkohl, Rote Bete, Tomate, Fenchel, Radicchio
Monoterpene	Zitrusfrüchte, Kräuter
Phytoöstrogene (Isoflavonoide, Lignane)	Getreide, Hülsenfrüchte, Leinsamen
Phytosterine	Brokkoli, Rosenkohl, Gurke, Blumenkohl, Zwiebel
Protease-Inhibitoren	Sojabohne, Mungobohne, Erbse, Erdnuss
Saponine	Kichererbse, Sojabohne, Bohne, Linse
Sulfide	Knoblauch, Zwiebel

Bedeutung der SPS für die Gesundheit

Sekundäre Pflanzenstoffe wirken im Organismus wie eine Art natürliche Medizin. Im Vergleich zu Arzneimitteln ist ihre Wirkung nur schwach. Ihre Bedeutung liegt vor allem darin, gesundheitlichen Störungen vorzubeugen. Eine regelmäßige Zufuhr hat

---

 Info

Vermutete Schutzwirkung von Gemüse und Obst gegen chronische Erkrankungen

► Herz-Kreislauf-Leiden   ► Rheumatoide Arthritis   ► Neurologische Erkrankungen
► Krebs   ► Asthma   ► Makula-Degeneration
► Adipositas   ► Osteoporose

positive gesundheitliche Effekte ohne unerwünschte Nebenwirkungen. So haben Studien ergeben, dass sich das Risiko von Herz-Kreislauf-Leiden pro Portion Obst und Gemüse pro Tag um vier Prozent senkt.

Für einige sekundäre Pflanzenstoffe wurden inzwischen Konzentrationen in Urin und Plasma ermittelt, die mit einem verminderten Risiko von Herz-Kreislauf-Leiden und Krebs in Verbindung zu bringen sind. Vor diesem Hintergrund wird zunehmend die Frage diskutiert, ob auch für sekundäre Pflanzenstoffe Richt- oder Schätzwerte festgelegt werden sollten. Solche Werte zu definieren ist schwierig. Es gibt dazu kaum Ansatzpunkte. Im Gegensatz zu den essentiellen Nährstoffen gibt es bei einer niedrigen Zufuhr keine Mangelsymptome. Zurzeit ist die Datenlage ganz allgemein noch nicht ausreichend, um konkrete Empfehlungen auszusprechen. Einzige Ausnahme: Für β-Carotin hat die DGE bereits vor gut zehn Jahren einen Richtwert angegeben. Er liegt bei zwei bis vier Milligramm pro Tag.

 Info

Sekundäre Pflanzenstoffe als Pille??

Schon heute bietet der Markt Nahrungsergänzungsmittel, die sekundäre Pflanzenstoffe enthalten. Das können Extrakte aus Obst und Gemüse sein oder aber isolierte Einzelstoffe. Sie werden angepriesen als Ersatz für Obst und Gemüse. Die Ernährungswissenschaft sieht diese Produkte mit sehr viel Skepsis. Es gibt so gut wie keine Daten über die physiologischen Wirkungen. Auch fehlt normalerweise der Nachweis gesundheitlicher Unbedenklichkeit. Die DGE rät daher von der Einnahme solcher Präparate ab.

Bioaktive Substanzen	A	B	C	D	E	F	G	H	I	J
Sekundäre Pflanzenstoffe										
▶ Carotinoide	●		●		●			●		
▶ Phytosterine	●	●						●		
▶ Saponine	●	●			●			●		
▶ Glukosinolate	●	●								
▶ Polyphenole	●	●	●	●	●	●	●		●	
▶ Protease-Inhibitoren	●		●						●	
▶ Terpene	●									
▶ Phytoöstrogene	●		●					●		
▶ Sulfide	●	●	●	●	●	●	●	●		●
▶ Phytinsäure	●		●		●			●	●	
Ballaststoffe	●				●			●	●	●
Substanzen in fermentierten Lebensmitteln	●	●			●			●		

A = antikanzerogen		F =	entzündungshemmend
B = antimikrobiell		G =	Blutdruck regulierend
C = antioxidativ		H =	Cholesterinspiegel senkend
D = antithrombotisch		I =	Blutglucosespiegel senkend
E = immunmodulierend		J =	verdauungsfördernd

Bild 1: *Mögliche gesundheitliche Wirkungen der sekundären Pflanzenstoffe (Quelle: Watzl 2009)*

1.1 Carotinoide

Carotinoide sind in der Pflanzenwelt weit verbreitete gelbe und rote Farbstoffe. Chemisch gesehen bestehen sie aus jeweils acht Isopren-einheiten. Man unterscheidet zwischen den Carotinoiden ohne Sauerstoff und den Oxycarotinoiden, die auch als Xanthophylle bezeichnet werden.

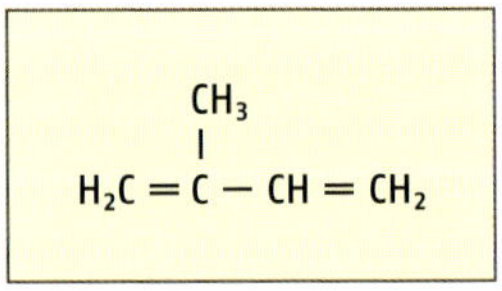

$$H_2C = C - CH = CH_2$$
$$\overset{|}{CH_3}$$

Bild 1:

Isopren – Baustein der Carotinoide

Sie sind in gelb, rot oder orange gefärbtem Obst und Gemüse enthalten und finden sich zum Beispiel in Aprikosen, Pfirsichen, Orangen, Möhren, Paprika und Tomaten.

Sie kommen vor allem in dunkelgrünem Gemüse vor – zum Beispiel in Grünkohl und Spinat.

In der Pflanze wirken Carotinoide unter anderem als Schutz vor aggressiven Formen des Sauerstoffs und als Überträger von Energie. Prädestiniert sind sie für diese Aufgabe durch ihre chemische Struktur. Für den menschlichen Organismus haben sie Bedeutung als Vorstufe von Vitamin A. So bilden sich aus einem Molekül β-Carotin zwei Moleküle Vitamin A.

Insgesamt sind etwa 700 Carotinoide bekannt. Nur etwa 40 bis 50 von ihnen werden vom Körper resorbiert. Im Blut sind davon 14 Verbindungen dieser Substanzgruppe nachweisbar.

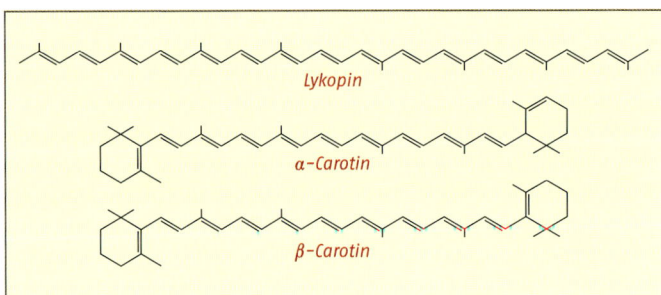

Bild 2: *Carotinoide ohne Sauerstoff*

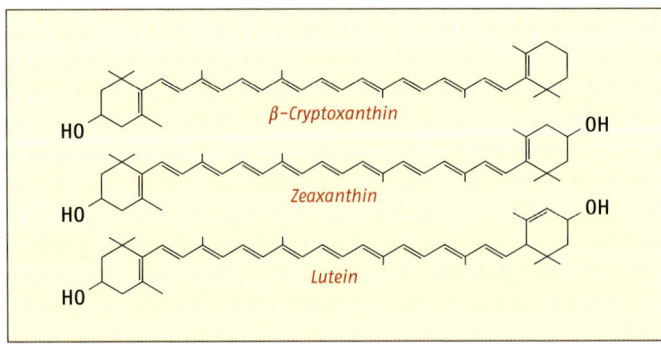

Bild 3: *Oxycarotinoide*

Beispiele für Carotinoide, die im Blut nachweisbar sind:

- α-Carotin
- β-Carotin
- γ-Carotin
- Lykopin
- Lutein
- Zeaxanthin

Physiologische Effekte

Der überwiegende Teil der Carotinoide dient dem Organismus zwar nicht als Provitamin A. Es ist aber eine Reihe von Schutzeffekten bekannt.

- Sie wirken als Antioxidantien. Diese Eigenschaft kommt vor allem an den Endverästelungen der Blutgefäße zum Tragen.

- Sie stimulieren spezifische Mechanismen der Immunabwehr.

- Sie hemmen das Wachstum bösartiger Tumore.

1.2 Polyphenole

Unter dem Begriff Polyphenole fasst man Substanzen zusammen, deren Molekülstrukturen sich vom Phenol ableiten.

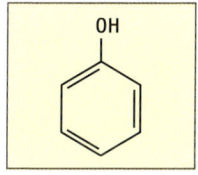

Bild 1:
Strukturformel von Phenol

Man unterscheidet zwei Untergruppen – die Phenolsäuren und die Flavonoide.

1.2.1 Phenolsäuren

Die wichtigsten Vertreter dieser Verbindungsgruppe sind:

▸ Kaffeesäure   ▸ Ferulasäure   ▸ Ellagsäure

Kaffeesäure und Ferulasäure

Sie leiten sich von der Hydroxyzimtsäure durch unterschiedliche Substituenten am Benzolring ab. Beide Stoffe sind die am häufigsten in Nahrungspflanzen vorkommenden sekundären Pflanzenstoffe.

Tab. 1: *Phenolsäuregehalte einzelner Nahrungspflanzen*

Nahrungspflanze	Gehalt (mg/kg Frischgewicht)
Grünkohl	970–1 555
Weizenvollkorn	500
Weizen (Type 405)	71

Die Phenolsäuren sind vor allem in den Randschichten lokalisiert. Der Grund: Sie wirken als Antioxidans und können dort die darunter liegenden Gewebe am wirksamsten gegen Oxidation schützen. Sie selbst werden dabei oxidiert und verbrauchen sich. Daher ist ihr Gehalt in frisch geerntetem Obst und Gemüse am höchsten und nimmt mit der Lagerung allmählich ab.

Ellagsäure

Diese Verbindung besteht aus zwei Molekülen Gallussäure und kommt ausschließlich in bestimmten Nüssen und Früchten vor. Sie wurde vor allem wegen ihrer Krebs hemmenden Wirkung bekannt.

Tab. 2: *Ellagsäuregehalt einzelner Nahrungspflanzen*

Nahrungspflanze	Gehalt (mg/kg Frischgewicht)
Walnüsse	7.400
Brombeeren	2.010
Pecannüsse	1.980
Himbeeren	1.240
Erdbeeren	500

Physiologische Effekte

Phenolsäuren haben mehrere positive Wirkungen im Organismus:

▸ Sie hemmen das Wachstum bösartiger Tumore.

▸ Sie schützen als Antioxidantien gegen den Angriff freier Radikale oder aggressiver Sauerstoffteilchen.

▸ Sie hemmen das Wachstum von Mikroorganismen.

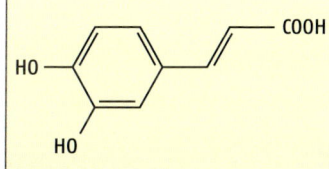

Bild 2: *Hydroxyzimtsäure*   **Bild 3:** *Kaffeesäure*

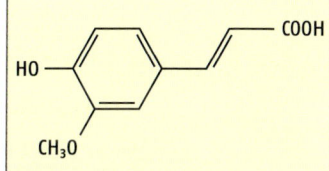

Bild 4: *Ferulasäure*

1.2.2 Flavonoide

Ihren Namen haben diese Stoffe von einer Gruppe ihrer Vertreter, für die eine gelbe Farbe typisch ist (lat. flavus = gelb).

Derzeit sind bis zu 5.000 unterschiedliche Flavonoide bekannt. Die meisten von ihnen kommen in der Natur nicht frei vor, sondern als Glykoside an Zucker gebunden. Quercetin ist das am häufigsten vorkommende Flavonoid. Sein Glykosid heißt Rutin.

Tab. 1: *Wichtige Verbindungsgruppen der Flavonoide (Quelle: Leitzmann, Watzl, 1999)*

Flavonoide	Vorkommen
Anthocyane	
▶ Malvidin	blaue Trauben
▶ Cyanidin	Kirschen
Flavanole	
▶ Epicatechingallate	Rotwein
▶ Epigallocatechin	Schwarzer/grüner Tee
Flavanone	
▶ Naringin	Grapefruit
▶ Hesperidin	Orangen
Flavone	
▶ Apigenin	Sellerie
▶ Chrysin	Fruchtschalen
Flavonole	
▶ Quercetin	Zwiebeln
▶ Kaempferol	Endivie

Wie die Phenolsäuren auch finden sich die Flavonoide vor allem in den Randschichten der pflanzlichen Gewebe und in den Blättern.

Tab. 2: *Verteilung von Quercetin in Obst und Gemüse*

Obst Gemüse	Gehalt (mg/kg Frischgewicht)	
Äpfel	140 (Schale)	< 2 (Fleisch)
Quitten	180 (Schale)	< 0,1 (Fleisch)
Birnen	28 (Schale)	< 0,1 (Fleisch)
Paprika	63 (Haut)	< 1 (restl. Gewebe)
Kopfsalat	60 (außen)	3 (innen)

Info

Verluste durch Verarbeiten und Lagern

▶ Beim Herstellen von klarem Apfelsaft bleiben rund 80 Prozent der enthaltenen Flavonoide im Pressrückstand.

▶ Bei längerem Lagern von Äpfeln belaufen sich die Verluste an Flavonoiden auf ca. 50 Prozent.

Tab. 3: *Quercetingehalt von Obst und Gemüse*

Obst/Gemüse	Gehalt (mg/kg)
Zwiebeln	347
Grünkohl	110
Grüne Bohnen	39
Äpfel	36
Kirschen	32
Brokkoli	30

Physiologische Effekte

Flavonoide beeinflussen eine Vielzahl von Prozessen des Stoffwechsels.

▶ Sie sind stark wirksame Antioxidantien – insbesondere das Quercetin. Das bedeutet einen protektiven Effekt auf Herz-Kreislauf-Erkrankungen.

▶ Sie hemmen das Wachstum bösartiger Tumore. Dazu tragen auch ihre antioxidativen Eigenschaften bei.

▶ Sie modulieren das körpereigene Immunsystem.

▶ Sie hemmen die Blutgerinnung.

▶ Sie hemmen das Wachstum von Mikroorganismen.

▶ Sie können wegen ihrer antioxidativen Eigenschaften Vitamin C teilweise ersetzen.

1.3   Phytoöstrogene

Diese Stoffe wirken ähnlich wie die vom menschlichen Körper produzierten Östrogene – allerdings sehr viel schwächer. Als Phytoöstrogene werden Isoflavonoide und Lignane eingestuft. Chemisch gesehen zählen beide zur Substanzgruppe der Polyphenole. Die Struktur der Phytoöstrogene ähnelt dem Molekülaufbau der vom Körper synthetisierten steroidalen Östrogene. Sie verfügen ebenfalls über eine phenolische OH-Gruppe. Diese ist Voraussetzung für die hormonelle Wirkung.

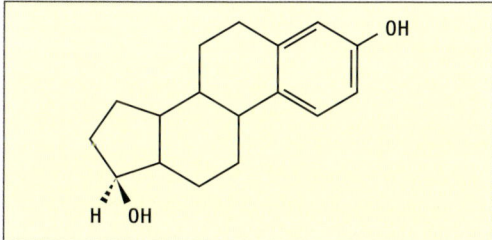

Bild 1: *Struktur des menschlichen Östrogens*

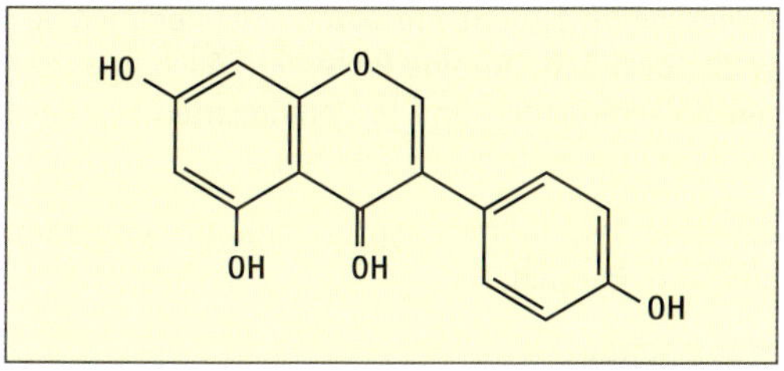

Bild 2: *Struktur des Isoflavonoids Genistein*

Physiologische Effekte

Je nachdem, wie viel Phytoöstrogene mit der Nahrung aufgenommen werden und in Abhängigkeit von der körpereigenen Östrogenproduktion können sie als Östrogene oder Antiöstrogene wirken.

▶ Es gibt Hinweise, dass Phytoöstrogene durch ihren Einfluss auf Hormonstoffwechsel und -produktion antikanzerogen wirken und gegen Tumorarten wie Brust-, Prostata- und Kolonkrebs schützen. Zu diesem Effekt trägt möglicherweise auch ihr antioxidatives Potenzial bei.

▶ Man vermutet außerdem einen protektiven Effekt gegen Herz-Kreislauf-Leiden und Beschwerden während der Wechseljahre.

Isoflavonoide

Isoflavonoide sind im Pflanzenreich selten vertreten und kommen nur in Hülsenfrüchten der Tropen vor – zum Beispiel in der Sojabohne. Sie ist besonders reich an Genistein und Daidzein. Die Verluste bei der Verarbeitung von Sojabohnen sind nur gering. Einzige Ausnahme sind in dieser Hinsicht Sojasoße und Sojaproteinkonzentrate. Aus fermentierten Sojaprodukten werden Isoflavonoide besonders gut resorbiert.

Tab. 1: *Isoflavonoidgehalte in Lebensmitteln*

Lebensmittel	Gehalt (mg/kg Frischgewicht)	
	Genistein	Daidzein
Sojabohnen	729	546
Sojakeimlinge	230	138
Tofu	166	76
Sojapaste	171	159
Sojamilch	26	18
Sojawürstchen	139	49

 Info

Sojakonsum in Japan

In Japan sind Sojaprodukte traditioneller Bestandteil der heimischen Küche. Entsprechend hoch ist daher die Aufnahme an Isoflavonoiden. Sie bewegt sich zwischen 7,8 bis 12,4 Milligramm pro Tag. Man vermutet einen Zusammenhang zwischen diesen Ernährungsgewohnheiten und der im Vergleich zu westlichen Ländern geringeren Brustkrebsrate.

Lignane

In Pflanzen bilden Lignane die stoffliche Basis für die Bildung des Gerüststoffes Lignin. Sie sind in der Natur weit verbreitet.

Getreide und Leinsamen sind gute Quellen für Lignane. Frisches Gemüse hat im Vergleich dazu nur geringe Gehalte – etwa 1,4 Milligramm pro Kilogramm. In der westlichen Welt sind Getreide und Leinsamen die wichtigsten Lieferanten für Lignane.

1.4 Glucosinolate

In der Natur kommen etwa 80 verschiedene Verbindungen dieser Substanzgruppe vor. Sie sind mit verantwortlich für den typischen Geschmack von Senf, Meerrettich oder Kohl. Biologisch aktiv sind nicht die Glucosinolate selbst. Es handelt sich bei ihnen um Vorstufen, die auf enzymatischem Weg zu wirksamen Verbindungen abgebaut werden.

Ausgelöst wird diese Reaktion durch Zerstören der pflanzlichen Zellstrukturen – zum Beispiel beim Zerschneiden oder Hacken der Nahrungspflanzen. Als Reaktionsprodukte entstehen dabei Isothiocyanate, Thiocyanate und Indole.

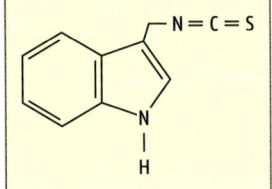

Bild 1: *3-Indolmethyl-isothiocyanat*

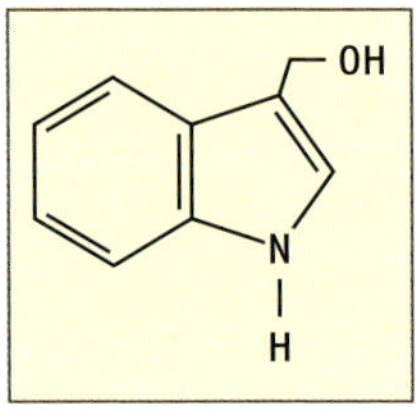

Bild 2: *3-Hydroxy-methylindol*

Nach Schätzungen liegt die tägliche Aufnahme an Glucosinolaten bei durchschnittlich 40 Milligramm. Etwa zwei Drittel davon stammen aus Weißkohl.

Tab. 1: *Gehalt an Glucosinolaten in verschiedenen Pflanzen*

Nahrungspflanze	Gehalt (mg/100 g)
Gartenkresse	121
Kohlrabi	109
Rosenkohl (gefroren)	91
Rotkohl	67
Brokkoli	61

Physiologische Funktionen

Gesundheitliche Effekte der Glucosinolate sind folgende:

▶ Sie hemmen das Wachstum bösartiger Tumore.

▶ Sie hemmen das Wachstum von Bakterien und Pilzen.

1.5 Protease-Inhibitoren

Wie der Name schon sagt, hemmen diese Substanzen die Aktivität von Proteasen. Diese Enzyme sind auf das Spalten von Proteinen in einzelne Aminosäuren spezialisiert – zum Beispiel Trypsin oder Chymotrypsin. Die Inhibitoren verhindern eine solche Spaltung, indem sie eine Bindung mit den Proteasen eingehen und sie so von ihrem Substrat fern halten. Es handelt sich bei ihnen um Polypeptidketten, die aus 100 bis 200 Aminosäuren bestehen.

Mit der Nahrung werden täglich rund 300 Milligramm eines Inhibitors aufgenommen, der die Aktivität von Trypsin hemmt. Die Resorptionsrate liegt bei nur zehn Prozent. Lange Zeit hielt man die Protease-Inhibitoren wegen ihrer biochemischen Eigenschaften für schädlich und befürchtete eine Gefährdung der Versorgung mit Eiweiß. Diese Annahme konnte inzwischen durch Untersuchungen an Bevölkerungsgruppen, die regelmäßig größere Mengen an Protease-Inhibitoren aufnehmen, entkräftet werden.

In Sojabohnen sind mindestens fünf verschiedene Protease-Inhibitoren enthalten. Sie hemmen jeweils spezifisch einzelne Proteasen. Auch in anderen Hülsenfrüchten und in Getreidearten wie Reis, Mais und Hafer sind sie zu finden.

Lebensmittel, die den Trypsin-Inhibitor enthalten, sind zum Beispiel:

▶ Sojabohne

▶ Mungobohne

▶ Erdnuss

▶ Kartoffel

▶ Reis

▶ Weizen.

Physiologische Effekte

▶ Sie hemmen das Wachstum bösartiger Tumore. Dies wurde im Tierversuch nachgewiesen.

▶ Sie haben antioxidatives Potential.

▶ Sie wirken entzündungshemmend.

1.6 Phytosterine

Sie sind die in Pflanzen vorkommenden Pendants zu den tierischen Sterinen wie Cholesterin und diesen sehr ähnlich. Bislang wurden mindestens 44 unterschiedliche Phytosterine gefunden – zum Beispiel β-Sitosterin und Campesterin. Am häufigsten ist β-Sitosterin in den Pflanzen zu finden.

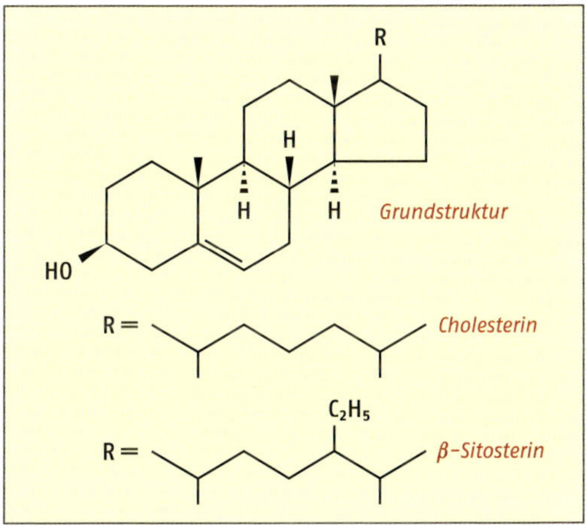

Bild 1: *Strukturformel von Cholesterin und Phytosterinen im Vergleich.*

Tab. 1: *Phytosteringehalt verschiedener Nahrungspflanzen*

Nahrungspflanze	Gehalt in 100 g essbarem Anteil
Sesamsamen	714 mg
Sonnenblumenkern	534 mg
Sojaöl	132 mg
Brokkoli	43 mg
Rosenkohl	24 mg

Physiologische Effekte

▶ Sie können den Cholesterinspiegel senken – vermutlich, weil sie die Resorption von Cholesterin hemmen.

▶ Im Tierversuch wurde eine protektive Wirkung gegen Dickdarmkrebs nachgewiesen. Vermutlich verringern sie die Bildung von Abbauprodukten des Cholesterins und sekundärer Gallensäuren.

1.7 Saponine

Ihren Namen haben diese Stoffe wegen der besonderen Eigenschaft, in wässriger Lösung Schaum zu bilden. Typisch ist ihr stark bitterer Geschmack. Chemisch gesehen zeigen sie sehr unterschiedliche Strukturen. Typisch für sie alle: Ein Zuckerrest, der mit einem kondensierten Ringsystem – zum Beispiel einem Steroid – verbunden ist.

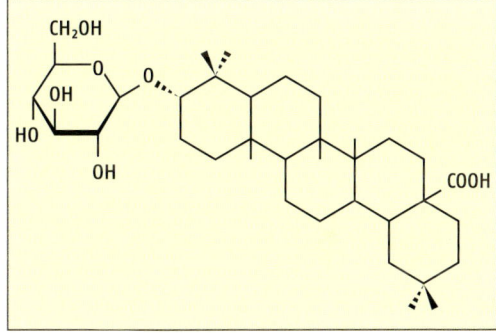

Bild 2: *Struktur eines Saponins*

Tab. 2: *Saponingehalt von Nahrungspflanzen*

Nahrungspflanze	Gehalt in 100 g verzehrsfertigem Teil
Kichererbsen	50 mg
Sojabohnen	39 mg
Bohnen	18 mg
Grüne Bohnen	16 mg

Physiologische Effekte

In der Nahrung enthaltene Saponine haben eine nur geringe Resorptionsrate. Ihre Wirkung ist daher hauptsächlich auf den Magen-Darm-Trakt beschränkt.

▶ Sie verringern das Risiko von Dickdarmkrebs – vermutlich, weil sie die Vermehrungsrate der Darmzellen sowie das Wachstum und die DNA-Synthese von Tumorzellen bremsen.

▶ Sie senken den Cholesterinspiegel, weil sie zum einen mit Cholesterin unlösliche Komplexe bilden und zum anderen die Ausscheidung primärer Gallensäuren fördern.

1.8 Monoterpene

Aromastoffe wie das Menthol der Pfefferminze, das Carvon des Kümmels oder das Limonen des Zitronenöls sind Beispiele für Monoterpene in Pflanzen. Grundbaustein dieser Stoffe ist das Isopren. Monoterpene bestehen aus zwei Bausteinen, die ketten- oder ringförmig angeordnet sind. Insgesamt gibt es mehrere Hundert verschiedene Verbindungen.

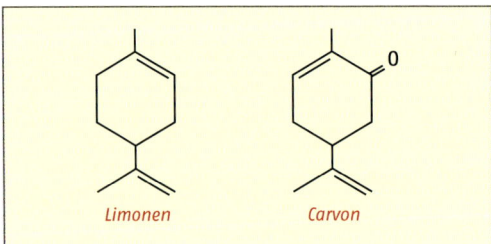

Limonen   *Carvon*

Bild 1: *Strukturen von Limonen und Carvon*

Tab. 1: *Limonengehalt verschiedener Lebensmittel*

Lebensmittel	Gehalt
Grapefruitsaft	15,7−86 mg/l
Ingwer	7.000 mg/kg
Orangensaft	0,4−219 mg/l
Pfirsich	0,3−2.600 mg/kg

Physiologische Effekte

Die Bioverfügbarkeit von Monoterpenen ist sehr gut. Sie haben im menschlichen Organismus verschiedene positive Effekte.

▸ Sie wirken antikanzerogen. Untersucht wurde diese Eigenschaft vor allem bei Limonen und Carvon. Sie hemmen vor allem Tumore in Magen, Brust und Lunge.

▸ Für einzelne Monoterpene konnten im Laborversuch auch antimikrobielle Wirkungen nachgewiesen werden.

▸ Aus neueren Untersuchungen gibt es Hinweise, dass sie die LDL-Konzentration im Blut senken.

1.9 Sulfide

Diese schwefelhaltigen Verbindungen sind charakteristisch für Knoblauch und andere Lauchgewächse wie Zwiebeln oder Schalotten. Sie sind leicht flüchtig und für den typischen Geruch von Knoblauch verantwortlich.

Die flüchtigen Sulfidverbindungen sind ursprünglich nicht im Knoblauch enthalten. Sie entstehen erst aus ihren Vorstufen durch enzymatische oder thermische Zersetzung. Eine dieser Vorstufen ist das im Knoblauch vorliegende Alliin. Es liegt in anderen Zellen oder Zellkompartimenten vor als das Alliin spaltende Enzym Alliinase. Bei Beschädigung der Zellstrukturen kommen beide miteinander in Kontakt und das Alliin wird zum leicht flüchtigen Allicin umgesetzt.

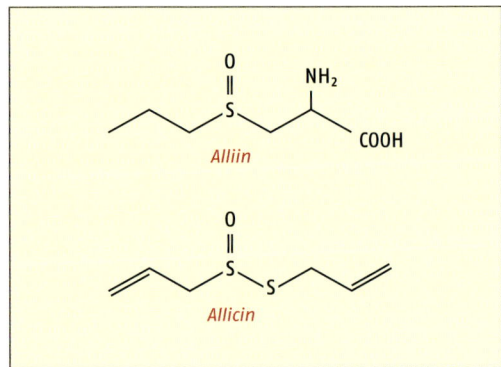

Alliin

Allicin

Bild 2: *Strukturen von Alliin und Allicin*

Physiologische Effekte

▸ Sulfide wirken antimikrobiell. Diese Eigenschaft wurde bereits 1858 von Louis Pasteur entdeckt.

▸ Sie wirken protektiv bei verschiedenen Krebsarten − vor allem bei Tumoren des Magens. Wahrscheinlich tragen ihr antioxidatives und immunmodulierendes Potential zu diesem Effekt bei.

▸ Sie haben Einfluss auf die Blutgerinnung und hemmen die Aggregation von Thrombozyten.

▸ Sie regen den Speichelfluss, die Sekretion von Magensaft und die Darmperistaltik an und fördern so die Verdauung.

2 Wirkungen sekundärer Pflanzenstoffe

Die Bedeutung sekundärer Pflanzenstoffe für die präventive Wirkung eines hohen Obst- und Gemüsekonsums ist unbestritten. Dabei werden vielfältige Effekte der sekundären Pflanzenstoffe diskutiert. Man schreibt ihnen folgende Wirkungen zu:

- Antikanzerogen
- Antioxidativ
- Cholesterin senkend
- Immunmodulierend
- Antimikrobiell
- Antithrombotisch
- Blutdruck regulierend
- Blutglucose regulierend.

2.1 Antikanzerogen

Im Mittelpunkt des wissenschaftlichen Interesses steht vor allem die antikanzerogene Wirkung. Im Tierversuch ist sie inzwischen für eine Reihe von Einzelsubstanzen belegt.

Tab. 1: *Krebsmortalität von Frauen bei vegetarischer Ernährung und bei Mischkost in Prozent (Quelle: Chang-Claude et al. 1991)*

Krebsart	Vegetarische Kost	Mischkost
Magen	3 %	5 %
Dickdarm	4 %	5 %
Mastdarm	0 %	2 %
Brust	5 %	6,7 %
Alle bösartigen Neubildungen	32 %	44 %

Tab. 2: *Krebsmortalität von Männern bei vegetarischer Ernährung und bei Mischkost in Prozent (Quelle: Chang-Claude et al. 1991)*

Krebsart	Vegetarische Kost	Mischkost
Magen	5 %	6 %
Dickdarm	2 %	5 %
Mastdarm	0 %	3 %
Alle bösartigen Neubildungen	26 %	54 %

Wie ein Tumor entsteht.

Die Entwicklung eines Tumors verläuft in drei Hauptphasen.

1. Initiationsphase

Gene für die Bildung von Krebszellen liegen in jeder menschlichen Zelle vor, sind aber normalerweise blockiert. Ausgelöst wird das Krebsgeschehen durch Kanzerogene – zum Beispiel Chemikalien, Strahlen oder auch Viren. Es kommt zu einer kurzfristigen und unwiderruflichen Wechselwirkung zwischen Kanzerogen und dem Genmaterial des Zielgewebes. Die Folge dieses Kontakts: Die DNS, Träger der Erbanlagen, ist geschädigt (transformiert). Bereits ein einziger Kontakt kann ausreichen, um bleibende Veränderungen zu bewirken.

Mithilfe verschiedener Schutzmechanismen setzt sich der Körper gegen Schäden zur Wehr. Er mobilisiert Antikanzerogene, um Krebs auslösende Stoffe zu inaktivieren. Mit Hilfe gezielter Reparaturmechanismen kann er zudem DNS-Veränderungen wieder beheben. Als letzte Möglichkeit vermag er im Zuge der ständig ablaufenden Zellerneuerung die während der Initiation gebildeten latenten Tumorzellen abzutöten und zu entsorgen (Apoptose).

2. Promotionsphase

Scheitern die Schutzmechanismen, folgt die Promotion. Jetzt werden die Promotoren aktiv. Sie bewirken, dass Zellen mit geschädigter DNS ihre abnorme genetische Information verstärkt ausbilden und so das Wachstum der Krebszellen begünstigen. Bekannte Promotoren sind z. B. freie Radikale, manche Hormone oder Alkohol. Ihre Gegenspieler sind die Antipromotoren. Zu ihnen gehören körpereigene Schutzstoffe und Nährstoffe wie Vitamin C, Mineralstoffe wie Selen oder sekundäre Pflanzenstoffe.

3. Progression

Mit der Progression beginnt das Stadium des ungehemmten Wachstums und der Bildung von Metastasen. Ob und wann dies geschieht, hängt vom Kräftespiel zwischen Kanzerogenen und Antikanzerogenen sowie Promotoren und Antipromotoren ab und davon, ob die übrigen Schutzmechanismen wirken. Zwischen Initiation und sichtbarem Tumor können Jahrzehnte liegen.

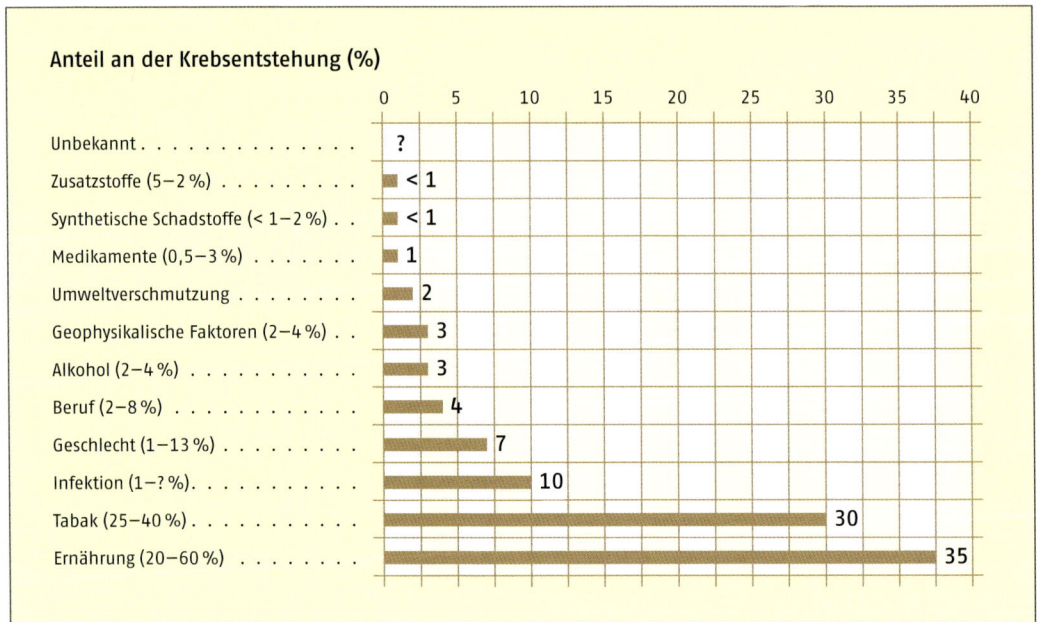

Bild 1: *Einflussfaktoren der Krebsentstehung (Quelle: Doll und Peto 1981, Doll 1992)*

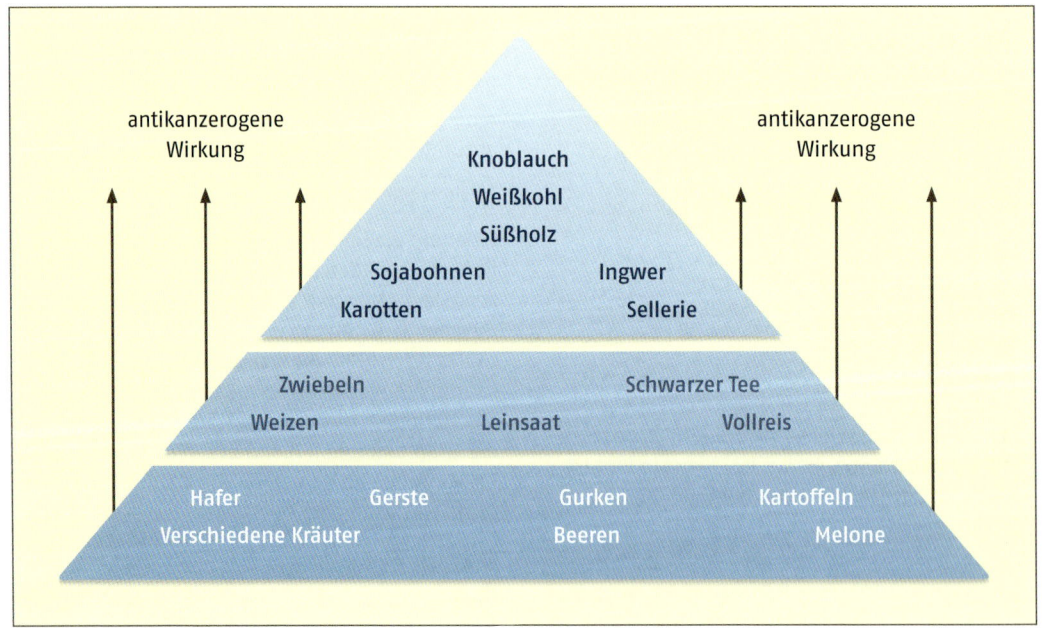

Bild 2: *Lebensmittel mit antikanzerogenem Potential (nach Caragay 1992)*

Info

Prokanzerogene

Manche der Kanzerogene, die sich im Körper befinden, liegen als inaktive Prokanzerogene vor. Sie können erst in das Krebsgeschehen eingreifen, wenn sie durch sogenannte Phase-I-Enzyme aktiviert werden. Diesen Prozess können deren Gegenspieler – die Phase-II-Enzyme – wieder rückgängig machen.

Phase-I-Enzyme

Substrate der Phase-I-Enzyme sind zum Beispiel Nitrosamine und Aflatoxine. Diese Prokanzerogene werden von ihnen im menschlichen Organismus zu Kanzerogenen aktiviert. Derzeit sind verschiedene sekundäre Pflanzenstoffe bekannt, die diese Reaktion blockieren können:

- Carotinoide
- Polyphenole
- Phytoöstrogene
- Thiocyanate und Isothiocyanate
- Sulfide
- Indole
- Monoterpene

Phase-II-Enzyme

Zu den Phase-II-Enzymen zählen zum Beispiel Glutathion-S-Transferase oder Epoxidhydrolase. Sie können aktivierte Kanzerogene wieder „entschärfen", indem sie diese Substanzen in Sulfate, Glucuronide oder andere Verbindungen überführen. Phase-II-Enzyme spielen eine besondere Rolle bei der Inaktivierung von Nitrosaminen. Sekundäre Pflanzenstoffe können deren Aktivität steigern und damit indirekt die Entwicklung von Tumoren bremsen. Es sind dies:

- Thiocyanate und Isothiocyanate
- Polyphenole
- Indole
- Sulfide
- Monoterpene

Sekundäre Pflanzenstoffe – Schach dem Krebs!

Für alle sekundären Pflanzenstoffe wird eine antikanzerogene Wirkung diskutiert, jedoch mit unterschiedlichen Mechanismen.

Effekte während der Initiation

- Die Bildung sekundärer Gallensäuren im Darm wird gesenkt.
- Das Entstehen von Prokarzinogenen wird gebremst.
- Entstandene Kanzerogene werden durch Phase-II-Enzyme deaktiviert.
- Aktivierte Kanzerogene werden in feste Bindungen überführt.
- Durch Antioxidantien werden Schäden an der DNA verhindert.

Effekte während der Promotion

- Promotoren der Tumorentwicklung werden in feste Bindungen überführt.
- Zellwachstum und -vermehrung werden gehemmt.
- Stoffe mit reaktionsfähigem Sauerstoff werden von Antioxidantien abgefangen.
- Die Apoptoserate wird erhöht und damit entartete Zellen eliminiert.
- Das Übertragen von Signalen an den gap junctions (s. S. 308) wird reguliert.

Effekte während der Progression

- Wachstumsfaktoren werden gehemmt und damit auch das Wachstum der Tumoren.
- Die Aktivität von tumorzerstörenden Immunzellen wird verstärkt.

i+ Info*plus*

Carotinoide als Antikanzerogene

Carotinoide hemmen das Entstehen von Krebs in allen Stadien. Während der Initiation hemmen sie kanzerogene Stoffe und schützen die DNS gegen oxidative Attacken. Ein weiterer Effekt ist die Aktivierung des Immunsystems. So werden Lymphozyten zu einer erhöhten Bildung des Tumorkillers Interleukin angeregt.

Carotinoide können aber auch während der Promotion aktiv werden. Sie bringen die bei Tumorzellen gestörte Regulierung von Zellwachstum und -vermehrung wieder ins Lot. Bei normalen Zellen besteht zwischen Wachstum und Vermehrung einerseits und dem Zelltod andererseits ein Gleichgewicht. Es wird durch bestimmte Wachstumsfaktoren kontrolliert und aufrechterhalten. Das funktioniert aber nur, wenn die Kommunikation zwischen den Zellen reibungslos klappt.

Zuständig für den ungestörten Informationsfluss sind die gap junctions – ein System direkter Verbindungen zwischen den Zellen. Sie bestehen aus dem Protein Connexon, dessen Untereinheiten so angeordnet sind, dass sie eine Art Kanal bilden, durch den Botenstoffe als Informationsträger zwischen den Zellen agieren.

Krebszellen sind vom Kommunkationssystem der gap juntions weitgehend abgekoppelt. Die Signale der Wachstumsfaktoren dringen kaum noch bis zu ihnen durch. Zellwachstum und -vermehrung steigern sich bei ihnen immer mehr und verlieren irgendwann jedes Maß. Carotinoide bauen das gestörte Informationsnetz der gap junctions zwischen Tumorzellen und ihrem normalen Umfeld wieder auf. Sie zwingen die Krebszellen zur Kommunikation mit den gesunden Nachbarzellen und verschaffen so den Wachstumsfaktoren wieder Einfluss und das Tumorwachstum wird gezügelt.

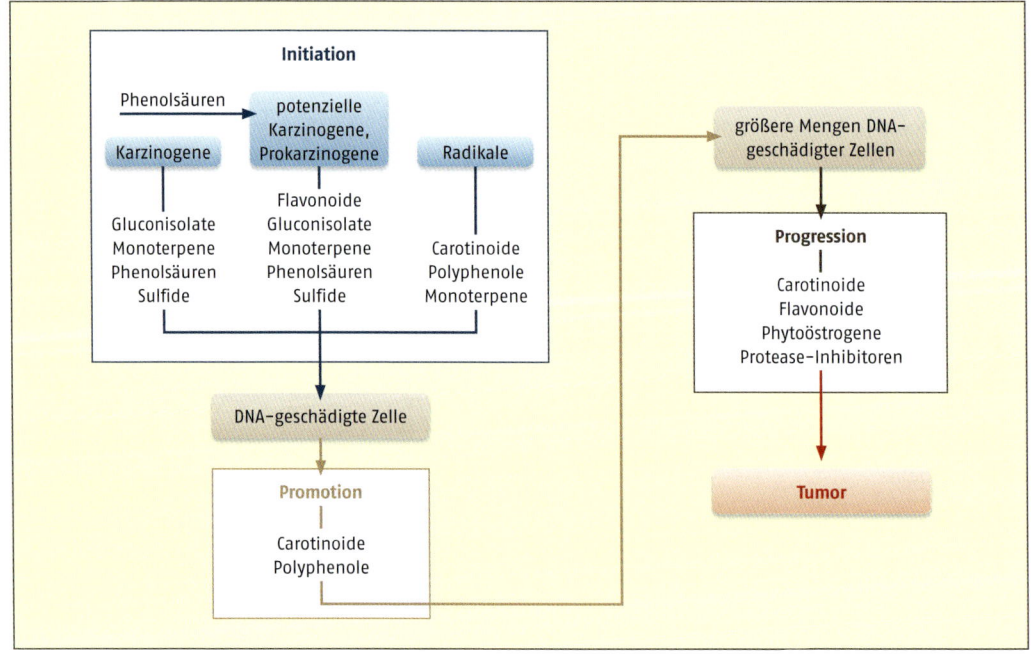

Bild 1: *Mögliche Mechanismen für die antikanzerogene Wirkung sekundärer Pflanzenstoffe (nach Biesalski und Grimm, 2007)*

2.2 Antioxidativ

Seit langem schon ist über die Bedeutung von Vitamin E und anderen Antioxidantien als Schutz vor oxidativer Zerstörung berichtet worden. Etliche sekundäre Pflanzenstoffe haben ebenfalls ein hohes antioxidatives Potential.

Memo

▸ Antioxidantien sind Stoffe, die oxidationsempfindlichen Strukturen des Körpers schützen. Sie geben dabei Elektronen ab oder nehmen H^+ auf.

▸ Oxidantien sind molekularer Sauerstoff oder Verbindungen mit leicht abspaltbarem Sauerstoff. Ebenso zählen molekulare Teilchen dazu, die ein einsames Elektron besitzen und als freie Radikale bezeichnet werden.

Tab. 1: *Sauerstoff abspaltende Oxidantien*

Formel	Name
O_2	Singulettsauerstoff
NO	Stickstoffmonoxid
NO_2	Stickstoffdioxid
H_2O_2	Wasserstoffperoxid

Tab. 2: *Beispiele für freie Radikale*

Formel	Name
$\cdot O_2^-$	Superoxidanion
$\cdot OH$	Hydroxylradikal
$ROO\cdot$	Peroxidradikal

Oxidativer Angriff – Wurzel vielen Übels

Radikale und sauerstoffreiche Verbindungen schädigen nicht nur ungesättigte Fettsäuren, sondern auch die Strukturen von Kohlenhydraten, Proteinen und Nucleinsäuren (DNS). Die Folgen solcher oxidativen Angriffe sind vielfältig:

▸ Schädigung der Zellmembranen,
▸ Veränderung der Durchlässigkeit von Zellmembranen für bestimmte Stoffe,
▸ Oxidation von LDL,
▸ Veränderung der Makrophagenfunktion,
▸ Veränderung der Thrombozytenfunktion,
▸ Denaturierung von Proteinen,
▸ Schädigung der DNA.

Eine ganze Reihe chronischer Erkrankungen stehen im Zusammenhang mit oxidativen Angriffen auf biologische Molekülstrukturen. Besonders gut erforscht ist die Beteiligung oxidierter Lipoproteine (s. S. 708) am Entstehen von Arteriosklerose. Normalerweise sind Low-Density-Lipoprotein-Partikel (LDL-Partikel) durch Antioxidantien wie Vitamin E oder β-Carotin vor Oxidationen gut geschützt.

Bei unzureichendem Schutz werden die ungesättigten Fettsäuren der LDL-Partikeln oxidiert. In dieser Form können die Partikel an Rezeptoren von Makrophagen binden, die dadurch vermutlich zu Schaumzellen umgewandelt werden. Schaumzellen dringen in die Wände der Blutgefäße ein und fördern dort die Bildung von Plaques (s. S. 713).

Sekundäre Pflanzenstoffe als Antioxidantien

Neben den schon lange bekannten Nährstoffen stehen auch sekundäre Pflanzenstoffe mit antioxidativer Wirkung im Fokus wissenschaftlicher Forschung. Das sind hauptsächlich:

▸ Carotinoide,
▸ Polyphenole (Phenolsäuren, Flavonoide),
▸ Phytoöstrogene,
▸ Protease-Inhibitoren,
▸ Sulfide.

Info

Schädliche Radikale

Radikale entziehen anderen Atomen oder Molekülen Elektronen. Dadurch entstehen wiederum neue Radikale – ein Vorgang, der sich unbegrenzt wiederholen kann und zur Kettenreaktion wird. Ein typisches Beispiel dafür ist die Peroxidation mehrfach ungesättigter Fettsäuren.

2.3   Cholesterinsenkend

Wissenschaftlich gesichert ist auch der günstige Einfluss verschiedener SPS auf den Cholesterinspiegel. Das gilt hauptsächlich für:

▸ Saponine,

▸ Phytosterine,

▸ Sulfide.

Die dabei zugrunde liegenden Mechanismen sind unterschiedlich.

Saponine

Sie hemmen den Kreislauf der primären Gallensäuren. Die Leber synthetisiert diese Substanzen aus Cholesterin. Sie gelangen dann über den Gallengang in den Darm, wo sie bei der Resorption von Fetten eine Rolle spielen. Normalerweise wandern sie anschließend durch die Darmwand wieder zurück zur Leber und der Zyklus beginnt aufs Neue.

Saponine nun binden einen Teil der Gallensäuren so fest, dass eine Resorption nicht mehr möglich ist und sie ausgeschieden werden. Die Leber gleicht

solche Verluste prompt durch eine Neusynthese aus und zapft zu diesem Zweck den körpereigenen Cholesterin-Pool an – der Cholesterinspiegel im Serum sinkt.

Phytosterine

Von ihnen wird angenommen, dass sie die Resorption von Cholesterin hemmen. Dieser Effekt lässt sich bereits bei einer Aufnahme von drei Gramm pro Tag erzielen. Isolierte Phytosterine wie β-Sitosterin werden daher schon seit längerem zur Behandlung überhöhter Cholesterinspiegel eingesetzt. Inzwischen gibt es auch funktionelle Lebensmittel, denen Phytosterine zugesetzt sind, ebenfalls mit dem Ziel, den Cholesterinspiegel niedrig zu halten.

Sulfide

Sulfide blockieren das Schlüsselenzym des Cholesterinstoffwechsels in der Leber und damit die Neusynthese des Sterins. Als besonders wirksam haben sich verschiedene Schwefelverbindungen des Knoblauchs erwiesen.

2.4   Ernährungsphysiologische Bewertung

Das gesundheitsfördernde Potential der sekundären Pflanzenstoffe ist heute unbestritten. Allerdings, bislang ist erst ein kleiner Teil der aktiven Verbindungen bekannt. Am besten untersucht sind bislang die in fast allen Nahrungspflanzen vorkommenden Flavonoide.

Lange Zeit galt Obst und Gemüse als wichtigste Quelle für sekundäre Pflanzenstoffe. Der Grund: Viele epidemiologische Studien hatten belegt, dass eine hohe Aufnahme von Obst und Gemüse mit einem verringerten Risiko für verschiedene Krankheiten korreliert ist – vor allem für Krebs und Herz-Kreislauf-Leiden.

Studien der letzten Jahre machten aber deutlich, dass auch alle anderen pflanzlichen Nahrungsmittel sekundäre Pflanzenstoffe enthalten, die im Organismus positive gesundheitliche Effekte entfalten. Beispielsweise geht ein hoher Verzehr von Vollkornprodukten mit einem verringerten Risiko für Diabetes einher. Auch Hülsenfrüchte und Nüsse haben wesentlich mehr Potential als bislang angenommen. Ob und in welchem Maß der Körper von den positiven Wirkungen der sekundären Pflanzenstoffe profitieren kann, hängt entscheidend von der Verarbeitung ab.

 Tipp

So bleiben SPS bioaktiv

▸ Eine Reihe sekundäre Pflanzenstoffe sind hitzeempfindlich. Am besten bleiben sie erhalten, wenn Nahrungspflanzen als Rohkost auf den Tisch kommen.

▸ Damit die wertvollen SPS nicht im Küchenabfall landen, möglichst nicht schälen oder übermäßig putzen, sondern stattdessen gründlich waschen.

Ein Blick in die Datenlage aktueller Studienergebnisse

In den letzten Jahren haben sich viele epidemiologische Studien mit dem Zusammenhang zwischen der Zufuhr sekundärer Pflanzenstoffe und dem Auftreten chronischer Krankheiten beschäftigt.

Herz-Kreislauf-Erkrankungen

Am überzeugendsten ist momentan die Datenlage zum Einfluss von Flavonolen auf das Risiko von Herz-Kreislauf-Leiden. So zeigt eine Meta-Analyse von sieben Studien eine inverse Beziehung. Als wichtigste Quelle für Flavonole entpuppte sich dabei der schwarze Tee. Das Mortalitätsrisiko sinkt bei hoher Zufuhr im Vergleich zu einer niedrigen Aufnahme um schätzungsweise 20 Prozent. In gleicher Größenordnung sinkt das Risiko für Schlaganfälle.

Krebserkrankungen

Eine starke Evidenz besteht zwischen der Zufuhr von Flavonoiden und Lungenkrebs. Eine hohe Aufnahme verringert die Erkrankungsrate. Man schätzt die Reduktion des Risikos auf etwa 24 Prozent.

Ebenfalls nachgewiesen ist der Einfluss von Isoflavonen auf das Risiko von Brustkrebs. Studien mit Sojaprodukten, Tofu und Miso belegen eine klare inverse Beziehung. Darüber hinaus senkt der Verzehr von Sojaprodukten das Risiko für Prostatakrebs um 25 Prozent.

 Info_plus_

Mit Äpfeln gegen Krebs

Krebspräventives Potential haben offenbar auch Äpfel. Sie enthalten reichlich Polyphenole. Eine Studie ergab, dass das Darmkrebsrisiko bei Frauen mit hohem Apfelkonsum um fast 20 Prozent niedriger lag als bei Frauen, die nur selten Äpfel aßen oder Apfelsaft tranken. Diese und andere Ergebnisse deuten darauf hin, dass sich der oxidative Stress im Darm verringert und damit auch das Risiko für Darmkrebs.

Zufuhrempfehlungen

Empfehlungen für einzelne sekundäre Pflanzenstoffe wird es nicht geben. Die Ernährungswissenschaft strebt vielmehr lebensmittelbasierte Präventionsempfehlungen an.

Der World Cancer Research Fund empfiehlt schon jetzt, mindestens sieben Prozent der Gesamtenergie als Pflanzenkost aufzunehmen. Bei einem Richtwert für die Energieaufnahme von 8,5 Megajoule wären dies mindestens 500 Gramm pro Tag.

Diesem Wert ist auch die Deutsche Gesellschaft für Ernährung (DGE) gefolgt. Nach heutigem Stand der Forschung lautet die konkrete Empfehlung: Viel Obst und Gemüse sowie Vollkornprodukte, Hülsenfrüchte und Nüsse. Entscheidend ist die biologische Vielfalt, denn alle Studien deuten darauf hin, dass die protektiven Effekte größer sind, wenn viele verschiedene pflanzliche Lebensmittel und damit ein möglichst breites Spektrum an sekundären Pflanzenstoffen aufgenommen wird.

 Info_plus_

Wohltat für den Teint?

Es gibt auch Untersuchungen zu Effekten sekundärer Pflanzenstoffe auf das Erscheinungsbild der Haut. Im Rahmen einer Studie am Institut für Biochemie und Molekularbiologie der Universität Düsseldorf erhielten Probanden zwölf Wochen lang täglich einen Kakaotrunk mit 326 oder 27 Milligramm Flavonoiden. Bei den Probanden mit einer hohen Aufnahme an Flavonoiden waren dermatologisch relevante Effekte auf die Haut festzustellen:

▸ Hautdichte und -dicke hatte zugenommen.

▸ Der Wasserverlust war geringer.

▸ Rauigkeit und Schuppigkeit hatten abgenommen.

Hinter diesen Effekten steckt vermutlich eine verstärkte Hautdurchblutung. Dafür ist das Hauptflavanoid des Kakaos, das Epicatechin, verantwortlich.

Und jetzt Sie!

1.1   Beschreiben Sie die chemische Struktur eines typischen Carotinoids.

1.2   Informieren Sie sich z. B. im Internet, wie die chemische Struktur von Carotinoiden mit ihrer Farbe zusammenhängt.

1.3   Geben Sie – mit Strukturformelausschnitten – eine mögliche Reaktionsgleichung für die antioxidative Wirkung eines Carotinoids an.

1.4   Beschreiben Sie die Wirkungsweise von Carotinoiden im Zusammenhang mit der Krebsentstehung.

2. Überprüfen Sie ob und ggf. welche Qualitätsveränderungen hinsichtlich des Polyphenolgehaltes stattfinden durch:
  ▶ Schälen von Möhren,
  ▶ Garen von Kartoffeln in Wasser,
  ▶ Lagern von Äpfeln über Winter im Keller.
Begründen Sie jeweils.

3.1   Visualisieren Sie den Flavinverlust bei der Herstellung von a) Apfelgelee, b) Quittengelee mit Hilfe einer Graphik.
Leiten Sie daraus eine Empfehlung zum Obstverzehr ab.

3.2   Informieren Sie sich bei den aktuellen Studienergebnissen (S. 311) über die besondere Bedeutung von schwarzem Tee im Hinblick auf die Versorgung mit Flavonoiden.

4.1   Zeichnen Sie die Grundstruktur von Phytosterinen und von Cholesterin als einfaches Schema und beschreiben Sie die Strukturmerkmale.

4.2   Begründen Sie anhand der chemischen Struktur, dass Phytosterine in Sesam- und Sonnenblumensamen, nicht aber in Äpfeln vorkommen.

5. Finden Sie Lebensmittel, die aufgrund ihres Gehaltes an bioaktiven Stoffen eine cholesterinsenkende Wirkung haben. Erläutern Sie jeweils, wie diese Wirkung zustande kommt.

6. Für Rätselfreunde: Gesucht wird eine Empfehlung zur täglichen Deckung des Bedarfs an Sekundären Pflanzenstoffen.

Bei der Auswahl der Lebensmittel sollte man sich daran orientieren. Die Buchstaben, von a) bis k) aneinandergereiht, ergeben das Lösungswort. Hinweis: ü = ue, ä = ae, ö = oe

a) Besonders reich an Polyphenolen und Flavonoiden – wie heißt das Gemüse, das schon unsere Vorfahren gesund und satt über den Winter brachte? Zweiter von neun Buchstaben.

b) Saponine bestehen aus zwei unterschiedlichen Komponenten. Die eine ist z. B. ein Steroid. Zu welcher Stoffklasse gehört der zweite Baustein? Fünfter von sechs Buchstaben.

c) Stadium des ungehemmten Tumorwachstums und der Bildung von Metastasen. Wie heißt der wissenschaftliche Begriff für dieses Stadium? Vierter von elf Buchstaben.

d) Baustein der Carotinoide. Sechster von acht Buchstaben.

e) Stoffe, die Proteinasen hemmen, gehören ebenfalls zu den sekundären Pflanzenstoffen. Wie heißt die wissenschaftliche Bezeichnung für „Hemmstoff"? Zweiter von neun Buchstaben.

f) Wie heißt die Eigenschaft, die besagt, dass ein Stoff gegen Mikroorganismen wirkt? Zehnter von vierzehn Buchstaben.

g) Eine Bohne, die Karriere gemacht hat. Nennen Sie die Hülsenfrucht aus Asien, die so viele Sekundäre Pflanzenstoffe enthält und dazu auch noch ein Jungbrunnen ist. Zweiter von vier Buchstaben.

h) Senf und Meerrettich sorgen für kräftigen Geschmack von Speisen. Welche Gruppe von Sekundären Pflanzenstoffen ist dafür verantwortlich? Erster von dreizehn Buchstaben.

i) Welche gesundheitliche Wirkung vermutet man bei allen Sekundären Pflanzenstoffen? Neunter von vierzehn Buchstaben.

k) Wie heißt das im Knoblauch enthaltene Sulfid, das gleichzeitig auch eine Aminosäure ist? Sechster von sechs Buchstaben.

7. Erstellen Sie einen Tageskostplan, der der Empfehlung aus Aufgabe 6 folgt und der ca. 500g pflanzliche Nahrung liefert.

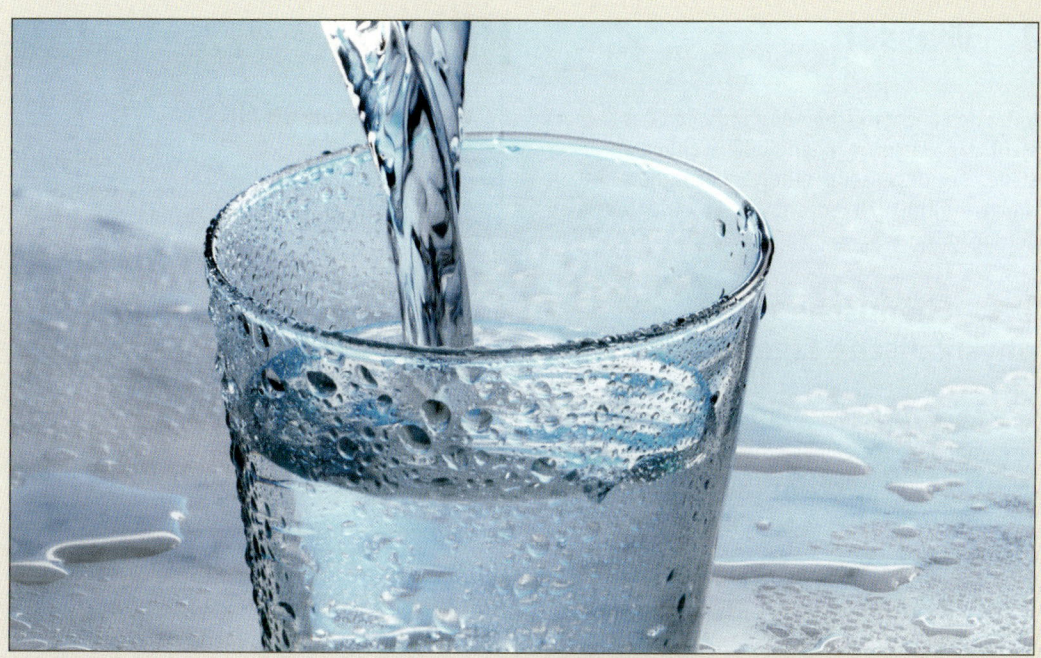

Teil 10: **Wasser und Mineralstoffe**

Kohlenhydrate, Fette, Proteine und die Vitamine sind organische Verbindungen. Neben diesen Substanzen kommen in allen Lebensmitteln und in jedem lebenden Organismus auch anorganische Stoffe vor – Substanzen also, die keinen Kohlenstoff in ihrem Molekül gebunden haben. Ihre Anzahl ist im Vergleich zu den organischen Bestandteilen nur gering. Manche kommen sogar in nur sehr niedrigen Konzentrationen vor. Dennoch sind sie für den Bau und den Betrieb des Körpers von allerhöchster Bedeutung. Manche von ihnen haben sogar essentiellen Charakter.

1   Wasser

Unter den anorganischen Bestandteilen des Körpers steht das Wasser mengenmäßig weitaus an erster Stelle. Der Organismus eines Erwachsenen enthält durchschnittlich 70 Prozent Wasser in der fettfreien Körpersubstanz.

1.1   Chemische und physikalische Eigenschaften

Im Wassermolekül sind zwei Atome Wasserstoff und ein Atom Sauerstoff über eine Elektronenpaarbindung (kovalente Bindung) verknüpft.

$$H_2 + \tfrac{1}{2}\,O_2 = H_2O$$

Wasserstoff und Sauerstoff unterscheiden sich in ihrer Elektronegativität stark voneinander – haben also eine unterschiedliche Anziehungskraft auf Elektronen. Es kommt daher zu einer Verschiebung der Bindungselektronenpaare in Richtung auf den Sauerstoff.

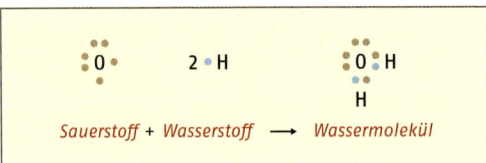

Sauerstoff + Wasserstoff ⟶ Wassermolekül

Bild 1: *Bildung des Wassermoleküls*

Durch diese Verschiebung ist die negative Ladung nicht mehr gleichmäßig zwischen Wasserstoff und Sauerstoff verteilt. Sie „häuft" sich beim elektronegativeren Sauerstoff. Die Folge: Der Sauerstoff erhält eine negative, der Wasserstoff eine positive Teilladung. Sie werden jeweils durch δ^+ bzw. δ^- gekennzeichnet.

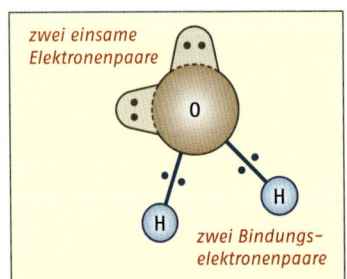

zwei einsame Elektronenpaare

zwei Bindungselektronenpaare

Bild 2: *Symmetrie des Wassermoleküls*

   Info

Wassermoleküle als Dipol

Als Ganzes gesehen hat ein Wassermolekül wegen der Elektronenverschiebung ein negatives und ein positiv geladenes Ende. Moleküle mit einer solchen inneren Ladungsverteilung bezeichnet man als Dipol. Der Dipolcharakter des Wassers ist einer der Hauptgründe, weshalb ein Leben in der Form, wie wir es auf unserer Erde kennen, überhaupt möglich ist. Er ist für eine Reihe von Eigenschaften verantwortlich, die das Wasser für eine zentrale Rolle im physiologischen Geschehen eines jeden Organismus prädestinieren.

Aggregatzustand

Die Moleküle von Wasser sind sehr klein. Sie setzen sich aus Wasserstoff, dem winzigsten aller Atome und dem auch nicht viel größeren Sauerstoff zusammen. Eigentlich würde das bedeuten: Die Molekülmasse ist so gering, dass Wasser bei Raumtemperatur gasförmig vorliegt.

Dass dies nicht so ist, dafür sorgt der polare Aufbau des Wassermoleküls. Es kommt zu Anziehungskräften zwischen den entgegengesetzt geladenen Enden der Moleküle. Die Wasserteilchen haben dadurch weniger Bewegungsspielraum. Sie werden dichter zusammengehalten – so stark, dass die Substanz Wasser zu einer Flüssigkeit verdichtet ist. Die Wassermoleküle assoziieren.

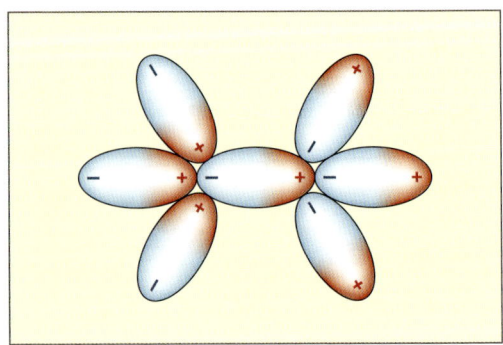

Bild 3: *Assoziation des Wassermoleküls*

1.1.1 Wasser als Lösungsmittel

Wasser ist für viele Stoffe ein ausgezeichnetes Lösungsmittel. Voraussetzung dafür ist jedoch: Die Moleküle der aufzulösenden Stoffe müssen ebenfalls polar aufgebaut sein oder polare Gruppen in ihrem Molekül enthalten. Je polarer die Bindungsverhältnisse, desto besser ist die Löslichkeit.

Tab. 1: *Chemische Verbindungen mit polar aufgebauten Molekülen*

Name	Formel
Natriumchlorid	NaCl
Chlorwasserstoff	HCl
Natriumcarbonat	Na_2CO_3
Natriumnitrat	$NaNO_3$
Salpetersäure	HNO_3
Natriumhydroxid	NaOH

Tab. 2: *Chemische Verbindungen, die polare Gruppen enthalten*

Name	Formel
Glucose	
Ethanol	$C_2H_5 - OH$
Methanol	$CH_3 - OH$
Ameisensäure	$H - COOH$
Ethanal	$CH_3 - CHO$

Löslichkeit am Beispiel von Kochsalz (NaCl)

Kochsalz entsteht durch Reaktion zwischen Natrium (Na) und Chlor (Cl). Dabei gibt Natrium ein Elektron an Chlor ab. Beide erreichen auf diese Weise den Idealzustand der Edelgaskonfiguration. Aus den Atomen sind Ionen geworden, die jeweils eine positive bzw. negative Ladung tragen. Negativ geladene Ionen werden als Anionen, die positiv geladenen als Kationen bezeichnet.

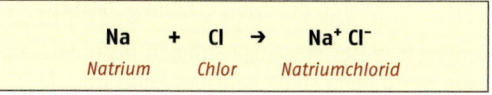

$$Na \quad + \quad Cl \quad \rightarrow \quad Na^+\,Cl^-$$
Natrium \quad *Chlor* \quad *Natriumchlorid*

Hydratisierung

Die durch Reaktion zwischen Natrium und Chlor entstandenen Natriumkationen und Chloranionen bleiben beieinander. Der unterschiedlichen Ladungen wegen ziehen sie sich an.

Gibt man nun einen aus Ionen aufgebautes Natriumchlorid-Kristall in Wasser, so treten die Dipol-Moleküle des Wassers in Aktion. Sie umlagern mit ihrem positiven Ende die Chloranionen und mit ihrem negativen Ende die Natrium-Kationen und „drängeln" dabei so lange, bis sie die beiden voneinander getrennt haben. Die Ansammlung von Wassermolekülen um ein Ion bezeichnet man als Hydrathülle – den Vorgang der Trennung als Dissoziation.

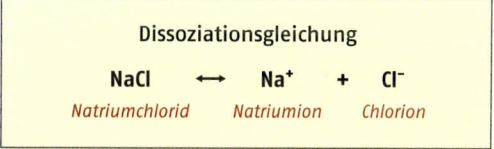

Dissoziationsgleichung

$$NaCl \quad \longleftrightarrow \quad Na^+ \quad + \quad Cl^-$$
Natriumchlorid \qquad *Natriumion* \qquad *Chlorion*

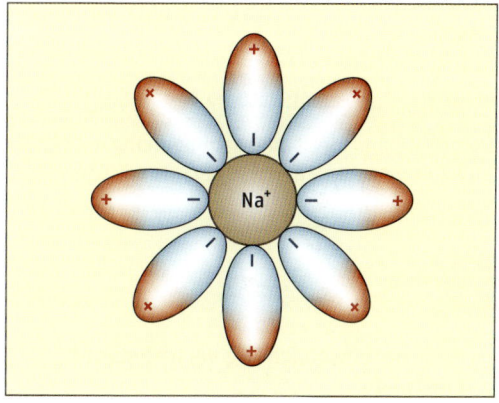

Bild 1: *Hydratisiertes Natriumion*

Elektrolyte

Chemische Verbindungen, die in ähnlicher Form in Wasser dissoziieren, bezeichnet man als Elektrolyte. Unter diesem Oberbegriff fasst man drei Verbindungsgruppen zusammen:

▸ Säuren,

▸ Basen,

▸ Salze.

Säuren

Diese chemischen Verbindungen spalten in wässriger Lösung Protonen ab und werden daher auch Protonendonatoren genannt. Sie erniedrigen den pH-Wert einer Lösung.

(z. B.: HCl, HNO_3, H_2SO_4, CH_3COOH, H_2CO_3)

Beispiel – Salzsäure: $HCl \rightarrow H^+ + Cl^-$

Basen

Diese chemischen Verbindungen binden in wässriger Lösung Protonen und werden daher Protonenakzeptoren genannt. Sie erhöhen den pH-Wert einer Lösung.

(z. B.: NH_3, KOH, $NaOH$)

Beispiel – Ammoniak: $NH_3 + H_2O \rightarrow NH_4^+ + OH^-$

Salze

Diese Verbindungen zerfallen in wässriger Lösung in Metallkationen und Säureanionen. Je nach Art des Salzes bleibt der pH-Wert dabei konstant (Neutralsalze) oder wird erhöht bzw. erniedrigt.

(z. B.: $NaCl$, Na_2CO_3, $FeSO_4$)

Beispiel – Eisensulfat: $FeSO_4 \rightarrow Fe^{2+} + SO_4^{2-}$

Elektrolyte sind meist im Zusammenhang mit Wasser für Bau und Funktionen des Organismus von großer Bedeutung.

 Info

Dissoziationsgleichung verschiedener Elekrolyte

▶ $NaCl \rightarrow Na^+ + Cl^-$

▶ $KCl \rightarrow K^+ + Cl^-$

▶ $HCl \rightarrow H^+ + Cl^-$

▶ $Na_2CO_3 \rightarrow 2 Na^+ + CO_3^{2-}$

▶ $CaCO_3 \rightarrow Ca^{2+} + CO_3^{2-}$

▶ $HNO_3 \rightarrow H^+ + NO_3^-$

▶ $CaCl_2 \rightarrow Ca^{2+} + 2 Cl^-$

▶ $NH_4Cl \rightarrow NH_4^+ + Cl^-$

▶ $NH_4NO_3 \rightarrow NH_4^+ + NO_3^-$

1.1.2   Diffusion und Osmose

Könnte man die Vorgänge beim Auflösen von Stoffen in Wasser sichtbar machen, so ließe sich beobachten, das sich deren Moleküle nach und nach im Lösungsmittel verteilen und sich darin regellos bewegen – ähnlich den Gasmolekülen in einem geschlossenen Raum. Dieses Durchdringen des Lösungsmittels bezeichnet man als Diffusion. Ursache der Diffusion ist die mehr oder weniger starke Eigenbewegung der Moleküle.

Diffusion durch eine permeable Wand

Ein Durchmischen ist auch durch Trennwände hindurch möglich. Setzt man beispielsweise einen Zylinder mit Zuckerlösung in ein Gefäß mit reinem Wasser, so kommt es auch dann zur Diffusion – allerdings vorausgesetzt, die Poren der Wand sind so groß, dass sie sowohl Wasser- als auch Zuckermoleküle durchlassen. Derart durchlässige Wände bezeichnet man als permeabel.

Diffusion durch eine semipermeable Wand

Es gibt jedoch auch Membranen, deren Poren nicht für alle Molekülgrößen durchlässig sind. Solche Membranen bezeichnet man als semipermeabel. Setzt man einen Zylinder mit semipermeabler Wandung, der nur Wasser enthält, in ein Gefäß mit Wasser, kommt es zu einer ungehinderten Diffusion. Die Poren lassen die kleinen Wassermoleküle durch. Es diffundieren daher gleich viele Moleküle hinein wie hinaus.

Löst man jedoch im Wasser des Zylinders Stoffe mit größeren Molekülen wie zum Beispiel Zucker auf, dann diffundieren nicht mehr gleich viele Wassermoleküle hinein und hinaus. Der Grund: Von außen treffen nach wie vor ausschließlich Wassermoleküle auf die Wand und wandern nach innen. Auf der Innenseite jedoch treffen nicht nur Wasserteilchen auf die Wand. Zwischendurch erscheinen immer wieder die größeren Moleküle des gelösten Stoffes vor den Poren und versperren dem Wasser den Weg.

Die Konsequenz: Es dringt mehr Wasser von außen nach innen als umgekehrt. Die Menge an Lösungsmittel im Inneren des Zylinders nimmt also zu.

Je länger dieses einseitige Strömen ins Innere anhält, desto mehr steigt der Flüssigkeitsdruck im Zylinder an. Irgendwann wird er dann so groß, dass den Wassermolekülen im Inneren gelingt, was sie zuvor aus eigener Kraft nicht schafften. Sie beginnen verstärkt nach außen zu diffundieren. Diese Tendenz setzt sich so lange fort, bis ein Punkt erreicht ist, an dem gleich viel Wasser hinein- wie hinausströmt.

Osmotischer Druck

Den Druck, der in dieser Phase im Inneren herrscht, nennt man den osmotischen Druck. Er ist in jedem Fall höher als der Druck außerhalb des Zylinders. Seine genaue Höhe ist abhängig von der Anzahl der gelösten Teilchen. Je höher sie ist, desto höher muss der osmotische Druck sein, um den Strom der Wasserteilchen nach innen auszugleichen. Die so ablaufende einseitige Diffusion bezeichnet man als Osmose.

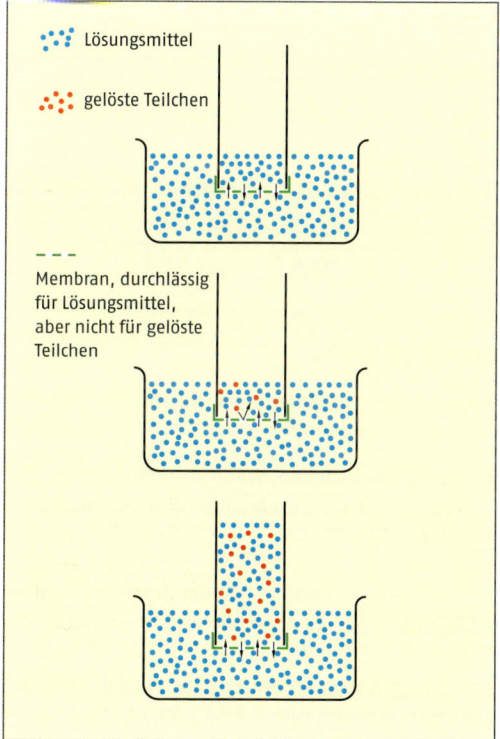

Bild 1: *Osmotischer Druck: Die gelösten Moleküle stören den Austritt von Lösungsmittel aus dem Zylinder durch die semipermeable Membran. Ein Gleichgewicht zwischen hinaus und hinein fließendem Lösungsmittel ist dann erreicht, wenn sich innerhalb des Zylinders ein entsprechend hoher Druck aufgebaut hat.*

Osmose in den Körperzellen

Die oben beschriebenen Zusammenhänge lassen sich uneingeschränkt auf lebende Zellen übertragen. Vereinfacht ausgedrückt ist eine Körperzelle nichts anderes als ein „Gefäß", dessen Wand semipermeabel und mit einer Lösung verschiedener organischer und anorganischer Substanzen gefüllt ist.

Der einzige Unterschied zu dem geschilderten osmotischen Prozess: Körperzellen sind nicht von reinem Wasser umgeben. In ihrer Nachbarschaft befinden sich auch Lösungen – in den angrenzenden Zellen, den Gefäßen und den Zellzwischenräumen. Wie die osmotischen Verhältnisse dann genau liegen, hängt von deren Konzentration bzw. osmotischem Druck ab.

Lösungen, die den gleichen osmotischen Druck haben, nennt man isotonisch, solche mit höherem Druck hypertonisch und die mit niedrigerem hypotonisch.

► In isotonischen Lösungen bleiben der Flüssigkeitsgehalt und damit das Zellvolumen gleich.

► Aus hypotonischer Lösung nimmt die Zelle unter Vergrößerung ihres Volumens Flüssigkeit auf.

► An hypertonische Lösungen gibt die Zelle unter Verminderung des Volumens Flüssigkeit ab.

 Info

Physiologische Kochsalzlösung

Die Blutkörperchen des Menschen sind mit einer 0,9 bis 1,0 %-igen Kochsalzlösung isotonisch, die man als physiologische Kochsalzlösung bezeichnet. Bei starken Wasserverlusten des Körpers, z. B. bei Erkrankungen wie Typhus oder anderen schweren Darminfektionen, kann man eine solche Lösung intravenös verabreichen, ohne dass die osmotischen Verhältnisse in den Körperzellen und Körperflüssigkeiten verändert werden.

Info

Körperzellen und Hypotonie

Lebende Zellen stehen unter Belastung durch den osmotischen Druck. In einer hypotonischen Umgebung können sie nicht existieren. Der Druck auf die Membran wird zu groß – sie platzen.

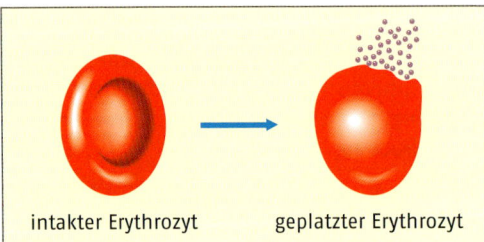

intakter Erythrozyt   geplatzter Erythrozyt

Bild 1: *Erythrozyten (rote Blutkörperchen) platzen in hypotoner Lösung*

Info

Dialyse

Nicht alle semipermeablen Wände haben die gleiche Porengröße. Manche lassen nur Wasser passieren. Andere wiederum haben größere Poren und lassen außer Wasser noch Salze und kleine Moleküle durch, halten aber größere Teilchen zurück – zum Beispiel Proteine. Eine selektive Durchlässigkeit für Ionen und kleine Moleküle nennt man Dialyse. Sie ist ein häufiges biologisches Trenn- und Reinigungsverfahren, das hauptsächlich in den Nieren stattfindet. Sie ist eigentlich nichts anderes als ein dicht gewebtes Röhrennetz semipermeabler Membranen, durch das Flüssigkeiten, Salze und kleine Abbaumoleküle ausgeschieden werden. Gleichzeitig ist aber Sorge getragen, dass den Körperflüssigkeiten keine Proteine verloren gehen. Wird Eiweiß im Harn angetroffen, ist dies ein Zeichen dafür, dass die Dialyse nicht mehr einwandfrei funktioniert. In künstlichen Nieren wird der natürliche Dialysevorgang mit Hilfe synthetischer Dialyseröhrchen simuliert.

1.1.3 Puffer-Lösungen

Bei vielen biologischen Reaktionen, insbesondere in biologischen Systemen, ist es wichtig, den pH-Wert innerhalb bestimmter Grenzen zu halten. Beispielsweise muss der pH-Wert des Blutes stets bei 7,4 liegen – mit einem Toleranzbereich von 0,2. pH-Werte darüber oder darunter können tödlich sein. Auch bei der Steuerung von Enzym-Aktivitäten ist eine pH-Kontrolle wichtig, denn die meisten Enzyme haben einen optimalen pH-Bereich, bei dem sie am aktivsten sind.

Memo

Definition des pH-Wertes

Unter dem pH-Wert versteht man den negativen, dekadischen Logarithmus der H^+ – Konzentration. Diesen Begriff hat man deshalb eingeführt, weil die absoluten, also die tatsächlich vorkommenden Konzentrationen sehr gering sind. In Wasser zum Beispiel beträgt sie 10^{-7} Mol pro Liter.

Daraus ergibt sich dann folgender pH-Wert:

$$pH = -lg\ 10^{-7}$$
$$pH = 7$$

pH-Wert Bereiche

▶ Neutral sind Lösungen mit einem pH-Wert von 7.

▶ Sauer sind Lösungen, wenn sich die Konzentration an H^+-Ionen erhöht. Der pH-Wert liegt dann unter 7.

▶ Basisch oder alkalisch sind Lösungen, wenn die Konzentration an H^+-Ionen sinkt. Der pH-Wert liegt dann über 7.

Soll eine derartige Erhöhung bzw. Erniedrigung der Konzentratration an H^+-Ionen „aufgefangen" werden, bedarf es dazu einer speziellen chemischen Regulierung. Die Natur bedient sich dabei sogenannter Puffergemische oder Puffersysteme.

Carbonatpuffer

Eines der Puffergemische, die der Organismus einsetzt, ist der Carbonatpuffer. Das System besteht aus:

▶ Kohlensäure (H_2CO_3) — sie ist eine schwache Säure.

▶ Natriumhydrogencarbonat ($NaHCO_3$) — es ist ein Salz dieser schwachen Säure.

Das Prinzip der Kontrolle mit Säurepuffern beruht darauf, dass sie bei einer Änderung der H^+-Konzentration gezielt in die eine oder andere Richtung ausweichen.

Das Reaktionsprinzip

In der Lösung des Puffersystems sind sowohl die Kohlensäure als auch das Natriumhydrogencarbonat dissoziiert — allerdings unterschiedlich stark.

▶ Die Kohlensäure ist schwach dissoziiert.

$$H_2CO_3 \rightarrow H^+ + HCO_3^-$$

▶ Das Natriumhydrogencarbonat ist fast vollständig dissoziiert.

$$NaHCO_3 \rightarrow Na^+ + HCO_3^-$$

In der Lösung liegen daher wenig H^+ neben reichlich undissoziierter H_2CO_3, Na^+ und HCO_3^- vor. Dabei stammen die HCO_3^- hauptsächlich aus dem Salz und nur zu einem geringen Teil aus der Säure.

Säurezugabe

Bei Erhöhen der H^+-Konzentration durch Zugabe von Säure werden die Anionen des Hydrogencarbonats aktiv. Sie verbinden sich mit den Protonen und bilden undissoziierte Kohlensäure. So wird ein Absinken des pH-Wertes unterbunden.

Dissoziationsgleichung

$$HCO_3^- \quad + \quad H^+ \quad \longleftrightarrow \quad H_2CO_3$$

Hydrogencarbonat   *Proton*   *Kohlensäure*

(aus dem Puffersalz)   *(von außen)*

Basenzugabe

Bei Zugabe einer Base würden die in der Lösung befindlichen H^+ von ihr gebunden und so deren Konzentration gesenkt. Auch dem schiebt das Puffersystem einen Riegel vor. Diesmal treten jedoch die

undissoziierten Säuremoleküle auf den Plan. Sie spalten jeweils einen Wasserstoff als Proton ab und gleichen so den Verlust wieder aus.

$$H_2CO_3 \rightarrow H^+ + HCO_3^-$$

Ohne ein solches Puffersystem würden Säure- bzw. Basenzugaben vielfach erhebliche Änderungen des pH-Werts zur Folge haben. Der Kohlensäure-Hydrogencarbonatpuffer reguliert auch im menschlichen Körper an vielen Stellen den pH-Wert.

Außer dem Carbonatpuffer ist im Organismus auch noch der Phosphatpuffer wirksam. Er stellt ein Gemisch aus dem primärem Natriumphosphat (NaH_2PO_4) und sekundärem Natriumphosphat (Na_2HPO_4) dar.

Die Bedeutung dieses Systems ist jedoch wesentlich geringer. Seine Kapazität ist wegen der ziemlich niedrigen Konzentration an Phosphat im Organismus und im Blut viel kleiner als die des Carbonatsystems.

 Info

Besonderheiten von primärem Natriumphosphat

Primäres Natriumphosphat ist ein sogenanntes saures Salz. Das bedeutet, es enthält in seinem Molekül Wasserstoff gebunden, der sich als Proton abspalten lässt.

$$NaH_2PO_4 \rightarrow NaHPO_4^- + H^+$$

Es hat in Lösung daher die gleiche Wirkung wie eine schwache Säure.

Mengen und Konzentrationsangaben

In der Chemie werden Mengen oft in Mol angegeben. Ein Mol ist die Molekularmasse, ausgedrückt in Gramm. Die Molekularmasse von Wasser beträgt 18. Ein Mol H_2O sind demnach 18 Gramm. Entsprechend werden Konzentrationen oft in Mol pro Liter angegeben. Eine 1-molare Salzsäurelösung enthält danach 36,5 Gramm pro Liter. Eine 1-molare Kochsalzlösung enthält 58,5 Gramm Kochsalz pro Liter.

Info

Molangaben einiger Verbindungen

1 Mol H_2CO_3 = 62 g

1 Mol $C_6H_{12}O_6$ = 180 g

1 Mol CO_2 = 44 g

1 Mol CH_3COOH = 60 g

1 Mol $CaCO_3$ = 100 g

1 Mol KJ = 166 g

1 Mol $MgCl_2$ = 95 g

1 Mol $ZnSO_4$ = 161 g

1 Mol NaCl = 58,5 g

Osmolalität

Die Osmolalität ist ein Maß für die osmotisch wirksame Konzentration einer Lösung. Gemessen wird sie in Osmol pro Liter Flüssigkeit. Bei Nichtelektrolyten wie zum Beispiel Glucose ist sie identisch mit der Anzahl Mol pro Liter. Das Molekulargewicht von Glucose ist 180. Damit entspricht 1 Osmol Glucose 180 Gramm des Monosaccharids.

Bei Elektrolyten muss man berücksichtigen, dass sich durch die Dissoziation die Teilchenzahl erhöht. Die Konzentration in Mol wird daher mit der durch den Zerfall entstehenden Teilchenzahl multipliziert.

NaCl hat ein Molekulargewicht von 58,5. Es dissoziiert in zwei osmotisch wirksame Teile, in Na^+ und Cl^-. Deswegen entsprechen 58,5 Gramm Kochsalz 2 Osmol NaCl.

1.1.4   Wasser im Organismus

Biochemische Reaktionen der Energie liefernden Substanzen können im Körper, wie viele andere physiologischen Prozesse auch, nur dann ablaufen, wenn die reagierenden Moleküle in Lösung vorliegen. Die Natur nutzt zu diesem Zweck das Wasser als ideales Lösungsmittel. Darüber hinaus hat es noch eine Reihe anderer Aufgaben.

Die Aufgaben im Überblick

▶ Als Lösungsmittel ermöglicht es Stoffwechselreaktionen und den Transport von Substanzen im Organismus.

▶ Als Reaktionspartner nimmt es an zahlreichen Prozessen des Stoffwechsels teil – zum Beispiel bei der hydrolytischen Spaltung von Stoffen.

▶ Als Strukturbestandteil von Makromolekülen wie Proteinen oder Polysacchariden erfüllt es im Organismus seine Aufgaben als Baustoff.

▶ Als Mittel zur Regulierung des Wärmehaushaltes kann es den Körper vor Überhitzung schützen.

▶ Als Dielektrikum hat es Einfluss auf die Hydratation der Zellen.

 Memo

Definition des Begriffs Dielektrikum

Als Dielektrikum bezeichnet man Stoffe, deren Teilchen sich unter dem Einfluss elektrischer Felder in eine ganz bestimmte Richtung einstellen. Genau das tun Wassermoleküle auch. Sie umgeben Anionen wie Clorid, Nitrat oder Sulfat und Kationen – zum Beispiel von Natrium, Kalium, Magnesium oder Calcium – mit einer Hydrathülle.

Diese Eigenschaft ist wichtig, um zum Beispiel den Wassergehalt der Zellen und Gewebe konstant zu halten.

Vorkommen und Verteilung

Der Körper des Menschen besteht überwiegend aus Wasser. Säuglinge haben einen Wasseranteil von rund 75 Prozent. Beim Erwachsenen liegt er niedriger. Bei Männern beträgt er ca. 60, bei Frauen 50 Prozent. Der Grund für diese Differenzen sind die Unterschiede im Fettanteil. Er ist bei Säuglingen am niedrigsten und bei Frauen am höchsten. Daraus folgt: Je niedriger der Fett- desto höher der Wasseranteil des Körpers.

Verteilung des Wassers im Körper

Je nachdem, wo sich das Wasser im Organismus befindet, unterscheidet man zwischen der Intrazellulären und Extrazellulären Flüssigkeit. Etwa zwei Drittel des Körperwassers befindet sich im intrazellulären Raum (IZR) und rund ein Drittel im extrazellulären Raum (EZR).

Intrazelluläre Flüssigkeit

Darunter versteht man das innerhalb der Zellen gebundene Wasser. Hauptort der intrazellulären Flüssigkeit sind die Zellen der Muskulatur.

Extrazelluläre Flüssigkeit

Dabei unterscheidet man wiederum unterschiedliche Bereiche:

► Ein Teil kreist in Form von Blut und Lymphe in einem geschlossenen Kreislauf im Organismus.

► Ein anderer Teil füllt als sogenannte interstitielle Flüssigkeit alle Räume zwischen den Zellen und das Netzwerk des Bindegewebes aus − bildet also das die Körperzellen umgebende Milieu (Milieu interieur).

► Ein dritter Teil befindet sich im Magen-Darm-Trakt. Er wird mit den Verdauungssekreten dorthin abgegeben.

Tab. 1: *Verteilung des Körperwassers*

Verteilungsraum	Prozentualer Anteil
Intrazellulär	64 %
extrazellulär	36 %

Insgesamt befindet sich das Wasser im Organismus ständig in Bewegung:

► Zwischen Blut, extrazellulärem und intrazellulärem Raum findet ein ständiger Austausch von Flüssigkeit statt.

► Innerhalb des Gefäßsystems von Blut und Lymphe und im Bereich der interstitiellen Flüssigkeit bewegt sich das Wasser in einem steten Kreislauf.

► Mit den Verdauungssekreten werden große Mengen Wasser in den Magen-Darm-Trakt abgegeben. Es wird von dort aus praktisch wieder vollständig rückresorbiert.

► Durch die Niere fließt ständig ein gewaltiger Flüssigkeitsstrom. Ca. 180 Liter pro Tag muss dieses lebenswichtige Organ bewältigen. Auch hier wird die Flüssigkeit wieder rückresorbiert.

Tab. 2: *Wassergehalt verschiedener Organe, Gewebe und Körperflüssigkeiten in Gew. %*

Zahnschmelz	0,2	Lunge	79,1
Zahnbein	10,0	Herz	79,3
Skelett	22,0	Bindegewebe	80,0
Fettgewebe	30,0	Niere	83,0
Elastisches Gewebe	50,0	Blut	80,0
Knorpel	55,0	Lymphe	96,0
Leber	70,0	Magen- und Darmsaft	97,0
Rückenmark und Gehirn	70,0	Tränen	98,0
Haut	72,0	Liquor	99,0
Muskeln	76,0	Schweiß	99,5
Darm	77,0	Speichel	99,5
Pankreas	78,0		

Osmotischer Druck

Der osmotische Druck von Blutflüssigkeit und interstitieller Flüssigkeit ist genau gleich groß. Die Flüssigkeiten sind isotonisch.

Der osmotische Druck innerhalb der Zellen liegt höher. Das hat hauptsächlich drei Gründe:

▶ Der Proteingehalt in der Zellflüssigkeit ist höher.

▶ Ionen können mit geeigneten Liganden Komplexverbindungen bilden. So steigt die Konzentration osmotisch aktiver Teilchen.

▶ Die lebende Zelle kann mit Hilfe der aktiven Transportpumpen Ionen innerhalb der Zellflüssigkeit anreichern bzw. abgeben.

Wasserbilanz

Ein gesunder Mensch hat normalerweise eine ausgeglichene Wasserbilanz. Die mit der Nahrung aufgenommene und wieder ausgeschiedene Flüssigkeit stehen zueinander in einem ausgewogenen Verhältnis.

Die Niere muss große Schwankungen in der Osmolalität verkraften. Am Ausgleich dieser Schwankungen sind intrazellulär organische Osmolyte wie Sorbit, Inosit oder auch Aminosäuren beteiligt.

Wasseraufnahme

Die Versorgung mit Wasser erfolgt:

▶ Durch den Verzehr von Getränken und flüssigen Nahrungsmitteln,

▶ Durch den Verzehr fester Nahrungsmittel,

▶ Durch das bei der biologischen Oxidation von Nährstoffen gebildete Wasser. Bei einer gemischten Kost von ca. 10 500 kJ pro Tag entstehen rund 300 ml Oxidationswasser.

Tab. 1: *Menge an gebildetem Oxidationswasser*

Nährstoff	Oxidationswasser
Proteine	0,4 ml pro g
Kohlenhydrate	0,6 ml pro g
Fette	1,1 ml pro g

Wasserausscheidung

An der Ausscheidung von Flüssigkeit sind mehrere Organe beteiligt: Niere, Haut und Lunge. Ihr Anteil an der Abgabe von Wasser kann stark variieren. Im Sinne einer tatsächlichen Regulation ist allerdings nur die Niere an der Ausscheidung beteiligt. Je nach Lage des Wasserhaushaltes kann sie einen konzentrierten oder verdünnten Harn erzeugen und dadurch Wasser einsparen bzw. Überschüsse ausscheiden.

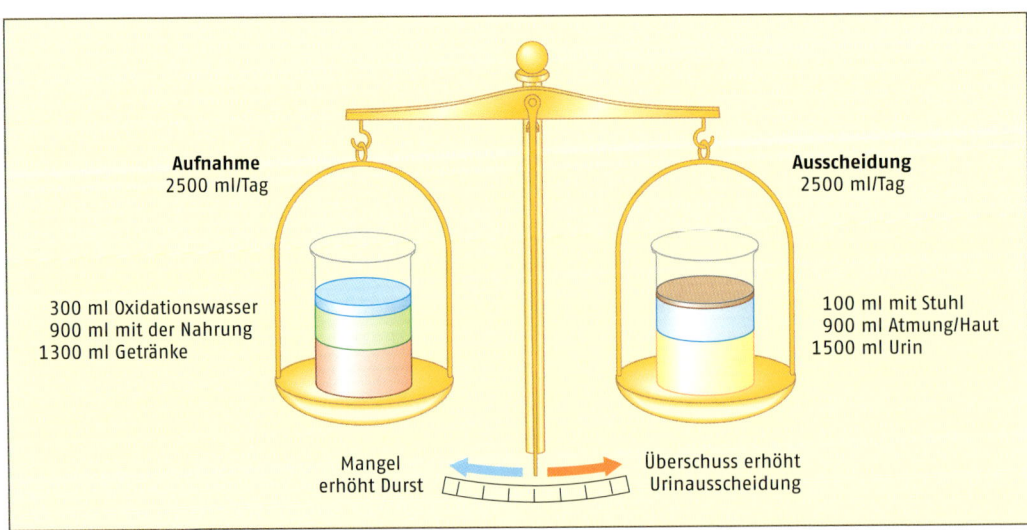

Bild 1: *Wasserbilanz*

Wasser als Wärmeregulator

An vielen Stellen der Haut sind Schweißdrüsen eingebaut, die Flüssigkeit absondern können. Das Wasser verdunstet dann an der Hautoberfläche, entzieht dabei der Umgebung Wärme und kühlt den Körper auf diese Weise ab. In extremen Situationen kann die Wasserabgabe bis zu 1500 Milliliter pro Stunde betragen – mehr als das Zehnfache der normalen Wasserausscheidung. Die Ausscheidung über die Niere geht dann bis auf ein Minimum von 500 Milliliter zurück. Eine geringere Harnmenge ist nicht möglich, weil sich die auszuscheidenden Stoffe nicht stärker konzentrieren lassen.

 Info

Flüssigkeitsverluste durch Schwitzen

Bei großer Hitze oder extremen körperlichen Anstrengungen wie Leistungssport geht Flüssigkeit verloren. Verluste von bis zu zwei Litern pro Stunde oder mehr sind dann möglich. Gleichzeitig büßt der Körper Elektrolyte ein. Sportlergetränke sind gut geeignet, diesen Schwund auszugleichen, denn sie haben eine isotonische Zusammensetzung. In Art und Menge enthalten sie die mit dem Schweiß ausgeschiedenen Mineralsalze – außerdem meist noch die beiden Monosaccharide Glucose und Fructose. Beim Abbau dieser beiden Nährstoffe entsteht reichlich Oxidationswasser und füllt zusätzlich die Flüssigkeitsreserven auf.

Man kann solche Getränke auch leicht selbst herstellen: Einfach 1 Teil Apfelsaft mit 2 Teilen Mineralwasser mischen

Tab.1: *Zusammensetzung von Schweiß*

Element	Gehalt	
Natrium	45–60 mmol/l	1,0–1,4 g/l
Kalium	6–9 mmol/l	0,2–0,4 g/l
Magnesium	2–8 mmol/l	0,03–0,2 g/l
Chlorid	30–40 mmol/l	1,1–1,4 g/l
Phosphat	4–11 µmol/l	0,4–1,2 mg/l

Regulierung des Wasserhaushaltes

Die Wasserzufuhr wird über das Durstempfinden gesteuert. An dessen Regulierung sind sogenannte Osmorezeptoren in der Hypophyse beteiligt.

Beim Einhalten der Balance zwischen Wasseraufnahme und -ausscheidung spielt das antidiuretische Hormon (ADH) eine entscheidende Rolle. Es reguliert in Membransystemen der Niere deren Durchlässigkeit für Flüssigkeit und damit das Ausmaß der Rückresoption.

An der Steuerung der ADH-Sekretion ist auch das sympathische Nervensystem beteiligt. Auch Schmerzen, emotionaler Stress, Alkohol und Medikamente sind Einflussfaktoren für die Ausschüttung des Hormons. Alkohol und Medikamente können die Synthese bzw. die Sekretion von ADH hemmen.

 Infoplus

Hormone des Wasser- und Elektrolythaushaltes

Für das Aufrechterhalten des Blutvolumens ist das sogenannte Renin-Angiotensin-Aldosteron-System (RAAS) zuständig. Es reagiert sehr rasch auf Salz- und Wasserverluste, die durch intensives Schwitzen, Erbrechen, Diarrhö oder Blutungen entstehen. Die einzelnen Komponenten des Systems sprechen umgehend auf Volumenänderungen an.

 Info

Neue Fakten für Kaffeetrinker

Lange Zeit galt, dass Kaffee und Tee auf den Wasserhaushalt wirken und zu einem erhöhten Ausscheiden von Flüssigkeit führen. Neuere Studien haben gezeigt, dass sich der Körper sehr schnell an eine regelmäßige Aufnahme von Koffein gewöhnt und der diuretische Effekt zu vernachlässigen ist.

Störungen des Wasserhaushaltes

Der Wasserhaushalt kann auf zweierlei Weise aus dem Gleichgewicht geraten.

Dehydratation — Verlust von Körperflüssigkeit

Ein übermäßiges Absinken der Körperflüssigkeit nennt man Exsikkose. Man unterscheidet drei Arten der Dehydratation:

▶ Bei der isotonischen Dehydratation ändert sich der osmotische Druck des extrazellulären Raumes nicht. Der Grund: Die Mengen an verlorenem Wasser und Elektrolyten stehen in einem physiologischen Verhältnis zueinander. Sie ist typisch für Wasserverluste durch Erbrechen oder Durchfall.

▶ Die hypertone Dehydratation stellt sich ein, wenn Wasser vermehrt ausgeschieden wird, ohne dass gleichzeitig entsprechende Mengen an Salzen verloren gehen. Dies kann durch Fieber der Fall sein und führt im Extremfall zum Verdursten.

▶ Von hypotoner Dehydratation spricht man, wenn im Verhältnis zum Wasserverlust zu viel Salz ausgeschieden wird. Das kann zum Beispiel eintreten, wenn nach starkem Schwitzen reines Wasser getrunken wird.

Symptome einer Dehydratation sind starkes Durstgefühl, Gewichtsverlust, Austrocknen von Haut und Schleimhäuten, verringerte Produktion von Speichel und hoch konzentrierter Harn.

Info*plus*

Altersexsikkose

Im Alter ist das Durstempfinden verringert. Ältere Menschen, insbesondere Hochbetagte, trinken daher meist viel zu wenig. Dann besteht die Gefahr einer schweren, lebensbedrohlichen Exsikkose. Gefördert wird dies durch extreme Hitzeperioden, fieberhafte Erkrankungen und die Einnahme von Medikamenten, insbesondere von Diuretika oder Arzneimitteln mit diuretischen Nebenwirkungen.

Hyperhydratation — Erhöhte Körperflüssigkeit

Der Wasserhaushalt kann auch durch eine starke Zunahme der Körperflüssigkeit aus dem Gleichgewicht geraten.

Auch hier unterscheidet man drei Arten der Hyperhydratation:

▶ Eine isotonische Hyperhydratation entsteht, wenn es etwa durch Herzschwäche oder Leberzirrhose zu vermehrter Einlagerung von Wasser kommt. Dabei vermehrt sich dessen Gesamtvolumen bei konstantem Verhältnis von Wasser und Elektrolyten.

▶ Eine hypertone Hyperhydratation kann sich durch länger anhaltende Infusionen von Kochsalzlösungen oder Trinken von Salzwasser ausbilden. Die Konzentration der Zellflüssigkeit an osmotisch wirksamen Substanzen ist dann höher als die des extrazellulären Raumes. Die Folge: Es strömt Wasser in das Zellinnere. Diese Form der Hyperhydratation ist sehr selten.

▶ Die hypotone Hyperhydratation kann als Folge akuten oder chronischen Versagens der Niere oder durch übermäßiges Trinken salzarmen Wassers verursacht werden. Es kommt zu einer Überwässerung des Körpers ohne adäquaten Anstieg der Elektrolytmengen. Die Konzentration osmotisch wirksamer Stoffe im extrazellulären Raum ist dann höher als die im Inneren der Zelle. Daher strömt Wasser aus der Zelle heraus.

Symptome einer Hyperhydratation sind Ödeme, Stauungen in den Gefäßen und Zunahme des Gewichtes. Auch Krämpfe und zerebrale Störungen bis hin zum Koma sind möglich.

Info

Sonderfall Dialyse

Um eine lebensgefährliche Hyperhydratation zu vermeiden, dürfen Dialyse-Patienten nicht mehr als 500 ml pro Tag trinken — auch wenn dies eine erhebliche Einschränkung der Lebensqualität bedeutet.

1.1.5 Säure-Basen-Gleichgewicht

Jede wässrige Lösung hat einen bestimmten pH-Wert. Durch Zusatz von Säuren und Basen kann man ihn verändern. Im Organismus bzw. in seinen Körperflüssigkeiten sind solche Veränderungen absolut unerwünscht.

Verschiedene Regulationsmechanismen sorgen dafür, dass der pH stets einen konstanten Wert besitzt. Für den reibungslosen Ablauf des Stoffwechselgeschehens ist eine derartige Konstanz von außerordentlicher Bedeutung, denn davon hängen zahlreiche lebensnotwendige Dinge ab – zum Beispiel die Struktur der Körperproteine und die Wirksamkeit von Enzymsystemen.

Der Organismus hat grundsätzlich zwei Wege, den pH-Wert zu regulieren.

Puffersysteme

Mit Hilfe von Puffersystemen lassen sich pH-Schwankungen effektiv ausgleichen:

▶ Carbonatpuffer,

▶ Proteine, die wegen ihrer Eigenschaften als Ampholyte ebenfalls Pufferwirkung entfalten können,

▶ Phosphatpuffer, die allerdings nur in sehr geringen Konzentrationen vorhanden sind,

▶ Die Lunge ist ebenfalls ein Regulativ. Durch verstärkte Atemaktivität sinkt der Gehalt an Kohlendioxid im Blut. Dies wiederum bedeutet ein Absinken der Konzentration an Kohlensäure. So unterstützt die Atmung die Wirkung des Carbonatpuffers und erhöht dessen Kapazität.

Tab. 1: *pH-Werte von Körperflüssigkeiten*

Körperflüssigkeit		pH-Wert
Sauer	Magensaft (nüchtern)	1,0–1,5
	Harn	5,0–7,0
	Speichel	6,5–6,9
Basisch	Blut	7,35–7,45
	Gallensaft	8,0–8,5
	Pankreassaft	8,0–8,4

pH-Werte von Puffersystemen – Berechnung

Säuren liegen in wässriger Lösung mehr oder weniger stark dissoziiert vor. Die Dissoziation verläuft nach folgender allgemeiner Gleichung:

$$HA \ = \ H^+ \ + \ A^-$$

Säure   Proton   Säureanion

Für einen solchen Zerfall in reinem Wasser gilt, dass dabei das Verhältnis der zerfallenden zu den noch intakten Teilchen konstant ist. Es gilt also:

$$\frac{[H^+] \, [A^-]}{[HA]} \ = \ \text{Konstant} \quad \textit{Massenwirkungsgesetz}$$

oder abgekürzt:

$$\frac{[H^+] \, [A^-]}{[HA]} \ = \ K$$

Diese Gleichung kann man folgendermaßen umformen:

$$\frac{[A^-]}{[HA]} \cdot [H^+] \ = \ K \quad \textit{Dissoziationskonstante}$$

Da alle Größen dieser Gleichung Potenzen mit zum Teil negativen Exponenten sind, wandelt man die entsprechenden Ausdrücke in Logarithmen um:

$$\log \frac{[A^-]}{[HA]} \ + \ \log [H^+] \ = \ \log K$$

Eine nochmalige Umformung ergibt:

$$\log \frac{[A^-]}{[HA]} \ - \ \log K \ = \ \log [H^+]$$

Um die negativen Vorzeichen zu beseitigen, wandelt man log K und log H in die jeweiligen pK- bzw. pH-Werte um.

$$\log \frac{[A^-]}{[HA]} \ + \ pK \ = \ pH \quad \textit{„Puffergleichung"}$$

Diese Formel wird als Henderson-Hasselbalch-Gleichung bezeichnet. Mit ihr lassen sich die pH-Werte von Puffergemischen aus schwacher Säure mit ihrem Salz leicht berechnen.

Niere

Die Niere besitzt die Fähigkeit, die Säure- bzw. Protonenkonzentration des Körpers aktiv zu beeinflussen. Sie gleicht zu hohe Säuregehalte dadurch aus, dass sie H^+ gegen Na^+ austauscht. Dadurch kann es vorkommen, dass der Primärharn eine bis zu tausendfach höhere Protonenkonzentration aufweist als das Plasma.

Sie gelangen jedoch nur zu einem geringen Teil als pH-Wert-relevante Protonen in den ausgeschiedenen Harn. Der größte Teil wird vorher im Nierengewebe an Anionen gebunden. Dafür gibt es mehrere Möglichkeiten.

Bindung durch sekundäres Phosphat

Dabei reagieren Protonen mit sekundärem Phosphat. Es wird durch diese Reaktion in primäres Phosphat umgewandelt und anschließend als Bestandteil des Harns ausgeschieden.

$$H^+ + HPO_4^{2-} \rightarrow H_2PO_4^-$$

Bindung an Hydrogencarbonat

Dabei reagieren Protonen mit Hydrogencarbonat zu Kohlensäure, die danach spontan in Kohlendioxid und Wasser zerfällt.

$$HCO_3^- + H^+ \rightarrow H_2CO_3 \rightarrow H_2O + CO_2$$

Bindung an Ammoniak

Hauptsächlich aus Glutamin gewinnt die Niere Ammoniak, der ebenfalls Protonen bindet und als Ammoniumion in den Harn gelangt.

$$NH_3 + H^+ \rightarrow NH_4^+$$

Umgekehrt kann die Niere auch Protonen einsparen, indem sie Hydrogencarbonat ausscheidet, denn dabei verlässt gleichzeitig eine Base mit einem Metallkation den Organismus. Die Protonen bleiben dem Körper erhalten.

Info

Warum Meerwasser kein Durstlöscher ist

Die beschränkte Konzentrationsfähigkeit der Niere ist Grund dafür, dass Flüssigkeiten mit einem Salzgehalt über der maximal möglichen Harnkonzentration nicht zur Deckung des Bedarfs an Flüssigkeit dienen können.

Jedem Seemann ist bekannt, dass er im Seenotfall auf gar keinen Fall Meerwasser trinken darf. Um die in 500 ml Seewasser enthaltenen Salze wieder ausscheiden zu können, benötigt die Niere mindestens 800 ml Flüssigkeit. Sie muss in einem solchen Fall also auf die Flüssigkeitsreserven des Körpers zurückgreifen. Das Trinken von 500 ml Meerwasser hat also einen Verlust von mindestens 300 ml Körperflüssigkeit zur Folge.

Säuregehalt der Nahrung

Kaum ein Lebensmittel reagiert völlig neutral. Die meisten sind entweder säure- oder basenüberschüssig. Eine gemischte Kost hat gewöhnlich einen leichten Säureüberschuss und und führt zu einer entsprechenden Ausscheidung von Protonen. Der pH-Wert des Harns liegt daher auch normalerweise unter sieben.

Normalerweise ist die Niere auch bei sehr einseitiger Auswahl der Nahrung in der Lage, eventuelle Belastungen des Säure-Basenhaushaltes auszugleichen. Bei gesunden Menschen führt daher weder säure- noch basenüberschüssige Kost zu gesundheitlichen Störungen.

Tab. 1: *pH-Bereiche von Lebensmitteln*

säureüberschüssig	basenüberschüssig
▶ Fleisch	▶ Obst
▶ Fisch	▶ Gemüse
▶ Eier	▶ Nüsse
▶ Getreideprodukte	▶ Vollmilch
▶ Schokolade	

1.1.6 Wasserbedarf und –zufuhr

Der Wasserbedarf des Menschen ist keine konstante Größe. Die Empfehlungen der DGE gelten für einen Energieumsatz von ca. 11,1 MJ bei durchschnittlichen Klimabedingungen in Mitteleuropa.

Tab. 1: *Zufuhrempfehlungen für Wasser (DACH–Referenzwerte)*

Alter	Wasseraufnahme	
	ml/Tag	ml/kg KG u. Tag
Säuglinge		
▶ 0 bis < 4 Monate	680	130
▶ 4 bis < 12 Monate	1000	110
Kinder		
▶ 1 bis < 4 Jahre	1300	95
▶ 4 bis < 7 Jahre	1600	75
▶ 7 bis < 10 Jahre	1800	60
▶ 10 bis < 13 Jahre	2150	50
▶ 13 bis < 15 Jahre	2450	40
Jugendliche/Erwachsene		
▶ 15 bis < 19 Jahre	2800	40
▶ 19 bis < 25 Jahre	2700	35
▶ 25 bis < 51 Jahre	2600	35
▶ 51 bis < 65 Jahre	2250	30
▶ > 65 Jahre	2250	30
Schwangere	2700	35
Stillende	3100	45

Info

Faktoren, die den Bedarf erhöhen

- ▶ hoher Energieumsatz
- ▶ Hitze
- ▶ trockene, kalte Luft
- ▶ reichlich Kochsalzverzehr
- ▶ hohe Proteinzufuhr
- ▶ pathologische Zustände wie Fieber, Erbrechen, Durchfall

Info

Beim Fasten reichlich trinken

Bei geringer Nahrungsaufnahme fehlt das in Lebensmitteln vorkommende Wasser und es wird weniger Oxidationswasser gebildet. Um weiterhin harnpflichtige Substanzen auszuscheiden, muss reichlich getrunken werden.

Geeignete Lebensmittel

Am besten geeignet sind: Leitungswasser, Mineralwasser, Früchte– bzw. Kräutertees sowie verdünnte Obst– und Gemüsesäfte. Weniger geeignet sind Limonaden, Colagetränke oder Bier.

Lebensmittel wie Obst und Gemüse enthalten bis zu 90 % Wasser und tragen zur Versorgung bei.

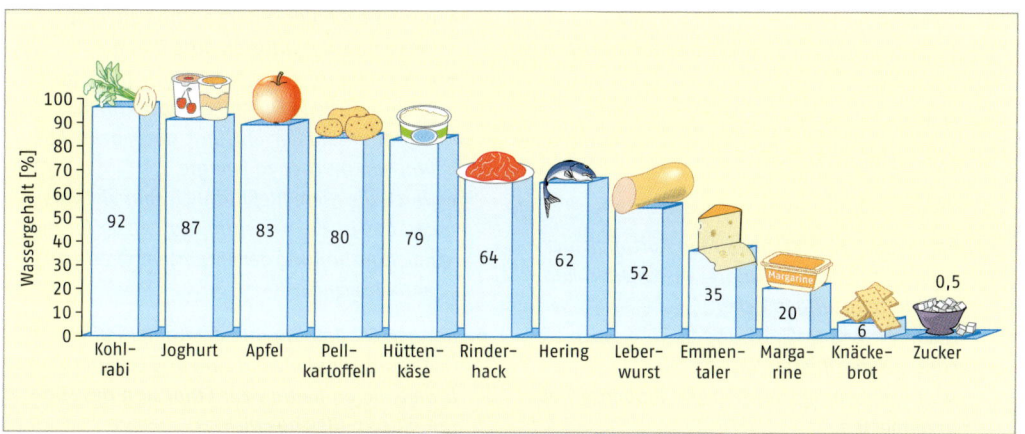

Bild 1: *Wassergehalt von Lebensmitteln*

Und jetzt *Sie*!

1. Zeigen Sie mithilfe von Schemazeichnungen jeweils

a) die Hydratisierung

b) die Dissoziation folgender Stoffe auf Teilchenebene:
Natriumcarbonat, Chlorwasserstoff, Kaliumhydroxid, Glucose, Calciumchlorid, Eisensulfat, Salpetersäure, Ammoniak, Glycerin.

2. Folgende Tabelle zeigt die Geschwindigkeit der Teilchenbewegung von Stoffen bei verschiedenen Temperaturen.

	bei 0° C	bei 100° C
Wasserstoff	1 695	425
Sauerstoff	1 980	495

2.1   Entnehmen Sie der Tabelle zwei Informationen und interpretieren Sie diese.

2.2   Stellen Sie eine geöffnete Flasche Parfüm ca. 50 cm von sich entfernt auf den Tisch.

2.2.1   Erläutern Sie, warum Sie das Parfüm riechen können. Fertigen Sie dazu ein einfaches Schema an, mit dem Sie Ihren Mitschülern die Antwort veranschaulichen können.

2.2.2   Wie würde sich Ihre Beobachtung verändern, wenn

a) Sie statt vor der Flasche, in der übernächsten Bankreihe säßen?

b) Sie diesen Versuch im Hochsommer durchführen würden?

c) statt einer Flasche Parfüm drei offene Eimer voll Parfüm da wären?

Begründen Sie jeweils.

3. Bei einem Experiment werden Kartoffelstückchen von 5 /1 /1 cm in drei verschieden konzentrierte Lösungen gelegt:
Lösung I: 2 % NaCl, Lösung II: 30 % NaCl, Lösung III: destilliertes Wasser.
Nach 24 Stunden werden die Proben erneut abgemessen.

Ergebnisse:
Probe A   4,5 cm
Probe B   gleich bleibende Länge
Probe C   5,3 cm

3.1   Ordnen Sie die Proben A, B und C den jeweiligen Lösungen begründet zu. Benutzen Sie bei Ihrer Erklärung die Begriffe isotonisch, hypertonisch, und hypotonisch.

3.2   Benennen und erläutern Sie die hier abgelaufene Transportart.

3.3   Zeigen Sie am Beispiel des Trinkens von Meerwasser (s. S. 328), dass die Ergebnisse dieses Experiments auch auf Vorgänge im menschlichen Organismus übertragbar sind.

4. Zeigen Sie an den Beispielen:
   ▶ Verdauung von Saccharose
   ▶ Bildung eines Esters
   ▶ Synthese eines Oligopeptids aus Aminosäuren

die Bedeutung von Wasser als Reaktionspartner bei Stoffwechselreaktionen.

5. Überprüfen Sie folgende Behauptungen auf ihre Richtigkeit. Entscheiden Sie sich für „richtig", „falsch" oder „teilweise richtig" und begründen Sie Ihre Entscheidung jeweils ausführlich.

   ▶ Männer haben im allgemeinen einen höheren Wasseranteil als Frauen, weil sie meist größer sind.
   ▶ Der extrazelluläre Raum enthält etwas mehr Wasser als der intrazelluläre Raum.
   ▶ Extrazelluläre Flüssigkeit kann man auch als Interstitielle Flüssigkeit bezeichnen.
   ▶ Oxidationswasser entsteht auch beim Abbau von Glucose zu Energie.
   ▶ Durch die Niere fließt täglich sehr viel Wasser. Das ist auch wichtig, da Wasser für die Konstanthaltung der Körpertemperatur unentbehrlich ist.

6. Nennen Sie drei Organe, die an der Pufferung im Organismus beteiligt sind und erläutern Sie jeweils deren Beitrag zur Erhaltung des Säuren-Basen-Gleichgewichtes.

1.2 Trinkwasser

Da Wasser ein unerlässlicher Bestandteil unserer Ernährung ist, sind die Qualitätsanforderungen an Trinkwasser sehr streng.

Gewinnung von Trinkwasser

Deutschland ist ein wasserreiches Land mit einem jährlich nutzbaren Wasserangebot von insgesamt 182 Milliarden Kubikmetern. Gefördert werden davon jährlich 41 Milliarden Kubikmeter. Aber mit 13 Prozent dient nur ein geringer Teil dem privaten Verbrauch. Die restlichen 87 Prozent werden von Kraftwerken, Industrie und Landwirtschaft verbraucht.

Der private Durchschnittsverbrauch liegt in Deutschland momentan bei 128 Litern Trinkwasser pro Tag und Einwohner. Dabei wird nur ein sehr geringer für das Zubereiten von Lebensmitteln verwendet.

Tab. 1: *Wasserverbrauch in Deutschland*

Verwendungssszweck	Menge
Toilette	44 Liter
Baden und Duschen	41 Liter
Wäsche waschen	17 Liter
Körperpflege	6 Liter
Garten	6 Liter
Autowaschen	3 Liter
Kochen	3 Liter
Sonstiges	8 Liter

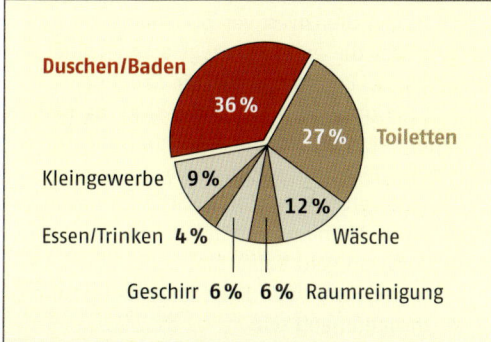

Bild 1: *Wasserverbrauch in Deutschland*

Die Wasser-Ressourcen

Trinkwasser wird zu 64 Prozent aus Grund- und zu 27 Prozent aus Oberflächenwasser gewonnen. Der Rest entstammt natürlichen Quellen.

 Info

Definitionen

▶ Als Grundwasser wird Wasser aus einer Tiefe von rund 50 Metern bezeichnet. Häufig stammt es aus tieferen Schichten.

▶ Quellwasser ist von selbst zutage tretendes Grundwasser.

▶ Oberflächenwasser stammt aus fließenden Gewässern, Talsperren und Seen.

 Info

Anforderungen an Trinkwasser

▶ Es soll appetitlich, klar, farb- und geruchlos sein.

▶ Es soll frei von Stoffen sein, die eine spätere Trübung hervorrufen könnten (vor allem Eisen- und Mangansalze).

▶ Es darf chemische Stoffe nur bis zu festgelegten Höchstmengen enthalten.

▶ Es muss hygienisch einwandfrei sein – also frei von Krankheitserregern. Diese Forderung gilt nur dann als erfüllt, wenn in 100 ml keine Coli-Bakterien nachzuweisen sind.

 Info*plus*

Wasserverbrauch weltweit

Andere Länder verbrauchen im Vergleich zu uns deutlich weniger. In afrikanischen Trockengebieten kommt man mit täglich 20 l aus. In der Sahelzone sind es 30 l. Die WHO hat errechnet, dass mindestens 25 l pro Tag für ein menschenwürdiges Leben nötig sind.

Stationen der Aufbereitung

1. Im Trinkwasser darf die Eisenkonzentration 0,1 Milligramm pro Liter und die Mangankonzentration 0,05 Milligramm pro Liter nicht überschreiten. Da beide Elemente häufig im natürlichen Grundwasser enthalten sind, wird das Wasser zunächst in einer speziellen Belüftungsanlage intensiv mit Sauerstoff angereichert. Dabei gehen Eisen und Mangan in höhere Oxidationsstufen über und fallen als unlösliche Hydroxide aus.

2. Im nächsten Schritt wird das Wasser gefiltert. Dazu lässt man es meist durch etwa zwei Meter mächtige Kiesschichten sickern. Hier werden nicht nur die Eisen- und Manganverbindungen zurück gehalten. Innerhalb solcher Schichten befindet sich vielmehr meist eine bestimmte Bakterienflora, die sonstigen Schmutz und sogar schädliche Keime bindet. Außer der klassischen Kiesfiltration gibt es noch spezielle Verfahren, auf die hier nicht näher eingegangen werden soll.

3. Nach der Reinigung gelangt das Wasser in Reinwasserbehälter und wird von dort in das Leitungsnetz eingespeist. Um die hygienische Qualität zu sichern, wird es zuvor mehrfach gechlort.

Beurteilungskriterien

Für die Beurteilung der Wasserqualität dienen in erster Linie Art und Menge der darin gelösten Salze und die Wasserhärte.

Gelöste Salze

Als Kriterium für die Brauchbarkeit als Trinkwasser werden hauptsächlich folgende Ionen chemisch bestimmt.

Anionen

Nitrat (NO_3^-), Nitrit (NO_2^-); Chlorid (Cl^-), Phosphat (PO_4^{3-}), Sulfat (SO_4^{2-}), Carbonat (CO_3^{2-}) und Sulfid (S^{2-}).

Kationen

Ammonium (NH_4^+), Calcium (Ca^{2+}), Magnesium (Mg^{2+}), Eisen (Fe^{2+}) und Mangan (Mn^{2+}).

Tab. 1: *Grenzwerte einzelner chemischer Stoffe*

Stoff	Grenzwert (mg/l)
Arsen (As)	0,04
Blei (Pb)	0,04
Cadmium (Cd)	0,005
Chrom (Cr)	0,05
Cyanid (CN^-)	0,05
Fluorid (F^-)	1,50
Nickel (Ni)	0,05
Nitrat (NO_3^-)	50,00
Nitrit (NO_2^-)	0,10
Quecksilber (Hg)	0,001

Info

Wie Chlor und Wasser wirken

Ein Teil des Chlors wirkt direkt keimtötend. Das restliche Chlor reagiert mit Wasser zu unterchloriger Säure und Salzsäure.

$$Cl_2 \; + \; H_2O \; \longleftrightarrow \; HClO \; + \; HCl$$

Chlor   Wasser   unterchlo-   Salzsäure
                       rige Säure

Die unterchlorige Säure ist unbeständig und zerfällt unter Abspaltung von neu gebildetem Säuerstoff, der dann ebenfalls Mikroorganismen abtötet.

$$2 \; HClO \; \longleftrightarrow \; 2 \; HCl + O_2$$

Info

Problem Nitrat

Mit einem Grenzwert von 50 Milligramm pro Liter liegt die gesetzlich zugelassene Nitratmenge in Bereichen, die für Säuglinge als kritisch anzusehen sind. Sie sind deshalb gefährdet, weil sich im kindlichen Organismus Bakterien entwickeln, die Nitrat zu Nitrit reduzieren. Das kann Ursache für die sogenannte Methämoglobinämie sein. Der rote Blutfarbstoff geht dabei zum Teil in eine unwirksame Form über. Diese Erkrankung kann lebensbedrohend sein.

Wasserhärte

Unter Wasserhärte versteht man die in einem Wasser gelöste Menge an Calcium- und Magnesiumionen. Dabei bedeutet ein Grad deutsche Härte 10 Milligramm CaO oder 7,14 Milligramm MgO pro Liter Wasser. Die Summe der enthaltenen Calcium- und Magnesiumionen bezeichnet man als Gesamthärte.

Info

Einheit der Wasserhärte

1° deutsche Härte (°d.H.) entspricht:

▶ 10 mg CaO pro Liter Wasser

oder

▶ 7,14 mg MgO pro Liter Wasser.

Carbonathärte

Ein Teil des Calciums und Magnesiums ist in Wasser in Form des Hydrogencarbonats gelöst. Beim Erhitzen gehen diese Salze in unlösliche Verbindungen über, die sich als Kesselstein absetzen.

$$Ca(HCO_3)_2 \longrightarrow \boxed{CaCO_3\downarrow} + H_2O + CO_2$$
$$Mg(HCO_3)_2 + H_2O \longrightarrow \boxed{Mg(OH)_2\downarrow} + 2 H_2O + 2 CO_2$$

Kesselstein

Man bezeichnet die durch Hydrogencarbonate von Calcium und Magnesium hervorgerufene Härte daher als temporäre oder Carbonathärte.

Nichtcarbonathärte

Andere Calcium- und Magnesiumsalze — in erster Linie Sulfate, Silikate, Nitrate und Chloride — bleiben auch nach dem Erhitzen in Lösung. Sie bewirken eine permanente Härte, die als Nichtcarbonathärte bezeichnet wird.

Gesamthärte
↓
Carbonathärte + Nichtcarbonathärte

Tab. 1: *Einteilung der Wässer nach Härtegraden*

Gesamthärte (°d.H.)	Bezeichnung
0–4	sehr weich
4–8	weich
8–12	mittelhart
12–18	ziemlich hart
18–30	hart
> 30	sehr hart

Für die Eignung als Trinkwasser ist eine mittlere Härte zwischen 8 und 12 °d.H. am günstigsten. Weiche Wasser schmecken fade und wenig erfrischend. Eine hohe Wasserhärte wirkt sich noch ungünstiger aus. Beim Zubereiten und Verarbeiten von Lebensmitteln mit hartem Wasser kommt es vielfach zu ausgesprochen unangenehmen Störungen:

▶ Kaffee- und Teeaufgüsse zeigen vor allem bei stark magnesiumhaltigem Wasser eindeutige Geschmackseinbußen.

▶ Mit Mehl angedickte Soßen werden nicht glatt, sondern flockig.

▶ Hülsenfrüchte lassen sich schlechter weich kochen.

▶ Fleisch wird weniger zart.

Info*plus*

Trinkwasser aus ewigem Eis!

Edel-Restaurants und exklusive Wellness-Zentren in Nordamerika und dem Nahen Osten bieten ihren Kunden einen besonderen Luxus: Wasser, das aus ewigem Eis kommt. Spezialschiffe brechen mit hydraulischen Greifzangen Stücke aus den Eisbergen der Polregionen. In riesigen Tanks im Bauch der Schiffe wird es geschmolzen und an Land in elegant designte Flaschen abgefüllt.

Das kostbare Nass sei bis zu 200 000 Jahre alt, behaupten die Vertreiber. Auch enthalte es keinerlei Schadstoffe.

1.3 Getränke

Mineralwasser und alkoholfreie Getränke sind für eine ausgewogene Ernährung von großer Bedeutung.

Mineral- und Tafelwässer

Diese Wässer werden nur dann als Lebensmittel angesehen, wenn sie ausschließlich als Erfrischungsgetränke in den Handel gebracht werden. Die entsprechenden Vorschriften gelten daher nicht für Wässer, die wegen ihrer heilenden Wirkung getrunken werden.

Natürliches Mineralwasser

Es wird aus unterirdischen Quellen gewonnen und direkt in die für den Endverbrauch bestimmten Behälter abgefüllt. Für natürliches Mineralwasser gelten folgende Anforderungen:

▶ Es stammt aus einem unterirdischen, vor Verunreinigungen geschützten Wasservorkommen.

▶ Es ist von ursprünglicher Reinheit und enthält messbare Mengen an Mineralstoffen.

▶ Seine Zusammensetzung ist im Rahmen natürlicher Schwankungen konstant.

Nur natürliche Mineralwässer dürfen zusätzliche Bezeichnungen wie „Sprudel", „Quelle" oder Hinweise auf die geografische Herkunft tragen.

Quellwasser

Es muss ebenfalls am Ort der Quelle abgefüllt sein, darf aber aus verschiedenen Quellen stammen. Sein Gehalt an Mineralstoffen unterliegt keiner besonderen Kontrolle.

Tafelwasser

Es wird aus Wasser hergestellt, dem man eine oder mehrere folgender Zutaten beigefügt hat:

▶ Natürliches, salzreiches Wasser oder konzentriertes natürliches Mineralwasser,

▶ Meerwasser,

▶ Bestimmte Salze (NaCl, CaCl$_2$, Na$_2$CO$_3$, NaHCO$_3$, CaCO$_3$, MgCO$_3$) und CO$_2$.

 Info

Kennzeichnung von natürlichen Mineralwässern

Alle Wässer tragen die Bezeichnung „natürliches Mineralwasser". Außerdem sind noch folgende Deklarierungen möglich:

▶ „kohlensäurehaltig", wenn es spontan CO$_2$ frei setzt,

▶ „mit Kohlensäure versetzt", wenn CO$_2$ anderer Herkunft zugesetzt wurde,

▶ „Säuerling" oder „Sauerbrunnen", wenn es einen natürlichen Gehalt an CO$_2$ von mehr als 250 mg pro Liter besitzt.

Tab. 1. *Grenzwerte für chemische Stoffe in Mineralwässern*

Stoff	Grenzwert (mg/l)
Arsen (As)	0,04
Blei (Pb)	0,04
Cadmium (Cd)	0,005
Chrom (Cr)	0,05
Cyanide (CN$^-$)	0,05
Fluoride (F$^-$)	1,50
Nitrate (NO$_3^-$)	50,00
Nitrite (NO$_2^-$)	0,10
Quecksilber (Hg)	0,001
Selen (Se)	0,008
Sulfate (SO$_4^{2-}$)	240,00

 Info

So viel wird getrunken

Die Deutschen tranken pro Kopf im Jahr 2009 rund 133 Liter Mineralwasser. 45 % davon waren klassischer Sprudel, 42,3 % Wasser mit wenig Kohlensäure. Stille Wässer lagen bei 10 %. Den Rest bilden Heilwässer und aromatisierte Wässer.

Alkoholfreie Getränke

Das Angebot nichtalkoholischer Getränke ist riesengroß. Nicht alle sind empfehlenswert.

Fruchtgetränke

Es handelt sich bei ihnen um flüssige Auszüge aus frischem Obst. Um Kosten für den Transport zu sparen, werden sie häufig im Erzeugerland durch Wasserentzug hoch aufkonzentriert. Im Verbraucherland verdünnt man sie dann wieder. Vor oder beim Abfüllen werden sie pasteurisiert.

 Info

Konservierungsstoffe sind tabu

Für alle Fruchtgetränke gilt: Sie dürfen keine chemischen Konservierungsstoffe enthalten. Lediglich ein Zusatz von Vitamin C ist zur Verbesserung der Haltbarkeit erlaubt.

Fruchtsaft

Er ist unter den verschiedenen Arten von „flüssigem Obst" das Spitzenprodukt. Fruchtsäfte müssen vollständig aus gepresstem Obst bestehen. Bei Fruchtsäften aus Konzentrat gestattet das Gesetz, einen eventuellen Verlust an Fructose durch Zucker auszugleichen. Bis zu 15 Gramm pro Liter sind erlaubt.

Fruchtnektare

Nektar ist eine Mischung aus Fruchtsaft, eventuell auch Fruchtmark, mit Wasser und Zucker. Dabei ist ein Fruchtanteil von mindestens 25 Prozent vorgeschrieben. Der tatsächliche Gehalt muss auf dem Etikett vermerkt sein. Oft enthalten sie Vitaminzusätze.

Fruchtsaftgetränke

Grundlage dieser Erfrischungsgetränke ist ein Tafelwasser. Ihm werden Fruchtsaft, Fruchtsaftgemische oder Dicksäfte zugesetzt. Der Fruchtgehalt muss auch hier gekennzeichnet sein. Er beträgt bei Zitrusfrüchten sechs, bei Beeren- und Steinobst 10 und bei Kernobst wie Weintrauben oder Äpfeln 30 Prozent.

Gemüsesäfte

Sie sind das unverdünnte Saftprodukt von Gemüse. Lediglich Geschmackszutaten sind erlaubt. Gemüsesäfte sind energiearm und vitaminreich.

Besonderheiten:

▶ Gemüse-Cocktail ist eine Mischung verschiedener Gemüsesäfte.

▶ Gemüsetrunk ist ein aus Gemüsesaft und Trinkwasser gemischtes Getränk.

Limonaden

Die Bezeichnung Limonade stammt von der Limone oder Zitrone. Früher verstand man darunter Zitronensaft, vermischt mit Zucker und Wasser. Heute darf sie auch andere Säfte enthalten.

Tonic water

Es enthält Zitrusauszüge und einen Chininzusatz von höchstens 0,085 Gramm pro Liter. Chinin ist ein Auszug aus Chinarinde und muss deklariert sein.

Koffeinhaltige Limonaden

Neben Frucht- und Pflanzenauszügen, meist von der Kola-Nuss (Cola-Getränke), enthalten sie Koffein – bis zu 25 Milligramm pro Liter. Der Gehalt muss deklariert sein.

Brausen

Sie sind Erfrischungsgetränke, die keinen Fruchtsaftanteil, sondern künstliche Essenzen enthalten. Der Zucker ist oft durch Süßstoff ersetzt. Auch Farbstoffe können enthalten sein.

Energy Drinks

Rein rechtlich sind sie koffeinhaltige Limonaden und werden als Muntermacher und leistungssteigernd angepriesen. Inhaltsstoffe sind in der Regel: Wasser, Zucker bzw. Süßstoff, Kohlensäure, Koffein, Taurin, Glucuronolacton, Vitamine, Mineralstoffe sowie Farb- und Aromastoffe, Die genaue Rezeptur ist je nach Marke unterschiedlich.

Das Bundesinstitut für Risikobewertung warnt vor gesundheitlichen Risiken. Insbesondere für Kinder, Schwangere, Stillende und gegen Koffein empfindliche Personen sind diese Getränke nicht geeignet.

Und jetzt *Sie!*

1. *Informieren Sie sich auf S. 331 über den privaten Wasserverbrauch in Deutschland. Machen Sie konkrete Vorschläge zur Wassereinsparung.*

2. *Bringen Sie folgende Begriffe in einen sinnvollen Zusammenhang.*
   Grundwasser, Trinkwasser, Oberflächenwasser, Quellwasser.

3. *Finden Sie jeweils den Grund, warum a) Eisen, b) Cadmium, c) Nitrat nur in möglichst kleinen Mengen im Trinkwasser enthalten sein sollten.*

4. *In folgendem Zahlenfeld finden Sie waagrecht, senkrecht und diagonal Begriffe, die direkt oder indirekt mit dem Thema Wasserhärte in Verbindung stehen. Finden Sie diese und erklären Sie ihre Bedeutung.*

F	V	N	W	T	B	Z	O	L	L	Q	Y
G	K	F	L	E	I	S	C	H	G	A	T
G	E	S	A	M	T	H	A	E	R	T	E
K	R	C	N	P	W	B	M	L	V	L	P
C	A	R	B	O	N	A	T	C	Z	B	S
V	Z	F	S	R	X	I	U	W	X	E	P
W	A	J	F	A	R	W	Q	R	Z	O	M
K	E	S	S	E	L	S	T	E	I	N	M
J	G	I	L	R	E	N	B	I	L	U	O
Q	A	I	C	Z	X	R	U	X	I	V	L
Y	V	H	T	H	U	F	L	B	M	E	R

5.1 *Informieren Sie sich über die verschiedenen Arten von Mineralwasser, die im Handel erhältlich sind. Finden Sie jeweils mindestens ein Beispiel für jede Qualität.*

5.2 *Erstellen Sie eine Tabelle mit den zwei Spalten:*

▸ *Art des Mineralwassers*
▸ *Besonderheit im Vergleich zu anderen Wässern.*

5.3 *Machen Sie in Ihrer Klasse einen Geschmackstest. Sie brauchen dazu:*

▸ *Vier leere Mineralwasserflaschen, von denen die Etiketten abgelöst wurden.*
▸ *Kleine Probierbecher.*
Auf den Flaschen werden die Zahlen 1 bis 4 angebracht. Nun wird von einer Schülerin / einem Schüler jeweils eingefüllt:

▸ *destilliertes Wasser,*
▸ *stilles Wasser natriumarm,*
▸ *stilles Wasser, hoher Natriumgehalt,*
▸ *kohlensäurehaltiges Mineralwasser.*

Ohne zu wissen, welches Wasser in welchem Probierbecher ist, vergleichen die anderen Schülerinnen bzw. Schüler die Wässer hinsichtlich ihres Geschmacks.
Wer schmeckt heraus, welches Wasser jeweils im Probierbecher ist?

6. *Wiederholen Sie das Experiment aus Aufgabe 5.3 Statt Wasser werden nun aber eingefüllt:*

▸ *Orangenlimonade*
▸ *Orangenfruchtsaftgetränk*
▸ *Orangennektar*
▸ *Orangensaft*

7. *Bewerten Sie jeweils die Eignung der Getränke. Geben Sie dazu jeweils mindestens drei Aspekte an.*

▸ *Cola für ein Schulkind,*
▸ *Apfelsaft als Getränk zum Mittagessen,*
▸ *Zitronenlimonade für eine Seniorin,*
▸ *Fruchtsaftgetränk als Pausengetränk,*
▸ *Mineralwasser für zwischendurch,*
▸ *Brause, Geschmacksrichtung Waldmeister für eine fünfzehnjährige Schülerin.*

8.1 **Erläutern Sie die Wirkungsweise von**

a) *Zucker,*
b) *Koffein,*
c) *Glucuronolacton und*
d) *Farbstoffen in einem Energy Drink.*

8.2 *Geben Sie eine Empfehlung zum Verzehr von Energy Drinks.*

2 Mineralstoffe

Fast alle chemischen Elemente des Periodensystems sind im menschlichen Körper zu finden. Manche sind lebensnotwendig, bei manchen wird eine physiologische Bedeutung diskutiert, ein Teil ist ohne jede Bedeutung für das biologische Geschehen und einige können schon in relativ geringen Dosierungen toxisch wirken. Die Mineralstoffe haben im Organismus spezielle Aufgaben. Sie werden hauptsächlich als Regler- und als Baustoffe eingesetzt.

Tab. 1: *Übersicht über die chemischen Elemente des menschlichen Organismus*

Gesicherte Bedeutung		Umstrittene Bedeutung	Keine Bedeutung		Toxische Wirkung
Calcium	Molybdän	Bor	Aluminium	Silber	Antimon
Chlor	Natrium	Brom	Beryllium	Strontium	Arsen
Chrom	Nickel	Rubidium	Caesium	Tantal	Barium
Eisen	Phosphor	Silicium	Cer	Tellur	Blei
Fluor	Sauerstoff	Vanadium	Gallium	Titan	Cadmium
Jod	Schwefel	Zinn	Germanium	Thorium	Quecksilber
Kalium	Selen		Gold	Vanadium	Thallium
Kobalt	Stickstoff		Indium	Wismut	
Kohlenstoff	Wasserstoff		Lithium	Wolfram	
Kupfer	Zink		Niob	Yttrium	
Magnesium	Mineralstoffe		Scandium	Zirconium	
Mangan					

Tab. 2: *Körperbestand Mengenelemente*

Mineralstoff	Bestand
Calcium	1 000 g
Chlor	120 g
Kalium	150 g
Magnesium	24 g
Natrium	80 g
Phosphor	780 g
Schwefel	150 g

Tab. 3: *Körperbestand Spurenelemente*

Mineralstoff	Bestand
Eisen	2,5−4,0 g
Fluor	2,0−5,0 g
Jod	10−20 mg
Kupfer	ca. 100 mg
Kobalt	1−2 mg
Mangan	10−20 mg
Molybdän	8−10 mg
Selen	13−20 mg
Zink	1,5−2,5 g

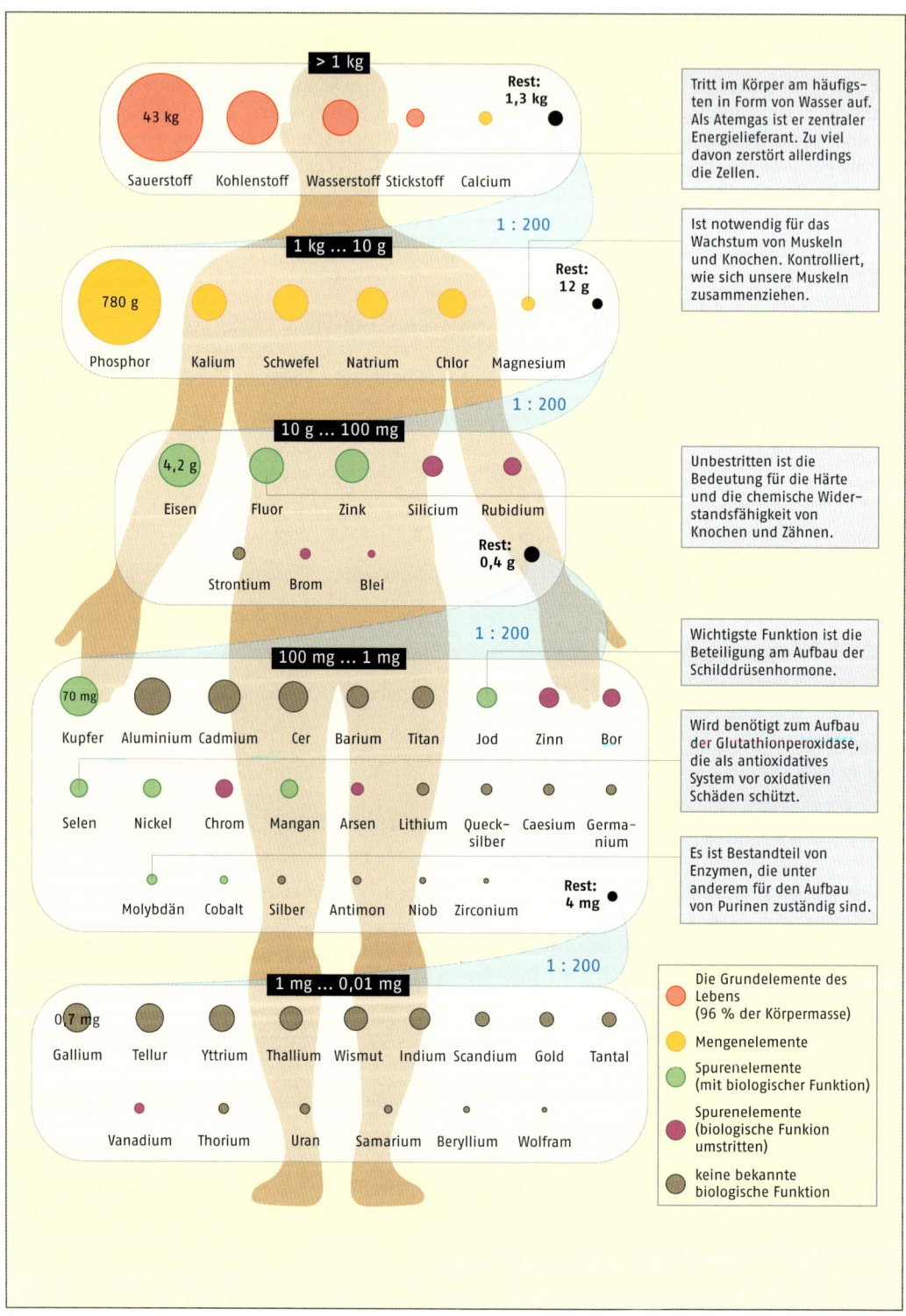

Bild 1: *Bausteine des Menschen*

Allgemeine Aufgaben der Mineralstoffe

Von den im Organismus vorkommenden chemischen Elementen sind die unter dem Begriff Mineralstoffe zusammengefassten Substanzen für einen reibungslosen Ablauf der Lebensvorgänge zuständig. Zahlreiche biochemische Prozesse sind an ihre Anwesenheit gebunden.

Die wichtigsten allgemeinen Aufgaben der Mineralstoffe im Körper sind:

- Aufrechterhalten eines bestimmten osmotischen Drucks,
- Erhalten der Elektroneutralität,
- Einhalten bestimmter Löslichkeitsbedingungen für Proteine,
- Bereitstellen von Puffersystemen,
- Aufrechterhalten der Reizleitung,
- Steuerung enzymatischer Reaktionen,
- Aufbau bestimmter Gewebe, vor allem Knochen und Zähne.

Nach dem mengenmäßigen Vorkommen der Mineralstoffe unterscheidet man zwischen Mengen- und Spurenelementen. Über die physiologische Bedeutung sagen die Konzentrationen nichts aus. Zahlreiche Spurenelemente wie zum Beispiel Selen wirken in höheren Konzentrationen toxisch.

Tab. 1: *Die Einteilung der Mineralstoffe*

Mengenelemente

Der Anteil im Körper beträgt insgesamt mehr als 10 Gramm und der Bedarf mehr als 50 Milligramm:

Na, Cl, K, Ca, P, Mg, S.

Spurenelemente

Sie sind nur in Spuren enthalten und ihr täglicher Bedarf liegt unter einem Gramm:

J, F, Fe, Co, Mn, Zn, Cu, Ni, Se, Cr.

2.1 Natrium

In der extrazellulären Flüssigkeit ist Natrium das mengenmäßig wichtigste Kation. Der Natriumhaushalt ist eng mit dem Wasserhaushalt verknüpft. Daneben hat es eine Reihe von Funktionen auf zellulärer Ebene.

 Info

Häufig vorkommende Natriumsalze

Natriumchlorid	$NaCl$
Natriumcarbonat	Na_2CO_3
Natriumnitrat	$NaNO_3$
Natriumacetat	$Na(CH_3COO)$
Natriumphosphat	Na_3PO_4

Resorption und Vorkommen im Organismus

Die Resorption von Natrium vollzieht sich sehr rasch. Bereits drei bis sechs Minuten nach der Aufnahme erreicht es den Kreislauf. Nach ca. drei Stunden ist die Resorption abgeschlossen.

Der menschliche Organismus enthält insgesamt 80 Gramm Natrium. Etwa zwei Drittel davon liegt gelöst als Na^+ vor, der Rest in Form fester Salze.

Der Hauptanteil des gelösten Natriums, ca. 97 Prozent, befindet sich in der extrazellulären Flüssigkeit. In der intrazellulären Flüssigkeit sind nur drei Prozent enthalten. Das Konzentrationsgefälle zwischen dem extra- und intrazellulären Raum wird durch Natrium-Kalium-Pumpen aufrechterhalten. Sie pumpen Natriumionen im Austausch gegen Kaliumionen aus der Zelle hinaus.

Rund 30 Prozent des gesamten Natriumbestandes befindet sich in den Knochen und beteiligt sich nicht am Austausch von Natrium zwischen extra- und intrazellulärem Raum. Dieses Vorkommen ist als Natrium-Reservoir von großer Bedeutung. Bei Verarmung an Natrium, zum Beispiel durch Acidose, zieht der Organismus von dort beträchtliche Mengen an Natrium ab und transportiert sie in die Gewebe.

So arbeitet die Na⁺-K⁺-Pumpe

Die Na⁺-K⁺-Pumpe ist ein sogenanntes Carrier-Protein und in die Zellmembranen eingebaut. Es hat für Na⁺ drei und für K⁺ zwei Bindungsstellen. Auf der Membraninnenseite befindet sich zudem eine Andockstelle für ATP. Mit der daraus freigesetzten Energie kann die Na⁺-K⁺-Pumpe drei Na⁺ aus dem Zellinneren heraus und im Gegenzug zwei K⁺ hinein transportieren.

Ionentransport Schritt für Schritt

1. Bindung von Na⁺ am Carrier.

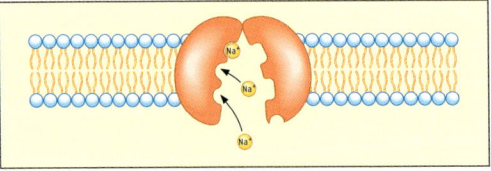

2. Spaltung von ATP unter Energiefreisetzung.

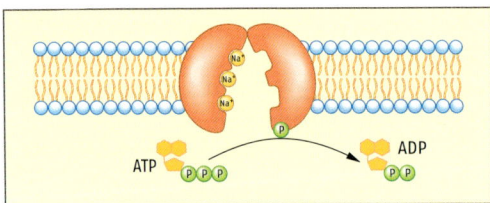

3. Veränderung der Proteinstruktur, so dass die Bindungsstellen des Natriums nach außen zeigen und das Natrium dorthin abgegeben werden kann.

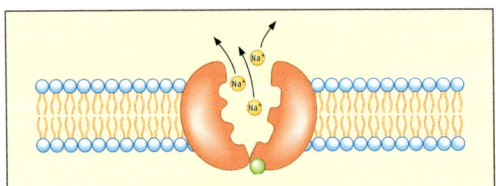

4. Nach Abspalten des Natriums können zwei Kaliumionen vom Carrier gebunden werden.

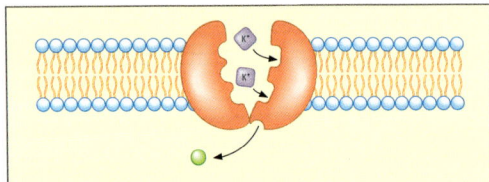

5. Das Carrierprotein ändert erneut seine Struktur und öffnet sich wieder nach innen.

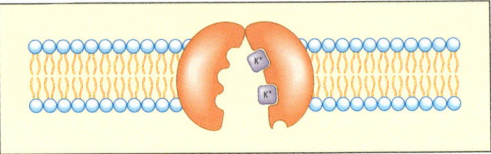

6. Die Kaliumionen werden abgespalten und an die intrazelluläre Flüssigkeit abgegeben. Damit ist der Weg frei, um abermals drei Natriumionen binden zu können.

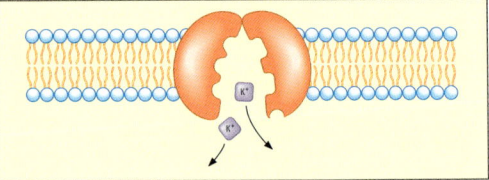

 Info*plus*

Regulierung des Na-Haushaltes

Von zentraler Bedeutung für die Aufrechterhaltung des Extrazellulärraumes ist das Renin-Angiotensin-Aldosteron-System. In den venösen Gefäßen, aber auch anderen Bereichen, wird ständig die Wandspannung gemessen. Sie korrespondiert mit dem osmotischen Druck und damit der Konzentration an Na⁺.

▶ Bei Abfall der Wandspannung wird Angiotensin gebildet. Das wiederum stimuliert in der Nebennierenrinde die Ausschüttung von Aldosteron. Die Folge ist eine verstärkte Rückresorption von Na⁺.

▶ Bei Zunahme der Wandspannung kommt es zur Bildung des sogenannten atrialen, natriuretischen Faktors (ANF). Er bewirkt eine verstärkte Ausscheidung von Na⁺ über die Niere.

Physiologische Funktion

Natrium zählt zu den wichtigsten Elektrolyten im Organismus. Es befindet sich als Na^+ hauptsächlich in der extrazellularen Flüssigkeit und beeinflusst dort den osmotischen Druck. Je höher die Na^+-Konzentration, desto höher der osmotische Druck. Umgekehrt sinkt der osmotische Druck mit der Na^+-Konzentration.

Der Organismus reagiert bereits auf geringe Schwankungen des osmotischen Drucks bzw. der Na^+-Konzentration – ab ein Prozent. Es treten dann sehr rasch die oben beschriebenen Regulationsmechanismen in Kraft.

Insgesamt hat Natrium folgende Aufgaben:

► Aufrechterhalten des osmotischen Druckes,
► Aufrechterhalten des Membranpotentials,
► Regulierung des Säure-, Basen- und Wasserhaushaltes.

Bedarf

Aus Bilanzuntersuchungen für Erwachsene wurde eine minimale Zufuhr von 550 Milligramm pro Tag ermittelt. Das entspricht einer Kochsalzmenge von rund 1,5 Gramm. Bei starkem Schwitzen gehen mehr als 0,5 Gramm pro Liter Schweiß verloren. In solchen Fällen ist der Bedarf erhöht. Hochleistungssportler oder auch Europäer im ungewohnten Klima der Tropen greifen oft zu Salztabletten, um dem Rechnung zu tragen.

Tab.1: *Schätzwerte für die minimale Zufuhr an Natrium (DACH-Referenzwerte 2008)*

Alter	Menge (mg/Tag)
Säuglinge	
► 0 bis < 4 Monate	100
► 4 bis unter 12 Monate	180
Kinder	
► 1 bis < 4 Jahre	300
► 4 bis < 7 Jahre	410
► 7 bis < 10 Jahre	460
► 10 bis < 13 Jahre	510
► 13 bis < 15 Jahre	550
Jugendliche/Erwachsene	550

Mangel

Die bei uns üblichen Ernährungsgewohnheiten schließen einen Mangel an Natrium aus. Zur Verarmung des Organismus an Natrium kommt es daher nur unter extremen Bedingungen:

► Bei übermäßigem Schwitzen, verursacht durch körperliche Höchstleistungen oder extrem hohe Außentemperaturen.

► Bei anhaltendem Erbrechen oder starken Durchfällen.

Bei so entstehenden Hyponatriumämien sinkt der osmotische Druck des Plasmas. Das Volumen des Plasmas nimmt daher ab. Der Organismus gleicht den Verlust an Flüssigkeit zum Teil durch Verschieben von Wasser aus dem extrazellulären Bereich ins Gewebe aus. Das wiederum hat ein Absinken des Blutdrucks bis hin zum Kreislaufkollaps zur Folge. Die Natriumverarmung des Körpers führt darüber hinaus zu einer Verminderung der Nierendurchblutung, die ihrerseits zu einem Rückgang der Ausscheidung von Wasser und einer erhöhten Rückresorption von Wasser führt. Extreme Wasserverluste können tödlich enden.

Überhöhte Zufuhr

Das Problem ist nicht ein eventueller Mangel, sondern die zu hohe Aufnahme von Natrium. Sie liegt bei gut sieben Gramm bzw. 12 Gramm Kochsalz. Dies birgt gesundheitliche Risiken. Bei entsprechender erblicher Veranlagung kann sich aus einer erhöhten Zufuhr Bluthochdruck entwickeln.

So lässt sich die Kochsalzaufnahme senken

Wer Probleme mit erhöhtem Blutdruck hat, sollte auf jeden Fall mit Kochsalz sparsam sein.

► Reichlich frisches Obst und Gemüse – darin ist praktisch kein Kochsalz enthalten.

► Weniger salzhaltige Lebensmittel wie Wurstwaren und Käse.

► Beim Kochen sparsam salzen.

► Reichlich Kräuter und Gewürze verwenden – das spart Salz.

► Bei Mineralwasser auf den Natriumgehalt achten.

Vorkommen

In den Grundnahrungsmitteln ist relativ wenig Natrium enthalten. Bei Fleisch und Gemüse sind es rund 100 mg Natrium pro 100 Gramm. Mit dem Grad der Bearbeitung steigt die Natriumkonzentration jedoch steil an. So enthält Weizenmehl weniger als fünf Milligramm pro 100 Gramm. Im fertigen Brot findet sich die hundertfache Menge.

Auch geräucherte und gepökelte Produkte sowie konservierte Lebensmittel und Fertiggerichte haben normalerweise einen hohen Kochsalz- und damit Natriumgehalt.

Info

Diätstufen bei kochsalzarmer Kost

▶ streng kochsalzarm   < 1 g /Tag
▶ kochsalzarm   < 3 g/Tag
▶ mäßig kochsalzarm   < 6 g/Tag

Vorkommen und Natriumbedarf

Der geschätzte Tagesbedarf von 550 Milligramm Natrium ist enthalten in:

▶ 40 Gramm Limburger Käse,
▶ 50 Gramm Hartkäse,
▶ 50 Gramm gekochter Schinken,
▶ 150 Gramm Frischkäse,
▶ 500 Gramm Fisch,
▶ 700 Gramm Fleisch,
▶ 750 Gramm Möhren.

Tab. 1: *Lebensmittel mit hohem Kochsalzgehalt*

Lebensmittel	Kochsalzgehalt
Matjeshering	6,3 g pro 100 g
Roquefort	4,5 g pro 100 g
Tomatenketchup	3,3 g pro 100 g
Cervelatwurst	3,2 g pro 100 g
Brie	2,9 g pro 100 g
Salzgurken	2,4 g pro 100 g
Cornflakes	2,3 g pro 100 g
Laugenbrezeln	2,0 g pro 100 g
Bierschinken	1,9 g pro 100 g

2.2   Chlorid

Es ist wie Natrium in sehr vielen Lebensmitteln enthalten und wird meist mit diesem gemeinsam als Kochsalz (NaCl) aufgenommen.

Info

**Häufig vorkommende Salze
mit Chlorid als Anion**

▶ Kaliumchlorid   **KCl**
▶ Natriumchlorid   **NaCl**

Resorption und Vorkommen im Organismus

Chlorid wird sehr rasch resorbiert. Bereits drei bis sechs Minuten nach der Aufnahme ist es im Blut nachzuweisen. Nach ca. drei Stunden ist die Resorption abgeschlossen.

Das Anion kommt sowohl im extrazellulären Raum als auch in der Zellflüssigkeit vor. Ein Austausch zwischen beiden ist sehr rasch möglich. Dessen Geschwindigkeit ist unabhängig von der Temperatur und lässt sich auch durch Stoffwechselgifte nicht beeinflussen. Daraus ist zu schließen, dass der Transport nicht über einen aktiven Transport, sondern passiv abläuft.

Physiologische Funktion

Die Hauptmenge des Chlorids befindet sich in der extrazellulären Flüssigkeit. Dort beeinflusst es gemeinsam mit Natriumionen den osmotischen Druck.

Eine sehr spezifische Funktion haben die Chloridionen bei der Sekretion von Magensäure. Der Organismus benötigt diese Anionen für die Produktion von Salzsäure. Dabei werden die dem Blut entnommenen Cl^- gegen HCO_3^- ausgetauscht.

$$Cl^- + H_2CO_3 \longleftrightarrow HCO_3^- + HCl$$

Aufgabe der Magensäure ist es, Nahrungsproteine zu denaturieren und sie für den enzymatischen Abbau besser angreifbar zu machen.

Bedarf

Aus Bilanzstudien wurde für Erwachsene ein Mindestbedarf von 830 Milligramm pro Tag errechnet. Er korrespondiert mit dem Bedarf an Natrium. Beim starken Schwitzen gehen mehr als 600 Milligramm pro Liter Schweiß verloren.

Tab. 1: *Schätzwerte für die minimale Zufuhr an Chlorid (DACH-Referenzwerte 2008)*

Alter	Menge (mg/Tag)
Säuglinge	
▶ 0 bis < 4 Monate	200
▶ 4 bis < 12 Monate	270
Kinder	
▶ 1 bis < 4 Jahre	450
▶ 4 bis unter 7 Jahre	620
▶ 7 bis < 10 Jahre	690
▶ 10 bis < 13 Jahre	770
▶ 13 bis < 15 Jahre	830
Jugendliche/Erwachsene	830

Infoplus

Schwitzen im Sport

Die maximale Produktion von Schweiß und auch dessen Zusammensetzung sind variabel. Dabei gilt: Der Trainierte schwitzt schneller und intensiver. Unter vergleichbaren Bedingungen ist seine Körpertemperatur daher niedriger als die von weniger gut Trainierten.

Tab. 2: *Mineralstoffgehalt von Schweiß*

Mineralstoff	Gehalt (mg/l)
Natrium	400–1 100
Chlorid	500–1 500
Kalium	120–250
Calcium	15–70
Magnesium	5–35

2.3 Kalium

Kalium liegt im Körper als K^+ vor. Insgesamt beträgt die Konzentration im Körper rund zwei Gramm pro Kilogramm Körpergewicht.

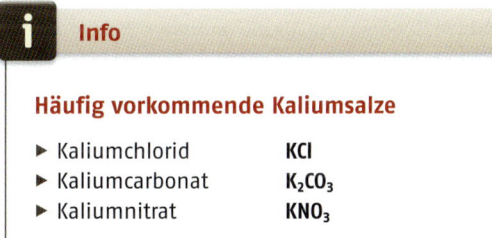

Info

Häufig vorkommende Kaliumsalze

- ▶ Kaliumchlorid **KCl**
- ▶ Kaliumcarbonat **K_2CO_3**
- ▶ Kaliumnitrat **KNO_3**

Resorption und Vorkommen im Organismus

Die Resorption von Kalium aus dem Darm verläuft deutlich langsamer als die von Natrium. Sie läuft nahezu vollständig im oberen Dünndarm ab.

Im Organismus befindet sich Kalium als Kation zu rund 98 Prozent im intrazellulären Raum. Außerdem ist es zu einem geringen Teil im extrazellulären Raum und im Knochen enthalten. Wie bei Natrium dient das Vorkommen im Knochen als Speicher.

Etwa 70 Prozent des Kaliums kommen in der Muskulatur vor. Bei Reizung des Muskels geben die Muskelzellen K^+ ab und nehmen stattdessen Na^+ auf.

Physiologische Funktion

Kalium ist für den Organismus von ähnlicher Bedeutung wie Natrium und erfüllt verschiedene Aufgaben:

- ▶ Gemeinsam mit Phosphat und Proteinen ist es für den osmotischen Druck innerhalb der Zelle verantwortlich.

- ▶ Es sorgt für Potentialdifferenzen an den Membranen. Sie sind proportional zum Verhältnis von intra- und extrazellulärem Kalium und Voraussetzung für die Erregbarkeit der Nervenzellen.

- ▶ Es aktiviert Enzymsysteme – insbesondere solche, die an der biologischen Oxidation und der Glykolyse (s. S. 557) beteiligt sind. In dieser Funktion kann Kalium durch kein anderes Element ersetzt werden.

Bedarf

Der Bedarf lässt sich nicht genau ermitteln. Der Bedarf für den Erhalt der Homöostase wird daher anhand der gesamten Aufnahme an Energie geschätzt. Eine reichliche Kaliumzufuhr wirkt blutdrucksenkend.

Tab. 1: *Schätzwerte für die minimale Zufuhr an Kalium (DACH-Referenzwerte)*

Alter	Menge (mg/Tag)
Säuglinge	
▶ 0 bis < 4 Monate	400
▶ 4 bis < 12 Monate	650
Kinder	
▶ 1 bis < 4 Jahre	1 000
▶ 4 bis < 7 Jahre	1 400
▶ 7 bis < 10 Jahre	1 600
▶ 10 bis < 13 Jahre	1 700
▶ 13 bis < 15 Jahre	1 900
Jugendliche/Erwachsene	2 000

Mangel

Die tatsächliche Zufuhr liegt in Deutschland mit ca. 2,5 Gramm Kalium pro Tag über dem Minimum. Mangelsymptome sind daher in keiner Altersgruppe zu befürchten und kommen nur selten vor. Ursachen für einen Mangel können sein:

- ▶ Störungen der Nierenfunktion und des endokrinen Systems,
- ▶ Erkrankungen, die mit Diarrhöen und Erbrechen einhergehen,
- ▶ Missbrauch von Abführmitteln und Diuretika,
- ▶ Störungen des Säure-Basen-Haushalts,
- ▶ Extreme Stresssituationen, die zu einer verstärkten Ausschüttung von Nebennierenhormonen führen und damit zu einer höheren Ausscheidung von Kalium.

Symptome eines Mangels sind:

- ▶ Schwäche der Skelettmuskulatur,
- ▶ Erschlaffen der glatten Muskulatur,
- ▶ Funktionsstörungen des Herzens.

Hyperkaliumämie

Eine zu hohe Kaliumkonzentration kann lebensbedrohlich werden. Die Ursachen:

- ▶ Eine Acidose, zum Beispiel bei diabetischem Koma,
- ▶ Eine Niereninsuffizienz, bei der die Ausscheidung von Kalium gestört ist.

Bereits Plasmawerte von mehr als 6,5 Millimol pro Liter sind problematisch. Symptome einer Hyperkaliumämie sind:

- ▶ Schwäche und Schweregefühl in der Muskulatur,
- ▶ Frösteln,
- ▶ Herz-Rhythmus-Störungen,
- ▶ Kreislaufkollaps, je nach Schwere bis hin zum Herzstillstand.

Vorkommen und Bedarf

Der Tagesbedarf von 2000 Milligramm Kalium ist enthalten in:

- ▶ 150 Gramm Bohnen,
- ▶ 150 Gramm Weizenkleie,
- ▶ 155 Gramm weiße Bohnen,
- ▶ 300 Gramm Spinat,
- ▶ 500 Gramm Fisch,
- ▶ 600 Gramm Fleisch.

 Info*plus*

Wasser- und Kaliumhaushalt im Alter

Jenseits des 50. Lebensjahres nimmt der Wassergehalt des Körpers ab. Dies beruht vor allem auf einer Abnahme der intrazellulären Flüssigkeit. Diese Abnahme erklärt sich aus einem Schwund der Muskelmasse. Dem steht eine Zunahme des Fettanteils gegenüber – Fett enthält weniger Wasser als Muskulatur. Da auch sein Kaliumgehalt geringer ist, nimmt der Gesamtkörpergehalt an Kalium ebenfalls ab.

2.4 Calcium

Calcium tritt im Organismus in unterschiedlichen Bindungsformen vor. Im Knochen und in den Zähnen ist Calcium in Form von schwer löslichem Apatit enthalten – eine vor allem aus Calcium und Phosphat aufgebaute Substanz.

Im Plasma kommt Calcium auf drei unterschiedlichen Arten vor:

▸ als Kation Ca^{2+},

▸ komplex gebunden, vor allem an Citrate,

▸ an Proteine gebunden.

 Info

Häufige Calciumsalze

▸ Calciumchlorid $CaCl_2$
▸ Calciumacetat $Ca(CH_3COO)_2$
▸ Calciumlactat $Ca(CH_3-CHOH-COO)_2$
▸ Calciumcarbonat $CaCO_3$
▸ Calciumphosphat $Ca_3(PO_4)_2$

Resorption und Vorkommen im Organismus

Je nach Knochenbau enthält der Organismus eines erwachsenen Mannes mindestens ein Kilogramm und der einer Frau rund 800 Gramm Calcium. Davon sind etwa 99,5 Prozent in Knochen und Zähnen lokalisiert und der Rest hauptsächlich im intrazellulären Raum. Die Konzentration des Plasmas liegt bei ca. 2,5 Millimol pro Liter. Knapp die Hälfte des Calciums (47 %) liegen als freies Ion vor, ein gleich großer Anteil an Albumin gebunden und knapp sechs Prozent in Form organischer Komplexe.

 Info

Formen von Apatit

Hydroxylapatit: $Ca\,[Ca_3(PO_4)_2]\,(OH)_2$
Carbonatapatit: $Ca\,[Ca_3(PO_4)_2]\,CO_3$

Für die Resorption stehen dem Organismus zwei Mechanismen zur Verfügung:

▸ Im gesamten Darm wird Calcium durch passive Resorption aufgenommen.

▸ In Zwölffingerdarm und Dünndarm gibt es einen aktiven, steuerbaren Transport.

Die Resorptionsrate liegt bei 20 bis 60 Prozent und wird durch eine Vielzahl von Faktoren beeinflusst:

▸ Die Art der angebotenen Salze spielt eine Rolle. So wird das Calcium aus Chlorid, Phosphat oder Carbonat gut resorbiert, aus Oxalat jedoch praktisch nicht ausgenutzt.

▸ Vitamin D spielt bei der Resorption von Calcium eine entscheidende Rolle. Es induziert im Organismus die Bildung eines bestimmten Proteins, das als Carrier für Ca^{2+} wirkt. Bei Vitamin-D-Mangel ist diese aktive Form des Transports von Calcium nur noch begrenzt möglich.

▸ Lactose bzw. die aus ihr durch enzymatische Spaltung frei gesetzten Monosaccharide Glucose und Galaktose fördern die Resorption. Dies ist ein Grund dafür, dass Calcium aus Milch besonders gut verwertet wird.

▸ Die Verteilung der Calciummenge über den Tag hat ebenfalls Einfluss. Mehrere kleine Dosen auf verschiedene Mahlzeiten verteilt werden besser resorbiert als dieselbe Menge auf einmal verabreicht.

▸ Bei proteinarmer Ernährung ist die Calciumresorption herabgesetzt. Der gleiche Effekt tritt auf, wenn die Nahrungsproteine eine geringe biologische Wertigkeit haben.

▸ Oxalsäure reagiert mit Calcium zu Calcium-oxalat und setzt dadurch die Resorptionsrate herab.

▸ Phytin bildet ein schwer lösliches, nicht resorbierbares Calciumsalz. Es ist vor allem in den Kleiebestandteilen von Getreide vorhanden.

Nach Aufnahme ins Blut wird Calcium rasch im intrazellularen Raum verteilt.

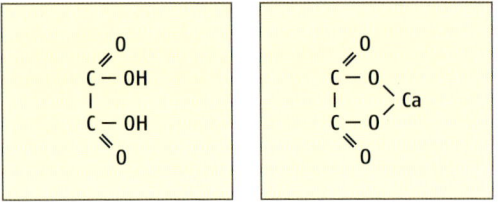

Bild 1: *Oxalsäure*   **Bild 2:** *Calciumoxalat*

> **i** Info
>
> **Oxalsäurereiche Lebensmittel**
>
> ► Spinat,   ► Rhabarber,
> ► Sellerie,   ► Mangold,
> ► Rote Bete,   ► Bambussprossen.

Als Calciumspeicher dient vor allem der Knochen. Rund 1000 Milligramm können dort pro Tag ausgetauscht werden. Dafür müssen die Osteoblasten bzw. Osteoklasten aktiviert und Phosphat bereitgestellt werden.

Die Ausscheidung von Calcium erfolgt hormonell gesteuert über die Niere. Zusätzlich entstehen Verluste über die Sekretion von Schweiß sowie Gallen- und Pankreassaft.

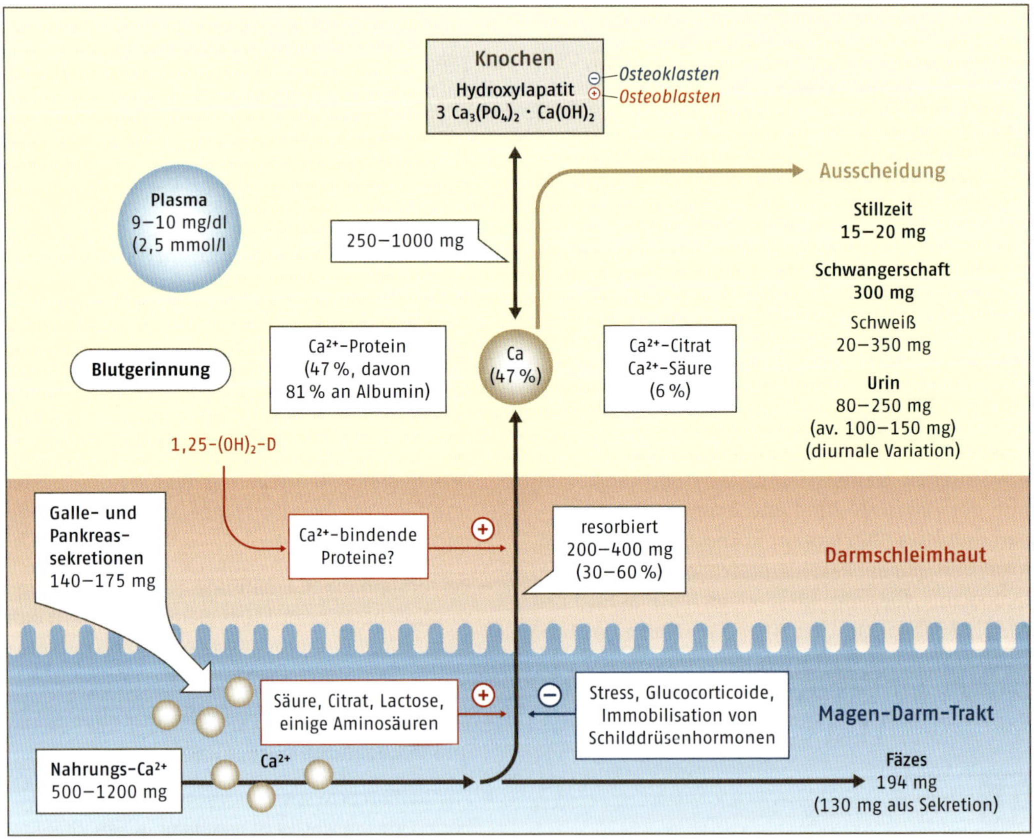

Knochen
Hydroxylapatit ⊖—*Osteoklasten*
$3\ Ca_3(PO_4)_2 \cdot Ca(OH)_2$ ⊕—*Osteoblasten*

Ausscheidung

Plasma
9–10 mg/dl
(2,5 mmol/l)

250–1000 mg

Stillzeit
15–20 mg

Schwangerschaft
300 mg

Schweiß
20–350 mg

Blutgerinnung

Ca^{2+}-Protein
(47 %, davon
81 % an Albumin)

Ca
(47 %)

Ca^{2+}-Citrat
Ca^{2+}-Säure
(6 %)

Urin
80–250 mg
(av. 100–150 mg)
(diurnale Variation)

1,25-(OH)₂-D

Galle- und
Pankreas-
sekretionen
140–175 mg

Ca^{2+}-bindende
Proteine?

⊕

resorbiert
200–400 mg
(30–60 %)

Darmschleimhaut

Säure, Citrat, Lactose,
einige Aminosäuren

⊕   ⊖

Stress, Glucocorticoide,
Immobilisation von
Schilddrüsenhormonen

Magen-Darm-Trakt

Nahrungs-Ca^{2+}
500–1200 mg

Ca^{2+}

Fäzes
194 mg
(130 mg aus Sekretion)

Bild 3: *Stoffwechsel des Calciums*

Physiologische Funktionen

Eine Hauptaufgabe des Calciums ist seine Beteiligung am Aufbau von Knochen und Zähnen. Darüber hinaus ist es an einer Vielzahl biologischer Prozesse beteiligt.

Calcium im Knochen

Die Knochensubstanz setzt sich aus zwei Arten von Bausubstanz zusammen. In eine organische Matrix sind anorganische Stoffe eingebaut. Die organische Matrix besteht aus Kollagenfasern, die in ein Gel eingelagert sind. Grundbaustein dieses Gels ist ein Mucopolysaccharid-Protein-Komplex. Bestandteil der anorganischen Knochensubstanz sind die Kationen Ca^{2+}, Mg^{2+}, Na^+ und K^+ sowie die Anionen PO_4^{3-}, CO_3^{2-}, Cl^- und F^-.

Die quantitative Zusammensetzung ist nicht völlig konstant. Mengenmäßig überwiegen jedoch Calcium und Phosphat. Sie bilden gemeinsam Apatit. Obwohl schwer löslich ist Apatit dem Stoffwechsel nicht entzogen, sondern steht in ständigem Austausch mit den im Blut gelösten Ca^{2+} und PO_4^{3-}.

Apatite sind Komplexsalze. In deren Zentrum können Calcium-, Phosphat oder Carbonationen dienen. Die Komplexsalze kommen dadurch zustande, dass sich an das zentrale Ion drei Liganden anlagern. Bei Bildung der Knochensubstanz werden als Liganden drei Moleküle Calciumphosphat eingebaut. Knochensubstanz besteht hauptsächlich ais Hydroxyl- oder Carbonatapatit.

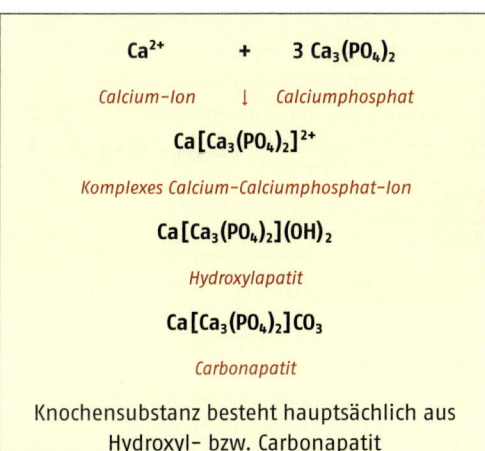

$$Ca^{2+} \quad + \quad 3\,Ca_3(PO_4)_2$$

Calcium-Ion   ↓   Calciumphosphat

$$Ca\,[Ca_3(PO_4)_2]^{2+}$$

Komplexes Calcium-Calciumphosphat-Ion

$$Ca\,[Ca_3(PO_4)_2](OH)_2$$

Hydroxylapatit

$$Ca\,[Ca_3(PO_4)_2]CO_3$$

Carbonapatit

Knochensubstanz besteht hauptsächlich aus Hydroxyl- bzw. Carbonapatit

Bild 1: *Bestandteile von Apatit*

Tab. 1: *Zusammensetzung des Mineralanteils des Knochens (Mittelwert).*

Kationen	Gehalt (%)	Anionen	Gehalt (%)
Ca^{2+}	36,70	PO_4^{3-}	50,10
Mg^{2+}	0,80	CO_3^{2-}	7,60
Na^+	0,80	Cl^-	0,04
K^+	0,15	F^-	0,05

Calcium in den Zähnen

Auch bei den Zähnen kann man zwischen einer organischen Matrix und den darin eingelagerten Mineralien unterscheiden.

Hauptbestandteil der organischen Komponente ist auch hier Kollagen. Es wird begleitet von Mucopolysacchariden, Citronensäure und Lipiden. Hauptbestandteile der anorganischen Komponente sind Ca^{2+} und PO_4^{3-}. Daneben liegen als Kationen Mg^{2+}, Na^+ und K^+ vor sowie als Kationen CO_3^{2-}, Cl^-, F^- und SO_4^{2-}.

Die Zahnsubstanz ist dem Stoffwechsel weitgehend entzogen. Ein Abbau ist nur durch exogene Faktoren möglich:

▶ Durch mangelnde Mundhygiene. An den Zähnen haftende Zuckerreste können bakteriell zu Säuren abgebaut werden, die dann die Zahnsubstanz angreifen.

▶ Getränke mit niedrigem pH-Wert können Calcium aus dem Schmelz herauslösen – ein Phänomen, das nicht mit dem Entstehen von Karies gleichzusetzen ist.

 Info

Definition von Mucopolysacchariden

Diese polymeren Verbindungen unterscheiden sich von normalen Polysacchariden dadurch, dass sie außer Monosacchariden noch Aminozucker (Glucosamin) und Uronsäuren (Glucuronsäure) enthalten.

Sonstige Aufgaben von Calcium

Zwar ist die Konzentration von Calcium im Blut und den „weichen" Geweben nicht sehr hoch, dennoch erfüllt es auch dort wichtige Aufgaben:

▶ Es ist an der Übertragung von Reizen in Muskel- und Nervengewebe beteiligt.

▶ Es wirkt als Cofaktor bei der Blutgerinnung.

▶ Es wirkt als Second messenger bei der Übertragung von Signalen.

▶ Es stabilisiert und aktiviert Enzyme.

Info

Biologische Aktivität von Calcium

Voraussetzung für die Mitwirkung an all diesen Vorgängen ist die Bindung von Calcium an Proteine. Das bekannteste von ihnen das Calmodulin (CaM).

Regulierung des Calciumhaushaltes

Der größte Teil des gesamten Calciumbestandes befindet sich in den Knochen. Aus diesem Pool kann rund ein Prozent des Mineralstoffs sehr rasch mobilisiert werden. Dies ist für das Aufrechterhalten des physiologischen Gleichgewichts von Calcium (Homöostase) von großer Bedeutung. Ausgeschieden wird Ca^{2+} vor allem über die Niere.

Grundsätzlich gilt: Die Calcium-Homöostase wird über die Resorption im Darm, die Ausscheidung über die Niere und den Umsatz im Knochen reguliert.

Info

Transport von Calcium im Blut

Nach der Resorption im Darm gelangt Calcium ins Blut. Dort wird es zu etwa 40 Prozent an Proteine und zu zehn Prozent komplex an Anionen wie Phosphat oder Citrat gebunden. Die restlichen 50 Prozent werden als freies Kation transportiert.

Mechanismus der Regulierung

Der Calciumspiegel im Blut wird durch verschiedene Mechanismen in engen Grenzen konstant gehalten. Dabei spielen zwei antagonistisch wirkende Hormone eine zentrale Rolle.

Memo

Was sind Antagonisten?

Dieser Begriff kommt aus dem Griechischen und heißt übersetzt so viel wie Gegenspieler. Unter antagonistisch wirkenden Hormonen versteht man solche, die genau entgegen gesetzte Wirkung haben.

Parathormon (PTH) wird in der Nebenniere gebildet. Bei Abfallen des Calciumspiegels im Blut wird es innerhalb weniger Minuten ausgeschüttet. PTH wirkt dreifach – am Knochen, an der Niere und am Darm:

▶ Das Calcium des Knochens wird mobilisiert.

▶ Die Rückresorption in der Niere wird verstärkt.

▶ Über das Umwandeln von Provitamin D in seine aktive Form erhöht PTH indirekt die Resorption von Calcium im Darm.

Calcitonin wird in der Schilddrüse gebildet und senkt den Calciumspiegel im extrazellulären Raum. Es senkt im Knochen die Zahl und Aktivität der Osteoklasten und blockiert gleichzeitig die Mobilisierung von Calcium im Knochen. Durch den gebremsten Knochenabbau gelangt weniger Calcium in den extrazellulären Pool, sodass der Calciumspiegel sinkt.

Info

Vitamin D assistiert!

Vitamin D erhöht die Resorption von Calcium im Darm, vermindert dessen Ausscheidung im Urin und kooperiert mit PTH bei der Mobilisierung von Calcium im Knochen.

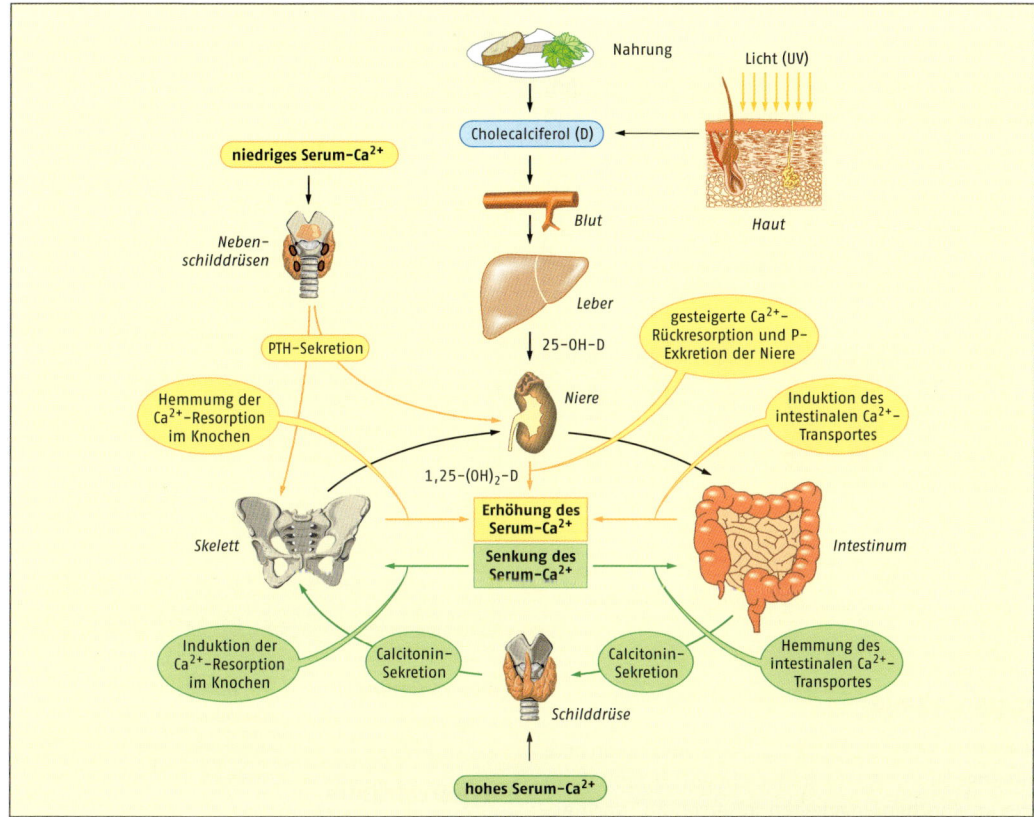

Bild 1: *Regulierung des Calciumhaushaltes*

Tab. 1: *Empfohlene Zufuhr für Calcium (DACH-Referenzwerte 2008)*

Bedarf

Der Bedarf an Calcium ist schwierig zu ermitteln, da nicht von einer einheitlichen Resorptionsrate ausgegangen werden kann.

Besonders wichtig ist eine ausreichende Calciumversorgung bei Jugendlichen, denn diese Lebensphase ist durch ein sehr intensives Wachstum der Knochen gekennzeichnet. Etwa 90 Prozent der maximalen Knochenmasse (peak bone mass) werden während dieser Zeit aufgebaut. Die Zufuhrempfehlung wurde für dieses Alter daher mit 1200 Gramm festgelegt.

Über eine optimale Zufuhr im Alter gibt es keine gesicherten Daten. Es wird vermutet, dass der Bedarf von über 50 Jahre alten Menschen im Vergleich zu jüngeren Erwachsenen erhöht ist. Gleichzeitig ist aber auch eine ausreichende Zufuhr zu beachten. Viele ältere Menschen sind nicht ausreichend versorgt.

Alter	Zufuhr (mg/Tag)
Säuglinge	
▶ 0 bis < 4 Monate	220
▶ 4 bis < 12 Monate	330
Kinder	
▶ 1 bis < 4 Jahre	600
▶ 4 bis < 7 Jahre	750
▶ 7 bis < 10 Jahre	900
▶ 10 bis < 13 Jahre	1 100
▶ 13 bis < 15 Jahre	1 200
Jugendliche / Erwachsene	
▶ 15 bis < 19 Jahre	1 200
▶ 19 bis < 65 Jahre	1 000
▶ > 65 Jahre	1 000
Schwangere	1 000
Stillende	1 000

Die aktuelle Situation der Versorgung mit Calcium

Es gibt Personengruppen, die unterversorgt sind. Dazu zählen vor allem weibliche Jugendliche und Senioren über 65 Jahre.

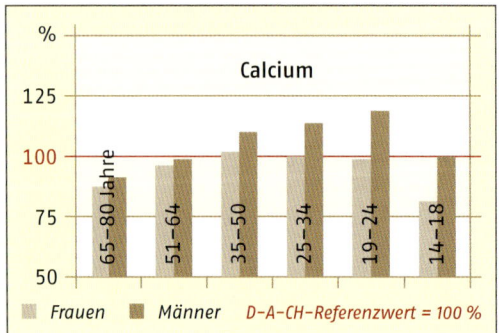

Bild 1: *Aktuelle Zufuhr im Vergleich zu den DACH-Referenzwerten (Quelle: Nationale Verzehrsstudie 2009)*

Hypocalcämie

Zwar ist die Anpassungsfähigkeit des Körpers an eine niedrige Zufuhr von Calcium recht gut. Er zapft dann die im Knochen angelegten Reserven an. Nach einer gewissen Zeit führt das jedoch unweigerlich zu einer Verarmung an Calcium. Der Calciumspiegel im Blut sinkt ab.

Bei lang anhaltender Unterversorgung kann es daher zu einer Hypocalcämie mit den charakteristischen Merkmalen kommen.

▶ Im Wachstumsalter wird zu wenig Calcium in den Knochen eingebaut. Eine zu geringe Knochendichte ist die Folge. In schweren Fällen führt das zum Krankheitsbild der Rachitis.

▶ Im Erwachsenenalter − insbesondere bei Frauen nach der Menopause − tritt eine Verminderung des Knochengewebes insgesamt ein, bei gleichzeitiger Vergröberung der Strukturen. Dieses Krankheitsbild nennt man Osteoporose.

▶ Wegen der fehlenden Stabilisierung der Membranen von Nervenzellen können Muskelkrämpfe auftreten.

i Info

Calciumversorgung und Östrogene

Bei magersüchtigen Frauen und Hochleistungssportlerinnen ist die Produktion von Östrogenen eingeschränkt. Weil dadurch die Resorption von Calcium beeinträchtigt ist, entwickeln diese Personengruppen oft schon früh eine Osteoporose.

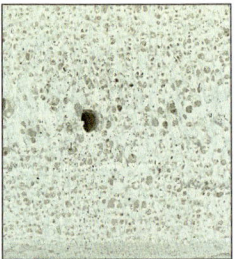

Bild 2: *Gesunder Knochen*   **Bild 3:** *Osteoporose*

Hypercalcämie

Ein zu hoher Calciumspiegel im Blut ist selten und tritt nur unter extremen Ernährungsbedingungen auf.

▶ Bei über mehrere Jahre dauernder Aufnahme von sehr viel Milch, zusammen mit Alkali (z. B. $NaHCO_3$) ist das sogenannte „Milch-Alkali-Syndrom" zu beobachten. Dabei werden pathologische Verkalkungen der Lunge, Niere und der subkutanen Gewebe festgestellt.

▶ Eine Überdosierung von Vitamin D kann zu überreichlicher Resorption von Calcium und ebenfalls zu Verkalkungen führen.

Vorkommen

Die besten Quellen für Calcium sind Milch und Milchprodukte. Je nach Art der Verarbeitung schwankt der Calciumgehalt. So hat zum Beispiel Hartkäse einen höheren Gehalt als Weichkäse und Quark. Auch sind fettarme Käsesorten reicher an Calcium als fettreiche. Dunkle, grüne Gemüsesorten wie Grünkohl oder Spinat enthalten ebenfalls nennenswerte Mengen. Das gilt auch für manche Nüsse wie zum Beispiel Mandeln, Haselnüsse und Paranüsse. Obst, Fleisch, Fisch und Getreide sind dagegen calciumarm.

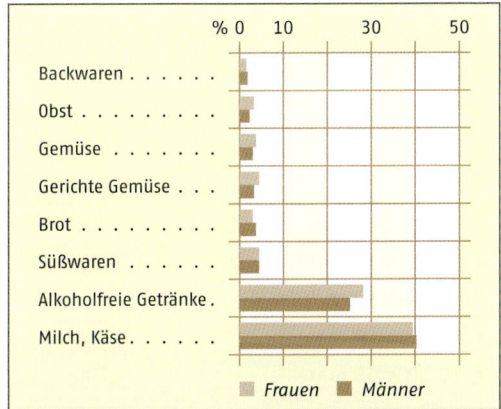

Bild 1: *Hauptquellen für Calcium in Deutschland (Quelle: Nationale Verzehrsstudie 2009)*

Vorkommen und Tagesbedarf

Der Tagesbedarf von 1000 Milligramm Calcium ist enthalten in:

▶ 110 Gramm Hartkäse

▶ 330 Gramm Mozzarella

▶ 330 Gramm Sojabohnen

▶ 440 Gramm Grünkohl

▶ 750 Gramm Joghurt

▶ 850 Gramm Magermilch

▶ 880 Gramm Spinat, Brokkoli

▶ 1100 Gramm Hüttenkäse.

2.5 Phosphor

Phosphor kommt im Organismus in erster Linie als Phosphorsäure vor, jedoch nicht frei, sondern in verschiedenen Formen gebunden. Die wichtigsten sind:

▶ Apatit als Bestandteil des Knochens,

▶ Adenosintriphosphat (ATP) als Energie speichernde Substanz,

▶ Phosphatide als Struktur bildende Elemente der Zellwände,

▶ Nucleinsäuren als Träger des genetischen Codes.

Resorption und Vorkommen im Organismus

In der Nahrung tritt Phosphor nicht nur als Phosphat, sondern auch organisch gebunden auf – zum Beispiel an Saccharide, Lipide, Protein oder Nucleinsäuren. Diese Bindungen werden jedoch im Darm gespalten und der Phosphor gelangt praktisch ausschließlich als anorganisches Phosphat zur Resorption. Je höher die zugeführte Menge an Phosphor, desto höher die Resorption.

Weitere Einflüsse:

▶ Natriumphosphat wird besonders gut ausgenutzt.

▶ Kationen, die mit Phosphat schwer lösliche Verbindungen bilden, verschlechtern die Resorption – zum Beispiel Fe^{3+}, Al^{3+}, Be^{2+}.

▶ Der in Phytin gebundene Phosphor wird sehr schlecht ausgenutzt. Vitamin D verbessert die Resorption.

Der Phosphorbestand des Körpers beträgt ca. 700 Gramm. Mehr als 85 Prozent davon, also knapp 600 Gramm, sind in anorganischen Verbindungen mit Calcium im Skelett und in den Zähnen lokalisiert. 65 bis 80 Gramm sind in den übrigen Geweben und nur zwei Gramm im Blut zu finden. Organisch gebundenes Phosphat kommt in verschiedenen Verbindungen in fast allen Zellen vor.

Physiologische Funktion

Phosphor ist ein für zahlreiche Stoffwechselvorgänge wichtiges Element.

▸ Gemeinsam mit Calcium bildet Phosphor die Hauptmenge der anorganischen Komponente der Knochensubstanz. Wie Calcium auch ist es durch diese Bindung keineswegs dem Stoffwechselgeschehen entzogen.

▸ In Form der Phosphorsäure wirkt Phosphor entscheidend am Stoffwechsel aller Zellen mit. Bei der Glykolyse und der Atmungskettenphosphorylierung wird energiereiches Phosphat in Form von ATP gebildet. Durch Transphosphorylierung von Phosphatgruppen aus ATP auf andere Substanzen kann man die darin gebundene Energie übertragen und verschiedenen biologischen Prozessen zuführen.

▸ Phosphor dient als Baustein von organischen Verbindungen wie Proteinen, Kohlenhydraten, Fetten und Nucleinsäuren.

▸ In den Zellen wirken Phosphorverbindungen als Puffersystem.

Regulierung des Phosphathaushaltes

Der Phosphatspiegel im Blut wird durch Mechanismen reguliert, die eng mit dem Calciumstoffwechsel verknüpft sind. Er unterliegt jedoch deutlich stärkeren Schwankungen als der Calciumspiegel – vor allem deshalb, weil Phosphat neben dem Ab- und Aufbau des Knochens auch in den Zellen über die Bildung und Spaltung von ATP permanent umgesetzt wird.

Bei einem erhöhten Phosphatspiegel im Blut wird verstärkt PTH ausgeschüttet. Dies führt in der Niere zu einer gesteigerten Ausscheidung von Phosphat. Gleichzeitig wird die Bildung der wirksamen Form von Vitamin D unterdrückt, so dass die Resorption von Phosphat im Darm vermindert ist.

Dieser Mechanismus macht es möglich, den Phosphatspiegel zu senken, ohne die Calciumhomöostase zu stören.

Bedarf

Seit einiger Zeit wird für Phosphat eine Zufuhrempfehlung definiert. Von der früher vertretenen Auffassung, Calcium und Phosphor sollten im Verhältnis 1:1 zugeführt werden, ist man mittlerweile abgerückt.

Tab. 1: *Empfohlene Zufuhr für Phosphor (DACH-Referenzwerte 2008)*

Alter	Zufuhr (mg/Tag)
Säuglinge	
▸ 0 bis < 4 Monate	120
▸ 4 bis < 12 Monate	300
Kinder	
▸ 1 bis < 4 Jahre	500
▸ 4 bis < 7 Jahre	600
▸ 7 bis < 10 Jahre	800
▸ 13 bis < 15 Jahre	1 250
Jugendliche/Erwachsene	
▸ 15 bis < 19 Jahre	1 250
▸ 19 bis < 65 Jahre	700
▸ > 65 Jahre	700
Schwangere	800
Stillende	900

Mangel

In Deutschland liegt die tägliche Zufuhr an Phosphor über den Empfehlungen. Nach aktuellen Erhebungen nehmen Frauen täglich 1000 und Männer 1300 Milligramm Phosphor auf.

Vorkommen

Phosphor kommt in fast allen Lebensmitteln vor. Besonders gute Quellen sind Milch, Milchprodukte, Fleisch und Fisch.

Vorkommen und Tagesbedarf

750 Milligramm Phosphor sind enthalten in:

▸ 60 Gramm Weizenkleie
▸ 125 Gramm Sojabohnen
▸ 125 Gramm Hartkäse
▸ 140 Gramm weiße Bohnen.

2.6 Magnesium

Magnesium kommt im menschlichen Organismus in zwei verschiedenen Formen vor:

▶ Als freies Magnesiumion Mg^{2+},
▶ Gebunden an Proteine.

> ### i Info
>
> **Häufige Magnesiumsalze**
>
> Magnesiumchlorid   **$MgCl_2$**
> Magnesiumcarbonat   **$MgCO_3$**

Resorption und Vorkommen im Organismus

Leicht lösliche Magnesiumsalze werden gut resorbiert. Die Resorptionsrate hängt von der angebotenen Menge an Magnesium ab – je mehr, desto höher. Weiter Einflüsse sind:

▶ Phytin kann in hohen Konzentrationen die Resorption leicht beeinträchtigen.

▶ Vitamin D verbessert zwar die Resorption von Magnesium, steigert aber auch gleichzeitig dessen Ausscheidung. Insgesamt wird durch seinen Einfluss die Bilanz eher verschlechtert.

Der Körperbestand an Magnesium beträgt rund 24 Gramm. Etwa 65 Prozent sind im Knochen lokalisiert – ein Teil davon als mobilisierbare Reserve. Auf den extrazellulären Raum entfällt lediglich ein Prozent. Es ist ein typisches intrazelluläres Ion.

Physiologische Funktion

Ein Großteil des Magnesiums trägt in der anorganischen Komponente des Skeletts zur Stabilisierung der Knochensubstanz bei.

In seiner Funktion als Cofaktor ist Magnesium an so gut wie allen Vorgängen des intermediären Stoffwechsels beteiligt. Mg^{2+} tritt dabei oft als $ATP-Mg^{2+}$-Komplex auf und ermöglicht so das Übertragen von Phosphatgruppen.

Darüber hinaus ist Magnesium an der Reizübertragung im Muskel und der Muskelkontraktion beteiligt.

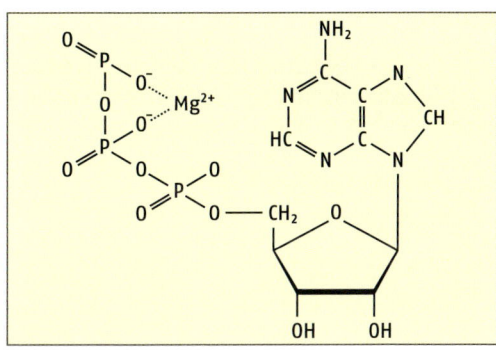

Bild 1: *Der ATP-Mg^{2+}-Komplex*

> ### i Info
>
> **Beispiele für Enzyme, die durch Mg^{2+} aktiviert werden**
>
> ▶ Phosphatasen   ▶ Glutaminase
> ▶ Transphosphatasen   ▶ Carboxypepti-
> ▶ Pyruvatoxidasen   dase

Regulation des Magnesiumhaushaltes

Bei unzureichender Aufnahme sinkt die Magnesiumkonzentration im Plasma relativ schnell ab. Der Organismus steuert dann dagegen.

▶ Parathormon fördert die Rückresorption von Magnesium in der Niere und reduziert so die Ausscheidung.
▶ Aus dem Skelett wird Magnesium mobilisiert.

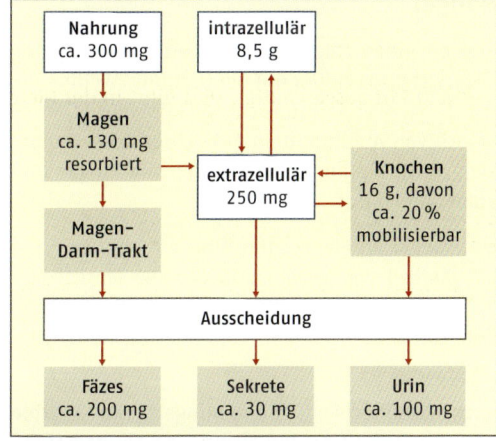

Bild 2: *Stoffwechsel von Magnesium*

Bedarf

Der Bedarf an Magnesium wurde auf der Basis neuerer Bilanzstudien mit 3 bis 4,5 Milligramm pro Kilogramm Körpergewicht errechnet.

Tab. 1: *Empfohlene Zufuhr für Magnesium (DACH-Referenzwerte 2008)*

Alter	Zufuhr (mg/Tag)	
	m	w
Säuglinge		
▶ 0 bis < 4 Monate	24	24
▶ 4 bis < 12 Monate	60	60
Kinder		
▶ 1 bis < 4 Jahre	80	80
▶ 4 bis < 7 Jahre	120	120
▶ 7 bis < 10 Jahre	170	170
▶ 10 bis < 13 Jahre	230	250
▶ 13 bis < 15 Jahre	310	310
Jugendliche/Erwachsene		
▶ 15 bis < 19 Jahre	400	350
▶ 19 bis < 25 Jahre	400	310
▶ 25 bis < 51 Jahre	350	300
▶ 51 bis < 65 Jahre	350	300
▶ > 65 Jahre	350	300
Schwangere		310
Stillende		390

Die tatsächliche Zufuhr erreicht bei Erwachsenen in etwa die empfohlene Menge. Die Versorgung ist also nicht akut gefährdet, aber grenzwertig.

Mangel

Ursache eines Magnesiummangels ist meist eine unzureichende Zufuhr mit der Nahrung. Weitere Risikofaktoren sind: Chronischer Alkoholabusus, Missbrauch von Abführmitteln oder chronische Erkrankungen wie Morbus Crohn, Darmentzündungen und Diabetes mellitus.

Ein Mangel an Magnesium führt zu Störungen der Erregbarkeit von Nerven und von der Muskelkontraktion. Deren Symptome sind Gefühllosigkeit und Kribbeln in den Händen, Krämpfe und Herzrhythmusstörungen.

Auch Persönlichkeitsveränderungen wie Apathie und Verwirrtheit bis hin zu Delirien können Mangelsymptome sein.

Info

Ca²⁺ und Mg²⁺ als Antagonisten

Calcium und Magnesium haben sehr viel Ähnlichkeit miteinander. Deshalb werden beide auch als physiologische Antagonisten betrachtet.

Vorkommen

Magnesium kommt in den meisten tierischen und pflanzlichen Lebensmitteln vor. Gute Quellen für Magnesium sind Vollkornprodukte, Hülsenfrüchte und grüne Gemüse. Fleisch, Fisch, Milch und Milchprodukte enthalten zwar weniger, dafür jedoch in besser verfügbarer Form. Auch manche Mineralwässer liefern reichlich Magnesium.

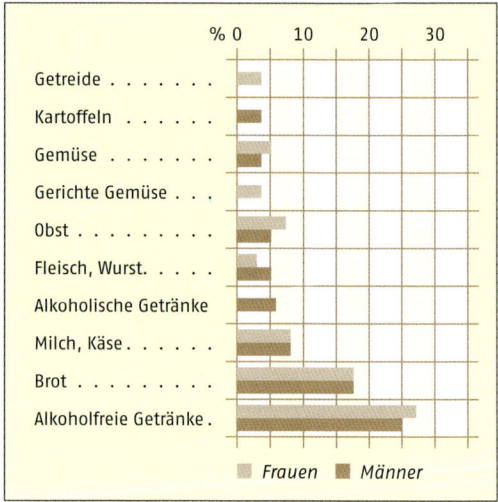

Bild 1: *Hauptquellen für Magnesium in Deutschland (Quelle: Nationale Verzehrsstudie 2009)*

Vorkommen und Tagesbedarf

Ein Tagesbedarf von 350 Milligramm ist enthalten in:

- ▶ 60 Gramm Weizenkleie
- ▶ 150 Gramm Weizenkeime
- ▶ 200 Gramm Nüsse
- ▶ 250 Gramm Haferflocken
- ▶ 500 Gramm Spinat
- ▶ 1000 Gramm Fisch.

Tab. 1: *Mengenelemente auf einen Blick*

Mineralstoff	Referenzwert für die Zufuhr (Erwachsene)	Vorkommen	Funktionen
Natrium (Na^+)	550 mg/Tag	▸ Kochsalz ▸ gesalzene Lebensmittel wie Salzhering, Käse, Wurst	▸ Aufrechterhalten des osmotischen Drucks ▸ Aufrechterhalten des Membranpotentials ▸ Regulierung des Säure-, Basen- und Wasserhaushaltes
Chlorid (Cl^-)	830 mg/Tag	▸ Kochsalz ▸ gesalzene Lebensmittel	▸ Aufrechterhalten des osmotischen Drucks ▸ Regulierung des Wasserhaushaltes ▸ Bildung von Salzsäure im Magen
Kalium (K^+)	2000 mg/Tag	▸ Obst, Gemüse ▸ Getreide ▸ Fleisch ▸ Fisch	▸ Aufrechterhalten des osmotischen Drucks ▸ Aktivierung von Enzymen ▸ Aufrechterhalten von Potentialdifferenzen an den Membranen als Voraussetzung für die Erregbarkeit von Muskel- und Nervenzellen
Calcium (Ca^{2+})	1000 mg/Tag	▸ Milch und Milchprodukte ▸ Gemüse ▸ Mineralwässer mit mehr als 150 mg Ca^{2+} pro Liter	▸ Aufbau von Knochen und Zähnen ▸ Übertragung von Reizen in Muskel- und Nervengewebe ▸ Cofaktor bei der Blutgerinnung ▸ Second messenger bei der Übertragung von Signalen ▸ Aktivierung und Stabilisierung von Enzymen
Phosphat (PO_4^{3-})	700 mg/Tag	▸ Milch und Milchprodukte ▸ Eier ▸ Getreide ▸ Fleisch	▸ Aufbau von Knochen und Zähnen ▸ Baustein organischer Verbindungen wie Proteinen, Kohlenhydraten, Fetten und Nucleinsäuren ▸ Puffersystem in den Zellen ▸ Als Bestandteil von ATP beteiligt am Stoffwechsel aller Zellen
Magnesium (Mg^{2+})	300–400 mg/Tag	▸ Vollkornprodukte ▸ grüne Gemüse ▸ Hülsenfrüchte	▸ Reizübertragung im Muskel ▸ Stabilisierung des Skeletts ▸ Beteiligt an Vorgängen des intermediären Stoffwechsels ▸ Calciumantagonist
Schwefel	Keine Angabe	▸ Milch und Milchprodukte ▸ Eier ▸ Fleisch ▸ Hülsenfrüchte	▸ Bestandteil von Aminosäuren ▸ Beteiligt am Aufbau von Binde- und Stützgewebe

Und jetzt *Sie!*

1. *Folgendes Schema zeigt die Ionenverteilung um eine Zellmembran wie sie im Organismus vorkommen könnte.*

		K$^+$		Na$^+$		
	Na$^+$		Na$^+$	K$^+$	Na$^+$	
Na$^+$	K$^+$	Na$^+$		Na$^+$		
	K$^+$	Na$^+$	K$^+$	Na$^+$	K$^+$	
Na$^+$	K$^+$		K$^+$			
	K$^+$	Na$^+$		K$^+$	K$^+$	

1.1 *Ordnen Sie äußere und innere Seite zu.*

1.2 *Charakterisieren Sie alle Transportvorgänge, die an dieser Membran mit den vorgegebenen Ionen ablaufen können.*

2. *Bei Frau Keller wurde schon des Öfteren ein erhöhter Blutdruck gemessen. Überprüfen Sie folgende Mahlzeiten daraufhin, ob sie für Frau Keller zu empfehlen sind.*

   ▶ *Mahlzeit I: Vollkornbrot mit Schwarzwälder Schinken, mit einer Scheibe Gouda überbacken. Dazu eine Portion grüner Salat.*
   ▶ *Mahlzeit II: Forelle blau mit Pellkartoffeln und Bohnengemüse.*

3. *Erklären Sie, auch mithilfe einer Reaktionsgleichung, die Aufgabe von Chlorid bei der Magensaftproduktion.*

4. *Obwohl mit der üblichen Kost ausreichend Kalium verzehrt wird, kann es unter bestimmten Umständen zu einem Mangel kommen.*

4.1 *Finden Sie eine andere Bezeichnung für den Begriff „Kaliummangel".*

4.2 *Begründen Sie anhand mehrerer Aspekte, dass Magersüchtige häufig unter Kaliummangel leiden.*

5. *Erstellen Sie mithilfe des Textes S. 345 und S. 346 ein Einfachschema zum Calciumstoffwechsel im Organismus.*

5.1 *Zeigen Sie an Ihrem Schema die Wirkungsweise von Parathormon, Calcitonin und Vitamin D.*

5.2 *Erläutern Sie an Ihrem Schema, wie eine Hypercalcämie entstehen kann und beschreiben Sie deren Symptome.*

6. *Interpretieren Sie die Grafik in Bild 1 auf S. 348.*

6.1 *Erläutern Sie die Information, die Sie aus der Grafik über Senioren erhalten, auch im Zusammenhang mit Osteoporose.*

6.2 *Formulieren Sie eine Empfehlung für die Eltern weiblicher Teenager.*

6.3 *Stellen Sie für eine vierzehnjährige Schülerin, die keine Milch mag, ein schmackhaftes Frühstück zusammen, das ca. 2000 kJ enthält und ⅓ ihres Tagesbedarfs an Calcium deckt.*

7. *Osteoporose tritt oft bei Frauen nach den Wechseljahren auf. Beurteilen Sie folgende Empfehlungen für Osteoporose-Patientinnen. Finden Sie, soweit möglich, mehrere Argumente.*

   ▶ *Essen Sie mehrere kleine, statt weniger großer Mahlzeiten,*
   ▶ *Halten Sie sich möglichst oft im Freien auf,*
   ▶ *Trinken Sie täglich einen halben Liter Milch und essen Sie 50g Käse (z. B. Gouda),*
   ▶ *Spinat, Rote Bete und Sellerie sollten nur selten auf Ihrem Speiseplan stehen.*

8. *Informieren Sie sich auf S. 352, was man unter Antagonisten versteht und finden Sie zwei Mineralstoff-Antagonistenpaare.*

9. *Folgende Tabelle sollte eigentlich über Magnesium informieren. Leider sind die Zeilen durcheinander geraten. Finden Sie richtigen Zeilen wieder zusammen und begründen Sie Ihre Entscheidung mit jeweils einem Satz.*

Bedarf	Carboxypeptidase
Je mehr, desto mehr	Parathormon
Mangel	Resorption
Aktivierung	65 %
Niere	Nerven
Phytin	Brot
Knochen	Bioverfügbarkeit

2.7 Eisen

Eisen kommt im Organismus in zwei unterschiedlichen Oxidationsstufen vor – als Fe^{2+} oder Fe^{3+}.

Resorption und Vorkommen im Organismus

Der Organismus enthält insgesamt 2,5 bis 4 Gramm Eisen. Der größte Anteil davon ist in Hämoglobin und Myoglobin gebunden. Speicherorgane von Eisen sind Leber, Milz, Darmschleimhaut (Mucosa) und das Knochenmark. Gespeichert wird es in Form von Ferritin und Hämosiderin. Beim Mann betragen die Reserven ca. 500 bis 1000 Milligramm, bei Frauen höchstens die Hälfte.

Tab. 1: *Verteilung von Eisen im Organismus*

Eisenhaltige Fraktion	Anteil
Hämoglobin	67,0 %
Depoteisen (Ferritin, Hämosiderin)	27,0 %
Myoglobin	3,5 %
Serumeisen	2,2 %
Enzyme	0,2 %
Transferrin	0,1 %

Beim Eisenvorkommen in der Nahrung unterscheidet man grundsätzlich zwei Formen.

▶ Im sogenannten Hämeisen ist das Spurenelement als dreiwertiges Ion an ein Hämgerüst gebunden, wie es typisch ist für Hämoglobin, Myoglobin und verschiedene Cytochrome. Hämeisen ist in tierischen Lebensmitteln enthalten. Es macht zwar nur ein Drittel des Nahrungseisens aus. Wegen seiner guten Bioverfügbarkeit liefert es aber zwei Drittel des tatsächlich resorbierten Eisens.

▶ Das restliche Nahrungseisen liegt in Form von schwer resorbierbaren Eisen(III)salzen vor. Dieses Vorkommen ist typisch für pflanzliche Lebensmittel.

Insgesamt werden mit der Nahrung ca. 10 bis 15 Milligramm aufgenommen – ein bis zwei Milligramm davon kann der Organismus resorbieren.

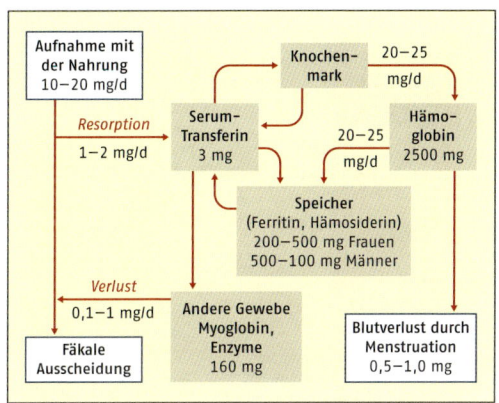

Bild 1: *Schema des Eisenstoffwechsels*

Eisen wird im Dünndarm entweder als Bestandteil von Häm oder als Ion resorbiert. Beide Prozesse laufen unabhängig voneinander ab.

Resorption von Nicht-Häm-Eisen

Das in Form von Eisen(III)salzen vorliegende Nicht-Häm-Eisen ist nur bei pH-Werten im stark sauren Bereich löslich. Die Magensäure ist daher wichtig für die Eisenresorption im Dünndarm. Bestimmte Darmbakterien erleichtern außerdem noch die Aufnahme von Fe^{3+} durch dessen Bindung an Peptide und Hydroxylamine. Darüber hinaus gibt es im Dünndarm eine Ferrireduktase (DCytb), die Fe^{3+} zu Fe^{2+} reduziert und es damit resorbierbar macht.

Innerhalb der Zelle kann Eisen dann auf zweierlei Weise weiter „verarbeitet" werden:

▶ Es wird zur Speicherung an Ferritin gebunden und dabei sofort wieder zu Fe^{3+} oxidiert.

▶ Es wird über Ferroportin an das Blut abgegeben und dabei vom in der Zellmembran lokalisierten Hephaestin zu Fe^{3+} oxidiert. Im Blut wird Eisen an Transferrin gebunden und weiter transportiert.

Resorption von Häm-Eisen

Häm-Eisen wird von den Mucosazellen (Enterozyten) über einen speziellen Rezeptor aufgenommen. Eine Hämoxygenase setzt dann das Eisen als Fe^{2+} frei. Der weitere Weg ist identisch mit dem von Nicht-Häm-Eisen.

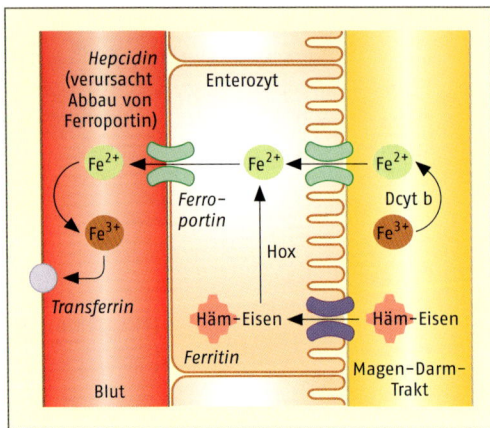

Bild 1 *Eisenresorption*

Einflussfaktoren auf die Eisenresorption

Es gibt verschiedene exogene und endogene Faktoren, die eine Resorption von Eisen fördern oder behindern.

▶ Fleisch enthält nicht nur gut resorbierbares Häm-Eisen, sondern reichlich schwefelhaltige Aminosäuren. Deren SH-Gruppen reduzieren Fe^{3+} zu Fe^{2+} und fördern so die Resorption von Nicht-Häm-Eisen aus pflanzlichen Lebensmitteln.

▶ Vitamin C, zum Beispiel in Orangensaft, wirkt ebenfalls als Reduktionsmittel und verbessert die Eisenresorption.

▶ Stoffe wie Citrat oder Laktat bilden mit Eisen lösliche Chelat-Komplexe.

▶ Manche Inhaltsstoffe von Pflanzen hemmen die Eisenresorption. Dazu zählen zum Beispiel die in Getreide enthaltenen Phytate oder die Tannine des schwarzen Tees.

▶ Das in den Mucosazellen entdeckte Peptid Hepcidin scheint bei Regulierung der Eisenresorption

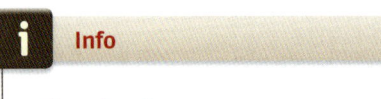

Hämosiderin

Hämosiderin ist eine weitere Speicherform von Eisen. So bezeichnet man Eisenproteine, die als Granula vor allem in Milz und Leber abgelagert werden.

eine zentrale Rolle zu spielen. Bei hohem Eisenangebot steigt der Hepcidinspiegel und hemmt die Resorption in den Enterozyten. Bei einem Mangel an Eisen sinkt die Produktion von Hepcidin, damit mehr Eisen resorbiert werden kann.

Physiologische Funktion

Grundsätzlich hat Eisen drei wichtige Funktionen.

Transport und Speicherung von Sauerstoff

Als Bestandteil von Hämoglobin ist es am Transport von Sauerstoff im Blut beteiligt. Dazu wird er reversibel am zentralen Fe^{2+}-Ion des Porphinringes gebunden.

Als Bestandteil von Myoglobin ist es an der Speicherung von Sauerstoff in den Zellen beteiligt. Auch hier liegt eine Eisen-Porphyrin-Verbindung vor. Im Unterschied zu Hämoglobin hat Myoglobin jedoch nur eine Proteinkette.

Elektronentransport

Als Bestandteil von Cytochromen dient Eisen in der Atmungskette (s. S. 562) als Transporteur von Elektronen auf Sauerstoff.

Enzymatisch gesteuerte Red-Ox-Reaktionen

Eisen dient vielen Enzymen, die an Red-Ox-Reaktionen beteiligt sind, als Elekronenübertrager.

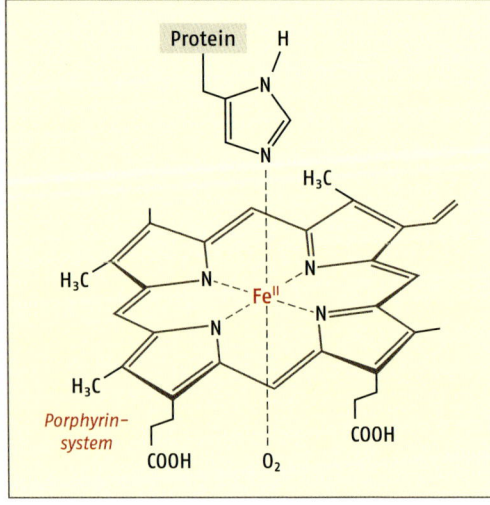

Bild 2: *Molekulare Struktur von Hämoglobin*

Bedarf

Der Bedarf an Eisen wird auf Basis der Eisenverluste über Darm, Niere und Haut ermittelt. Bei Frauen kommen noch Verluste durch die Menstruation hinzu.

Tab. 1: *Empfohlene Zufuhr an Eisen (DACH-Referenzwerte 2008)*

Alter	Zufuhr (mg/Tag)	
	m	w
Säuglinge		
▶ 0 bis < 4 Monate	0,5	0,5
▶ 4 bis < 12 Monate	8,0	8,0
Kinder		
▶ 1 bis < 7 Jahre	8	8
▶ 7 bis < 10 Jahre	10	10
▶ 10 bis < 15 Jahre	12	15
Jugendliche/Erwachsene		
▶ 15 bis < 19 Jahre	12	15
▶ 19 bis < 51 Jahre	10	15
▶ > 51	10	10
Schwangere	−	30
Stillende	−	20

Die aktuelle Versorgungslage in Deutschland ist nicht zufrieden stellend. Insgesamt erreichen 14 Prozent der Männer und 58 Prozent der Frauen die empfohlene Zufuhr nicht. Bis zum Alter von 50 Jahren sind über 75 Prozent der Frauen von einem Mangel betroffen. In der Altersgruppe darüber sinkt der Anteil auf 24 (51 bis 64 Jahre) bzw. 36 (65 bis 80 Jahre) Prozent ab.

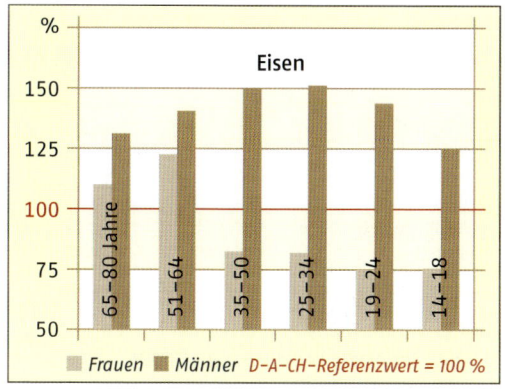

Bild 1: *Eisenzufuhr im Vergleich zu den DACH-Referenzwerten (Nationale Verzehrsstudie 2009)*

Mangel

Weltweit ist ein Mangel an Eisen das am weitesten verbreitete Nährstoffdefizit. Bei Millionen Menschen ist er klinisch manifest. Für einen Mangel gibt es verschiedene Gründe:

▶ ungenügende Zufuhr,

▶ vermehrter Bedarf,

▶ starke Blutverluste,

▶ verminderte Resorption im Darm.

Tab. 2: *Ursachen von Eisenmangel im Überblick*

Ursache	Auslöser
Geringe Zufuhr	▶ Allgemeine Mangelernährung ▶ extremer Vegetarismus
Vermehrter Bedarf	▶ Pubertät ▶ Schwangerschaft
Blutverluste	▶ starke Monatsblutungen ▶ Gastrointestinale Blutungen (z. B. Magengeschwüre, Polypen, Morbus Crohn, maligne Tumore) ▶ Nieren- und Blasensteine
gestörte Resorption	▶ Zöliakie (Sprue) ▶ Magenresektion

Symptome eines Eisenmangels

Charakteristisches Symptom eines Eisenmangels ist die Anämie, bei der die Kapazitäten des Transports von Sauerstoff mehr oder weniger stark eingeschränkt sind. Das äußert sich in folgenden körperlichen Störungen:

▶ geringere körperliche Leistungsfähigkeit,

▶ Kurzatmigkeit,

▶ Kopfschmerzen, Schwindel,

▶ Brüchige Nägel, Haarausfall,

▶ Zungenbrennen,

▶ Eingerissene Mundwinkel.

Umstritten ist noch, ob auch ein Eisenmangel ohne Anämie solche Symptome verursachen kann.

Info

Frauen besonders gefährdet!

Häufig von einem Eisenmangel bedroht sind junge Frauen – vor allem dann, wenn sie während der Menstruation mehr als 1,4 Milligramm Eisen pro Tag verlieren. Das trifft auf rund zehn Prozent der Frauen zu. Solche Verluste lassen sich über die Ernährung kaum ausgleichen.

Auch während der Schwangerschaft kann es leicht zu einem Mangel kommen, denn der Bedarf steigt vor allem in der zweiten Hälfte stark an. Er setzt sich folgendermaßen zusammen:

▶ 250 mg als Basisbedarf,

▶ 500 mg für das erhöhte Blutvolumen,

▶ 300 mg für Kind und Plazenta.

Folgen eines Eisenmangels sind verringerte Geburtsgewichte, höhere Säuglingssterblichkeit und später kann es zu Entwicklungsstörungen im Kleinkindalter kommen.

Vorkommen

Eisen ist in pflanzlichen und tierischen Lebensmitteln weit verbreitet, jedoch meist in nur geringen Mengen. Bei der Einschätzung von Lebensmitteln als Eisenquelle ist die Bioverfügbarkeit ein entscheidendes Kriterium.

Das Häm-Eisen wird mit einer Quote von 10 bis 25 Prozent besser resorbiert. Es ist dabei unabhängig von anderen Nahrungsinhaltsstoffen.

Nicht-Häm-Eisen wird nur zu drei bis acht Prozent resorbiert. Allerdings können andere Nahrungsbestandteile die Resorption verbessern. So steigern 75 Milligramm Vitamin C die Resorptionsrate um das Vierfache. Größere Mengen von Komplexbildern wie Calciumsalze oder Ballaststoffe hemmen die Resorption und verschlechtern so die Bioverfügbarkeit.

Vorkommen und Tagesbedarf

Der Tagesbedarf von 15 Milligramm Eisen ist enthalten in:

▶ 100 Gramm Schweineleber

▶ 150 Gramm Sesam

▶ 200 Gramm Weizenkeime

▶ 200 Gramm Hülsenfrüchte

▶ 250 Gramm Rinderleber

▶ 300 Gramm Haferflocken

▶ 400 Gramm Spinat

▶ 750 Gramm Muskelfleisch.

Hauptquellen für Eisen in Deutschland

Die größte Menge an Eisen nehmen sowohl Männer als auch Frauen über Brot auf, gefolgt von nichtalkoholischen Getränken.

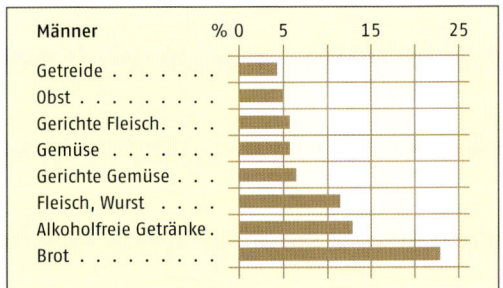

Bild 1: *Hauptquellen für Eisen bei Männern (Quelle: Nationale Verzehrsstudie 2009)*

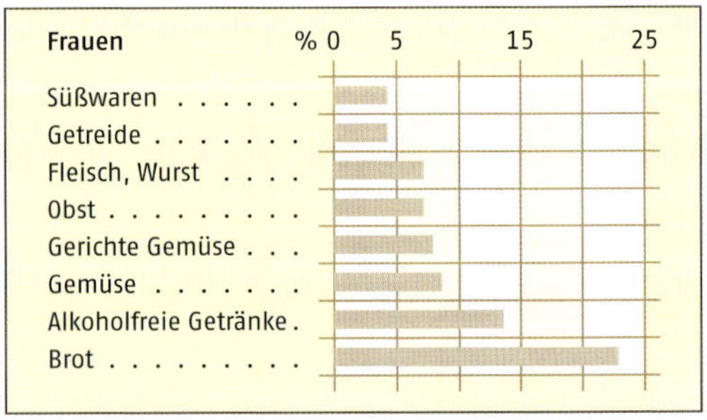

Bild 2: *Hauptquellen für Eisen bei Frauen Quelle: Nationale Verzehrsstudie 2009)*

2.8 Jod

Dieses Spurenelement gehört chemisch gesehen gemeinsam mit Fluor, Chlor und Brom zur Gruppe der Halogene. Es ist ein essentieller Nährstoff und durch kein anderes Halogen zu ersetzen.

Resorption und Vorkommen im Organismus

Jod liegt in der Nahrung vor allem als Jodid vor. Ein geringer Anteil ist organisch gebunden. Im Dünndarm wird Jod rasch resorbiert, wobei Jodid allerdings die bessere Bioverfügbarkeit besitzt und zu fast 100 Prozent verwertet wird.

Der Körper enthält insgesamt 10 bis 20 Milligramm Jod. 70 bis 80 Prozent davon befinden sich in der Schilddrüse. Jodid wird von der Schilddrüse aus dem Blut aktiv aufgenommen – mit Hilfe eines Natrium-Jod-Symporters (NJS).

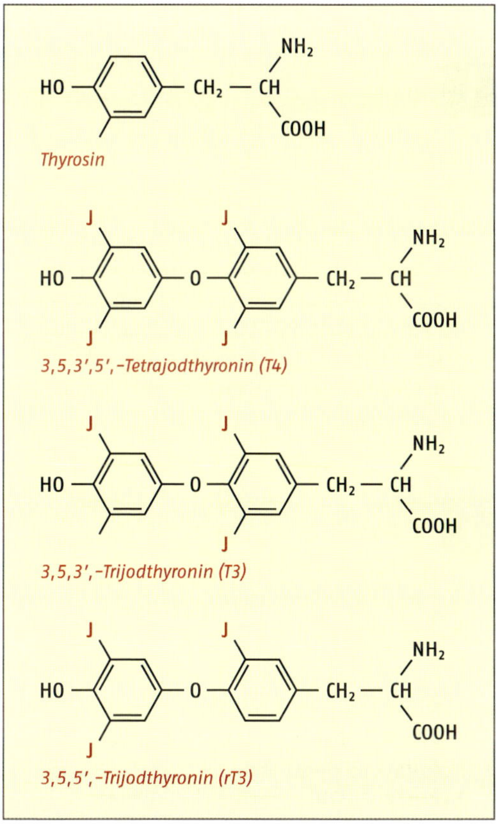

Bild 1: *Bildung der Schilddrüsenhormone*

Physiologische Funktion

Jod dient dem Aufbau der Schilddrüsenhormone. In der Schilddrüse wird Jodid von der Thyreoperoxydase (TPO) rasch oxidiert und an Thyrosin gebunden. Dabei entstehen die Verbindungen 3-Monojodthyrosin (MJT) und 3,5-Dijodthyrosin (DJT). Durch anschließende Kopplungsreaktionen entstehen die beiden Schilddrüsenhormone Trijodthyronin (T_4) und Tetrajodthyronin (T_3) – auch Tyroxin genannt. Sie liegen im Plasma gebunden an Proteine vor.

T_3 ist das eigentlich stoffwechselaktive Hormon – T_4 gilt als Vorstufe. Das Schilddrüsenhormon beeinflusst nahezu alle Prozesse des Stoffwechsels wie Wachstum, Knochenbildung, Energieumsatz und die Entwicklung des Gehirns.

Bedarf

Der minimale Jodbedarf des Erwachsenen wird – vorausgesetzt die Schilddrüse funktioniert normal – mit einem Mikrogramm pro Kilogramm Körpergewicht angegeben. Darunter versteht man die Zufuhrmenge, bei der gerade noch keine Mangelerscheinungen auftreten.

Tab. 1: *Empfohlene Zufuhr für Jod (DACH-Referenzwerte für Deutschland und Österreich 2008)*

Alter	Zufuhr (µg/Tag)
Säuglinge	
▸ 0 bis < 4 Monate	40
▸ 4 bis < 12 Monate	80
Kinder	
▸ 1 bis < 4 Jahre	100
▸ 4 bis < 7 Jahre	120
▸ 7 bis < 10 Jahre	140
▸ 10 bis < 13 Jahre	180
▸ 13 bis < 15 Jahre	200
Jugendliche/Erwachsene	
▸ 15 bis < 51 Jahre	200
▸ 51 bis < 65 Jahre	180
▸ > 65 Jahre	180
Schwangere	230
Stillende	260

Die Versorgungslage hat sich seit der Einführung von jodiertem Speisesalz verbessert. Durch Jodmangel bedingte Erkrankungen der Schilddrüse sind seltener geworden.

Mangel

Bei einem Mangel an Jod verringert sich die Produktion an Schilddrüsenhormonen. Dies versucht der Organismus durch ein verstärktes Wachstum der Schilddrüse auszugleichen. Es entsteht ein Kropf (Struma). Die schwerste Form des Jodmangels ist der Kretinismus.

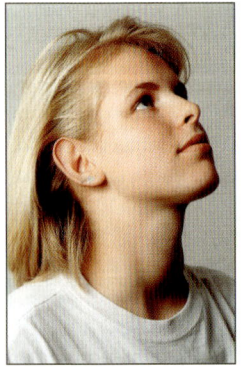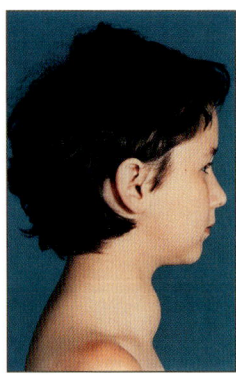

Bild 1: *Jodmangelbedingter Kropf bei Jugendlichen*

Aber bereits mäßige Formen eines Jodmangels können gesundheitliche Schäden nach sich ziehen. Die Schilddrüse ist dann zwar noch nicht krankhaft vergrößert, aber dennoch bereits in ihrer Funktion beeinträchtigt.

Das hat Folgen:

▸ Während einer Schwangerschaft steigt die Häufigkeit von Fehlbildungen, Aborten und Totgeburten. Um Schäden am Neugeborenen zu vermeiden, sollte bereits vor der Empfängnis sichergestellt werden, dass die Versorgung mit Jod ausreichend ist.

▸ Bei Neugeborenen kann es zu einer gestörten Entwicklung des Gehirns kommen, ebenso zu einer Reifungsstörung an der Lunge und einem verzögerten Wachstum des Skeletts.

▸ Bei Schulkindern äußert sich ein Mangel durch Störungen der neuropsychischen Entwicklung und durch Lernschwierigkeiten.

▸ Bei Erwachsenen entstehen durch eine unzureichende Versorgung mit Jod häufig Knoten in der Schilddrüse. Man unterscheidet dabei zwischen kalten und heißen Knoten. Kalte Knoten sind funktionell nicht aktiv. Heiße Knoten bestehen dagegen aus hormonell aktivem Gewebe.

Tab. 1: *Gesundheitliche Risiken eines Jodmangels im Überblick*

Lebensphase	Risiken
Schwangere	▸ Missbildungen ▸ Fehlgeburten ▸ Totgeburten
Neugeborene	▸ Kropf ▸ Störung der Gehirnreife ▸ Störung des Wachstums ▸ Hördefekte ▸ gestörte Knochenreifung
Pubertierende	▸ Kropf ▸ Lernschwierigkeiiten ▸ Arteriosklerose ▸ Gewebeveränderungen der Schilddrüse
Erwachsene	▸ Kropf ▸ Unterfunktion Schilddrüse ▸ Überfunktion Schilddrüse

 Info

Häufigkeit und Kosten

Die Folgen des Jodmangels verursachen jährlich Kosten von etwa einer Milliarde Euro. Bei uns haben 40 Prozent der Menschen eine vergrößerte Schilddrüse – vor allem im Alter ab 30 Jahren. Etwa 90 000 Bundesbürger müssen pro Jahr an der Schilddrüse operiert werden und danach oft lebenslang Medikamente einnehmen.

 Info*plus*

Symptome einer Unterfunktion der Schilddrüse

▸ Gewichtszunahme
▸ Konzentrationsschwäche
▸ Obstipation
▸ Kälteempfindlichkeit
▸ Trockene Haut
▸ Langsame Reflexe

Strategien der Jodmangel-Prophylaxe

In großen Teilen der Erde sind die Böden und damit auch die Nutzpflanzen an Jod verarmt. Dies hat dazu geführt, dass weltweit etwa eine Milliarde Menschen von einem Jodmangel bedroht sind. Jodmangel ist die häufigste Ursache für Störungen der geistigen Entwicklung.

Tab. 1: *Jodgehalt in Lebensmitteln*

Lebens-mittel	Gehalt	Erforderliche Menge für 200 µg/Tag
Schellfisch	243,0 µg/100 g	82,0 g
Kabeljau	120,0 µg/100 g	166,0 g
Brokkoli	15,0 µg/100 g	1,3 kg
Grünkohl	12,0 µg/100 g	1,3 kg
Hühnerei	9,7 µg/100 g	2,1 kg
Roggenbrot	8,0 µg/100 g	2,4 kg
Weißbrot	5,8 µg/100 g	3,4 kg
Edamer	5,0 µg/100 g	4,0 kg
Kartoffeln	3,8 µg/100 g	5,3 kg
Vollmilch	7,0 µg/100 ml	2,9 l
Äpfel	1,6 µg/100 g	12,5 kg

Den Jodhunger stillen

Um den Jodbedarf sicher zu decken, wären pro Woche vier bis fünf Fischmahlzeiten nötig − selbst für Fischliebhaber ein bisschen viel, mal ganz abgesehen davon, dass es aus ökologischer Sicht nicht vertretbar wäre. Weil der natürliche Jodgehalt unserer Lebensmittel so gering ist, wird heute zunehmend sowohl im privaten Haushalt als auch bei der Verarbeitung von Lebensmitteln Jodsalz eingesetzt.

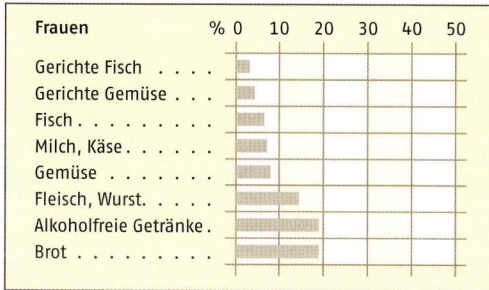

Bild 1: *Hauptquellen für Jod in Deutschland unter Berücksichtigung von Jodsalz (Frauen)*

Situation in Deutschland

Jodsalz hat sich bei den Bundesbürgern durchgesetzt − rund 80 Prozent aller Haushalte verwenden es. Die Konsequenzen sind erfreulich. Die Jodaufnahme Jugendlicher und Erwachsener liegt bei durchschnittlich 120 Mikrogramm pro Tag und hat sich damit innerhalb der letzten zehn Jahre um rund 50 Mikrogramm gesteigert.

Jugendliche haben bereits vom Jodsalz profitiert. Bei den 11- bis 17-jährigen ist die Häufigkeit vergrößerter Schilddrüsen von 42 auf 23 und in den Altersgruppen darunter von 20 auf fünf Prozent gesunken.

Würde in allen Speisen Jodsalz eingesetzt, wären alle Bundesbürger ausreichend versorgt. Allerdings gilt das nicht für Schwangere und Stillende.

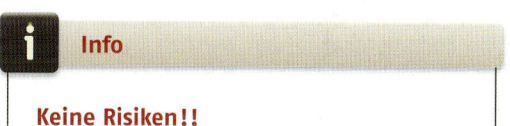

i   Info

Keine Risiken!!

Immer wieder wird Kritik an der Verwendung von Jodsalz laut. Sie ist unbegründet. Die Toxizität von Jod ist sehr gering. Die WHO hält daher sogar eine langfristige Aufnahme von täglich bis zu einem Milligramm für unbedenklich. Eine Jodsalzprophylaxe mit 100 bis 200 Mikrogramm Jod kann keine Erkrankung der Schilddrüse und keine Allergien verursachen oder verschlimmern.

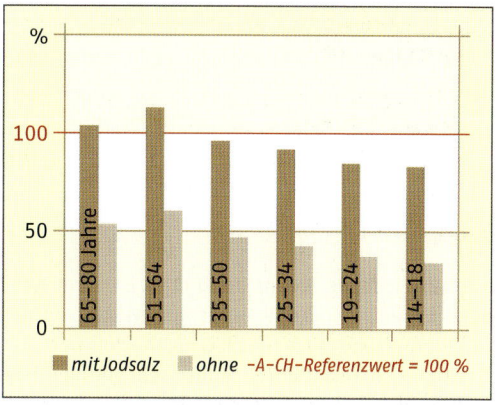

Bild 2: *Aktuelle Zufuhr bei Frauen im Vergleich zu den DACH-Referenzwerten (Quelle: Nationale Verzehrsstudie 2009)*

2.9   Fluor

Fluor ist im Organismus als Fluorid enthalten. Im Serum liegt es überwiegend an Albumin gebunden vor.

Resorption und Vorkommen im Organismus

Wasserlösliche Fluoride wie zum Beispiel NaF werden fast vollständig resorbiert. Die Resorption beginnt bereits im Magen und verläuft außerordentlich rasch. Die Gegenwart von Kationen wie Ca^{2+} oder Mg^{2+} kann die Bioverfügbarkeit von Fluorid jedoch erheblich beeinträchtigen. Sie bilden mit Fluorid unlösliche Salze.

Die Hauptmenge des Fluorids – etwa 95 Prozent – wird in den Knochen und Zähnen abgelagert. Die Konzentration in den weichen Geweben und im Plasma ist sehr gering. Der gesamte Körperbestand liegt in der Größenordnung von zwei bis fünf Gramm.

Physiologische Funktion

Bereits geringe Fluoridmengen haben eine gute Wirkung als Kariesprophylaxe. Diesen Effekt erklärt man folgendermaßen:

► Es erhöht durch Einlagerung in die kristalline Struktur die Stabilität des Zahnschmelzes.

► Es fördert die Remineralisierung der Zähne.

► Es hemmt Enzyme der Plaquebakterien, die am Entstehen von Karies beteiligt sind. Das schränkt die Bildung der Zahnschmelz zerstörenden Säure ein.

Fluor trägt außerdem zur Stabilisierung des Knochens bei.

Bedarf

Die ausreichende Zufuhr an Fluorid ist Voraussetzung für eine wirksame Kariesprophylaxe. Von der DGE wurden entsprechende Richtwerte definiert. Der Gehalt in Lebensmitteln ist jedoch sehr gering. Ohne zusätzliche Quellen wie fluoridiertes Speisesalz oder Fluoridtabletten liegt die tatsächliche Aufnahme in der Größenordnung von 0,1 bis 0,5 Milligramm – also weit unter den empfohlenen Werten.

Tab. 1: *Richtwerte für die Zufuhr von Fluorid (DACH-Referenzwerte 2008)*

Alter	Zufuhr (mg/Tag)	
	m	w
Säuglinge		
► 0 bis < 4 Monate	0,25	0,25
► 4 bis < 12 Monate	0,50	0,50
Kinder		
► 1 bis < 4 Jahre	0,7	0,7
► 4 bis < 10 Jahre	1,1	1,1
► 10 bis < 13 Jahre	2,0	2,0
► 13 bis < 15 Jahre	3,2	2,9
Jugendliche/Erwachsene		
► 15 bis < 19 Jahre	3,2	2,9
► 19 bis < 65 Jahre	3,8	3,1
► > 65 Jahre	3,8	3,1
Schwangere	–	3,1
Stillende	–	3,1

In Gegenden mit einem Fluoridgehalt im Trinkwasser von weniger als 0,3 mg pro Liter empfiehlt die DGE eine Zufuhr von täglich 1 mg Fluorid in Form von Tabletten und die Verwendung von fluoridiertem Speisesalz. Bei Konzentrationen von 0,3 bis 0,7 mg reicht eine Supplementierung von 0,5 mg Fluorid aus. In Gebieten mit mehr als 0,7 mg Fluorid pro Liter Trinkwasser sind Tabletten überflüssig.

 Info

Gute Quelle

Ein Lebensmittel, das reichlich Fluor enthält, ist schwarzer Tee. Der Gehalt beträgt ca. 1 mg pro Liter.

Intoxikation

Bei längerer überhöhter Zufuhr von Fluorid hat es toxische Wirkungen. Es bewirkt vor allem Veränderungen an den Zähnen (Dentalfluorose). Erste Anzeichen dafür sind weiße, gelbliche oder braune Flecken im Schmelz der Zähne. Die kritischen Dosen für Erwachsene betragen 8 mg pro Tag, für Kinder wird es ab täglich 2 mg problematisch. Veränderungen an den Knochen (Skelettfluorose) können auch auftreten, sind aber äußerst selten.

2.10   Zink

Zink kommt im Organismus entweder als zweiwertiges Kation oder gebunden an Proteine vor.

Resorption und Vorkommen im Organismus

Im Allgemeinen wird es aus tierischen Lebensmitteln besser verwertet als aus pflanzlichen.

Einfluss auf die Resorption haben außerdem folgende Faktoren:

▶ Histidin und Cystein können die Resorption verbessern.

▶ Phytin verringert die Resorption, – es bildet mit Zink schwer lösliche Komplexe. Das begrenzt die Bioverfügbarkeit aus Getreide.

▶ Auch hohe Dosen an Calcium, Eisen, Phosphat und Schwermetallen behindern die Aufnahme.

▶ Stresssituationen und auch Infektionen beeinträchtigen ebenfalls die Resorption.

Der Zinkbestand Erwachsener beträgt etwa zwei Gramm. Ca. 70 Prozent davon sind in Knochen, Haut und Haaren lokalisiert. Der Rest befindet sich vor allem in Leber, Niere und in den Muskeln. Da es keine Speicher gibt, ist eine kontinuierliche Zufuhr notwendig.

Physiologische Funktion

Zink erfüllt im Stoffwechsel sehr spezifische Aufgaben.

▶ Es aktiviert bestimmte Enzyme oder ist deren Bestandteil. Mindestens 100 von Zink abhängige Enzyme sind bekannt.

▶ Es ist wichtig für die Bildung von Insulin und dessen Speicherung im Pankreas.

▶ Es hat Einfluss auf die Transkriptionsfähigkeit der DNA und damit auf die Zellteilung sowie Wachstums- und Differenzierungsprozesse.

▶ Es ist beteiligt an den Entwicklungsprozessen bestimmter Immunzellen.

▶ Neuerdings wird Zink auch eine antioxidative Wirkung zugeschrieben.

Bedarf

Leitgrößen für die Bestimmung des Bedarfs an Zink sind neuere Erkenntnisse über die Absorptionsrate und die üblichen Verluste von Zink. Danach wird bei Erwachsenen eine Zufuhr von täglich sieben Milligramm für Frauen und zehn Milligramm für Männer empfohlen.

Die tatsächliche Aufnahme entspricht diesen Empfehlungen nicht. Nach Erhebungen der Nationalen Verzehrsstudie 2009 erreichen 32 Prozent der Männer und 21 Prozent der Frauen die DACH-Referenzwerte nicht.

Mangel

Da Zink in zahlreiche biologische Prozesse eingebunden ist, wirkt sich ein Mangel auf fast alle Vorgänge des Stoffwechsels aus. Die pathologischen Zeichen sind unterschiedlich – je nach Alter, Geschlecht sowie Dauer und Schwere des Mangels. Im Kindesalter dominieren Wachstumsstörungen. Bei Erwachsenen führt ein Mangel zu gestörter Glucosetoleranz, verminderter Wundheilung, Hautveränderungen oder Störungen der Fruchtbarkeit. Auch können Geschmacks- und Geruchsempfinden verloren gehen.

Vorkommen

Unter den Grundnahrungsmitteln stellt Fleisch die wichtigste Quelle dar – auch wegen der besseren Bioverfügbarkeit. Bei Getreide hängt der Gehalt entscheidend vom Ausmahlungsgrad ab. So enthält Weizenvollkornmehl 4 mg/100 g, während Weißmehl nur noch einen Gehalt von 1 mg/100 g besitzt.

Vorkommen und Tagesbedarf

Der Tagesbedarf von Frauen (7 mg) ist enthalten in:

▶ 50 Gramm Weizenkeimen
▶ 80 Gramm Kalbsleber
▶ 110 Gramm Corned beef
▶ 130 Gramm Hartkäse
▶ 150 Gramm Haferflocken
▶ 200 Gramm Fleisch.

2.11 Selen

Chemisch gesehen ist Selen eng verwandt mit Schwefel und wird an dessen Stelle in Cystein und Methionin eingebaut.

Resorption und Speicherung

Bei gemischter Kost liegt die Resorptionsrate zwischen 50 und 90 Prozent. Sie findet hauptsächlich im oberen Dünndarm statt.

Der gesamte Bestand des Körpers beträgt 13 bis 20 Milligramm. Der größte Teil des Selens ist in der Muskulatur eingelagert. Die höchsten Gehalte weisen allerdings Leber und Niere auf.

Physiologische Funktion

Selen ist Bestandteil der Glutathionoxidase. Dieses Enzym kommt hauptsächlich in den Erythrozyten vor und schützt dort die Zellmembranen vor Lipidperoxidation. Es reduziert die durch freie Radikale gebildeten Peroxide wie zum Beispiel H_2O_2.

Auch die Dejodasen enthalten Selen. Sie sind für die Aktivierung des Schilddrüsenhormons T_3 notwendig.

Außerdem wird vermutet, dass Selen eine immunstimulierende und entzündungshemmende Wirkung besitzt.

Bedarf

Es besteht zur Zeit noch keine endgültige Klarheit über die Höhe einer optimalen Versorgung mit Selen. Die DGE empfiehlt für Erwachsene eine Zufuhr von tägliche 30 bis 70 µg – eine Menge, die den Bedarf zu decken scheint. Zu den selenreichen Lebensmitteln zählen Fisch, Fleisch und Eier.

Der Gehalt pflanzlicher Lebensmittel ist vom Selengehalt der Anbaugebiete abhängig. Deutschland gehört zu den Selenmangelgebieten. Agrarprodukte enthalten daher nur geringe Mengen.

Man geht davon aus, dass die Aufnahme in Deutschland bei ca. 40 µg pro Tag liegt. Dieser Wert dürfte jedoch je nach Standort und individuellem Ernährungsmuster schwanken.

Tab. 1: *Schätzwerte für die Zufuhr von Selen (DACH-Referenzwerte 2008)*

Alter	Zufuhr (µg/Tag)
Säuglinge	
▸ 0 bis < 4 Monate	5–15
▸ 4 bis < 12 Monate	7–30
Kinder	
▸ 1 bis < 4 Jahre	10–40
▸ 4 bis < 7 Jahre	15–45
▸ 7 bis < 10 Jahre	20–50
▸ 10 bis < 15 Jahre	25–60
Jugendliche/Erwachsene	
▸ 15 bis < 65 Jahre	30–70
▸ > 65 Jahre	30–70
Schwangere	30–70
Stillende	30–70

Mangel

Beim Menschen ist als Folge eines Selenmangels die als „Keshan Disease" bezeichnete Krankheit bekannt. Ihren Namen hat sie von der selenarmen chinesischen Provinz Keshan, wo sie erstmals beobachtet wurde. Die tägliche Selenaufnahme liegt in diesem Gebiet bei nur 11 µg. Es handelt sich beim Keshan Disease um eine Form der Herzinsuffizienz.

 Info

Präventive Wirkung?

Nach den Ergebnissen wissenschaftlicher Studien steigt das Risiko für einen Herzinfarkt, wenn die Selenwerte des Plasmas unter 60 µg/l liegen. Als optimale Zufuhr zur Prävention von Herz-Kreislauf-Erkrankungen oder auch von Krebs wird eine Zufuhr von 250 bis 300 µg diskutiert.

Intoxikation

Selen in zu hohen Dosierungen wirkt toxisch. Als Obergrenze für eine Zufuhr gelten 400 Mikrogramm. Symptome einer Vergiftung treten bei einer langfristigen Aufnahme von täglich 800 Mikrogramm auf: Es sind: Diarrhö, Haarausfall, Veränderungen an den Nägeln und Herzmuskelschwäche.

2.12 Kupfer

Kupfer liegt im Organismus überwiegend an Proteine gebunden vor.

Resorption und Vorkommen im Organismus

Die Resorptionsrate ist stark von anderen Nahrungsbestandteilen abhängig. Phytate und Zink hemmen, Aminosäuren fördern die Resorption. Der Körperbestand an Kupfer beträgt 80 bis 100 Milligramm. Davon befinden sich ca. 40 Prozent im Skelett, ca. 24 Prozent in der Muskulatur und der Rest vor allem in Leber und Gehirn. Nach Aufnahme in die Leber wird Kupfer entweder in Proteine eingebaut oder als Kupfer-Ceruloplasmin (Cu-Cp) ins Blut abgegeben. Cu-Cp ist die Transportform von Kupfer.

Physiologische Funktion

Kupfer ist Bestandteil des endogenen antioxidativen Systems. Dazu gehören Enzyme wie die Cu-Zn-Superoxiddismutase (Cu-SOD) oder Cytochrom-C-Oxidase (CCO). Sie sind an der Elektronenübertragung in den Mitochondrien beteiligt.

Auch spielt Cu-Cp eine Rolle bei der Oxidation von Fe^{2+} zu Fe^{3+} – eine Voraussetzung dafür, dass Fe an Transferrin gebunden werden kann.

Bedarf – Mangel – Intoxikation

Ein exakter Bedarf für Kupfer lässt sich nicht ermitteln. Die DGE gibt daher Schätzwerte für die Zufuhr an. Sie betragen für Erwachsene 1,0 bis 1,5 mg/Tag. Die tatsächliche Zufuhr liegt bei ca. 2 mg/Tag. Mangelerscheinungen treten daher nur unter Extrembedingungen auf. Die Toxizität von Kupfer ist sehr gering. Bei der üblichen Mischkost ist nicht mit Vergiftungen zu rechnen.

Vorkommen und Tagesbedarf

1 Milligramm Kupfer ist enthalten in:

▸ 25 Gramm Nüsse
▸ 40 Gramm Leber
▸ 50 Gramm Weizenkleie
▸ 100 Gramm Hülsenfrüchte
▸ 125 Gramm Roggenvollkornbrot

2.13 Mangan

Mangan liegt im Organismus vorwiegend an Proteine gebunden vor.

Resorption und Vorkommen im Organismus

Von dem mit der Nahrung aufgenommenen Mangan wird nur ein geringer Teil resorbiert. Der Körperbestand beträgt 10 bis 40 Milligramm. Das meiste davon ist in den Knochen abgelagert.

Physiologische Funktion

Mangan ist Bestandteil von Enzymen. Bislang sind drei Metalloenzyme bekannt, die es als Cofaktor benötigen. Eines davon ist die Glycosyltransferase, die an Syntheseprozessen im Knorpel beteiligt ist.

Bedarf – Mangel – Intoxikation

Die Untersuchungen über den Bedarf an Mangan sind noch lückenhaft. Die DGE gibt für Mangan einen Schätzwert von 2 bis 5 mg/Tag an. Es wird angenommen, dass es bei einer Zufuhr in dieser Höhe weder zu einem Mangel noch zu einer Überdosierung kommt.

In Deutschland liegt die tägliche Zufuhr an Mangan zwischen 4,4 und 4,5 Milligramm.

Ein Mangel ist beim Menschen nur bei parenteraler Ernährung bekannt.

Mangan kann in höheren Dosierungen toxisch wirken. Über die Nahrung kann es jedoch nicht zu schädlichen Aufnahmemengen kommen. Lediglich bei beruflicher Exposition sind Intoxikationen beobachtet worden.

Vorkommen und Tagesbedarf

2 Milligramm sind enthalten in:

▸ 30 Gramm Weizenkeime
▸ 50 Gramm Haferflocken
▸ 80 Gramm Weizenkleie
▸ 100 Gramm Sojabohnen
▸ 150 Gramm Hülsenfrüchte
▸ 150 Gramm Weizenvollkornbrot
▸ 300 Gramm Reis

2.14   Chrom

Im Organismus liegt Chrom als Cr^{3+} vor – meist gebunden an organische Moleküle.

Resorption und Vorkommen im Organismus

Die Resorption von Chromsalzen ist schlecht. Verbessert wird sie durch Aminosäuren, Oxalat und Vitamin C. Im Blut bindet Chrom bevorzugt an Transferrin und wird in dieser Form transportiert. Wenn keine entsprechenden Kapazitäten vorhanden sind, können auch andere Proteine als Carrier fungieren.

Physiologische Funktion

Bislang ist als einzige Funktion lediglich sein Vorkommen in einem sogenannten Glucosetoleranzfaktor (GTF) bekannt. Die erstmals aus Bierhefe isolierte Substanz wurde auch in Leber und Plasma gefunden. Man nimmt an, dass GTF an den Zielzellen die Wirkung von Insulin und damit die Aufnahme von Glucose fördert.

Bedarf – Mangel – Intoxikation

Die WHO definiert für Erwachsene einen Bedarf von 20 µg/Tag. Eine solche Menge sichert zwar alle physiologischen Funktionen ab, aber keine Körperreserven. Die DGE empfiehlt daher täglich 30 bis 100 Mikrogramm. Nach neueren Untersuchungen beträgt die Zufuhr bei uns 15 bis 50 µg/Tag.

Ein Chrommangel ist bei gemischter Kost nicht zu erwarten und wurde bislang nur bei langjähriger parenteraler Ernährung beobachtet. Symptome waren Hyperglykämie, Gewichtsverlust und Störungen des Temperatur- und Schmerzempfindens an den Extremitäten.

Vorkommen und Tagesbedarf

100 µg Chrom sind enthalten in:

▸ 80 Gramm Weizenkeime
▸ 200 Gramm Vollkornbrot
▸ 300 Gramm Rindfleisch
▸ 300 Gramm Weizenkleie
▸ 350 Gramm Rinderleber
▸ 400 Gramm Gemüse und Obst
▸ 500 Gramm Bohnen (weiß)

2.15   Molybdän

Im Organismus liegt Molybdän als Molybdat-Ion (MoO_4^{2-}) vor.

Resorption und Vorkommen im Organismus

Molybdän wird im Darm gut resorbiert. Der Körperbestand an Molybdän beträgt 8 bis 10 Milligramm. Die höchsten Gehalte finden sich in Leber, Niere und Knochen. Für den Transport im Organismus wird Molybdän an Proteine in den Erythrozyten gebunden.

Physiologische Funktion

Molybdän ist Bestandteil von drei Enzymen. Sie alle sind an der Übertragung von Elektronen beteiligt und zwar auf Verbindungen wie Cytochrom C oder NAD^+. Diskutiert wird auch ein kariostatischer Effekt.

Bedarf – Mangel – Intoxikation

Die DGE gibt als Schätzwert 50 bis 100 µg/Tag an. Aktuelle Bilanzstudien haben gezeigt, dass aber auch bei einer Zufuhr von nur 22 µg/Tag keine Mangelsymptome auftreten. In Deutschland stieg die Zufuhr an Molybdän in den letzten Jahren bei Frauen auf 89 und bei Männern auf 100 µg/Tag. Es gilt daher nicht als kritisches Spurenelement.

In hohen Dosen über längere Zeit verursacht Molybdän gichtähnliche Beschwerden. Im Zusammenhang mit der Ernährung sind solche Störungen nicht zu befürchten. Als oberer Grenzwert für die tägliche Aufnahme wurden von der EFSA 0,6 mg/Tag festgelegt.

Vorkommen und Tagesbedarf

75 µg Molybdän sind erhalten in:

▸ 25 Gramm Weizenkeime
▸ 40 Gramm Hülsenfrüchte
▸ 100 Gramm Innereien
▸ 125 Gramm Gemüse
▸ 175 Gramm Kartoffeln
▸ 175 Gramm Reis und Nudeln
▸ 2 Eier
▸ 250 Gramm Fleisch

Tab. 1: *Spurenelemente auf einen Blick*

Mineral-stoff	Referenzwert für die Zufuhr (Erwachsene)	Vorkommen	Funktionen
Eisen	10–15 mg/Tag	► Leber ► Sesamsamen ► Hülsenfrüchte ► Haferflocken	► Sauerstofftransport (Hämoglobin) ► Sauerstoffspeicherung (Myoglobin) ► Elektronentransport (Cytochrom C) ► Elektronenübertragung bei enzymat. Reaktionen
Jod	180–200 µg/Tag	► Seefisch ► Brokkoli ► Rinderleber ► Hühnereier ► Kuhmilch	► Bildung der Schilddrüsenhormone (Trijodthyronin und Tetrajodthyronin) ► Einfluss auf den Grundumsatz
Fluor	2,9–3,8 mg/Tag	► Seefische ► Sojabohnen ► Schweineleber ► schwarzer Tee	► Erhöhung der Stabilität des Zahnschmelzes ► Remineralisierung der Zähne ► Hemmung von Enzymen der Plaquebakterien und damit deren Säureproduktion
Zink	7–10 mg/Tag	► Weizenkeime ► Kalbsleber ► Rindfleisch ► Haferflocken ► Hartkäse	► Aktivierung von Enzymen ► Bildung und Speicherung von Insulin ► Einfluss auf Zellteilung sowie Wachstums- und Differenzierungsprozesse ► Einfluss auf das Immunsystem ► Evtl. antioxidative Wirkung
Selen	30–70 µg/Tag	► Leber ► Heringe ► Rinderfilet ► Eigelb	► Bestandteil von Glutathionoxidase ► Bestandteil von Dejodasen ► möglicherweise immunstimulierende und ent-zündungshemmende Wirkung
Kupfer	1,0–1,5 mg/Tag	► Nüsse ► Leber ► Weizenkleie ► Hülsenfrüchte	► Bestandteil von Enzymen (Cu-Zn-Superoxid-dismutase, Cytochrom-C-Oxidase) ► Oxidation von Fe^{2+} zu Fe^{3+}
Mangan	2,0–5,0 mg/Tag	► Weizenkeime ► Haferflocken ► Sojabohnen ► Hülsenfrüchte ► Vollkornbrot	► Bestandteil von Enzymen – z. B. Glycosyltransfe-rase
Chrom	30–100 µg/Tag	► Weizenkeime ► Vollkornbrot ► Rindfleisch ► Rinderleber ► Gemüse/Obst	► Förderung der Wirkung von Insulin ► Förderung der Aufnahme von Glucose in die Zellen
Molybdän	50–100 µg/Tag	► Weizenkeime ► Hülsenfrüchte ► Innereien ► Gemüse, Kartoffeln	► Bestandteil von Enzymen, die an der Übertragung von Elektronen beteiligt sind

Und jetzt *Sie!*

1. Sportler trainieren für die Olympiade im Hochgebirge. Sie sollen dadurch mehr Erythrozyten bilden. Begründen Sie:

1.1 Welchen Vorteil bringt einem Sportler eine hohe Erythrozytenzahl?

1.2 Wie wirkt sich ein solches Training auf den Eisenbedarf des Sportlers aus?

2. In einer Zeitschrift sind folgende Aussagen zu gesunder Ernährung zu finden. Überprüfen Sie die Richtigkeit dieser Behauptungen und erläutern Sie jeweils die Zusammenhänge.

- ▶ Ein bunter Salat zum Abendessen verbessert die Aufnahme wichtiger Nährstoffe aus Brot und sollte daher nicht fehlen.
- ▶ Frischkornmüsli ist aus zweierlei Gründen nicht sehr günstig für die Deckung des Eisenbedarfs.
- ▶ Zu viel Eisen kann man gar nicht essen. Die Darmwand nimmt nur so viel Eisen auf, wie der Körper braucht.
- ▶ Ein Döner Kebap ist die ideale Mahlzeit, um den Eisenbedarf z. B. eines Jugendlichen zu decken.

2. 100 g Vollkornreis enthalten 2,3 mg Eisen, dazu Ballaststoffe und Phytinsäure.

2.1 Erläutern Sie die Bedeutung von Ballaststoffen und von Phytinsäure im Zusammenhang mit der Eisenversorgung. Geben Sie zur Wirkung der Phytinsäure eine Reaktionsgleichung an.

2.2 Gehen Sie von einer Resorptionsrate von 5 % aus und berechnen Sie, wie viel Vollkornreis eine junge Frau essen müsste, wenn sie ihren halben Tagesbedarf an Eisen damit decken wollte. Beurteilen Sie, wie gut Reis zur Eisenbedarfsdeckung geeignet ist.

Hinweis: Beachten Sie, dass tatsächlich nur ca. 1 mg Eisen pro Tag resorbiert werden muss (s. S. 355 unten).

3. Jod ist einer der wenigen Nahrungsinhaltsstoffe, deren „künstliche" Anreicherung die Ernährungswissenschaft empfiehlt.

3.1 Begründen sie diese Empfehlung an mehreren Lebensmittelbeispielen.

3.2 Jodsalz erhält man durch Anreicherung von normalem Speisesalz mit 20 mg Jod pro kg.

3.2.1 Wie viel mg Jod erhält jemand, der täglich 5 Gramm Jodsalz aufnimmt?

3.2.2 Vergleichen Sie die zusätzlich aufgenommene Menge an Jod mit dem Tagesbedarf.

4. Fluor findet sich im Periodensystem der Elemente in der Gruppe der Halogene und hat von allen Elementen die höchste Elektronegativität. Erklären Sie unter Berücksichtigung dieser Aspekte die Wirkung von Fluor im Zusammenhang mit der Kariesprophylaxe.

Hinweis: Im Zahnschmelz wird die Hydroxylgruppe des Hydroxylapatits (S. 345) durch Fluor substituiert.

5. Lernen Sie die Mengen- und Spurenelemente mithilfe eines selbst hergestellten Memory-Spiels näher kennen. Sie brauchen dazu 32 gleiche, kleine Karten (z. B. DIN A7).

Herstellung des Spiels: Schreiben Sie für jeden Mineralstoff ein Kartenpaar. Eine Karte informiert über eine (oder zwei) Aufgaben, die dazu passende Karte über Lebensmittel, die sich zur Bedarfsdeckung besonders eignen.

Beispiel:

Molybdän
Enzymbestandteil

Molybdän
aus Gemüse und Kartoffeln

So wird gespielt: Die Karten werden gut gemischt und verdeckt auf dem Tisch ausgelegt. Die Mitspieler decken nun reihum jeweils zwei Karten auf. Wer ein passendes Paar findet, darf es behalten und zwei weitere Karten aufdecken. Wer zum Schluss die meisten Kartenpaare hat, hat gewonnen.

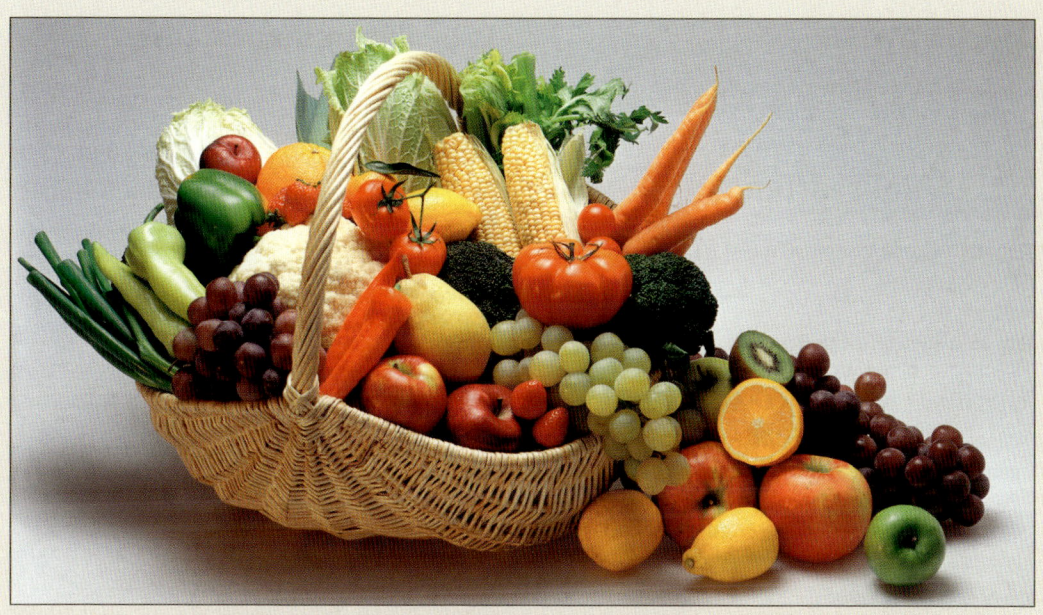

Teil 11: Pflanzenkost: Quelle für Vitamine, Mineralstoffe und sekundäre Pflanzenstoffe

Wie mag wohl der Speisezettel der ersten Menschen ausgesehen haben? Niemand vermag es genau zu sagen. Aber so viel ist gewiss: Früchte, Wurzeln, Blätter und andere essbare Pflanzenteile gehörten ganz sicher zum täglichen Nahrungsangebot. Die Menschen sammelten sie damals von wild wachsenden Bäumen, Sträuchern und anderen Gewächsen. Obst und Gemüse gehören damit zu den ältesten Nahrungsmitteln, auch wenn früher noch niemand über ihre wertvollen Inhaltsstoffe wie Vitamine, Mineralstoffe und sekundäre Pflanzenstoffe Bescheid wusste.

Bereits in der Jungsteinzeit waren die Menschen so weit, dass sie nicht mehr „von der Hand in den Mund" lebten, sondern Vorräte für Notzeiten von all dem anlegten, was die Natur ihnen freiwillig bot. Irgendwann genügte ihnen auch das nicht mehr. Sie hatten mittlerweile den Zusammenhang zwischen Samenkorn und junger Pflanze begriffen und begannen, Pflanzen systematisch zu kultivieren. Bereits im 5. Jahrtausend v. Chr. wurden in Mitteleuropa Erbsen, Leinsamen, Hanf und einzelne Obstarten angebaut. Die Sammler waren zu Ackerbauern geworden.

1   Gemüse

Unter Gemüse versteht man essbare Teile meist einjähriger Pflanzen.

1.1   Gemüsearten

Eingeteilt werden Gemüse meist nach botanischen Gesichtspunkten.

Tab. 1: *Die wichtigsten Gemüsearten*

Gemüseart	Wichtigste Vertreter
Wurzel-gemüse	Möhren, Radieschen, Rettich, Rote Bete, Schwarzwurzel, Sellerie, Steckrüben
Blatt-gemüse	Artischocken, Brunnenkresse, Chicorée, Fenchel, Mangold, Petersilie, Spinat
Frucht-gemüse	Auberginen, Bohnen, grüne Erbsen, Gurken, Kürbis, Paprika, Tomaten, Zuccini, Zuckermais
Kohlgemüse	Blumenkohl, Brokkoli, Chinakohl, Grünkohl, Kohlrabi, Rosenkohl, Rotkohl, Wirsing
Zwiebel-gemüse	Zwiebeln, Knoblauch, Porree, Schnittlauch
Stängel-gemüse	Bleichsellerie, Spargel, Rhabarber

Tab. 2 : *Weltweite Erzeugung von Gemüse (Quelle : FAO)*

Gemüseart	Erzeugte Menge (1.000 t)
Tomaten	126.247
Wassermelonen	93.173
Kohlarten	69.214
Zwiebeln, trocken	64.475
Gurken/Essiggurken	44.611
Auberginen	32.073
Karotten	26 909
Salate und Chicorée	23.551
Blumenkohl/Brokkoli	19.108
Knoblauch	15.686
Spinat	14.045
Spargel	7.021
Grüne Bohnen	6.371
Zwiebeln, grün	3.588
Artischocken	1.317
Sonstiges	346.044
Gesamt	893.433

1.2   Zusammensetzung

Je nach Sorte und Anbaugebiet kann die Nährstoffzusammensetzung von Gemüse stark schwanken. Gemeinsam ist allen der hohe Gehalt an Wasser. Er liegt meist im Bereich zwischen 80 und 90 Prozent.

Proteine

Die Proteinfraktion setzt sich größtenteils aus Enzymen zusammen, die unterschiedliche Effekte haben.

▸ Sie tragen zur Bildung der typischen Aromastoffe bei.

▸ Sie können aber auch Fehlaromen, Weichwerden oder Verfärbungen verursachen.

Außer Enzymen kommen in Gemüse auch Enzyminhibitoren vor. So enthalten beispielsweise grüne Bohnen oder Gurken Eiweißstoffe, die als Inhibitor auf Pektine spaltende Enzyme wirken.

Kohlenhydrate

In Gemüse sind sowohl Mono- und Oligosaccharide als auch Polysaccharide enthalten.

Zucker und Zuckeralkohole

In Gemüse kommen vor allem die beiden Monosaccharide Glucose, Fructose (0,3 bis 4,0 %) und daneben Saccharose (0,1 bis 12 %) vor. Außerdem ist in Brassicaceae (Kohlrabi, Radieschen, Rettich) und Cucurbitaceae (Gurke, Zucchini) Mannit enthalten.

Polysaccharide

Die Polysaccharidfraktion ist vielfältiger zusammengesetzt:

▸ Als Reservekohlenhydrat ist Stärke weit verbreitet, vor allem in Wurzelgemüse.

▸ In Schwarzwurzeln und Artischocken kommt hauptsächlich Inulin als Energiereserve vor.

▸ Cellulose, Hemicellulosen und Pektine bilden den unverdaulichen Anteil der Kohlenhydrate – sie wirken als Ballaststoffe.

Alle drei Substanzen dienen der Pflanze als festigende Elemente, wobei vor allem die Pektine von Bedeutung sind. Bereits deren teilweiser Abbau durch Pektinase schwächt die Gewebestruktur.

Lipide

Der Lipidgehalt ist niedrig und liegt meist zwischen 0,1 bis 0,9 Prozent. Außer Triglyceriden enthält die Lipidfraktion Glyko- und Phospholipide.

Organische Säuren

Organische Säuren sind im Pflanzenreich weit verbreitet. Hauptsächlich handelt es sich dabei um Äpfel- und Citronensäure. Einige Gemüse enthalten zudem messbare Mengen an Oxalsäure. Im Vergleich zu Obst sind die Mengen jedoch gering.

Tab. 1: *Äpfel- und Citronensäuregehalte einiger Gemüse*

Gemüse	Äpfelsäure (mg/100 g)	Citronensäure (mg/100 g)
Artischocke	170	100
Aubergine	170	–
Blumenkohl	390	210
Brokkoli	120	210
Grüne Bohnen	112	34
Grüne Erbsen	75	142
Grünkohl	50	350
Möhre	240	90
Rhabarber	910	137
Rosenkohl	200	240

Tab. 2: *Oxalsäuregehalte einiger Gemüse*

Gemüseart	Oxalsäure (mg/100 g)
Mangold	650
Rhabarber	460
Spinat	442
Sauerampfer	360
Bambussprossen	252
Rote Bete	181
Grüne Bohnen	44
Chicorée	27
Paprika	16
Grünkohl	7
Fenchel	5

Vitamine

Wegen des hohen Wasseranteils sind Gemüse in erster Linie Lieferanten für wasserlösliche Vitamine. Je nach Anbaugebiet und Sorte schwanken die Konzentrationen. Die in der Literatur angegebenen Gehalte sind daher nur Durchschnittswerte.

Tab. 3 : *Vitamingehalte verschiedener Gemüse in 100 Gramm Frischgewicht*

Gemüseart	C (mg)	B_1 (µg)	B_2 (µg)	Nicotin- säure (mg)
Blumenkohl	67	88	92	0,6
Brokkoli	100	99	178	1,0
Grünkohl	105	100	250	2,1
Gurke	8	18	30	0,2
Kopfsalat	13	62	78	0,3
Möhre	7	69	53	0,6
Paprika	121	49	43	0,3
Porree	26	86	68	0,5
Rosenkohl	112	126	134	0,7
Rote Bete	10	22	42	0,2
Rotkohl	57	63	44	0,4
Spinat	51	92	202	0,6
Tomate	19	57	35	0,5

Mineralstoffe

In Gemüse sind praktisch alle lebensnotwendigen Mengen- und Spurenelemente enthalten. Hauptbestandteil ist dabei mit großem Abstand das Kalium.

Tab. 4: *Mineralstoffgehalt einiger Gemüse in 100 Gramm Frischgewicht*

Gemüseart	K (mg)	Ca (mg)	Mg (mg)	Fe (mg)	Zn (mg)
Blumenkohl	296	21	16	0,5	0,3
Grüne Bohnen	238	60	24	0,8	0,3
Grüne Erbsen	274	26	34	1,7	0,9
Gurke	161	16	8	0,2	0,2
Rote Bete	407	17	21	0,9	0,4
Tomate	242	9	12	332	0,2
Weißkohl	255	45	14	0,4	0,2

1.3   Lagerung

Wegen des hohen Wassergehaltes sind die meisten Gemüsearten nur schlecht lagerfähig. Bei Blattgemüse wie Kopfsalat und Spinat, aber auch bei grünen Bohnen, grünen Erbsen, Blumenkohl, Gurken und Tomaten, ist die Lagerzeit sehr begrenzt. Wurzelgemüse wie Möhren oder Sellerie sind dagegen bei geeigneten Lagerbedingungen mehrere Monate haltbar. Am günstigsten für Gemüse ist die Kühllagerung.

Tab. 1: *Lagerzeiten für verschiedene Gemüse*

Gemüseart	Temperatur (° C)	Lagerdauer
Blumenkohl	−1 bis 0	4−6 Wochen
Grüne Bohnen	+3 bis +4	1−2 Wochen
Grüne Erbsen	0 bis +1	4−6 Wochen
Paprika	−1 bis 0	ca. 4 Wochen
Grünkohl	−2 bis −1	ca. 12 Wochen
Gurken	+1 bis +2	2−3 Wochen
Kopfsalat	+0,5 bis 1	2−4 Wochen
Möhren	−0,5 bis +0,5	ca. 8 Wochen
Porree	−1 bis 0	8−12 Wochen
Rosenkohl	−3 bis −2	6−10 Wochen
Sellerie	−0,5 bis 1	ca. 9 Monate
Tomaten	+1 bis +2	3−4 Wochen
Zwiebeln	−2,5 bis −2	8−9 Monate

Auch bei Kühllagerung von Gemüse kommt es mit der Zeit zu Veränderungen, die in der Regel einen Qualitätsverlust bedeuten.

▶ Stärke und Proteine werden enzymatisch abgebaut.

▶ Durch Verlust von Wasser treten Gewichtsverluste auf.

▶ Vitamine werden zerstört.

Tab. 2: *Gewichtsschwund bei Lagerung*

Gemüseart	Gewichtsverlust	
	1 Monat	4 Monate
Möhren	10 %	49 %
Rote Bete	10 %	44 %
Rotkohl	9 %	35 %
Weißkohl	2 %	6 %

1.4   Handelsklassen

Unabhängig von der Zuordnung zu einer Handelsklasse müssen folgende Mindesteigenschaften bei Gemüse erfüllt sein:

▶ Ganz
▶ Gesund
▶ Sauber, praktisch frei von sichtbaren Fremdstoffen
▶ Praktisch frei von Schädlingen
▶ Praktisch frei von Schäden durch Schädlinge
▶ Frei von anormaler Feuchtigkeit
▶ Frei von fremdem Geruch/Geschmack
▶ Reif bzw. frisch.

Um dem Verbraucher die Orientierung beim Einkauf zu erleichtern, sind im Rahmen der EU, wie bei anderen Lebensmitteln auch, Handelsklassen festgelegt worden. Sie gelten in der gesamten EU. Beim Erwerb solcher Waren kann der Verbraucher sicher sein, dass die Ware bestimmten Qualitätsnormen entspricht.

Handelsklasse Extra (H. Extra)

Höchste Qualität! Das bedeutet: Frei von jeglichen Fehlern, gut geformt, einheitliche Farbbeschaffenheit, gleiche Größe. Diese Handelsklasse wird üblicherweise nur bei bestimmten Produkten wie Spargel, Äpfeln oder Pfirsichen verwendet.

Handelsklasse I (H. I)

Gute Qualität! Das bedeutet: leichte Form- und Entwicklungsfehler, leichte Farbfehler, sehr leichte Quetschungen, ausreichende Festigkeit.

Handelsklasse II (H. II)

Mittlere Qualität! Das bedeutet: gröbere Fehler und gröbere Farbabweichungen sind zulässig. In jedem Fall sind aber die Mindesteigenschaften einzuhalten.

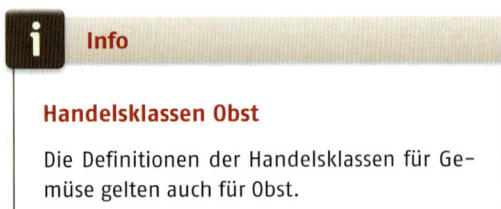

i   Info

Handelsklassen Obst

Die Definitionen der Handelsklassen für Gemüse gelten auch für Obst.

1.5 Bewertung

Gemüse hat in seiner Nährstoffzusammensetzung viel Ähnlichkeit mit Obst. Beide sind die wichtigsten Quellen zur Deckung des menschlichen Bedarfs an Vitaminen und Mineralstoffen. Außerdem enthalten sie sekundäre Pflanzenstoffe, die für den Organismus zwar nicht von essentieller Bedeutung sind, aber etliche positive gesundheitliche Effekte haben.

Gemüse haben eine hohe Nährstoffdichte. Das bedeutet, sie enthalten reichlich essentielle Nährstoffe bei nur geringem Energiegehalt. Bis auf Schwarzwurzeln und grünen Erbsen liegt der Brennwert unter 200 Kilojoule pro 100 Gramm.

Gemüseverzehr in Deutschland

Die DGE empfiehlt einen täglichen Gemüseverzehr von 400 Gramm. Wie die nationale Verzehrsstudie aus dem Jahr 2009 ergeben hat, erreichen die meisten Bundesbürger diese Zielmarke jedoch nicht. Gut 88 Prozent der Männer und 86 Prozent der Frauen liegen deutlich darunter.

Auch wenn man die Aufnahme von Gemüsesäften berücksichtigt und mit einer Portion Gemüse gleichsetzt, verbessert sich das Bild kaum. Insgesamt erreichen auch dann knapp 87 Prozent der Bevölkerung die Empfehlungen nicht.

Tab. 1: *Durchschnittlicher täglicher Verzehr von Gemüse nach Altersgruppen (Quelle: Nationale Verzehrsstudie 2009)*

| Alter | Menge | |
	Gemüse	Gerichte auf Gemüsebasis
14−18	94 g	97 g
19−24	95 g	100 g
25−34	111 g	110 g
35−50	132 g	120 g
51−64	132 g	125 g
65−80	120 g	106 g

1.6 Gemüse in der Küche

Viele Inhaltsstoffe von Gemüse, vor allem Vitamine und sekundäre Pflanzenstoffe, sind empfindlich und können bei unsachgemäßer Verarbeitung der Lebensmittel mehr als nötig geschädigt werden. Mineralstoffe sind zwar nicht empfindlich gegen Hitze, Sauerstoff und UV-Strahlen, lösen sich aber in Wasser. Das bedeutet, an Mineralstoffen reiche Nahrungsmittel können „auslaugen".

Nach Möglichkeit sollten alle genießbaren Teile der Gemüse verwendet werden − daher nur die besonders harten, die äußeren welken Teile sowie bitter schmeckende und verdorbene Stellen wegschneiden.

Tab. 2 : *Putzabfall verschiedener Gemüsearten*

Gemüseart	Putzabfall (%)
Grüne Bohnen	6
Weißkohl	22
Gurken	26
Spargel	26
Sellerie	27
Kopfsalat	32
Blumenkohl	38
Grünkohl	49
Grüne Erbsen	60

Verluste an Inhaltsstoffen gering halten

▸ Schonende Garverfahren wie Dämpfen oder Dünsten wählen.

▸ Ankochzeiten durch Garen mit wenig Flüssigkeit kurz halten.

▸ Garzeiten so kurz wie möglich halten − durch Verwenden von geeignetem Kochgeschirr wie Töpfe mit gut schließendem Deckel oder Einsetzen des Dampfdrucktopfes.

▸ Speisen nie warm halten, sonder besser erkalten lassen und neu aufwärmen. Wenn möglich im Mikrowellengerät.

▸ Gemüse öfter roh verzehren.

Verlust an wasserlöslichen Inhaltsstoffen gering halten

▸ Gemüse unzerkleinert und zügig mit kaltem Wasser waschen.

▸ Gemüse nie im Wasser liegen lassen.

▸ Möglichst wenig Flüssigkeit zum Garen verwenden.

▸ Kochwasser möglichst mit verwenden.

Verlust an sauerstoffempfindlichen Inhaltsstoffen gering halten

▸ Gemüse erst unmittelbar vor der Zubereitung zerkleinern.

▸ Zerkleinertes Gemüse abdecken, damit Sauerstoff keinen Zutritt hat.

Verluste an UV-empfindlichen Inhaltsstoffen gering halten

▸ Gemüse lichtgeschützt lagern.

▸ Zerkleinerte Gemüse abdecken, damit es nicht dem Licht ausgesetzt ist.

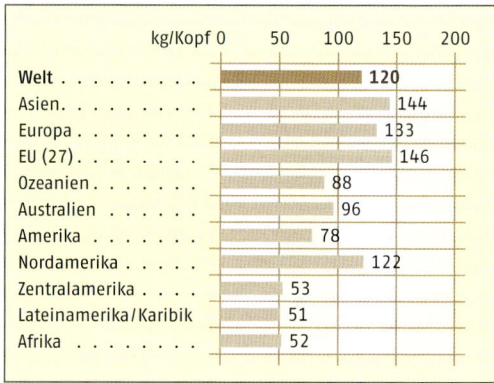

Bild 1: *Pro-Kopf-Verbrauch von Gemüse weltweit (Quelle: FAO)*

 Und jetzt *Sie!*

1. So genannte „grüne Diäten", bei denen nahezu ausschließlich Gemüse und Obst verzehrt wird, sind als Schlankheitsdiäten sehr beliebt.
Frau Kellner ist 34 Jahre alt und Sekretärin. Sie verzehrt an einem Diättag 500 g Erdbeeren, 100 g Magerquark, Suppe aus 100 g Sellerie, 100 g Kartoffeln und 100 g Möhren, 200 g Gurke, 1 Scheibe (40 g) Vollkornbrot.
Überprüfen Sie, inwieweit der Bedarf an allen lebenswichtigen Stoffen in ausreichender Weise gedeckt wird.

2. Erstellen Sie ein Memory zum Thema Gemüse. Sie brauchen dazu: Etwa 30 Karten gleicher Farbe und gleicher Rückseite in der Größe von Spielkarten. Stifte.
So wird's gemacht: Es werden jeweils zwei Karten zu einem Begriff beschrieben. Jede Karte enthält:

   ▸ den Begriff
   ▸ eine kurze Anmerkung zu dem Begriff

Beispiele für Begriffspaare:

Tomaten	Tomaten
Fruchtgemüse	Weltweit häufigste Gemüseart
Handelsklasse Extra	**Handelsklasse Extra**
Gute Form	Gleiche Größe
Lagerung	**Lagerung**
Salat nur kurz	Wurzelgemüse mehrere Monate

So wird gespielt: Die Karten werden verdeckt auf dem Tisch ausgelegt. Die Mitspieler decken nun reihum je zwei Karten auf und lesen sie vor. Wer ein Paar zusammen findet, darf es behalten. Gewinner ist, wer bei Spielende die meisten Paare hat.
Abänderungen:
▸ Statt zwei können drei zusammen gehörende Karten geschrieben werden.
▸ Die jeweiligen Anmerkungen werden von den Aufdeckenden erläutert

2   Obst

Beim Obst zieht die Natur alle Register ihres Könnens: Knackige Äpfel, aromatische Erdbeeren oder saftige Trauben. Früchte sind nicht nur appetitlich, sondern auch uneingeschränkt gesund. Neben Kohlenhydraten und Mineralstoffen enthalten sie reichlich wertvolle Vitamine, Mineralstoffe und sekundäre Pflanzenstoffe (s. S. 295).

2.1   Obstarten

Im Allgemeinen versteht man unter Obst nur Früchte, nicht aber Wurzeln, Stängel, Blätter oder andere essbare Pflanzenteile.

Obwohl die Übergänge zwischen den einzelnen Obstarten fließend sind, hat man sich auf folgende Einteilung geeinigt.

Tab. 1: *Die wichtigsten Obstarten*

Obstart	Wichtige Vertreter
Kernobst	Äpfel, Birnen, Quitten
Steinobst	Aprikosen, Kirschen, Mirabellen, Nektarinen, Pfirsiche, Pflaumen, Reneklauden, Zwetschen
Beerenobst	Brombeeren, Erdbeeren, Heidelbeeren, Himbeeren, Johannisbeeren, Preiselbeeren, Stachelbeeren, Weintrauben
Citrusfrüchte	Grapefruit, Limetten, Mandarinen, Orangen, Pampelmusen, Pomeranzen, Zitronen
Südfrüchte	Ananas, Bananen, Datteln, Feigen, Feigenkaktus, Guaven, Kakipflaumen, Kiwi, Mango, Papaya, Passionsfrucht
Schalenfrüchte	Cashewnüsse, Erdnüsse, Haselnüsse, Mandeln, Paranüsse, Pistazien, Walnüsse

Info

Verwendung von Obst

Obst, das nicht direkt verzehrt wird, kann zu Obstprodukten verarbeitet werden. Dazu zählen zum Beispiel Obstkonserven, Fruchtsäfte, Konfitüren, Marmeladen, Gelee, Trockenobst oder tiefgefrorenes Obst.

Tab. 2 : *Weltweite Erzeugung von Obst (Quelle: FAO)*

Obstart	Erzeugte Menge (in 1.000 t)
Zitrusfrüchte	115.651
Bananen	81.263
Trauben	66.263
Äpfel	64.256
Birnen	20.106
Pfirsiche/Nektarinen	17.457
Sonstiges	134.706

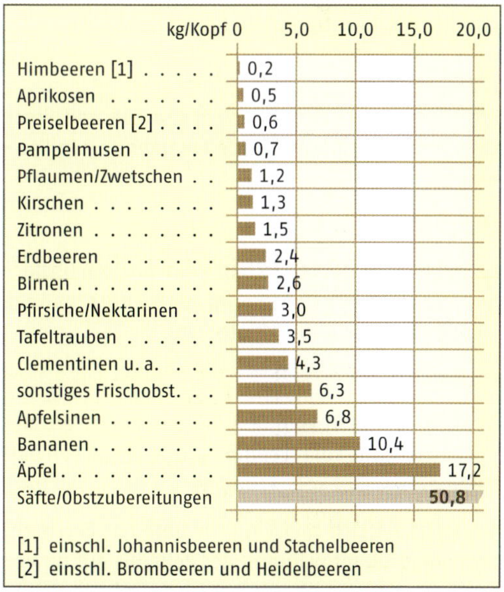

kg/Kopf	
Himbeeren [1]	0,2
Aprikosen	0,5
Preiselbeeren [2]	0,6
Pampelmusen	0,7
Pflaumen/Zwetschen	1,2
Kirschen	1,3
Zitronen	1,5
Erdbeeren	2,4
Birnen	2,6
Pfirsiche/Nektarinen	3,0
Tafeltrauben	3,5
Clementinen u. a.	4,3
sonstiges Frischobst	6,3
Apfelsinen	6,8
Bananen	10,4
Äpfel	17,2
Säfte/Obstzubereitungen	50,8

[1] einschl. Johannisbeeren und Stachelbeeren
[2] einschl. Brombeeren und Heidelbeeren

Bild 1: *Jährlicher Pro-Kopf-Verbrauch von Obst in Deutschland (Quelle: ZMP-Markt-Bilanz)*

2.2   Zusammensetzung

Wie bei Gemüse auch kann die Zusammensetzung in Abhängigkeit von Sorte und Anbaugebiet starke Schwankungen aufweisen.

Der Wassergehalt von Obst liegt zwischen 80 und 90 Prozent. Weitere Hauptbestandteile sind Zucker, Polysaccharide und organische Säuren. Proteine und Lipide sind nur in unbedeutenden Mengen enthalten.

Info

Schalenobst

Es nimmt unter den Obstarten eine Sonderstellung ein. Sie zeigen große Unterschiede in der Zusammensetzung ihrer Nährstoffe:

▶ Der Wassergehalt liegt unter 10 %.
▶ Der Gehalt an Proteinen liegt zwischen 10 und 30 %.
▶ Der Lipidgehalt kann bis zu 65 % betragen.

Kohlenhydrate

Der Gesamtgehalt an Kohlenhydraten liegt im Durchschnitt zwischen 10 und 20 Prozent.

Monosaccharide

Obst enthält fast ausschließlich Glucose und Fructose. Andere Monosaccharide kommen nur in Spuren vor.

Oligosaccharide

Hauptvertreter ist die Saccharose. In einigen Obstarten − z. B. Weintrauben − kommen noch geringe Mengen Maltose und Raffinose vor.

Polysaccharide

In allen Obstarten kommen die typischen Vertreter der Ballaststoffe vor − Cellulose, Hemicellulosen und Pektine.

Stärke findet sich meist nur in unreifen Früchten. Ihr Gehalt nimmt während der Reife bis auf unwesentliche Mengen ab. Ausnahmen sind die Banane und einige Schalenfrüchte − z. B. Paranuss und Cashewnuss.

Tab. 1: *Monosaccharidgehalt verschiedener Obstarten in 100 g essbarem Anteil*

Obstart	Glucose	Fructose
Apfel	1,8 g	5,0 g
Ananas	2,3 g	1,4 g
Aprikose	1,9 g	0,4 g
Banane	6,8 g	3,8 g
Birne	2,2 g	6,0 g
Brombeere	3,2 g	2,9 g
Erdbeere	2,6 g	2,3 g
Grapefruit	2,0 g	1,2 g
Himbeere	2,3 g	2,4 g
Johannisbeere	2,3 g	1,0 g
Kirsche (süß)	5,5 g	6,1 g
Orange	2,4 g	2,4 g
Pfirsich	1,5 g	0,9 g
Pflaume	3,5 g	1,3 g
Zitrone	0,5 g	0,9 g

Tab. 2. *Saccharosegehalt verschiedener Obstarten in 100 g essbarem Anteil*

Obstart	Saccharose	Obstart	Saccharose
Apfel	2,4 g	Himbeere	1,0 g
Ananas	7,9 g	Johannisbeere	0,2 g
Aprikose	4,4 g	Kirsche (süß)	0,0 g
Banane	6,6 g	Orange	4,7 g
Birne	1,1 g	Pfirsich	6,7 g
Brombeere	0,2 g	Pflaume	1,5 g
Erdbeere	1,3 g	Zitrone	0,2 g
Grapefruit	2,1 g		

Lipide

Der Lipidanteil von Obst ist mit Ausnahme der Schalenfrüchte sehr niedrig und liegt zwischen 0,1 und 0,5 Prozent. Eine gewisse Bedeutung kommt dabei den Carotinoiden zu. Sie tragen bei einer Reihe von Obstarten (Pfirsich, Citrusfrüchte) zu deren charakteristischer Färbung bei.

Proteine

Bei der Proteinfraktion handelt es sich hauptsächlich um Enzyme. Art und Zusammensetzung der Enzyme sind im Allgemeinen für die einzelnen Obstarten so typisch, dass sie für die analytische Bestimmung herangezogen werden können. Enzyme sind für eine Reihe von Veränderungen bei der Lagerung verantwortlich.

Info

Beispiele für im Obst vorkommende Enzyme

- ▶ Cellulasen
- ▶ Amylasen
- ▶ Saccharasen
- ▶ Lipasen
- ▶ Lipoxygenasen
- ▶ Transaminasen

Organische Säuren

Säuren sind in freier Form oder gebunden als Ester wichtige Geschmacksträger von Obst – vor allem Äpfel-, Citronen- und Weinsäure.

In Kern- und Steinobst überwiegt meist die Äpfelsäure, in Citrusfrüchten und Beerenobst dagegen die die Citronensäure. Weinsäure kommt vorwiegend in Weintrauben vor.

Weitere Säuren sind Bernsteinsäure, Milchsäure und Oxalsäure. Sie sind von untergeordneter Bedeutung.

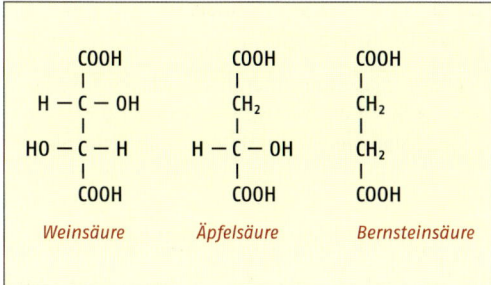

Bild 1: *Organische Säuren*

Aromastoffe

Für Geruch und Geschmack von Obst spielen neben den organischen Säuren noch eine Reihe anderer Verbindungen eine Rolle. Hierbei sind verschiedene Stoffgruppen zu unterscheiden.

Ester

Dabei handelt es sich meist um Verbindungen, in denen kurz- und mittelkettige Fettsäuren mit niederen einwertigen Alkoholen verestert sind. So enthält Ananas z. B. Buttersäureethylester.

$$CH_3-CH_2-C\overset{O}{\underset{OH}{\lessgtr}} + C_2H_5OH \xrightarrow{-H_2O} CH_3-CH_2-C\overset{O}{\overset{\|}{-}}O-C_2H_5$$

Buttersäure   *Ethanol*   *Buttersäureethylester*

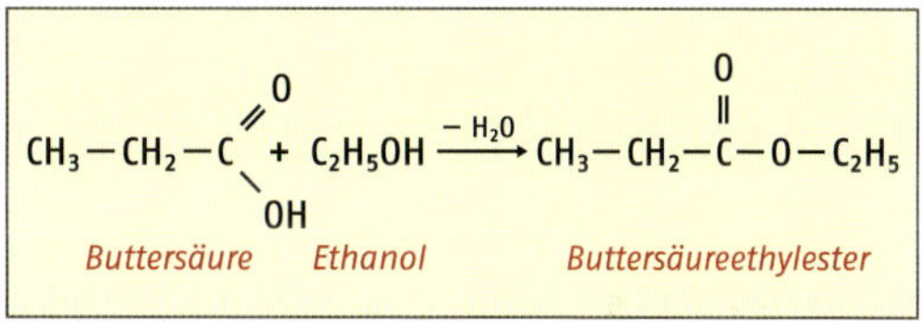

Bild 2: *Bildung von Buttersäureethylester*

Terpene

Vertreter dieser Stoffgruppe finden sich vor allem in Citrusfrüchten. Sie sind vielfach unbeständig gegen Einwirkung von Licht und Sauerstoff. Es kann dann zu Veränderungen des Aromas kommen, die sich sensorisch sehr schnell unangenehm bemerkbar machen können.

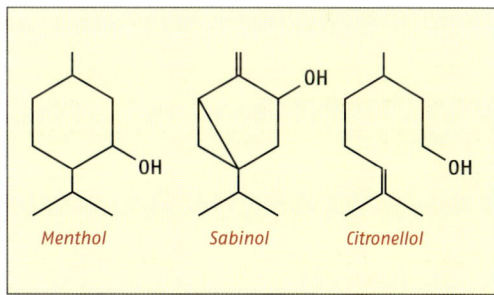

Bild 3: *Verschiedene Terpene*

Aldehyde

In zahlreichen Früchten finden sich Acetaldehyd und höhere gesättigte oder auch aromatische Aldehyde. So ist zum Beispiel glykosidisch gebundenes Benzaldehyd in Samen von Mandeln, Kirschen und Pflaumen nachgewiesen worden.

Farbstoffe

Als Farbstoffe der Früchte treten neben Chlorophyll, Riboflavin und Carotinoiden vor allem die Anthocyane auf. Sie bilden die roten, violetten und blauen Farbstoffe vieler Beeren.

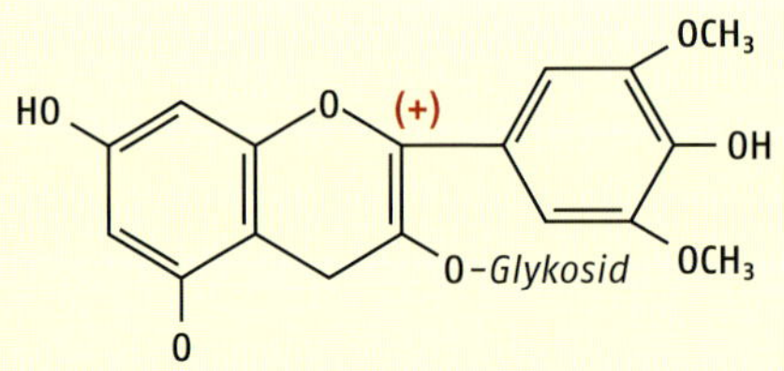

Bild 1: *Struktur eines Anthocyans in blauen Weintrauben und Heidelbeeren*

Vitamine

Obst ist neben Gemüse die wichtigste Quelle für Vitamin C und Provitamin A. Besonders reich an Vitamin C sind die schwarze Johannisbeere und die Erdbeere. Provitamin A kommt vor allem in Aprikosen, Brombeeren, Kirschen und Mandarinen vor. Die Vitamine der B-Gruppe sind im Vergleich dazu nur mäßig vertreten.

Tab. 1: *Vitamin-C-Gehalt verschiedener Obstarten in mg/100 g*

Obstart	Gehalt
Johannisbeere (schwarz)	210
Erdbeere	60
Zitrone	50
Grapefruit	40
Ananas	25
Banane	20
Pfirsich	7
Apfel	6
Kirsche	6

Mineralstoffe

Etwa die Hälfte der Menge an Mineralstoffen entfällt auf Kalium. Der Rest verteilt sich auf Natrium, Magnesium, Calcium, Eisen und Mangan. Ein physiologisch bedeutsamer Gehalt von Calcium findet sich lediglich bei Citrusfrüchten.

2.3 Lagerung von Obst

Während des Reifens steht die Frucht noch in enger Beziehung zur Mutterpflanze und ist in deren Stoffwechsel mit einbezogen.

Hauptmerkmal des Reifeprozesses ist der nahezu vollständige Abbau von Stärke. Gleichzeitig nimmt der Zuckergehalt stark zu. Beim Nachreifen im Anschluss an die Ernte laufen derartige Reaktionen verstärkt ab. Die Frucht ist jetzt von der Mutterpflanze abgetrennt und bewerkstelligt die Reaktionen des Stoffwechsels mit den eigenen Enzymen.

Beim Nachreifen ist ebenfalls wieder der Kohlenhydratstoffwechsel vorherrschend:

▶ Saccharose wird in Glucose und Fructose gespalten.

▶ Ein Teil der Glucose geht in die stärker süße Fructose über.

▶ Die Cellulosen und Hemicellulosen werden deutlich abgebaut.

Soll Obst über längere Zeit gelagert werden, pflückt man es unreif und versucht, die Reifevorgänge durch entsprechende Lagerbedingungen zu verzögern. Das gelingt bei Temperaturen von 0 bis −1 °C und einer Luftfeuchtigkeit von ca. 90 Prozent.

Eine zusätzliche Verbesserung der Haltbarkeit lässt sich durch Verwenden von Inertgasen erreichen:

▶ Lagern in Stickstoffatmosphäre,

▶ Zusatz von 20 bis 50 Prozent CO_2 zur Luft.

📌 Memo

Definition Inertgas

Als Inertgas bezeichnet man gasförmige Substanzen, die chemisch sehr reaktionsträge sind. Man verwendet sie daher als Schutzgase für Güter, die gegen Sauerstoff empfindlich sind. Für die Lagerung und den Transport von Lebensmitteln werden vor allem Stickstoff und Kohlendioxid eingesetzt.

Bewertung von Obst

Die Bedeutung von Obst für die menschliche Ernährung liegt vor allem in seinem Gehalt an Vitaminen, Mineralstoffen und sekundären Pflanzenstoffen.

Als Energielieferant kommt Obst kaum in Betracht – zu gering ist der Gehalt an Kohlenhydraten, von Lipiden ganz zu schweigen. Einzige Ausnahme: Die Schalenfrüchte enthalten reichlich von beiden.

Zu betonen ist noch das Vorkommen der unverdaulichen Kohlenhydrate – in erster Linie Cellulose und Hemicellulosen. Sie haben eine Reihe positiver gesundheitlicher Effekte.

Erst vor wenigen Jahrzehnten entdeckt wurden die sekundären Pflanzenstoffe. Sie sind zwar nicht essentiell, greifen aber auf verschiedenen Ebenen in das physiologische Geschehen im Organismus ein.

Unübertroffen ist Obst in seinem Reichtum an erfrischenden und appetitanregenden Geruchs- und Geschmacksstoffen. Sie fördern die Bildung von Speichel und Verdauungssäften und sie machen Obst zu einem wahren Genuss.

 Und jetzt _Sie!_

1. _Vergleichen Sie Haselnüsse und Kirschen hinsichtlich ihres Nährstoff- und Energiegehaltes. Welche der beiden Obstarten ist demzufolge besser geeignet,_

   ▶ _für einen Obst-Diättag,_
   ▶ _im Rahmen einer längerfristigen Reduktionsdiät auf den Speiseplan gesetzt zu werden,_
   ▶ _einem Eisenmangel vorzubeugen,_
   ▶ _den Eiweißbedarf bei Vegetariern mit zu decken,_
   ▶ _den Calciumbedarf eines Kindes zu decken,_
   ▶ _den Durst zu löschen._

   Begründen Sie jeweils Ihre Entscheidung.

2. _Eine Frauenzeitschrift empfiehlt eine Obstdiät. Es wird in dieser Zeit – neben ausreichender Flüssigkeitszufuhr- nur Obst gegessen. Überprüfen Sie, inwieweit der Bedarf an lebenswichtigen Nahrungsinhaltsstoffen gedeckt wird._

3. _Finden Sie Paare aus den folgenden Begriffen zusammen und erläutern Sie jeweils Ihre Zuordnung._
   Nachreifung – Calcium – Zitronensäure – Aroma – äußerlich makellos – hoher Wassergehalt – Anthocyane – Beerenobst – Kalium – hoher Fettgehalt – Handelsklasse Extra – Johannisbeeren – durststillend – Ester – Cellulose – Schalenobst – Vitamin C – Verdauungssäfte .

4. _Reifung und Lagerung verändern die Inhaltsstoffe von Obst. Beschreiben Sie diese Veränderungen an den Beispielen Stärke, Saccharose, Glucose und Cellulose._

5. _Für Rätselfreunde. Gesucht wird: Ein Motto, das den optimalen Verzehr von Obst und Gemüse beschreibt. (Hinweis: ä = ae, ü = ue, ö = oe)._

a) _Chemische Verbindungen, die Obst appetitlich aussehen lassen. Erster von zehn Buchstaben_

b) _Gehört zum Steinobst und ist eine Kreuzung aus Pfirsich und Pflaume. Siebter von neun Buchstaben._

c) _Obst und Gemüse enthalten reichlich, besonders von denen mit den Buchstaben A und C. Erster von acht Buchstaben._

d) _Nährstoff, der fast nur in unreifem Obst vorkommt. Letzter von sieben Buchstaben._

e) _Obstart, die sich hinsichtlich ihres Nährstoff – und Energiegehaltes deutlich von allen anderen Obstarten unterscheidet. Vierter von elf Buchstaben._

f) _Ihre bittere Variante enthält giftige Blausäure. Vierter von sieben Buchstaben._

g) _Pro Kopf werden in Deutschland 10,4 kg davon verzehrt. Zweiter von sieben Buchstaben._

h) _Tropische Frucht, die aussieht, wie eine große Birne, aber orangefarbenes Fruchtfleisch hat. Fünfter von sechs Buchstaben._

Die Buchstaben in der Reihenfolge von a bis h gelesen, ergeben das gesuchte Motto.

3   Kräuter und Gewürze

Nach den Definitionen des Deutschen Lebensmittelbuches (LMB) versteht man unter Kräutern und Gewürzen „Pflanzenteile, die wegen ihres Gehaltes an natürlichen Inhaltsstoffen als geschmacks- und/oder geruchsgebende Zutaten zu Lebensmitteln bestimmt sind."

▶ Gewürze sind nach dem LMB Blüten, Früchte, Knospen, Samen, Rinden, Wurzeln, Wurzelstöcke, Zwiebeln oder Teile davon, meist in getrockneter Form.

▶ Kräuter sind nach dem LMB frische oder getrocknete Blätter, Blüten, Sprossen oder Teile davon.

Info

Gewürzprodukte

Außer reinen Kräutern und Gewürzen sind eine Reihe von Würzprodukten im Handel, z. B.:

▶ Gewürzmischungen sind Mischungen verschiedener Gewürze.

▶ Gewürzzubereitungen enthalten außer Gewürzen noch andere Zutaten.

▶ Gewürzsalze enthalten außer Gewürzen zusätzlich Speisesalz.

▶ Gewürzaromen sind Erzeugnisse, die aus Gewürzen durch Extraktion gewonnen werden.

3.1   Inhaltsstoffe

In Kräutern und Gewürzen findet sich eine Fülle unterschiedlicher Stoffe, die ihnen typische Geruchs- und Geschmacksnoten geben. Oftmals enthalten sie auch Farbstoffe, die ihnen ein charakteristisches Aussehen verleihen.

▶ Ätherische Öle
▶ Scharfstoffe
▶ Bitterstoffe
▶ Farbstoffe

Ätherische Öle

Sie werden von den Pflanzen in speziellen Drüsenzellen produziert und entweder in der Zelle selbst gespeichert oder in die Flüssigkeit zwischen den Zellen transportiert. Bislang sind etwa 3000 verschiedene ätherische Öle bekannt. Chemisch gesehen herrschen dabei Abkömmlinge der Monoterpene, Sesquiterpene und Phenylpropan vor.

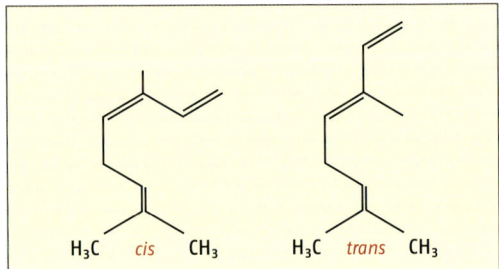

Bild 1: *Ocimen – acyclisches Monoterpen aus dem Lavendel*

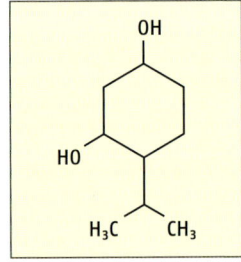
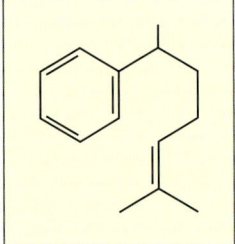

Bild 2: *Menthol (cyclischer Monoterpenalkohol) aus der Pfefferminze*

Bild 3: *α-Curcumen aus Curry*

Die Zusammensetzung des ätherischen Öls einer Pflanze ist sehr komplex. Oft werden weit über 100 Komponenten in einem einzigen Öl nachgewiesen. So enthält das Öl des Lavendels mindestens 250 Einzelsubstanzen. Meist bestimmen allerdings nur einige wenige von ihnen Geruch und Geschmack.

Scharfstoffe

Bei diesen Inhaltsstoffen unterscheidet man fünf unterschiedliche Substanzgruppen. Sie alle lösen im Mund die Geschmacksempfindung „scharf" aus. Manche von ihnen sind in der intakten Pflanze nur in Vorstufen enthalten. Der eigentliche Scharfstoff entsteht erst, wenn die Gewebestrukturen zum Beispiel durch Schneiden oder Hacken zerstört werden – meist durch die Aktivität von Ezymen.

▶ Lauchöle sind typisch zum Beispiel für Schnittlauch, Bärlauch, Zwiebeln oder Porree.

▶ Senföle sind typisch für Gartenkresse, Meerrettich und Senf.

▶ Gingerole sind die Scharfstoffe der Ingwergewächse.

▶ Carbonsäureamide geben den verschiedenen Pfefferarten ihre Schärfe.

Bitterstoffe

Als Bitterstoffe bezeichnet man bitter schmeckende Substanzen, die auf die Verdauungsdrüsen wirken und deren Sekretion steigern, aber sonst keine pharmakologischen Effekte besitzen.

Zu den Bitterstoffen der Gewürze zählen vor allem:

▶ Monoterpene (z. B. Olive, Fenchel, Beifuß),
▶ Diterpene (z. B. Salbei, Rosmarin),
▶ Triterpene (z. B. Samen der Zitrusfrüchte),
▶ Lignane (z. B. Muskatnuss).

Weil die Bitterstoffe chemisch sehr unterschiedlich sind, bestimmt man den Bitterwert sensorisch und benutzt dabei eine standardisierte Chininlösung als Vergleich.

Farbstoffe

Ein wesentlicher Farbstoff der Gewürze ist das Chlorophyll. Daneben spielen aber auch Anthocyane, Flavonoide und Carotinoide eine wichtige Rolle. Die Farbstoffe sind lichtempfindlich und werden zum Teil beim Erhitzen zerstört.

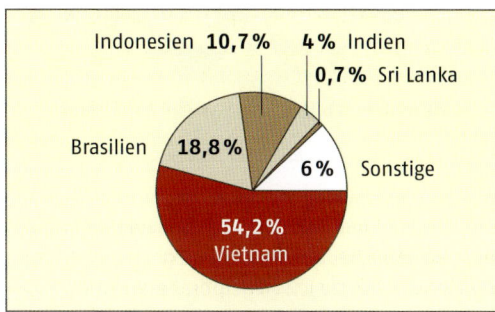

Bild 1: *Hauptlieferländer für Pfeffer (Quelle: Amtliche Außenhandelsstatistik 2009)*

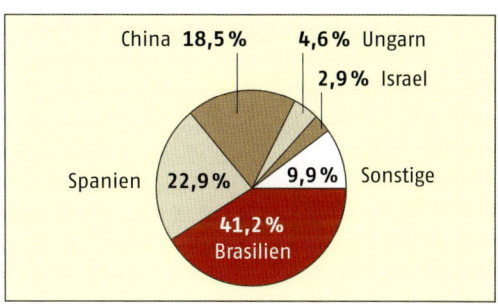

Bild 2: *Hauptlieferländer für Paprika (Quelle: Amtliche Außenhandelsstatistik 2009)*

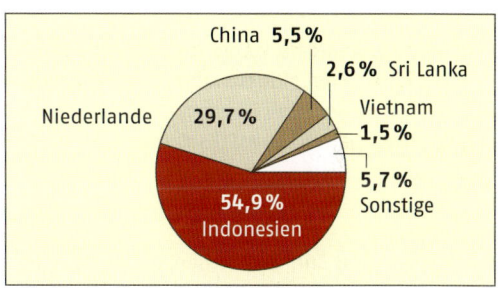

Bild 3: *Hauptlieferländer für Zimt (Quelle: Amtliche Außenhandelsstatistik 2009)*

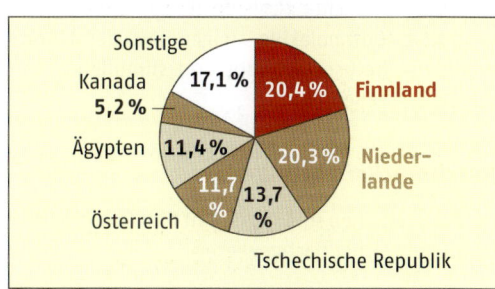

Bild 4: *Hauptlieferant für Kümmel (Quelle: Amtliche Außenhandelsstatistik 2009)*

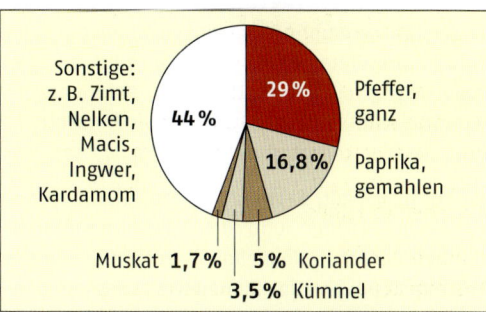

Bild 5: *Gewürzimporte nach Anteilen (Quelle: Amtliche Außenhandelsstatistik 2009)*

3.2 Geschmacks- und Geruchssinn

Seit alters her ist der Mensch bemüht, Geruch und Geschmack zur Erhöhung des Wohlbefindens zu nutzen − zum Beispiel durch das Würzen von Speisen. Ob eine Speise als angenehm oder unangenehm empfunden wird, ist zum Teil genetisch bedingt, größtenteils aber eine erworbene Eigenschaft.

Infoplus

Geschmacksprägung im Mutterleib

Eine amerikanische Studie hat gezeigt, dass Säuglinge, deren Mütter während der letzten drei Monate der Schwangerschaft Karottensaft getrunken hatten, ebenfalls Karottensaft bevorzugten.

Beim Essen und Trinken werden außer dem Geschmackssinn auch der Geruchs- und der Hautsinn im Mund- und Rachenbereich angeregt. Das Geschmacksempfinden von Speisen und Getränken wird sogar in erster Linie durch den Geruchssinn vermittelt. Duftmoleküle steigen aus der Mundhöhle zur Riechschleimhaut und stimulieren dort die Geruchszellen.

Geschmacksrichtungen

Für den Menschen sind insgesamt fünf Geschmacksrichtungen sicher nachgewiesen.

Umami und süß

Der Begriff „umami" leitet sich aus dem Japanischen ab und bedeutet so viel wie „Wohlgeschmack". Diese Geschmacksempfindung wird vor allem durch die Aminosäure Glutamin ausgelöst. Sie zeigt an, dass die Nahrung reich an Proteinen ist. Kalorienreiche Nahrung wird vielfach durch die Geschmacksrichtung „süß" gekennzeichnet.

Grundsätzlich gilt, dass umami und süß als lustvoll empfunden werden und die Nahrungsaufnahme stimulieren. Schon Neugeborene zeigen bei diesem Geschmack positive Reaktionen wie Lächeln und intensiveres Saugen.

Bitter, sauer, salzig

Die Geschmacksrichtungen „bitter" und „sauer" sind Warnsignale. Pflanzen bilden als Schutz gegen Gefressenwerden bittere Stoffe, die zum Teil hoch giftig sind wie Nikotin oder Strychnin. Übermäßiger Bittergeschmack löst Würge- und Brechreflexe aus und schützt so vor Vergiftungen. Ein saurer Geschmack warnt vor unreifen Früchten und verdorbenen Speisen. Sauer und salzig sind Geschmacksempfindungen, die der Regulation unseres Wasser- sowie Mineralstoff- und Säure-Basenhaushaltes dienen.

Im Alter lässt das Empfinden für Geschmack und Geruch nach. Ältere Menschen bevorzugen daher oft stärker gewürzte Speisen. Auch Raucher sind in diesem Punkt weniger sensibel.

Infoplus

Geschmacksempfinden und Sprache

Geruch und Geschmack − die „chemischen Sinne" − beeinflussen unsere Stimmungen und Gefühle. Das schlägt sich auch in manchen Redewendungen nieder. So sind wir, wenn man uns geärgert hat „sauer", wir finden Tierbabys „süß", unangenehme Zeitgenossen können wir „nicht riechen" und haben nach stressreichen Tagen schon mal „die Nase voll".

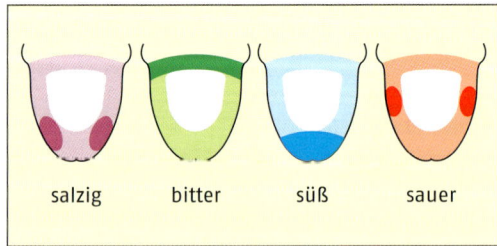

Bild 1: *Die verschiedenen Geschmacksrichtungen können in jedem Bereich der Zunge wahrgenommen werden. In den markierten Zonen ist die Empfindlichkeit für die jeweilige Geschmacksrichtung etwas intensiver.*

Tab. 1: *Kräuter im Überblick*

Kräuter	verwendete Pflanzenteile	Aroma/Verwendung	Besonderheiten
Krause Petersilie	Blätter Stängel	► Frisch – würzig ► Passt zu fast allen Gerichten, besonders zu Fisch, Gemüse, Kartoffeln, Pilzen. Zum Garnieren	► Petersilie hat einen hohen Vitamin C-Gehalt. ► Roh gegessen vermindert sie Mundgeruch.
Schnittlauch	Blätter	► Mild – zwiebelähnlich ► Für: Salate, Fleisch- und Gemüsebrühen, Eierspeisen, Gemüse, Quark	► Schnittlauch enthält viel Eisen und Vitamin C.
Pimpinelle	Blätter Stängel	► Frisch – gurkenähnlich ► Frisch zu grünem Salat, Tomaten- und Gurkensalat. Quark. ► Zum Garnieren	
Dill	Blätter Samen	► Süßlich – scharf ► Für: Fischsaucen, Lamm, Kartoffelgerichte, grüne Salate und Gemüsesalate, Gurken, Quark	► Beim Einfrieren intensiviert sich das Aroma. ► Ein Dilltee vor dem Zubettgehen fördert den Schlaf.
Bohnenkraut	Blätter	► Würzig ► Für: Fleisch-, Fisch- und Eiergerichte. ► Ergänzt perfekt den Geschmack von Bohnen.	► Verliert beim Einfrieren an Aroma.
Kresse	Stängel mit Blättern	► Scharf – pfeffrig ► Nur frisch zu Salaten, Eiergerichten, Fisch, Quark. ► Zum Garnieren	► Besonders reich an Eisen, Jod und Vitamin C. ► Saft wirkt gegen unreine Haut.
Zitronenmelisse	Blätter Stängel	► Frisch, nach Zitrone duftend ► Für: Getränke, Obst- und Gemüsesalate, Tee, Fisch- und Fleischgerichte, Saucen. ► Zum Garnieren	► Melissentee hat eine beruhigende, kopfschmerzlindernde Wirkung

Tab. 1: *Kräuter im Überblick (Fortsetzung von S. 383)*

Kräuter	verwendete Pflanzenteile	Aroma/Verwendung	Besonderheiten
Majoran	Zweige Blätter	▸ Stark aromatisch, würzig ▸ Für: Fleisch-, Wurst-, Geflügel- und Kartoffel- gerichte	▸ Beim Erhitzen intensiviert sich, beim Einfrieren ▸ verringert sich das Aroma. ▸ Hausmittel gegen ▸ Erkältungen und Halsweh.
Oregano (wilder Majoran)	Blätter Stängel	▸ Noch intensiver als Majoran ▸ Für: Gemüse, kräftige Eintöpfe, Pizza, Tomaten- gerichte, Salate	
Basilikum	Blätter Stängel	▸ Kräftig. ▸ Für: Gerichte mit Tomaten, Eiern, Pilzen, Nudeln ▸ Zum Garnieren	▸ Hilft bei Magenbeschwer- den, Blähungen und Ver- dauungsstörungen. ▸ Die Pflanze soll auch lästige Fliegen fernhalten.
Rosmarin	Zweige Blätter	▸ Starkes, würziges Aroma ▸ Für: Lamm- und andere Fleischgerichte	▸ Rosmarin fördert die Verdauung und die Blut- zirkulation.
Gartenthymian	Zweige Blätter	▸ Herb-aromatisch ▸ Für: Fleisch- und Fisch- gerichte, Kartoffelspeisen, Tomatengerichte	▸ Beim Einfrieren intensiviert sich das Aroma. ▸ Eine Tasse heißen Thymiantees verhilft zu ruhigem Schlaf.
Salbei	Blätter	▸ Kräftiges, bitteres Aroma ▸ Für: Gebratenes Fleisch, Salate, Tomatengerichte	▸ Beim Einfrieren intensiviert sich das Aroma. ▸ Salbei hat blutreinigen- de, appetitanregende und entzündungshemmende Wirkung. ▸ Salbeitee hilft gegen Hus- ten und Erkältungen.

Tab. 1: *Gewürze im Überblick*

Gewürze	verwendete Pflanzenteile	Aroma/Verwendung	Besonderheiten
Pfeffer	Frucht	▶ Weißer Pfeffer: mild Schwarzer Pfeffer: kräftig. Grüner Pfeffer ist mild-aromatisch und wird stets als ganzes Korn verwendet. Pfeffer passt zu fast allen pikanten Gerichten.	▶ Das Aroma des ▶ weißen Pfeffers wird beim Erhitzen intensiver. ▶ Wirkt appetitanregend und antibakteriell.
Muskat	Samen Blüte	▶ Feurig-würziger Ge-schmack, besonders wenn es erst kurz vor der Ver-wendung gemahlen wird ▶ Für: Spinat, helle Saucen, Suppen. Muskatblüte für süße Speisen und Liköre.	▶ Verliert beim Erhitzen an Aroma.
Kümmel	Samen	▶ Streng, leicht brennend. Für: Eintöpfe, fette Fleisch-gerichte, Kohl- und Kraut-gerichte, Pellkartoffeln, Brot und Backwaren, Schnaps	▶ Verliert beim Erhitzen an Aroma. Macht schwer ver-dauliche Gemüse wie Weißkohl und Wirsing be-kömmlicher.
Wacholderbeeren	Früchte	▶ Würzig, leicht bitter, harzig ▶ Für: Beizen, Marinaden, Sauerbraten, Sauerkraut, Sud für Kochfisch, Wild-gerichte	
Lorbeer	Blätter	▶ Starkes, kräftiges Aroma Für: Sauerbraten, Wild, Sauerkraut, Fischgerichte	▶ Verliert beim Erhitzen an Aroma.
Paprika	Frucht	▶ Delikatess-Paprika: mild ▶ Edelsüß-Paprika: mittelscharf ▶ Rosen-Paprika: scharf ▶ Für: Gulasch, Geflügel, pikanten Quark, Salate, Saucen	▶ Fördert: Speichelproduktion, Nebennierenaktivität, Schweißabsonderung

Tab. 1: *Gewürze im Überblick (Fortsetzung von S. 385)*

Gewürze	verwendete Pflanzenteile	Aroma/Verwendung	Besonderheiten
Curry		▶ Scharf-aromatisch, nur leicht brennend, ▶ Für: Fisch, Saucen, helle Fleisch- und Reisgerichte	▶ Mischgewürz aus Kurkuma, Pfeffer, Paprika, Nelken, Muskat, Zimt ▶ Wirkt gegen Durchfall und antibakteriell.
Nelken	Blütenknospe	▶ Sehr intensiv würzig, deshalb nur sparsam einzusetzen. Können gemahlen oder ganz verwendet werden. ▶ Für: Fleischgerichte, Kompott, Marinaden, Rot- und Grünkohl, Süßspeisen	▶ Wirken desinfizierend, verdauungsfördernd, schmerzlindernd, halten Fliegen und Motten fern.
Zimt	Rinde	▶ Kräftig-würziges Aroma, feurig-süßer Geschmack. Für: Aufläufe, Backwaren, Kompott, Konfitüren	▶ Wirkt verdauungsanregend, gegen Erkältungen
Zwiebeln	Zwiebeln Blätter	▶ Scharfer, intensiver Geschmack. ▶ Für: Fleischgerichte, Salate, Gemüse, Zwiebelkuchen	▶ Zwiebeln und Knoblauch sind besonders reich an Sekundären Pflanzenstoffen. s. S. 295
Knoblauch	Zwiebel	▶ scharfer, zwiebelähnlicher Geschmack ▶ Für: Salate, Fleisch- und Fischgerichte, Tomatengerichte, Knoblauchbutter, Gemüse, Saucen	

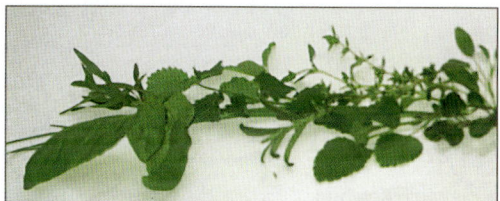

Bild 1: *Kräuterband*

4 Andere Würzmittel

Neben Kräutern und Gewürzen gibt es noch eine Reihe weiterer Würzmittel.

Speisesalz (Kochsalz)

Kochsalz wird entweder in Salzstöcken bergmännisch abgebaut, aus Meerwasser gewonnen oder durch Auslaugen von Steinsalzlagern. Entsprechend ist das Angebot des Handels:

▶ Steinsalz gewinnt man durch Vermahlen und Sieben von Steinsalzbrocken. Es wird als grobes Salz gehandelt.

▶ Meersalz kristallisiert beim Verdampfen von Meerwasser in großen flachen Becken aus. Es ist sehr reich an Spurenelementen.

▶ Siede- und Salinensalz wird durch Eindampfen von Sole gewonnen – das ist die nach dem Auslaugen von Salzlagern anfallende Flüssigkeit.

▶ Jodiertes Speisesalz ist Kochsalz, das mit Natrium-, Calcium- oder Kaliumjodid versetzt wurde. Auch fluoridiertes Speisesalz ist mittlerweile im Handel.

Speisesalzersatz (Diätsalz)

Bei streng natriumarmer Diät wie zum Beispiel Ödemen, Niereninsuffizienz oder sehr hohem Blutdruck können sogenannte Diätsalze als Ersatz für Speisesalz dienen. Für den Zweck, Natrium-Ionen möglichst weitgehend aus der Kost fern zu halten und zu ersetzen kommen unterschiedliche Verbindungen in Betracht:

▶ Verbindungen des Kaliums, Calciums oder Magnesiums mit Adipin-, Bernstein-, Glutamin-, Kohlen-, Milch-, Salz-, Wein- oder Citronensäure.

▶ Monokaliumphosphat,

▶ Kaliumsulfat,

▶ Cholinsalze der Essig-, Kohlen-, Milch-, Salz-, Wein- oder Citronensäure.

▶ Kaliumguanylat,

▶ Kaliuminosinat.

Essig

Essig ist ein uraltes Würzmittel. Schon vor 5000 Jahren kannten die alten Kulturvölker die Technik seiner Gewinnung. Essig ist das wichtigste Würzmittel, um den sauren Geschmack von Speisen zu erzeugen oder zu verstärken.

Herstellung

Essig wird mikrobiologisch aus Ethanol oder synthetischer Essigsäure hergestellt. Dabei werden wässrige Lösungen von Ethanol, aber auch Wein, vergorener Apfelmost, vergorene Malzmaische oder vergorene Molke mit Bakterien der Art *Acetobacter* umgesetzt. Ethanol wird dabei in zwei Stufen zu Essigsäure oxidiert. Als Cosubstrat fungiert Methoxatin (PQQ), das dabei zu PQQH$_2$ reduziert wird. Das fertige Produkt enthält pro 100 Gramm ca. fünf Gramm Essigsäure.

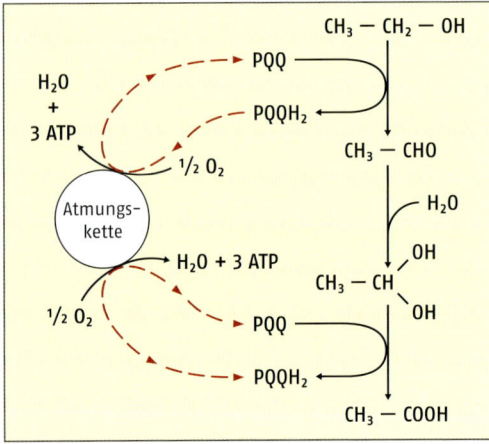

Bild 1: *Oxidation von Ethanol durch Acetobacter zu Essigsäure*

Sorten

Die wichtigsten Sorten sind:

▶ Weinessig wird nur aus Wein hergestellt.

▶ Kräuteressig wird mit Kräutern wie Dill, Estragon oder Melisse aromatisiert.

▶ Obstessig wird aus Obst gewonnen.

▶ Malzessig ist vor allem in Skandinavien beliebt und wird aus Gerstenmaische gewonnen. In Großbritannien ist er zu „fish and chips" sehr beliebt.

Senf

Er wird aus Senfkörnern durch Vermahlen und Vermischen mit Essig und/oder organischen Säuren, Salz und Gewürzen hergestellt. Als weitere Geschmack gebende Zutaten können Kräuter, Meerrettich, Tomaten, Wein oder Zucker eingesetzt werden.

Senf verbessert die Bekömmlichkeit von Speisen. Seine Schärfe ist abhängig von der Sorte der verwendeten Senfkörner. Gelbe Senfkörner ergeben einen milden Senf. Je mehr braune Körner vermahlen werden, desto schärfer ist der Senf.

Sorten

▶ Milder und mittelscharfer Senf sind die gängigsten Senfsorten. Sie eignen sich als Zutat für Saucen und zu Würstchen oder Frikadellen.

▶ Scharfer Senf passt zu Braten und fettem Fleisch und als Zutat für scharfe Saucen.

▶ Süßer Senf wird mit Zucker und Kräutern hergestellt und passt zu Weißwurst oder Leberkäse.

Ketchups

Grundzutat für alle Ketchups sind reife Tomaten. Unterschiedliche Anteile von Gewürzen wie Zucker, Essig. Zwiebeln, Salz, Piment, Muskat, Curry, Chili und andere begründen die verschiedenen Sorten wie zum Beispiel:

▶ Tomaten-Ketchup,

▶ Curry-Ketchup,

▶ Gewürz-Ketchup,

▶ Zwiebel-Ketchup.

Soja-Sauce

Sie gilt als älteste Würzsauce der Welt und besteht aus gekochten, gemahlenen und dann vergorenen Sojabohnen, gemischt mit verschiedenen Gewürzen. Sojasauce eignet sich besonders gut für die asiatische Küche.

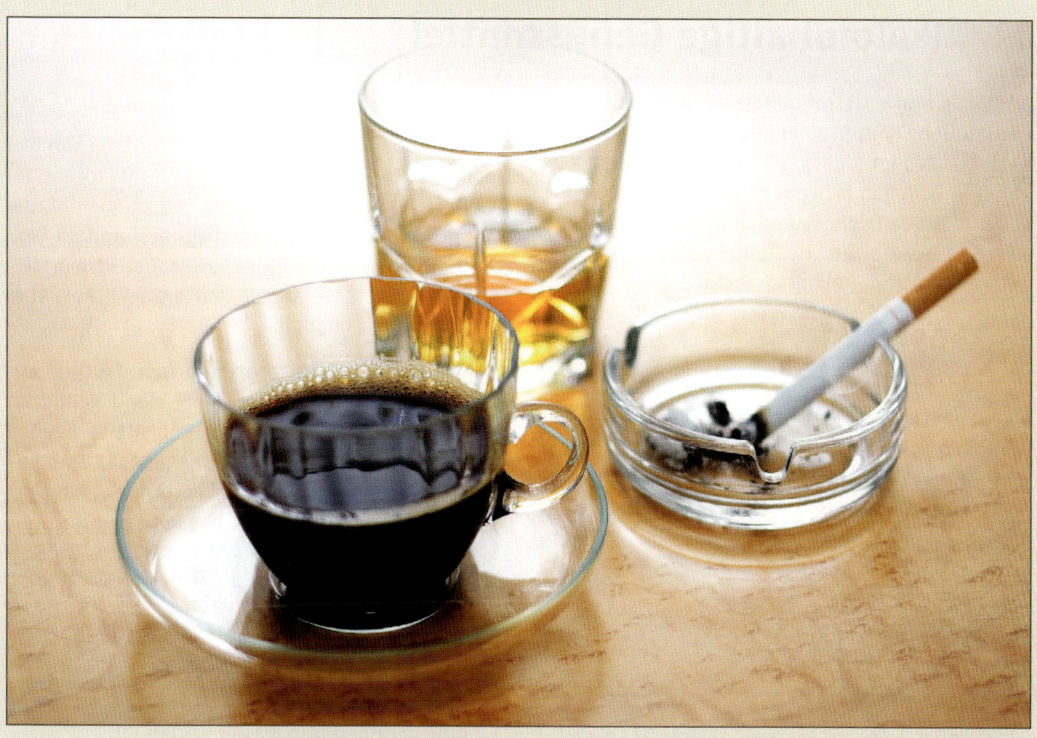

Teil 12: Genussmittel

Kaffee, Tee, Kakao oder **alkoholische Getränke** – diese Lebensmittel werden nicht wegen ihres Nährstoffgehaltes verzehrt. Zu ihnen greift man nur, weil sie schmecken, weil sie anregen, eben einfach Genuss pur sind. Früher waren sie nur den Wohlhabenden vorbehalten. Heute kann sich jeder diese Gaumenfreuden leisten. Vor allem beim Alkohol kann das leicht zum **Problem** werden.

Während in Verbraucherstatistiken zwischen Lebens- und Genussmitteln unterschieden wird, kennt das Lebensmittelrecht diese Differenzierung nicht. Rein rechtlich fallen all diese Produkte unter den Begriff Lebensmittel.

1   Alkaloidhaltige Genussmittel

Alkaloide sind stickstoffhaltige Naturstoffe, die in bestimmten Pflanzen vorkommen – zum Beispiel in Kaffee, Kakao und Tabak. Im Organismus zeigen sie schon in geringen Mengen physiologische Wirkungen und werden daher zum Teil bereits seit ältesten Zeiten als Genuss- und Heilmittel verwendet – aber auch als Rauschmittel missbraucht.

1.1   Kaffee

Die Heimat des Kaffees ist Afrika, genauer gesagt Äthiopien. Der Überlieferung nach soll er im 15. Jahrhundert durch mohammedanische Pilger nach Mekka und von dort im Zuge der Türkenkriege nach Europa gelangt sein. Haupterzeugerland ist heute Brasilien.

Tab. 1: *Kaffeeproduktion weltweit*

Land	Menge (t)
Brasilien	2.179.270
Vietnam	990.000
Indonesien	762.006
Kolumbien	682.580
Mexiko	310.861
Indien	275.400
Äthiopien	260.000
Guatemala	216.600
Honduras	190.640
Uganda	186.000

Rohkaffee

Rohkaffee wird aus den Früchten des Kaffeebaums, den Kaffeekirschen, gewonnen. Sie enthalten in ihrem süßen Fruchtfleisch zwei mit den abgeflachten Seiten aufeinander liegende Steinkerne – die Kaffeebohnen.

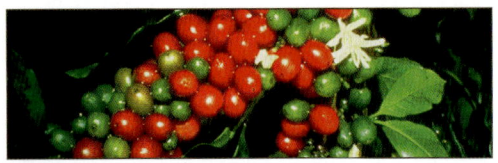

Bild 1: *Kaffeekirschen*

Sorten

Von den ca. 70 Kaffee-Arten sind nur zwei von Bedeutung. Coffea arabica liefert rund 60 Prozent der Welterzeugung. Diese Sorte hat Spitzenqualität. Der Anteil von Coffea canephora liegt bei rund 35 Prozent. Diese Sorte wird als Robustakaffee vermarktet. Sie ist widerstandsfähiger und ertragreicher, aber von geringerer Qualität.

Die dunkelroten, kirschenähnlichen Früchte des Kaffeebaumes werden meist per Hand gepflückt. Zur Gewinnung marktfähigen Rohkaffees werden die Bohnen aus ihrer Umhüllung geschält und getrocknet. Verschiedene Rohkaffeesorten werden gemischt und die Bohnen anschließend geröstet.

Das Rösten

Beim Rösten werden die Kaffeebohnen in speziellen Röstern auf 200 bis 250 °C erhitzt.

▶ Bei ca. 50 °C beginnen die Veränderungen – Proteine gerinnen und Wasser verdampft.

▶ Oberhalb von 100 °C beginnt die Bräunung.

▶ Bei ca. 150 °C bilden sich gasförmige Substanzen (z. B. H_2O-Dampf, CO_2) und das Volumen vergrößert sich.

▶ Ab ca. 180 °C platzen die Bohnen auf und das typische Kaffeearoma entsteht. Proteine und Kohlenhydrate reagieren miteinander und bilden braun gefärbte Roststoffe – die Melanoidine (Maillard-Reaktion). Außerdem entsteht aus Saccharose Karamel.

Man unterscheidet verschiedene Röststufen:

▶ Helle Röstung (Zimtröstung),
▶ Mittlere Röstung (amerikanische Röstung),
▶ Starke Röstung (Wiener Röstung),
▶ Doppelte Röstung (französische Röstung),
▶ Italienische Röstung (Espresso-Röstung).

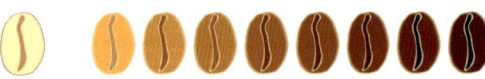

Bild 2: *Röststufen von ungeröstet bis zur italienischen Röstung*

Physiologisch wirksame Bestandteile

Die physiologische Wirkung beruht hauptsächlich auf nur wenigen Inhaltsstoffen.

Coffein (Trimethylxanthin)

Kaffee enthält je nach Sorte und Röstgrad 1 bis 2,5 Prozent Coffein. In den Bohnen liegt es teilweise an Chlorogensäuren gebunden vor. Diese Bindung wird bereits im Magen gespalten und das Coffein gelangt schnell in die Blutbahn. Coffein hat mehrere physiologische Wirkungen:

▸ Herztätigkeit und Atmung werden angeregt.

▸ Die Blutgefäße verengen sich und der Blutdruck kann leicht ansteigen.

▸ Das Wahrnehmen sensorischer Reize verbessert sich bei verkürzter Reaktionszeit.

▸ Die Darmperistaltik wird angeregt.

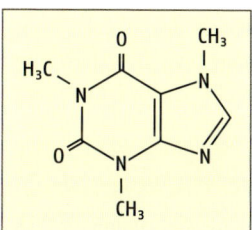

Bild 1: *Struktur von Coffein*

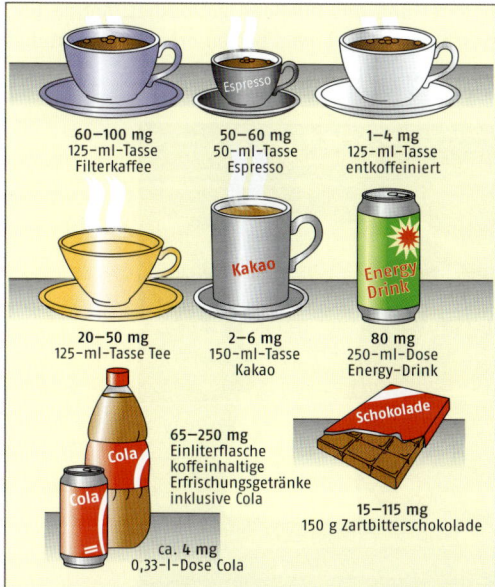

60–100 mg
125-ml-Tasse
Filterkaffee

50–60 mg
50-ml-Tasse
Espresso

1–4 mg
125-ml-Tasse
entkoffeiniert

20–50 mg
125-ml-Tasse Tee

2–6 mg
150-ml-Tasse
Kakao

80 mg
250-ml-Dose
Energy-Drink

65–250 mg
Einliterflasche
koffeinhaltige
Erfrischungsgetränke
inklusive Cola

15–115 mg
150 g Zartbitterschokolade

ca. 4 mg
0,33-l-Dose Cola

Bild 2: *Koffeingehalt verschiedener Lebensmittel*

Chlorogensäuren

Der Gehalt an Chlorogensäuren beträgt zwei bis vier Prozent. Sie sind Ester aus Chinasäure mit aromatischen Säuren – zum Beispiel Kaffeesäure. Beim Rösten reduziert sich ihr Anteil um 30 bis 70 Prozent.

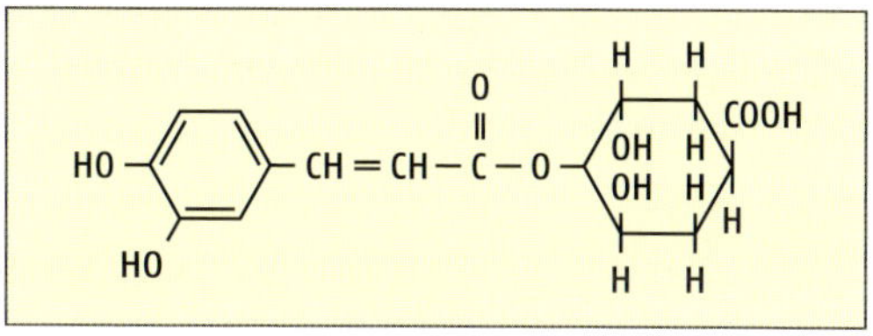

Bild 3: *Struktur von Chlorogensäure*

Trigonellin

Diese Verbindung wird beim Rösten zu ca. 70 Prozent abgebaut. Dabei entstehen hauptsächlich Nicotinsäure (Niacin) und Nicotinsäuremethylester. Durch zwei Tassen Kaffee wird etwa ein Zehntel des Niacinbedarfs gedeckt.

Tab. 1: *Inhaltsstoffe von Röstkaffee*

Stoff	Gehalt
Wasser	1–5 %
Proteine	10–15 %
Kohlenhydrate	26–42 %
Lipide	11–17 %
Chlorogensäuren	2–4 %
Coffein	1–2,5 %
Mineralstoffe	3–5 %
Melanoidine	21–25 %

---

i   Info

Wie das Gesetz Kaffee definiert

▸ Rohkaffee ist der von Frucht- und Samenschale befreite Samen von Pflanzen der Gattung Coffea.

▸ Röstkaffee (kurz Kaffee genannt) ist gerösteter Rohkaffee – ungemahlen oder gemahlen – mit einem Wassergehalt von höchstens 50 g pro kg.

Kaffeegetränk

Wie Kaffee genossen wird, ist eine Frage des individuellen Geschmacks und der Tradition.

Filterkaffee

Der gemahlene Kaffee wird in Filtertüten gegeben und mit kochendem Wasser übergossen. Nach diesem Prinzip arbeiten die meisten handelsüblichen Kaffeemaschinen.

Aufgusskaffee

Man lässt den Kaffee ca. 10 Minuten mit kochend heißem Wasser ziehen und gießt ihn dann über ein Sieb ab.

Espresso

In den Espressomaschinen wird der Kaffee mit 100 bis 110 °C heißem Wasser kurz extrahiert und das Filtrieren durch Überdruck beschleunigt. Espresso ist ein besonders starkes, meist trübes Kaffeegetränk.

Türkischer Mokka

Im Orient bereitet man den Kaffee aus feinst gemahlenen Bohnen, die man mit kaltem Wasser aufsetzt und zum Kochen bringt. Man genießt ihn samt dem Satz als Trübgetränk.

Capuccino

Der Kaffee wird unter hohem Druck mit heißer aufgeschäumter Milch gemischt.

Info

Erforderliche Kaffeemengen

▸ 40 bis 50 g/l für normalen Kaffee,
▸ ca. 150 g/l für Espresso,
▸ ca. 100 g/l für Mokka.

Info

Hauptkomponenten des Kaffeegetränks

▸ 50 mg Coffein
▸ 50 mg Trigonellin
▸ 140 mg Chlorogensäuren
▸ 0,5 mg Nicotinsäure

Kaffee für sensible Mägen

Nicht jeder verträgt Kaffee problemlos. Für empfindliche Personen bietet der Markt schonende Varianten.

Entcoffeinierter Kaffee

Um die physiologischen Wirkungen des Coffeins auszuschalten, wurden Verfahren entwickelt, dessen Gehalt drastisch zu senken. Dabei wird ein Großteil des Coffeins durch Lösungsmittel extrahiert – nur 0,08 Prozent dürfen bleiben. Aroma und Geschmack verändern sich bei dieser Prozedur nicht. Menschen mit Herz-Kreislauf-Problemen vertragen entcoffeinierten Kaffee besser.

Reizstoffarmer Kaffee

Als Reizstoffe in Kaffee werden die Röststoffe, die Chlorogensäuren und die Kaffeewachse angesehen. Sie lassen sich durch Behandeln mit Wasserdampf unter hohem Druck herauslösen. Der Coffeingehalt bleibt dabei unverändert.

Durch mildere Röstverfahren lässt sich der Gehalt an Röststoffen vermindern. Der Kaffee ist dann bekömmlicher.

Löslicher Kaffee

Bei seiner Herstellung wird aus geröstetem, gemahlenem Kaffee ein hoch konzentrierter Aufguss zubereitet und anschließend getrocknet. Aroma und Geschmack bleiben am besten erhalten, wenn dies durch Gefriertrocknung geschieht.

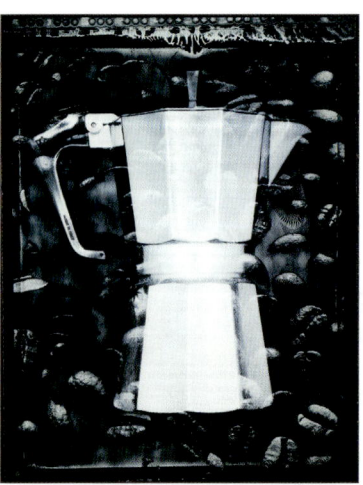

Bild 1: *Klassische italienische Espressokanne*

Tab. 1: *Kaffeemarkt in Deutschland (Quelle: Deutscher Kaffeeverband)*

Röstkaffee (gesamt)	**422.000**
▶ coffeinhaltiger Kaffee	377.000
▶ entcoffeinierter Kaffee	45.000
Löslicher Kaffee (gesamt)	**14.950**
▶ coffeinhaltiger Kaffee	13.950
▶ entcoffeinierter Kaffee	1.000

 Info

Kaffee, der kein Kaffee ist

Bei Malzkaffee handelt es sich um ein Produkt, das aus Gerstenmalz, aber auch aus Feigen und Zichorien, gewonnen wird. Geschmacklich ähnelt er dem Kaffee nur wenig. Da Malzkaffee kein Coffein enthält, können ihn auch Kinder trinken.

Tab. 2: *Jährlicher Pro-Kopf-Verbrauch von Kaffee im Ländervergleich in kg (Quelle: Deutscher Kaffeeverband)*

Land	2007	2008
Finnland	12,0	12,6
Deutschland	6,2	6,3
Italien	5,9	5,9
Frankreich	5,5	5,0
USA	4,1	4,2
Japan	3,4	3,3
Großbritannien	2,8	3,0

 Info

Faire Preise

Die Preise für Rohkaffee sind so niedrig, dass vor allem kleine Erzeuger davon kaum leben können. Firmen mit dem Transfair-Siegel auf ihren Packungen zahlen den Lieferanten angemessene Preise.

Bewertung von Kaffee

Kaffee zählt zu den Lieblingsgetränken der Deutschen − durchschnittlich 148 Liter beträgt ihr jährlicher Pro-Kopf-Verbrauch. Getrunken wird er vor allem wegen seines Geschmacks, aber auch wegen seiner anregenden Wirkung.

Gesundheitliche Probleme sind bei einem mäßigen Kaffeekonsum nach einhelliger Meinung der Ernährungswissenschaft nicht zu befürchten. Ein gesunder Mensch darf ohne Bedenken drei bis vier Tassen pro Tag trinken.

 Info

Ist Kaffee ein Flüssigkeitsräuber?

Hartnäckig hält sich das Gerücht, Kaffee störe die Flüssigkeitsbilanz des Körpers. Stimmt nicht, so darauf die klare Stellungnahme der DGE. Zwar hat das im Kaffee enthaltene Coffein einen harntreibenden Effekt. Der hält aber nicht lange an. Nach nur einem Tag ist die Bilanz wieder ausgeglichen. Ein Glas Wasser zum Kaffee − wie es in vielen Ländern üblich ist, schadet zwar nicht, ist aber nicht nötig.

 Info

Kaffee während der Schwangerschaft

Immer wieder wird über die Auswirkung von Kaffee während der Schwangerschaft intensiv diskutiert. Hierzu der aktuelle Stand des Wissens:

▶ Coffein kann zwar die Plazenta-Schranke passieren. Dennoch rechnet man es nicht zu den Substanzen, bei denen mit Schädigungen des Ungeborenen gerechnet werden muss. Auch ist kein Zusammenhang zwischen Kaffeekonsum und dem Risiko von Fehl- oder Frühgeburten gefunden worden.

▶ Bis zu drei Tassen Kaffee pro Tag gelten als unbedenklich.

1.2   Tee

Tee ist seit vielen Jahrhunderten das Volksgetränk Ostasiens. Auch bei uns hat er inzwischen viele Liebhaber gewonnen. Im Jahr 2009 kauften die Bundesbürger rund 18.000 Tonnen Tee. Im Durchschnitt trank jeder von ihnen insgesamt 25,5 Liter des Getränks.

Produktion und Verarbeitung

Tee ist eine immergrüne Pflanze. Die Sträucher wachsen am besten in feuchtheißem Klima. Die besten Bedingungen sind: Temperaturen von mindestens 18 °C, Niederschläge von mindestens 1600 Litern im Jahr und eine Höhenlage von mindestens 800 bis 2000 Metern.

Tab. 1: *Produktionsmengen der Haupterzeugerländer (Quelle: Annual Bulletin of Statistics, London)*

Land	2008	2009
China	1.160.000 t	1.310.000 t
Indien	980.818 t	978.999 t
Kenia	345.817 t	314.198 t
Sri Lanka	317.695 t	289.778 t
Indonesien	148.312 t	136.481 t

Zur Erntezeit werden die jungen Triebe alle sieben bis 10 Tage gepflückt und zwar normalerweise nur die beiden jüngsten Blätter und die Knospe *(two leaves and the bud)*. Sie ergeben den hochwertigsten Tee.

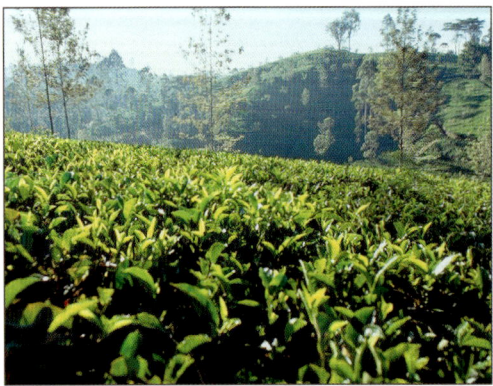

Bild 1: *Teepflanzen*

Schwarzer Tee

Die Hauptmenge der Ernte wird zu schwarzem Tee verarbeitet — ein mehrstufiger Prozess.

Welken

In Welkhäusern werden die frischen Teeblätter auf großen Rosten bei 25 bis 35 °C ausgebreitet und der Wassergehalt von 75 auf ca. 65 % gesenkt. Sie lassen sich jetzt rollen ohne zu brechen.

Rollen

Danach werden die Blätter zwischen großen Metallplatten gerollt. Dabei zerreißen die Zellstrukturen, der Saft und dessen Inhaltsstoffe kommen in Kontakt mit Luftsauerstoff.

Fermentieren

Die Blätter werden nun in Schichten von 15 bis 25 Zentimetern Dicke bei ca. 45 °C unter Luftabschluss fermentiert. Dabei lösen zelleigene Enzyme, die Phenoloxidasen, verschiedene Oxidationsreaktionen aus. Das typische Teearoma entwickelt sich. Die Fermentation ist beendet, wenn sich die Masse kupferrot gefärbt hat.

Trocknen

Zum Schluss wird der Tee bei 85 bis 140 °C getrocknet und färbt sich dabei schwarz.

 Info

Das CTC-Verfahren

CTC steht für Crushing (Zerbrechen), Tearing (Zerreißen) und Curling (Rollen). Nach dem Welken und Rollen wird das Blattgut zusätzlich zwischen Dornenwalzen zerrissen. Die Zellwände brechen so noch weiter auf, sodass der Zellsaft noch intensiver mit Sauerstoff in Kontakt kommt. Über 50 % des indischen und fast 100 % des kenianischen Tees werden so hergestellt. Im Vergleich zur klassischen Methode ist:

▶ Die Ergiebigkeit größer,
▶ Die Fermentationszeit kürzer,
▶ Der gesamte Prozess einfacher und schneller,
▶ Der Aromaverlust höher.

Blattgrößen von Tee

Die letzte Phase der Herstellung von Tee ist das Sortieren nach Blattgrößen. Wenn die Blätter aus dem Trockner kommen, werden sie mit verschiedenen Sieben getrennt. Dabei unterscheidet man zwischen:

▸ Blatt-Tee besteht aus ganzen und weitgehend ungebrochenen Blättern. Er kommt bei uns kaum noch in den Handel.

▸ Broken-Tee besteht aus mehr oder weniger stark gebrochenen Blättern (engl.: broken). Mindestens 80 Prozent der Ernte werden so verarbeitet.

▸ Fannings besteht aus sehr feinem Blattbruch und wird vor allem für Teebeutel verwendet.

▸ Dust ist „Teestaub" und die feinste Sortierung. Für Europa hat er keine Bedeutung.

Tee-ABC

Wie Geheimcodes wirken zuweilen die Beschriftungen auf Teekisten und Verpackungen. Sie sind Abkürzungen für die exakte Beschreibung der Qualität der jeweiligen Teesorten.

Fine
Dieser Begriff steht für besonders feines Aroma.

Tippy
Als Tip (engl.: Spitze) bezeichnet man die hellen Blattspitzen, die wenig Zellsaft besitzen und sich daher bei Fermentieren nicht dunkel färben.

Flowery
Der Tee hat ein besonders blumiges Aroma.

Orange
Der Begriff bezieht sich auf das niederländische Königshaus und bedeutet, der Tee ist "königlich" und damit von besonderer Qualität.

Pekoe
Das Wort kommt aus dem Chinesischen und heißt „weißer Flaum". Man bezeichnet so die noch jungen und zarten Blätter.

Qualitätskategorien von Broken-Tee

Flowery Broken Orange Pekoe (FBOP)
Tees aus den Blattknospen und den ersten beiden Blättern des Triebes. Die Blätter haben einen hohen Anteil „tips". FBOP steht für die feinsten und aromatischsten Broken-Tees.

Broken Orange Pekoe (BOP)
Tees aus langen spitzen Blättern, die weniger „tips" enthalten. Sie sind ebenfalls von guter Qualität und haben ein kräftiges Aroma.

Broken Pekoe (BP)
Tees aus kürzeren, weniger feinen Blättern mit hohem Anteil an Stängeln und Blattrippen. Sie sind die einfachste Teequalität.

Physiologisch wirksame Inhaltsstoffe

Die Zusammensetzung von Tee schwankt je nach Herkunft, Alter und Behandlung.

Coffein

Für den Geschmack von Tee ist Coffein von großer Bedeutung. Der Gehalt liegt bei 1,4 bis 4 Prozent. Daneben kommen geringe Mengen der Alkaloide Theobromin und Theophyllin vor.

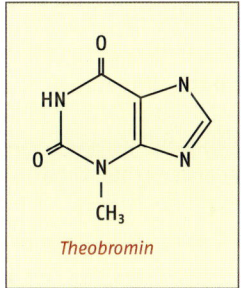
Theobromin

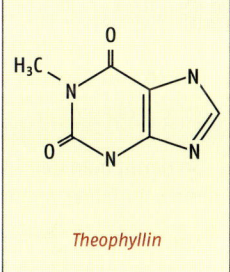
Theophyllin

Bild 1: *Theobromin*   **Bild 2:** *Theophyllin*

Polyphenole

Tee enthält Flavonoide, die in Studien eine den Blutdruck senkende Wirkung zeigten.

Mineralstoffe

Relativ hoch sind die Gehalte an Kalium und Fluor.

Gerbstoffe

Die Gerbstoffe des Tees heißen Tannine. Sie binden das Coffein und geben es im Körper nur allmählich frei. Daher wirkt Tee im Vergleich zu Kaffee langsamer aber anhaltender. Tannine wirken beruhigend auf die Schleimhäute von Magen und Darm.

Info

Berühmte Anbaugebiete für Tee

▶ Assam liegt im Norden Indiens und ist das weltweit größte zusammenhängende Anbaugebiet. Assam-Tee hat ein kräftiges, würziges Aroma und ist Grundlage vieler Teemischungen.

▶ Die nordindische Stadt Darjeeling liegt an den Südhängen des Himalaja. Der dort angebaute Tee ist berühmt für sein ausgeprägt blumiges Aroma.

▶ Ceylon heißt heute Sri Lanka, wird als Herkunftsland für Tee aber noch immer mit dem alten Namen benannt. Ceylon-Tee ist herb im Geschmack.

Info

Ernte von Assam- und Darjeeling-Tee

First Flush

So nennt man den Tee der ersten Ernte. Er hat ein sehr feines Aroma.

Second Flush

So nennt man den Tee der zweiten Ernte. Er ist kräftiger als der des First Flush.

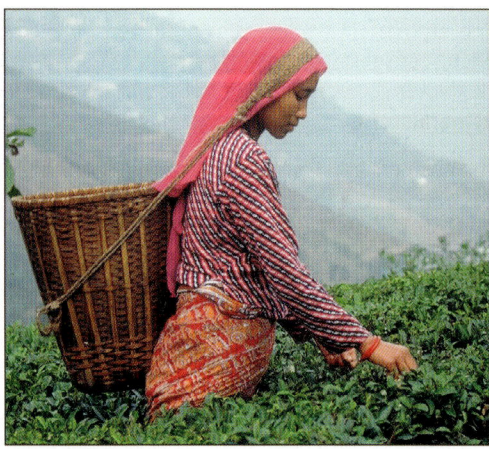

Bild 1: *Teepflückerin*

Das Teegetränk

Beim Zubereiten übergießt man den Tee mit kochendem Wasser und lässt ihn bis zu fünf Minuten ziehen. Meist werden dabei vier bis sechs Gramm pro Liter verwendet – bei starken Aufgüssen ca. acht Gramm.

Anregend wirkt der Tee, wenn man ihn nur kurz ziehen lässt, denn das Coffein wird bereits in den ersten Minuten freigesetzt. Mit zunehmender Ziehdauer steigt der Anteil beruhigender Gerbstoffe im Tee.

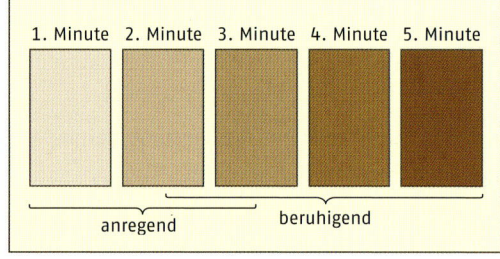

1. Minute   2. Minute   3. Minute   4. Minute   5. Minute

anregend   beruhigend

Bild 2: *Bedeutung der Ziehdauer*

Blending (Mischen) von Tees

Oft werden verschiedene Teesorten zu so genannten Blends vermischt. Dafür gibt es zwei Möglichkeiten.

1. Gemische aus Sorten des gleichen Anbaugebiets, zum Beispiel:

▶ Darjeeling Blends,
▶ Assam-Blends.

2. Gemische aus Sorten unterschiedlicher Anbaugebiete, zum Beispiel:

▶ Ostfriesische Mischung,
▶ Russische Mischung,
▶ English Breakfast.

In welchem Verhältnis die Sorten jeweils gemischt werden, ist ein streng gehütetes Geheimnis der einzelnen Teefirmen.

Info

Tee in Ostfriesland

Weltmeister im Teetrinken sind mit jährlich 290 Litern die Ostfriesen. Sie haben in Sachen Tee sogar die Briten überrundet.

Teespezialitäten

Außer schwarzem Tee gibt es eine Reihe verschiedener Teevariationen.

Oolong Tee

Diese Spezialität wird vor allem in China und Formosa hergestellt. Die Fermentation erfolgt hier nur über eine kurze Zeit. Die Oxidationsphase wird bereits nach etwa zwei Stunden gestoppt. Oolong-Tee enthält weniger Coffein als schwarzer Tee und hat ein leichtes blumiges Aroma.

Grüner Tee

Beim Herstellen von grünem Tee unterscheidet man zwei Verfahren:

▶ Beim „Steaming Tea" (gedämpfter Tee) werden die frisch gepflückten Blätter kurz mit heißem Wasserdampf behandelt.

▶ Beim „Panrosting Tea" (pfannengerösteter Tee) wird das Blattgut auf riesigen Rundblechen kurz erhitzt.

Beide Methoden unterbinden eine Fermentation und lassen die Blätter welken. Danach werden sie auf großen Blechen ausgelegt und gerollt. Im nächsten Schritt röstet man den Tee in großen Mischtrommeln. Nach ein bis zwei Stunden haben die Blätter ein stumpfes Grün angenommen. Danach werden sie gesiebt und nach Größen sortiert. Wegen der unterbliebenen Fermentation enthält grüner Tee reichlich Gerbstoffe und schmeckt daher herber als schwarzer Tee. Beim Zubereiten lässt man ihn nur zwei Minuten ziehen und trinkt ihn pur.

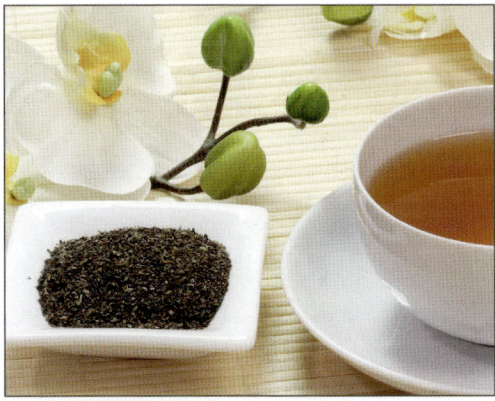

Bild 1: *Grüner Tee*

Weißer Tee

Er ist eine Rarität auf dem Teemarkt. Als Ausgangsmaterial dienen nur die noch ungeöffneten Blattknospen. Sie werden auf großen Gestellen an der Luft getrocknet. Dabei kommt es zu einer leichten, natürlichen Fermentation. Der Tee wird kurz erhitzt und trocknet anschließend in warmer Luft weiter. Mit der Zeit bildet sich am Blatt ein weißer Flaum hervorgerufen durch den ausgetretenen Zellsaft – der Tee ist fertig. Insgesamt dauert der Prozess etwa zwei bis drei Tage.

Weißer Tee ist sehr mild und bekömmlich und daher auch für Menschen mit empfindlichem Magen gut geeignet.

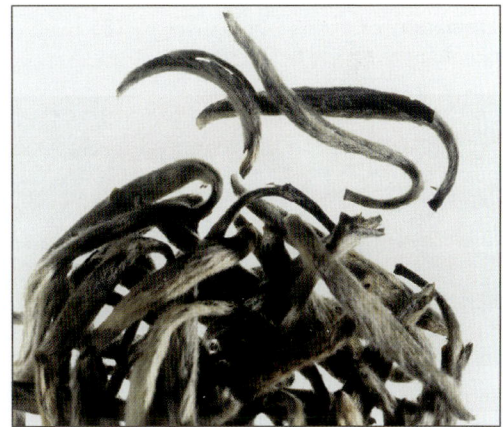

Bild 2: *Weißer Tee*

Aromatisierte Tees

Viele Tees werden nach dem Verarbeiten aromatisiert. Dafür gibt es verschiedene Verfahren.

▶ Die älteste und in Ostasien weit verbreitete Methode ist das „Beduften" des Tees mit wohlriechenden Blüten (Jasmin, Rosenknospen, Orchideensamen, Magnolien). Man mischt die Blüten unter den Tee.

▶ Ätherische Öle werden mit feinen Zerstäubern auf dem Tee verteilt. Am bekanntesten ist Earl Grey, ein Tee, der mit dem Öl der Bergamottefrucht versetzt wurde.

▶ Die Tees werden mit Gewürzen angereichert (Vanille, Zimt, Ingwer, Kardamom). Besonders zur Advents- und Weihnachtszeit sind solche Sorten sehr beliebt.

1.3 Kakao

Ursprüngliche Heimat des immergrünen Kakaobaumes ist das Amazonasgebiet. Inzwischen liegen die Hauptanbaugebiete jedoch in Afrika.

Tab. 1: *Produktion der wichtigsten Erzeugerländer im Jahr 2008 (Quelle: Kakaoverein)*

Land	Menge (in 1.000 t)
Elfenbeinküste	1.382
Ghana	729
Indonesien	495
Nigeria	190
Kamerun	185

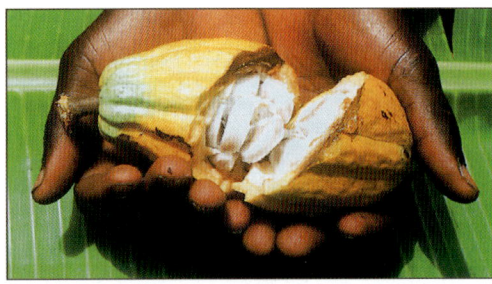

Bild 1: *Kakaofrucht mit weißen Kakaobohnen*

Produktion

Die grüngelben bis roten Früchte enthalten rund 50 Samen – die Kakaobohnen. Nach der Ernte werden sie zusammen mit dem anhaftenden Fruchtmus in Bottiche gefüllt und fermentiert. Sie entwickeln dadurch Geschmack, Aroma und Farbe. Danach werden die Bohnen getrocknet und in die Kakao verarbeitenden Länder verschifft.

i Info

Kakao in der Ernährung

Beim Kakao kommt nicht nur – wie bei Kaffee und Tee – ein Auszug aus dem Produkt zum Verzehr, sondern die gesamte Bohne. Er enthält daher Nährstoffe und liefert Energie.

Verarbeitung

Die gut fermentierten Bohnen werden im ersten Verarbeitungsschritt geröstet. Durch enzymatische und thermische Reaktionen werden das Aroma verstärkt und die Farbe vertieft. Nach dem Rösten werden die Bohnen gebrochen, die Schale entfernt und in mehreren Arbeitsgängen immer feiner gemahlen, bis die flüssige Kakaomasse entsteht. Um daraus Kakaopulver herzustellen, muss ein Teil des Fettes (Kakaobutter) abgepresst werden.

Die Hauptmenge der Kakaobutter findet bei der Herstellung von Schokolade Verwendung.

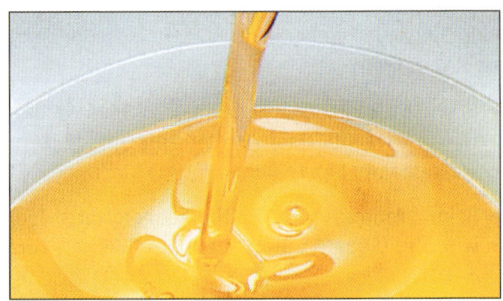

Bild 2: *Flüssige Kakaomasse*

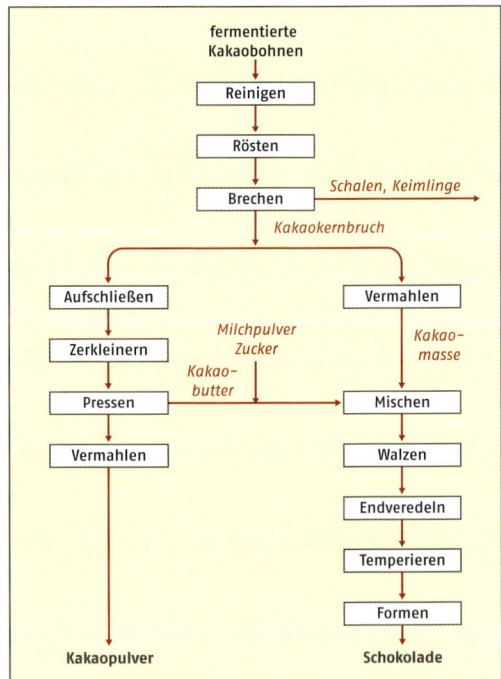

Bild 3: *Herstellung von Kakao und Schokolade*

Zusammensetzung der Kakaobohne

Kakao weist neben einem hohen Fettanteil eine Vielzahl verschiedener Inhaltsstoffe auf.

Tab. 1: *Zusammensetzung der Kakaobohne*

Stoff	Gehalt (%)
Wasser	5,0
Fett (Kakaobutter)	54,0
Proteine	11,5
Mono- und Oligosaccharide	1,0
Stärke	6,0
Cellulose	9,0
Pentosane	1,5
Theobromin	1,2
Polyphenole	6,0
sonstige	4,8

Physiologisch von Bedeutung ist vor allem der Gehalt an Theobromin. Ihm verdankt der Kakao seine anregende Wirkung. Sie ist im Vergleich zu Kaffee oder Tee jedoch deutlich geringer.

Info

Warenangebot bei Kakao

▶ „Schwach entölter" Kakao enthält mindestens 20 % Fett. Er schmeckt mild, löst sich verhältnismäßig gut und wird gern für Kakaogetränke verwendet.

▶ „Stark entölter" Kakao enthält mindestens 8 % Fett. Er ist herber im Geschmack und eignet sich sehr gut zum Backen.

▶ „Instant-Kakaopulver" enthalten nur etwa 20 % Kakaopulver und bestehen zu rund 80 % aus Zucker. Oft sind sie mit Vitaminen und Mineralstoffen angereichert. Instantpulver sind besonders gut löslich – sogar in kalter Milch oder kaltem Wasser.

Schokolade

Ausgangsstoff für die Herstellung ist Kakaomasse, die mit Saccharose, Kakaobutter, Aromastoffen und anderen Zutaten vermischt, verrieben und geformt wird.

Schokoladensorten

▶ Bitterschokolade hat einen hohen Kakaoanteil, der 50 Prozent und mehr beträgt.

▶ Vollmilchschokolade enthält neben mindestens 25 Prozent Kakaobestandteilen noch Milchbestandteile von mindestens 14 Prozent. Das macht sie weicher und zarter als Bitterschokolade.

▶ Weiße Schokolade ist eigentlich keine Schokolade, denn sie enthält keinen Kakao, sondern lediglich Kakaobutter.

Aus der aktuellen Diskussion

Mit Schokolade gegen Herz-Kreislauf-Leiden?

Der Verzehr von Schokolade kann das Risiko für Herz-Kreislauf-Erkrankungen senken. Zu dieser Einschätzung kommen Forscher des Deutschen Instituts für Ernährungsforschung in Potsdam-Rehbrücke nach Auswertung der Daten einer großen Langzeitstudie mit 20.000 Teilnehmern.

Nach deren Ergebnissen haben Personen, die täglich im Schnitt etwa 7 g kakaohaltige Schokolade verzehren, ein um fast 40 Prozent verringertes Risiko für Herz-Kreislauf-Erkrankungen. Die Wissenschaftler führen dies auf die in Kakao reichlich enthaltenen Flavanole zurück. Diese Stoffe haben einen günstigen Effekt auf die Elastizität der Blutgefäße und senken den Blutdruck.

Manche Experten sehen diese Publikation jedoch kritisch. Sie befürchten, dass viele Menschen sie als Freibrief für einen ungehemmten Schokoladengenuss auffassen und raten von entsprechenden Empfehlungen ab.

2 Alkohol

„Mach Dich nicht hilflos durch Trinken, damit Du nicht dummes Zeug redest, damit Du nicht umfällst und Dir die Knochen brichst, denn keiner deiner Trinkkumpane würde aufstehen und Dir helfen. Sie werden alle sagen: „Raus mit dem Trunkenbold!" Diese Sätze stammen aus einer 3500 Jahre alten Hieroglyphenschrift, verfasst zur Zeit des Pharao Echnaton. Er zeigt, dass Alkoholmissbrauch bereits in frühesten Epochen der Menschheit ein Thema war.

Heute ist das Problem dringender denn je. Das belegen Zahlen der Deutschen Hauptstelle gegen Suchtgefahren. Im Jahr 1990 konsumierten die Bundesbürger pro Kopf und Jahr 12,11 Liter Alkohol. Bis zum Jahr 2008 war der Wert zwar auf 9,91 Liter gesunken. Das entspricht rund 22 Gramm reinen Alkohol pro Tag und ist damit immer noch viel zu viel.

Besonders gefährdet sind Kinder und Jugendliche. Das belegen Daten der Deutschen Hauptstelle gegen Suchtgefahren.

 Fakten kompakt

- ► Ein Viertel der Jugendlichen trinkt mindestens einmal pro Woche Alkohol.

- ► 6 % der 12- bis 24-Jährigen sind bereits alkoholabhängig.

- ► In der Bundesrepublik sind 160.000 Jugendliche alkoholabhängig oder stark alkoholgefährdet.

- ► Das Einstiegsalter für den Alkoholkonsum liegt bei 13 bis 14 Jahren.

- ► 11 % trinken bereits vor dem 15. Lebensjahr. 13 % davon in gesundheitsschädlichen Mengen.

- ► Ein zunehmendes Problem ist das „Komatrinken". 2008 wurden 23.000 Jugendliche nach Alkoholexzessen im Krankenhaus behandelt. Dabei kam es zu etlichen Todesfällen.

2.1 Stoffwechsel und Wirkung des Alkohols

Der vom Körper aufgenommene Alkohol (Ethanol) wird in drei Schritten verstoffwechselt.

Resorption

Sie beginnt bereit unmittelbar nach dem Trinken. Von der Mundschleimhaut werden etwa zwei Prozent aufgenommen. Weitere 10 bis 15 Prozent werden in Magen und Leber durch den sogenannten „First-pass-Stoffwechsel" abgebaut. Dies geschieht durch das Enzym Alkohol-Dehydrogenase (ADH).

Die Hauptmenge des Alkohols wird jedoch erst im Dünndarm resorbiert. Spätestens nach zwei Stunden ist die Resorption abgeschlossen. Bei geringen Trinkmengen kann diese Phase auch nur 30 bis 90 Minuten andauern.

Die Geschwindigkeit der Resorption wird von verschiedenen Faktoren beeinflusst. Bei leerem Magen ist sie erhöht. Fetthaltige Speisen können sie verzögern.

Verteilung

Alkohol ist gut wasserlöslich. Er verteilt sich daher nach der Resorption über das Blut in den Gewebe- und Zellflüssigkeiten. Da sich die Gewebe in ihrem Wassergehalt unterscheiden, reichert sich der Alkohol in den einzelnen Kompartimenten des Körpers unterschiedlich hoch an.

Elimination

Sobald der Alkohol über das Blut die Leber erreicht hat, beginnt dort der Abbau. Resorption und Verteilung laufen zu diesem Zeitpunkt aber noch auf Hochtouren, sodass der Wert des Blutalkohols (BAK) zunächst noch ansteigt. Resorption und Elimination gleichen sich dann allmählich an und bleiben eine Weile im Gleichgewicht. Während dieser Zeit bleibt der BAK konstant. Danach überwiegt zunehmend der Abbau und der Wert sinkt langsam ab. Angegeben wird der BAK in Promille (‰). Ein Promille bedeutet, dass ein Gramm Alkohol in einem Liter Blut enthalten ist. Bei einem Alkoholspiegel von einem Promille dauert es mindestens sechs bis sieben Stunden, bis der gesamte Alkohol abgebaut ist.

Der enzymatische Abbau

Der hauptsächliche Abbauort für Ethanol ist die Leber. Dort wird er vor allem über zwei Enzymsysteme abgebaut.

Alkoholdehydrogenase (ADH)

Geringe Konzentrationen von Alkohol werden bevorzugt durch ADH abgebaut. Der Abbau verläuft in zwei Reaktionsschritten. Im ersten Schritt wird Alkohol zu Ethanal (Acetaldehyd) oxidiert. Dabei dient NADH als Coenzym.

Die Oxidation geht mit dem zweiten Schritt sofort weiter: Aus Ethanal entsteht Acetat. Als Coenzym wirkt NADP. Das Acetat wird bei Energiebedarf als Acetyl-CoA in den Cytratcyclus eingeschleust und über die Atmungskette zu Kohlendioxid (CO_2) und Wasser (H_2O) abgebaut. Besteht kein Bedarf an Energie, wird es zur Synthese von Fettsäuren eingesetzt.

ADH ist ein Sammelbegriff für mehrere Enzymklassen, die in unterschiedlicher Zusammensetzung in den Leberzellen, der Darmschleimhaut und in Bakterien der Mundhöhle und des Darms vorkommen.

Mikrosomales Ethanol-oxidierendes System (MEOS)

Diesen Weg des Abbaus nutzt der Körper, wenn die BAK-Werte über 0,5 Promille liegen. Auch bei Trinkern, deren Organismus bereits an Alkohol gewöhnt ist, kommt es zum Einsatz. Auch MEOS baut Ethanol zu Ethanal ab. Als Coenzym dient dabei NADPH.

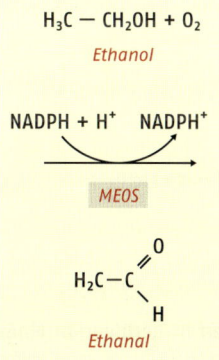

Bild 2: *Abbau von Ethanol durch MEOS*

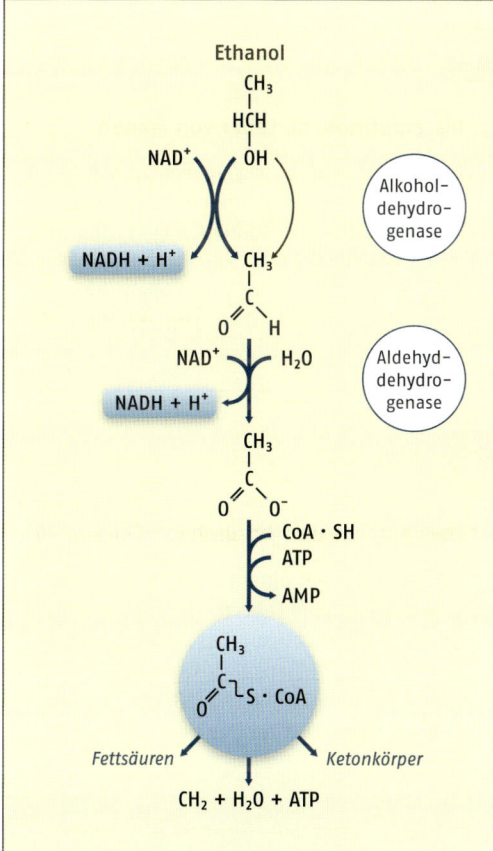

Bild 1: *Abbau des Ethanol durch ADH*

> **i   Info**
>
> ### Das toxische Potential von Ethanal
>
> Ethanal ist eine hoch toxische Substanz. So schädigt es eine Reihe von Zellorganellen wie z. B. die Mitochondrien, führt zur Bildung freier Radikale, die Lipidperoxidationen in Gang setzen können, und hemmt die Synthese von Proteinen. Damit kann es zur Ursache metabolischer Veränderungen und einer Vielzahl chronischer Erkrankungen werden.

> **i   Info**
>
> ### Energiegehalt von Alkohol
>
> Ein Gramm Ethanol liefert bei seinem Abbau rund 29 Kilojoule. Zum Vergleich: Der Energiegehalt von Fett beträgt 37 Kilojoule.

Alkoholkonsum und die gesundheitlichen Folgen

Übermäßiger Konsum von Alkohol schädigt im menschlichen Körper fast jedes Organ und jedes Gewebe. Besonders stark betroffen sind Leber und Bauchspeicheldrüse.

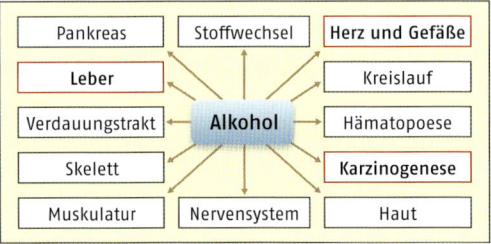

Bild 1: *Mit Alkohol verbundene Erkrankungen*

Überhöhter Alkoholkonsum über längere Zeit zieht Störungen des Stoffwechsels nach sich:

▶ Die Fähigkeit der Lebermitochondrien, Substrate zu oxidieren, nimmt ab — vor allem die Energieproduktion aus NAD-abhängigen Substraten.

▶ Bestimmte Enzyme werden in geringerem Maße produziert.

Beides führt zur Hemmung des Elektronentransportes und so zu Störungen der Energiegewinnung und -verwertung. Darauf beruhen die chronischen Alkoholschäden.

Tab 1: *Verbrauch reinen Alkohols pro Kopf und Jahr im Ländervergleich*

Land	Verbrauch
Deutschland	11,5 l
Frankreich	11,5 l
Österreich	10,5 l
Portugal	10,4 l
Dänemark	10,0 l
Schweiz	10,0 l
Spanien	10,0 l
Belgien	9,1 l
Italien	8,6 l
Niederlande	7,0 l
Großbritannien	7,3 l

Leber

Der hauptsächliche Risikofaktor für Leberschäden ist die tägliche Alkoholmenge — je mehr, desto größer das Risiko.

Im ersten Stadium kommt es zu Einlagerungen von Fett in die Leberzellen. Man spricht dann von Fettleber. Sie verursacht keinerlei Beschwerden und kann sich bei Verzicht auf Alkohol wieder zurückbilden. Bei etwa 10 bis 35 % der Betroffenen entwickelt sich aus ihr eine Alkoholhepatitis (Steato-Hepatitis oder ASH). Sie ist der Wegebereiter für Veränderungen von Gewebestrukturen der Leber, die schließlich zur Zirrhose führen.

Bei etwa 8 bis 10 Prozent der Patienten ist dies der Fall. Als Folge einer Leberzirrhose nimmt die Funktion der Leber kontinuierlich ab. Typisch sind Störungen der Gallensekretion (Gelbsucht), der Proteinsynthese und des Blutflusses. Bei etwa 1 bis 2 % der Patienten entwickelt sich ein Leberkarzinom.

 Info

Die empfindliche Leber von Frauen

Frauen entwickeln im Vergleich zu Männern bereits bei deutlich niedrigeren Alkoholdosen eine Leberzirrhose. Studien zeigen, dass bei ihnen die alkoholische Hepatitis schneller in eine Zirrhose übergeht. Selbst wenn sie aufhören, Alkohol zu trinken, schreitet die Progression zur Leberzirrhose fort.

 Info

Übergewicht und Alkohol

Bei Adipösen mit einem hohen Alkoholkonsum entsteht eine Leberzirrhose schneller als bei Normalgewichtigen. Das zeigen Ergebnisse einer Studie. Tranken Übergewichtige mit einem BMI über 25 täglich mehr als 60 g Alkohol, bekamen 100 % eine alkoholische Fettleber.

Gastro-Intestinal-Trakt (GIT)

Der gesamte Magen-Darm-Trakt ist bei übermäßigem Alkoholkonsum in seiner Funktion gestört. Zu den häufigsten Störungen zählen:

▶ Sodbrennen,
▶ Verletzungen der Magenschleimhaut,
▶ Resorptionsstörungen im Dünndarm.

Herz-Kreislauf-System

Alkohol gehört zu den gesicherten Ursachen für Bluthochdruck. Bereits ab einer Menge von ein bis zwei Drinks pro Tag kommt es zu einem deutlichen Anstieg. Damit hat er in dieser Hinsicht einen ähnlichen Effekt wie starkes Übergewicht. Man geht davon aus, dass Bluthochdruck in bis zu 50 Prozent aller Fälle mit Alkohol in Verbindung gebracht werden kann.

Nervensystem

Physiologisch gesehen ist Ethanol ein Nervengift. Seine Wirkung auf das Zentrale Nervensystem (ZNS) gleicht daher der eines Narkosemittels. Kleine Ethanolmengen beleben motorische und psychische Reaktionen. Größere Mengen verursachen massive neurologische Ausfälle bis hin zum Tod.

Chronischer Alkoholmissbrauch führt zu neurologischen Schäden und äußert sich in Zittern, Lähmungen und Bewegungsstörungen. Typisch für Alkoholiker ist das „Delirium tremens". Es wird durch plötzlichen Alkoholentzug ausgelöst und äußert sich in Angstzuständen und Sinnestäuschungen.

Tab. 1: *Stadien einer akuten Alkoholvergiftung*

Blutalkohol	Symptome
ab 0,3 ‰	Konzentrationsschwierigkeit
0,5–1 ‰	▶ leichte visuelle Störungen, ▶ verlängerte Reaktionszeit
1,5–3 ‰	▶ Koordinationsstörungen, ▶ undeutliche Aussprache, ▶ Doppeltsehen, ▶ Gleichgewichtsstörung
3–5 ‰	Schwere visuelle und Gleichgewichtsstörung, Bewusstlosigkeit
ab 5 ‰	Koma, Tod durch Atemstillstand und Kreislaufversagen

Alkohol und Krebs

Chronischer Alkoholkonsum erhöht das Risiko für Krebs – das gilt vor allem für:

▶ Mund- und Rachenraum,
▶ Speiseröhre,
▶ Leber,
▶ Dickdarm,
▶ Brustdrüse.

Alkohol selbst ist kein Karzinogen. Sein Stoffwechsel aber führt zur Bildung von Ethanal und freien Radikalen. Beide Stoffe begünstigen die Entstehung von Krebs. Das alkoholbedingte Risiko von Tumoren in Mund, Rachen und Speiseröhre wird durch Rauchen zusätzlich erhöht.

Schädigung von Neugeborenen

Alkoholmissbrauch während der Schwangerschaft kann Ursache von Alkoholembryopathien sein. Das sind Schädigungen von Neugeborenen, die mit körperlichen und geistigen Behinderungen verbunden sind.

 Info

Liegt im Wein Gesundheit?

Immer wieder wird Alkohol als Schutzfaktor gegen Arteriosklerose und koronare Herzerkrankungen beschrieben. Eine Studie der amerikanischen Krebsgesellschaft belegt, dass bei einer täglichen Aufnahme von 12 Gramm Alkohol das Risiko für Herz-Kreislauf-Erkrankungen sinkt. Das gilt auch für den Schlaganfall.

In einer Folgestudie wurden diese Ergebnisse differenziert. Den größten Nutzen bringen kleine Mengen Alkohol älteren Menschen, die bereits einen Herzinfarkt hatten und bei denen mehr als ein koronares Risiko besteht. Junge Menschen ohne derartige Vorerkrankungen und Risiken profitieren dagegen nicht. Für eine generelle Empfehlung, Alkohol als vorbeugendes Mittel gegen Herz-Kreislauf-Erkrankungen zu nutzen, besteht nach heutigem Wissensstand kein Grund.

Alkoholmissbrauch – ein Riesenproblem

Ein überhöhter Konsum von Alkohol ist weit verbreitet. Offiziellen Zahlen zufolge sind 1,3 bis 1,6 Millionen Menschen in Deutschland alkoholabhängig. Die Dunkelziffer ist aber wahrscheinlich höher. Bei weiteren 2 Millionen Bundesbürgern hat der Missbrauch von Alkohol bereits Folgeerkrankungen verursacht und knapp 6 Millionen pflegen einen riskanten Umgang mit Alkohol.

Die Kosten für alkoholinduzierte Erkrankungen belaufen sich auf rund 24,4 Milliarden Euro pro Jahr. Dem stehen jährlich staatliche Einnahmen aus der Alkoholsteuer in Höhe von 3,1 Milliarden gegenüber.

 Info

Nährstoffdefizite

Menschen mit einem zu hohen Alkoholkonsum leiden oft an einem vielschichtigen Nährstoffmangel. Der Grund: Alkoholika können leicht bis zu 50 Prozent der täglich aufgenommenen Energie ausmachen. Lebensmittel mit hoher Nährstoffdichte, die dies ausgleichen könnten, stehen aber meist nicht auf dem Speiseplan. Außerdem ist vielfach die Resorption gestört und der Stoffwechsel verändert.

Empfehlungen im Umgang mit Alkohol

▶ An mindestens 2 Tagen der Woche auf Alkohol verzichten.

▶ Eine tägliche Alkoholmenge von 10 g bei Frauen und 20 g bei Männern nicht überschreiten.

▶ Den Fettgehalt von Mahlzeiten gering halten (30 % der Energie und weniger).

▶ Die ungünstige Wirkung des Alkohols durch körperliche Bewegung vor oder nach dem Essen kompensieren.

▶ Jugendliche und Frauen sind besonders empfindlich und sollten wenig Alkohol trinken.

Verzicht auf Alkohol

▶ Am Arbeitsplatz, im Straßenverkehr und beim Umgang mit Maschinen,

▶ In der Schwangerschaft, um Schäden beim Ungeborenen (Alkoholembryopathie) zu verhindern.

▶ Während der Stillperiode, um toxische Effekte auf den Säugling zu verhindern.

▶ Bei der Einnahme bestimmter Medikamente. Paracetamol kann beispielsweise in Verbindung mit Alkohol schwerste Leberschäden verursachen.

▶ Im Fall akuter oder chronischer Erkrankungen sollte der Arzt gefragt werden.

Tab. 1: *Beispiele für Vitaminmangel bei chronischem Alkoholmissbrauch*

Vitamin	Häufigkeit	Ursachen	Gesundheitliche Folgen
A, Carotinoide	10–50 %	▶ Verminderte Zufuhr, ▶ gestörte Metabolisierung	▶ Nachtblindheit, ▶ gestörte Spermienproduktion
D	10–50 %	▶ Verminderte Zufuhr, ▶ gestörte Resorption	▶ Osteomalazie, ▶ Darmkrebs-Risiko
C	50 %	▶ Verminderte Zufuhr	▶ Katarakt-Risiko
B_1	20–70 %	▶ Hemmung des aktiven Transports	▶ Blutungen der Gefäßwandzellen
B_2	20–40 %	▶ Verminderte Zufuhr	▶ Entzündungen der Zungen- und Mundschleimhaut
B_6	> 50 %	▶ unklar	▶ ZNS-Schäden
B_{12}	< 10 %	▶ Gestörte Resorption	▶ ZNS-Schäden
Folsäure	20–70 %	▶ Verminderte Zufuhr, Störungen von Resorption, Verteilung und Stoffwechsel	▶ Risiko von KHK, ▶ Schäden am Ungeborenen

2.2 Alkoholische Getränke

Alkoholische Getränke werden aus glucosehaltigen Substraten durch alkoholische Gärung gewonnen. Dabei kann der Zucker entweder bereits als Rohstoff vorliegen oder darin durch hydrolytische Spaltung von Stärke, Dextrinen oder Disacchariden gebildet werden. Die wichtigsten alkoholischen Getränke sind Bier, Wein und Branntwein.

Tab. 1: *Vergärbare Zucker*

Monosaccharide	Di-, Trisaccharide
Glucose	Saccharose
Fructose	Maltose
Mannose	Raffinose (nur in geringem Umfang)
Galaktose (nur in geringem Umfang)	

Alkoholische Gärung

Hefen können ihren Stoffwechsel bei anaeroben Bedingungen so umstellen, dass sie Glucose nicht mehr zu Kohlendioxid und Wasser veratmen, sondern zu Kohlendioxid und Ethanol abbauen.

Beim anaeroben Abbau von Glucose wird wesentlich weniger Energie frei als beim aeroben − nur etwa 1/20stel. Hefen vermehren sich daher in Abwesenheit von Sauerstoff sehr viel langsamer, da sie wesentlich mehr Glucose umsetzen müssen, um eine ausgeglichene Energiebilanz zu erreichen.

Tab. 2: *Pflanzliche Rohstoffe für die Herstellung alkoholischer Getränke*

Rohstoff	Getränk
Trauben	Wein, Sekt, Branntwein
Obst	Obstwein, Obstbranntwein
Getreide	Bier, Whisky, Korn, Wodka
Zuckerrohr	Rum, Arrak
Reis	Sake

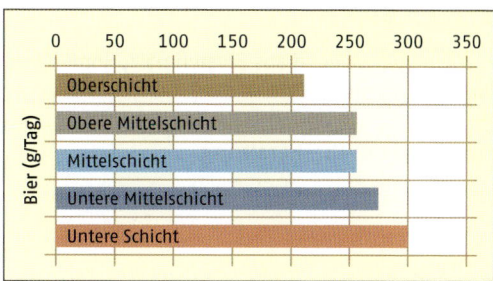

Bild 1: *Bierkonsum von Männern, je nach sozialer Schicht (Quelle: NVS 2009)*

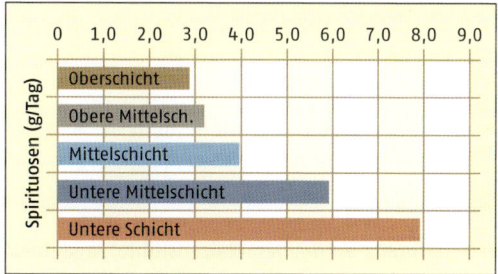

Bild 2: *Spirituosenkonsum von Männern, je nach sozialer Schicht (Quelle NVS 2009)*

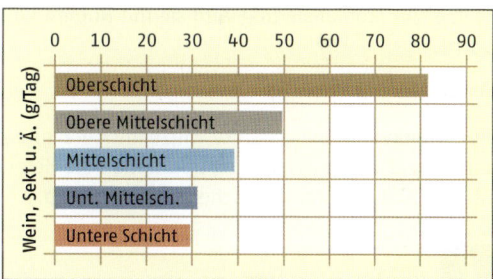

Bild 3: *Weinkonsum von Männern, je nach sozialer Schicht (Quelle: NVS 2009)*

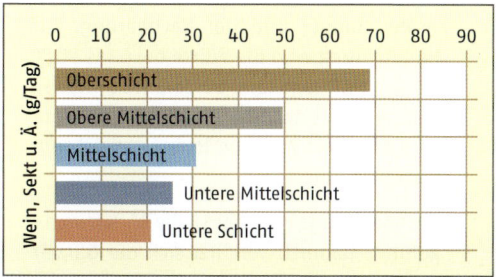

Bild 4: *Weinkonsum von Frauen, je nach sozialer Schicht (Quelle: NVS 2009)*

2.2.1 Bier

Bier wird vorwiegend aus Gerstenmalz, Hopfen und Wasser hergestellt.

Stationen der Bierbereitung

Der Brauprozess verläuft in drei Stufen.

Mälzen

Getreide, meist Gerste, wird mit Wasser angefeuchtet und zum Keimen gebracht. Aus dem so entstandenen Grünmalz erhält man durch Trocknen und Rösten das Darrmalz. Bis zur Verwendung wird es vier bis sechs Wochen gelagert.

► Bei 82 bis 85 °C entsteht helles Malz für helle Biere wie zum Beispiel Pils.

► Bei 100 bis 105 °C entsteht dunkles Malz für dunkle Biere wie zum Beispiel Alt.

Würzebereitung

Das Darrmalz wird über Walzenstühle zerkleinert und dann mit Wasser eingemaischt. Dabei kommt es durch malzeigene Enzyme zur Hydrolyse der Stärke. Durch Abtrennen der unlöslichen Rückstände (Treber) erhält man eine vergärbare, klare Lösung − die Würze. Zur Aromatisierung wird sie mit Hopfen gekocht.

Gärung

In Gärtanks wird die gekühlte Würze mit Hefekulturen versetzt. Nach der Gärung trennt man die Hefen ab und füllt das Bier in Flaschen oder Fässer ab.

 Info

Gärungsarten

► Die Untergärung verläuft in zwei Stufen − der Haupt- und der Nachgärung. Zur Hauptgärung wird die Würze bei 6 bis 10 °C ca. 6 bis 10 Tage lang vergoren. Zur Nachgärung lagert das Jungbier 1 bis 2 Monate lang bei 1 bis 2 °C. Die Hefe setzt sich am Boden ab.

► Die Obergärung wird bei 18 bis 25 °C durchgeführt. Dadurch verkürzt sich die Gärzeit auf 2 bis 7 Tage. Die Hefe steigt an die Oberfläche des Bieres.

Tab. 1: *Biersorten*

Untergärige Vollbiere	Obergärige Vollbiere	Untergärige Starkbiere
Pilsener	Weißbier	Bock
Export	Malzbier	Doppelbock
Lager	Kölsch	Salvator
Münchner	Stout	Animator

Zusammensetzung

Bier ist ein alkoholisches Getränk, das neben Alkohol eine ganze Reihe Inhaltsstoffe aufweist.

Tab. 2: *Ethanolgehalt von Bier*

Biersorte	Gehalt
Malzbier	1,0 Vol.-%
Weißbier	3,0 Vol.-%
Vollbier, hell	3,5 Vol.-%
Deutsches Pilsener	4,0 Vol.-%
Altbier	4,5 Vol.-%
Bockbier, hell	7,0 Vol.-%

Tab. 3: *Nährstoffgehalt von Bier*

Nährstoff	Besonderheiten
Proteine	Stammen vor allem aus Getreide und Hefe. Gehalt: 0,2−0,8 Gew.-%
Kohlenhydrate	Hauptsächlich Dextrine, Mono- und Disaccharide. Gehalt: 3−5 Gew.-%
Mineralstoffe	Hauptsächlich K und Phosphat, daneben Ca, Mg, Fe, Cl, Sulfat. Gehalt: 0,3−0,4 Gew.-%
Vitamine	B-Vitamine kommen reichlich vor. Gehalt: 0,01 mg B_1/100g 0,02−0,03 mg B_2/100g

2.2.2 Wein

Der Anbau von Wein hat eine lange Tradition.

Gewinnung von Wein

Wein wird aus frischen oder eingemaischten Trauben oder auch aus Most gewonnen. Die Weinproduktion beginnt mit der Lese. Danach werden die Trauben abgebeert und zwischen Gummiwalzen vermahlen (gekeltert).

Pressen

Die so gewonnene Maische wird abgepresst und dabei der Most abgetrennt. Für die Bewertung des Mostes ist seine spezifische Masse bei 20 °C entscheidend (Mostgewicht = M). Sie wird meist in Oechsle-Graden angegeben (°Oe).

$$°Oe = (M - 1) \cdot 10^3$$

Anhand des Mostgewichtes werden die Weine später den Güteklassen zugeordnet.

Gärung

Für die Gärung setzt man Reinzuchthefen zu. Die Hauptgärung dauert ca. 5 bis 7 Tage. Die festen Bestandteile haben sich dann am Boden abgesetzt. Bei ca. 12 bis 15 Vol.-% Ethanol kommt die Reaktion zum Stillstand.

Ausbau

Der junge Wein (Federweißer, Sauser) wird anschließend über Klärseparatoren aus dem Gärtank abgezogen und nachvergoren. Der Restzucker wird abgebaut und wertvolle Aromastoffe entstehen (Bukett, Blume).

Abstechen, Lagern, Reifen

Der Jungwein wird von den nach unten abgesunkenen Trübstoffen abgezogen (abgestochen), umgefüllt und gelagert, damit er reifen kann. Diesen Prozess wiederholt man zuweilen mehrmals.

Abfüllen

Im Allgemeinen wird der Wein nach 3 bis 9 Monaten in Flaschen abgefüllt, in denen sich die Reifung fortsetzt. Deren Dauer und die Lagerzeit hängt von der Qualität des Weines ab.

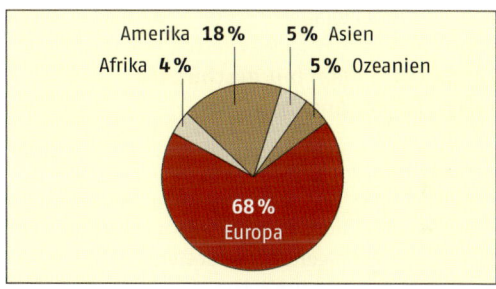

Bild 1: *Weinproduktion weltweit*

 Info

Rotwein

Bei Rotwein wird nicht der Saft allein, sondern die gesamte Maische vergoren. Der Grund: Die roten und blauen Farbstoffe (Anthocyane) sind in der Schale lokalisiert und gehen erst während der Gärung in Lösung. Werden blaue Trauben genauso wie Weißwein vergoren, erhält man schwach rot gefärbte Weine (Rosé und Weißherbst).

Tab. 1: *Auswahl wichtiger Rebsorten*

| Weißweine | | Rotweine | |
Spitzenweine	Gute Weine	Spitzenweine	Gute Weine
Chardonnay	Gutedel	Blauer Spätburgunder	Gamay
Kerner	Morio-Muskat	Cabernet Sauvignon	Müllerrebe
Riesling	Müller-Thurgau	Carbernet franc	Portugieser
Ruländer	Muskateller	Merlot	Rossara
Traminer	Scheurebe		Shiraz
Sauvignon	Silvaner		
Semillo Blanc	Veltliner		
Weißburgunder			

Güteklassen

Die wichtigste gesetzlich vorgeschriebene Angabe auf dem Weinetikett ist die Güteklasse. Das deutsche Weinrecht differenziert zwischen den Qualitätsstufen viel stärker als andere Weinanbaugebiete.

Landwein – Wein ohne geografische Angabe

- Muss aus deutschen Anbaugebieten und in Deutschland zugelassenen Rebsorten stammen
- 8,5 bis 15 Vol.-% Alkohol besitzen
- Zuckerzusatz erlaubt.

Landwein – Wein mit geschützter geografischer Angabe

Die Kriterien sind zum Teil ähnlich wie bei Landwein. Zusätzlich gilt:

- Anbaugebiet muss vermerkt sein.
- Mindestalkoholgehalt mindestens 0,5 % höher als bei Landwein.

Qualitätswein bestimmter Anbaugebiete (Q. b. A.)

- Amtliche Prüfnummer
- Muss zu 100 % aus einem einzigen Anbaugebiet stammen
- Mindestens 9 Vol.-% Alkohol
- Frei von Fehlern
- Bei Angabe von Rebsorten für diese typisch
- Zuckerzusatz erlaubt
- Mindestmostgewicht je nach Gebiet zwischen 50 und 72 °Oe
- Anbaugebiet muss angegeben werden.

Prädikatswein

- Amtliche Prüfnummer
- Nur aus zugelassenen Trauben eines Bereiches.
- Bei Angabe von Rebsorten für diese typisch
- Frei von Fehlern
- Zuckerzusatz nicht erlaubt
- Mit Angabe des Prädikats.

Tab. 1: *Prädikatsstufen*

Prädikatsstufe	Mostgewicht	Lese
Kabinett	70 bis 80 °Oe	Hauptlese, reife Trauben
Spätlese	75 bis 80 °Oe	Frühestens 7 Tage nach der Hauptlese, vollreife Trauben
Auslese	85 bis 120 °Oe	Aus dem Lesegut der Spätlese werden besonders gesunde, vollreife Trauben selektiert
Beerenauslese	> 110 °Oe	Überreife, edelfaule Trauben, meist süß, wenig Alkohol
Trockenbeerenauslese	> 150 °Oe	Rosinenartig eingeschrumpfte, edelfaule Trauben
Eiswein	Mindestens 110 °Oe	Ernten und keltern bei −7 °C

Geschmack des Weines

Ausschlaggebend für den Geschmack ist der Restzucker des Weines.

- Trocken – 4 g Restzucker pro Liter
- Halbtrocken – 12 g Restzucker pro Liter
- Lieblich – 45 g Restzucker pro Liter
- Süß – > 45 g Restzucker pro Liter.

Trocken ist die Bezeichnung für Weine, die fast oder völlig durchgegoren sind. Es ist aber nicht gleichbedeutend mit „sauer". Es ist eben nur wenig Restzucker enthalten.

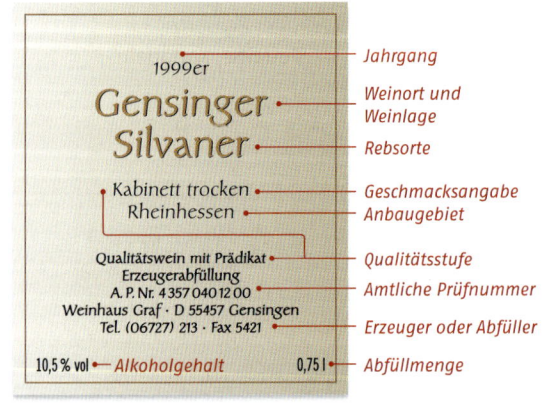

Bild 1: *Angaben auf dem Weinetikett*

Tab. 1: *Alkoholische Getränke im Überblick*

Getränk	Rohstoff	Vol.-%	Portion (g)	Alkohol (g/100 g)	Energie (kJ/100 g)
Weißwein	Helle Trauben				
▶ Trocken		13,0	125	10,4	326
▶ Halbtrocken		11,5	125	9,2	305
▶ Lieblich		10,0	125	8,0	318
▶ Auslese		10,0	50	8,0	343
Rotwein	Rote Trauben				
▶ Leicht		11,5	125	9,2	317
▶ Schwer		13,0	125	10,4	338
Sekt	Geeigneter Jungwein				
▶ Trocken		12,5	100	10,0	317
▶ Süß		10,0	100	8,0	426
Bier	Keimendes Getreide, Hopfen				
▶ Pils		4,8	330	3,8	175
▶ Altbier		5,0	330	4,0	171
▶ Weizenbier		5,3	500	4,2	181
▶ Bockbier		7,0	200	5,6	255
▶ Kölsch		4,8	200	4,8	190
▶ Diätbier		4,0	200	3,2	119
▶ Doppelbock		8,0	200	6,4	265
Spirituosen					
▶ Korn	Getreide	38	20	30,4	748
▶ Whisky	Getreide	44	20	35,2	1023
▶ Wodka	Getreide, Kartoffeln	40	20	32,0	936
▶ Cognac	Wein	40	20	33,0	1003
▶ Obstbrand	Obstwein	45	20	36,0	1053
▶ Gin	Getreide mit Wacholder	40	20	32,0	936
▶ Rum	Zuckerrohr, Zuckerrübe	54	20	43,2	1262
Liköre					
▶ Eierlikör	Branntwein, Eigelb, Zucker	20	20	16,0	1188
▶ Kirschlikör	Branntwein, Kirschsaft	30	20	24,0	1245

3   Tabak

Das Rauchen hat noch immer viele Anhänger. Die Bundesbürger gaben im Jahr 2008 rund 22,5 Milliarden Euro aus. Für den Staat bedeutete das Steuereinnahmen von etwa 13,6 Milliarden Euro. Deutschland hat zwar inzwischen weitgehende Rauchverbote erlassen. In Sachen Prävention ist bislang aber noch immer zu wenig geschehen.

Häufigkeit

Nach einer Studie des Robert-Koch-Instituts aus dem Jahr 2009 rauchen knapp 30 Prozent der Gesamtbevölkerung über 18 Jahre. Davon sind ca. 85 % regelmäßige und 15 % gelegentliche Raucher. 97 Prozent greifen dabei zu Zigaretten. Nur 3 Prozent bevorzugen Zigarillos, Zigarren oder Pfeife.

Aber auch unter Jugendlichen ist Rauchen weit verbreitet. Nach einem Jugendgesundheitssurvey des Robert-Koch-Instituts im Zeitraum von 2003 bis 2006 rauchen in der Altersgruppe zwischen 11 und 17 Jahren 20,3 Prozent der Mädchen und 20,5 Prozent der Jungen.

Tab. 1: *Anteil der Raucher unter den Männern in verschiedenen Altersgruppen nach Bildungsgrad (Quelle: Gesundheit in Deutschland aktuell 2009)*

Alter	niedrig	mittel	hoch
18–39	48,6 %	45,2 %	35,6 %
40–59	42,3 %	42,2 %	27,5 %
> 60	15,0	19,4	13,8

Tab. 2: *Anteil der Raucherinnen in verschiedenen Altersgruppen nach Bildungsgrad (Quelle: Gesundheit in Deutschland aktuell 2009)*

Alter	niedrig	mittel	hoch
18–39	42,7%	37,6 %	25,6 %
40–59	42,9 %	34,1 %	23,1 %
> 60	9,5 %	10,5 %	11,2 %

Toxine im Tabakrauch

Außer Nikotin wurden im Zigarettenrauch über 100 verschiedene Stoffe gefunden, von denen einige toxisch wirken.

Tab. 3: *Toxine im Tabakrauch*

Substanz	Wirkung
Nikotin	▸ Suchtpotenzial ▸ Wirkung auf das ZNS
Teerstoffe	▸ karzinogen
Kohlenmonoxid	▸ Bildung von CO-Hb
Aldehyde, Ammoniak	▸ Schleimhautreizung

Nikotin

Nicotin wirkt auf das Zentrale Nervensystem (ZNS) sowie auf bestimmte Nervenzellen und löst dabei unterschiedliche Reaktionen aus. Vor allem zwei Effekte sind dabei die wesentlichen Faktoren der Nikotinsucht.

▸ Es erhöht die Dopaminkonzentration im „Belohnungszentrum" des Gehirns und erzeugt so ein Gefühl von Genuss. Entzieht man die Droge, entsteht ein Verlangen („Craving") nach dieser Empfindung.

▸ In anderen Bereichen des Gehirns erhöht es die Konzentration von Noradrenalin und wirkt damit anregend.

Teerstoffe

Vor allem diese Substanzen erhöhen das Krebsrisiko. Sie lagern sich im Lungengewebe ab und sind die häufigste Ursache für dort auftretende bösartige Lungentumore.

Kohlenmonoxid

Bei Zigaretten enthält der eingeatmete Rauch etwa ein bis drei Prozent Kohlenmonoxid. Im Blut lagert es sich an Hämoglobin (CO-Hb) und verringert auf diese Weise die Kapazitäten für den Transport von Sauerstoff. Bei starken Rauchern kann die Konzentration an CO-Hb auf 10 Prozent und höher ansteigen.

Aldehyde und Ammoniak

Beide Stoffe wirken reizend auf die Schleimhäute. Sie spielen daher als Ursache des Raucherhustens und von Erkrankungen der oberen Luftwege eine besondere Rolle.

Die gesundheitlichen Folgen

Neben mangelnder Bewegung und unausgewogener Ernährung ist Rauchen ein wichtiger Faktor beim Entstehen chronischer Erkrankungen wie Herz-Kreislauf-Leiden und Krebs. Jährlich sterben in Deutschland 110.000 bis 140.000 Menschen an den Folgen des Rauchens. Pro Tag sterben also im Durchschnitt 280 Menschen an den Folgen des Tabakkonsums. Zum Vergleich: Der Straßenverkehr fordert täglich ca. 12 Todesopfer.

Rauchen schädigt nahezu jedes Organ des Körpers. Es verkürzt das Leben um durchschnittlich zehn Jahre. Mehr als die Hälfte aller langjährigen Raucher stirbt vorzeitig an den Folgen des Tabakkonsums. Die Hälfte dieser Todesfälle ereignet sich bereits im Alter zwischen 35 und 69 Jahren.

> ℹ **Info**
>
> **Aufhören lohnt sich**
>
> Wer im Alter von 35 Jahren das Rauchen aufgibt, hat die gleiche Lebenserwartung wie Nichtraucher.

Nur 58 Prozent erreichen das siebzigste und 26 Prozent das achtzigste Lebensjahr. Unter den Nichtrauchern werden 81 Prozent siebzig und 59 Prozent achtzig Jahre alt.

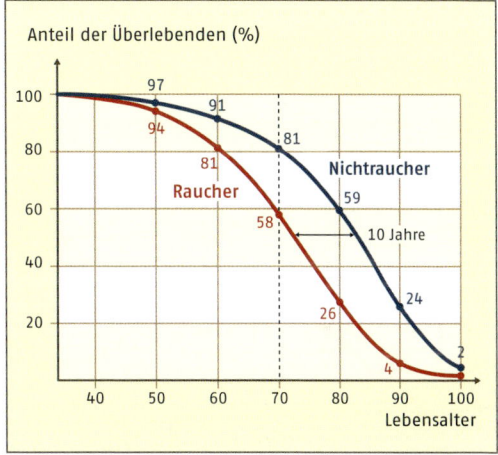

Bild 1: *Überlebensrate von Rauchern und Nichtrauchern (Quelle: Deutsches Krebsforschungszentrum 2008)*

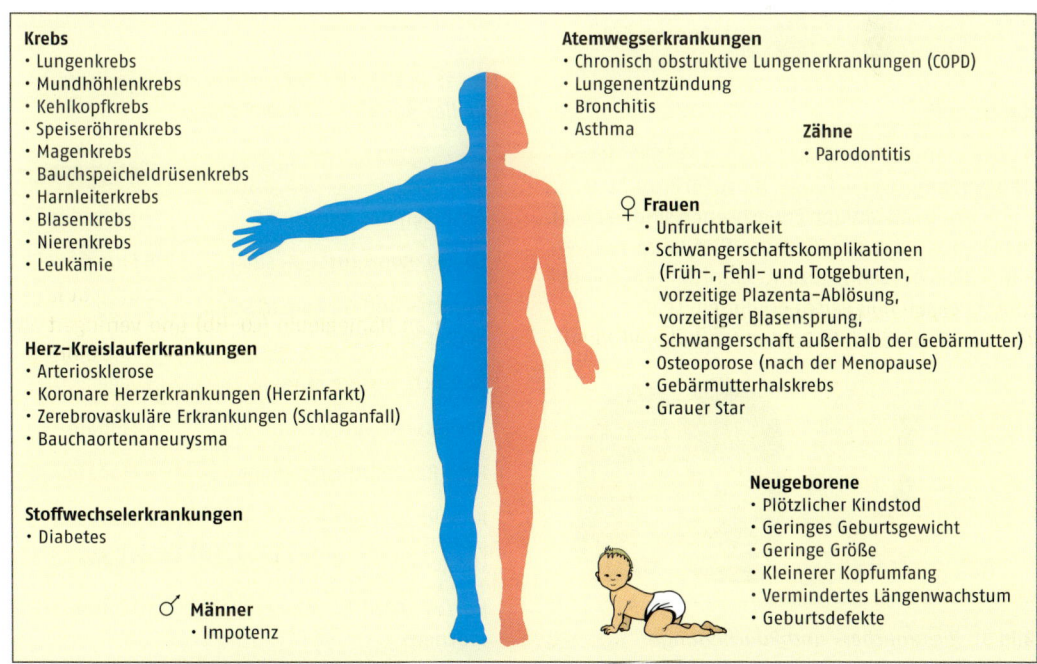

Krebs
- Lungenkrebs
- Mundhöhlenkrebs
- Kehlkopfkrebs
- Speiseröhrenkrebs
- Magenkrebs
- Bauchspeicheldrüsenkrebs
- Harnleiterkrebs
- Blasenkrebs
- Nierenkrebs
- Leukämie

Herz-Kreislauferkrankungen
- Arteriosklerose
- Koronare Herzerkrankungen (Herzinfarkt)
- Zerebrovaskuläre Erkrankungen (Schlaganfall)
- Bauchaortenaneurysma

Stoffwechselerkrankungen
- Diabetes

♂ **Männer**
- Impotenz

Atemwegserkrankungen
- Chronisch obstruktive Lungenerkrankungen (COPD)
- Lungenentzündung
- Bronchitis
- Asthma

Zähne
- Parodontitis

♀ **Frauen**
- Unfruchtbarkeit
- Schwangerschaftskomplikationen (Früh-, Fehl- und Totgeburten, vorzeitige Plazenta-Ablösung, vorzeitiger Blasensprung, Schwangerschaft außerhalb der Gebärmutter)
- Osteoporose (nach der Menopause)
- Gebärmutterhalskrebs
- Grauer Star

Neugeborene
- Plötzlicher Kindstod
- Geringes Geburtsgewicht
- Geringe Größe
- Kleinerer Kopfumfang
- Vermindertes Längenwachstum
- Geburtsdefekte

Bild 2: *Durch Rauchen verursachte Krankheiten (Quelle: International Agency for Research on Cancer)*

Herz-Kreislauf-Erkrankungen

Durch Rauchen verengen sich die Gefäße, der Herzschlag beschleunigt sich und der Blutdruck steigt bereits nach einer Zigarette. Damit wächst auch das Risiko für Herz-Kreislauf-Erkrankungen wie Herzinfarkt oder Schlaganfall – es verdoppelt sich. Langfristig sterben die feinen Kapillargefäße ab. Dadurch kommt es zu massiven Durchblutungsstörungen (Raucherbein).

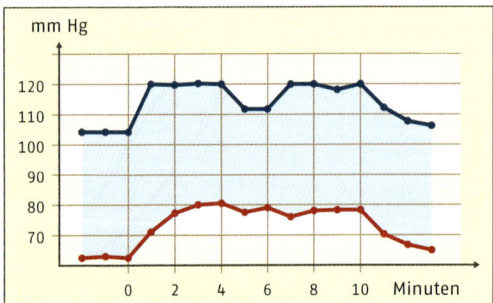

Bild 1: *Anstieg des Blutdrucks nach einer Zigarette*

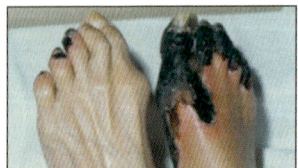

Bild 2:
Raucherfuß

Karzinome

Rauchen erhöht signifikant das Krebsrisiko. Besonders gefährdet ist die Lunge. Bis zu 90 Prozent der an Lungenkrebs erkrankten Erwachsenen sind Raucher. Die Chance, nach der Diagnose fünf Jahre zu überleben, liegt bei zehn Prozent. Jährlich erliegen etwa 60.000 bis 80.000 Personen diesem Leiden.

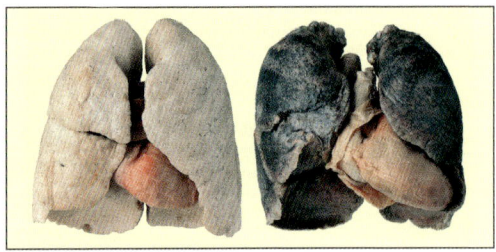

Bild 3: *Nichtraucher- und Raucherlunge*
© *Gunther von Hagens, Institut f. Plastination, Heidelberg, www. koerperwelten.de*

Passivrauchen

Heute ist wissenschaftlich gesichert, dass auch Passivrauchen Ursache für schwere Erkrankungen sein kann, denn auch der ungewollt eingeatmete Tabakrauch trägt eine große Fracht an schädlichen Stoffen. Wer mit einem Raucher zusammenlebt, hat ein 25 bis 30 Prozent höheres Risiko für koronare Herzerkrankungen (KHK) und ein um 20 bis 30 Prozent höheres Risiko für Lungenkrebs. Wie das Deutsche Krebsforschungszentrum in Heidelberg berichtet, sterben als Folge des Passivrauchens:

- 2150 Menschen an KHK,
- 770 Menschen an Schlaganfall,
- 260 Menschen an Lungenkrebs.

 Info

Kinder und das Rauchen

Kinder rauchender Eltern leiden häufiger unter akuten und chronischen Erkrankungen der Atemwege. Jedes Jahr sterben zudem 60 Säuglinge am plötzlichen Kindstod, weil die Mütter während der Schwangerschaft rauchten oder das Kind nach der Geburt regelmäßig Zigarettenrauch ausgesetzt war.

Tab. 1: *Positive Wirkungen des Rauchverzichts (Quelle: American Cancer Society)*

Effekt	Eintritt nach
Absinken des Blutdrucks	20 Minuten
CO-Hb-Konzentration sinkt	8 Stunden
Geruch- und Geschmackssinn verbessern sich	2 Tage
Deutlich bessere Atmung	3 Tage
Verbesserte Lungenfunktion	3 Monate
Kein Raucherhusten mehr	9 Monate
KHK-Risiko halbiert	1 Jahr
Lungenkrebsrisiko halbiert	10 Jahre
Herzinfarktrisiko wie bei Nichtrauchern	10 Jahre

Und jetzt *Sie!*

1. *Überprüfen Sie folgende Behauptungen. Entscheiden Sie sich für „richtig" oder „falsch" und begründen Sie jeweils Ihre Entscheidung.*

   ▸ *Bei 150 °Celsius beginnen Proteine zu gerinnen. Dadurch vergrößert sich das Volumen der Kaffeebohnen,*
   ▸ *Es gibt etwa 70 Kaffeearten, aber nicht alle sind für die Kaffeeproduktion gleich wichtig,*
   ▸ *Kaffee enthält bis zu 42 % Kohlenhydrate und liefert daher viel Energie,*
   ▸ *Schwangere und ältere Menschen sollten auf Kaffee ganz verzichten,*
   ▸ *Malzkaffee ist auch für Kinder geeeignet.*

2. *Was versteht man unter einer Kaffeekirsche? Erläutern Sie, welche weiteren Verarbeitungsschritte durchgeführt werden, bis Kaffee entsteht.*

3. *Diskutieren Sie:*

   ▸ *Ein Kaffeebaum liefert pro Jahr etwa ein Pfund Kaffeebohnen.*
   ▸ *Die Kaffeeernte ist Handarbeit,*
   ▸ *Ein Pfund Kaffee kostet etwa 4 Euro.*

4. *Erläutern Sie folgende Begriffe*

   ▸ *„two leaves and the bud",*
   ▸ *Fermentieren,*
   ▸ *CTC-Verfahren,*
   ▸ *Fannings*
   ▸ *Pekoe*

5. *Für Rätselfreunde: Gesucht werden Spaß-, Wach-, und Gesundmacher – aber: „Allzu viel kann auch ungesund sein." Die Buchstaben, in der Reihenfolge des Alphabets aneinandergereiht, ergeben das Lösungswort.*

a) *Haupterzeugerland für Tee.*
   Fünfter von fünf Buchstaben.

b) *Erster Verarbeitungsschritt von Tee.*
   Dritter von sechs Buchstaben.

c) *Zweitgrößte Blattgröße von Tee.*
   Vierter von sechs Buchstaben.

d) *Weltweit größtes Anbaugebiet für Tee.*
   Erster von fünf Buchstaben.

e) *Sekundäre Pflanzenstoffe, die in der Kakaobohne enthalten sind.*
   Dritter von elf Buchstaben.

f) *Alte Bezeichnung für Sri Lanka.*
   Fünfter von sechs Buchstaben.

g) *Gerbstoffe in Tee.*
   Fünfter von sieben Buchstaben.

h) *Kakaoprodukt oder einfach: Genuss pur!*
   Neunter von zehn Buchstaben.

i) *Weiße Schokolade enthält gar keinen Kakao, sondern nur …?*
   Zehnter von elf Buchstaben.

6. *Aus einer Studie des Bremer Instituts für Drogenforschung:*

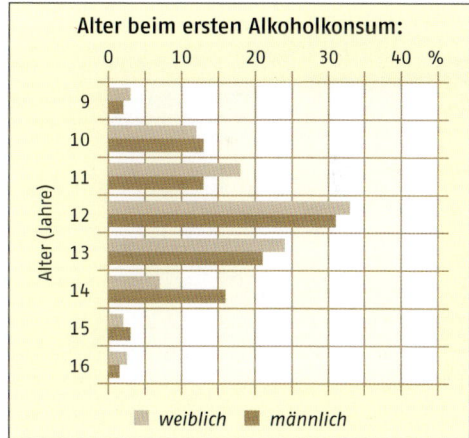

Quelle:
http://www.bisdro.uni bremen.de/ddram/helden99.htm

   ▸ *Formulieren Sie mindestens drei Informationen, die die Graphik gibt und interpretieren Sie diese.*
   ▸ *Finden Sie mögliche Argumente a) jugendlicher Viel-Trinker b) jugendlicher Nicht-Trinker.*

Und jetzt *Sie!*

Basteln Sie ein Memory-Spiel zum Thema „Genussmittel":

Sie brauchen dazu: pro drei bis vier Personengruppen etwa 30 kleine Kartei- oder Metaplankarten, bei denen die Ruckseite jeweils gleich sein muss.

So wird's gemacht: Finden Sie mithilfe des Textes auf den vorhergenenden Seiten kurze, prägnante Satze und schreiben Sie jeweils einen auf eine Karte.

Beispiele:

▶ „Koffein verengt die Blutgefäße".
▶ „1 g Alkohol liefert 30 kJ".

Wenn Sie auf diese Weise alle Karten beschrieben haben, müssen Sie noch für Ihre Gruppe festlegen, welche beiden Karten ein Paar ergeben sollen.

Tipp: Leichter wird es, wenn ihre Kartenpaare die gleiche oder eine ähnliche Information aufweisen.

Das Spiel: Die Karten werden mit der Schriftseite nach unten und gut gemischt auf dem Tisch ausgelegt. Reihum darf nun jede(r) zwei Karten aufdecken. Nicht passende Karten werden verdeckt wieder hingelegt. Kartenpaare gehören dem Finder/der Finderin. Wer die meisten Paare zusammenbekommt, hat gewonnen.

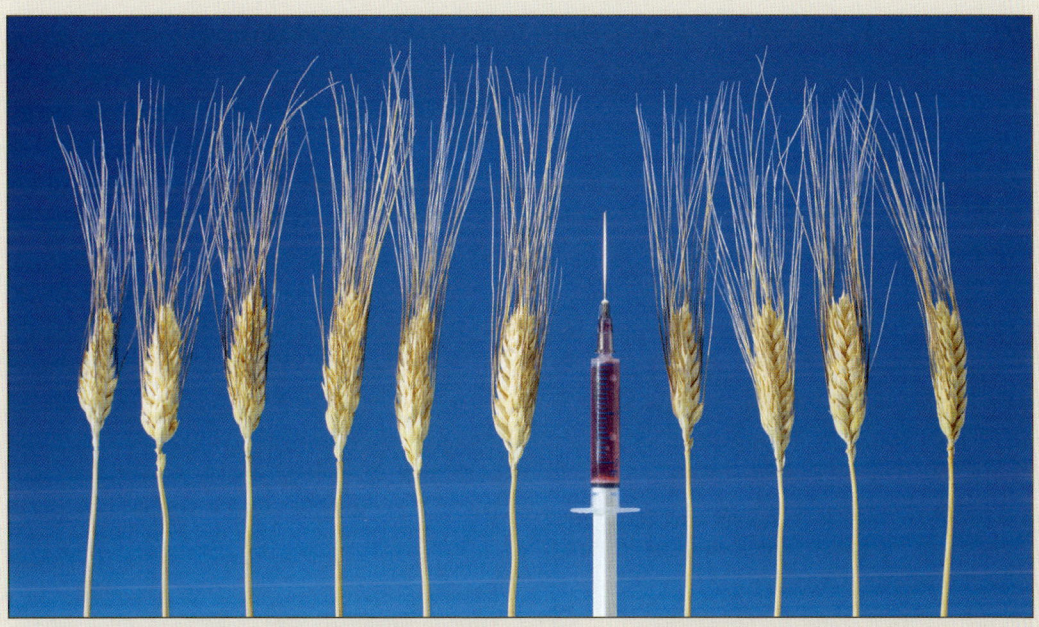

Teil 13: Neue Lebensmittel

Lebensmittelmärkte in Ländern der westlichen Welt sind heute die reinsten Konsumtempel. Ein riesiges Sortiment bietet alle denkbaren Warengruppen in breiter Auswahl und bester Qualität. Nicht nur das! Zunehmend kommen Erzeugnisse auf den Markt, die es im traditionellen Angebot noch gar nicht gab. Im einfachsten Fall sind dies zum Beispiel **exotische Früchte** oder **Speisen aus fremden Kulturkreisen**. Vielfach sind es aber auch Produkte, die mithilfe modernster Technik ganz neu kreiert worden sind – zum Beispiel **funktionelle Lebensmittel**, die durch spezielle Rezepturen gesundheitlichen Nutzen bringen sollen, oder per **Gentechnik** erzeugte Nahrungspflanzen. Manche solcher Lebensmittel sind schon heute auf dem Markt und die Forschung arbeitet auf Hochtouren, um immer neue zu erfinden.

1   Novel Food – die neuen Lebensmittel

„Novel Food" steht für „neu entdeckt" oder „neu entwickelt" – für Lebensmittel, die in der Europäischen Union (EU) vor Inkrafttreten der Novel-Food-Verordnung (NFVO) am 15. Mai 1997 auf dem EU-Markt noch nicht üblich waren. Im Zweifelsfall entscheidet die EU-Kommission nach Befragen aller 27 Mitgliedsstaaten, ob ein Produkt wirklich neuartig ist. Nicht unter die NFVO fallen Zusatzstoffe und Aromen.

 Info

Genfood gehört nicht dazu

Früher galt die NFVO auch für Produkte, die aus gentechnisch veränderten Organismen (GVO) gewonnen wurden. Im April 2004 wurden für sie eigene Verordnungen erlassen.

1.1   Der rechtliche Rahmen

Das Gesetz unterscheidet vier Gruppen:

▶ Lebensmittel oder Zutaten mit neuer oder gezielt veränderter Molekülstruktur, wie sie natürlich nicht vorkommt.

Beispiel: Fettersatzstoffe, Süßungsmittel.

▶ Lebensmittel oder Zutaten, die aus Bakterien, Pilzen oder Algen bestehen oder gewonnen wurden.

Beispiel: Öl aus Mikroalgen, Einzellerprotein.

▶ Lebensmittel oder Zutaten, die aus Pflanzen oder Tieren bestehen oder isoliert wurden und von denen man nicht sicher annehmen kann, dass sie in den vorhandenen Konzentrationen unbedenklich sind.

Beispiel: Phytosterine oder mit ihnen angereicherte Lebensmittel.

▶ Lebensmittel oder Zutaten, die mithilfe neuartiger Verfahren hergestellt werden und sich von herkömmlichen Produkten deutlich unterscheiden.

Beispiel: Fruchtzubereitungen für Joghurt, die mit Hochdruckverfahren haltbar gemacht wurden.

Genehmigung – der Weg zum Verkaufsregal

Mit traditionellen Lebensmitteln sind die Menschen schon immer vertraut. Der Umgang mit ihnen ist ihnen selbstverständlich und sie wissen um eventuelle Risiken – zum Beispiel, dass man grüne Bohnen nicht roh essen darf und bei Kartoffeln die grünen Stellen wegen des darin enthaltenen Solanins wegschneiden soll.

Auch Novel Food kann vergleichbare Risiken bergen – kann gesundheitlich bedenkliche Substanzen enthalten oder es besteht bei biologisch wirksamen Zusatzstoffen die Gefahr der Überdosierung. Erfahrungswerte gibt es für solche potentiellen Gefährdungen jedoch nicht. Novel Food unterliegt daher einem strengen Prüf- und Genehmigungsverfahren.

Für die Sicherheit

Im Rahmen eines Genehmigungsverfahrens muss der Hersteller nachweisen:

▶ dass sein Produkt gesundheitlich unbedenklich ist,

▶ dass der Verbraucher keiner Irreführung unterliegt,

▶ dass ein Lebensmittel, wenn es herkömmliche Produkte ersetzen soll, in seiner Zusammensetzung so beschaffen ist, dass bei normalem Verzehr keine Mangelerscheinungen auftreten können.

Der Hersteller stellt einen Antrag, bei dem er die Unbedenklichkeit nachweisen muss. Dem Antrag müssen ein Vorschlag zur Etikettierung sowie alle Unterlagen beiliegen, die eine Unbedenklichkeit auf wissenschaftlicher Basis nachweisen. Nach deren Prüfung wird entschieden, ob dem Antrag stattgegeben und das Produkt zugelassen wird.

Wird die Genehmigung nicht erteilt, darf das Lebensmittel nicht in den Handel gebracht werden. Wer gegen dieses Verbot verstößt, macht sich strafbar.

1.2   Die Produkte

Novel Food im Trend

Von 1997 bis 2009 wurden rund 35 neuartige Produkte von der EU-Kommission genehmigt. Spitzenreiter sind dabei funktionelle Lebensmittel mit einem gesundheitlichen Zusatznutzen – zum Beispiel Margarine mit Phytosterinen, die bei regelmäßigem Verzehr den Cholesterinspiegel senken soll. Daneben gibt eine Reihe von Zutaten, die klassische Produkte wie Fett oder Zucker ersetzen sollen und nicht zuletzt etliche exotische Spezialitäten.

 Info

Notifizierung

Ist ein neues Lebensmittel in seiner Beschaffenheit vergleichbar mit schon zugelassenen Produkten, darf es ohne spezielle Genehmigung verkauft werden. Es genügt, wenn der Antragsteller die Europäische Kommission entsprechend unterrichtet. Dieses Verfahren nennt man Notifizierung.

Tab. 1: *Ausgewählte Produkte, die seit 1997 von der EU-Kommission genehmigt wurden*

Produkt	Verwendungszweck	Zulassung
Synthetisches Lycopin	Zutat für bestimmte Lebensmittel	2009
Vitamin K aus Bacillus subtilis natto	Zutat für bestimmte Lebensmittel	2009
Eis strukturierendes Protein	Zutat für das Bereiten von Speiseeis	2009
Arachidonsäurereiches Öl aus Pilzen	Zutat für Säuglings- und Folgenahrung	2008
Allanblackia-Öl	Zutat für Streichfette und Brotaufstriche auf Sahnebasis	2008
Raffiniertes Echiumöl	Zutat für Käse, Streichfett, Dressings und als Nahrungsergänzungsmittel	2008
α-Cyclodextrin	Prebiotikum	2008
Reisgetränk mit Phytosterinen	Cholesterinsenker	2008
Maiskeimölkonzentrat mit erhöhtem Vitamin E- und Phytosteringehalt	Cholesterinsenker	2006
Roggenbrot mit Phytosterinen	Cholesterinsenker	2006
Isomaltulose	Zuckerersatz	2005
Salatrim	Fettersatz	2003
Docosahexaensäurereiches Öl (DHA) aus der Mikroalge Schizochytrium	Nahrungsergänzungsmittel	2003
Noni-Saft	Fruchtsaft	2003
Koaguliertes Kartoffelprotein und Hydrolysate	Ersatz von Pflanzenprotein	2002
Trahlose	Zuckerersatz	2001
Dextranzubereitung	Zutat für Backwaren	2001
Hochdruckpasteurisierte Fruchtzubereitungen	Nahrungsmittelindustrie	2001
Gelbe Streichfette mit Cholesterin	Cholesterinsenker	2000

Kennzeichnung

Für Novel Food gibt es keine einheitliche Kennzeichnung, denn die NFVO gilt ja für sehr unterschiedliche Lebensmittel und Zutaten. Auch der Hinweis „Novel Food" muss nicht auf dem Etikett vermerkt sein.

Wird ein Produkt zugelassen, bestimmt die EU-Kommission, wie die Kennzeichnung im Einzelfall auszusehen hat. Die dabei festgelegte Bezeichnung muss dann auch auf der Zutatenliste stehen, falls es Bestandteil einer Rezeptur ist.

Enthält ein neuartiges Lebensmittel Allergene oder Stoffe, gegen die ethische Vorbehalte bestehen, legt die Kommission mit der Genehmigung entsprechende Vorschriften für deren Kennzeichnung fest. Ein Beispiel dafür sind Produkte, die mit Phytosterinen angereichert worden sind. Die Kommission verpflichtet den Hersteller, bestimmte Warnhinweise und Empfehlungen für den Verzehr auf die Verpackung zu drucken.

Info*plus*

Exoten auf europäischen Märkten

Seit dem Jahr 2003 ist der Saft aus den Früchten des indischen Maulbeerbaumes als neuartiges Lebensmittel zugelassen und wird als Noni-Saft vermarktet. Noni-Früchte sind das „Aspirin des Altertums" und werden seit mehr als 2000 Jahren in Ländern wie Indien, Malaysia oder Tahiti in der Naturheilkunde eingesetzt. Er soll unter anderem bei Hautproblemen, Magen-Darm-Beschwerden, Migräne oder Bluthochdruck Besserung bringen. Der Saft enthält wie andere tropische Früchte auch Vitamine und Mineralstoffe in Konzentrationen und Zusammensetzungen, wie sie bei europäischem Standardobst nicht vorkommen.

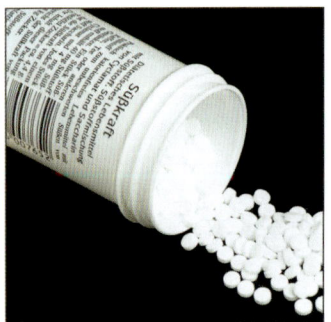

Bild 1: *Geschmack ohne Energie liefern Zuckerersatzstoffe*

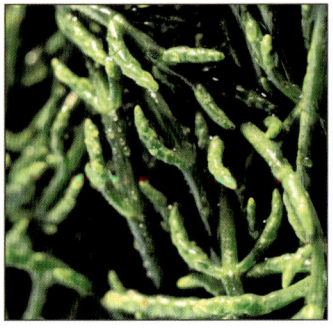

Bild 2: *Algenprodukte – „Gesundheit aus dem Meer"*

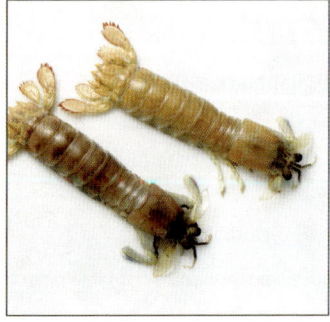

Bild 3: *Käferlarven als neue Delikatesse*

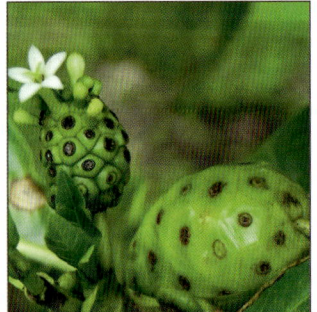

Bild 4: *Früchte des Noni-Strauchs*

Info

Durchgefallen

Ein französischer Importeur wollte Ngali-Nüsse in der EU vermarkten. Sie sind in Westafrika und Polynesien weit verbreitet. Der tägliche Konsum liegt dort bei rund 70 Gramm. Neuseeland hat die Nüsse als „Biological Product" zertifiziert. Der Antrag auf Markteinführung in der EU wurde 2000 abgelehnt. Als Gründe dafür wurden unter anderem genannt: Keine Analyse auf Allergene, kein toxikologisches Gutachten, kein ausreichender Hygienestandard und unvollständige Nährstoffanalysen.

Begriffswirrwarr um Novel Food

Zahllose Begriffe kursieren heute um modernes Essen und Trinken. Zum Teil sind sie per Gesetz definiert, zum Teil ohne jede rechtliche Grundlage. Für den Verbraucher wird es immer schwieriger, da die Orientierung zu behalten.

Tab. 1: *Gängige Begriffe und Erklärungen*

Begriff	Erklärung
Novel Food	Produkte, die in unserer Ernährung bislang keine nennenswerte Rolle gespielt haben wie etwa Lebensmittel mit völlig neuen Zutaten.
	Sie unterliegen der Novel Food Verordnung (NFVO) und haben ein strenges Zulassungsverfahren zu durchlaufen. Dabei muss auch nachgewiesen werden, dass sie gesundheitlich unbedenklich sind. Auch manche funktionellen Lebensmittel fallen in diese Kategorie.
Functional Food (Funktionelle Lebensmittel)	Lebensmittel, die nicht nur Nährstoffe liefern, sondern einen gesundheitlichen Zusatznutzen haben – z. B. den Cholesterinspiegel senken oder das Immunsystem anregen sollen. Rechtsverbindlich ist diese Bezeichnung noch nicht.
Designer Food	Ein sehr schwammiger Begriff. Damit kann alles gemeint sein, was an neuen Kreationen auf den Markt kommt – vom Tiefkühlmenü über neue Käsesorten bis hin zu Wellness-Drinks. Einen gesundheitlichen Zusatznutzen müssen sie nicht haben.
Nahrungsergänzungsmittel	Sie sollen Defizite in der Nährstoffversorgung ausgleichen und sind hauptsächlich als Vitamin- und Mineralstoffpräparate auf dem Markt. Obwohl in Pillen- und Kapselform angeboten, gelten sie nach deutschem Recht als Lebensmittel. Allerdings nicht uneingeschränkt – sobald ihr Gehalt an Nährstoffen den dreifachen Tagesbedarf überschreitet, gelten sie als Medikamente.
Green Food	Pflanzliche Erzeugnisse, wie zum Beispiel gepresstes Weizen- oder Gerstengras, Gemüseextrakte und Algenprodukte. Sie gehören ebenfalls zu den Nahrungsergänzungsmitteln.
Nutraceuticals	Aus Lebensmitteln isolierte Substanzen, die zwar nicht als Nährstoffe dienen, aber dennoch biologisch aktiv sind. Sie können sowohl pflanzlichen als auch tierischen Produkten entstammen – zum Beispiel bestimmte den Blutdruck senkende Eiweißstoffe aus Milch oder Carotinoide aus Tomaten. Nutraceuticals setzt man funktionellen Lebensmitteln zu, um einen zusätzlichen gesundheitlichen Nutzen zu erzielen.
Phytochemicals	Eine Untergruppe der Nutraceuticals. Es sind natürlich vorkommende Inhaltsstoffe von Gemüse, Obst oder Getreide wie Phytosterine, Phytoöstrogene oder Isoflavone.

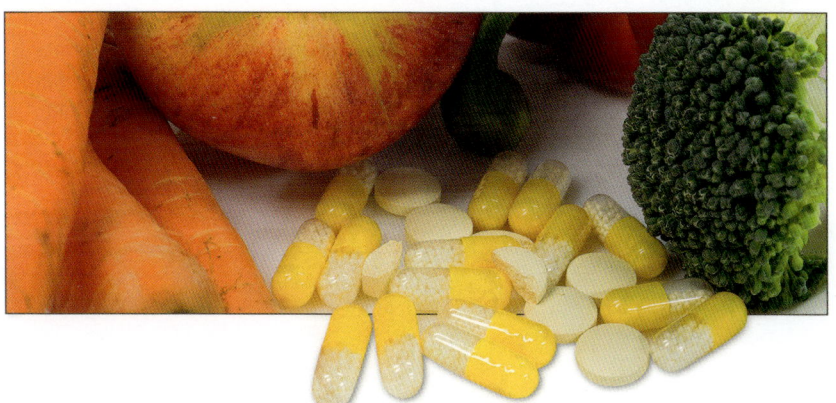

Bild 1: *Nahrungsergänzungsmittel*

Funktionelle Lebensmittel – Essen als Medizin

Folsäure-Müsli zum Frühstück, mittags Multivitamin-Gemüse, zwischendurch Energy-Drinks aus Koffein und Kräuterauszügen oder Johanniskraut-Riegel für bessere Stimmung. Abends dann ein Omelett aus Omega-3-Eiern und als Absacker Antikrebs-Bier. Nach diesem Muster könnte bald so mancher Speiseplan gestaltet sein. Functional Food heißt der Trend – Essen, das nicht nur schmeckt, sondern auch gesundheitliche Wohltaten verspricht.

Grundidee und Produkte

Functional Food ist keine Erfindung der Neuzeit. In der fernöstllichen Medizin setzt man schon seit jeher Mischungen traditioneller Lebensmittel und Kräuterextrakte ein. Die ersten Produkte dieser Art kamen daher auch aus Japan. Mit neu entwickelten Lebensmitteln wollte das japanische Wissenschaftsministerium Ernährung und Gesundheit der Bevölkerung verbessern. Sie sollten Wirkungen haben wie:

▶ Senkung des Blutdrucks,

▶ Regulierung des Cholesterin- und Blutzuckerspiegels,

▶ Anregung der Verdauung.

Zurzeit haben dort 200 Lebensmittel das offizielle Gütesiegel: Joghurts, Erfrischungsgetränke, Tofu-Produkte, mit Soja angereicherte Fleischwaren oder spezielle Erzeugnisse wie phosphatarme Milch für Patienten mit chronischen Nierenerkrankungen.

Wie wird ein Lebensmittel funktionell?

Es gibt zwei Möglichkeiten:

▶ Man setzt den Produkten Lebensmittel mit einem hohen natürlichen Gehalt an biologisch wirksamen Substanzen zu – zum Beispiel Leinsamen mit Omega-3-Fettsäuren.

▶ Die Wirkstoffe werden isoliert und als Reinsubstanzen zugesetzt. So kann genauer und höher dosiert werden.

Info

Vorreiter Japan

In Japan heißen die funktionellen Lebensmittel *„Foods for Specified Health use"* (FOSHU). Als einziges Land der Welt hat Japan Gesetze für diese Produktgruppe. Als FOSHU gelten Lebensmittel, denen Stoffe mit positiven gesundheitlichen Effekten zugesetzt wurden. Die Zutaten sollen aus natürlichen Quellen stammen. Die Wirksamkeit muss wissenschaftlich belegt sein. In einem strengen Zulassungsverfahren werden die Produkte geprüft und erhalten Gütesiegel. Gesundheitsbezogene Werbung *(Health claims)* ist anders als in Deutschland erlaubt.

Die rechtliche Situation

Weder in Deutschland noch europaweit gibt es gesetzliche Definitionen von Functional Food. Die Position der EU-Kommission: „Ein Lebensmittel kann als funktionell angesehen werden, wenn es über seinen Nährwert hinaus positive gesundheitliche Wirkungen hat". Nach dieser unscharfen Formulierung umfasst Functional Food nicht nur neue Produkte, sondern auch natürliche Lebensmittel wie Obst und Gemüse.

Info

Blick über den Tellerrand – Produkte in Japan und den USA

▶ Saft „Femme vital" mit Eisen und Calcium zum Vorbeugen von Osteoporose,

▶ Getreideprodukt „Ban Buds" mit indischen Pflanzenhülsen zur Senkung des Cholesterinspiegels,

▶ Antikrebsbier mit Wasabi, einer Meerrettichart. Ihre Wirkstoffe aktivieren Enzyme, die krebserregende Stoffe unwirksam machen.

▶ Ballaststoffhaltiges Quellwasser „Fibersure", das die Verdauung fördert.

Omega-3-Fettsäuren – für Herz und Hirn

Studien in Grönland zeigen, dass Eskimos trotz extrem fett- und cholesterinreicher Kost so gut wie nie an Arteriosklerose leiden. Man erklärt sich dies mit dem regelmäßig verzehrten fettreichen Seefisch, der große Mengen an Omega-3-Fettsäuren enthält. Diese Stoffe wirken gefäßerweiternd, regulieren den Blutdruck, sorgen für niedrige Fettwerte im Blut und sind daher wichtig für die Prävention von Herz-Kreislauf-Leiden.

Für die optimale Zufuhr gibt es bislang nur Schätzwerte von rund einem Gramm pro Tag. Experten plädieren jedoch für eine höhere Aufnahme. Mit der üblichen Ernährung ist das kaum zu erreichen. Die „gesunden" Fettsäuren sind daher ideale Kandidaten für Functional Food. Sie stecken mittlerweile in Produkten wie Margarine, Eiern oder Brot.

Margarine als Cholesterinbremse

Im Jahr 2002 kam eine mit pflanzlichen Sterinen angereicherte Margarine auf den Markt. Wegen der bis dahin nicht üblichen Zutat fiel sie unter die NFVO und musste ein Zulassungsverfahren durchlaufen. Wie mehrere Studien belegen, kann das neue Streichfett den Cholesterinspiegel um 10 bis 15 Prozent senken.

Mit einer normalen Kost nimmt man täglich 0,2 bis 0,4 Gramm Phytosterine auf – zu wenig, um deutliche Effekte zu erzielen. Die vom Hersteller empfohlenen 20 bis 25 Gramm Margarine pro Tag enthalten etwa das Zehnfache an Wirkstoff. Nebenwirkungen sind bei diesen Mengen nicht zu befürchten.

ACE – Zauberformel für den Zellschutz?

Hinter diesem Kürzel verbergen sich die Vitamine C und E sowie Beta-Carotin. Alle drei wirken als Antioxidantien. Sie zerstören aggressive freie Radikale und leisten damit einen Beitrag zu Erkrankungen wie Arteriosklerose, Diabetes oder Krebs. Kein Wunder, dass ACE schon seit langem in verschiedenen Lebensmitteln zu finden ist – in Säften, Müsli oder Cornflakes.

 Info*plus*

Functional Food – Visionen

„Genbasierte Ernährung" heißt das Schlagwort. Die Grundidee: Auf der Basis von Gentests ermittelt man erblich bedingte, gesundheitliche Risiken. Danach werden dann für jeden Einzelnen maßgeschneiderte Lebensmittel komponiert. Ein ideales Einsatzfeld für Functional Food.

Power-Mix – Functional Food selber machen

Lebensmittel aufzupeppen, dafür braucht man nicht unbedingt Hightech aus dem Industrielabor. Schon ganz einfache Tricks bringen eine Extra-Portion Gesundheit.

▸ Leinsamen enthält reichlich Omega-3-Fettsäuren. Einfach ein Naturjoghurt mit Samen mischen und nach Geschmack Obst und etwas Honig beigeben.

▸ Haferkleie enthält Phytosterine, die als Cholesterinsenker wirken. Zwei Esslöffel unter das übliche Müsli gerührt und schon profitiert man von diesem Effekt.

▸ Säfte aus Gemüsen wie Tomaten, Karotten oder Sellerie sind reich an krebshemmenden und antioxidativen Stoffen. Ein Mix daraus kann sich mit jedem ACE-Drink messen.

▸ Brot selber backen ist einfach. Weizenkeime unter den Teig gemischt und der Bedarf an Folsäure lässt sich besser decken.

 Info

Functional Food als perfekte Lösung?

Das Bewusstsein der Menschen in Sachen Gesundheit ist gewachsen. Aber! Der Umstieg auf gesunde Kost fällt meist schwer. Da greift so mancher gerne zu den gesunden Produkten. Jedoch, sie können eine gesunde Ernährung zwar ergänzen, aber keinesfalls ersetzen, so die Einschätzung der DGE.

Die aktuelle Diskussion

Unter Wissenschaftlern ist die Meinung über den Nutzen funktioneller Lebensmittel geteilt.

Pro

Befürworter argumentieren: Gezielt in die Kost eingebaut, könnte Functional Food helfen, ernährungsabhängigen Krankheiten vorzubeugen.

Contra

Skeptiker halten dagegen: Wer halbwegs ausgewogen und abwechslungsreich isst, kann auf künstliche Zusätze verzichten. Einseitige Ernährung werde dagegen auch mit Functional Food nicht gesünder.

Was ist Sache?

Die Datenbasis über physiologische Effekte, Dosierungen, Verhalten im Lebensmittel und mögliche Nebenwirkungen ist bei den meisten Produkten sehr dünn. Längst überfällig sind klare rechtliche Bestimmungen darüber, welche biologisch wirksamen Stoffe in welchen Mengen zugesetzt werden dürfen.

 Info

Funktionelle Lebensmittel der Natur

Über all der Zukunftsmusik sollte man eines nicht vergessen: Es gibt auch bei natürlichen Lebensmitteln Hinweise, dass sie positive gesundheitliche Effekte haben.

▶ Viele Gemüse- und Obstarten senken das Risiko für Herz-Kreislauf-Leiden und verschiedene Krebsarten.

▶ Soja senkt Blutdruck und Cholesterinspiegel.

▶ Getreide schützt vor freien Radikalen, fördert die Verdauung und stimuliert die Immunabwehr.

▶ Milch aktiviert Immunzellen, senkt den Blutdruck und steigert die Verwertbarkeit von Calcium.

▶ Fisch senkt den Blutdruck und das Risiko von Herz-Kreislauferkrankungen.

Tab. 1: *Eine Auswahl von Functional Food auf dem deutschen Markt*

Zugesetzte Stoffe	Möglicher Nutzen	Produktbeispiele
Probiotische Bakterienkulturen	▶ Fördern eine gesunde Darmflora ▶ Beugen Darminfektionen vor ▶ Aktivieren das Immunsystem	Joghurt, Quark, Müsli, Milchgetränke, Wurst, Frischkäse
Präbiotisch wirkende Ballaststoffe (Inulin, Oligofruktose)	▶ Fördern eine gesunde Darmflora	Brot, Müsli, Margarine, Süßwaren
Omega-3-Fettsäuren	▶ Erweitern die Gefäße ▶ Senken Blutdruck und Blutfettwerte und so das Risiko von Herz-Kreislauf-Erkrankungen	Brot, Margarine, Eier, Erfrischungsgetränke
Phytosterine	▶ Senken den Cholesterinspiegel	Margarine, Brot, Milch, Joghurtdrinks
ACE	▶ wirken als Antioxidantien	Getränke, Brot
Folsäure	▶ Senkt das Risiko von Fehlgeburten und Missbildungen bei Neugeborenen ▶ senkt das Risiko von Arteriosklerose	Brot, Milchprodukte, Müsli, Speisesalz
Calcium kombiniert mit Magnesium	▶ Beugt Osteoporose vor	Säfte, Brot, Müsli
Jod	▶ Sichert die Funktion der Schilddrüse	Speisesalz

2 Gentechnik und Lebensmittel

Unter den neuartigen Lebensmitteln gehören gentechnisch veränderte Organismen (GVO) wohl zu den bekanntesten, aber auch umstrittensten Produkten.

Info

Eine Studie der Akademie für Technikfolgenabschätzung in Stuttgart zeigt:

▶ 74 % der Deutschen heißen Gentechnik in Medizin und Pharmazie gut.

▶ 76 % der Deutschen lehnen die Gentechnik bei Lebensmitteln ab.

Instrumente und Methoden der Gentechnik

Aussehen und Eigenschaften eines Lebewesens werden von seiner DNA bestimmt. Sie ist der Schlüssel zum Geheimnis des Erbgutes. An ihrem Aufbau sind vier Grundbausteine beteiligt: Adenin (A), Guanin (G), Thymin (T) und Cytosin (C). Der DNA-Bauplan folgt einem Muster, das für jedes einzelne Lebewesen charakteristisch ist. Bereiche der DNA, die für typische Eigenschaften verantwortlich sind, heißen Gene. Viele Gene bilden ein Chromosom und viele Chromosomen das gesamte Erbgut (Genom).

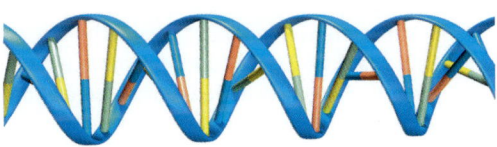

Bild 1: *Modell der DNA*

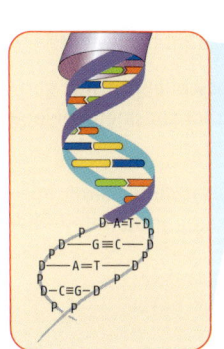
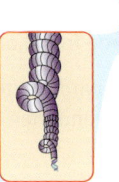
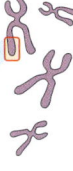

Bild 2: *Von der DNA zum Chromosom*

Warum Gene übertragen werden können

Bei den chemischen Grundbausteinen gibt es keinen Unterschied zwischen der DNA eines Bakteriums, einer Pflanze und des Menschen. Unterschiede gibt es bei Anzahl und Funktion ihrer Gene. Daher kann man Gene zwischen artfremden Organismen übertragen, um deren Eigenschaften zu verändern.

Wie Gene übertragen werden

Gene können mit „Enzym-Scheren" zerschnitten und durch Reparatur-Enzyme – eine Art biochemischer Klebstoff – wieder verknüpft werden. Durch Einsatz dieser Technik isoliert man einzelne Gene und schleust sie mithilfe von „Gen-Fähren" in das Ziel-Genom ein.

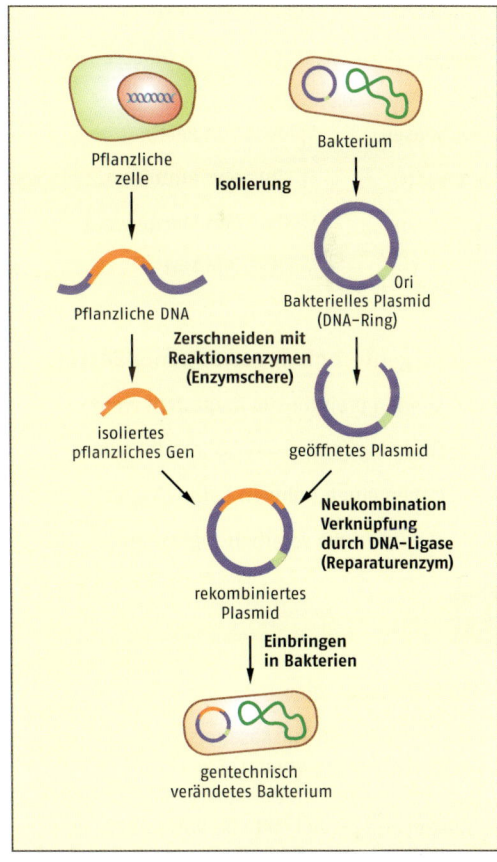

Bild 3: *Übertragung eines pflanzlichen Gens auf ein Bakterium*

2.1   Mikroorganismen – GVO der ersten Stunde

Bakterien, Pilze und Hefen spielen bei Produktion und Verarbeitung von Lebensmitteln eine große Rolle. Es gibt dabei zwei Möglichkeiten:

▶ Sie selbst werden zugesetzt und verändern die Eigenschaft des Lebensmittels. So wandeln Milchsäurebakterien Milch in Joghurt um.

▶ Sie produzieren Stoffe, die Lebensmitteln zugesetzt werden und diese in ihrer Eigenschaft verändern. Aus Milch entsteht auf diese Weise Käse.

Gentechnisch erzeugte Enzyme

Die meisten in der Lebensmittelindustrie eingesetzten Enzyme werden aus Mikroorganismen gewonnen. Per Gentechnik lassen sich Enzymproduzenten wie Hefen, Bakterien oder Pilze in ihrer Leistung verbessern. Manche Stämme sind durch gentechnische Veränderungen überhaupt erst einsetzbar – etwa weil das betreffende Enzym erst danach in der gewünschten Menge produziert wird. In den Enzymen und erst recht nicht in den damit hergestellten Lebensmitteln sind keine Reste der veränderten Mikroorganismen enthalten. Es sind bereits Tausende von Lebensmitteln im Handel, die auf diese Weise mit Gentechnik zu tun haben.

Tab. 1: *Enzyme in der Lebensmittelproduktion*

Enzym	Aktivität	Verwendung
Amylasen	Abbau von Stärke	Backwaren, Brauereierzeugnisse, Stärkeverzuckerung
Glycoamylase	Abspalten von Glucose aus langkettigen Zuckern	Süßwaren, Stärkeverzuckerung
Pektinasen	Spalten von Pektin	Herstellen von Obst- und Gemüsesäften
Proteasen	Spalten von Proteinen	Backwaren, Fleischverarbeitung, Verändern von Gluten
Chymosin	Spalten von Milcheiweiß	Käseherstellung
Lipasen	Spalten von Fett	Verarbeiten von Fetten, Herstellen von Aromen

Vorteile gentechnisch gewonnener Enzyme

▶ Sie können preisgünstig hergestellt werden.

▶ Sie sind oft effektiver als übliche Präparate.

▶ Sie haben einen höheren Reinheitsgrad.

▶ Sie verkürzen die Verarbeitungszeiten.

  Info

Zum Beispiel Käse

Traditionell wird zur Käseherstellung Lab aus Kälbermägen verwendet. Dazu wären bei einer weltweiten Produktion 70 Mio. Kälbermägen nötig – viel mehr als vorhanden. Gentechnisch hergestelltes Chymosin ist seit 1997 in Deutschland erlaubt.

Zusatz- und Hilfsstoffe

Mikroorganismen werden heute gentechnisch so umgebaut, dass sie Zusatz- und Hilfsstoffe produzieren, die in der Lebensmittelindustrie verwendet werden. Das sind zum Beispiel:

▶ Glutamat – Geschmacksverstärker,

▶ Cystein (E 920) ist Bestandteil vieler Backmischungen. Es wurde früher aus Haaren hergestellt.

▶ Vitamin B_{12} wird heute ausschließlich mit gentechnisch veränderten Mikroorganismen gewonnen.

Gentechnisch gewonnene Zusatzstoffe sind hoch aufgereinigt und enthalten keine Bestandteile der Mikroorganismen mehr.

2.2   Nahrungspflanzen nach Maß

Bei der Übertragung von Genen auf Pflanzen müh-
te sich die Wissenschaft sehr lange vergeblich. Die
pflanzliche Zellwand erwies sich als zu mächtige
Barriere. Die ersten Anbauversuche mit gentechnisch veränderten Pflanzen starteten in den USA.
Dort haben sich transgene Pflanzen inzwischen
durchgesetzt. Bei Mais, Soja und Baumwolle waren
2010 rund 90 Prozent des ausgebrachten Saatgutes
gentechnisch verändert. In Deutschland gab es erstmals im Jahr 2009 Freisetzungsversuche für Mais,
Kartoffeln, Weizen, Gerste und Zuckerrüben.

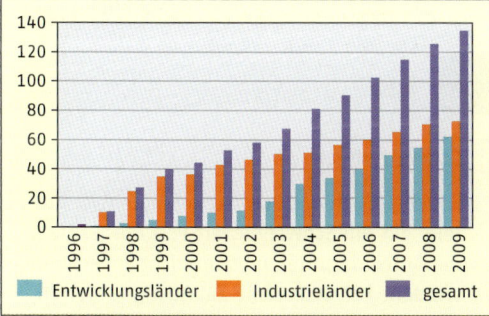

Bild 1: *Anbauflächen für gentechnisch veränderte
Nutzpflanzen weltweit*

Welche Eigenschaften sind gefragt?

Bislang sind weltweit etwa 47 verschiedene gentechnisch veränderte Nutzpflanzen zugelassen – in
der EU sind es Mais, Reis und Soja. Ihnen wurden
Eigenschaften eingebaut, von denen hauptsächlich
die Landwirtschaft profitiert.

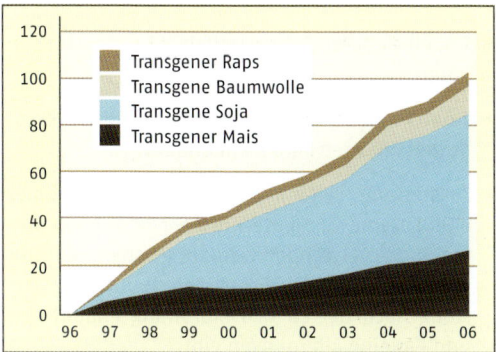

Bild 2: *Eigenschaften freigesetzter transgener
Nutzpflanzen in der EU*

Zum Beispiel Soja

Die Sojabohne ist ein Hauptlieferant für Öl, pflanzliches Eiweiß und Lecithin. Deshalb findet man Soja
als Zutat auch in bis zu 30.000 Lebensmitteln.

Im Jahr 1996 wurde in den USA erstmals Gensoja angebaut. Es enthält ein zusätzliches Gen, das
widerstandsfähig gegen das Pflanzenschutzmittel Roundup-Ready (RR) macht. In den USA werden
herkömmliche und gentechnisch veränderte Sojabohnen ohne besondere Kennzeichnung gemeinsam vermarktet.

Tab. 1: *Importe von Sojabohnen in die EU im Jahr
2008*

Land	Menge
Brasilien	9,6 Mio. Tonnen
USA	2,2 Mio. Tonnen
Sonstige	2,1 Mio. Tonnen

Zukunftsmusik

Für die Zukunft haben die Gentechniker sich ehr-
geizige Ziele gesetzt. Sie arbeiten daran, transgenen Pflanzen Eigenschaften zu geben, die auch dem
Endverbraucher nutzen sollen:

▶ Anreicherung von gesundheitsfördernden Stoffen
  – z. B. Reis mit einem höheren Gehalt an Vitamin A. Normalerweise bildet Reis dieses Vitamin
  nicht. Dieser sogenannte „Golden Rice" ist vor allem für die Entwicklungsländer gedacht. Dort er-
  blinden viele Menschen als Folge eines Vitamin-
  A-Mangels.

▶ Veränderung des Fettsäuremusters von Pflanzenölen – z. B. Omega-3-Fettsäuren in Soja. Solche
  Pflanzen stehen in den USA kurz vor der Markteinführung. Auch Sojabohnen mit einem höheren
  Ölsäuregehalt sind Gegenstand von Forschungen.

▶ Entfernen unerwünschte Stoffe – zum Beispiel
  Gluten aus Weizen, Allergene oder Koffein aus
  Kaffee.

Tab. 1: *Stand der Forschungen an transgenen Pflanzen mit Nährstoffveränderungen – Beispiele*

Wirkstoff	Wirkung	Pflanze	Stand
Provitamin A	Vermeidung von Vitamin-A-Mangel	Reis, Hirse, Raps	Freisetzung
Folsäure	Präventiv gegen Missbildungen bei Neugeborenen	Tomate, Reis	Laborversuch
Carotinoide	Antioxidans	Tomate, Kartoffel, Raps, Mais	Freisetzung
Flavonoide	Antioxidans	Kartoffel	Freisetzung
		Tomate, Reis, Mais	Laborversuch
Phytosterine	Cholesterinsenker	Soja, Raps	Freisetzung
Omega-3-Fettsäuren	Essentielle Fettsäuren	Soja	Marktreife

Rechtliche Rahmenbedingungen

Auch wenn viele Verbraucher den Einsatz von Gentechnik bei Lebensmitteln ablehnen, sie ist im Kommen und zum Teil schon Realität. Wichtig ist für die Verbraucher daher eine umfassende Information über diese Produkte und eine klare Kennzeichnung. Nur so kann jeder selbst entscheiden, ob er Gentechnik auf dem Teller dulden will oder nicht.

Kennzeichnung für „gläserne" Lebensmittel

Jede direkte Anwendung eines GVO im Verlauf der Herstellung ist kennzeichnungspflichtig. Ob der GVO noch nachweisbar ist, spielt dabei keine Rolle. Zum Beispiel Sojaöl: Es ist so stark verarbeitet, dass es bei Analysen keine Unterschiede zu konventionellem Öl zeigt. Dennoch ist Öl aus Gensoja zu kennzeichnen.

Enzyme aus GVOs sind von der Kennzeichnung ausgenommen.

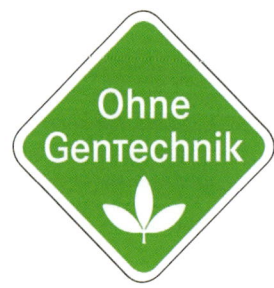

Bild 1: *Das Label „Ohne Gentechnik"*

 Info

Schwellenwert

Für zufällig in das Produkt gelangte GVO-Anteile gilt ein Schwellenwert von 0,9 %. Liegt der Anteil darunter, muss er nicht angegeben werden. Für GVOs ohne Zulassung in der EU, die aber als unbedenklich eingestuft sind, gelten 0,5 %.

Kennzeichnung ohne Gentechnik

Seit 2008 haben Anbieter von Lebensmitteln in Deutschland die Möglichkeit, mit einem speziellen Label darauf hinzuweisen.

▶ Bei tierischen Produkten wie Milch oder Fleisch bedeutet dies, dass die Tiere nur gentechnikfreies Futter erhalten haben.

Bei allen anderen Lebensmitteln sind die Maßstäbe strenger.

▶ Zutaten und Zusatzstoffe aus gentechnisch veränderten Pflanzen sind nicht erlaubt.

▶ Zusatzstoffe, Vitamine, Aminosäuren, Aromen oder Enzyme aus gentechnischer Produktion dürfen nicht verwendet werden. Ausnahmen sind nur erlaubt, wenn die entsprechenden Zusatzstoffe nach der EG-Ökoverordnung erlaubt sind und es keine Alternativen gibt.

Für Bio-Lebensmittel ist Gentechnik grundsätzlich tabu.

Tab. 1: *Kennzeichnungspflichtige Produkte*

Art der Lebensmittel	Beispiele
Produkt ist ein gentechnisch veränderter Organismus (GVO)	▸ GV-Tomate mit verlängerter Haltbarkeit ▸ Gemüsemais aus GV-Mais* ▸ Rohkostsalat aus GV-Chicorée ▸ GV-Kartoffel
Produkt enthält GVOs	▸ Joghurt oder Salami mit GV-Milchsäurebakterien ▸ Käse mit GV-Schimmelpilzen ▸ Weizenbier mit GV-Hefe
Produkt wurde aus GVOs gewonnen (nur die mit * markierten Produkte sind in der EU zu kaufen)	▸ Öl aus GV-Sojabohnen* oder GV-Raps* ▸ Zucker aus gentechnisch veränderten Zuckerrüben* ▸ Stärke aus GV-Mais* ▸ Glucose aus GV-Maisstärke* ▸ Lecithin aus GV-Sojabohnen*

Tab. 2: *Nicht kennzeichnungspflichtige Produkte*

Art der Lebensmittel	Beispiele
Lebensmittel und Zutaten, die mithilfe von GVOs erzeugt werden	▸ Fleisch, Milch oder Eier von Tieren, die Futter aus transgenen Pflanzen erhalten haben
Zusatzstoffe, die mithilfe gentechnisch veränderter Mikroorganismen gewonnen werden	▸ Vitamin B_2 als Farbstoff, ▸ Glutamat als Geschmacksverstärker
Gentechnisch gewonnene Enzyme oder Hilfsstoffe	▸ Chymosin, das bei der Käseherstellung zum Dicklegen der Milch eingesetzt wird

Lebensmittelüberwachung — Ergebnisse

Auf dem deutschen Markt finden sich nur wenige kennzeichnungspflichtige Produkte. In sojahaltigen Lebensmitteln wurden bei den Routinekontrollen jedoch häufig geringe Mengen transgener Sojabohnen gemessen. Sie liegen meist unter dem Schwellenwert von 0,9 Prozent.

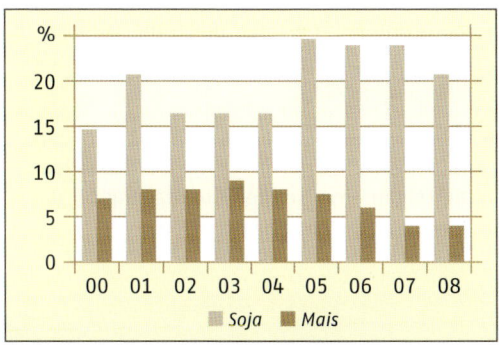

Bild 1: *Soja und Mais — Anteil positiver Proben*

Info*plus*

Nachweis von GVOs

Heute wird meist die PCR-Methode benutzt. Sie verläuft in drei Schritten:

1. Mit einer Sonde wird der gesuchte, für den jeweiligen GVO typische DNA-Abschnitt aufgespürt.

2. Der Abschnitt wird in einer schnell ablaufenden Kettenreaktion durch das Enzym Polymerase vervielfältigt (PCR — Polymerase Chain Reaction).

3. Danach kann der DNA-Abschnitt eindeutig nachgewiesen werden.

Ist die DNA durch Verarbeitung (Druck, Hitze) vollständig abgebaut worden, ist kein Nachweis möglich — z. B. bei Sojasauce.

2.3   Gentechnik im Kreuzfeuer der Kritik

Viele Verbraucher haben nach wie vor große Vorbehalte gegen den Einsatz von Gentechnik bei der Produktion von Lebensmitteln. Sie fürchten nicht kalkulierbare Risiken für ihre Gesundheit und für die Umwelt. Außerdem sehen die meisten Menschen nicht, welchen Nutzen ihnen die Gentechnik bringt. Das große Problem bei der Diskussion um Gentechnik: Sie wird meist sehr emotional geführt und weniger auf der Basis von Sachargumenten. Hinzu kommt, dass es „die" Gentechnik gar nicht gibt. Vom Risiko her ist es nämlich ein Riesenunterschied, ob man in geschlossenen Behältern mithilfe gentechnisch veränderter Mikroorganismen einen Süßstoff herstellt oder eine transgene Pflanze auf dem Acker anbaut.

Tab. 1: *Pro und Contra Gentechnik*

Gesundheitliche Aspekte

Pro	Contra
▸ Die Gentechnik bietet Möglichkeiten, ernährungsphysiologisch hochwertige Lebensmittel zu entwickeln.	▸ Der Einbau eines fremden Gens könnte das Risiko von Allergien erhöhen.
▸ In den Ländern der Dritten Welt ließen sich Mangelkrankheiten wirkungsvoll bekämpfen – durch Pflanzen, die bestimmte Mikronährstoffe wie z. B. Vitamin A produzieren.	▸ Bei manchen gentechnischen Veränderungen werden gleichzeitig Gene übertragen, die unempfindlich gegen bestimmte Antibiotika machen. Diese Eigenschaften könnten sich auch auf Menschen übertragen. Entsprechende Medikamente hätten dann im Ernstfall keine Wirkung.
▸ In den Industrienationen könnten ernährungsbedingte Krankheiten bekämpft werden – z. B. durch transgene Pflanzen mit einem erhöhten Gehalt an Ballaststoffen oder einer optimalen Fettsäurezusammensetzung.	▸ Zwar können Pflanzen möglicherweise einen Beitrag zur Verbesserung der Ernährungssituation in den armen Ländern leisten. Die eigentlichen Ursachen wie verfehlte Politik oder Kriege bleiben aber.

Ökologische Aspekte

Pro	Contra
▸ Schnellere und gezieltere Veränderungen als bei herkömmlichen Züchtungsverfahren sind möglich.	▸ Natürliche Arten werden durch die schnellere Vermehrung der gentechnisch veränderten Pflanzen verdrängt.
▸ Pestizide werden eingespart und dadurch die Umwelt entlastet.	▸ Die neuen Gene übertragen sich unkontrolliert auf andere Pflanzen oder auf Bodenbakterien. Die Folgen einer solchen Übertragung für die Umwelt sind nicht einzuschätzen.
▸ Transgene Pflanzen könnten mit Unempfindlichkeiten gegen Kälte, Trockenheit oder hohen Salzgehalt ausgestattet sein und so auf bislang nicht nutzbaren Böden angebaut werden.	

Und jetzt _Sie!_

1. _Ordnen Sie die Lebensmittel der linken Spalte richtig Oberbegriffen in der rechten Spalte zu und begründen Sie jeweils Ihre Entscheidung._

Stevia, süß schmeckende Pflanze aus Südamerika, in der EU bislang nicht als Süßungsmittel zugelassen	**Funktionelles Lebensmittel**
Glucose aus GV-Maisstärke	
Orangennektar mit Calciumzusatz	**Gentechnisch verändertes Lebensmittel**
Vitamin C Brausetabletten	**Novel Food**
Sojalezithin als Emulgator in Schokogetränken	**Nahrungsergänzungsmittel**
Bonbons, bei denen man laut Werbung „gesunde Vitamine nascht"	

2. _Ein Produzent hat eine neue Obstart, eine Kreuzung aus Erdbeere und Stachelbeere kreiert und möchte diese nun auf den Markt bringen._
   Erstellen Sie eine Schemazeichnung, die den Weg dieses Neuen Lebensmittels bis ins Verkaufsregal nachvollzieht.

3. _Im Jahre 2005 wurde Isomaltulose, auch Palatinose genannt, als Zuckerersatzstoff zugelassen. Es handelt sich dabei um ein Disaccharid aus Glucose und Fructose, die α-1,6 glycosidisch miteinander verbunden sind._

3.1 _Zeichnen Sie die Strukturformel dieser Verbindung._

3.2 _Welches andere Disaccharid ist ähnlich aufgebaut? Wodurch unterscheiden sich beide Verbindungen?_

3.3 _Folgende Tabelle zeigt den Blutzuckerspiegel (BZ) nach Aufnahme von Isomaltulose im Vergleich zu Saccharose ausgehend vom Normalwert._

Zeit [min]	BZ-Anstieg [mmol/l] Isomaltulose	BZ-Anstieg [mmol/l] Saccharose
10	0,4	1,1
30	0,9	2,4
50	0,6	0,9
70	0,4	0,1
90	0,3	−0,1
110	0,1	0

3.3.1 _Stellen Sie die Informationen der Tabelle grafisch dar._

3.3.2 _Leiten Sie aus Ihrer Grafik zwei Einsatzmöglichkeiten der Isomaltulose her._

4. _Erstellen Sie einen Tageskostplan mit fünf Mahlzeiten. Mit jeder Mahlzeit sollen dabei natürliche funktionelle Lebensmittel aufgenommen werden._

5. _Überprüfen Sie, ob folgende Lebensmittel GVO sind bzw. enthalten:_

   ▸ _gentechnisch veränderter Mais, der unempfindlich gegen bestimmte Krankheiten ist,_
   ▸ _Zucker aus gentechnisch veränderten Zuckerrüben,_
   ▸ _Traubenzuckerbonbons,_
   ▸ _Brot, das mit gentechnisch veränderter Hefe hergestellt wurde._

6. _Der Einsatz von Gentechnik bei der Nahrungsmittelproduktion ist nach wie vor heiß umstritten._

6.1 _Betrachten Sie in diesem Zusammenhang die Entwicklung der Anbauflä- chen für gentechnisch veränderte Nutzpflanzen in den letzten Jahren (Bild 1, S. 425). Welche Länder verzeichnen einen besonders hohen Anstieg?_

6.2 _Erarbeiten Sie aus dem Text S. 423 bis S. 428 Vorteile der Gentechnik unter folgenden Fragestellungen:_

Und jetzt *Sie!*

- *In welchen Bereichen findet die Gentechnik derzeit in Deutschland Anwendung?*
- *Wem bringt die Gentechnik im Vergleich zu herkömmlichen Methoden Vorteile? Handelt es sich um die Verbraucher (direkt oder indirekt)? Geben Sie Beispiele an.*
- *Überdenken Sie die Zukunftspläne der Gentechniker. Wem soll die Gentechnik in Zukunft Vorteile bieten? Erläutern Sie Ihre Aussagen anhand von Beispielen.*

6.3   *Erarbeiten Sie aus dem Text S. 423 bis S. 428 Nachteile der Gentechnik unter folgenden Fragestellungen:*

- *Welche Schäden verursacht die Gentechnik sicherlich/wahrscheinlich/möglicherweise?*
- *Wie gut ist die Information, ob die Lebensmittel, die wir kaufen, mithilfe von Gentechnik hergestellt worden sind?*

Geben Sie jeweils Beispiele an.

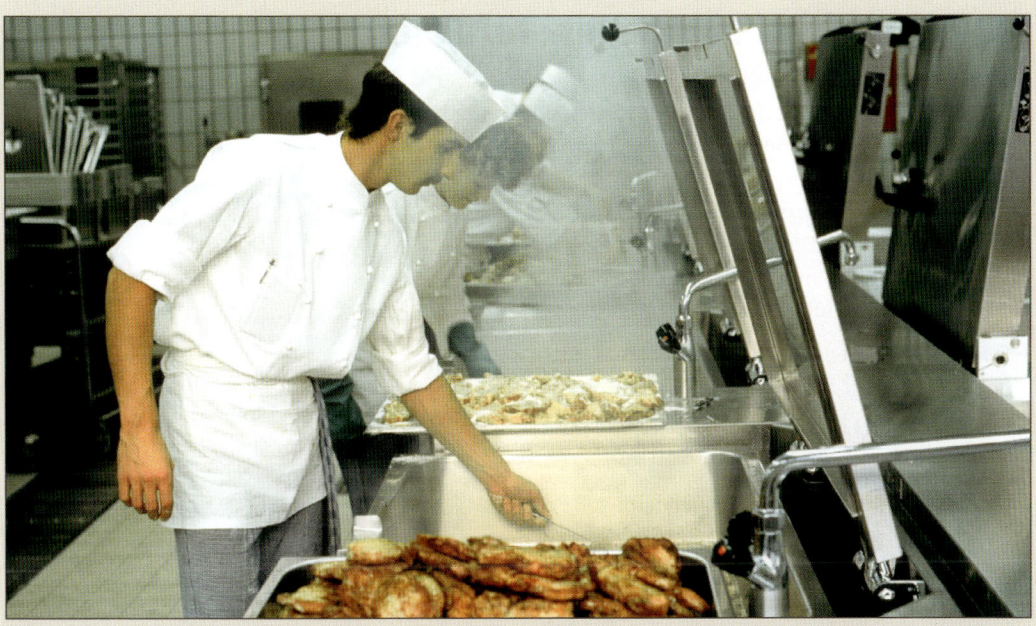

Teil 14: **Verarbeitung von Lebensmitteln**

Aus der Ernährung des Menschen ist die Verarbeitung von Lebensmitteln nicht weg zu denken. Schon die Sammler und Jäger der Frühzeit haben nicht nur „von der Hand in den Mund" gelebt. Ein Teil ihrer Nahrung wurde – zum Beispiel durch Erhitzen – **schmackhafter und bekömmlicher** gemacht oder durch geeignete Behandlungsmethoden für eine längere Lagerung vorbereitet – zum Beispiel durch Trocknen.

Die Verarbeitung von Lebensmitteln ist hauptsächlich aus zweierlei Gründen notwendig. Zum einen sind nur relativ wenige Lebensmittel wie zum Beispiel Milch oder Obst in ihrer ursprünglichen Form genießbar. Zum anderen ist die **Haltbarkeit** der meisten Lebensmittel sehr begrenzt. Viele der Verfahren, um Lebensmittel bekömmlich oder haltbar zu machen, sind bereits Jahrtausende alt – zum Beispiel das Anwenden von Hitze oder der Entzug von Wasser beim Trocknen. Andere wie das Druckgaren oder Tiefgefrieren sind Errungenschaften der Neuzeit.

1   Zubereiten von Lebensmitteln

Für das Zubereiten von Lebensmitteln zu Speisen und Getränken werden, je nach Ausgangsprodukt, unterschiedliche Arbeitsverfahren eingesetzt.

1.1   Vorbereiten

In den meisten Fällen müssen Lebensmittel vor dem Garen vorbereitet werden. Deren Ziel:

▶ Fremde und ungenießbare Bestandteile zu entfernen,

▶ Die Lebensmittel zu zerkleinern und in ihrer Form zu verändern,

▶ Konsistenz und Geschmack zu verändern.

Zu den Vorbereitungstechniken zählen nicht nur mechanische Verfahren, sondern auch das Behandeln mit Wasser oder der Einsatz von Wärme.

 Info

Begriffsbestimmungen

▶ Küchenfertig sind Lebensmittel, die gewaschen, von ungenießbaren Teilen befreit worden und eventuell auch zerkleinert worden sind.

▶ Garfertig sind Lebensmittel, die nur noch gegart werden müssen.

Tab. 1: *Einteilung der Verfahren zur Vorbereitung (nach Hecker et al. 2005)*

Trennen	Lockern	Zerkleinern	Vereinigen	Formen	Mischen
Waschen	Blanchieren	Schneiden	Panieren	Dressieren	Schlagen
Wässern	Marinieren	Filetieren	Spicken	Binden	Kneten
Schälen	Weichen	Raspeln	Bardieren	Tournieren	Emulgieren
Putzen	Mürben	Reiben	Würzen		
Parieren		Schnitzeln			

Allgemeine Hinweise

Um den Verlust an wertvollen, wasserlöslichen Bestandteilen (Vitamine, Mineralstoffe, Proteine) gering zu halten:

▶ unzerkleinert waschen,

▶ kurz mit kaltem Wasser waschen, danach nicht im Wasser liegen lassen und gründlich abtrocknen,

▶ nur so lange wie unbedingt nötig im Wasser liegen lassen, wenn längeres Wässern aus geschmacklichen Gründen nicht zu vermeiden ist – zum Beispiel bei Salzheringen.

Um sauerstoff- und lichtempfindliche Vitamine zu schonen:

▶ erst kurz vor dem Weiterverarbeiten zerkleinern,

▶ auch bei kurzem Stehen lassen abdecken.

Um wärmeempfindliche Vitamine zu schonen, die Lebensmittel:

▶ auch bei kurzem Stehen lassen kühl stellen,

▶ beim Blanchieren das optimale Verhältnis von Gemüse- zu Wassermenge einhalten (1 kg Gemüse auf 10 l Wasser) und die empfohlene Blanchierzeit nicht überschreiten.

Tab. 1: *Die wichtigsten Vorbereitungstechniken (nach Hecker et al. 2005, Hermann et al. 2006)*

Technik	Zielsetzung	Beschreibung
Waschen	Sauberkeit	▶ Fließendes kaltes Wasser – bei empfindlichen Lebensmitteln stehendes Wasser; bei gespritzten oder gewachsten Lebensmitteln (Weintrauben) heißes Wasser
Wässern	Herauslösen unerwünschter Stoffe	▶ In reichlich Wasser (z. B. Hülsenfrüchte) oder in Milch/Buttermilch/Rotwein (Innereien, Lamm, Wild) einlegen
Schälen, Putzen	Abtrennen unerwünschter Teile (holzige Stellen, Außenblätter, Schalen)	▶ Sparsam schälen und ausschneiden, ▶ Beispiele für Schälverluste: Möhren 25 %, Kartoffeln 23 %, ▶ Kohlrabi 45 %, Spargel 35 %, Zwiebeln 15 %
Parieren	Zurechtschneiden von Fisch, Fleisch und Geflügel	▶ Haut, Sehnen und Knochen entfernen, ggf. auch Fettgewebeteile
Blanchieren	Inaktivieren von Enzymen, Erhalt der Farbe, Verringern der Keimzahl	▶ Lebensmittel kurz in siedendes Wasser, feuchte Heißluft oder Wasserdampf bringen, anschließend mit Eiswasser abschrecken
Marinieren	Lockern des Gefüges, Verbessern des Geschmacks, Verhindern der enzymatischen Bräunung	▶ 1–3 Tage kühl Einlegen in säurehaltige Marinade (Fleisch, Wild), ▶ Benetzen von Obst mit Zitronensaft, um die Bräunung zu verhindern
Weichen	Ausquellen getrockneter Lebensmittel	▶ Lebensmittel mit exakt abgemessener Wassermenge versetzen, das Weichwasser kann verwendet werden
Mürben	Lockern der Struktur von Fleischstücken	▶ Mechanisches Behandeln der Fleischstücke mit Fleischklopfer oder Steaker, um das Bindegewebe zu lockern
Schneiden	Zerkleinern der Lebensmittel	▶ Zerschneiden in verzehrsgerechte Portionen
Raspeln, Schnitzeln, Reiben, Pürieren	feinste Verteilung, Konsistenzveränderung	▶ Manuelles oder maschinelles (Küchenmaschine) Raspeln, Reiben und Hobeln sowie feines Pürieren (z. B. von Gemüse für Cremesuppen)
Panieren	Einkrusten der Lebensmittel vor dem Braten	▶ Portionierte Rohware (z. B. Fleisch, Fisch, Gemüse) in eihaltiger Panade wälzen
Tournieren	Lebensmittel in verzehrsgerechte, optisch attraktive Form bringen	▶ Formen mit dem Messer oder Geräten wie Kannelierer und Löffelausstecher
Schlagen	Gemische von flüssigen Lebensmitteln mit Luft	▶ Mit Schneebesen oder Handrührgerät Luft unterheben ▶ Bei Eischnee darf kein Eigelb in die Masse kommen; Sahne bei Temperaturen unter 10 °C schlagen
Kneten	Gleichmäßige Mischung von Zutaten zu einem Teig	▶ Die Zutaten manuell oder maschinell innig miteinander vermengen, sodass ein elastischer, dehnbarer Teig entsteht
Emulgieren	Mischung aus wässriger und fetthaltiger Phase	▶ Öl- und Wasserphase durch Rühren und Schlagen miteinander vermischen, stabile Emulsionen entstehen unter Mitwirkung von Emulgatoren

1.2 Garen

Beim Garen werden Lebensmittel durch Wärmeeinwirkung genussfähig gemacht.

Die wichtigsten Garverfahren

Die einzelnen Garverfahren werden hauptsächlich
durch vier Merkmale charakterisiert:

▸ die Art des Wärme übertragenden Mediums (Flüssigkeit, Dampf, Fett, Luft),

▸ die Menge des Wärme übertragenden Mediums,

▸ den Temperaturverlauf während des Garens,

▸ die Art des Wärmetransportes (Kontakt, Konvek-
tion, Strahlung).

Tab. 1: *Temperaturen der Garverfahren*

Verfahren	Temperatur (°C)
Backen	100−250
Braten (Pfanne)	120−200
Braten (Backofen)	140−280
Dämpfen	98−100
Druckgaren	100−125
Dünsten	98−100
Fritieren	140−200
Garziehen	75− 95
Grillen	225−240
Kochen	98−100
Schmoren	100−180

Tab. 2: *Die Garverfahren im Überblick*

Verfahren	Prinzip	Anwendung
Backen	Garen meist stärkehaltiger Mischungen unter Bräunung in heißer Luft.	Backwaren, Auflaufmassen
Braten	Garen meist proteinhaltiger roher Lebensmittel unter Bräunung mit oder ohne Zugabe von Fett im Backofen oder auf der Kochstelle.	Fleisch, Fisch, Kartoffeln
Dämpfen	Garen im Wasserdampf	Gemüse, Fisch, zartes Fleisch, Kartoffeln
Druckgaren	Garen im Siebeinsatz in Wasserdampf (Druck-dämpfen) oder in Flüssigkeit (Druckkochen, Druckschmoren) im entlüfteten, fest verschlosse-nen Gefäß bei einem Betriebsdruck von 2,2 bar.	Gemüse, Fleisch, Kartoffeln, Eintöpfe
Dünsten	Garen mit wenig Flüssigkeit (Wasser, Milch, Brühe), meist unter Zugabe von wenig Fett; Wasser kann zugesetzt sein oder aus dem Gargut kommen.	Gemüse, Obst, Fisch, zartes Fleisch
Fritieren	Garen unter Bräunung in soviel Fett, dass das Gargut schwimmt.	Kleingebäck, Kartoffeln, kleine panierte Fleischstücke
Garziehen (Pochieren)	Lebensmittel in Flüssigkeit bei Temperaturen unterhalb des Siedepunktes garen.	Pudding, Creme, Klöße, Eierspeisen
Grillen (Grillieren)	Garen unter Bräunung durch Strahlungs- oder Kontaktwärme mit oder ohne Fettzugabe	Kleine Fleisch- und Fischstücke, Obst, Gemüse, Kartoffeln
Kochen (Sieden)	Garen in viel Flüssigkeit	Fleisch, Teigwaren, einige Gemüse, wie z.B. Spargel
Schmoren (Braisieren)	Bräunen in Fett (Anbraten) und anschließend Garen in siedender Flüssigkeit.	Große Fleischstücke, Rouladen, gefüllte Gemüse

Veränderungen der Lebensmittel beim Garen

Beim Garen von Lebensmitteln kommt es zu Veränderungen, die sich in unterschiedlicher Weise auf die Qualität des Endproduktes auswirken können.

Erwünschte Veränderungen

Diese Veränderungen verbessern die Bekömmlichkeit der Lebensmittel und führen vielfach zur Bildung von Geschmacks- und Aromastoffen.

Abbau von Stärke

Bei Einwirken trockener Hitze (ab 100 °C) wird Stärke abgebaut; es entstehen die leichter verdaulichen Dextrine.

Quellen und Verkleistern von Stärke

Bei höheren Temperaturen bildet der Amylose-Bestandteil von Stärke unter Aufnahme von Wasser einen Stärkekleister. Es handelt sich dabei um ein System von stark gequollenen Stärkekörnern in Stärkelösung. Der Temperaturbereich, in dem die Verkleisterung abläuft, liegt je nach Herkunft der Stärke unterschiedlich hoch. Verkleisterte Stärke wird von den Amylasen besser abgebaut.

Denaturieren von Proteinen

Bereits bei Temperaturen ab 50 °C tritt bei Proteinen die Denaturierung ein. Durch die Zerstörung ihrer Ordnungsstrukturen sind sie für die Verdauungssäfte leichter angreifbar.

Schrumpfen von Collagen

Beim Kochen und Braten von Fleisch schrumpft Collagen unter Bildung löslicher Gelatine. Die Schrumpftemperatur (Ts) hängt von der Art des Collagens ab und liegt z. B. für Fischcollagen bei 45 °C, für Säugetiercollagen bei 60 bis 65 °C.

Das Ausmaß der Gelatinierung hängt von der Quervernetzung und damit vom Alter der Tiere ebenso ab wie vom Garprozess (Temperatur, Zeit, Druck).

Hydrolyse und Umwandlung von Cellulose

Bei Temperaturen über 100 °C tritt bei Cellulose eine – allerdings geringgradige – Hydrolyse ein. Durch leichte Strukturumwandlungen des Polysacchrids werden die Zellgefüge insgesamt lockerer und sind damit leichter von Verdauungssäften zu durchdringen.

Unerwünschte Veränderungen

Sie beeinträchtigen die Qualität von Lebensmitteln und sollten möglichst vermieden werden.

Vitaminverluste

Eine ganze Reihe von Vitaminen ist hitzeempfindlich, entsprechend hoch sind in diesen Fällen die Garverluste.

Oxidation ungesättigter Fettsäuren

Bei hohen Temperaturen (ab ca. 190 °C) treten die Doppelbindungen ungesättigter Fettsäuren leichter mit Sauerstoff in Reaktion. Sie verlieren so ihren essentiellen Charakter und können zudem zur Bildung toxischer Produkte führen.

Acroleinbildung aus Fetten

Bei Überhitzung von Fetten zersetzen sich die Triglyceride und es kann toxisches Acrolein entstehen. Die Gefahr der Acroleinbildung ist vor allem bei zu oft genutzten Fritierfetten gegeben.

Acrylamid

Acrylamid entsteht in verschiedenen Lebensmitteln meist pflanzlicher Herkunft mit einem hohen Anteil an Kohlenhydraten – insbesondere Stärke. Es ist ein Bräunungsprodukt, das aus Aminosäuren und reduzierenden Zuckern entsteht. Gebildet wird Acrylamid nur in stark gebackenen, fritierten oder getoasteten Lebensmitteln. Im Tierversuch ist es kanzerogen.

Polycyclische armatische Kohlenwasserstoffe

Diese Substanzgruppe (PAK) umfasst etwa 250 verschiedene Verbindungen. Sie entstehen beim Braten, Räuchern und Grillen. Manche PAK werden im Körper zu hoch reaktiven Verbindungen abgebaut, die kanzerogen wirken.

Tab. 1: *Verkleisterungstemperaturen verschiedener Stärkearten*

Stärkeart	Temperatur (°C)	Stärkeart	Temperatur (°C)
Bohnen	64−67	Mais	62−70
Erbsen	57−70	Reis	61−78
Kartoffeln	58−66	Roggen	57−70
Weizen	53−65		

Maillard-Reaktion

Beim Erhitzen von Lebensmitteln, die sowohl Kohlenhydrate als auch Proteine enthalten, kommt es zur sogenannten Maillard-Reaktion. Dabei entstehen thermisch stabile Endprodukte, die für Bräunung und Aromabildung in den Lebensmitteln von großer Bedeutung sind. Die Maillard-Reaktion ist ein komplexer, mehrstufiger Prozess. Im Rahmen vieler aufeinander folgender Umsetzungen entstehen unzählige Verbindungen. Allein in Röstkaffee hat man über 600 Maillard-Produkte nachweisen können.

Ablauf der Maillard-Reaktion

Der Prozess wird eingeleitet durch die Reaktion reduzierender Zucker wie Glucose, Fructose, Maltose oder Lactose mit den Aminogruppen von Aminosäuren, Peptiden oder Proteinen. Unter Abspalten von Wasser bilden sich dabei über das Zwischenprodukt einer Schiffschen Base zunächst ringförmige Glycosylamine. Diese gehen in eine Endiol-Form über und führen danach durch Umlagerung zu den sogenannten Amadori-Produkten.

Die Amadori-Verbindungen sind zwar relativ stabil, können jedoch unter bestimmten Bedingungen weiter reagieren — etwa bei fortgesetztem Erhitzen oder im alkalischen Milieu. Sie wandeln sich dann zurück in die Endiol-Form. Durch Abspalten des Amin-Restes entstehen daraus außerordentlich reaktionsfähige Dicarbonylverbindungen — die Desoxyhexosone.

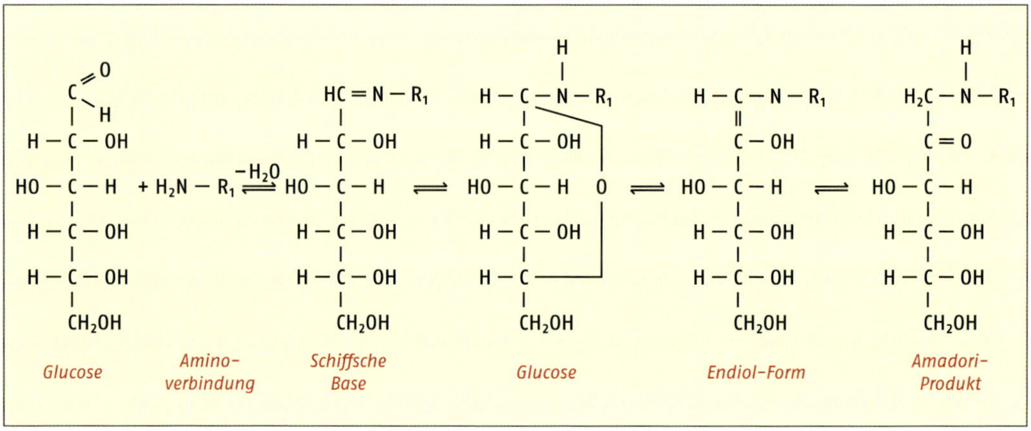

Bild 1: *Bildung eines Amadori-Produktes*

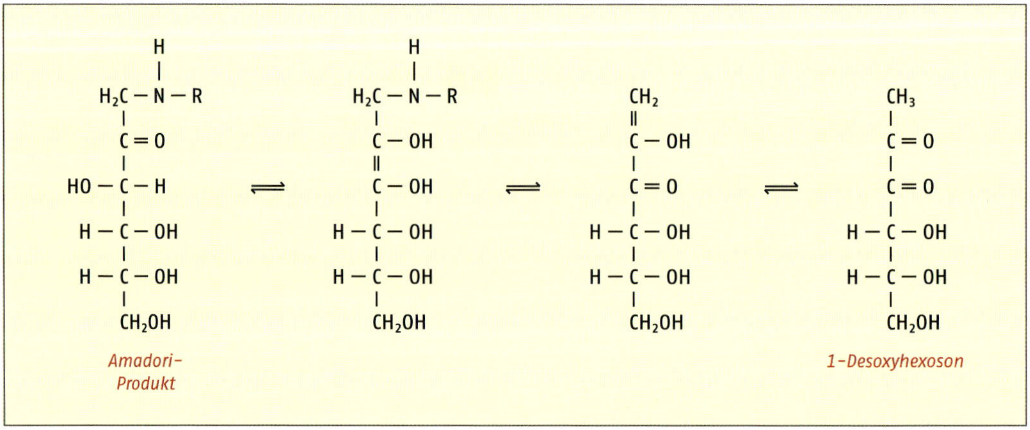

Bild 2: *Bildung eines Dicarbonyls*

Folgereaktionen der Dicarbonyle

Die Dicarbonyle können auf vielfältige Weise weiter reagieren und zu den unterschiedlchsten Folgeprodukten führen. Hier nur die wichtigsten Beispiele.

Pyrazine

Beim sogenannten Streckerschen Abbau reagieren Dicarbonyle mit Aminosäuren. Neben Kohlendioxid und Aldehyden entstehen dabei auch Aminoketone, die sehr schnell zu Pyrazinen kondensieren. Diese Stoffe tragen zum typischen Aroma zum Beispiel von gebackenen Kartoffeln oder Popcorn bei.

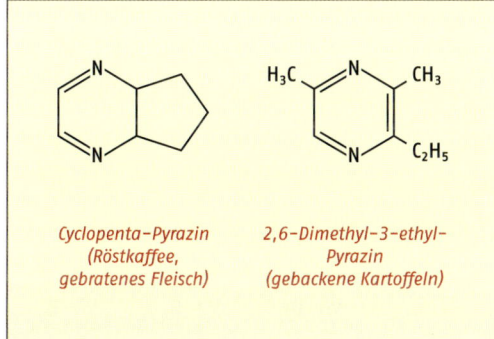

Cyclopenta-Pyrazin
(Röstkaffee,
gebratenes Fleisch)

2,6-Dimethyl-3-ethyl-
Pyrazin
(gebackene Kartoffeln)

Bild 1: *Beispiele für Pyrazine*

Advanced Glycation Endproducts (AGEs)

Auch zwischen Dicarbonylen und Proteinen sind Reaktionen möglich. Sie finden an den Seitenketten der am Aufbau des Proteins beteiligten Aminosäuren – vor allem von Lysin und Arginin – statt. Längs der Proteinstränge treten Dicarbonyle mit deren Amino-Gruppen in Reaktion. Es bilden sich sogenannte Advanced Glycation Endproducts (AGEs), die sich zunehmend am Protein anreichern und vernetzen. Durch diesen Prozess finden derart einschneidende chemische Veränderungen statt, dass die beiden Aminosäuren „blockiert" und für den Organismus nicht mehr nutzbar sind. So ist in der Kruste von Backwaren praktisch kein Lysin mehr nachzuweisen. Es wird nahezu vollständig zu AGEs umgesetzt.

Insgesamt kennt man 30 bis 40 verschiedene proteingebundene Maillard-Produkte. Zu ihnen zählen zum Beispiel die Melanoidine. Die braunen Farbstoffe sind Endprodukte der Maillard-Reaktion. Sie färben Bier dunkel und den Kaffee braun. Zahlreiche Verbindungen sind jedoch noch unbekannt.

 Info

Wo kommen Maillard-Produkte vor?

Praktisch alle erhitzten Lebensmittel enthalten proteingebundene Maillard-Produkte (MRPs). Es handelt sich dabei um eine heterogene Gruppe von Substanzen, deren Gehalt und Zusammensetzung vom Erhitzungsgrad abhängt. Täglich werden 500 bis 1000 mg MRPs aufgenommen – ca. 30 mg davon sind AGEs.

Hauptquelle für Maillard-Produkte sind Back- und Teigwaren sowie Kaffee. Fleisch, auch gebratenes, ist entgegen früheren Annahmen praktisch frei von ihnen. Vegetarier nehmen daher unter Umständen doppelt bis dreimal so viel Maillard-Produkte auf wie Nichtvegetarier.

 Info

Karamelisieren

Von der Maillard-Reaktion zu unterscheiden ist die Karamelisierung. Bei ihr handelt es sich um eine Bräunungs-Reaktion von Kohlenhydraten in Abwesenheit von Aminogruppen. Sie tritt ein, wenn Zucker oder Zuckersirup erhitzt werden. Die Masse färbt sich dabei braun und entwickelt das typische Karamelaroma.

 Info

Auch in der Kälte!

Die Maillard-Reaktion läuft auch bei niedrigen Temperaturen ab – allerdings nur sehr langsam. Beim Lagern von Lebensmitteln kann es daher zu Problemen kommen, denn nicht immer sind die entstandenen Produkte erwünscht. Sie können zu Fehlaromen („off Flavor") , Farbveränderungen sowie zu Verlusten an essentiellen Aminosäuren wie Lysin oder Methionin kommen.

Info*plus*

AGEs im menschlichen Körper!

Schon vor vielen Jahren ist entdeckt worden, dass die Maillard-Reaktion auch im menschlichen Organismus – also in vivo – abläuft. So kann z. B. Hämoglobin mit der Glucose im Blut reagieren. Die dabei entstehende Variante des roten Blutfarbstoffs ist typisch für Diabetiker. Sie findet sich bei ihnen in 2- bis 3-fach höheren Konzentrationen als bei Gesunden. Man nennt diese Verbindung HbA1c. Sie ist heute ein etablierter Parameter, um den Blutzuckergehalt bei Diabetikern einzuschätzen.

Auch an anderer Stelle ist die Maillard-Reaktion in vivo zu beobachten. So entstehen typische AGE-Verbindungen in den Augenlinsen von Patienten mit Katarakt (Grauer Star). Bei einer bestimmten Form des Katarakts trüben sich die Linsen nicht nur, sondern verfärben sich zudem dunkelbraun. Dabei laufen im Grundsatz ähnliche Prozesse ab wie beim Darren von Malz. Die in den Augenlinsen nachweisbaren Farbstoffe sind vergleichbar mit denen in dunklem Bier.

AGEs akkumulieren auch im Bindegewebe gesunder Menschen. Die Konzentration steigt mit dem Alter linear an. Der Mensch „verzuckert" also im Verlauf des physiologischen Alterns.

Aus pathophysiologischer Sicht wird diesen Substanzen eine große Bedeutung zugeschrieben. Zahlreiche wissenschaftliche Berichte postulieren , dass die Akkumulation von AGEs mit bestimmten Krankheiten korreliert wie z. B. Diabetes und Alzheimer.

Welche Bedeutung vor dem Hintergrund dieser Befunde den in der Nahrung enthaltenen AGEs zukommt, wird zurzeit noch kontrovers diskutiert.

Vitaminverluste

Vitamine sind in der Regel empfindliche Stoffe und können durch Einflüsse wie Wärme, Zutritt von Sauerstoff oder UV-Strahlen in ihrer Wirksamkeit beein-

trächtigt oder zerstört werden. Beim Garen ist daher mit Vitaminverlusten zu rechnen. Sie sind je nach Gartechnik unterschiedlich hoch. Durch die Wahl des geeigneten Verfahrens und dessen korrekte Anwendung lassen sich die Einbußen gering halten.

Tab. 1: *Ascorbinsäureverluste bei verschiedenen Garverfahren (Quelle: Schlich, Ziems 2004)*

	roh mg/100 g	Kochen mg/100 g	Dämpfen mg/100 g
Brokkoli	55,2	30,8	42,1
Paprika	146,0	103,0	126,0
Kartoffeln	23,1	12,6	17,6

Die höchsten Vitaminverluste sind beim Garen mit viel siedender Flüssigkeit zu verzeichnen.

Tab. 2: *Verluste an wasserlöslichen Vitaminen beim Kochen von Gemüse (Quelle: Rickman et al. 2007)*

	Vit. B_1	Vit. B_2	Vit. B_6
Spargel	25 %	95 %	k. A.
Tomaten	53 %	61 %	38 %
Pilze	k. A.	68 %	54 %

Tab. 3: *Verluste an Vitamin B_1 in Rindfleisch bei verschiedenen Garverfahren (Quelle: Bognar 2002/2003)*

Verfahren	Kerntemperatur	Verlust im Gargut
Braten (0,5–2,5 kg)		
▶ Garziehen	80 °C	70 %
▶ Kochen	100 °C	70 %
▶ Braten	ca. 85 °C	54 %
▶ Braten	60–70 °C	20 %
▶ Schmoren	ca. 85 °C	52 %
Schnitzel		
▶ Grillen	> 80 °C	30 %
▶ Braten in Pfanne	> 80 °C	50 %

Tab. 1: *Gesamtübersicht von Veränderungen beim Garen von Lebensmitteln pflanzlicher Herkunft (Quelle: Bognar 2009)*

Inhaltsstoffe	Tempera-tur	Reaktionen u. Veränderungen	Bewertung	
			Genusswert	Biolog. Wert*
Proteine, Polypeptide (z.B. Globuline, Gluten, Enzyme)	50–90 ºC	Denaturierung, Vernetzung, Quellung, Inaktivierung von Enzymen	positiv	negativ
	> 100 °C	Oxidation S-haltiger Aminosäuren	positiv	negativ
	> 120 °C	Maillard-Reaktion, Bräunen, Bildung von Röststoffen	positiv	negativ
	> 150 °C	Karamelisierung	positiv	negativ
Peptide, Amino-säuren (z.B. Lysin)	> 70 °C	Abbau, Bildung von Aromastoffen	positiv	negativ
Fett (z.B. Zell- oder Bratenfett)	50–150 °C	Ausschmelzen, beim Braten Aufnahme von Fett	neutral	neutral
	> 200 °C	Hydrolyse, Oxidation, Bildung gesundheitsschädlicher Stoffe	negativ	negativ
Kohlenhydra-te, Polysaccharide (z.B. Stärke)	55–90 °C	Quellung, Verkleisterung, Wasseraufnahme	positiv	positiv
	> 120 °C	Maillard-Reaktion, Bräunung, Bildung von Röststoffen	positiv	ngativ
	> 150 °C	Abbau zu Dextrinen bei Backwaren	positiv	negativ
	> 190 °C	Bildung gesundheitsschädlicher Stoffe, Verkohlen	negativ	negativ
Oligo-, Di-, Monosaccharide (z.B. Glucose, Saccharose)	> 120 °C	Maillard-Reaktion, Bräunung, Bildung von Röststoffen	positiv	negativ
	> 150 °C	Karamelisierung	positiv	negativ
Ballaststoffe (z.B. Pektine, Hemicellulosen)	> 70 °C	Quellung, Erweichen der Zellstrukturen	positiv	neutral
	> 100 °C	Hydrolyse, Gelieren, Struktur- und Konsistenzveränderugen	positiv	positiv
Mineralstoffe	> 70 °C	Auslaug- und Tropfverluste	neutral	negativ
Wasserlösliche Vitamine	10–70 °C	Enzymatischer Abbau von Vitamin C	neutral	negativ
	50–70 °C	Enzymatische Freisetzung von Vitamin B_6	neutral	positiv
	> 70 °C	Abbau durch Oxidation oder Reduktion	neutral	negativ
Fettlösliche Vitamine	> 120 °C	Abbau durch Oxidation oder Reduktion, Ausschmelzen	neutral	negativ
Anthocyane, Fla-vone, Flavonole	> 85 °C	Farbumwandlung durch Enzyme, Oxidation oder Reduktion	negativ	negativ

* *Biologischer Wert bedeutet Verdaulichkeit, Verwertbarkeit und Nährwert*

Tab. 1: *Gesamtübersicht von Veränderungen beim Garen von Lebensmitteln tierischer Herkunft (Quelle: Bognar 2009)*

Inhaltsstoff	Temperatur	Reaktionen und Veränderungen	Bewertung	
			Genusswert	Biolog. Wert*
Proteine, Polypeptide (z.B. Myoglobin, Kollagen, Enzyme)	40–80 °C	Denaturierung, Vernetzung, Farbveränderungen	positiv	neutral
	40–80 °C	Wasserabgabe, Ausflocken	negativ	negativ
	> 80 °C	Hydrolyse und Schrumpfen des Kollagens	positiv	positiv
	> 125 °C	Bräunen, Bildung von Röststoffen und Kruste	positiv	negativ
	> 250 °C	Bildung gesundheitsschädlicher Stoffe	negativ	negativ
Peptide, Aminosäuren (z.B. Cystin, Lysin, Cystein, Methionin, Glutaminsäure)	> 70 °C	Bildung spezifischer Aromastoffe	positiv	positiv
	> 70 °C	Oxidation von Methionin und Cystein, Tropfverluste	negativ	Negativ
	> 125 °C	Bräunung, Bildung von Röststoffen und Kruste	positiv	negativ
	> 250 °C	Bildung gesundheitsschädlicher Stoffe	neutral	negativ
Fett (z.B. im Fettgewebe)	> 75 °C	Ausschmelzen	neutral	negativ
	> 180 °C	Hydrolyse, Oxidation, Polymerisierung	negativ	negativ
	> 250 °C	Bildung spezifischer Aromastoffe	positiv	neutral
Kohlenhydrate (z.B. Glykogen, Lactose)	45–80 °C	Verluste durch Tropfsaft	neutral	negativ
	> 125 °C	Bräunung, Bildung von Röststoffen und Kruste	positiv	negativ
	> 250 °C	Bildung gesundheitsschädlicher Stoffe	negativ	negativ
Mineralstoffe	> 75 °C	Verluste durch Tropfsaft	neutral	negativ
Wasserlösliche Vitamine (z.B. B-Vitamine, Niacin)	45–80 °C	Verluste durch Tropfsaft	neutral	negativ
	> 70 °C	Abbau durch Oxidation oder Reduktion	neutral	negativ
Fettlösliche Vitamine (z.B. Vitamine A, D und E)	> 75 °C	Verluste durch Fettausschmelzen	neutral	negativ
	> 120 °C	Abbau durch Oxidation oder Reduktion	neutral	negativ

* Biologischer Wert bedeutet Verdaulichkeit, Verwertbarkeit und Nährwert

1.3   Warmhalten und Erwärmen

Unter Warmhalten versteht man das Aufbewahren von Speisen und Getränken bei Temperaturen zwischen 70 und 80 °C. In der privaten Küche bleiben sie dabei meist an der Kochstelle – im Kochtopf oder im Backofen. In der Gemeinschaftsverpflegung stehen dafür Wärmeschränke, Isolierbehälter oder Wasserbäder bereit. Das hat Auswirkungen auf die Qualität der Speisen. Die meisten Gerichte sollten nicht länger als drei Stunden warm gehalten werden. Nur Fleisch-, Geflügel-, Fisch- und Eierspeisen haben auch nach längerem Warmhalten noch einen befriedigenden Genusswert.

Die Einbußen sind:

▶ Der Genusswert verändert sich deutlich. Wie sehr, ist von der Art der Speisen, noch mehr aber von Dauer und Temperatur des Warmhaltens abhängig.

▶ Der Nährwert zeigt ebenfalls Einbußen. Zwar bleibt der Gehalt an Hauptnährstoffen auch nach fünf Stunden Warmhalten nahezu unverändert. Empfindliche Vitamine aber erleiden Verluste. So ist der Gehalt an Vitamin C bei Gemüse mit Sauce (z.B. Erbsen oder Möhren) nach einer Stunde um rund 15 Prozent gesunken.

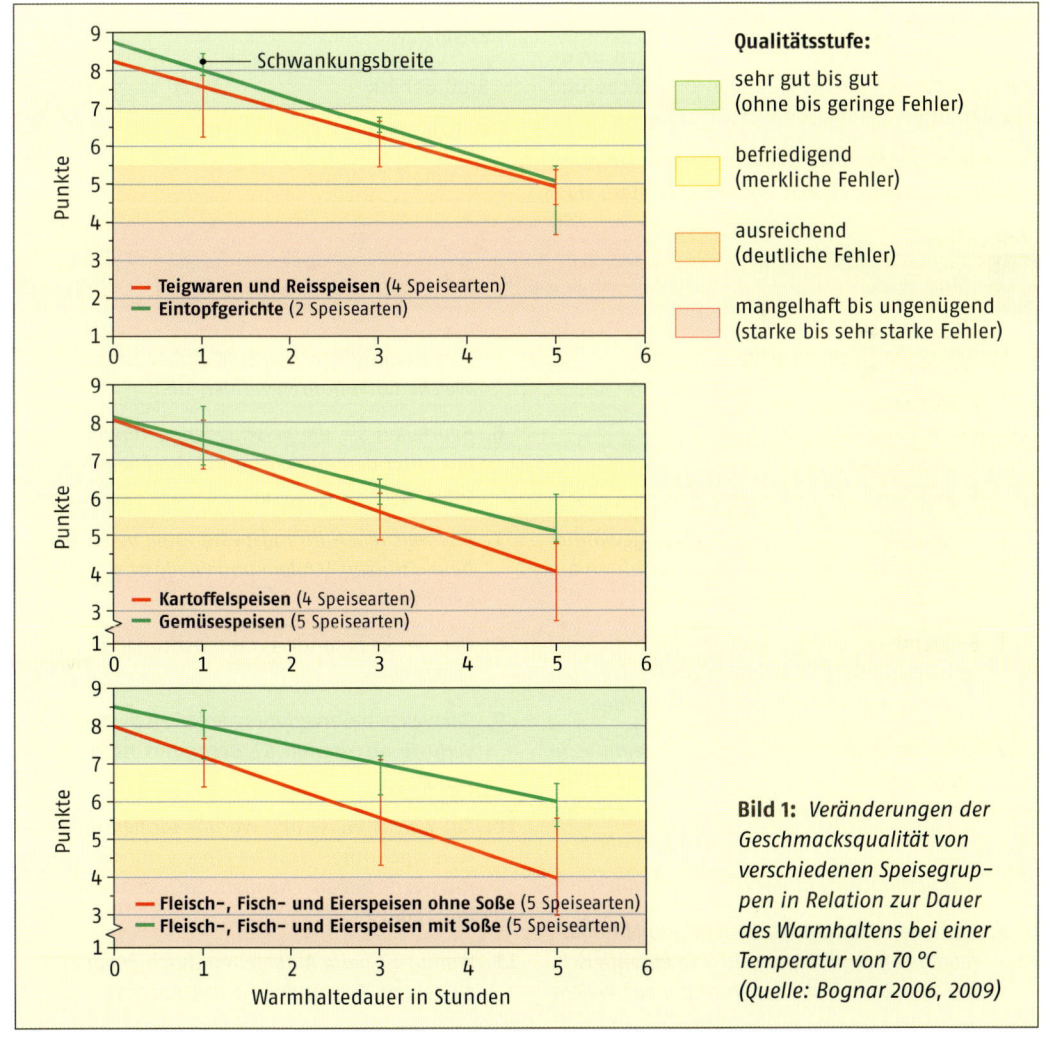

Bild 1: *Veränderungen der Geschmacksqualität von verschiedenen Speisegruppen in Relation zur Dauer des Warmhaltens bei einer Temperatur von 70 °C (Quelle: Bognar 2006, 2009)*

Aufbereiten durch Erwärmen

Gekühlte, pasteurisierte, tiefgefrorene oder sterilisierte Speisen müssen meist für den Verzehr erwärmt werden. Dafür gibt es verschiedene Möglichkeiten. Am gebräuchlichsten sind Kochtopf, Mikrowelle, Backofen oder Wasserbad.

Der Genusswert wird dadurch meist kaum beeinträchtigt, wenn man einige Grundregeln beachtet:

▶ Beim Erwärmen in Schalen oder Töpfen die Speisen stets abdecken. Das verhindert ein Austrocknen. Unbedeckte Lebensmittel können beim Aufwärmen zwischen 6 und 19 Prozent an Gewicht verlieren. In abgedeckten Behältern bleiben die Verluste mit rund 2 Prozent gering.

▶ Beim Erwärmen im Backofen sollten die Temperaturen 130 °C nicht übersteigen. So lässt sich vermeiden, dass es zu einer unerwünschten Bräunung und zum Austrocknen von Oberfläche und Randpartien der Speisen kommt.

Wenn Gerichte für den direkten Verzehr erwärmt werden, empfiehlt es sich darauf zu achten, dass sie so temperiert sind, dass sich Geruch und Geschmack optimal ausprägen können.

Tab. 1: *Verzehrtemperatur von Speisen (Quelle: dgh 1992)*

Lebensmittel	Temperaturbereich (°C)	
	kalt	warm
Suppen	6–12	55–68
Fruchtsuppen	6–12	–
Gemüse	15–20	55–70
Kartoffeln	15–20	55–70
Hülsenfrüchte, Getreide	15–20	55–70
Teigwaren	–	55–70
Brot, Gebäck	15–20	35–60
Fleisch, Geflügel, Fisch	10–20	55–70
Flammeri, Pudding	10–13	55–70

 Und jetzt *Sie!*

1. Definieren Sie die Begriffe

   ▶ wässern,
   ▶ dünsten,
   ▶ blanchieren,
   ▶ grillen

   und erläutern Sie mithilfe selbst gewählter Beispiele die Auswirkung dieser Verfahren auf Nährstoffgehalt und Genusswert.

2. Erläutern Sie die chemischen und physikalischen Veränderungen, die beim Erhitzen der verschiedenen Kohlenhydrate stattfinden.

3. Unter welchen Voraussetzungen kommt es in Lebensmitteln zur Maillard-Reaktion? Erläutern Sie den chemischen Ablauf und bewerten Sie die dabei eintretenden Veränderungen.

4. Was verbirgt sich hinter dem Kürzel AGEs?

5. Sie haben als Grundzutaten für ein Mittagessen Kartoffeln, Blumenkohl und Putenfleisch. Wie bereiten Sie die Lebensmittel zu? Welche Vorbereitungsarbeiten sind dabei zu treffen? Welche Garverfahren wählen Sie?

6. Beurteilen Sie die verschiedenen Garverfahren unter dem Gesichtspunkt des Energieverbrauchs.

7. Aus welchem Nahrungsbestandteil bildet sich beim Erhitzen Acrolein und wie lässt sich dies verhindern?

8. Nennen Sie besonders vitaminschonende Garverfahren.

9. Bei welchen Garverfahren von Fleisch sind die Verluste an Vitamin B1 besonders hoch und warum?

10. Auf welche Weise und warum können höhere Temperaturen positive Effekte auf den Genusswert haben. Nennen Sie verschiedene Beispiele.

11. Worauf ist beim Aufbereiten durch Erwärmen zu achten. Begründen Sie Ihre Antwort.

2 Lagern von Lebensmitteln

Während des Lagerns von Lebensmitteln setzen nach und nach tief greifende Veränderungen ein, die oft mit Wertminderung bis hin zum totalen Verderb führen können. Für Ursache und Erscheinungsformen der Veränderungen gibt es unterschiedliche Gründe.

Physikalische Prozesse

Physikalische Vorgänge beruhen meist auf einem Austausch von Stoffen zwischen dem Lebensmittel und seiner Umgebung. Chemisch ändert sich dadurch normalerweise nichts.

Wasserverlust

Das Nahrungsmittel gibt Wasser an seine Umgebung ab, trocknet also aus. Dieser Vorgang macht sich bei den Nahrungsmitteln unterschiedlich bemerkbar:

▶ Obst und Gemüse werden welk.
▶ Brot, Käse usw. werden hart.

Wasseraufnahme

Das Nahrungsmittel nimmt Wasser aus der Umgebung auf. Beispiele dafür sind:

▶ Salz, Zucker und Mehl klumpen
▶ Kleingebäck wird weich.

 Info

Wasseraufnahme wird begünstigt durch:

▶ hohe Luftfeuchtigkeit,
▶ Lagern ohne Verpackung.

Verlust von Aromastoffen

Die in Nahrungsmitteln enthaltenen Aromastoffe sind größtenteils flüchtige Verbindungen. Sie werden insbesondere bei längerer Lagerung an die Umgebung abgegeben. Das bewirkt meist eine Beeinträchtigung der geschmacklichen Qualität. Beispiele dafür sind:

▶ Aromaverluste bei Gewürzen und getrockneten Kräutern,
▶ Aromaverluste bei Kaffee und Tee.

Chemische Prozesse

Durch chemische Prozesse können Lebensmittel besonders stark verändert werden.

Oxidative Veränderungen

Sauerstoff ist ein starkes Oxidationsmittel und kann sich rasch mit oxidationsempfindlichen Substanzen umsetzen. Beispiele dafür sind:

▶ Autoxidation der Fette,
▶ Oxidation von Vitaminen, wie z.B. Vitamin C.

Maillard-Reaktion

Die Maillard-Reaktion kann bereits in der Kälte ablaufen. Das bereitet vielfach bei der Lagerung von Lebensmitteln Probleme, denn es kommt dann zu Farbveränderungen und Fehlaromen.

Mikrobielle Prozesse

Die meisten Lebensmittel sind ideale Nährböden für Mikroorganismen.

Hefen

Sie siedeln vorwiegend auf sauren und kohlenhydratreichen Lebensmitteln – in der Natur besonders gern auf Früchten, sodass Obstprodukte sehr gefährdet sind. Hefen können sich auch ohne Luftsauerstoff entwickeln und rufen dann Gärungen hervor. Ihr Temperaturoptimum liegt bei 25°C.

Schimmelpilze

Man findet sie bevorzugt auf kohlenhydrathaltigen Lebensmitteln – gelegentlich auch auf proteinhaltigen. Schimmelpilze sind gegen Hitze weniger resistent. Unter anaeroben Bedingungen können sie nicht gedeihen. Manche scheiden gefährliche Gifte, z.B. Aflatoxine, aus.

Bakterien

Sie vermehren sich leicht im neutralen Milieu und lösen oft Fäulnisprozesse aus. Von Bedeutung sind vor allem die Vertreter der Gattung „Bazillus", denn sie bilden äußerst hitzeresistente Sporen aus. Einige sondern Toxine ab, wobei das von Chlostridium botulinum gebildete Botulinus-Toxin am weitaus gefährlichsten ist. Es kann bereits in Dosen ab 10 μg tödlich wirken.

Enzymatische Reaktionen

Viele frische Lebensmittel wie Obst, Gemüse, Fleisch oder Eier enthalten noch ihre komplette, von der Natur zusammengestellte, stoffliche Ausstattung. Im Zusammenhang mit Verderbsvorgängen sind aus dieser Substanzpalette vor allem die Enzyme von Bedeutung. Wesentliche Faktoren für die Enzymaktivität sind pH-Wert und Temperatur.

Beispiele für die Tätigkeit von Eigenenzymen in Lebensmitteln sind:

▶ Lipasen spalten Glyceride in Glycerin und Fettsäuren. Werden dabei kurzkettige Fettsäuren freigesetzt, macht sich das durch einen unangenehmen Geruch bemerkbar.

▶ Proteasen bauen Proteine ab, wobei toxische Endprodukte entstehen können.

▶ Lipoxidasen oxidieren ungesättigte Fettsäuren; auch dabei können gesundheitlich bedenkliche Stoffe gebildet werden.

▶ Phenoloxidasen oxidieren Polyphenole zu braun gefärbten Produkten (enzymatische Bräunung), was vor allem bei Lebensmitteln wie Kartoffeln oder Aprikosen auftritt.

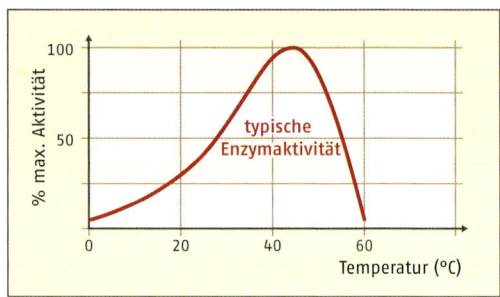

Bild 1: *Typische Aktivitätskurve eines Enzyms in Abhängigkeit von der Temperatur*

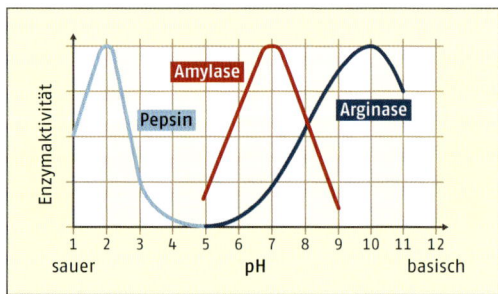

Bild 2: *Aktivität verschiedener Enzyme je nach pH-Wert*

2.1   Lagerung im Haushalt

Eine gut überlegte, der Größe des Haushalts und den vorhandenen Lagerbedingungen angepasste Vorratshaltung ist eine große Hilfe bei der Speisenplanung und dem Zubereiten der Mahlzeiten. Dabei sind nicht alle Lebensmittel in ihrer Lagerfähigkeit gleich.

Kurzfristige Lagerung

Kurzfristig gelagert werden frische, leicht verderbliche Lebensmittel. Dazu gehören zum Beispiel Fleisch, Obst, Gemüse, Salat oder Milch und Milchprodukte. Bei ihnen sollte der Vorrat auf maximal eine Woche angelegt sein. Sie gehören bis auf wenige Ausnahmen in den Kühlschrank.

Mittelfristige Lagerung

Für die mittelfristige Lagerung eignen sich Lebensmittel, die unter optimalen Bedingungen mehrere Monate haltbar sind. Dazu zählen zum Beispiel Kartoffeln, Dauerwurst, Mehl, aber auch die meisten tiefgekühlten Produkte.

 Info

Die Ausnahmen!

Manche frischen Produkte sind nicht für den Kühlschrank geeignet. Dazu gehören vor allem Südfrüchte, Kartoffeln, Paprika oder Zucchini. Eier können ab dem Legedatum mindestens zwei Wochen ohne spezielle Kühlung gelagert werden.

Langfristige Lagerung

Für die langfristige Lagerung eignen sich Lebensmittel, die unter optimalen Bedingungen (15 bis 20 °C, relative Luftfeuchtigkeit 50 bis 70 Prozent) ein Jahr und länger lagerfähig sind und in Vorratsschränken oder Regalen aufbewahrt werden können. Dazu gehören vor allem Konserven und trockene Produkte wie Reis, Hülsenfrüchte, Salz oder Knäckebrot.

Kühllagerung

Die Anwendung von Temperaturen zwischen 0 und +6 °C bezeichnet man als Kühl- oder Kaltlagerung. Dabei vermehren sich die meisten Mikroorganismen nur noch sehr langsam, werden jedoch nicht abgetötet. Chemische und enzymatische Prozesse laufen ebenfalls stark verlangsamt ab, sind aber nicht gestoppt. Hinzu kommt, dass physikalische Veränderungen wie z. B. das Austrocknen nicht unterbunden werden. Der Lagerdauer beim Kühlen sind daher zum Teil enge Grenzen gesetzt.

Tab. 1: *Lagerdauer einiger Lebensmittel im Kühlschrank*

Lebensmittel	Lagerdauer (Tage)
Fleisch, roh	2–5
Hackfleisch, roh	max. 1
Brühwurst	1–4
Schinken, gekocht	3–5
Schinken, geräuchert	4–10
Fisch, roh	max. 1
Milch, Sahne	4–5
Joghurt	4–6
Schnittkäse	4–14
Gemüse, roh	3–8
Blattgemüse, roh	1–3
Beerenobst	2–10

 Tipp

Tipps zur Kühllagerung

▶ Lebensmittel gut verpackt lagern, um das Austrocknen zu verhindern. Stark riechende oder geruchsempfindliche Lebensmittel in fest verschlossenen Gefäßen lagern, um das Übertragen von Gerüchen zu unterbinden.

▶ Besonders leicht verderbliche Lebensmittel wie Fleisch an der kühlsten Stelle des Kühlschranks aufbewahren.

 Info*plus*

Stichwort Ethen!

Bei Obst und Gemüse spielt für den Erhalt der Qualität auch das Entstehen von Reifungsgasen eine Rolle. Von besonderer Bedeutung ist in diesem Zusammenhang das als Phytohormon wirkende Ethen. Viele pflanzliche Produkte setzen es während des Reifens frei.

Manche Obst- und Gemüsearten reagieren darauf empfindlich. Das Gas induziert bei ihnen Reifung und Alterung und führt dadurch zu einem beschleunigten Abbau von Nährstoffen. Man sollte sie daher nicht gemeinsam mit Ethen produzierenden Produkten einlagern.

Tab 2: *Ethenproduktion bei Obst und Gemüse (Quelle: Alders 1987)*

Produktion	Beispiele
sehr hoch	Apfel, Passionsfrucht
hoch	Aprikose, Avocado, Birne, Nektarine, Pfirsich
mittel	Banane, Feige, Honigmelone, Mango, Pflaume, Tomate, Lauch, Olive, Zitrone
niedrig	Bohne, Eisbergsalat, Gurke, Kiwi, Kopfsalat, Kürbis, Paprika, Wassermelone, Zuccini
sehr niedrig	Ananas, Blumenkohl, Brokkoli, Champignon, Chicoree, Chinakohl, Erbse, Grapefruit, Grünkohl, Möhre, Kartoffel, Mandarine, Orange, Rosenkohl, Rotkohl, Spargel, Spinat, Trauben, Weißkohl, Zwiebel
keine	Bitterorange, Clementine, Fenchel, Pfifferling, Preiselbeere, Schwarzwurzel

2.2   Vorratshaltung im Haushalt

Um plötzliche Versorgungsengpässe überbrücken zu können, sollte jeder Hauhalt einen Vorrat an Lebensmitteln lagern. Die folgende Aufstellung zeigt einen Notvorrat, mit dem eine Person gut zwei Wochen auskommen kann.

Tab. 1: *Vorschlag Notvorrat − pro Person täglich etwa 9000 kJ (Quelle: BBK 2009)*

Lebensmittelgruppe	Menge	Lebensmittelgruppe	Menge
Getreideprodukte, Brot, Kartoffeln	4,6 kg	Milch, Milchprodukte	3,7 kg
▶ Vollkornbrot	1000 g	▶ H-Milch	3 l
▶ Zwieback	250 g	▶ Hartkäse	700 g
▶ Knäckebrot	1000 g	Fisch, Fleisch, Eier	1,7 kg
▶ Nudeln	400 g	▶ Thunfisch in Dosen	150 g A
▶ Reis	250 g	▶ Ölsardinen in Dosen	100 g A
▶ Hafer-/Getreideflocken	750 g	▶ Hering in Soße	100 g
▶ Kartoffeln	1000 g	▶ Corned beef in Dosen	250 g
Gemüse, Hülsenfrüchte	5,6 kg	▶ Bockwürstchen in Glas oder Dose	300 g A
▶ Bohnen in Dosen/Gläsern	800 g A	▶ Kalbsleberwurst in Glas oder Dose	100 g
▶ Erbsen/Möhren in Dosen/Gläsern	900 g A	▶ Dauerwurst, z.B. Salami	300 g
▶ Rotkohl in Dosen/Gläsern	700 g A	▶ 6 Eier	360 g
▶ Sauerkraut in Dosen/Gläsern	700 g A	Fette, Öle	0,5 kg
▶ Spargel in Gläsern	400 g A	▶ Streichfett	250 g
▶ Mais in Dosen	400 g A	▶ Öl (z.B. Rapsöl, Maiskeimöl)	0,3 l
▶ Pilze in Dosen/Gläsern	400 g A	Sonstiges nach Belieben	
▶ Saure Gurken im Glas	400 g A	▶ Zucker	
▶ Rote Beete im Glas	400 g A	▶ Süßstoff	
▶ Zwiebeln, frisch	500 g	▶ Honig	
Obst	3,5 kg	▶ Marmelade	
▶ Kirschen im Glas	700 g A	▶ Schokolade	
▶ Birnen in Dosen	250 g A	▶ Jodsalz	
▶ Aprikosen in Dosen	250 g A	▶ Fertiggerichte, Fertigsuppen	
▶ Mandarinen in Dosen	350 g A	▶ Kartoffeltrockenprodukte	
▶ Ananas in Dosen	350 g A	▶ Mehl	
▶ Rosinen	200 g	▶ Instantbrühe	
▶ Haselnusskerne	200 g	▶ Kakaopulver	
▶ Trockenpflaumen	250 g	▶ Hartkekse	
▶ Obst, frisch (z.B. Äpfel, Bananen)	1000 g	▶ Salzstangen	
Getränke	24 l	▶ Kräutertee	
▶ Mineralwasser	12 l	▶ Gewürze	
▶ Stilles Wasser	12 l	▶ 1 Flasche Essig	
▶ Zitronensaft	0,2 l	▶ 1 Glas Senf	
▶ Kaffee	250 g	▶ Tomatenmark	
▶ Schwarzer Tee	125 g	*A = Abtropfgewicht*	

3   Konservieren von Lebensmitteln

Ziel der verschiedenen Verfahren zum Konservieren von Lebensmitteln ist es, deren Verderb aufzuhalten. Mikrobielle Vorgänge sowie chemische und physikalische Veränderungen sollen gestoppt oder zumindest verzögert werden.

Die klassischen Verfahren zum Haltbarmachen wie Trocknen, Räuchern oder Pökeln sind zum Teil Jahrtausende alt. Heute stehen weitere, neue Verfahren wie Bestrahlung oder Hochdruckbehandlung zur Verfügung.

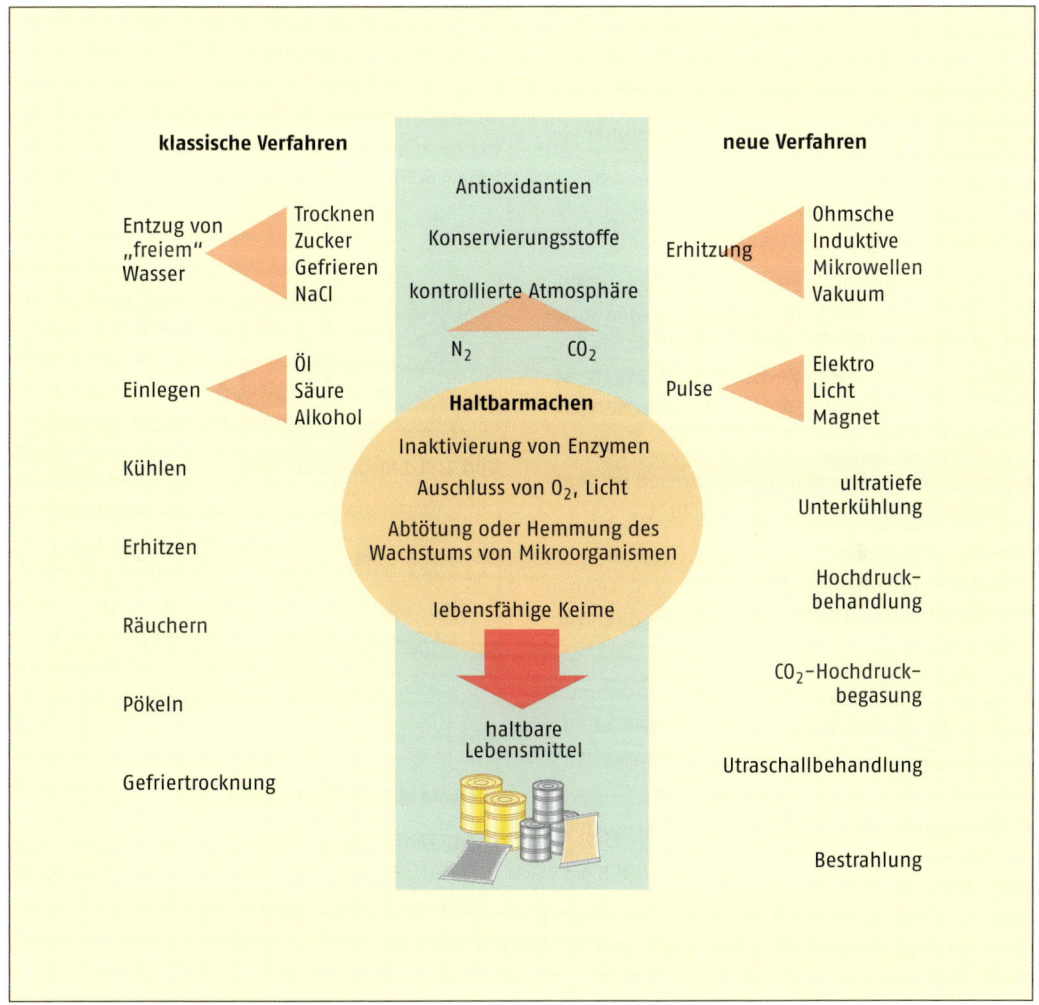

Bild 1: *Methoden des Haltbarmachens*

3.1 Physikalische Verfahren

Viele dieser Verfahren sind sehr schonend und verändern die Lebensmittel nur wenig.

3.1.1 Tiefgefrieren

Durch Einfrieren und Lagern bei Temperaturen weit unter dem Gefrierpunkt behalten verderbliche Lebensmittel ihre Qualität nahezu ohne nennenswerte Einbußen.

Auswirkungen auf lebensmitteleigene Enzyme

Enzymatische Prozesse sind temperaturabhängig. Dabei gilt: Je niedriger die Temperatur, desto geringer die Reaktionsgeschwindigkeit.

Auswirkungen auf Mikroorganismen

Mikroorganismen sind empfindlich gegen Kälte. Manche sterben bereits bei wenigen Graden unter Null ab. Unterhalb von −10 °C entwickeln sie sich überhaupt nicht mehr. Resistent auch gegen extreme Kälte sind aber Sporen und Viren. Man unterscheidet dabei:

▸ Psychrophile Mikroorganismen wachsen bei Temperaturen < 5 °C, aber nicht über 20 °C.

▸ Psychrotolerante Mikroorganismen wachsen am besten bei Raumtemperaturen bis 30 °C, können sich aber auch bei Kühlschranktemperaturen vermehren.

▸ Mesophile Mikroorganismen haben ihr Optimum zwischen 25 und 40 °C. Keime wie etwa Salmonellen können sich unter diesen Bedingungen rasant vermehren.

▸ Thermophile Mikroorganismen gedeihen auch bei Temperaturen über 50 °C.

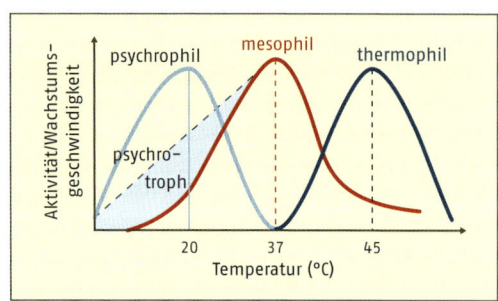

Bild 1: *Temperaturverhalten – Mikroorganismen*

Der Gefrierprozess

In der Nahrungsmittelindustrie wird das Gefriergut meist auf −2°C heruntergekühlt und dann bei −40 bis −50°C „schockgefroren". Das schnelle Herunterkühlen ist deshalb notwendig, weil sich dabei nur winzigste Eiskristalle in den Geweben ausbilden. Auf diese Weise bleiben die Zellwände weitgehend geschont und das Lebensmittel behält seine ursprüngliche Beschaffenheit. Beim langsamen Gefrieren würden die Eiskristalle sehr langsam zu großen Gebilden heranwachsen und die Zellstrukturen zerstören.

Für das Einfrieren im Haushalt sind Geräte zweckmäßig, die mit einem Vorfroster (−25°C) oder einem Schockgefrierfach (−35°C) ausgerüstet sind.

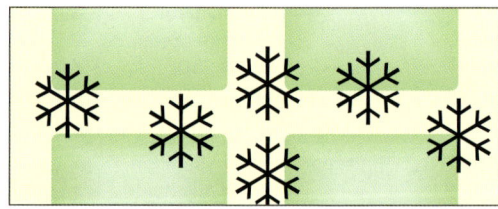

Bild 2: *Langsames Einfrieren*

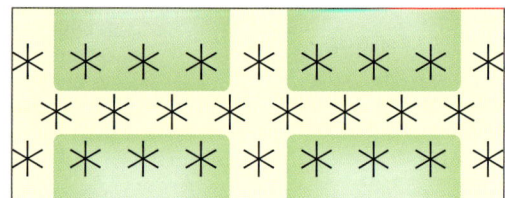

Bild 3: *Schnelles Einfrieren*

Vorteile des Tiefgefrierens

▸ Die tiefen Lagertemperaturen von −18 °C und darunter sowie die durch Eisbildung erniedrigte Wasseraktivität verhindern den mikrobiellen Verderb.

▸ Biochemische Reaktionen wie die oxidative Veränderung von Lipiden oder enzymatische Abbauprozesse werden zwar nicht komplett unterbunden, sind aber stark verlangsamt. Die Geschwindigkeit solcher Reaktionen beträgt bei −20 °C nur noch 1 % im Vergleich zu der bei Raumtemperatur.

▸ Sensorische Eigenschaften, die Gewebestrukturen und wertvolle Inhaltsstoffe bleiben weitgehend erhalten.

Tiefkühlprodukte im Handel

Vom Hersteller gelangen tiefgekühlte Produkte über mehrere Stationen, die Tiefkühlkette, zum Verbraucher. Um ein Antauen zu verhindern, darf dabei eine Temperatur von −18 °C nicht überschritten werden.

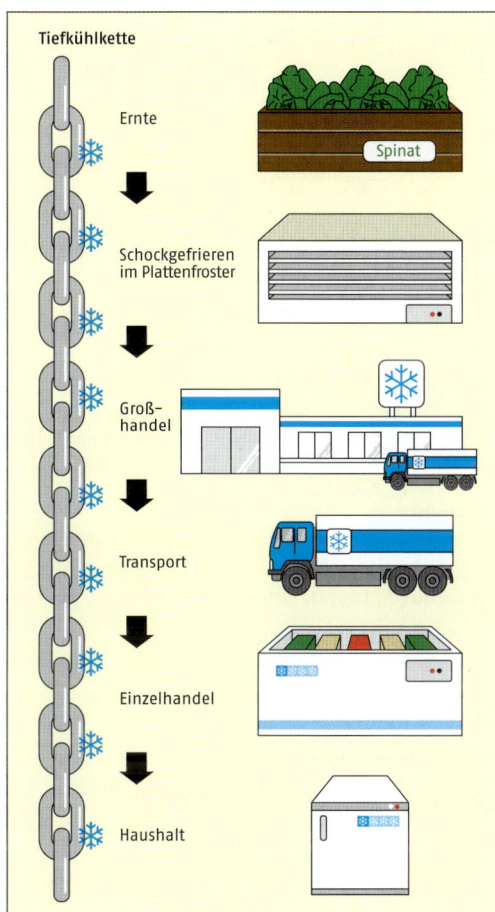

Bild 1: *Die Tiefkühlkette*

> **i** Info
>
> ### Gefrierbrand
>
> Er ist eine besondere Form des Austrocknens und an der weißlich bis grau-braunen Verfärbung des Gefriergutes zu erkennen. Ursache ist meist eine beschädigte Verpackung. Besonders gefährdet sind Produkte mit hohem Wasseranteil.

Anwendung des Gefrierens im Haushalt

Als langfristiger Vorrat werden im Gefriergerät hauptsächlich gelagert:

▶ Fleisch, Fisch,
▶ Backwaren,
▶ Gemüse, Obst,
▶ Industrielle Tiefkühlkost, gegarte Speisen.

> **➔** Tipp
>
> ### Tipps zum Einfrieren
>
> ▶ Nur frische, „gefriertaugliche" Rohware bester Qualität einfrieren.
>
> ▶ Fettarme Lebensmittel bevorzugen. Sie sind weniger empfindlich gegen oxidative Veränderungen.
>
> ▶ Vorbereitungstechniken wie Putzen, Zerkleinern, Blanchieren und Verpacken rasch erledigen, um empfindliche Inhaltsstoffe zu schonen.
>
> ▶ Geeignete Verpackungen verwenden. Sie sollten luftdicht und undurchlässig für Feuchtigkeit sein − z.B. Kunststoffbehälter oder -beutel.
>
> ▶ Verpackung mit Einfrierdatum und Inhalt versehen, um die Lagerzeiten nicht zu überschreiten.

> **i** Info
>
> ### Blanchieren
>
> Die meisten Gemüse werden vor dem Gefrieren blanchiert. Das ist ein kurzes Erhitzen auf 80 bis 100 °C. Industriell geschieht dies durch Behandeln der Rohware mit Heißdampf 1 bis 2 Minuten lang.
>
> Im Haushalt sollte man Gemüse für 1 bis 2 Minuten in siedendes Wasser tauchen und danach sofort in Eiswasser abkühlen. Blanchieren inaktiviert Enzyme, die während der Lagerung zum Abbau von Vitaminen und anderen negativen Veränderungen führen können.

Tab. 1: *Gefriereignung von Lebensmitteln (Quelle: aid 1998)*

Lebensmittelgruppe	Geeignete Produkte	Ungeeignete Produkte
Gemüse	Hülsenfrüchte, Kohl, Spinat, Erbsen, Karotten, Paprika	Gemüsesorten, die üblicherweise roh verzehrt werden: Blattsalate, Radieschen, Tomaten
Milchprodukte	Quark, Butter, Käse, Sahne, Sauerrahm	Buttermilch, Dickmilch, Joghurt
Eier	Eigelb, Eiklar	Eier in der Schale, gekochte Eier
Obst	Beeren, Kernobst, Steinobst, Ananas, Obstpüree	Weintrauben, ganze Äpfel oder Birnen
Fleisch, Geflügel, Fisch	Alle Arten	–
Backwaren	Brot, Brötchen, Trockenkuchen, Torten, Kleingebäck, roher Teig	Gebäck mit frischem Obst

Tab. 2: *Maximale Lagerdauer von Gefriergut bei −18 °C (Quelle: aid 1998, Hui et al. 2004)*

Lebensmittel	Lagerzeit (Monate)	Lebensmittel	Lagerzeit (Monate)
Obst		**Fleisch**	
▶ Ananas, Birnen	12	▶ Gans	12
▶ Aprikosen, Kirschen, Pfirsiche	18	▶ Geflügel, Lamm, Rind	18
▶ Erdbeeren, Fruchtsaftkonzentrat	24	▶ Hackfleisch, Schweinefleisch	10
▶ Heidelbeeren, Johannisbeeren	12	▶ Kalbfleisch, Leber, Wild	12
▶ Himbeeren	24	▶ Pute	15
▶ Kompott, Pflaumen, Stachelbeeren	12	**Milch- und Milchprodukte**	
Gemüse		▶ Butter	9
▶ Blumenkohl, Spargel	12	▶ Eiscreme	6
▶ Bohnen, Brokkoli, Rosenkohl	15	▶ Hartkäse	2–4
▶ Erbsen	24	▶ Margarine, Quark, Sahne	12
▶ Karotten, Spinat	18	▶ Weichkäse	3
▶ Paprika	6	**Backwaren**	
▶ Zwiebeln	10	▶ Brot, Brötchen, Hefegebäck	6
Fisch		▶ Biskuitteig, Hefeteig, Rührteig	1
▶ Fettfisch	5	▶ Obstkuchen, Rührkuchen	6
▶ Magerfisch	9	▶ Blätterteig, Torten	2
▶ Muscheln	6	**Fertiggerichte, Speisereste**	
▶ Shrimps	5	▶ Eintopf- und Fleischgerichte	4–6
Eier		▶ Gemüsebeilagen	3
▶ Eigelb, Eimasse, Eiweiß	12	▶ Teigwaren, Reis	6

Tab. 1: *Leistung von Gefriergeräten*

Frosten	Ein-Stern-Fach	★	−6 °C
	Zwei-Stern-Fach	★★	−12 °C
Tiefgefrieren	Drei-Stern-Fach	★★★	
	Gefrierfach oder −gerät	★★★★	−18 °C bis −25 °C

Info

Auswirkung des Gefrierens

▶ Proteine werden denaturiert und die Strukturen lockern sich. Dadurch wird das Eiweiß leichter verdaulich und die Garzeit verkürzt sich um bis zu 30 %. Die veränderten Strukturen bedingen allerdings auch Abtropfverluste beim Auftauen.

▶ Die Bioverfügbarkeit mancher Mikronährstoffe verbessert sich − z.B. die von Eisen und B-Vitaminen. Der Grund dafür sind ebenfalls die gelockerten Strukturen.

▶ Während des Lagerns können Vitaminverluste auftreten.

▶ Lipasen sind auch bei tiefen Temperaturen noch aktiv und können Lipide in ihre Bausteine spalten.

Tab. 2: *Vitaminverluste bei einer Lagertemperatur von − 25 °C nach 6 bis 9 Monaten*

Vitamin	Verluste
β-Carotin	bis zu 20 %
Vitamin B_1	bis zu 20 %
Vitamin B_2	bis zu 15 %
Vitamin C	bis zu 50 %

Auftauen und Zubereiten

Beim Auftauen erwärmt sich das Gefriergut so weit, dass es auch im Kernbereich nicht mehr gefroren ist. Der Verlauf dieses Prozesses hat wesentlichen Einfluss darauf, wie gut die ernährungsphysiologische und sensorische Qualität erhalten bleibt. Vitamin- und Mineralstoffverluste treten vor allem durch die Bildung von Tropfsaft auf. Sensorische Einbußen können durch oxidativen Abbau von Lipiden und Veränderung von Proteinen entstehen.

Tab. 3: *Hinweise zum Auftauen (Quelle: Hurst et al. 1990)*

Gefriergut	Empfohlenes Vorgehen
Obst	Im Kühlschrank auftauen − die Bildung von Tropfsaft ist bei 2 bis 4 °C am geringsten
Gemüse	Sofort kochen − die Vitamine bleiben so am besten erhalten
Fleisch	Im Kühlschrank auftauen − die Bildung von Tropfsaft ist dann am geringsten oder sofort verarbeiten
Fisch	Am besten sofort verarbeiten
Brot	Bei Raumtemperatur oder im Backofen auftauen
Fertiggerichte	In der Mikrowelle auftauen − sofort weiter verarbeiten
Milchprodukte	Im Kühlschrank auftauen

Tab. 4: *Auftauzeiten von Lebensmitteln in Stunden (Quelle: dgh 1992)*

Gefriergut	Küche (ca. 20 °C)	Kühlschrank (ca. 5 °C)
Braten (1 kg)	6−10 Std.	20−30 Std.
Hähnchen (0,6−0,8 kg)	5−7 Std.	12−16 Std.
Beerenobst (0,4−0,5 kg) gezuckert	4−6 Std.	10−12 Std.
Ganze Kuchen	3−6 Std.	−

3.1.2　Konservieren durch Hitze

Beim Konservieren durch Kälte wird dem Lebensmittel Wärmeenergie entzogen. Die Hitzekonservierung verfährt nach genau dem entgegen gesetzten Prinzip; man führt Wärme zu.

Auswirkung auf nahrungsmitteleigene Enzyme

Die Stabilität von Enzymen gegenüber Hitze ist sehr unterschiedlich. Manche verlieren bereits bei relativ niedrigen Temperaturen ihre Aktivität, andere erst bei höheren.

Bei der Inaktivierung werden im Enzymprotein, vor allem im aktiven Zentrum, Strukturveränderungen ausgelöst. Die Geschwindigkeit, mit der ein Enzym seine Wirksamkeit einbüßt, hängt neben der Temperatur auch vom pH-Wert ab.

Auswirkung auf Mikroorganismen

Hefen, Schimmelpilze und Bakterien sind sehr temperaturempfindlich und sterben bereits bei Temperaturen unter 100 °C ab. Sollen auch die Sporen mit abgetötet werden, muss man bis ca. 120 °C erhitzen.

Sterilisieren

Das Verfahren findet heute fast nur noch in der Lebensmittelindustrie Verwendung. In den privaten Haushalten hat sich das Tiefgefrieren durchgesetzt. Beim Sterilisieren liegen die angewandten Temperaturen zwischen 100 und 130 °C. Dieses Verfahren eignet sich ganz besonders für all diejenigen Lebensmittel, deren Konsistenz und Gefüge durch hohe Temperaturen nicht sehr verändert werden.

Info

Geeignete Lebensmittel

Zum Sterilisieren geeignet sind:

- ▶ Obst
- ▶ Gemüse
- ▶ Fleisch

Fisch zerfällt wegen seines geringen Bindegewebsanteils sehr leicht. Für ihn ist das Sterilisieren nicht schonend genug.

Sterilisieren von Gemüse

Die küchenfertige Ware wird blanchiert in Behältern gefüllt und mit Aufgußflüssigkeit versetzt, die meist 1 bis 2 % Kochsalz enthält. Als Verpackung dienen entweder Dosen oder Gläser mit Schraubverschluß. Sterilisiert wird im Autoklaven.

Info

Was man der Aufgussflüssigkeit häufig zusetzt:

- ▶ Zucker, z.B. bei Erbsen, Rote Bete, Tomaten oder Süßmais,
- ▶ Citronensäure z.B. bei Sellerie, Blumenkohl oder Schwarzwurzeln,
- ▶ Calciumsalze zur Festigung des Gewebes bei Tomaten und Blumenkohl.

Sterilisieren von Obst

Wie bei Gemüse ist auch bei Obst die Sterilisation das bislang bedeutendste Verfahren des Haltbarmachens. Das Verfahren der Sterilisation ist ähnlich dem bei Gemüse.

Info

Unterschiede bei Obstkonserven

- ▶ Kompottfrüchte werden mit Zuckerlösung als Aufgusslösung sterilisiert.
- ▶ Dunstfrüchte (für Backwaren und Süßwaren) werden mit Wasser sterilisiert.

Info

Sterilisieren im Haushalt

Beim erstmaligen Erhitzen werden unter Küchenbedingungen die Sporen von Mikroorganismen nicht mit abgetötet. Deshalb: Nach zwei Tagen ein zweites Mal erhitzen. Die Sporen sind in der Zwischenzeit ausgekeimt und sterben jetzt ab.

Tab. 1: *Einkochzeiten für Obst und Gemüse bei einer Sterilisiertemperatur von 100 °C*

Lebensmittel	Einkochzeit (min)
Bohnen, Erbsen	120
Blumenkohl	110
Birnen, hart	30
Äpfel, Apfelmus	20
Birnen, weich	20

Ernährungsphysiologische Bewertung

▸ Proteine und Kohlenhydrate erleiden keine wesentlichen Einbußen.

▸ Proteine werden denaturiert und daher besser verdaulich.

▸ Die Maillard-Reaktion tritt zwar ein, aber in so geringem Umfang, dass die Veränderungen nicht ins Gewicht fallen.

▸ Carotin (Provitamin A) wird durch Waschen und Blanchieren nicht geschädigt; die Verluste beim Sterilisieren liegen bei 5–30 %.

▸ Vitamin B_1 bleibt bei Karotten und Tomaten praktisch erhalten. Für andere Gemüse wie Erbsen, Spargel oder grüne Bohnen liegen die Verluste bei 10 bis 50 %. Spinat fällt mit 66 % aus dem Rahmen: zu erklären ist das mit seiner großen Oberfläche.

▸ Vitamin B_2 wird, vor allem beim Blanchieren, zu 5 bis 25 % herausgelöst, bei der weiteren Verarbeitung jedoch kaum geschädigt.

▸ Vitamin C wird sowohl beim Vorbereiten herausgelöst als auch während der weiteren Verarbeitung enzymatisch und chemisch abgebaut – insbesondere bei Anwesenheit von Schwermetallspuren, z.B. von Kupfer. Insgesamt liegen die Verluste zwischen 10 und 45 %.

▸ Eine mehrjährige Lagerung führt insgesamt zu Vitaminverlusten von ca. 20 %.

Haltbarkeit

Sachgemäß sterilisierte Lebensmittel sind praktisch keimfrei und daher besonders lange lagerfähig – bis zu mehreren Jahren.

Pasteurisieren

Das Verfahren wurde nach dem französischen Chemiker Louis Pasteur benannt. Er hatte erkannt, dass kurzes Erhitzen von Lebensmitteln den größten Teil der darin enthaltenen Mikroorganismen abtötet. Beim Pasteurisieren arbeitet man bei Temperaturen unter 100 °C. Die Wirkung ist daher „milder" in seiner Wirkung als das Sterilisieren. Man verwendet es für empfindliche Lebensmittel wie Obst- und Gemüsesäfte, die beim Sterilisieren farbliche Veränderungen oder geschmackliche Einbußen erleiden würden. Die Lebensmittel werden in geeigneten Behältern auf 80 °C erhitzt, sofort wieder abgekühlt, abgefüllt und luftdicht verschlossen.

Ernährungsphysiologische Bewertung

Die Qualität der Lebensmittel bleibt beim Pasteurisieren weitgehend erhalten. Die Nährstoffverluste und geschmacklichen Veränderungen sind sehr gering.

Haltbarkeit

Die Haltbarkeit pasteurisierter Lebensmittel ist geringer als die von sterilisierten. Zwar werden die meisten Lebensmittelverderber und auch pathogene Keime wie z.B. Salmonellen zuverlässig abgetötet. Hitzeresistente Sporen überleben jedoch die Prozedur. Die Haltbarkeit ist je nach Art des Lebensmittels unterschiedlich. Milch ist besonders empfindlich und hält sich auch bei Kühllagerung nur wenige Tage (Haltbarkeitsdatum beachten!). Pasteurisierte Obst- und Gemüsesäfte sind bis zu einem Jahr lagerfähig.

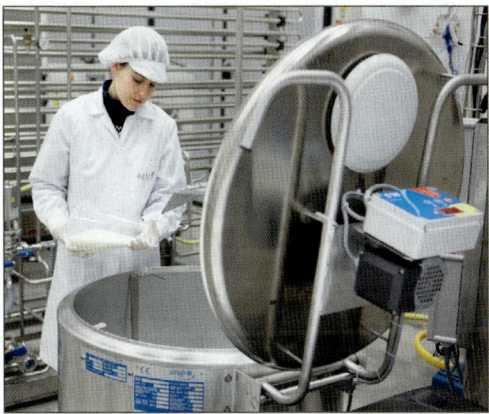

Bild 1: *Pasteurisierungsanlage für Milch*

3.1.3 Konservieren durch Wasserentzug

Viele chemische Reaktionen sind an die Anwesenheit von Wasser gebunden. Verringert man die Wasserkonzentration, laufen wasserabhängige Prozesse zunächst langsamer und kommen bei einem gewissen Trocknungsgrad ganz zum Stillstand.

In Lebensmitteln wird Wasser vor allem auf zweierlei Weise festgehalten:

▸ Durch Adsorptionskräfte an verschiedene Inhaltsstoffe wie z.B. Proteine gebunden.

▸ Durch Kapillarkräfte in den feinen Kapillaren der Lebensmittel.

Die Ausbildung solcher Kräfte hat Folgen für den Dampfdruck p des in Lebensmitteln gebundenen Wassers; er liegt niedriger als der Dampfdruck p_o von freiem Wasser. Um die Stärke der Wasserbindung auszudrücken, werden p und p_o zueinander ins Verhältnis gesetzt und diese Beziehung als Wasseraktivität a_w bezeichnet. Dabei gilt: a_w ist umso höher, je weiter Wassergehalt und Temperatur im Lebensmittel ansteigen.

$$\frac{p}{p_o} = a_w$$

p = Dampfdruck des Wassers im Lebensmittel

P_o = Dampfdruck freien Wassers

a_w = Wasseraktivität

Die Wasseraktivität von Lebensmitteln ist von entscheidender Bedeutung für den Ablauf qualitätsmindernder Prozesse. Abnehmende Wasseraktivität wirkt sich folgendermaßen aus:

▸ Die Aktivität von Enzymen wird gebremst, vor allem der Hydrolasen, denn die von ihnen katalysierten Reaktionen benötigen Wasser als Reaktionspartner.

▸ Das Wachstum von Mikroorganismen wird gestoppt.

▸ Die nichtenzymatische Bräunung wird weitgehend unterbunden.

Es gibt einen direkten Zusammenhang zwischen der Lagerstabilität eines Lebensmittels und seiner Wasseraktivität:

▸ Bei aw-Werten zwischen 0,2 und 0,4 ist die Lagerstabilität am höchsten. Solche Lebensmittel bedürfen keiner Konservierung gegen Verderbsvorgänge.

▸ Bei aw-Werten zwischen 0,6 und 0,9 sind die Lebensmittel weitgehend gegen Verderb geschützt. Man bezeichnet sie auch als „intermediate moisture foods".

Der Entzug von Wasser durch natürliche oder künstliche Trocknung ist ein wirksamer Schutz von Nahrungsmitteln — vor allem gegen mikrobiellen Verderb. Manche Lebensmittel besitzen bereits in ihrem natürlichen Zustand eine so geringe Wasseraktivität, dass sie gut haltbar sind, z.B. Mehl, Grieß, Teigwaren oder Reis. Andere werden nachträglich zur Verbesserung ihrer natürlichen Haltbarkeit getrocknet — hauptsächlich Milch, Eier, Obst, Gemüse, Kartoffeln und Fleisch. Daneben gibt es eine große Palette von getrockneten Halbfertig- und Fertigprodukten wie Kaffeepulver oder Trockensuppen.

Da Lebensmittel auf starke Erwärmung meist empfindlich reagieren, hat man Verfahren entwickelt, um das Wasser schonend zu entziehen. Im Haushalt spielt das Trocknen als Verfahren zum Haltbarmachen praktisch keine Rolle mehr.

Tab. 1: *Wasseraktivität von Lebensmitteln*

Lebensmittel	a_w-Wert
Leberwurst	0,96
Getrocknetes Obst	0,72−0,80
Konfitüre	0,80−0,95
Honig	0,75

Tab. 2: *Wachstumsgrenzen einiger Mikroorganismen*

a_w-Wert	Mikroorganismen
0,91−0,95	die meisten Bakterien
0,88	die meisten Hefen
0,80	die meisten Schimmelpilze
0,75	halophile Bakterien
0,75	osmophile Bakterien

Walzentrocknung

Sie wird vor allem für flüssige und breiige Lebensmittel eingesetzt. Man trägt das Trockengut in dünner Schicht auf große, leicht beheizte Walzen auf. Es trocknet während eines Umlaufs nach und nach und wird anschließend durch einen Schaber abgenommen.

Haltbarkeit

Wasser- und luftdicht verpackt sind die so getrockneten Lebensmittel bis zu etwa einem Jahr haltbar.

Sprühtrocknung

Sie empfiehlt sich bei flüssigen Nahrungsmitteln, deren Proteine geschont werden sollen, z. B. Eier oder Milch. Das Trockengut wird durch eine Düse zu feinsten Tröpfchen zerstäubt. Durch diesen Flüssigkeitsnebel schickt man einen heißen Luft- oder Gasstrom, der die Feuchtigkeit mit sich fortführt.

Haltbarkeit

Die Haltbarkeit entspricht der von walzengetrockneten Produkten.

 Info

Nachteile von Sprüh- und Walzentrocknung

▶ Aussehen und Struktur verändern sich,

▶ Farbeinbußen durch teilweisen Abbau von Chlorophyll sind möglich,

▶ Bräunungsreaktionen können eintreten,

▶ Ungesättigte Fettsäuren können oxidiert werden,

▶ Die Vitaminverluste können bis zu 50 Prozent betragen.

 Memo

Verdampfen von Eis

Der direkte Übergang vom festen in den gasförmigen Zustand heißt Sublimation.

Gefriertrocknung

Im Unterschied zu den anderen Verfahren ist das Wasser im Trockengut hier nicht flüssig, sondern gefroren. Das Lebensmittel wird dann einem hohen Unterdruck ausgesetzt. Der übt auf die gefrorene Flüssigkeit eine enorme Saugwirkung aus. So stark, dass das feste Eis direkt in den dampfförmigen Zustand übergeht.

Prozeßablauf im Überblick:

1. Tiefgefrieren des Nahrungsmittels.

2. Anlegen eines Unterdrucks (Vakuum) und Zufuhr von Wärme.

3. „Absaugen" des Eises; das Eis verdampft (Sublimation).

Die Nahrungsmittel behalten während dieses Vorgangs ihre äußere Form. gleichzeitig geht im Inneren der „Eiskern" immer weiter zurück. Es bleibt ein poröses, wasserarmes Trockengut.

Haltbarkeit

Geschmacks-, Farb- und Aromastoffe bleiben weitgehend erhalten. Wegen des hohen Unterdrucks ist außerdem die Sauerstoffkonzentration relativ gering, so dass oxidationsempfindliche Stoffe wie Vitamin C gut erhalten bleiben.

Hohe Anforderungen stellen gefriergetrocknete Nahrungsmittel an ihre Verpackung. Wegen ihrer lockeren Struktur sind sie empfindlich gegen mechanische Einflüsse. Außerdem können Luftsauerstoff und Feuchtigkeit leicht eindringen.

Ernährungsphysiologische Bewertung getrockneter Lebensmittel

▶ Die Inhaltsstoffe werden konzentriert.

▶ Ungesättigte Fettsäuren unterliegen der Autoxidation.

▶ Reduzierender Zucker und Aminoverbindungen setzen sich im Sinne der Maillard-Reaktion miteinander um: dabei bilden sich braungefärbte Produkte und neue Aromastoffe entstehen.

▶ Vitamine werden zum Teil in erheblichem Umfang abgebaut.

▶ Flüchtige Aroma- und Geschmacksstoffe gehen in hohem Maße verloren.

3.1.4   Bestrahlen von Lebensmitteln

Bei diesen Verfahren wird ein Lebensmittel mit energiereichen Gamma-, Röntgen oder Elektronenstrahlen behandelt. Die Energie der Strahlen ist so groß, dass sie beim Auftreffen aus den Atomen oder Molekülen der Inhaltsstoffe Elektronen heraus stoßen können. Dabei werden Ionen gebildet. Daher der Name „ionisierende Strahlung". Die Strahlungsarten unterscheiden sich in ihren physikalischen Eigenschaften.

- ▶ Gamma- und Röntgenstrahlen sind elektromagnetische Wellen wie das Licht, nur mit deutlich kürzerer Wellenlänge.

- ▶ Elektronenstrahlen sind Partikelstrahlen so wie die von der Kathodenstrahlröhre klassischer Fernseher, nur mit höherer Energie.

Die durch Bestrahlen im Lebensmittel frei gesetzten Elektronen wirken auf zweierlei Weise:

- ▶ Sie können die DNA und die Zellmembran von Mikroorganismen direkt schädigen und deren Zelltod auslösen.

- ▶ Sie bewirken die Bildung weiterer reaktionsfähiger Ionen, die ihrerseits mit Inhaltsstoffen des Lebensmittels reagieren können.

Das Bestrahlen kann die klassischen Verfahren der Konservierung nicht ersetzen, sondern soll sie ergänzen. Es gilt dann als vorteilhaft, wenn andere Behandlungen das Produkt auf unerwünschte Weise verändern würden. In der EU ist die Bestrahlung bislang nur für „getrocknete aromatische Kräuter und Gewürze" zugelassen. Durchgeführt werden darf sie nur in Anlagen, die den Normen der EU entsprechen. Die Produkte müssen mit dem Hinweis „mit ionisierenden Strahlen behandelt" versehen sein.

Bestrahlung in der Diskussion

Viele Verbraucher haben Vorbehalte und fürchten gesundheitliche Risiken durch bestrahlte Lebensmittel. Die Bundesforschungsanstalt für Ernährung (BfE) in Karlsruhe hat zu häufig geäußerten Fragen Stellung genommen.

Ist die Lebensmittelbestrahlung sicher?

BfE: Kein Verfahren der Lebensmittelbehandlung ist so gründlich untersucht worden wie die ionisierende Bestrahlung. Negative Effekte wurden nicht gefunden.

Werden bestrahlte Lebensmittel radioaktiv?

BfE: Die Lebensmittel werden nicht radioaktiv.

Treten Vitaminverluste auf?

BfE: Wie bei anderen Verfahren auch treten Vitaminverluste auf, sind bei den in der Praxis eingesetzten Strahlungsdosen aber relativ gering.

Können durch das Bestrahlen gefährliche Mikroorganismen entstehen?

BfE: Wie durch Kontakt mit UV-Strahlen auch können Mikroorganismen theoretisch mutieren. Die Mutanten sind aber physiologisch so geschwächt, dass sie keine Chance haben, sich durchzusetzen.

 Info

Stellungnahme der WHO

„Alle Staaten – gleichgültig welchen Entwicklungsstand sie erreicht haben – werden ermutigt, die Lebensmittelbestrahlung anzuwenden. Das Verfahren macht nicht nur ein größeres Angebot gesundheitlich einwandfreier Lebensmittel möglich, sondern es hat auch den Vorteil, die Abhängigkeit von chemisch behandelten Lebensmitteln zu verringern."

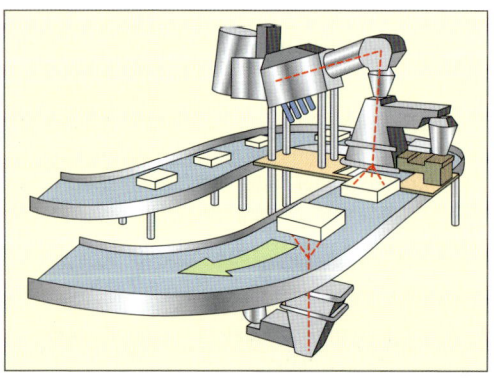

Bild 1: *Anlage zur Lebensmittelbestrahlung*

Zulassung – die Situation der EU

Obwohl nach EU-Recht nur Kräuter und Gewürze bestrahlt werden dürfen, gelten in einigen Ländern noch nationale Sonderregelungen, die den Einsatz von Bestrahlung auch bei anderen Lebensmitteln erlauben. In Deutschland dürfen solche Produkte nicht verkauft werden.

Tab. 1: *Zulassungen in anderen EU-Ländern (Beispiele)*

Lebensmittel	Zugelassen in
Kartoffeln	B, I, PL, GB
Zwiebeln	B, F, I, PL, GB
Geflügel	B, F
Obst	B, GB
Tiefgefrorene Gewürzkräuter	B, F
Knoblauch	B, F, I, PI, GB
Getrocknetes Gemüse/Obst	B, F, NL

Info*plus*

Neue physikalische Verfahren

▶ Bei elektromagnetischen Verfahren wie der Ohmschen, der induktiven und der Mikrowellenbehandlung wird Energie in das Lebensmittel eingetragen und dort in Wärme umgesetzt.

▶ Durch Elektro-, Licht- oder Magnetpulse entsteht im Produkt eine so hohe Energiedichte, dass Mikroorganismen irreversibel geschädigt werden.

▶ Durch Behandeln mit Hochdruck von bis zu 1000 MPa brechen große Moleküle wie z. B. Enzyme, DNA oder die Zellwand von Mikroorganismen. Das Verfahren ist sehr teuer und wird bislang nur in Japan eingesetzt.

▶ Das Begasen mit CO_2 unter hohen Drücken bewirkt ein Absenken des intrazellulären pH-Werte sowie ein Platzen der Zellen. Sporen werden allerdings nicht abgetötet.

Und jetzt *Sie!*

1. Welche Veränderungen können grundsätzlich bei der Lagerung von Lebensmitteln stattfinden? Beschreiben Sie die verschiedenen Prozesse.

2. Was ist bei der Kühllagerung von Lebensmitteln zu beachten?

3. Welche Lebensmittel entwickeln während der Lagerung Ethen und was hat dies für Konsequenzen?

4. Erläutern Sie das Prinzip der Kältekonservierung. Welche Bedeutung haben

   ▶ hohe Luftfeuchtigkeit beim Kühlen und
   ▶ schockgefrieren

   für die Erhaltung der Lebensmittelqualität?

5. Wie erklären sich die unterschiedlichen Lagerzeiten tiefgefrorener Lebensmittel?

6. Welche Lebensmittel sind für das Tiefgefrieren ungeeignet und warum?

7. Unterscheiden Sie die Konservierungsverfahren Pasteurisieren und Sterilisieren und nennen sie jeweils Vor- und Nachteile.

8. Was versteht man unter Wasseraktivität? Inwiefern ist sie von Bedeutung für die Lebensmittelkonservierung?

9. Beschreiben Sie die verschiedenen Verfahren der Trocknung von Lebensmitteln.

10. Wie sind getrocknete Lebensmittel ernährungsphysiologisch zu bewerten?

11. Diskutieren Sie das Pro und Kontra der Bestrahlung von Lebensmitteln.

12. In verschiedenen Ländern der Europäischen Union ist die Bestrahlung von Lebensmitteln zugelassen. Wie beurteilen Sie diese Praxis?

13. Welche physikalischen Konservierungsverfahren sind für das Haltbarmachen von Gewürzen sinnvoll?

3.2   Chemische Verfahren

Die chemische Konservierung bedeutet gleichzeitig eine Zubereitung. Die damit verbundenen Veränderungen von Geschmack, Aroma und Struktur sind meist gewünscht. Um eine besonders gute Haltbarkeit zu erzielen, kombiniert man oftmals zwei oder mehrere Verfahren.

3.2.1   Salzen und Pökeln

Bei diesen Verfahren nutzt man die konservierende Wirkung von Salzen. Je nachdem, welche Art Salze man verwendet, wird zwischen Salzen und Pökeln unterschieden.

Salzen

Man unterscheidet dabei zwei Verfahren:

▶ Trockensalzen ist das Einreiben von Lebensmitteln mit Kochsalz.

▶ Nasssalzen ist das Einlegen in eine 15 %-ige Kochsalzlösung.

Kochsalz ist stark hygroskopisch. Es entzieht den Lebensmitteln Wasser. Der a_w-Wert sinkt. Das nimmt den Mikroorganismen eine wesentliche Lebensgrundlage. Gleichzeitig kommt es zu typischen Veränderungen von Geruch und Geschmack. Industriell wendet man dieses Verfahren noch an bei Fleisch, Fisch und Gemüse.

Haltbarkeit

Salzen hemmt zwar das Wachstum von Mikroorganismen, tötet sie jedoch nicht ab. Gesalzene Lebensmittel sind daher nur begrenzt haltbar. Vielfach werden sie daher anschließend noch geräuchert.

Salzen von Gemüse

Das Gemüse wird blanchiert und danach durch Zusatz von Salz oder Salzlösung ohne Gärung haltbar gemacht. Salzgemüse müssen vor dem Verzehr gründlich gewässert werden.

Beispiele:

▶ „Salzspargel" für Leipziger Allerlei,

▶ Salzbohnen dienen als Gemüsebeilage bei deftiger Hausmannskost.

Salzen von Fisch

Kochsalz ist das älteste Konservierungsmittel für Fisch. Gesalzen werden vor allem Hering, Sardellen, Seelachs, Kabeljau und Thunfisch.

Man unterscheidet dabei zwei Verfahren:

▶ Fisch und Salz werden in offenen Stapeln abwechselnd geschichtet; die entstehende Lake kann abfließen.

▶ Der Fisch wird in mehr oder weniger konzentrierte Salzlösung eingelegt.

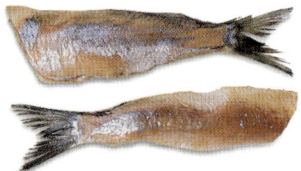

Bild 1:
Matjeshering

ℹ Info

Salzen von Hering

Von besonderer Bedeutung ist das Salzen von Heringen. Dabei unterscheidet man:

▶ Matjeshering – mild gesalzen,
▶ Salzhering – mittel stark gesalzen,
▶ Loggerfisch – stark gesalzen.

Salzen von Fleisch

Salz in höheren Konzentrationen hemmt bei Fleisch sowohl die Entwicklung von Mikroorganismen als auch die Aktivität fleischeigener Enzyme. Das Salzen bewirkt zunächst in niedrigen Konzentrationen bis zu ca. 5 % eine Quellung.

Bei höheren Konzentrationen von 10 bis 20 % kehrt sich dieser Effekt um; die jetzt eintretende Entquellung führt zu Endprodukten mit niedrigerem Wassergehalt. Die Myoglobinkonzentration ist durch den Wasserverlust erhöht, sodass sich die Farbe des Fleisches intensiviert bis hin zu einem tiefen Dunkelrot.

Pökeln

Nach der offiziellen Definition bedeutet Pökeln: Einlegen von Fleisch in eine 15 %-ige Kochsalzlösung oder schichtweises Überstreuen mit Kochsalz unter gleichzeitigem Zusatz von Salpeter. Oftmals wird auch Pökelsalz verwendet.

Pökeln mit Kochsalz und Salpeter

Das Fleisch wird in eine 15 %-ige Kochsalzlösung eingelegt und 1 bis 2 % Salpeter (bezogen auf die Kochsalzmenge) und etwas Zucker zugesetzt.

Der wirksame Bestandteil des Salpeters ist das Nitrat (NO_3^-). Es wird unter Einwirkung von Enzymen zu Nitrit (NO_2^-) reduziert. Dieses reagiert mit dem Myoglobin zu einer intensiv rot gefärbten, kochbeständigen Verbindung. Daher rührt die für Pökelwaren typische Farbe. Den Gesamtprozess bezeichnet man in der Lebensmitteltechnologie als Umrötung.

Zucker wird aus mehreren Gründen zugesetzt. Er mildert den leicht bitteren Geschmack des Salpeters, erleichtert den Kochsalzeintritt in das Gewebe und fördert die Bildung des Pökelrots.

Pökeln mit Pökelsalz

Pökelsalz ist Kochsalz, das 0,5 bis 0,6 % Natriumnitrit enthält. Es wirkt schneller, denn das Nitrit muss nicht erst aus Salpeter gebildet werden. Nitrite sind gesundheitsschädlich. Pökelsalz muss daher stets so dosiert sein, dass nach erfolgter Umrötung das gesamt Nitrit verbraucht ist.

Haltbarkeit

Wird das Pökeln nicht mit anderen Verfahren kombiniert, ist die Haltbarkeit gepökelter Lebensmittel nur gering.

Ernährungsphysiologische Bewertung

Salzen und Pökeln sind keine nährstoffschonenden Konservierungsmethoden. Die Veränderungen im Einzelnen:

▶ Wasserverluste bis zu 50 %.
▶ Beim Auslaufen der Lake gehen wertvolle Inhaltsstoffe teilweise verloren.

3.2.2 Räuchern

Beim Räuchern hängt man die Lebensmittel in den Rauch eines Feuers aus Buchen-, Eichen- oder Edelholzspänen. Erlaubt ist dabei auch der Zusatz von Gewürzen.

Der Rauch wirkt konservierend, weil:

▶ er Substanzen mit bakterizider und antioxidativer Wirkung enthält – hauptsächlich Phenole, Säuren (Ameisensäure, Essigsäure), Aldehyde und Ketone,

▶ er den Wassergehalt um 10 bis 40 % senkt.

Rauch enthält canzerogene Stoffe – meist polycyclische Kohlenwasserstoffe. Bei sachgemäßem Räuchern gelangen nur Spuren davon in das Räuchergut. Man erreicht das durch externe Raucherzeugung und Reinigen des Rauches über Kühlfallen, Duschen oder Filter.

Kalträuchern

Die Temperatur des Rauchs liegt zwischen 12 und 24 °C. Die Räucherdauer ist je nach Art des Lebensmittels unterschiedlich. Ganze Schinken benötigen bis zu vier Wochen, Fische nur ein bis zwei Tage.

Produkte: Pökelfleisch, Speck, Schinken, Rohwurst und Fisch.

Heißräuchern

Die Temperatur des Rauchs liegt zwischen 60 und 120 °C. Die Räucherdauer beträgt nur wenige Stunden.

Produkte: Brüh- und Kochwurst sowie Fisch.

Haltbarkeit

Kaltgeräucherte Produkte sind als Dauerwaren anzusehen und bis zu zwei Monaten lagerfähig.

Heißgeräucherte Waren sind auch kühl gelagert nur kurze Zeit haltbar, ca. eine Woche.

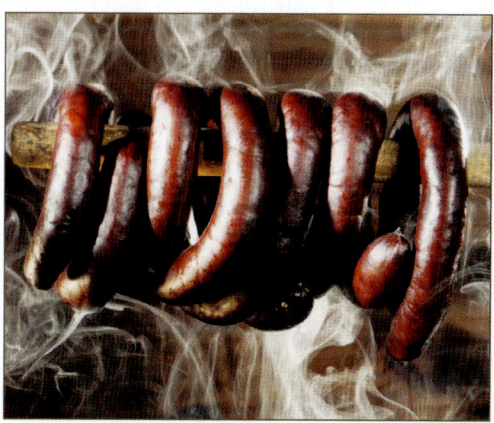

Bild 1: *Räuchern von Wurst*

3.2.3 Zuckern

Zucker gehört wie Salz zu den hygroskopischen Substanzen. Er kann den Wassergehalt in Lebensmitteln so weit herabsetzen, dass Mikroorganismen sich nicht mehr entwickeln können. Ab einem Zuckergehalt von 40 % ist ein Lebensmittel meist als konserviert anzusehen.

Die Anwesenheit von Fruchtsäuren, wie z.B. Citronensäure, steigert die konservierenden Eigenschaften der Saccharose. Maßgeblich für die zwecks Konservierung zugesetzte Zuckermenge ist der Wassergehalt des Produktes.

- ▶ Pflaumenmus benötigt 40 % Saccharose,
- ▶ Konfitüren und Marmeladen benötigen 50 bis 55 % Saccharose,
- ▶ Sirup benötigt 60 % Saccharose.

Konfitüren, Marmeladen, Gelees

Zerkleinertes Obst, Obstmus oder -saft werden mit Zucker und Verdickungsmittel gekocht, in Gläser abgefüllt und sofort verschlossen. So können nahezu alle Obstsorten verarbeitet werden. Die auftretenden Nährstoffverluste sind vor allem von der Kochdauer abhängig, je kürzer sie ist, desto geringer die Verluste. Mit den heutigen Geliermitteln sind Obsterzeugnisse in wenigen Minuten nährstoffschonend zubereitet.

Haltbarkeit

Obsterzeugnisse sind bis zu zwei Jahren haltbar.

Kandierte Früchte

Besonders schöne reife Früchte legt man nach und nach in immer höher konzentrierte Zuckerlösungen ein (bis 50 %-ig). Das Fruchtfleisch wird ganz und gar von Zucker durchdrungen und verfestigt sich. Kandierte Früchte werden ausschließlich industriell hergestellt.

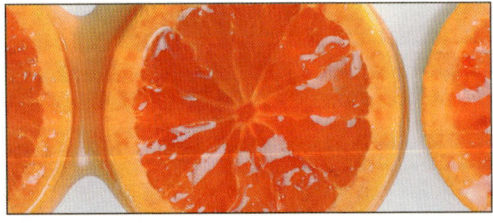

Bild 1: *Kandierte Orangenscheiben*

3.2.4 Säuern

Die meisten auf Nahrungsmitteln unerwünschten Mikroorganismen lieben neutrales oder alkalisches Milieu. In saurer Lösung entwickeln sie sich entweder nur langsam oder gar nicht.

Es gibt zwei Möglichkeiten des Säuerns.

Zusatz von Genußsäuren

Meistens verwendet man Essigsäure. Geeignet sind aber auch Wein- oder Citronensäure. Geschmack und Aroma werden in erster Linie durch die zugesetzte Säure bestimmt und je nach Rezeptur durch Gewürze abgerundet.

Produkte: Essiggemüse (Mixed Pickles), Essigfrüchte (Essigpflaumen), Fisch (in Marinaden).

Natürliche Säuerung

Dabei bilden spezielle Bakterienarten im Nahrungsmittel selbst die konservierende Säure. Die größte Bedeutung haben Milchsäurebakterien. Sie sind entweder als natürliche Bakterien bereits auf dem Nahrungsmittel vorhanden oder man beimpft mit speziell gezüchteten Bakterienkulturen.

Milchsäurebakterien vergären Zucker zu Milchsäure. Während des Säuerns verändern sich durch die biochemische Aktivität der Bakterien Struktur und Zusammensetzung des Kohlenhydrat- und Proteinanteils. Das Gesamtgefüge wird lockerer und damit bekömmlicher.

Die Vitamine bleiben bei natürlich gesäuerten Nahrungsmitteln weitgehend erhalten, auch das empfindliche Vitamin C. Außerdem bilden sich typische Geschmacks- und Geruchsstoffe.

Produkte: Sauerkraut, saure Gurken, Dillgurken, Perlzwiebeln oder Salzbohnen.

Haltbarkeit

Die Haltbarkeit ist bei beiden Säuerungsarten etwa gleich. Die Säuerung bewirkt keine vollkommene Sterilisierung. Ohne Zusatzbehandlung sind gesäuerte Nahrungsmittel daher nur ca. 6 Monate haltbar, auch bei kühler Lagerung.

Eine längere Lagerfähigkeit von bis zu 2 Jahren lässt sich nur durch zusätzliches Sterilisieren erreichen.

Tab. 1: *Verfahren zum Haltbarmachen im Überblick*

Verfahren	Grundprinzip	Lebensmittel	Lagerdauer
Kühlen	Temperaturen von 0 bis +14 °C, dadurch: ▶ Verlangsamung von Zellstoffwechsel und Wachstumsrate der Mikroorganismen, ▶ Verlangsamung des enzymatischen und chemischen Verderbs	▶ Fleisch, Fisch ▶ Eier ▶ Milchprodukte ▶ Obst, Gemüse	1 Tag bis mehrere Monate
Gefrieren	Temperaturen unter −18 °C und tiefer, dadurch: ▶ Unterbrechen des Wachtums von Mikroorganismen, ▶ Reduktion der Enzymaktivität	▶ Fleisch, Fisch ▶ Obst, Gemüse ▶ Backwaren ▶ gegarte Speisen	einige Monate bis 2 Jahre
Sterilisieren	Temperaturen zwischen 75 und 100 °C, dadurch ▶ Hemmen des Wachstums von Mikroorganismen, teilweise Abtötung, ▶ Reduktion der Enzymaktivität, ▶ teilweise Abtötung von Sporen	Konserven von: ▶ Gemüse ▶ Obst ▶ Fleisch ▶ Wurst	mehrere Jahre
Pasteurisieren	Kurzzeiterhitzen auf 60 bis 90 °C, dadurch: ▶ Teilentkeimung − die Eigenschaften des Lebensmittels bleiben weitgehend erhalten, ▶ Sporen bleiben vermehrungsfähig	▶ Milch ▶ Obst ▶ Gemüse ▶ Flüssigei	Tage bis Monate
Trocknen	Wasserentzug durch Wärmeeinwirkung, dadurch: ▶ Absinken des a_w-Wertes, ▶ Hemmen des Wachstums von Mikroorganismen, ▶ Reduktion der Enzymaktivität	▶ Trockenfrüchte ▶ Hülsenfrüchte ▶ Kaffee, Tee ▶ Kräuter	bis 1 Jahr
Ionisierende Strahen	Bestrahlen mit Gamma-, Röntgen- oder Elektronenstrahlung, dadurch: ▶ Verzögerte Reife bei Obst und Gemüse, ▶ Hemmen des Auskeimens, ▶ Abtöten von Mikroorganismen	▶ Kräuter, Gewürze ▶ Kartoffeln ▶ Obst	Monate bis Jahre
Salzen, Pökeln	Wasserentzug durch Zusatz von Salz und (beim Pökeln) zusätzlich Nitrat oder Nitrit, dadurch: ▶ Absinken des a_w-Wertes, ▶ Hemmen des Wachstums von Mikroorganismen	▶ Fleisch, Fisch ▶ Gemüse	Wochen bis Monate
Räuchern	Einwirken von Rauch (heiß oder kalt), dadurch: ▶ Wasserentzug und Absinken des a_w-Wertes, ▶ Hemmen des Wachstums von Mikroorganismen, ▶ bakterizide und antioxidative Wirkung von Bestandteilen des Rauchs	▶ Fleisch, Wurst ▶ Schinken, Speck ▶ Fisch ▶ Brüh- und Kochwurst	Wochen bis Monate
Zuckern	Wasserentzug und −bindung durch Zusatz von Zucker und Verdickungsmitteln, dadurch: ▶ Hemmen des Wachstums von Mikroorganismen	▶ Obst ▶ Obstsäfte	bis zu 2 Jahre
Säuern	Säureeinwirkung durch Zusatz von Genusssäuren oder Impfung mit Säurebildnern, dadurch: ▶ Hemmen des Wachstums von Mikroorganismen	▶ Weißkohl ▶ Gurken ▶ Bohnen	bis zu 6 Monate

3.2.5 Spezielle chemische Verfahren der Konservierung

Es gibt auch heute noch Haushalte, in denen diese Verfahren praktiziert werden.

Einlegen in Alkohol

Auch wenn Alkohol in unserer Gesellschaft als Genussmittel seinen festen Platz hat, physiologisch gesehen handelt es sich bei dieser Substanz um ein Gift. Insbesondere hochprozentiger Alkohol wirkt schädlich auf lebende Organismen. Auch Mikroorganismen sind empfindlich gegen seine toxische Wirkung. Alkoholhaltige Flüssigkeiten mit einem Gehalt über 14 Vol.-% wirken keimtötend, verhindern also den mikrobiellen Verderb.

Das Einlegen in Alkohol ist daher auch eine Möglichkeit,, Nahrungsmittel haltbar zu machen. Diese Methode wird hauptsächlich zum Einlegen von Früchten verwendet. Man übergießt sie mit hochprozentigen alkoholischen Getränken wie zum Beispiel Rum, Arrak, Weinbrand oder Armagnac.

Die Früchte werden dabei allerdings stark verändert. Sie werden durch die Wasser entziehende Wirkung von Alkohol fester im Fleisch und nehmen eine dunklere Farbtönung an.

Haltbarkeit

In Alkohol eingelegte Früchte sind bei kühler Lagerung bis zu zwei Jahren haltbar.

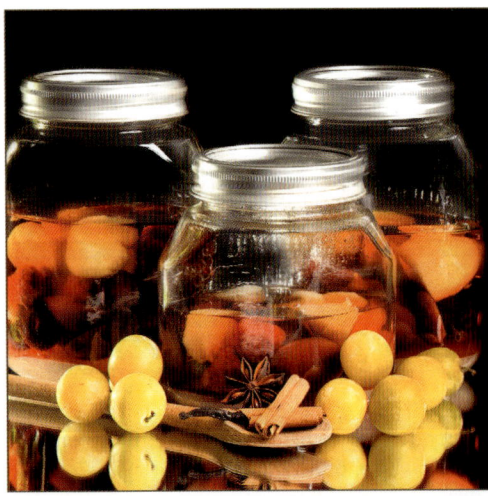

Bild 1: *Sommerzeit – Rumtopfzeit*

Milchsauer Vergären

Bei diesem Verfahren überlässt man Gemüse wie Weißkohl, Gurken, grünen Bohnen oder Oliven einer spontanen Milchsäuregärung. Dabei werden die im Gemüse enthaltenen Kohlenhydrate zu Milchsäure umgesetzt. Der so erniedrigte pH-Wert hindert das Wachstum schädlicher säureempfindlicher Mikroorganismen. Gleichzeitig kommt es zu einer enzymatischen Lockerung des Zellgefüges, so dass sich Verdaulichkeit und Bekömmlichkeit verbessern. Die saure Reaktion des Mediums trägt außerdem zur weitgehenden Erhaltung von Vitamin C bei.

Das zugesetzte Kochsalz bindet zudem Wasser, so dass Hefen und Schimmelpilze in ihrem Wachstum gehemmt werden.

Haltbarkeit

Sauerkonserven sind bis zu mehreren Jahren haltbar.

 Und jetzt *Sie!*

1. Bewerten Sie das Pökeln im Hinblick auf

   ▶ *Auswirkungen auf das Nahrungsmittel,*
   ▶ *gesundheitliche Aspekte,*
   Was empfehlen Sie dem Verbraucher?

2. *Begründen Sie, dass man durch Räuchern eine konservierende Wirkung erhält*

3. *Unterscheiden Sie die beiden Möglichkeiten des Säuerns. Wie verändern sich Nährstoffe bei dieser Art der Konservierung.*

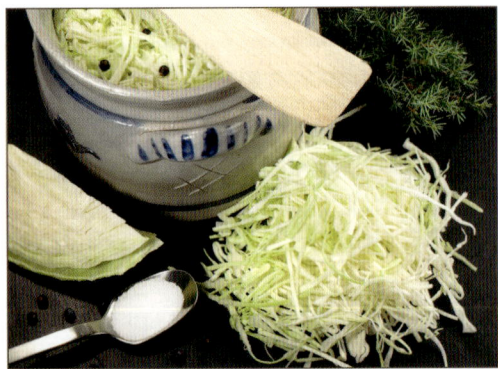

Bild 2: *Selbst eingemachtes Sauerkraut*

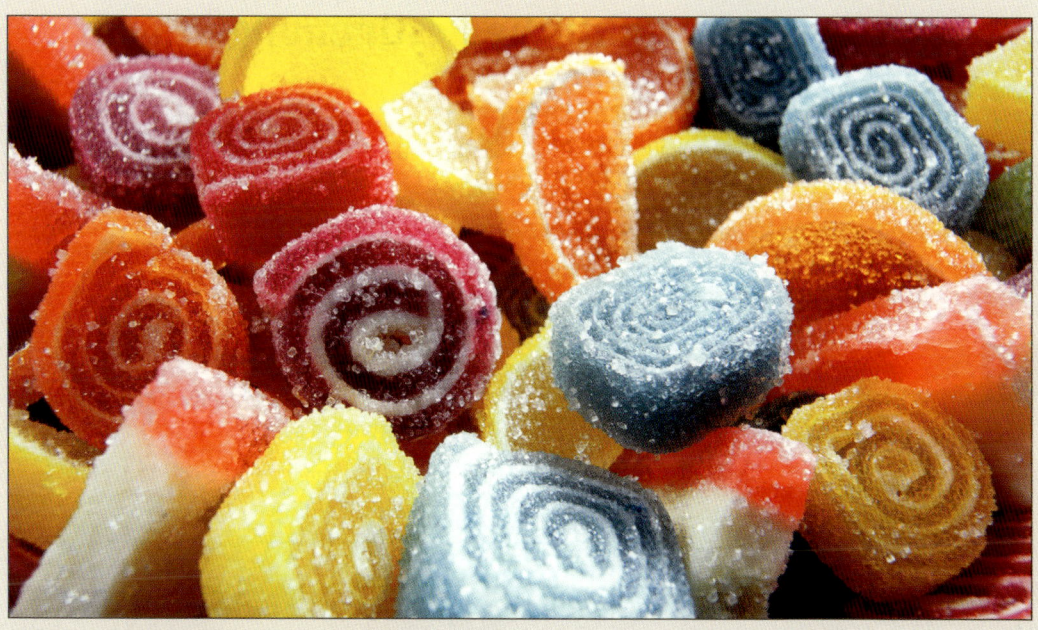

Teil 15: Zusatzstoffe in Lebensmitteln

Waren noch vor 100 Jahren hauptsächlich bäuerliche Kleinbetriebe und die privaten Haushalte Stätten der Gewinnung und Verarbeitung von Lebensmitteln, so verlagerte sich die Produktion im Laufe der Zeit mehr und mehr in den Bereich industrieller Fertigung und findet heute fast ausschließlich in Großbetrieben statt. Das brachte einschneidende Veränderungen der Arbeitsbedingungen mit sich. Um rationell und wirtschaftlich produzieren zu können, stiegen die erzeugten bzw. verarbeiteten Mengen um ein Vielfaches. Die geänderten Produktionsbedingungen erforderten neue Formen der Lagerhaltung. Zwischen Erzeuger und Verbraucher lagen nun oftmals große räumliche Distanzen, das führte oft zu langen Transportwegen. Vor diesem Hintergrund kamen in stärkerem Maße als zuvor chemische Substanzen zum Einsatz, die beim Erzeugen und Haltbarmachen von Lebensmitteln unterstützend wirken.

1 Zulassung und rechtliche Bestimmungen

Zusatzstoffe werden Lebensmitteln aus ernährungs-physiologischen oder technologischen Gründen zugesetzt. Meist verbleiben sie oder ihre Folgeprodukte im Lebensmittel. Ihre Verwendung kommt nur dann in Betracht, wenn ihr Einsatz dem Verbraucher nachweisbare Vorteile bringt – zum Beispiel wenn der Nährwert besser erhalten bleibt.

 Info

Definition eines Zusatzstoffs

Die entsprechende Richtlinie der EU definiert ihn als „einen Stoff mit oder ohne Nährwert, der in der Regel weder selbst als Lebensmittel verzehrt noch als charakteristische Lebensmittelzutat verwendet wird und einem Lebensmittel aus technologischen Gründen zugesetzt wird, wobei es selbst oder sein Nebenprodukt zu einem Bestandteil des Lebensmittels werden oder werden könnte. EU-weit werden Zusatzstoffe durch E-Nummern gekennzeichnet.

 Info

Voraussetzungen für die Zulassung

In der EU sind mehr als 300 Zusatzstoffe zugelassen. Als Voraussetzung dafür gilt:

▶ Die technologische Notwendigkeit muss begründet und nachgewiesen werden.

▶ Die toxikologische Unbedenklichkeit muss nachgewiesen sein.

▶ Der Verbraucher darf durch die Verwendung nicht irregeführt werden.

 Info

Tabus für Zusatzstoffe

Verboten bis auf wenige Ausnahmen sind:

▶ Zusatzstoffe in unverarbeiteten Erzeugnissen,

▶ Süß- und Farbstoffe in Produkten für Säuglinge und Kleinkinder.

Tab. 1: *Funktionsklassen der EU-weit zugelassenen Zusatzstoffe*

A	Konventionelle Fertigprodukte	SR	Säureregulator
B	Antioxidans	SM	Schaummittel
C	Backtriebmittel	SV	Schaumverhüter
D	Komplexbildner	SS	Schmelzsalz
E	Emulgator	St	Stabilisator
F	Farbstoff	Su	Süßungsmittel
Fe	Festigungsmittel	TG	Treibgas, Schutzgas
FS	Farbstabilisator	Tr	Trägerstoff, Füllstoff, Trennmittel
G	Geliermittel	V	Verdickungsmittel
GV	Geschmacksverstärker	W	Feuchthaltemittel
K	Konservierungsmittel	Ü	Überzugsmittel
M	Mehlbehandlungsmittel	Vit	Vitamine
S	Säure, Säuerungsmittel	Min	Mineralstoff

Toxikologische Aspekte

Die toxikologische Unbedenklichkeit wird meist durch Untersuchungen an kurzlebigen Tieren wie Mäusen und Ratten durchgeführt, zum Teil aber auch an Kaninchen und Hunden. Sie erstrecken sich auf folgende Gesichtspunkte:

Akute Toxizität

Sie wird durch den sogenannten LD_{50}-Wert ausgedrückt. Darunter versteht man die Stoffmenge, bei deren Verabreichung 50% der Tiere sterben. Er wird in mg pro kg Körpergewicht angegeben.

Subakute Toxizität

Sie wird in ca. vierwöchigen Fütterungsversuchen ermittelt.

Subchronische Toxizität

Sie wird im „90-Tage-Test" ermittelt.

Chronische Toxizität

Sie zu ermitteln erfordert längere Zeiträume, 6 Monate bis 2 Jahre.

Cancerogenität

Die Überprüfung auf eine mögliche krebserregende Wirkung muß an mindestens zwei Tierarten vorgenommen werden, da sich die einzelnen Spezies in ihren Empfindlichkeiten sehr voneinander unterscheiden.

DK-Wert

Um konkrete Bemessungsgrundlagen für die Verwendung von Zusatzstoffen zu schaffen, wurde für jeden dieser Stoffe der sogenannte DK-Wert (Toxikologisch duldbare Konzentration für einzelne Lebensmittel in mg/kg Lebensmittel) angegeben.

Ausgangspunkt für die Berechnung dieser Größe ist der sogenannte „No Effect Level" (NEL). Man versteht darunter die obere Grenze des Dosisbereichs einer Substanz, in dem auch bei lebenslanger Zufuhr und Beobachtung mehrerer Generationen von Versuchstieren keine schädlichen Wirkungen nachgewiesen werden können. Seine Messgröße: mg der Substanz pro kg Körpergewicht des Versuchstieres.

Durch Multiplikation des NEL mit einem Sicherheitsfaktor – er liegt meist bei 10^{-2} – ergibt sich die toxikologisch unbedenkliche Tagesdosis bzw. der ADI-Wert *(Acceptable Daily Intake)*. Er wird angegeben in mg pro kg Körpergewicht des Menschen. Aus ihm lässt sich die toxikologisch duldbare Höchstmenge berechnen. Dabei werden ein mittleres Körpergewicht von 70 kg und ein täglicher Verzehr des Lebensmittels von 400 g angenommen.

Die durch Rechtsvorschriften festgelegten Höchstmengen liegen vielfach noch unter diesen toxikologisch duldbaren Konzentrationen.

 Info

Warum ein Sicherheitsfaktor?

Der Sicherheitsfaktor soll besondere Empfindlichkeiten, extreme Abweichungen und andere, nicht bekannte Faktoren ausgleichen.

Kennzeichnung

Zusatzstoffe müssen in der Zutatenliste verpackter Lebensmittel angegeben werden. Dort sind sie leicht zu erkennen. Genannt werden muss die Funktionsklasse plus dem Namen oder der E-Nummer.

Beispiel – Zuckeraustauschstoff Mannit

Er muss folgendermaßen gekennzeichnet sein:

▶ „Süßungsmittel Mannit" oder
▶ „Süßungsmittel E 421".

Damit ist sofort zu erkennen, welcher Zusatzstoff im Produkt enthalten ist und mit welcher Funktion. Kann ein Stoff mehrere Funktionen ausüben, ist die Funktion anzugeben, die er im konkreten Fall tatsächlich übernimmt. So kann Mannit (E 421) in Kaugummi auch als „Füllstoff" gekennzeichnet werden, wenn er in erster Linie diese Aufgabe hat.

2   Zusatzstoffe mit stabilisierender Wirkung

Lebensmittel kommen heute aus der ganzen Welt zu uns auf den Markt und die Wege von den Produktionsstätten zum Verbraucher sind oft sehr lang. Dies sowie die üblichen Verzehrsgewohnheiten und höheren Anforderungen an die sensorische Qualität der Nahrung und auch gesundheitliche Gründe verlangen Lebensmittel mit erhöhter Haltbarkeit, die gegen mikrobiellen Verderb geschützt sind. Daher ist eine Anzahl von Stoffgruppen im Einsatz, die in Lebensmitteln eine stabilisierende Funktion ausüben.

2.1   Konservierungsstoffe

Der Katalog an zugelassenen Konservierungsstoffen ist nicht sehr umfangreich. Der Grund: Es ist schwierig, neue Verbindungen zu finden, die ein möglichst breites Wirkungsspektrum besitzen, verbunden mit einer guten Verträglichkeit und kostengünstiger Produktion.

Sorbinsäure

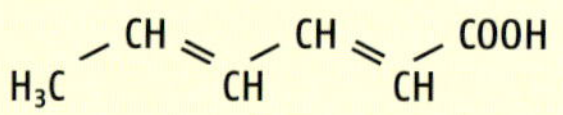

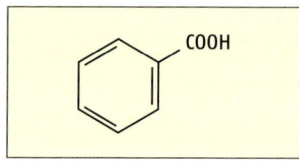

Bild 1: *Sorbinsäure*

Sorbinsäure ist eine natürliche Substanz und kommt in den Früchten der Eberesche vor. Sie hemmt das Wachstum von Hefen, Schimmelpilzen und einigen Bakterien. Ihre Wirkung beruht auf der Hemmung von Enzymen des Kohlenhydratstoffwechsels. Sorbinsäure wirkt nicht keimtötend, verlängert also nur die Haltbarkeit hygienisch einwandfreier Produkte. Ihre Wirkung ist auf pH-Bereiche unter 6,5 beschränkt. In den verwendeten Konzentrationen ist sie geruchs- und geschmacksfrei. Im Organismus wird Sorbinsäure wie die Fettsäuren durch β-Oxidation abgebaut. Das erklärt ihre gute Verträglichkeit.

Auch ihre Kalium- und Natriumsalze (Kalium- bzw. Natriumsorbat) werden zur Konservierung eingesetzt.

Info

Wie wirken Konservierungsstoffe?

▶ Einige greifen die Zellmembran der Mikroorganismen an, zerstören sie oder dichten sie ab. So werden lebensnotwendige Stoffwechselvorgänge unterbunden.

▶ Andere blockieren reaktionsfähige Gruppen an lebensnotwendigen Enzymen und hemmen auf diese Weise das Wachstum.

Benzoesäure

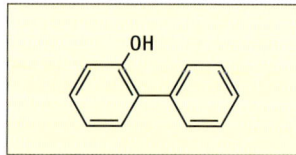

Bild 2: *Benzoesäure*

Benzoesäure ist als organische Säure in Preiselbeeren, Heidelbeeren und vielen anderen Früchten. Sie hemmt in sauren Lebensmitteln das Wachstum von Hefen und Bakterien. Oft kombiniert man sie mit der auch gegen Schimmel wirksamen Sorbinsäure. Benzoesäure hemmt Enzyme des Citronensäurecyclus und der oxidativen Phosphorylierung. Wegen ihrer schlechten Löslichkeit wird sie als Alkalisalz verwendet.

Orthophenylphenol

Bild 3: *o-Phenylphenol*

Diese Verbindung ist sehr wirksam gegen Schimmelpilze und Bakterien und schützt Zitrusfrüchte vor Grün- und Blauschimmel. Sie werden dazu in eine Lösung des Konservierungsstoffes getaucht. Die Schalen sind nicht zum Verzehr geeignet. o-Phenylphenol zählt künftig nicht mehr zu den Konservierungsstoffen, sondern fällt unter die gesetzlichen Regelungen für Pflanzenschutzmittel.

Ester der p-Hydroxybenzoesäure (PHB-Ester)

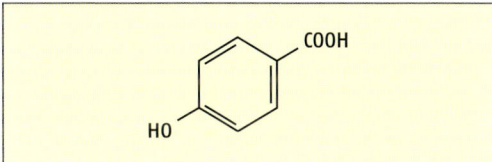

Bild 1: *p-Hydroxybenzoesäure*

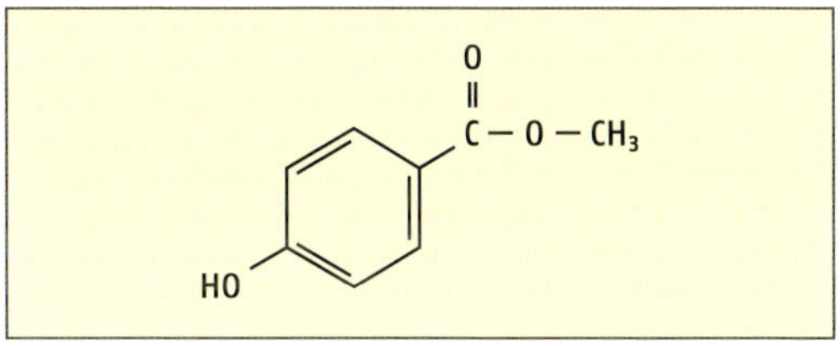

Bild 2: *p-Hydroxybenzoesäuremethylester*

PHB-Ester hemmen das Wachstum von Hefen und Schimmelpilzen. Im Unterschied zu anderen Konservierungsstoffen ist ihre Wirkung nicht auf niedrige pH-Werte beschränkt. Daher werden sie vor allen in Produkten eingesetzt, die wenig Säure enthalten oder säureempfindlich sind.

Da PHB-Ester schon in geringen Mengen den Geschmack beeinflussen, ist ihr Einsatz begrenzt. Verwendet werden die Methyl-, Ethyl- und Propylester.

Propionsäure

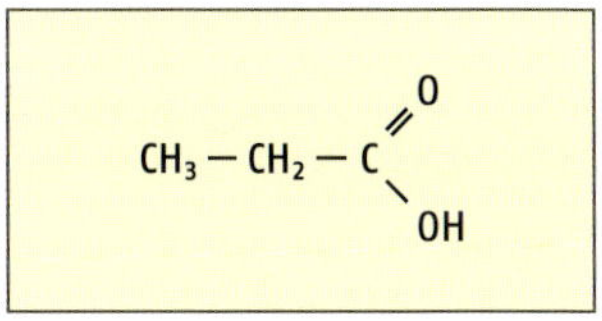

Bild 3: *Propionsäure*

Propionsäure ist eine natürliche kurzkettige Fettsäure und kommt als Stoffwechselprodukt von Bakterien in Lebensmitteln vor – zum Beispiel in Emmentaler und Blauschimmelkäse. Sie wirkt gegen bestimmte Bakterien, Schimmel- und Hefearten. Das Gesetz erlaubt ihren Einsatz ausschließlich für industriell hergestellte Backwaren.

Als Fettsäure wird Propionsäure im menschlichen Körper normal verstoffwechselt. Wegen ihres starken Geruchs wird sie nicht als freie Säure, sondern in Form ihrer Salze verwendet.

Schwefeldioxid (Schwefelige Säure)

Schwefeldioxid ist ein farbloses Gas. Beim Herstellen von Lebensmitteln wird es entweder in dieser Form oder in Wasser gelöst als Schwefelige Säure (H_2SO_3) eingesetzt. Auch Salze der Schwefeligen Säure werden verwendet.

 Info

Salze der Schwefeligen Säure

E 221: Natriumsulfit – Na_2SO_3
E 222: Natriumhydrogensulfit – $NaHSO_3$
E 223: Natriumdisulfit – $Na_2S_2O_5$
E 224: Kaliumdisulfit – $K_2S_2O_5$
E 226: Calciumsulfit – $CaSO_3$
E 227: Calciumhydrogensulfit – $Ca(HSO_3)_2$
E 228: Kaliumhydrogensulfit – $KHSO_3$

Schwefeldioxid blockiert verschiedene Enzyme des Stoffwechsels und wirkt dadurch gegen Hefen, Schimmelpilze und Bakterien. Auch die unerwünschte Braunfärbung – zum Beispiel von geschälten Äpfeln – wird durch den Stoff verhindert.

Schwefeldioxid hat auch antioxidative Eigenschaften und wirkt dem zerstörerischen Angriff von Sauerstoff zum Beispiel auf Aromen und Farbstoffe entgegen. Allerdings zerstört er auch wichtige Inhaltsstoffe. Das gilt vor allem für Thiamin (Vitamin B_1). Bei Grundnahrungsmitteln und Produkten, die wesentlich zur Versorgung mit Vitamin B_1 beitragen, darf dieser Konservierungsstoff daher nicht verwendet werden. Dazu gehören Lebensmittel wie Getreideprodukte, Milcherzeugnisse, Fruchtsaft und Fleischwaren

Info

Schwefeldioxid im Wein

Bei der Weinherstellung dient SO_2 zum Reinigen der Fässer und gelangt auf diese Weise in den Wein. Gehalte von mehr als 10 mg müssen gekennzeichnet werden. Der Stoff ist nicht ganz ungiftig. Bereits Konzentrationen ab 40 mg pro Liter können zu Kopfschmerzen führen.

Tab. 1: *Konservierungsstoffe im Überblick*

Name	E-Nummer	ADI-Wert	Anwendung (Beispiele)
Sorbinsäure	E 200	25 mg/kg KG (Ss + Sorbate)	▸ Trockenfrüchte ▸ Zuckerreduzierte Marmeladen, Gelees ▸ abgepackter Schnittkäse ▸ abgepacktes Brot/Backwaren ▸ Margarine
Benzoesäure Natriumbenzoat Kaliumbenzoat Calciumbenzoat	E 210 E 211 E 212 E 213	5 mg/kg KG	▸ Spirituosen ▸ zuckerreduzierte Marmeladen, Gelees ▸ Oliven ▸ Aspik
PHB-Ester PHB-Ethylester (Na-Salz) PHB-Propylester PHB-Propylester (Na-Salz) PHB-Methylester PHB-Methylester (Na-Salz)	E 214 E 215 E 216 E 217 E 218 E 219	10 mg/kg KG	▸ getrocknete Fleischwaren ▸ Knabberartikel aus Getreide oder Kartoffeln ▸ Süßwaren ▸ Soßen
Propionsäure Natriumpropionat Calciumpropionat Kaliumpropionat	E 280 E 281 E 282 E 283	Kein Wert festgelegt	▸ abgepacktes Schnittbrot ▸ abgepacktes Brot zum Fertigbacken ▸ abgepackte Rolls, Pitta
Orthophenylphenol	E 231	Kein Wert festgelegt	▸ ausschließlich zur Behandlung der Oberfläche von Zitrusfrüchten zugelassen
Schwefeldioxid	E 220	0,7 mg/ kg KG	▸ gesalzener Trockenfisch ▸ Stärke, Sago, Graupen ▸ Chips und ähnliche Kartoffelprodukte ▸ weiße getrocknete Gemüsesorten ▸ getrocknete Tomaten ▸ Trockenfrüchte

 Info

Konservierungsstoffe, die keine sind

Auch Essig, Salz und Zucker wirken antimikrobiell und konservierend. Rechtlich gelten sie nicht als Zusatzstoffe, sondern als gewöhnliche Zutaten und sind als solche in der Zutatenliste aufgeführt.

Sie werden auch in größeren Mengen verwendet – meist sind sie zu mindestens 1 % im Lebensmittel enthalten. Die Konzentrationen der eigentlichen Konservierungsstoffe bewegen sich dagegen in Bereichen von maximal 0,5 %.

 Info

Kennzeichnung

Auf der Packung von Lebensmitteln muss der Begriff „Konservierungsstoff" vermerkt sein. Diese Angabe muss ergänzt sein durch die E-Nummer oder den Namen des konkreten Stoffes.

Verpackte Lebensmittel, denen Schwefeldioxid, Schwefelige Säure oder Sulfite zugesetzt wurden – z. B. Trockenfrüchte – müssen auf der Sichtseite der Verpackung den Hinweis „geschwefelt" bzw. „mit Schwefel" tragen.

2.2 Antioxidantien

Nährstoffe wie Vitamine oder ungesättigte Fettsäuren sind empfindlich gegen oxidative Angriffe. Antioxidantien bieten davor Schutz – hauptsächlich durch das Abfangen freier Radikale.

In der **Zutatenliste** werden diese Stoffe als „Antioxidationsmittel" gekennzeichnet plus E-Nummer oder dem Namen des Stoffes.

Ascorbinsäure

Ascorbinsäure ist ein natürliches Antioxidationmittel und in vielen Lebensmitteln enthalten. Sie wird als Einzelsubstanz oder in Kombination mit anderen Konservierungsstoffen verwendet.

Tocopherol

Auch Tocopherol zählt zu den natürlichen Antioxidationsmitteln. Der Name steht für eine Gruppe von Verbindungen. In den natürlichen Extrakten mit der E-Nummer 306 liegen sie als Mischung vor.

Butylhydroxytoluol (BHT), Butylhydroxyanisol (BHA)

Beide Substanzen wirken oxidativen Veränderungen an Fetten, Farben und Aromen entgegen. Sie sind sehr stabil gegen die Einwirkung von Hitze, sodass die Wirkung auch nach dem Backen oder Frittieren von Lebensmitteln erhalten bleibt.

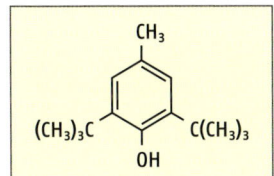

Bild 1: *BHT*

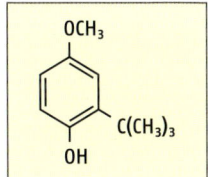

Bild 2: *BHA*

Gallate

Gallate sind Ester der Gallussäure, die in Pflanzenzellen als Bestandteil des Lignins vorkommt. Die leicht bitter schmeckenden Stoffe verhindern oxidativen Verderb von Fetten. Sie werden auch gemischt mit BHT und BHA verwendet.

Tab. 1: *Antioxidantien im Überblick (Auswahl)*

Name	E-Nummer	ADI-Wert	Anwendung (Beispiele)
Ascorbinsäure Na-Ascorbat Ca-Ascorbat Ascorbinsäureester	E 300 E 301 E 302 E 304	Kein Wert festgelegt	▶ Obst- und Gemüsekonserven ▶ Kartoffelprodukte ▶ Fruchtsäfte und -nektare ▶ Marmeladen, Gelees ▶ Fleisch- und Wurstwaren ▶ Brot, Backmischungen ▶ Bier, Wein
Tocopherol	E 306	0,15-0,2 mg/kg KG	▶ Speisefett und -öle ▶ Brat- und Backfette ▶ Dressings, Desserts ▶ Kaugummi ▶ Säuglingsnahrung (max. 10 mg/l)
Butylhydroxyanisol Butylhydroxtoluol	E 320 E 321	0,5 mg/kg KG	▶ Kuchenmischungen ▶ Knabbererzeugnisse aus Getreide ▶ Trockensuppen und Würzmittel ▶ Kaugummi
Propylgallat Octylgallat Dodecylgallat	E 310 E 311 E 312	0,5 mg/kg KG	▶ Kuchenmischungen ▶ Knabbererzeugnisse aus Getreide ▶ Trockensuppen und Kaugummi

2.3   Emulgatoren

Emulgatoren sind grenzflächenaktive Verbindungen. Sie ermöglichen es, einheitliche Dispersionen zweier oder mehrerer miteinander nicht mischbarer Phasen herzustellen und zu stabilisieren – zum Beispiel Wasser in Öl.

Die Anwendungsgebiete für den Zusatz von Emulgatoren sind zahlreich:

▶ Die Streichfähigkeit von Margarine wird erhöht.

▶ Kaugummi-Massen werden plastischer.

▶ Das Einarbeiten von Luft in halbfeste Systeme, z. B. Softeis, wird erleichtert.

▶ Das Benetzen fetthaltiger Partikel in Milchpulver, Kartoffeltrockenmassen und anderen Instantprodukten wird verbessert.

▶ In feinen Backwaren bewirken Emulgatoren eine gleichmäßige Porung.

Da für diese Anwendungsbereiche genügend natürliche, deklarationsfreie Emulgatoren zur Verfügung stehen, sind in der Verordnung zur Zulassung von Zusatzstoffen unter „Emulgatoren" nur relativ wenig Verbindungen dieser Art aufgeführt.

 Info

Kennzeichnung

In der Zutatenliste wird diese Stoffgruppe als „Emulgator" gekennzeichnet plus E-Nummer oder dem Namen der Substanz.

 Info

Natürlich Emulgatoren

▶ Lecithine   ▶ Monoglyceride
▶ Sterine   ▶ Diglyceride

 Info

Emulsionen

Für das Erscheinungsbild einer Emulsion ist der Tröpfchendurchmesser wichtig. Bei einem Durchmesser von < 1μm ist sie milchig-trüb. Bei sehr kleinen Durchmessern von ca. 10^{-5} cm ist das System klar.

Tab. 1: *Emulgatoren im Überblick (Auswahl)*

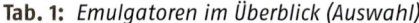

Name	E-Nummer	ADI-Wert	Anwendung (Beispiele)
Lecithin	E 322	Kein Wert festgelegt	▶ Margarine, Majonnaise ▶ Kuchen, Kekse, Blätterteiggebäck ▶ Instantpulver für Kakaogetränke
Alkalisalze der Fettsäuren Mg-Salze der Fettsäuren	E 470 a E 470 b	Kein Wert festgelegt	▶ Zwieback und andere Backwaren ▶ Süßwaren, Würfelzucker ▶ Kaugummi
Mono- und Diglyceride von Fettsäuren	E 471	Kein Wert festgelegt	▶ Schokoladenerzeugnisse ▶ Marmeladen, Konfitüren, Gelees
Citronensäureester von Mono- und Diglyceriden der Fettsäuren	E 472 c	Kein Wert festgelegt	▶ Wurstwaren ▶ Brot, Kuchen, Kekse ▶ Speiseeis, Desserts, Süßwaren
Polyglycerinester von Fettsäuren	E 475	25 mg/kg KG	▶ Kuchen, Kekse ▶ Süßwaren, Desserts
Saccharoseester von Fettsäuren	E 473	30 mg/kg KG	▶ Kuchen, Kekse ▶ Süßwaren, Speiseeis, Desserts ▶ Oberflächenbehandlung von Obst

2.4 Verdickungs- und Geliermittel

Verdickungsmittel erhöhen die Viskosität von Lebensmitteln. Geliermittel sind in der Lage, feste Gele zu bilden. Beide haben diese Eigenschaften, weil sie ein extrem hohes Bindevermögen für Wasser haben. Die meisten von ihnen können bereits in Konzentrationen von ein bis drei Prozent die restlichen 97 bis 99 Prozent Wasser binden. Sie werden daher überall eingesetzt, wo stabile Gele oder eine hohe Viskosität erwünscht sind. Diese Stoffe bilden lange, fadenförmige Teilchen, die mit zahlreichen Hydroxylgruppen bestückt sind. Hydrokolloide verknäulen miteinander zu lockeren Gerüsten, die das Wasser gleich einem Schwamm einschließen.

Ursprung

Bis auf Gelatine sind Verdickungs- und Geliermittel Polysaccharide, die aus Pflanzen oder Mikroorganismen gewonnen werden. Dabei unterscheidet man:

▸ Extrakte aus Pflanzenteilen wie Schalen, oder Stängel (Pektin, Gummi arabicum, Traganth),

▸ Samenmehle (Johannisbrotkernmehl, Guarkernmehl, Tarakernmehl),

▸ Cellulose und deren Derivate (Methylcellulose, Ethylcellulose, Methylethylcellulose etc.),

▸ Extrakte aus Algen (Alginsäure, Alginate, Agar-Agar, Carageen),

▸ Aus Mikroorganismen extrahiert (Xanthan),

▸ Chemisch modifizierte Stärke (acetyliert, oxidiert, verestert phosphoryliert – z. B. Hydroxypropylstärke, Monostärkephosphat)

 Info

Kennzeichnung

In der Zutatenliste sind diese Stoffe als „Verdickungsmittel" bzw. „Geliermittel" plus E-Nummer oder Name der Verbindung gekennzeichnet.

Tab. 1: *Verdickungs- und Geliermittel im Überblick (Auswahl)*

Name	E-Nummer	ADI_Wert	Anwendung (Beispiele)
Alginsäure Na-Alginat K-Alginat Ammonium-Alginat	E 400 E 401 E 402 E 403	Kein Wert festgelegt	▸ Marmelade, Konfitüren, Gelees ▸ Desserts, Puddingpulver ▸ Speiseeis ▸ Füllungen für Backwaren
Agar-Agar	E 406	Kein Wert festgelegt	▸ Marmelade, Konfitüren, Gelees ▸ Süßwaren ▸ Joghurts
Johannisbrotkernmehl	E 410	Kein Wert festgelegt	▸ Marmeladen, Konfitüren, Gelees ▸ Backwaren ▸ Speiseeis, Milchmischgetränke
Guarkernmehl	E 412	Kein Wert festgelegt	▸ Backwaren ▸ Suppen, Soßen
Pektin	E 412	Kein Wert festgelegt	▸ Marmeladen, Konfitüren, Gelees ▸ Gelierzucker, Süßwaren
Gelatine	–	–	▸ Pudding, Joghurt, Gelee-Süßwaren ▸ Aspik

3   Stoffe mit sensorischer Wirkung

Einbußen der sensorischen Qualität, die während der Verarbeitung auftreten können, sollen durch diese Stoffe ausgeglichen werden.

3.1   Farbstoffe

Durch sie werden:

▶ Farbverluste oder –veränderungen während der Verarbeitung kompensiert.

▶ Lebensmittel ohne natürliche Farbstoffe attraktiver gemacht.

Natürliche Farbstoffe

Sie werden aus Lebensmitteln gewonnen, aber auch als naturidentische Verbindungen synthetisch hergestellt. Lebensmittelrechtlich sind die synthetischen den natürlichen Verbindungen gleichgestellt.

Tab. 1: *Natürliche Farbstoffe (Auswahl)*

Name	Farbe	Herkunft
Annatto	gelb	*Bixa oranella*
Anthocyane	rot, blau	Rote Trauben
Betanin	rot	Rote Bete
Curcumin	gelb	Curry
Crocetin	gelb	Safran
β–Carotin	gelborange	Möhre, Algen
Capsanthin	rot	Paprikaschoten
Chlorophylle	grün	Nessel, Luzerne
Cochenille	rot	Schildläuse
Lycopin	rotorange	Tomaten
Lutein	orange	Nesseln, Algen
Riboflavin	gelb	Molke, Hefen

Der Einsatz von Farbstoffen ist gesetzlich genau geregelt. Ihr Einsatz darf nicht zur Täuschung des Verbrauchers beitragen. So ist zum Beispiel braune Farbe, um Kakaoanteile vorzutäuschen, ebenso verboten wie das Gelbfärben von Nudeln, zum Vortäuschen von Ei als Zutat.

Synthetische Farbstoffe

Bei den synthetischen Farbstoffen handelt es sich in der Hauptsache um Azofarbstoffe. Sie sind nicht unumstritten und stehen im Verdacht, Allergien oder Hyperaktivität auszulösen.

Tab. 2: *Azofarbstoffe (Auswahl)*

Name	E–Nummer	Farbe
Allurarot AC	E 129	rot
Amaranth	E 123	rot
Brillantschwarz FCF	E 151	schwarz
Braun FK	E 154	braun
Cochenillerot A	E 124	rot
Gelborange S	E 110	gelborange
Tartrazin	E 102	gelb

Beispiele für synthetische Farbstoffe mit anderen Molekülstrukturen sind zum Beispiel: Chinolingelb oder Grün S.

 Info

Kennzeichnung

In der Zutatenliste werden die Substanzen als „Farbstoffe" gekennzeichnet plus E–Nummer oder Name der Verbindung. Nicht deklariert werden müssen Gewürze oder andere Bestandteile der Rezeptur, die das Lebensmittel färben – zum Beispiel Safran.

Seit 2007 prüft die Europäische Behörde für Lebensmittelsicherheit (EFSA) neben Neuzulassungen auch Zusatzstoffe, die schon seit langem in der EU zugelassenen sind. Als erste Gruppe hatte sie die Farbstoffe geprüft.

Ergebnis: Rot 2 G wurde von der Liste gestrichen. Außerdem müssen Lebensmittel, die bestimmte Farbstoffe enthalten, ab 20. Juli 2010 den Aufdruck „kann Aktivität und Aufmerksamkeit bei Kindern beeinträchtigen" tragen. Betroffen sind: Tartrazin, Chinolingelb, Gelborange S, Azorubin, Conchenillerot A, Allurarot.

Tab. 1: *Farbstoffe im Überblick (Auswahl)*

Name	E-Nummer	ADI-Wert	Anwendung (Beispiele)
Curcumin	E 100	nicht festgelegt	▶ Margarine und andere Fette, Kartoffelflocken ▶ Marmelade, Konfitüren, Gelees
Riboflavin	E 101	nicht festgelegt	▶ Cremespeisen, Speiseeis, Süßwaren
Tartrazin	E 102	nicht festgelegt	▶ Brausepulver, Brausen, Sirup ▶ Senf, Würzsoße, aromatisierte Schmelzkäse ▶ Spirituosen, Frucht- und Obstweine
Chinolingelb	E 104	0,5 mg/kg KG	▶ Brausepulver, Brausen, Sirup ▶ Kuchen, Kekse, Blätterteiggebäck ▶ Knabbereien aus Kartoffeln und Getreide
Gelborange S	E 110	1 mg/kg KG	▶ Surimi, Lachsersatz, Senf ▶ Brausepulver, Brausen, Sirup
Amaranth	E 123	0,8 mg/kg KG	▶ Kaviar, Liköre, Spirituosen
Cochenillerot A	E 124	0,7 mg/kg KG	▶ Soßen, Würzmittel, Chutneys, essbare Käserinde ▶ Spirituosen, Frucht- und Obstweine ▶ Süßwaren, Speiseeis, Desserts
Allurarot AC	E 129	7 mg/kg KG	▶ Hackfleisch, Würstchen ▶ Aromatisierter Schmelzkäse
Chlorophylle	E 140	nicht festgelegt	▶ Süßwaren, Kaugummi, Limonaden, Liköre ▶ Marmeladen. Konfitüren, Gelees
Brillantschwarz FCF	E 151	5 mg/kg KG	▶ Süßwaren ▶ Fischrogenerzeugnisse, Würzsoßen
β–Carotin	E 160 a	5 mg/kg KG	▶ Butter, Margarine, Käse, Mayonnaise, Wurst ▶ Speiseeis, Desserts
Annatto	E 160 b	1,5 mg/kg KG	▶ Gebäck, Desserts, Speiseeis ▶ Käse, Schmelzkäse, essbare Käse- und Wursthüllen
Capsanthin (Capsorubun)	E 160 c	nicht festgelegt	▶ Süßwaren, Frühstückscerealien ▶ Suppen, Soßen, Dressings, Käse, Mayonnaise, ▶ Wurst- und Fleischwaren
Lycopin	E 160 d	nicht festgelegt	▶ aromatisierter Schmelzkäse ▶ Soßen, Würzmittel
Lutein (Xanthophyll)	E 161 b	nicht festgelegt	▶ Soßen, Würzmittel ▶ Süßwaren, Kuchen, Kekse, Blätterteiggebäck ▶ alkoholische Getränke
Betanin	E 162	nicht festgelegt	▶ Frühstückscerealien ▶ Speiseeis, Desserts, Fruchtjoghurt, Kaugummi ▶ Suppen, Soßen
Anthocyane	E 163	nicht festgelegt	▶ Frühstückscerealien, ▶ Konfitüren, Gelees, Getränke

3.2   Geschmacksverstärker

Diese Stoffe verstärken Geschmack und Aroma bestimmter Lebensmittel. Sie selbst haben normalerweise keinen Eigengeschmack. In Japan bezeichnet man die von ihnen hervorgerufenen Geschmacksempfindungen als Umami (köstlicher Geschmack). Der Effekt kann Fülle und Volumen von Geschmack und Aroma verstärken oder aber die Geschwindigkeit, mit der sie im Mund entstehen.

Glutaminsäure

Glutaminsäure ist als natürliche Aminosäure Bestandteil von Proteinen. Sie kommt in tierischem Eiweiß bis zu 40 und in pflanzlichem Eiweiß bis zu 30 Prozent vor. Viele Lebensmittel wie Parmesankäse, Tomaten, Fisch und Soja enthalten relativ viel freie Glutaminsäure. Das erklärt, warum diese Lebensmittel pur oder in konzentrierter Form als Tomatenmark, Fisch- oder Sojasoße zum Würzen verwendet werden. Europäer nehmen täglich 0,3 bis 0,6 Gramm Glutaminsäure zu sich.

In der Vergangenheit gab es die Vermutung, Glutaminsäure und ihre Salze seien Ursache des sogenannten „China-Restaurant-Syndroms". Die Betroffenen klagen dabei nach dem Verzehr glutamathaltiger Produkte über Symptome wie Kopfschmerzen und Übelkeit. Wissenschaftliche Untersuchungen haben diese These jedoch nicht bestätigt. Auch die Behauptung, Glutamate seien am Entstehen von Erkrankungen des Zentralen Nervensystems beteiligt, gilt inzwischen als widerlegt.

> **i   Info**
>
> **Kennzeichnung**
>
> In der Zutatenliste werden diese Stoffe als „Geschmacksverstärker" plus Namen oder E-Nummer gekennzeichnet.

Geschmackliche Effekte lassen sich auch mit Süßungs- und Säuerungsmitteln erzielen.

Tab. 1: *Geschmacksverstärker und Säuerungsmittel im Überblick (Auswahl)*

Name	E-Nummer	ADI-Wert	Anwendung (Beispiele)
Geschmacksverstärker			
Glutaminsäure Mononatriumglutamat	E 620 E 621	nicht festgelegt	▸ Würzen, Suppen, Soßen, Fertiggerichte ▸ Fleischprodukte, Gemüseerzeugnisse
Guanylsäure Dinatriumguanylat	E 626 E 627	nicht festgelegt	▸ Würzen, Suppen Soßen, Fertiggerichte ▸ Fleischprodukte, Gemüseerzeugnisse
Glycin	E 640		▸ Süßstofftabletten ▸ Suppen, Soßen, Würzen
Säuerungsmittel			
Milchsäure	E 270	nicht festgelegt	▸ sauer elngelegte Gemüse, Feinkostsalate ▸ Marmeladen, Süßwaren, Desserts ▸ Fruchtnektare, Bier
Weinsäure	E 334	30 mg/kg KG	▸ Frucht- und Gemüsesäfte, Erfrischungsgetränke ▸ Obst- und Gemüsekonserven, Gelierzucker ▸ Sülzen, Aspik
Phosphorsäure	E 338	70 mg/kg KG	▸ Cola-Getränke, Sportlergetränke ▸ Schlagsahne, Milchgetränke, Milchpulver

Und jetzt *Sie!*

1 Laut Definition sind nur Zusatzstoffe, die einem Lebensmittel aus technologischen Gründen zugesetzt werden, auf der Packung dieses Lebensmittel als Zusatzstoffe gekennzeichnet.

1.1 Überprüfen Sie, ob folgende Zutaten als Zusatzstoffe auf der Packung gekennzeichnet sind:
▸ Sorbinsäure auf einem abgepackten Brot,
▸ Nitritpökelsalz in der Salami auf der Tiefkühlpizza,
▸ Schwefeldioxid in getrockneten Tomaten, die Bestandteil einer Fertigsuppe sind,
▸ Zucker in Marmelade,
▸ Lecithin in der Mayonnaise des Wurstsalats,
▸ Ascorbinsäureester in Fleischwurst.

1.2 Geben Sie jeweils an, in welcher Weise und wie ausführlich die entsprechenden Zusatzstoffe gekennzeichnet werden.

1.3 Beurteilen Sie die Verbraucherfreundlichkeit dieser Kennzeichnung.

2 Vergleichen Sie chemische und natürliche Lebensmittelkonservierung im Hinblick auf:
▸ Erhaltung des Nährwertes,
▸ mögliche schädliche Stoffe,
▸ Auswirkungen auf das Lebensmittel.
Hinweis: Fertigen Sie zur Lösung dieser Aufgabe eine Tabelle an.

3 Erläutern Sie die Begriffe: LD_{50}, NEL, ADI, DK-Wert.

4 Trockene Weißweine dürfen höchstens 210 mg Schwefeldioxid pro Liter enthalten.
Wie viel eines solchen Weines darf eine Frau (60 kg) höchstens trinken, wenn sie den ADI-Wert nicht überschreiten möchte?

5 Auf dem Etikett eines Fischerzeugnisses finden sich unter anderem folgende Informationen:

> **Alaska-Seelachs-Schnitzel — Lachsersatz**
> **Zutaten:** Alaska Seelachs-Schnitzel, gesalzen, Rapsöl, Farbstoffe E 110, E 124, Konservierungsstoff Natriumbenzoat
> Dieses Produkt enthält Azofarbstoffe. Kann Aktivität und Aufmerksamkeit bei Kindern beeinträchtigen.

5.1 Berechnen Sie die Menge der Farbstoffe, die eine Schülerin (52 kg) mit einer Portion (35g) dieses Produkt zu sich nimmt und vergleichen Sie Ihre berechneten Werte mit den ADI-Werten.

Hinweise:
▸ Gehen Sie davon aus, dass in dem Produkt 200mg/kg E110 und 300mg/kg E124 zugesetzt wurden.
▸ Die ADI-Werte finden Sie im Text auf den vorherigen Seiten.

5.2 Erstellen Sie ein Kurzportrait von Natriumbenzoat. Orientieren Sie sich dabei an folgenden Begriffen: Strukturformel, Herkunft, Wirkung, Einsatzmöglichkeiten, Höhe des ADI-Wertes.

5.3 Beurteilen Sie dieses Lebensmittel hinsichtlich
▸ seines Gesundheitswertes,
▸ seines ökologischen Wertes,
▸ einer Eignung für Kinder.
Finden Sie zu jedem Aspekt mehrere Argumente.

6 Wichtige Emulgatoren, z. B. bei der Margarineproduktion sind Mono- und Disaccharide.

6.1 Zeichnen Sie die Strukturformel von Ölsäure-, Palmitinsäure- Diglycerid.

6.2 Verdeutlichen Sie an Ihrer Zeichnung aus 6.1 schematisch, wie diese Substanz bei der Margarineherstellung als Emulgator wirksam werden kann.

6.3 Überprüfen Sie, ob Mono- und Disaccharide zu den eher problematischen Zusatzstoffen gehören.

7 Nehmen Sie Stellung zu folgender Behauptung: Farbstoffe bewirken nicht nur Besseres Aussehen, sondern auch bessere Bekömmlichkeit von Speisen.

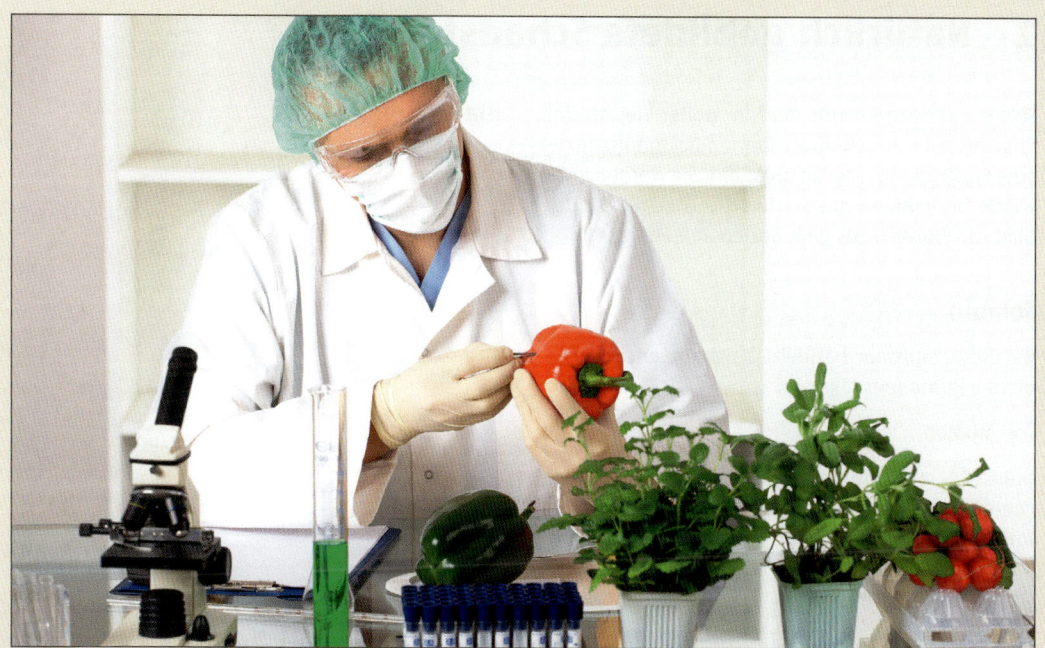

Teil 16: Schadstoffe in Lebensmitteln

Lebensmittel stehen während Erzeugung, Transport, Verarbeitung und Lagerung auf verschiedene Weise in Kontakt mit ihrer Umgebung. Pflanzen sind im Laufe ihres Wachstums den Einflüssen aus Luft, Wasser und Boden ausgesetzt. Fütterung, Haltungsbedingungen und medizinische Behandlung haben Auswirkung auf den Organismus von Tieren, die später Fleisch liefern. Art und Dauer von Transport und Lagerung können zu Veränderungen von Struktur und Inhaltsstoffen von Lebensmitteln führen. Um den Verbraucher vor gesundheitsschädlichen Schadstoffen zu schützen, hat der Gesetzgeber für Lebensmitel noch tolerierbare Rückstandsgehalte festgelegt. Sie liegen durchweg im ppm- oder gar ppb-Bereich. In Einzelfällen war man jedoch nicht in der Lage, Höchstmengen festzulegen. Das gilt in erster Linie für mineralische Kontaminanten.

1   Natürlich gebildete Schadstoffe

Solche Substanzen trifft man in großer Vielzahl im Pflanzenreich an. Pflanzen können bestimmte toxische Stoffe in ihren Zellen ablagern. Sie werden entweder im Rahmen des Stoffwechsels gebildet oder über die Wurzeln aus dem Boden aufgenommen.

Solanin

Bei dieser Substanz handelt es sich um ein glykosidisch gebundenes Alkaloid.

Vorkommen

Grüne Beerenfrüchte, in den grünen Stellen unreif geernteter und keimender Kartoffeln sowie grünen Tomaten. Eine gut geschälte Kartoffel enthält 1 bis 2 mg Solanin pro 100 g.

Wirkung

Solanin schädigt lokal die Schleimhäute und resorptiv das ZNS.

Symptome

Ca. 25 mg Solanin führen beim Erwachsenen zu Vergiftungserscheinungen: Kratzen und Brennen im Hals, Übelkeit, Brechreiz, Brechdurchfall, Temperaturanstieg, Atemnot bis hin zu Bewusstlosigkeit und Krämpfen.

Toxische Dosis

Ab 400 mg kann Solanin tödlich wirken. Der Tod tritt durch Atemlähmung ein.

Oxalsäure

Oxalsäure bildet farblose Kristalle, die unter dem Mikroskop als Gewebeablagerungen in vielen Pflanzen zu finden sind.

Vorkommen

Spinat, Sellerie, rote Bete, Rhabarber, Kakao.

Wirkung

Oxalsäure beeinträchtigt die Calciumresorption, denn sie kann sich mit Ca^{2+} zu unlöslichem Calciumoxalat (CaC_2O_4) verbinden. Aus dem gleichen Grund fördert Oxalsäure auch die Bildung von Oxalatsteinen in der Niere.

Blausäure

Blausäure (HCN, Cyanwasserstoff) ist eines der stärksten Gifte. Zahlreiche Pflanzen bilden Blausäure, die meist glykosidisch gebunden vorliegt. Die am häufigsten vorkommende Verbindung ist Amygdalin.

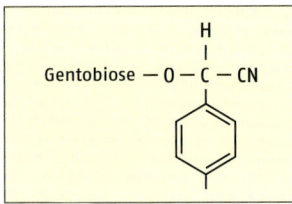

Bild 1:
Amygdalin

Vorkommen

Unreife Bambussprossen, bittere Mandeln, Maniokwurzeln, Leinsamen, Fruchtkerne.

Wirkung

Das Cyanid (CN^-) blockiert die Eisen-III-Cytochromoxidasen. Dadurch wird der Sauerstofftransport schlagartig unterbunden. Zelluläre Oxidationsprozesse sind nicht mehr möglich. Darauf reagieren insbesondere Gehirnzellen sehr empfindlich und sterben augenblicklich ab.

Symptome

Kratzen in Hals und Nase, Rötung der Augenbindehaut, Atemnot, Bewusstlosigkeit. Unter Krämpfen und Pupillenerweiterung tritt Atemstillstand ein.

Tödliche Dosis

Ca. 1 mg pro kg Körpergewicht wirken tödlich.

 Info

Achtung bittere Mandeln

Durch bittere Mandeln oder Bittermandelöl kann es bei Kindern zu tödlichen Unfällen kommen. Bereits 5 bis 10 bittere Mandeln oder 10 Tropfen Öl sind lebensgefährlich.

Nitrate und Nitrit

Nitrate kommen als natürlicher Bestandteil in allen Lebensmitteln vor – allerdings in stark schwankenden Konzentrationen.

Pflanzliche Nahrungsmittel

Bei pflanzlichen Nahrungsmitteln unterliegt der Nitratgehalt verschiedenen Einflüssen:

▶ Hohe Lichteinstrahlung fördert die Assimilation und damit den Abbau von Nitrat.

▶ Bei hohen Temperaturen ist die Nitratreduktase besonders aktiv, d. h., es kommt nur zu einer geringen Anreicherung von Nitrat.

▶ Anhaltende Trockenheit bewirkt meist eine Nitratanreicherung.

▶ Manche im Treibhaus gezogenen Pflanzen wie Kopfsalat oder Rettich können große Mengen Nitrat speichern – bis zu 7 g/kg.

Tierische Nahrungsmittel

Die Nitratgehalte in Lebensmitteln tierischen Ursprungs sind meist niedrig, denn es gibt kein Organ, das Nitrat speichern würde. In manchen Fällen, z. B. Fleischwaren oder Käse, wird Nitrat aus technologischen Gründen zugesetzt.

Trinkwasser

In der Landwirtschaft werden Nitrate als Dünger eingesetzt – entweder als Mineraldünger oder in Form von Gülle. Insbesondere als Folge der Güllewirtschaft sind die Nitratgehalte im Grundwasser in den vergangenen Jahrzehnten deutlich gestiegen. Das kann Probleme bei der Gewinnung von Trinkwasser bedeuten. Dessen gesetzlicher Grenzwert für Nitrat beträgt 50 mg/l. Um die Vorschriften einzuhalten, werden Wässer mit zu hohen Werten in den Wasserwerken oft mit nitratärmerem Wasser gemischt.

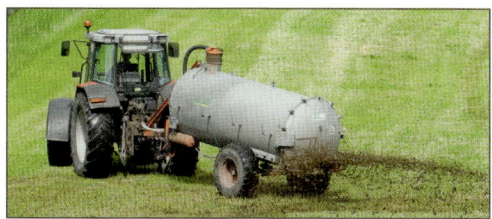

Bild 1: *Ausbringen von Gülle*

Wie viel Nitrat pro Tag?

Das täglich mit der Nahrung zugeführte Nitrat stammt zu 70 % aus Gemüse, zu 20 % aus Trinkwasser und zu 6 % aus Fleisch und Fleischwaren. Insgesamt kann die Aufnahme bis zu 400 mg betragen. Dies übersteigt den von der WHO empfohlenen ADI-Wert um rund 50 %

Der Weg des Nitrits im Körper

Etwa fünf Prozent des mit der Nahrung zugeführten Nitrats wird im Speichel bakteriell zu Nitrit reduziert. Auch an den folgenden Stationen des Verdauungstrakts kann eine Reduktion stattfinden – bis hin zum Dickdarm.

Im stark sauren Milieu des Magens kann Nitrit mit Aminen und Amiden reagieren. Dabei entstehen N-Nitroso-Verbindungen wie zum Beispiel Nitrosamine. Diesen Vorgang nennt man auch endogene Nitrosaminbildung. Nitrosamine gelten als krebserregend. Als Grund dafür vermutet man Alkylierungsreaktionen an der DNS.

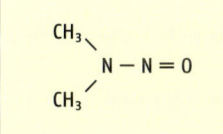

Bild 2: *Dimethylnitrosamin*

Nitrosamine und rotes Fleisch

Rotes Fleisch enthält große Mengen an Häm, das die Bildung von N-Nitroso-Verbindungen fördert. Diese Stoffe sind nach dem Verzehr von rotem Fleisch im Stuhl nachweisbar. Treffen sie im Darm auf die Aminosäure Glycin, entsteht das reaktionsfähige Diazoazetat – eine Verbindung, die Veränderungen an der DNA von Schleimhautzellen des Dickdarms auslösen kann. Man vermutet, dass dies zur Entwicklung von Dickdarmkrebs beiträgt.

Gefahr für Säuglinge!

Ein weiterer toxischer Effekt der Nitrat/Nitrit-Aufnahme ist die Bildung von Methämoglobin. Dabei oxidiert Nitrit das Fe^{2+} im Hämoglobin zu Fe^{3+}, sodass kein Sauerstoff mehr gebunden werden kann.

Bei Erwachsenen wird Methämoglobin durch eine Reduktase wieder zu Hämoglobin umgewandelt. Im Organismus von Säuglingen zeigt dieses Enzym eine nur geringe Aktivität, sodass sie besonders empfindlich auf Nitrat/Nitrit reagieren.

Erste Anzeichen eines Sauerstoffmangels treten auf, wenn ca. 20 Prozent des Hämoglobins oxidiert sind. Bei einem Anteil von 50 Prozent kommt es zur lebensgefährlichen Methämoglobinämie.

Biogene Amine

Sie sind Abbauprodukte von Aminosäuren, aus denen sie durch Decarboxylierung im Stoffwechsel entstehen. Sie werden gebildet:

▶ von Bakterien im Verdauungskanal,

▶ beim Verderb von Lebensmitteln,

▶ im Zusammenhang mit enzymatischen Verarbeitungsverfahren, z. B. der Käsereifung.

Vorkommen

Wein, Käse, Fleisch und Fisch.

Wirkung

Biogene Amine werden im menschlichen Organismus laufend gebildet. Er verfügt daher über entsprechende Schutz- und Entgiftungsmechanismen. Zu gesundheitlichen Störungen, meist ein Absinken des Blutdrucks, kommt es nur bei hoher Zufuhr oder Leberfunktionsstörungen. Für Gesunde ist eine Gefährdung praktisch nicht gegeben.

Cumarin

Cumarin ist ein natürlicher Aroma- und Duftstoff von Pflanzen, der besonders reichlich in bestimmten Zimtsorten zu finden ist. Von den beiden im Lebensmittelbereich eingesetzten Sorten enthält Ceylon-Zimt nur wenig Cumarin, in Cassica-Sorten dagegen kommt es in hohen Mengen vor.

Bei einer kleinen Gruppe besonders sensibler Personen kann Cumarin schon in relativ niedrigen Dosierungen Leberschäden verursachen, wenn es über einen längeren Zeitraum aufgenommen wird. In leichten Fällen kommt es zu einer Erhöhung der Leberenzyme im Blut, in schweren Fällen zu einer Leberentzündung. Die Wirkung ist aber reversibel.

Das Bundesinstitut für Risikobewertung (BfR) in Berlin hat eine tolerierbare tägliche Aufnahme von 0,1 mg/kg Körpergewicht festgelegt, die auch für empfindliche Verbraucher gilt. Das entspricht bei Kleinkindern z. B. etwa drei, bei Erwachsenen 15 Zimtsternen.

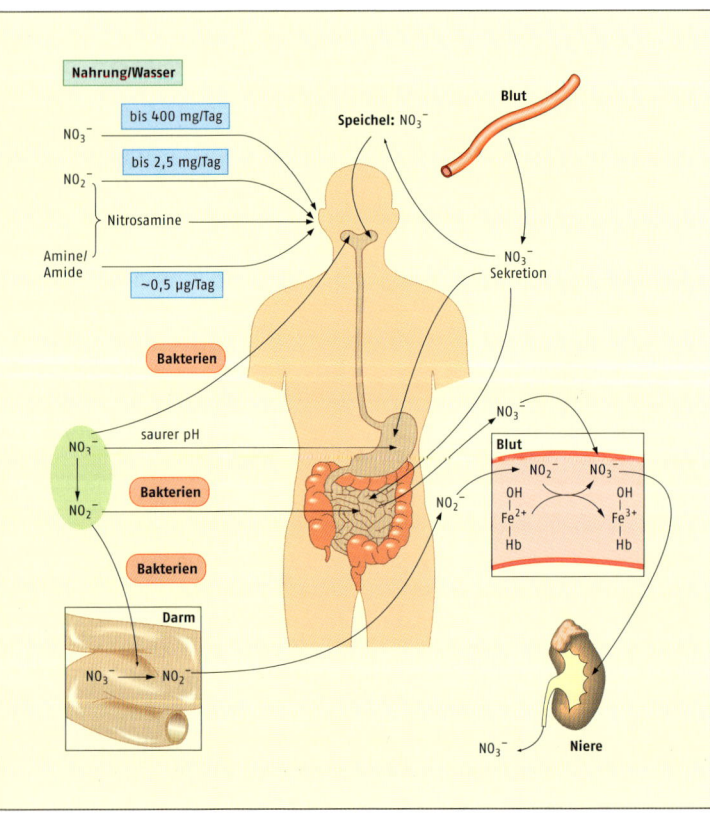

Bild 1: *Stoffwechsel des Nitrats (Quelle: Biesalski 2009)*

Acrylamid

Acrylamid entsteht, wenn zucker- und stärkereiche Lebensmittel durch starkes Erhitzen gebräunt werden – beim Braten, Backen, Grillen, Frittieren oder Rösten. Untersuchungen der chemischen Mechanismen haben gezeigt, dass Acrylamid ein Reaktionsprodukt der Maillard-Reaktion ist.

Ausgangsstoff für Acrylamid ist Asparagin – das Amid der Asparaginsäure, eine natürliche Aminosäure. Es entsteht daraus durch Decarboxylierung und Abspalten der Aminogruppe. Gefördert wird diese Umsetzung durch die Anwesenheit reduzierender Zucker wie Glucose oder Fructose.

Asparagin ist besonders reichlich in Kartoffeln und Getreide enthalten. Seine Umsetzung zu Acrylamid beginnt bereits bei 120 °C, ab 170 bis 180 °C steigt sie dann sprunghaft an.

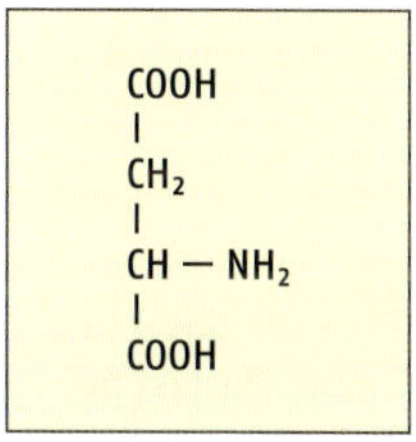

Bild 1: *Asparagin* 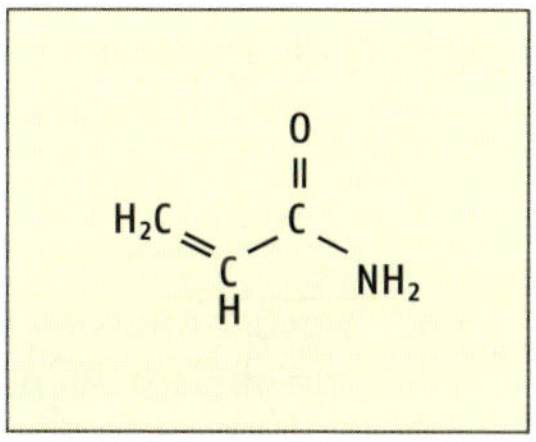   **Bild 2:** *Acrylamid*

Acrylamid unterliegt im Organismus vielen Reaktionen. Toxikologisch bedeutsam ist insbesondere die Epoxidbildung zu Glycidamid, die nach der Resorption in der Leber stattfindet. Dieses Reaktionsprodukt wirkt genotoxisch, kann DNA-Schäden verursachen und wirkt daher canzerogen.

Info

Weniger Acrylamid

Bereits durch eine Änderung der Rezeptur kann die Bildung von Acrylamid reduziert werden. Bereitet man z. B. Lebkuchen ohne Mandeln zu und verwendet als Triebmittel Pottasche statt Hirschhornsalz, dann sinkt der Acrylamidgehalt auf ein Zehntel des vorherigen Wertes.

Info

Signalwert

Das Bundesamt für Verbraucherschutz hat sogenannte Signalwerte erarbeitet. Es handelt sich dabei nicht um wissenschaftlich begründete oder rechtlich verbindliche Grenzwerte. Zu ihrer Bestimmung ermittelt man in jeder Warengruppe die am stärksten mit Acrylamid belasteten zehn Prozent der Produkte. Aus deren Messwerten wird der niedrigste Gehalt ausgewählt und als Signalwert für die jeweilige Warengruppe definiert. Er dient zuständigen Behörden und Herstellern als Bezugsgröße in der Diskussion über Strategien zur Minimierung der Belastung.

Tab. 1: *Acrylamid-Gehalte in Lebensmitteln*

Produkte	Gehalt (Mittelwert)	Signalwert
Lebkuchen	121 µg/kg	1000 µg/kg
Knäckebrot	283 µg/kg	496 µg/kg
Kartoffelchips	287 µg/kg	1000 µg/kg
Pommes frites	358 µg/kg	530 µg/kg
Röstkaffee	192 µg/kg	277 µg/kg

Das Krebsrisiko!

Seit einiger Zeit wird beim Risikomanagement von Canzerogenen der Margin of exposure (MOE) verwendet. Er benennt den Abstand zwischen der Dosis, die im Tierversuch noch eine erkennbare Wirkung auslöst, und der geschätzten Exposition des Menschen. Bezugspunkt ist die Dosis, die zu einer um 10 % erhöhten Tumorinzidenz führt (BMD10). Nach dem Vorschlag der EFSA kennzeichnet eine MOE von 10.000 oder höher ein sehr geringes Risiko.

Für Acrylamid ergeben Expositionsabschätzungen einen MOE von 600–740. Der Abstand zum BMD10 beträgt also weniger als 1.000. Im Vergleich dazu erreichen z. B. Nitrosamine MOE-Werte von 12.000 bis 18.000. Da generell MOE-Werte von über 10.000 angestrebt werden sollten, ist die Situation bei Acrylamid unbefriedigend. Es wird weiterhin daran gearbeitet, die Exposition zu minimieren.

3-Monochlorpropandiol (3-MCPD) und dessen Fettsäureester

Chlorpropandiole können bei der Verarbeitung von Lebensmitteln aus natürlichen Inhaltsstoffen auf zweierlei Weise entstehen.

▶ Beim Herstellen von Sojasoße oder Eiweißhydrolysaten wird meist Salzsäure eingesetzt. Dabei spalten sich die im pflanzlichen Ausgangsmaterial enthaltenen Lipide in Fettsäuren und Glycerin. Der Glycerinrest reagiert dann mit Chlorid zu 3-Chlor-1,1-propandiol (3-MCPD).

▶ Die Bildung von 3-MCPD ist auch möglich, wenn fett- und salzhaltige Lebensmittel hohen Temperaturen ausgesetzt werden – z. B. beim Backen von Brot. Hier wird freies Glycerin durch Hochtemperaturhydrolyse aus Triglyceriden freigesetzt und kann mit Chlorid reagieren.

3-MCPD hat im Tierversuch in höheren Dosierungen gutartige Tumore ausgelöst. Eine erbgutschädigende Wirkung wurde nicht nachgewiesen. Die Exposition der Menschen erfolgt hauptsächlich über Brot, Fleisch- und Milchprodukte sowie Würzsoßen. Im Durchschnitt werden täglich 0,02 bis 0,7 µg 3-MCPD pro kg Körpergewicht aufgenommen.

Nach der gesundheitlichen Bewertung des wissenschaftlichen Lebensmittelausschusses der EU (SCF) wurde eine tolerierbare tägliche Aufnahmemenge (TDI) von 2 µg/kg Körpergewicht festgelegt.

3-MCPD-Fettsäureester

Nach neueren Untersuchungen der amtlichen Lebensmittelüberwachung wurden erstmals hohe Mengen an 3-MCPD-Fettsäureestern in raffinierten Speisefetten und daraus hergestellten Produkten gefunden – darunter auch Säuglingsanfangs- und Folgenahrung.

3-MCPD-Ester sind Verbindungen, die bei hohen Temperaturen aus 3-MCPD und verschiedenen Fettsäuren entstehen. Untersuchungen haben gezeigt, dass alle raffinierten Pflanzenöle und -fette erhebliche Mengen an 3-MCPD-Fettsäureestern enthalten. Lediglich Öle ohne Hitzebehandlung sind frei davon.

Toxikologische Daten zu 3-MCPD-Estern liegen bislang noch nicht vor. Das BfR stützt sich bei der Einschätzung gesundheitlicher Risiken daher auf die Ergebnisse der Risikobewertung zu 3-MCPD. Dabei wird als Kalkulationsgrundlage angenommen, dass die Ester im Organismus zu 100 % gespalten und das toxikologisch relevante 3-MCPD quantitativ freigesetzt wird. Als TDI-Wert gelten ebenfalls 2 µg/kg Körpergewicht.

 Info

Problem Säuglingsnahrung!

Anfangs- und Folgenahrung für Säuglinge in Pulverform enthält verschiedene pflanzliche und tierische Öle. Da sie für diesen Verwendungszweck geschmacksneutral und haltbar sein müssen, kommen nur raffinierte Fette und Öle in Frage. Das bedeutet hohe Gehalte an 3-MCPD-Fettsäureestern.

Die gesundheitliche Bewertung zeigt, dass Säuglinge bei üblichem Verzehr von Anfangs- und Folgenahrung den TDI-Wert um das 3 bis 20-fache überschreiten. Der MOE-Wert ist bei hohen Konzentrationen an 3-MCPD-Estern mit 44 für Anfangsnahrung und 28 für Folgenahrung sehr gering.

Das BfR hält es für unbedingt nötig, den Gehalt an 3-MCPD-Estern zu reduzieren, denn für Säuglinge, die nicht gestillt werden können, gibt es keine Alternative zur Anfangs- und Folgenahrung.

Seine Empfehlung an Mütter, die nicht stillen können: Die Kinder sollten trotz dieser Daten wie bisher mit den im Handel angebotenen Produkten gefüttert werden. Kuhmilch oder die Milch anderer Tiere sind keine gute Wahl. Ihnen fehlen wichtige Nährstoffe, die das Kind für seine Entwicklung benötigt. Nach Einschätzung des BfR überwiegen bei Abwägen aller Aspekte die Vorteile der Säuglingsnahrung.

2   Mikrobielle Kontaminanten

Mikroorganismen befinden sich häufig in oder auf Lebensmitteln. Sie können für den Menschen eine nützliche, aber auch schädliche Wirkung haben. Viele von ihnen sind für unsere Ernährung unentbehrlich und werden zum Herstellen und Veredeln von Lebensmitteln eingesetzt. Andere Keime wiederum bedeuten eine Gefahr für die Gesundheit und sind für Verderb der Nahrung, für Lebensmittelvergiftungen und den Ausbruch von Lebensmittelinfektionen verantwortlich.

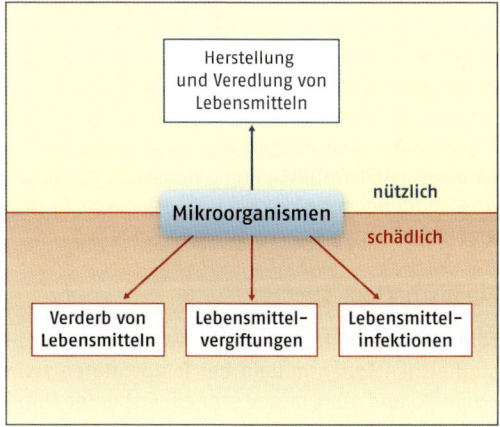

Bild 1: *Schädliche und nützliche Wirkungen von Mikroorganismen bei Lebensmitteln*

Verderb

Bestimmte Mikroorganismen bauen in Nahrungsmitteln Nährstoffe ab und scheiden dabei Stoffe ab, die übel riechen oder schmecken und das Lebensmittel ungenießbar machen.

Hauptverursacher: Bakterien, Hefen, Schimmelpilze.

Lebensmittelvergiftungen

Sie entstehen, wenn Mikroorganismen in Lebensmitteln schädliche Stoffe gebildet haben. Über die Nahrung aufgenommen lösen diese Toxine dann Lebensmittelvergiftungen aus. Der Mikroorganismus selbst muss dabei nicht unbedingt mit aufgenommen werden.

Hauptverursacher: Bakterien, Schimmelpilze, Protozoen.

Lebensmittelinfektionen

Sie können entstehen, wenn Nahrungsmittel verzehrt werden, die pathogene Keime enthalten. Die Erreger dringen in den Organismus ein, vermehren sich dort und können bisweilen lebensgefährliche Erkrankungen hervorrufen.

Hauptverursacher: Bakterien, Viren.

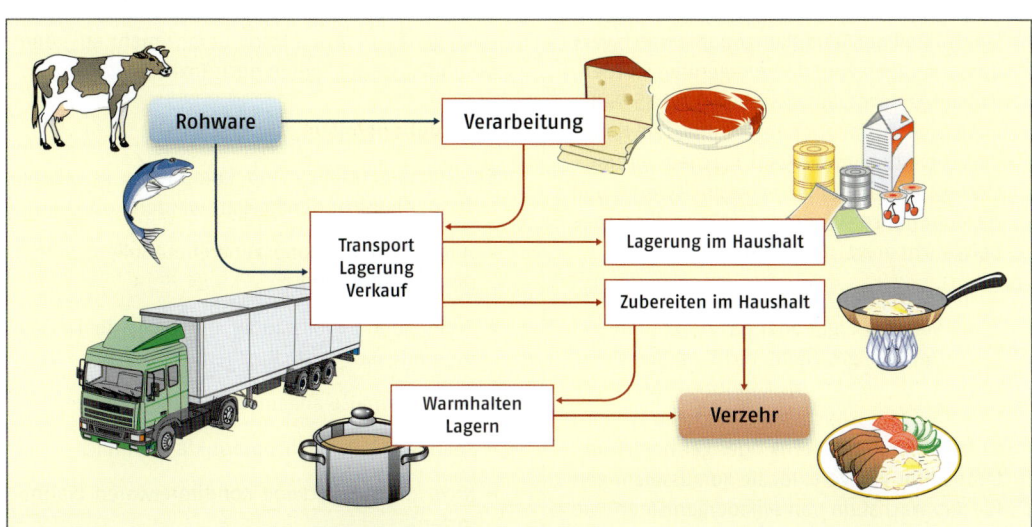

Bild 2: *Kontaminationsmöglichkeiten von Lebensmitteln von der Erzeugung bis zum Verbraucher*

Die „Lebensmittelverderber"

Es sind vor allem vier Gruppen von Mikroorganismen, die gesundheitliche Probleme bereiten können: Bakterien, Hefen, Schimmelpilze, Protozoen und Viren. Bestimmte der von ihnen verursachten Erkrankungen sind meldepflichtig.

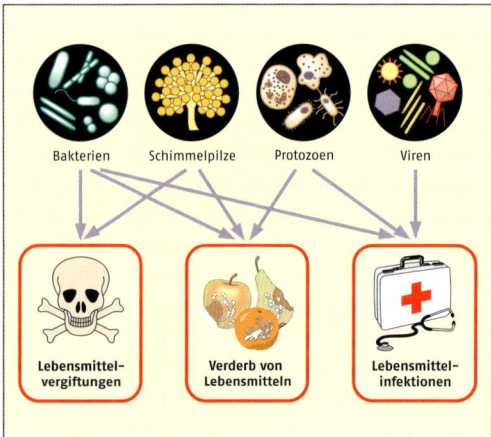

Bild 1: *Gefährdung von Lebensmitteln*

 Info

Problem privater Haushalt!

Ein Großteil der Erkrankungen, die durch verdorbene Lebensmittel hervorgerufen werden, ist hausgemacht. So entstehen rund 85 % der mikrobiellen Infektionen im privaten Haushalt. Bereits beim Einkauf machen Verbraucher oft Hygienefehler – beispielsweise weil sie empfindliche Produkte während des Transports nicht ausreichend kühl halten.

Auch die Lagerung im Kühlschrank, das Auftauen von Gefriergut oder das Zubereiten von Lebensmitteln geschieht nicht immer sachgerecht. So werden risikoreiche Lebensmittel oft nicht ausreichend erhitzt, sie werden zu lange im Kühlschrank oder gar bei Raumtemperatur gelagert. Ideale Voraussetzungen für das Wachstum von Mikroorganismen wie zum Beispiel Listerien.

2.1   Bakterien

Bis zu 90 Prozent aller durch verdorbene Lebensmittel verursachten Erkrankungen werden von Bakterien hervorgerufen.

2.1.1   Lebensmittelinfektionen

Ob es beim Verzehr mit kontaminierten Lebensmitteln tatsächlich zu Ausbruch einer Erkrankung kommt, hängt von verschiedenen Faktoren ab wie körperliche Konstitution, Stärke der Immunabwehr sowie Alter und Geschlecht.

Salmonellen

Von diesen Bakterien sind heute rund 2500 verschiedene Typen bekannt, die alle pathogen sind. Die beiden in Deutschland am häufigsten und auch gefährlichsten Vertreter sind *Salmonella Enteritidis* und *Salmonella Typhimurium*. Sie gehören zu den gramnegativen, stäbchenförmigen Bakterien.

Eigenschaften

Salmonellen vermehren sich in wasser- und nährstoffreichen Lebensmitteln bei Temperaturen zwischen 20 und 40 °C rasend schnell. Erst unter 7 und über 50 °C ist das Wachstum unterbunden. Nach außen hin bleibt das Lebensmittel unverändert.

Abgetötet werden Salmonellen bei Temperaturen über 70 °C oder durch vollständiges Durchgaren. Danach geht von ihnen keine Gefahr mehr aus, denn sie bilden weder Sporen noch Toxine.

Risikolebensmittel

Besonders gefährlich sind Salmonellen in Lebensmitteln, die nicht durchgegart werden:

▶ Hühnereier, mit Rohei zubereitete Soßen, Cremes, Desserts (Tiramisu),

▶ Rohe oder unvollständig durchgegarte Fleischprodukte (Schlachthähnchen),

▶ Mit Majonnaise angemachte Feinkostsalate,

▶ Speiseeis, Milch, Milchprodukte (Rohmilch),

▶ Nicht durchgebackene Konditoreiwaren (Sahnetorten),

▶ Rohe Meerestiere (Austern, Sushi).

i⁺ **Info**plus

Hühnereier als größte Gefahr

In der Öffentlichkeit besteht die Vorstellung, dass Hähnchenfleisch die Hauptquelle für Salmonellen sei. Proben von Lebensmitteln aus dem Jahr 2005 ergaben jedoch, dass befallene Eidotter die häufigste Ursache für Infektionen sind. Der Grund: Seit ca. 10 Jahren hat sich ein Salmonellentyp global ausgebreitet. Er kontaminiert nicht das Ei, sondern befällt das Huhn. Die Salmonellen gelangen in die Eierstöcke und von dort in den Dotter.

Tab. 1: *Überlebenszeiten von Salmonellen in Lebensmitteln*

Lebensmittel	Zeitraum
Wasser (pH 5,1)	7 Wochen
Fleischsalat	10 Wochen
Butter	15 Wochen
Kakaopulver	> 10 Monate

Erkrankung (Salmonellose)

Salmonellosen sind Lokalinfektionen und auf den Bereich des Dünndarms beschränkt (Enteritis). Symptome sind kurze, heftige Durchfälle, verbunden mit Erbrechen und Fieber. Sie beginnen ca. 12 bis 36 Stunden nach der Infektion und klingen meist nach einigen Tagen ab. Weniger als ein Prozent der Fälle enden tödlich. Salmonellose ist meldepflichtig.

Übertragung

Überträger ist oft der Mensch selbst. Während einer Salmonellose scheidet er infektiöse Keime mit dem Stuhl aus. Sie werden meist nach dem Toilettengang durch ungewaschene Hände übertragen. Bei den Lebensmitteln sind vor allem tierische Produkte Träger von Salmonellen – ebenso importierte Gewürze wegen der mangelnden Hygiene bei der Erzeugung. Allerdings sind die beim Robert-Koch-Institut (RKI) gemeldeten Salmonellose seit Jahren rückläufig: 2001 waren noch 77.365 Fälle gemeldet, 2008 nur noch 42.789. Das ist ein erfreulicher Trend.

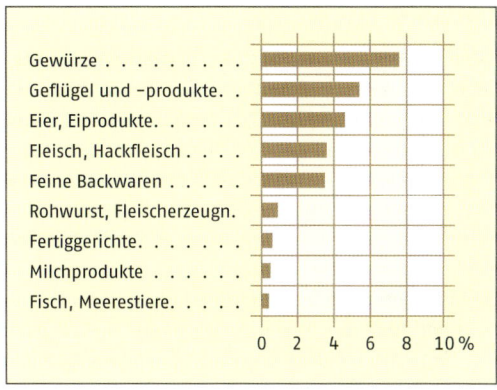

Bild 1: *Anteil der positiv auf Salmonellen getesteten Lebensmittelproben (Deutschland 2002)*

Maßnahmen zur Vermeidung von Infektionen

▶ Penible persönliche Hygiene, besonders wichtig ist das Waschen der Hände nach dem Toilettengang.

▶ Beim Umgang mit Risikolebensmitteln ganz besonderen Wert auf Küchenhygiene legen.

▶ Auftauwasser von Gefriergut sofort fortgießen und nicht mit anderen Lebensmitteln in Berührung kommen lassen.

▶ Risikolebensmittel wie Geflügel gründlich durchgaren.

▶ Gefährdete Lebensmittel nur gekühlt aufbewahren.

▶ Bei gekühlten Lebensmitteln die Lagerzeiten beachten.

▶ Lebensmittel stets durchgaren.

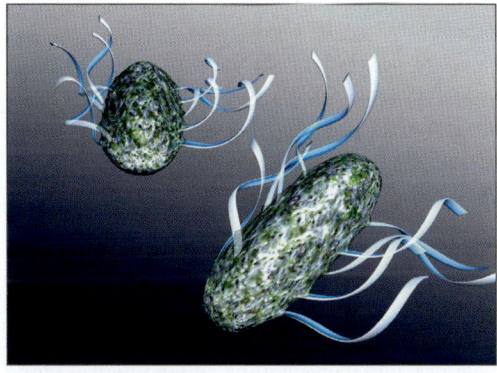

Bild 2: *Salmonellen*

Listerien

Listerien gehören zu den problematischsten Keimen, die auf Lebensmitteln siedeln können. Sie sind wesentlich gefährlicher als Salmonellen. Zwar besitzt ein Großteil der Bevölkerung Antikörper gegen Listerien und ist geschützt. Bei Personen ohne diese Immunität sind die Folgen aber gravierend – insbesondere bei Schwangeren. Die Keime können die Plazentaschranke überwinden und schwere Embryopathien auslösen, die oft zu Früh- oder Totgeburten führen.

Eigenschaften

Die Bakterien sind sehr weit verbreitet und finden sich im Wasser, auf Pflanzen oder in vielen Tieren. Sie können sich innerhalb eines sehr breiten Temperaturbereiches vermehren – von 0 bis 45 °C. Ihre Widerstandsfähigkeit ist hoch. Sie überleben Trocknen und Tiefgefrieren. Sie vermehren sich auch beim Lagern im Kühlschrank und mäßig hohen Salzkonzentrationen wie zum Beispiel in Rohwürsten.

Tab. 1: *Anteil positiver Listerienbefunde bei Lebensmitteln (Quelle: BfR 2005)*

Lebensmittel	Positive Befunde
Fleisch, zerkleinert	10 %
Geräucherte Fische	9 %
Fische, Meerestiere	6 %
Fleisch	2–4 %
Feinkostsalate	3 %
Milchprodukte, Rohmilch	1 %

Erkrankung (Listeriose)

Die Dosis für das Auslösen der Krankheit ist für gesunde Personen normalerweise sehr hoch. Sie erkranken daher meist nicht oder nur leicht. Bei Risikogruppen liegt der Schwellenwert jedoch deutlich niedriger. Zu ihnen zählen: Menschen mit geschwächter Immunabwehr, Neugeborene, ältere Menschen und Schwangere. Symptome sind grippeähnliche Beschwerden wie Fieber, Muskelschmerzen oder auch Erbrechen und Durchfall. Bei den Risikogruppen können schwere Komplikationen hinzu kommen wie Blutvergiftung, Hirnhautentzündung oder Gehirnentzündung.

Info

Das Problem wächst!

Die Häufigkeit von Listeriose nimmt zu. Im Jahr 2001 wurden beim RKI 195 Fälle gemeldeten – 2008 war ihre Zahl bereits auf 356 gewachsen. Obwohl die absoluten Zahlen gering sind, die EU hat eine eigene Verordnung dazu erlassen.

Übertragung

Infektionen treten nach dem Verzehr kontaminierter Lebensmittel auf. Erkrankte Menschen spielen als Infektionsrisiko keine Rolle. Häufig sind Listerien in rohen und nicht pasteurisierten Produkten enthalten wie zum Beispiel rohes Fleisch oder Rohmilchkäse. Aber auch in pasteurisierten Produkten können sie durch sekundäre Kontamination auftreten. Sie haben dann sogar besonders günstige Wachstumsbedingungen, weil sie sich nicht gegen andere Keime durchsetzen müssen. Gefährdet sind auch vakuumverpackte Brühwürste oder Räucherfisch.

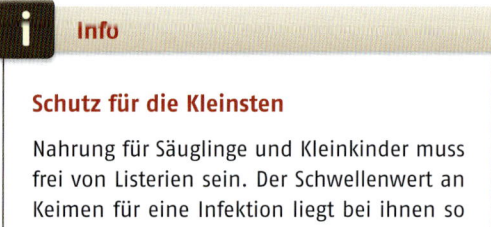

Info

Schutz für die Kleinsten

Nahrung für Säuglinge und Kleinkinder muss frei von Listerien sein. Der Schwellenwert an Keimen für eine Infektion liegt bei ihnen so niedrig, dass selbst niedrige Belastungen ein hohes Risiko bedeuten.

Haushaltstypen und Listerien

Tab. 2: *Anteil der positiven Befunde bei verschiedenen Haushaltstypen*

Haushaltstyp	Listerienbefund
Senioren > 67 Jahre	9 %
Familien	6 %
Vegetarier	6 %
Single	6 %

Escherichia coli

Bakterienstämme von *E. coli* sind natürliche Bewohner des menschlichen Darms. Neben den harmlosen Vertretern gibt es aber auch solche mit pathogenen Eigenschaften. Zu den besonders gefährlichen Varianten gehören die enterohämorraghischen *E. coli*-Bakterien – kurz EHEC genannt. Sie verursachen Darmentzündungen und blutige Durchfälle. Daher rührt auch ihr Name (griechisch: enteron = Darm; Hämorraghie = Blutung).

Eigenschaften

EHEC-Bakterien haben mehrere Besonderheiten, die ihre pathogenen Wirkungen erhöhen:

▶ Sie haben ein spezielles Hüllprotein, mit dessen Hilfe sie sich eng an die Zellen der Darmwand heften können.

▶ Sie produzieren ein Toxin, das sich an spezielle Zellwandrezeptoren bindet. Dort blockiert es die Synthese von Proteinen und führt so zum schnellen Zelltod.

▶ Sie produzieren außerdem ein Toxin, das die Blutzellen zerstören kann.

Erkrankung

Eine Infektion mit EHEC kann ohne Beschwerden verlaufen und unerkannt bleiben. Treten Symptome auf, kommt es nach einer Inkubationszeit von etwa 3 bis 4 Tagen zu Übelkeit, Erbrechen und leichten wässrigen Durchfällen. Auch schwere Krankheitsverläufe sind möglich – mit blutigen Stühlen und Bauchkrämpfen.

Bei 5 bis 10 Prozent der Erkrankten, vor allem bei Kindern im Vorschulalter, entwickelt sich im Anschluss an die Darmbeschwerden ein schweres Krankheitsbild. Die EHEC-Toxine schädigen den Organismus dabei gleich mehrfach:

▶ Die Anzahl der roten Blutkörperchen verringert sich und führt zu Blutarmut.

▶ Die Gefäße werden geschädigt.

▶ Die Anzahl der Blutplättchen sinkt – das hat Störungen der Blutgerinnung zur Folge.

▶ Die Nierenfunktion ist gestört.

Das Gesamtgeschehen bezeichnet man als hämolytisch-urämisches Syndrom (HUS).

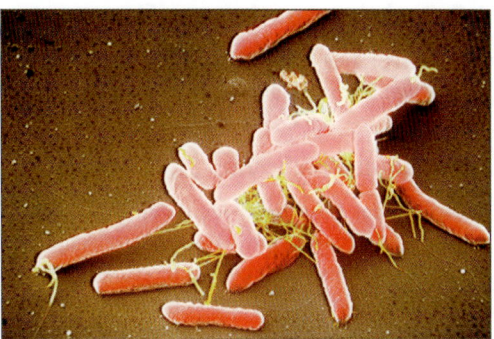

Bild 1: *Escherichia coli*

Übertragung

Wiederkäuer, vor allem Rinder, Schafe und Ziegen, sind häufig Träger von EHEC-Bakterien. Sie können auf vielfältige Weise übertragen werden – zum Beispiel durch Kontakt zu Wiederkäuern oder durch den Verzehr kontaminierter Lebensmittel. Auch Übertragungen von Mensch zu Mensch kommen vor.

 Info

Risiko! – Das Alter spielt eine Rolle

▶ Bei Kindern unter 3 Jahren ist direkte Kontakt zu Wiederkäuern das größte Risiko sowie das Trinken von Rohmilch.

▶ Bei älteren Kindern und Erwachsenen ist die Erkrankung durch kontaminierte Lebensmittel bedingt. Risiken bergen z. B. Lammfleisch und streichfähige Rohwürste.

Infektionen vermeiden

▶ Verzicht auf Rohmilch und rohes oder nicht ausreichend erhitztes Fleisch,

▶ Rohes Fleisch nicht in Kontakt mit anderen Lebensmitteln bringen,

▶ Bei der Verarbeitung von Fleisch verwendete Arbeitsgeräte sorgfältig reinigen,

▶ Hände regelmäßig reinigen – nach dem Toilettengang, vor Beginn der Küchenarbeit,

▶ Kinder beim Umgang mit Tieren (Bauernhof, Streichelzoo) beaufsichtigen und verhindern, dass sie Finger in den Mund nehmen.

2.1.2   Lebensmittelvergiftungen

Zu dieser Gruppe zählen Bakterien, die zum Teil hochgiftige Toxine produzieren.

Clostridium Botulinum

Das Bakterium *Clostridium Botulinum* erzeugt eine schwere, lebensbedrohliche Lebensmittelvergiftung – den Botulismus. Es handelt sich dabei nicht um eine Infektionskrankheit. Deshalb stellt das Bakterium selbst für den Menschen keine Gefahr dar – die einzige Ausnahme sind Säuglinge. Hochgefährlich ist aber sein Toxin. Es zählt zu den stärksten bekannten Giften.

Eigenschaften

C. Botulinum lebt strikt anaerob und unter Ausschluss von Sauerstoff. Es bildet hitzebeständige Sporen, die erst bei Temperaturen oberhalb von 100 °C absterben. Seine Toxine sind empfindlich gegen Hitze und werden bei Temperaturen von ca. 80 °C innerhalb weniger Sekunden zerstört.

Man unterscheidet zwei Arten von Stämmen:

► Gruppe I umfasst Eiweiß spaltende Stämme, die übel riechende Endprodukte bilden. Sie wachsen auch bei hohen Salzkonzentrationen. Ihre Sporen sind sehr hitzestabil. Gefährdet sind vor allem Gemüse und Fleischerzeugnisse.

► Gruppe II umfasst Stämme, die Saccharose und andere Kohlenhydrate zersetzen. Sie sind besonders gefährlich, weil sie im Lebensmittel nicht durch übel riechende Stoffwechselprodukte oder die Bildung von Gasen zu erkennen sind. Gefährdet sind Fisch- und Fleischwarenerzeugnisse.

Erkrankung

Die von Botulismus-Clostridien produzierten Gifte stören die Übertragung von Signalen im gesamten Körper. Erste Symptome treten nach 12 Stunden bis zu einigen Tagen auf: Übelkeit, Müdigkeit, Kopfschmerzen und Erbrechen. Begleitet werden diese Störungen von Lähmungserscheinungen. Zunächst sind nur Schluck- und Sehstörungen zu beobachten. Später kann es auch zur Lähmung des Atemzentrums kommen und damit letztlich zum Tod.

Ursachen der Vergiftung

C. Botulinum kann grundsätzlich in allen Lebensmitteln vorkommen, die Kontakt mit Erde hatten. Verfahren des Haltbarmachens wie das Pasteurisieren töten zwar die Bakterien ab, aber nicht die Sporen. In luftdicht verschlossen Behältern wie Konserven können Sporen auskeimen, sich vermehren und das Toxin bilden.

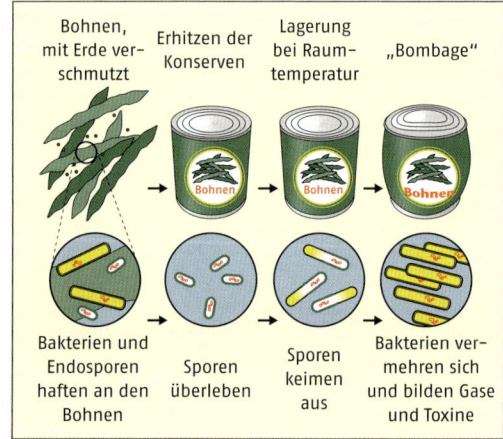

Bild 1: *Entstehen einer Lebensmittelvergiftung durch C. Botulinum*

Industriell hergestellte Produkte sind heute selten die Ursache von Botulismus. Meist treten solche Fälle auf, wenn Lebensmittel im Haushalt eingekocht werden und die Temperatur von 100 °C nicht erreicht wurde.

Auch vakuumverpackte Lebensmittel wie Räucherfisch und Wurstwaren können eine Quelle sein. Besonders anfällig sind mild gesalzene und wenig abgetrocknete Rauchwaren. Sie sollten deshalb nur unter Kühlung, möglichst unter 3 °C aufbewahrt werden.

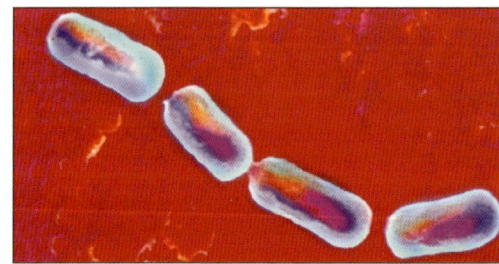

Bild 2: *Clostridium Botulinum*

Staphylococcus aureus

Diese auch als Eitererreger bekannten Bakterien sind häufig Ursache von Durchfallerkrankungen, die aber meist einen weniger schweren Verlauf nehmen.

Eigenschaften

Staphylokokken sind grampositive, kugelförmige Bakterien. Das Temperaturoptimum für ihr Wachstum liegt bei 37 °C. Sie bilden gefährliche, hitzestabile Toxine, die erst bei Temperaturen ab 100 °C und auch erst nach einer Einwirkungszeit von 30 bis 60 Minuten inaktiviert werden. Die Keime sind sehr anspruchslos und können sich auch in trockenen Lebensmitteln mit einer Wasseraktivität bis 0,86 vermehren.

Verbreitung

Ausgangspunkt der Infektkette ist oft der Mensch. Offene oder schlecht heilende Wunden – besonders an den Händen – können Lebensmittel direkt kontaminieren. Auch Tiere sind zuweilen von Staphylokokken befallen. Fleisch kann daher kontaminiert werden, wenn in Zerlegebetrieben Tiere mit Eiterherden verarbeitet werden. Generell sind alle protein- und kohlenhydratreichen Lebensmittel ein guter Nährboden für *S. aureus*. Dazu gehören Fleisch und Wurstwaren, Eier oder Milch enthaltende Produkte, Nudeln, Reis, Soßen sowie Käse und Fertiggerichte.

Erkrankung

Nach einer Inkubationszeit von 2 bis 6 Stunden kommt es zu Übelkeit, Erbrechen und Durchfall – meist ohne Fieber. Nach 1 bis 2 Tagen klingen die Symptome ab.

Info

Stabile Toxine

Die üblichen Zubereitungsarten von Lebensmitteln können die von *S. aureus* gebildeten Toxine nicht unschädlich machen.

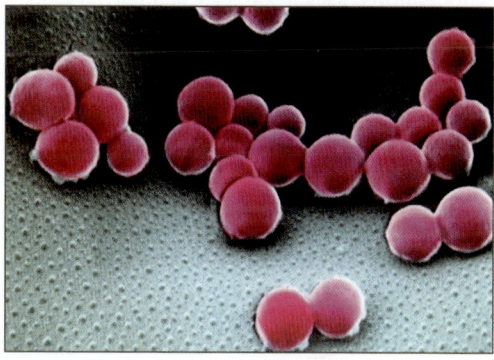
Bild 1: *Staphylococcus aureus*

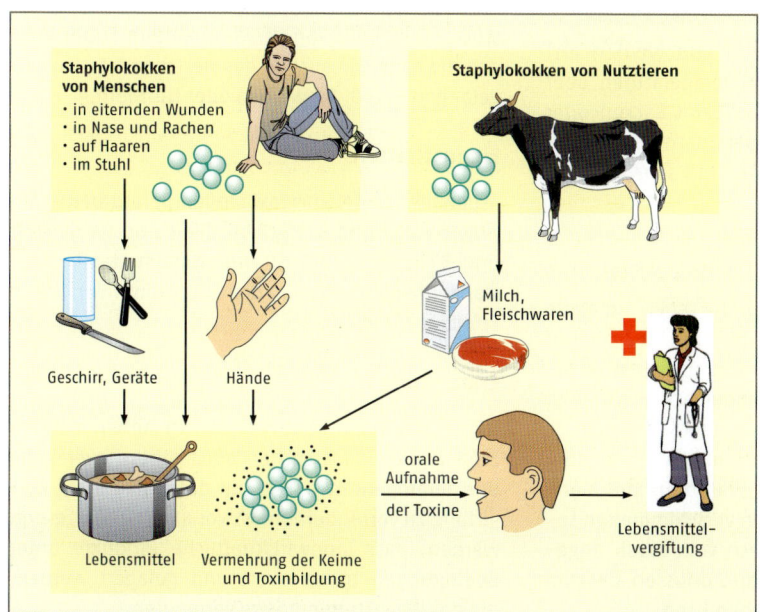
Bild 2: *Entstehen einer Vergiftung durch Staphylococcus aureus*

2.2   Schimmelpilze

Viele der auf Pflanzen oder Lebensmitteln wachsenden Schimmelpilze bilden Giftstoffe, die Mykotoxine genannt werden. Zurzeit sind etwa 400 verschiedene Arten von Schimmelpilzen bekannt, die solche Toxine bilden können.

2.2.1   Toxine und Vergiftungsarten

Akute Vergiftungen durch Mykotoxine sind heute selten, denn die Gefährlichkeit verschimmelter Lebensmittel ist den meisten Verbrauchern bekannt. Chronische Schäden durch Aufnahme über einen längeren Zeitraum sind jedoch ohne Frage ein gesundheitlicher Risikofaktor. So können Mykotoxine das Krebsrisiko erhöhen, Erbgut verändern oder Missbildungen verursachen. Besonders empfindlich auf die Giftstoffe reagieren Leber, Niere, Gebärmutter sowie Nerven- und Immunsystem.

Aflatoxine

Diese Toxine werden von Schimmelpilzen der Gattung *Aspergillus flavus* und *A. parasiticus* gebildet. Aus dem von *A. flavus* abgeschiedenen Toxin lassen sich verschiedene Varianten isolieren. Nach ihren Grundgerüsten teilt man sie in drei Gruppen – die Aflatoxine B, G und M.

Eigenschaften

Aflatoxine sind sehr hitzestabil und werden erst nach längerem Einwirken von Temperaturen über 100 bis 120 °C inaktiviert. Die beim Backen oder Pasteurisieren erreichten Temperaturen reichen dazu nicht aus. Aspergillus-Arten sind sehr resistent gegen Austrocknen.

Wirkung

Aflatoxine schädigen vor allem die Leber. Subakute Dosen können bei längerer Exposition zu Zirrhosen oder Fibrosen führen. Darüber hinaus haben sie eine teratogene – den Fötus schädigende – Wirkung. Nachgewiesen ist auch, dass sie starke Canzerogene sind und zum Entstehen vor allem von Leber- oder Nierenkrebs beitragen. Eine Gefährdung des Menschen geht dabei nicht nur von verschimmelten Lebensmitteln aus, sondern auch vom Staub angeschimmelten Getreides oder von Erdnüssen, der zum Beispiel beim Verladen entstehen kann.

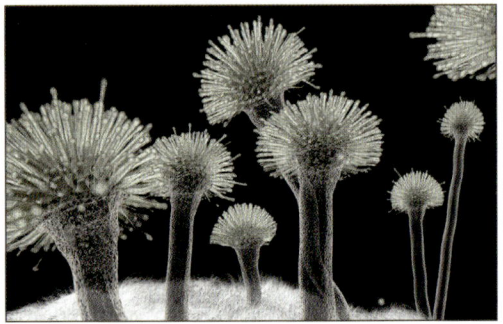

Bild 1: *Aspergillus flavus*

Vorkommen

Wegen der Toleranz gegen Austrocknen und der Vorliebe für höhere Temperaturen sind *A. flavus* und *A. parasiticus* vorwiegend in tropischen oder subtropischen Ländern zu finden. Sie gehören dort zur normalen Bodenflora. Bereits auf dem Feld gelangen sie daher auf dort wachsende Nüsse und Früchte. Produkte aus diesen Regionen wie Erdnüsse und Pistazien oder getrocknete Lebensmittel wie Feigen und Gewürze sind deshalb besonders gefährdet.

Ochratoxin A (OTA)

OTA wird von Aspergillen und Penicillien abgeschieden. Die Toxinbildner befallen Roggen und andere Getreidearten. Sie finden sich daher auch in den daraus hergestellten Backwaren, Teigwaren oder Frühstücks-Cerealien. Von verschimmeltem Futter ausgehend kann OTA auch in das Fleisch von Nutztieren gelangen – z. B. Schweinen oder Hühnern.

Eigenschaften

Aspergillen bilden das Toxin in Temperaturbereichen zwischen 12 und 37 °C, Penicillien sind zwischen 4 und 31 °C aktiv. OTA ist eine äußerst stabile Substanz. Die Konzentration des Giftes nimmt erst nach Erhitzen auf 250 °C ab.

Erkrankung

OTA ist vor allem nierentoxisch. In höheren Dosen zeigt es bei Tierversuchen auch eine canzerogene und teratogene Wirkung. Um das Risiko einer Vergiftung zu verhindern, muss vor allem dafür gesorgt werden, dass landwirtschaftliche Produkte unter Bedingungen transportiert und gelagert werden, die das Wachstum der Pilze vermeiden.

Mutterkorn–Alkaloide

Mutterkorn ist das vorwiegend auf Roggen durch den Pilz *Claviceps purpurea* gebildete violette Dauermycel. Wegen seines Gehaltes an Ergotalkaloiden ist es hochgiftig.

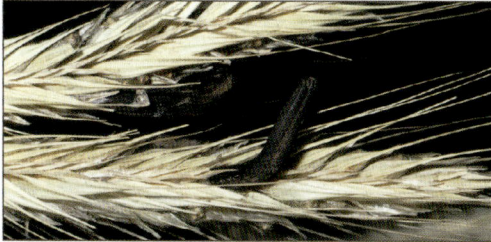

Bild 1: *Roggenähre mit Pilz Claviceps purpurea*

Eigenschaften

Die Mutterkörner fallen wie reife Getreidekörner auf den Boden. Sie bringen nach der Winterruhe Fruchtkörper hervor, aus denen zum Zeitpunkt der Gräser- und Getreideblüte Sporen freigesetzt und mit dem Wind verbreitet werden. Auf den Narben unbefruchteter Blüten dringen die Sporen in die Fruchtknoten und entwickeln sich darin zu Mutterkorn. Dessen toxische Bestandteile können über Mehl und Brot in den menschlichen Organismus gelangen.

Erkrankung

Die Ergotalkaloide des Mutterkorns – zum Beispiel Ergotamin – können schwere Krankheitssymptome auslösen. Die Erkrankung wird Ergotismus genannt und äußert sich in Form von Schwindel, Halluzinationen, Darmkrämpfen und massiven Durchblutungsstörungen in Fingern und Zehen bis hin zum Absterben der Gliedmaßen. 5 bis 10 Gramm frisches Mutterkorn können für einen Erwachsenen tödlich sein.

 Info

Warum Mutterkorn?

Den Namen hat das Mutterkorn von seiner Eigenschaft, auf die Muskulatur der Gebärmutter zu wirken und die Wehen anzuregen. Früher verwendete man es daher, um Schwangerschaftsabbrüche einzuleiten.

Fusarientoxine

Fusarien sind typische Feldpilze, die nahezu alle Getreidearten infizieren – auch in gemäßigten Klimazonen wie Deutschland. Die Mykotoxine werden bereits während der Vegetationsperiode auf dem Feld gebildet. Mehr als 100 dieser Giftstoffe mit unterschiedlicher Wirkung und Toxizität sind bekannt. Eines der häufigsten ist das Deoxynivalenol (DON).

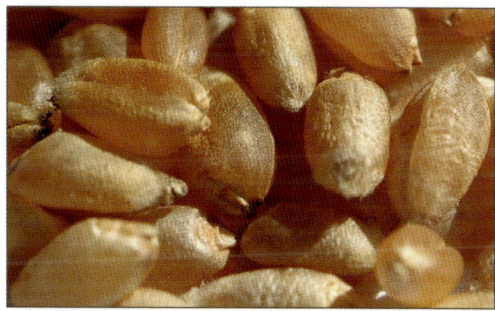

Bild 2: *Links gesunde und rechts die eingedellten, schrumpeligen Fusarienkörner*

Eigenschaften

Wegen der weiten Verbreitung von Fusarien sind deren Toxine wie zum Beispiel das DON auch in trockenen Jahren häufig im Getreide nachzuweisen: DON kommt in Bereichen von etwa 10 bis 40 µg/kg vor. In feuchten Jahren kann die Konzentration jedoch auf weit über 1000 µg/kg ansteigen. Durch feuchte Lagerung erhöht sich dieser Wert meist noch weiter. Fusarientoxine behalten auch nach mehrjähriger Lagerung ihre Giftigkeit. Auch gegen Hitze sind sie resistent, werden erst ab 200 °C zerstört und überstehen damit die beim Backen üblichen Temperaturen.

Erkrankungen

DON hemmt die Proteinsynthese, verursacht bei Tieren Erbrechen, Durchfall und Futterverweigerung und schwächt das Immunsystem. Welche Bedeutung die regelmäßige Aufnahme geringer Mengen an Fusarientoxinen für die menschliche Gesundheit hat, dafür gibt es noch keine Einschätzung. Die Höchstwerte für DON in Brot wurden auf 500 µg pro kg festgesetzt.

Patulin

Patulin kann von vielen Penicillium- und Aspergillusarten gebildet werden. Es findet sich vor allem auf Obst – zum Beispiel Äpfeln – und daraus hergestellten Produkten. In Fruchtsäfte gelangt es über angefaulte Früchte. Besonders oft sind Säfte aus Kernobst betroffen. Als Höchstwert für Patulin in Obstprodukten wurden von der WHO 50 µg pro Liter empfohlen. Werte, die darüber liegen, sind ein Indiz für die Verwendung verschimmelter Früchte.

Im Tierversuch ruft das Toxin Lebernekrosen und Sarkome hervor. Weitere pathologische Veränderungen sind Lungenödeme, Schäden an den Kapillaren in Leber, Milz und Nieren sowie Ödeme im Gehirn.

2.2.2 Kontaminationswege

Mykotoxine können entweder im Rahmen der landwirtschaftlichen Produktion oder bei der Lagerung von Rohstoffen entstehen.

Bildung auf dem Feld – Feldpilze

Pflanzliche Rohstoffe für die Produktion von Lebensmitteln oder Tierfutter können bereits während des Wachstums kontaminiert werden. So befallen Feldpilze wie Fusarien die Pflanzen bereits während des Anbaus und bilden Giftstoffe. Auch der Mutterkornpilz entwickelt sich bereits auf dem Feld.

Bildung bei der Lagerung – Lagerpilze

Oft entstehen Mykotoxine erst während des Lagerns von Feldfrüchten durch sogenannte Lagerpilze. Dazu zählen vor allem Aspergillus- und Penicillium-Arten. Bei hoher Luftfeuchtigkeit, kombiniert mit Wärme, entwickeln sich Pilzsporen sehr schnell. In tierische Lebensmittel können Mykotoxine über kontaminiertes Futter gelangen.

Mykotoxine auf Lebensmitteln

Manchen Lebensmitteln sieht man das Vorliegen eines Pilzgiftes gar nicht an, weil es bereits in einer frühen Verarbeitungsstufe entstanden ist. Dem lässt sich nur durch Sorgfalt bei der Produktion vorbeugen.

> **i Info**
>
> **Verschimmelte Lebensmittel im Hauhalt**
>
> Verschimmelte Lebensmittel sollten nicht verzehrt werden. Auch Ausschneiden der befallenen Stellen ist keine Lösung. Die Toxine könnten sich bereits ausgebreitet haben. Lediglich bei Lebensmitteln mit mehr als 60 % Zucker, z. B. Konfitüren, genügt es, den Schimmelrasen zu entfernen. Mykotoxine sind in solchen Produkten nicht nachzuweisen.

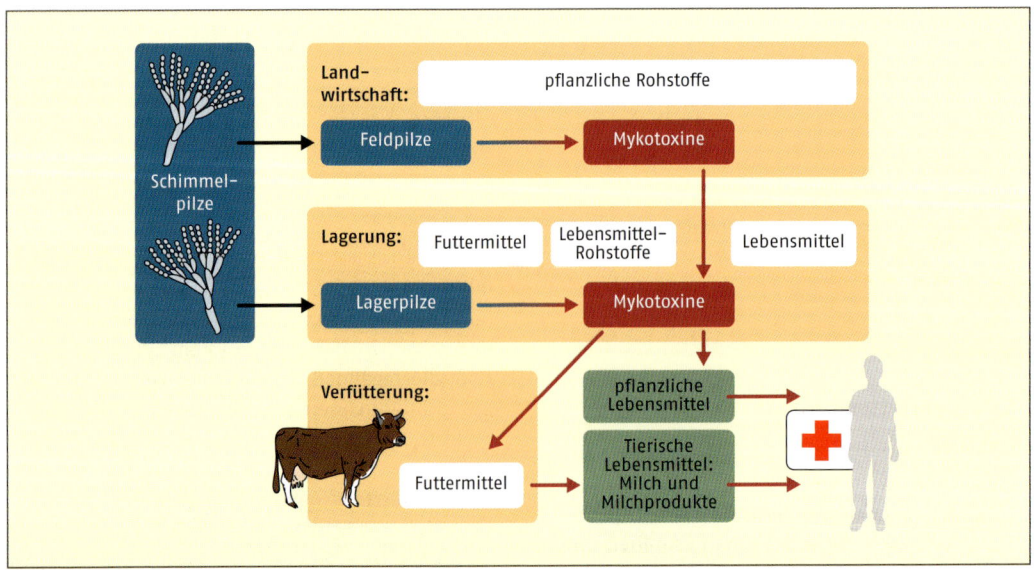

Bild 1: *Kontaminationswege von Mykotoxinen*

2.3 Viren

Nach neuesten Befunden sind Viren vermutlich Ursache eines großen Teils aller Lebensmittelinfektionen. Weltweit sterben Millionen Menschen an durch sie ausgelösten Diarrhöen – vor allem Kleinkinder.

Noroviren

Noroviren sind die vermutlich häufigsten Verursacher von Durchfallerkrankungen. Bei der Zahl der gemeldeten Infektionen ist in Deutschland ein dramatischer Anstieg zu verzeichnen. Betrug die Zahl der Fälle 2001 noch 9.265, lag sie 2008 bereits bei 211.000 – Tendenz steigend!

Eigenschaften

Noroviren zeichnen sich durch eine hohe Resistenz gegenüber Desinfektionsmitteln und Umwelteinflüssen aus. Die Übertragung auf den Menschen geschieht direkt von infizierten Personen oder über kontaminierte Lebensmittel wie Salate oder Schalentiere oder auch Getränke. Die minimale Infektionsdosis ist mit 10 bis 100 Viruspartikeln sehr gering. Infizieren können sich Menschen aller Altersstufen.

Erkrankung

Die Inkubationszeit beträgt ca. ein bis zwei Tage. Danach kommt es zu Brechdurchfall, begleitet von Unterleibsschmerzen, Schwindel und Fieber. Die Symptome klingen bereits nach wenigen Tagen wieder ab.

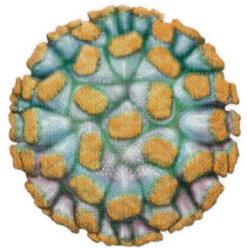

Bild 1:
Struktur des Norovirus

Rota-Viren

Bei Säuglingen und Kleinkindern stellen Rota-Viren die häufigste Ursache von Magen-Darm-Infekten dar. In Kindergärten oder –heimen kann es leicht zu epidemieartigen Ausbrüchen kommen. Bei Erwachsenen verläuft die Infektion mild oder unauffällig.

2.4 Protozoen

Viele Protozoen sind Parasiten, die über Lebensmittel auf den Menschen übertragen werden können. Eine gesundheitliche Gefährdung für den Menschen geht vor allem von rohem Fleisch und mit Fäkalien verschmutztem Trinkwasser aus.

Sarcosporidien

Rind- und Schweinefleisch sind häufig mit Sarcosporidien befallen. Diese Protozoen bilden in der Muskulatur Zysten, die viele Einzelparasiten enthalten. Nach Aufnahme durch den Menschen setzen sie ihre Entwicklung im Dünndarm des Menschen fort. Wird rohes, kontaminiertes Fleisch verzehrt, kann es zu Erbrechen und Durchfällen kommen, die meist nach wenigen Tagen wieder abklingen. Ursache für die Symptome ist offenbar ein von den Sarcosporidien gebildetes Toxin. Bei gut durchgegartem Fleisch treten keine gesundheitlichen Störungen auf.

Toxoplasmose-Erreger

Auch diese Erreger bilden im Fleisch von Tieren Zysten, die beim Verzehr von rohem Fleisch eine Infektionsquelle für den Menschen darstellen. Zu einer akuten Erkrankung kommt es jedoch nur selten. Gefährlich ist jedoch die erstmalige Infektion von Frauen während der Schwangerschaft, da die Protozoen auf den Fetus übertragen werden können. Fehlgeburten, Missbildungen oder geistige Behinderungen sind möglicherweise die Folge. Solche Schäden treten nicht auf, wenn die werdende Mutter bereits eine Toxoplasmose-Infektion durchgemacht und Antikörper gebildet hat. Sicherheitshalber sollten Schwangere jedoch kein rohes Fleisch essen.

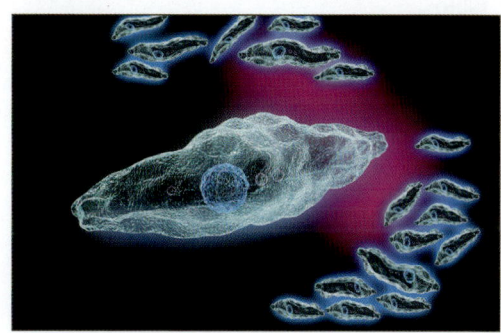

Bild 2: *Toxoplasmose-Erreger*

Tab. 1: *Lebensmittelinfektionen und Lebensmittelvergiftungen und ihre Erreger im Überblick*

Keimart	Erkrankung	Inkubations- zeit	Symptome	Risikolebensmittel (Beispiele)
Salmonellen	Salmonellose	8–48 Stunden	Durchfall, Erbrechen, z.T. Fieber	Geflügel, Hackfleisch, Eier, Speiseeis, Milch, Milchprodukte, Fleisch
Listerien	Listeriose	3–70 Tage	Muskelschmerzen, Fieber, Durchfall, Erbrechen	Fleisch, Rohmilchkäse, vakuum- verpackte Fischprodukte
EHEC	Darm- infektion	1–10 Tage	Koliken, Fieber, blutiger Stuhl	Rohwürste, Rohmilch, Lamm- fleisch
Clostridium Botulinum	Botulismus	12 Stunden	Sehstörungen, Lähmungen, Atemlähmung	Im Haushalt sterilisierte Lebens- mittel, vakuumverpackte Fisch- und Wurstwaren
Staphylococ- cus aureus	Vergiftung	2–6 Stunden	Durchfall, Erbrechen	Fleisch, Wurstwaren, Feinkost- salate, Soßen, Käse

Tab. 2: *Die wichtigsten Mykotoxine im Überblick*

Toxin	Produzent	Erkrankungen/Wirkungen bei Mensch und/oder Tier	Risikolebensmittel (Beispiele)
Aflatoxine	▶ *A. flavus*	Leberkrebs, Leberzirrhose, teratogen	Erdnüsse, Pistazien, Getreide
Ochratoxin A (OTA)	▶ *A. ochraceus* ▶ *P. verrucosum* und andere	Nierenschäden, Darmentzün- dung, genotoxisch, mutagen, evtl. canzerogen	Getreide, Kaffee, Bier
Ergotalkaloide	▶ *Claviceps pur- purea*	Schwindel, Halluzinatio- nen, Darmkrämpfe, Durch- blutungsstörungen in Fingern und Zehen	Getreide, vor allem Roggen
Fusarientoxine Deoxynivalenol (DON) Zearalenon	▶ *F. culmorum* ▶ *F. graminearum*	Erbrechen, Immunsuppressiv Aborte, Sterilität	Getreide, Backwaren
Patulin	▶ *A. clavatus* ▶ *P. expansum*	Übelkeit, Organschäden (Leber, Niere, Lunge und andere)	Obst, Obstprodukte – vor allem aus Kernobst (Äpfel)

2.5 Hygiene bei der Verarbeitung von Lebensmitteln

Beim Herstellen, Behandeln und beim Transport von Lebensmitteln müssen stets einwandfreie hygienische Verhältnisse herrschen. Zum Schutz des Verbrauchers sind gesetzliche Hygienevorschriften erlassen worden, die von allen Lebensmittelbetrieben zu beachten sind. Sie umfassen sowohl nationale Rechtsvorschriften als auch EU-weit geltende Bestimmungen.

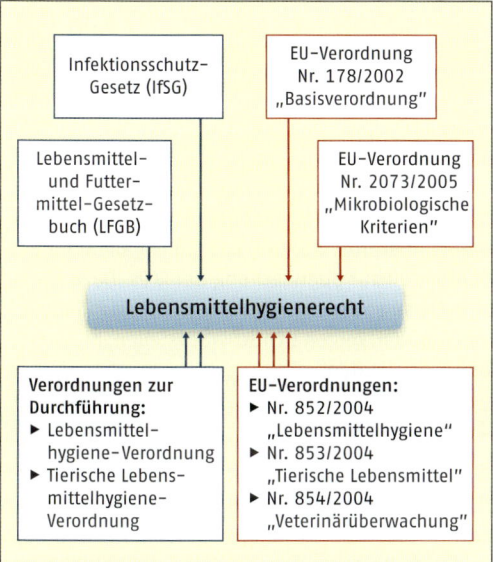

Bild 1: *Nationales Recht und EU-Verordnungen*

2.5.1 Betriebskontrolle nach HACCP

Die von jedem Betrieb geforderten Eigenkontrollen beruhen – so will es das Gesetz – auf den Grundsätzen des HACCP-Konzeptes (*„Hazard Analysis Critical Control Point"*). Übersetzt bedeutet das: „Risikoanalyse und Festlegung von kritischen Lenkungspunkten".

Das HACCP-Konzept wurde in den 60er Jahren in den USA von der NASA entwickelt. Es sollte sicherstellen, dass die Nahrung der Astronauten garantiert frei von Mikroorganismen war. Seit dem 1. Januar 2006 ist es nach der Verordnung über Lebensmittelhygiene EU-weit für alle Lebensmittel verbindlich. Eine Kontrolle findet seitdem also nicht nur durch die amtliche Überwachung, sondern auch durch die Betriebe selbst statt. Dazu gehört auch die Verpflichtung, das Personal in Fragen der Betriebshygiene entsprechend zu schulen.

Ihm liegt als Prinzip die Überlegung zugrunde, dass es wesentlich mehr Sicherheit bedeutet, wenn der gesamte Herstellungsprozess kontrolliert wird und nicht nur das fertige Produkt.

Bei seiner Umsetzung werden drei Phasen unterschieden. Zu Beginn steht eine Risikoanalyse der Produkte und Produktionsabläufe. Auf dieser Basis werden tägliche Sicherungsmaßnahmen festgelegt. Das Funktionieren des Sicherungssystems wird dann in festen Zeitintervallen regelmäßig überprüft.

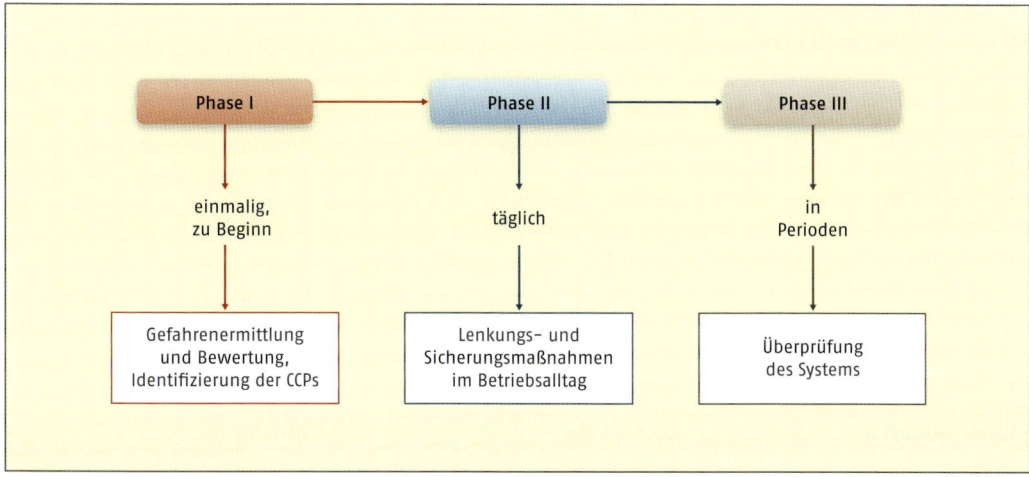

Bild 2: *Konzept zur Etablierung des HACCP-Konzepts in Lebensmittelbetrieben*

Die sieben Grundsätze des HACCP-Konzeptes

1. Analyse der Gefahren

Der gesamte Produktionsprozess wird analysiert, um mögliche Gefahren zu identifizieren:

▶ Biologische Gefahren – z. B. Vermehrung pathogener Keime,

▶ Chemische Gefahren – z. B. Rückstände von Desinfektionsmitteln,

▶ Physikalische Gefahren – z. B. Fremdkörper wie Metallsplitter.

2. Identifizierung kritischer Lenkungspunkte (CCPs)

CCPs sind Stationen der Herstellung oder Verarbeitung von Lebensmitteln, auf die folgende Merkmale zutreffen:

▶ Bei Abweichungen von den üblichen Produktionsbedingungen kann es zu einer Gesundheitsgefährdung kommen – z. B. wenn beim Grillen von Geflügel die vorgeschriebene Temperatur unterschritten wird.

▶ Durch gezielte Maßnahmen (Lenkung) lässt sich dieses Risiko beherrschen.

3. Festlegen von Grenzwerten für die CCPs

Für jeden CCP werden Grenzwerte festgelegt. Dazu wählt man messbare Parameter wie zum Beispiel die Erhitzungsdauer und Höhe der Temperatur oder optische Eindrücke wie Aussehen und Farbe.

4. Überwachen der CCPs

Das Überwachen der kritischen Punkte soll Überschreitungen der Grenzwerte verhindern. Das kann z. B. geschehen durch Messen der Temperatur oder der Standzeiten bei empfindlichen Produkten.

5. Festlegen von Maßnahmen zur Korrektur

Bereits im Vorfeld werden Maßnahmen festgelegt, die eventuelle Abweichungen sofort korrigieren. Beispiele für Korrekturmaßnahmen sind das eventuelle Entsorgen der fehlerhaften Produkte oder höheres Erhitzen und Weiterverwenden.

6. Überprüfen der Wirksamkeit von Eigenkontrollen

Die Wirksamkeit des HACCP-Konzeptes muss regelmäßig überprüft werden. Das gilt vor allem für Einrichtungen zur Überwachung der CCPs. Dazu zählen zum Beispiel die Überprüfung der Messgenauigkeit von Geräten. Zeigen sich Schwachstellen, müssen sie behoben werden.

7. Dokumentation

Die EU-Verordnung schreibt die Dokumentation der HACCP-Maßnahmen und das regelmäßige Führen schriftlicher Aufzeichnungen an den CCPs vor. Auch sollten Dokumente über Eckdaten der betrieblichen Produktion vorliegen wie zum Beispiel Listen der Mitarbeiter, Arbeitsanweisungen oder Rezepturen.

Tab. 1: *Beispiele für CCPs und ihre Überwachung (Quelle: Keweloh Mikroorganismen in Lebensmitteln, 2009)*

	Grillen eines Hähnchens	Warmhalten von Eintopf
Risiko	Überleben pathogener Keime	Wachstum pathogener Keime
Überwachung	Messen der Innentemperatur mit Stichthermometer	Messen der Temperatur mit eingebautem Thermometer
Häufigkeit der Überwachung	2 × täglich (12.00 und 18.00 Uhr)	Kontinuierlich
Grenzwerte	Kerntemperatur im Geflügel über 70 °C	Mindestens 65 °C
Maßnahmen bei Abweichungen	Nacherhitzen	Nochmaliges Aufkochen
Verantwortlicher	Küchenleiter	Küchenleiter
Dokumentation	Checkliste Temperaturkontrolle warme Küche	Checkliste Temperaturkontrolle Warmhalten

2.5.2   Betriebshygiene in Gastronomie und Gemeinschaftsverpflegung

Über den Bau, die Einrichtung und das hygienische Betreiben von Küchen in Gastronomie und Gemeinschaftsverpflegung gibt es strenge Vorschriften. Hygiene muss auf allen Stationen der Be- und Verarbeitung bis hin zur Ausgabe der Speisen strikt eingehalten werden.

Personalhygiene

Gesetze und Verordnungen können nur Rahmenbedingungen schaffen. In die Praxis müssen sie von den im Küchenbereich tätigen Personen umgesetzt werden. Das beginnt bereits im Bereich der persönlichen Hygiene.

Die wichtigsten Regeln

▶ Es dürfen nur Personen beschäftigt werden, die frei sind von ansteckenden Krankheiten und von Entzündungen des Nasen-Rachen-Raumes und der Haut.

▶ Vor Arbeitsbeginn und nach jedem Toilettengang die Hände waschen und desinfizieren, denn über sie können sich pathogene Keime verbreiten.

▶ Fingernägel kurz schneiden und sauber halten, denn Schmutz unter den Nägeln bildet eine besondere Gefahrenquelle.

▶ Während der Arbeit keinen Schmuck tragen, vor allem keine Fingerringe.

▶ Das Tragen von Einmalhandschuhen ist nur bei hoch gefährdeten Produkten erforderlich. Die Praxis zeigt, dass sie nicht häufig genug gewechselt werden.

▶ Täglich frische Arbeitskleidung verwenden, denn auf verschmutzten Textilien können Mikoorganismen wachsen.

▶ Ergänzt werden muss die Kleidung durch eine Kopfbedeckung, die das gesamte Haar abdeckt, denn es ist in der Regel hoch belastet.

▶ Nicht in den Küchenräumen rauchen, denn dabei können Asche oder gar Zigarettenkippen in die Lebensmittel gelangen.

Lebensmittelhygiene

Auch für diesen Bereich stellen die rechtlichen Bestimmungen hohe Anforderungen.

Die wichtigsten Regeln:

▶ Bei der Eingangskontrolle der Waren auf einwandfreie Qualität achten.

▶ Leicht verderbliche Lebensmittel stets kühl lagern, dabei auf eine angemessene Lagerzeit achten und erst kurz vor dem Verwenden aus der Kühlung nehmen.

▶ Unreine Bereiche (Arbeiten mit rohen Lebensmitteln) und reine Bereiche (Zubereiten von Speisen) unbedingt voneinander trennen, damit keine Mikroorganismen von ungewaschenen, keimbelasteten auf saubere, keimarme Lebensmittel übergehen können.

▶ Große Tiefkühlprodukte wie ganze Geflügel vor dem Erhitzen vollständig auftauen, sonst bleibt die Temperatur in den noch gefrorenen Teilen eventuell zu niedrig. Die Auftauflüssigkeit stets wegschütten.

▶ Speisen genügend hoch erhitzen. Fleisch und Fisch müssen eine Kerntemperatur von 70 °C erreichen − für ca. 10 Minuten.

▶ Speisen nur kurze Zeit und über 65 °C warm halten. Bei niedrigeren Temperaturen können sich viele Keime rasch vermehren.

▶ Speisen, die nicht mehr erhitzt werden, und Gefäßinnenflächen nicht mit der bloßen Hand berühren, um eine Kontaminierung zu vermeiden.

▶ Zum Abschmecken mit einem Löffel Speise dem Topf entnehmen und auf einen zweiten Löffel oder ein Schälchen geben. So verhindert man ebenfalls Kontaminationen.

▶ Gegarte Speisen vor dem Weiterverarbeiten zwischenkühlen.

▶ Beim Abkühlen sollten die Temperaturen zwischen 50 und 10 °C möglichst schnell durchschritten werden, weil Keime in diesen Bereichen besonders rasch wachsen.

▶ Speisen stets abdecken, so werden Mikroorganismen aus der Luft ferngehalten.

3   Agro-Chemikalien

Zu dieser Gruppe von Stoffen, die als Rückstände in Lebensmitteln vorkommen können, zählen vor allem Pflanzenschutzmittel und die in der Tierhaltung eingesetzten Arzneimittel.

3.1   Pflanzenschutzmittel

Die Geschichte der Pflanzenschutzmittel (Pestizide) begann mit der Synthese des DDT im Jahr 1938 durch den Schweizer Chemiker Peter Müller. In der Folgezeit wurden zahlreiche weitere Pflanzenschutzmittel entwickelt. Heute ist eine Fülle unterschiedlicher Stoffe auf dem Markt. Im Mai 2008 waren rund 650 solcher Mittel auf der Basis von gut 250 Wirkstoffen zugelassen. Sie sollen Kulturpflanzen vor Unkräutern, Pilzen, Insekten und anderen schädlichen Einflüssen schützen und die Ernte sichern.

Tab. 1: *Anwendungsbereiche*

Präparate	Anwendung
Insektizide	Gegen Insekten
Herbizide	Gegen Unkräuter
Fungizide	Gegen Pilze
Nematizide	Gegen Wurmbefall
Akarizide	Gegen Spinnmilben
Molluskizide	Gegen Schnecken

Zulassung

Pflanzenschutzmittel müssen amtlich zugelassen werden. Der Hersteller stellt beim Bundesamt für Verbraucherschutz und Lebensmittelsicherheit (BVL) in Bonn einen entsprechenden Antrag. Die Zulassung ist an eine Reihe von Prüfungen durch andere Behörden geknüpft:

▶ Die Biologische Bundesanstalt für Land- und Forstwirtschaft (BBA) prüft die Wirksamkeit.

▶ Das Umweltbundesamt (UBA) prüft die Umweltverträglichkeit.

▶ Das Bundesinstitut für Risikobewertung (BfR) prüft die gesundheitliche Unbedenklichkeit bei bestimmungsgemäßem Gebrauch.

Rückstände

Der Einsatz von Pflanzenschutzmitteln wird durch das Pflanzenschutzgesetz geregelt. Für deren Verwendung gilt der Grundsatz „guter landwirtschaftlicher Praxis". Das bedeutet, sie werden standort-, kultur- und situationsbezogen eingesetzt und die verwendete Menge beschränkt sich auf das notwendige Maß. Aber selbst wenn man diesem Prinzip folgt und obwohl die meisten der heutzutage verwendeten Mittel rasch biologisch abgebaut werden – Rückstände lassen sich nicht völlig vermeiden. Um sicherzustellen, dass Rückstände keine gesundheitliche Gefahr für den Verbraucher bedeuten, setzt man im Rahmen des Zulassungsverfahrens Höchstmengen (HM) fest. Deren Werte geben an, wie hoch die Konzentration eines Wirkstoffs im Lebensmittel maximal sein darf. Sie orientieren sich an drei Faktoren:

▶ Welche Menge ist notwendig, um die gewünschte Wirkung zu erzielen, ohne die Ausbildung von Resistenzen zu fördern.

▶ Der ADI-Wert (s. S. 465).

▶ Der ARfD-Wert.

 Info

Erläuterung ARfD-Wert

Für Wirkstoffe mit hoher akuter Toxizität eignet sich der ADI-Wert nur bedingt. Da er aus längerfristigen Studien abgeleitet wird, spiegelt er akute Gefährdungen nur unzureichend wider. Ende der 90er Jahre wurde daher die sogenannte Acute Reference Dose (akute Referenzdosis – ARfD) eingeführt.

Nach Definition der WHO ist der ARfD-Wert diejenige Stoffmenge, die über die Nahrung ohne gesundheitliches Risiko innerhalb eines Tages oder einer Mahlzeit aufgenommen werden kann. Anders als der ADI-Wert wird er nicht für jedes Pflanzenschutzmittel festgelegt, sondern nur für solche, die schon bei einmaliger und kurzfristiger Exposition schädigen können.

Pestizidreport –
Information des Verbrauchers

Es ist Aufgabe der amtlichen Lebensmittelüberwachung, zu kontrollieren, ob die festgelegten Höchstmengen für Pestizide eingehalten werden. Diese Aufgabe fällt in die Zuständigkeit der Bundesländer. Viele von ihnen sind mittlerweile dazu übergangen, die Ergebnisse ihrer Untersuchungen online zu stellen. Über die entsprechenden Internetportale bekommen Verbraucher darüber Auskunft, ob Pflanzenschutzmittel gefunden wurden und ob es zu Überschreitungen der Höchstmengen gekommen ist.

Lebensmittelmonitoring 2009

Ein zusätzliches Instrument zur Verbesserung des vorbeugenden Verbraucherschutzes ist das seit 1994 rechtlich verankerte bundesweite Lebensmittel-Monitoring. Darunter versteht man die wiederholte Beobachtung, Messung und Bewertung unerwünschter Stoffe in und auf Lebensmitteln. Dessen Ziel ist es, repräsentative Daten über die Rückstandssituation zu erhalten. Im Lebensmittel-Monitoring 2009 wurden mit Ausnahme von Bulgur, Dinkelflocken und Pommes frites alle anderen Lebensmittel pflanzlicher Herkunft auf Rückstände von Pflanzenschutzmitteln geprüft.

 Info

Mehrfachrückstände

Der Begriff Mehrfachrückstände beschreibt, dass bei der Untersuchung einer Probe mehr als nur ein Wirkstoff nachgewiesen werden kann. Diese Untersuchungsergebnisse sind immer wieder Gegenstand der öffentlichen Diskussion.

Tendenziell nehmen Mehrfachbefunde zu.

Das liegt zum einen in der verbesserten Analytik, die ein wesentlich breiteres Spektrum an Stoffen erfasst. Zum anderen daran, dass die heutigen Pflanzenschutzmittel sehr spezifisch, gegen nur wenige Schädlinge wirken. Soll ein breiteres Schadspektrum erfasst werden, kommt man oft nicht mit nur einem Mittel aus.

Zur toxikologischen Auswirkung von Mehrfachrückständen gibt es kaum gesicherte wissenschaftliche Erkenntnisse. Deshalb gibt es auch noch keine Grundlage für entsprechende rechtliche Bestimmungen.

Tab. 1: *Ergebnisse zu Rückständen von Pestiziden in Obst und Gemüse (Auswahl)*

Lebensmittel	Kein Befund	Befund < Höchstmenge	Befund > Höchstmenge
Weizenkörner	34,8 %	65,2 %	–
Linsen	0,9 %	95,4 %	3,7 %
Rucola	7,2 %	83,4 %	9,4 %
Blumenkohl	37,4 %	62,6 %	–
Gemüsepaprika	21,7 %	74,9 %	3,4 %
Auberginen	32,1 %	65,3 %	2,6 %
Knollensellerie	32,0 %	63,3 %	4,7 %
Erbsen (TK)	46,6 %	51,8 %	1,6 %
Weintrauben	6,4 %	91,2 %	2,5 %
Aprikosen	4,2 %	92,3 %	3,5 %
Bananen	17,4 %	82,3 %	–
Orangensaft	30,2 %	69,8 %	–

3.2   Stoffe mit pharmakologischer Wirkung

Stoffe mit pharmakologischer Wirkung werden in der Tierhaltung eingesetzt – entweder als Arzneimittel oder als Futtermittelzusätze.

Anabolika

Anabolika bewirken durch Eingriff in den Hormonhaushalt eine höhere Stickstoff-Retention im Organismus und führen zu einer gesteigerten Proteinbildung.

Missbrauch in der Tiermast

Der Einsatz von Anabolika in der Tiermast ist in Europa verboten – jedoch ökonomisch sehr verlockend. Wenn jungen Rindern zusätzlich zum Futter Hormone wie Testosteron oder Östrogen gespritzt werden, wachsen sie nicht nur schneller, sondern bilden auch mehr mageres Fleisch.

Obwohl in Europa der Handel mit anabolen Substanzen und deren Einsatz in der Tiermast illegal ist, sind die entsprechenden Wirkstoffe leicht zu beschaffen. Die Gefahr eines Missbrauchs ist daher groß. Den Preis dafür zahlt dann der Verbraucher. Anabolikarückstände in Fleisch können gefährliche Nebenwirkungen hervorrufen – vom Herzrasen über Muskelzittern und Fieber bis hin zum Erbrechen. In der EU gibt es daher strenge Kontrollen, um die Fleischqualität effektiv zu überwachen.

Psychopharmaka

Die Intensivhaltung von Mastvieh hat neben der Infektanfälligkeit eine weitere negative Seite. Die Tiere sind durch das enge Miteinander starken Stresssituationen ausgesetzt. Insbesondere bei der Schweinezucht stellt dies ein großes Problem dar, denn die Vorliebe des Verbrauchers für mageres Schweinefleisch hat zur Züchtung hochsensibler und damit stressanfälliger Schweinerassen geführt. Die Verwendung solcher Mittel ist dann tolerierbar, wenn die vorgeschriebenen Wartezeiten eingehalten werden. Da sie jedoch auch zur Ruhigstellung der Tiere auf dem Transport zum Schlachthof eingesetzt werden, berichten Untersuchungsämter immer wieder über das Vorkommen einzelner Psychopharmaka.

Antibiotika

Tiermast wird heute nach ähnlichen ökonomischen Gesichtspunkten betrieben wie die Produktion industrieller Güter. Das bedeutet, in den Betrieben werden mehr Tiere und dazu noch auf engerem Raum gehalten. Die Folge: Infektionsgefahr und -anfälligkeit sind hoch. Dem versucht man durch Zugabe von Antibiotika zum Futter vorzubeugen.

Bereits seit mehr als 30 Jahren werden daher Substanzen wie Tetracycline, Penicillin oder Bazitrazin in der Tiermast verwendet. Solche Praktiken sind jedoch nicht unproblematisch, denn sie können dazu führen, dass sich antibiotikaresistente Krankheitserreger entwickeln, die dann eine ernste Gefahr für den Menschen darstellen.

Heute sind daher in Futtermitteln, insbesondere für die Schweine- und Kälbermast, nur solche Verbindungen zugelassen, die in der Humanmedizin keine Verwendung finden. Außerdem sind in jedem Fall Wartezeiten zwischen Verabreichung der Medikamente und der Schlachtung einzuhalten, damit die Medikamente im Organismus abgebaut werden können.

Allerdings ist die Kontrolle darüber, ob dies tatsächlich geschieht, nur schwer zu führen, denn nur 2 % aller gewerblich geschlachteten Kälber und gar nur 0,5 % aller gewerblich geschlachteten sonstigen Tiere werden entsprechenden Untersuchungen unterzogen, so mancher Misbrauch von Antibiotika bleibt da möglicherweise unaufgedeckt.

Thyreostatika

Diese Stoffe hemmen bei den Tieren die Funktion der Schilddrüse und damit auch den Grundumsatz. Das bedeutet, die Tiere nehmen bei gleicher Futtermenge schneller an Gewicht zu. Dieser Effekt beruht zumindest zum Teil auf einer verstärkten Einlagerung von Wasser in die Gewebe. Seit 1981 sind Thyreostatika EU-weit verboten. Davor wurden sie als Masthilfe für Jungbullen eingesetzt.

4   Umwelt-Kontaminanten

Es gibt eine Reihe von Substanzen, die über Luft, Wasser oder Boden in Lebensmittel gelangen. Dabei kann es sich entweder um Stoffe natürlichen Ursprungs handeln oder sie sind durch industrielle Anlagen freigesetzt worden.

4.1   Schwermetalle

Ab Juli 2009 gelten EU-weit Höchstgehalte für Blei, Cadmium und Quecksilber. Die neuen rechtsverbindlichen Werte ergänzen die bereits seit 1993 für Quecksilber in Fischen und Fischereierzeugnissen und die seit 2002 für Blei und Cadmium in verschiedenen Lebensmittelgruppen wie Milch, Getreide, Gemüse, Früchte und Fleischerzeugnissen geltenden Höchstgrenzen. Die neuen Grenzwerte sollen den Schutz der Verbraucher auch in Deutschland weiter verbessern.

4.1.1   Cadmium

Dieses Schwermetall kommt in der Natur meist gebunden vor und kann es auf verschiedene Weise freigesetzt werden:

▶ Durch Gesteinsverwitterungen und Vulkanausbrüche und Bergbauarbeiten

▶ Bei technischen Prozessen wie dem Herstellen von Nickel-Cadmium-Batterien oder der Verhüttung z. B. von Blei oder Kupfer.

Aufnahme und Resorption

Eine wesentliche Quelle für Cadmium ist Tabakrauch. Pro Zigarette werden zwischen 0,007 und 0,35 Mikrogramm Cadmium frei. Bei der oralen Aufnahme spielen vor allem Lebensmittel eine zentrale Rolle. Sowohl über die Atmung als auch oral ist außerdem eine Aufnahme über Hausstaub oder Belastungen am Arbeitsplatz möglich.

Von dem mit der Nahrung aufgenommenen Cadmium werden etwa drei bis fünf Prozent durch die Darmwand in den Körper aufgenommen. Bei Personen mit einem Mangel an Eisen oder Calcium ist die Resorptionsrate deutlich höher.

Wirkungen im Organismus

Cadmium reichert sich im Organismus an und wird nur sehr langsam wieder ausgeschieden. Eine langfristig hohe Belastung mit Cadmium führt hauptsächlich zu Schädigungen der Niere, aber auch der Knochen.

Die Europäische Behörde für Lebensmittelsicherheit (EFSA) hat im Januar 2009 unter Beachtung der Wirkung auf die Niere einen tolerierbaren Wert für die wöchentliche Aufnahme („tolerable weekly intake" = TWI) festgelegt. Auf der Basis der heutigen wissenschaftlichen Kenntnisse ergab sich bei den Berechnungen eine Menge von 2,5 Mikrogramm pro Kilogramm Körpergewicht.

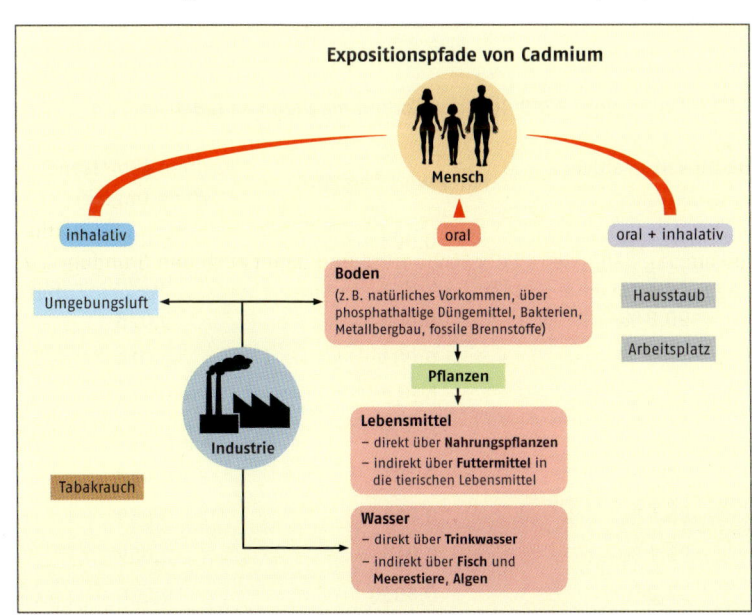

Bild 1: *Expositionspfade für Cadmium (Quelle: BfR 2009)*

Cadmium in Lebensmitteln

Cadmium gelangt vor allem über den Boden in unsere Lebensmittel. Daher spielen pflanzliche Lebensmittel als Quelle der Kontamination die entscheidende Rolle. In tierische Lebensmittel geht das Schwermetall über Futterpflanzen über − bei Fischen über die Nahrungskette und das Wasser.

Die Cadmiumkonzentrationen in Nahrungs- oder Futterpflanzen hängt von verschiedenen Faktoren ab − zum Beispiel dem Gehalt im Boden oder dem pH-Wert. Auch die Pflanzenart spielt eine Rolle. Weizen, Spinat und Salat nehmen mehr Cadmium auf als andere Ackerpflanzen.

Daher gibt es Pflanzen mit höheren Gehalten von mehr als 0,15 mg/kg wie zum Beispiel Sonnenblumenkerne. Zu den tierischen Produkten mit höheren Gehalten gehören Nieren von Nutztieren sowie Meeresfrüchte.

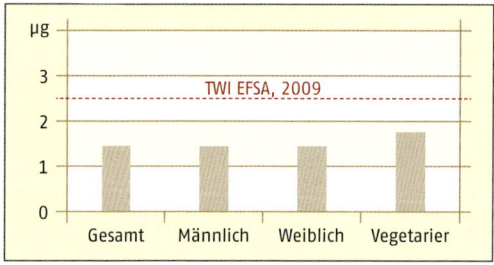

Bild 1: *Tatsächliche wöchentliche Aufnahme von Cadmium im Vergleich zum TWI (µg/kg Körpergewicht)*

Tab. 1: *Lebensmittel mit einem erhöhten Cadmiumgehalt (> 15 mg/kg)*

Lebensmittel	Gehalt (mg/kg)
Sonnenblumenkerne	0,39
Rindernieren	0,31
Miesmuscheln	0,20

Tab. 2: *Lebensmittel mit einem niedrigen Cadmiumgehalt (< 0,005 mg/kg)*

Lebensmittel	Gehalt (mg/kg)
Tomaten	0,0046
Orangen	0,0019
Äpfel	0,0017

Tab. 3: *Gesetzlich festgelegte Höchstmengen*

Lebensmittel	Höchstmenge
Fleisch (Rind, Schwein, Geflügel)	0,05 mg/kg
Leber (Rind, Schwein, Geflügel)	0,50 mg/kg
Niere (Rind, Schwein, Geflügel)	1,00 mg/kg
Muskelfleisch von Fischen	0,05 mg/kg
Stängel-, Wurzelgemüse, Kartoffeln	0,10 mg/kg
Getreide, Hülsenfrüchte	0,10 mg/kg
Weizen, Reis	0,2 mg/kg

Tab. 4: *Ergebnisse des Lebensmittel-Monitorings 2008 über den Cadmiumgehalt von Lebensmitteln*

Lebensmittel	Häufigkeit positiver Befunde	Mittelwert (mg/kg)	Maximal gemessene Werte (mg/kg)
Hähnchen	20,7 %	0,003	0,034
Pute	13,8 %	0,004	0,104
Brühwürstchen	20,8 %	0,005	0,028
Lachs	17,4 %	0,003	0,014
Reis	77,3 %	0,017	0,114
Kartoffeln	99,1 %	0,021	0,096
Spinat	100,0 %	0,101	0,410
Zwiebeln	96,5 %	0,011	0,039
Karotten	97,1 %	0,018	0,089
Birnen	37,2 %	0,0030	0,016

4.1.2 Blei

Mit der Einführung bleifreien Benzins ist eine der hauptsächlichen Quellen für die Belastung der Umwelt mit Blei weggefallen. Erzhütten und Blei verarbeitende Industrien emittieren dieses Schwermetall jedoch weiterhin. Es gelangt vor allem über Abgase in die Luft und schlägt sich als bleihaltiger Staub auf der Oberfläche von Früchten und Blättern nieder.

Besonders betroffen sind daher Obst und oberirdisch wachsende Gemüsearten mit großer, wachsiger, behaarter oder rauer Oberfläche. Verunreinigte Futtermittel sind eine Quelle für die Belastung von Lebensmitteln tierischer Herkunft – vor allem in Leber und Nieren.

Aufnahme und Resorption

Etwa 80 Prozent des von Erwachsenen aufgenommenen Bleis stammen aus Lebensmitteln. Bei Kindern wird es zu 50 Prozent, bei Erwachsenen zu 10 Prozent im Magen-Darm-Trakt resorbiert und anschließend über das Blut in zahlreiche Organe transportiert. Etwa 90 Prozent der aufgenommenen Menge lagert sich in Zähnen und Knochen ab. Dort bildet es ein langlebiges Depot mit einer biologischen Halbwertszeit von 5–20 Jahren.

Höchstmengen

Die für Lebensmittel festgelegten Höchstmengen liegen in Größenordnungen zwischen 0,05 und 1,5 Milligramm pro Kilogramm des Lebensmittels.

Wirkungen im Organismus

Blei schädigt vor allem das Nervensystem, die Blutbildung und die Nieren. Bei Kindern kann es selbst bei relativ niedrigen Bleispiegeln im Blut zu Störungen der geistigen Entwicklung führen. Allerdings, für Personen, die nicht beruflich mit Blei in Kontakt kommen, besteht kaum noch Gefahr.

Die über Lebensmittel pro Tag und Kilogramm Körpergewicht (KG) zugeführte Menge beträgt ca. 0,55 µg. Die WHO hat eine vorläufige duldbare wöchentliche Aufnahmemenge (*Provisional Tolerable Weekly Intake* = PTWI) von 25 µg/kg KG – das entspricht einer täglichen Dosis von 3,6 µg/kg KG.

Blei in Lebensmitteln

Da die Belastung der Umwelt mit Blei in den letzten Jahren zurückgegangen ist, sinken auch die Gehalte tierischer und pflanzlicher Lebensmittel kontinuierlich. Blei haftet vor allem an der Oberfläche. Das sollte man beim Vorbereiten von Lebensmitteln beachten:

▶ Obst und Gemüse gründlich waschen – besonders bei gekräuselten, behaarten oder rauen Oberflächen.

▶ Bei Kopfsalat oder Kohl die äußeren Blätter entfernen.

▶ Keramikgefäße nur benutzen, wenn sie für Lebensmittel geeignet sind. Sie könnten bleihaltige Farben abgeben.

Tab. 1: *Ergebnisse des Lebensmittel-Monitorings 2008 für Blei*

Lebensmittel	Häufigkeit Positiver Befunde	Mittelwert (mg/kg)	Maximal gemessene Werte
Hähnchen	8,7 %	0,012	0,053
Pute	7,1 %	0,012	0,071
Brühwürstchen	21,6 %	0,013	0,088
Lachs	8,8 %	0,013	0,030
Reis	29,5 %	0,025	0,210
Kartoffeln	45,6 %	0,007	0,040
Spinat	93,2 %	0,069	1,920
Zwiebeln	32,5 %	0,008	0,113
Karotten	87,4 %	0,016	0,092
Birnen	43,0 %	0,008	0,057

4.1.3   Quecksilber

Quecksilber erreicht den Menschen vor allem über tierische Lebensmittel. Die Gefährlichkeit solcher Rückstände hängt entscheidend von der Bindungsform des Schwermetalls ab. Organisches Methylquecksilber ist für den Menschen am giftigsten. Anorganisch gebundenes Quecksilber ist im Vergleich dazu von geringerer Toxizität.

Aufnahme und Resorption

Aus Lebensmitteln wird Quecksilber vor allem durch Verzehr von Fisch und Meeresfrüchten meist in Form organischer Verbindungen aufgenommen. Diese Stoffe werden nahezu vollständig aus dem Magen-Darm-Trakt resorbiert. Sie können leicht die Blut-Hirn-Schranke und auch die Plazenta-Schranke passieren. Das führt zur Anreicherung in Gehirn und Rückenmark sowie bei Schwangeren im fötalen Blut. Die WHO gibt für Quecksilber einen TWI-Wert von 5 Mikrogramm pro Kilogramm Körpergewicht an.

Höchstmengen

Für Quecksilber wurden in der EU nur für Fisch- und Fischerzeugnisse Höchstmengen festgesetzt. Für bestimmte Fische wie Rotbarsch oder Makrele gelten Grenzen von 1,0, bei allen anderen Fischereierzeugnissen 0,5 mg/kg Frischgewicht.

Wirkungen im Organismus

Hauptzielorgan der Toxizität ist das zentrale Nervensystem. Zeichen einer Schädigung dieses Organs sind bei Kindern Entwicklungs- und Verhaltensstörungen. Bei Erwachsenen treten als erste Symptome Missempfindungen an der Haut, Gangunsicherheit sowie Sprach- und Hörstörungen auf.

Tab. 1: *Ergebnisse des Lebensmittel-Monitorings 2008 für Quecksilber*

Lebensmittel	Häufigkeit positiver Befunde	Mittelwert
Hähnchen	10,8 %	0,005 mg/kg
Pute	3,8 %	0,005 mg/kg
Lachs	100,0 %	0,026 mg/kg
Reis	54,0 %	0,101 mg/kg
Kartoffeln	6,1 %	0,002 mg/kg

4.2   Perfluorierte Tenside (PFT)

PFT sind Stoffe, die aus Kohlenstoffketten und Fluoratomen bestehen. Es handelt sich bei ihnen um sehr stabile chemische Verbindungen. Deren Leitsubstanzen sind Perfluorcarbonsäuren (PFOA) und Perfluorsulfonsäuren (PFOS).

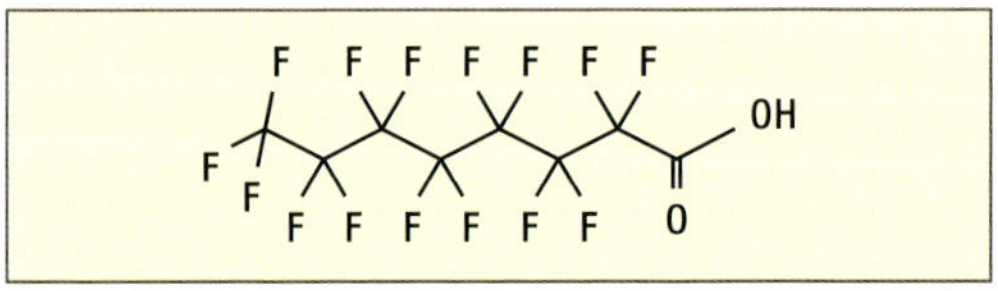

Bild 1: *Perfluorcarbonsäuren*

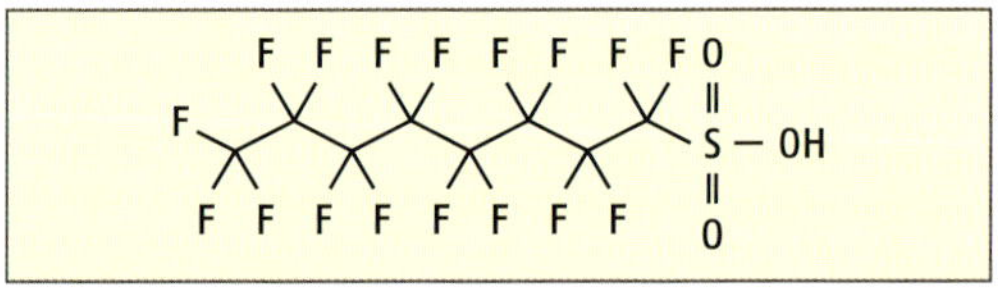

Bild 2: *Perfluorsulfonsäuren*

PFT sind in vielen Gegenständen des täglichen Gebrauchs enthalten. Beispiele sind antihaftbeschichtetes Kochgeschir oder atmungsaktive Funktionskleidung. Im Verlauf technischer Produktionsprozesse werden PFT freigesetzt.

Wirkungen im Organismus

PFT bleiben sehr lange in der Umwelt, werden im Organismus praktisch nicht metabolisiert und bleiben entsprechend lange im Körper. Da sie gut wasserlöslich sind, reichern sie sich vor allem im Blut und in der Leber an. Ihre akute Toxizität ist relativ gering. Im Tierversuch wirken sie canzerogen und reproduktionstoxisch.

Exposition über Lebensmittel

Auffällig hohe Gehalte wurden in Fischen gefunden. Sie sind die hauptsächliche Eintragsquelle. Seefisch trägt 53 Prozent und Süßwasserfisch zu 38 Prozent zur täglichen Aufnahme bei. Die mittlere Aufnahme an PFT liegt zurzeit in Deutschland bei 0,6 bis 4,4 Nanogramm pro Kilogramm Körpergewicht. Das sind etwa 25 Prozent der festgelegten TDI. Nach diesen Daten besteht momentan kein gesundheitliches Risiko. In anderen Ländern, zum Beispiel Großbritannien, ist die Situation kritischer.

5   Radionuclide

Die natürliche Radioaktivität ist schon immer vorhanden und bildet den Hauptteil der über die Nahrung aufgenommenen Radionuclide. Dazu zählen Kalium-40 sowie die Uranisotope U-235 und U-238 bzw. deren Zerfallsprodukte. Andere Radionuclide werden in den oberen Schichten der Atmosphäre ständig gebildet — zum Beispiel C-14 oder Tritium, das radioaktive Isotop von Wasserstoff.

Daneben gibt es noch solche, die nachträglich, z. B. durch Kernwaffenversuche oder Katastrophen wie das Reaktorunglück 1986 in Tschernobyl, in die Umwelt gelangt sind. Bei den „künstlichen" Radionukliden handelt es sich hauptsächlich um Cs-137, Sr-90, J-131, C-14 und Tritium.

Memo

Fachbegriffe zur Radioaktivität

Becquerel (Bq)

Ist eine Aktivitätseinheit und gibt an, wie viel Atomkerne pro Zeiteinheit zerfallen.

1 Bq bedeutet 1 Zerfall pro Sekunde.

Sievert (Sv)

Ist die Einheit der Äquivalentdosis. Sie beschreibt die biologische Wirkung einer bestimmten Strahlenenergie auf den Organismus. 0,5 Sv werden als kritische Grenzen angesehen.

Gray (gy)

Ist die Einheit für absorbierte Strahlungsenergie pro Masseneinheit.

Physikalische Halbwertszeit

Ist die Zeit, nach der die Hälfte aller Atome einer radioaktiven Substanz zerfallen ist. Sie beträgt bei Jod-131 ca. 8 Tage, bei Cäsium-137 dagegen ca. 30 Jahre.

Biologische Halbwertszeit

Ist die Zeit, nach der die Hälfte des radioaktiven Stoffes wieder aus dem Körper ausgeschieden ist.

Aufnahme und Resorption

Der Körper nimmt Radionuklide auf und speichert sie in den Organen. Sie bilden dann in den Organen und Geweben winzige Strahlungsquellen. Welche Schäden dabei entstehen können, hängt von verschiedenen Faktoren ab. Dazu gehören Alter und Belastbarkeit des betroffenen Organismus, Art des Isotops oder auch die Strahlendosis.

Wirkungen von Isotopen im Organismus

▸ K-40 wird in nahezu allen Zellen des Körpers gespeichert.

▸ Cs-137 ist dem Kalium sehr ähnlich und wird wie dieses verstoffwechselt.

▸ Sr-90 ist dem Calcium sehr ähnlich und wird in den Knochen eingebaut.

▸ J-131 wird in der Schilddrüse gespeichert, ist aber wegen seiner kurzen Halbwertszeit weniger gefährlich.

Info

Radioaktive Belastung der Menschen

▸ Die natürliche Belastung beträgt heute insgesamt ca. 2,4 mSv. Weniger als die Hälfte entstammt der Nahrung.

▸ Die Exposition durch künstliche Radionuclide beträgt 1,9 mSv.

Lebensmittel — Die aktuelle Situation

Kritische Radionuklide waren nach Tschernobyl J-131 und Cs-137. Ersteres ist längst aus der Umwelt verschwunden. Cs-137 findet sich bei einer Nachweisgrenze von 1 Bq/kg nur noch in Wildpilzen und Wildfleisch.

Die Gehalte des natürlichen K-40 sind gering und liegen in Bereichen, wie sie auch vor Tschernobyl gemessen wurden:

▸ Milch: 40 bis 60 Bq/l,
▸ Schweinefleisch: 30 bis 140 Bq/kg,
▸ Geflügel: 40 bis 130 Bq/kg,
▸ Obst und Gemüse: 30 bis 150 Bq/kg,

Ein gesundheitliches Risiko ist heute mit dem Vorkommen von Radionucliden nicht verbunden.

Und jetzt *Sie!*

1.1 *Nennen Sie drei natürlicherweise vorkommende Schadstoffe, die zu Atemnot führen können und finden Sie Beispiele für ihre Vorkommen in Lebensmitteln.*

1.2 *Geben Sie jeweils eine Empfehlung zur Vermeidung der in 1.1 genannten Schadstoffe in der Nahrung.*

2. *Veranschaulichen Sie die Informationen aus dem Infokasten „Wie viel Nitrat pro Tag?" auf S. 479 mithilfe einer Grafik.*

2.1 *Geben Sie einem Hobbygärtner Tipps, wie er sein Gemüse möglichst nitratarm auf den Tisch bringen kann.*

2.2 *Erläutern Sie anhand des Bildes 1 auf S. 480 den Nitratstoffwechsel. Orientieren Sie sich dabei an folgenden Aspekten:*

- *Eigene toxische Wirkung von Nitrat?*
- *Orte und Bedingungen der Reduktion zu Nitrit,*
- *Wege der Aufnahme und der Ausscheidung von Nitrit und Nitrat.*

2.3 *Erläutern Sie die Wirkungsweise von Nitrit im Organismus. Gehen Sie dabei besonders auf die Gefährdung von Kleinkindern ein.*

2.4 *Erklären Sie, weshalb das Ausbringen von Gülle eine umweltbelastende Maßnahme ist.*

3. *Grenzen Sie die Begriffe Lebensmittelvergiftung und Lebensmittelinfektion voneinander ab und geben Sie jeweils zwei Beispiele.*

3.1 *Empfehlen Sie Maßnahmen, die zur Vermeidung aller hier vorgestellten Lebensmittelinfektionen geeignet sind.*

3.2 *Fassen Sie die Informationen aus Bild 2, S. 489 in einem kurzen Text zusammen.*

4. *Kürzel werden gerne verwendet, um komplizierte Begriffe leicht lesbar zu „verpacken". Nicht immer aber ist auf den ersten Blick ihre Bedeutung zu erkennen. Erklären Sie folgende Abkürzungen aus den vorherigen Seiten und erläutern Sie jeweils ausführlich die dazu gehörenden Begriffe.*

▸ MOE	▸ DON	▸ ARfD
▸ MCPD	▸ HACCP	▸ PFT
▸ EHEC	▸ CCP	▸ TWI
▸ HUS		

5. *Erläutern Sie die sieben Grundsätze des HACCP-Konzeptes am Beispiel der Herstellung von*

a) *Trinkmilch,*

b) *Brot*

6. *Was versteht man unter Intensivhaltung? Erläutern Sie deren Folgen für die Tiere selber und für die Qualität des Nahrungsmittels Fleisch.*

7. *Diskutieren Sie die Notwendigkeit bzw. die Berechtigung des Einsatzes von Medikamenten in der Viehmast unter möglichst verschiedenen Gesichtspunkten, z. B.:*

- *wirtschaftliche und moralische Aspekte,*
- *Kontrollmöglichkeiten bei einzelnen Nahrungsmitteln und deren mengenmäßiger Verbrauch,*
- *daraus sich eventuell ergebende Gefahren für die Gesundheit,*
- *die tatsächliche Marktsituation (Essverhalten) oder: wie könnte der Einzelne langfristig zu einer Änderung beitragen?*

8. *Lesen Sie folgenden Text und finden Sie richtige und falsche Aussagen. Erläutern bzw. verbessern Sie gegebenenfalls.*

Das meiste Cadmium wird über das Trinkwasser aufgenommen. Vegetarier sind stärker gefährdet als Nichtvegetarier. Blei kommt vor allem in unterirdisch wachsenden Gemüsen vor. Man kann der Belastung durch Blei daher kaum entgehen. Durch Fisch und Meerestiere erfolgt am häufigsten die Belastung durch Quecksilber. So kann man aus der Zahl 100 % (Tabelle 1, S. 504) ableiten, dass z. B. ein 75 kg schwerer Mann schon mit 100 g Lachs die duldbare Höchstmenge an Quecksilber aufnimmt. Die Belastung durch Schwermetalle ist ansonsten aber kein wirklich großes Thema mehr, ganz im Gegensatz zu den radioaktiven Verbindungen. Diese treten überhaupt erst seit dem Reaktorunglück 1986 in Tschernobyl in der Natur auf. Besonders erwähnenswert sind dabei Kalium-, Cäsium- und Strontiumisotope, weil sie im Organismus gespeichert werden können. Je kürzer die Halbwertszeit, desto gefährlicher die Substanz.

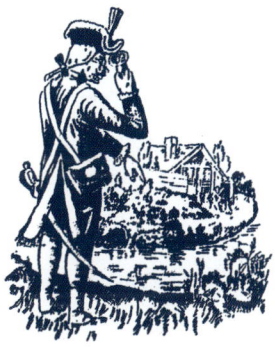

Chronik der Lebensmittelgesetzgebung

1876 Gründung des kaiserlichen Gesundheitsamtes

1879 Verkündigung des ersten deutschen Lebensmittelgesetzes

1927 Neufassung des bisherigen Lebensmittelgesetzes

1958 Verabschiedung eines Gesetzes zur Änderung und Ergänzung des bestehenden Rechtes

1974 Verkündigung des Lebensmittel- und Bedarfsgegenständegesetzes (LMBG)

2000 Die Europäische Kommission legt das „Weißbuch zur Lebensmittelsicherheit" vor, das viele Maßnahmen zum Schutz des Verbrauchers enthält.

2005 Das LMBG wird ersetzt durch das Lebensmittel- und Futtermittelgesetzbuch (LFGB). Es gilt nunmehr außer für Lebensmittel und Bedarfsgegenstände auch für Futtermittel.

Es wird bekannt gegebe, dafz von marge früh an niemand mehr in de Bach scheiße darf, indem der löbliche Magiftrat über~ morge Bier braue thut.

Teil 17: **Pro Verbraucher: Qualität und Sicherheit**

Dass Lebensmittel bestimmten **Gütekriterien** genügen, ist für uns heute eine Selbstverständlichkeit. So war es nicht immer. Auch in unseren Breiten ließ die Qualität früher oft zu wünschen übrig. Man musste sich mit Missständen wie Ungeziefer in den Vorräten oder Schimmelstellen am Brot arrangieren. In der zweiten Hälfte des 19. Jahrhunderts stieg dann wegen der besseren Lebensbedingungen auch die Zahl der Menschen, die mit Nahrung versorgt werden mussten. Diese Entwicklung machte es zunehmend notwendig, die **Qualität von Lebensmitteln** auch **gesetzlich** abzusichern.

1   Lebensmittelqualität

Noch vor 100 Jahren maßen Ernährungswissen-schaftler die Qualität von Lebensmitteln vor allem an deren Energiegehalt. Zum einen war er einfach zu bestimmen, zum anderen war damals die Versorgung mit Nahrungsenergie noch ein wichtiger Faktor für das Überleben. Heute setzt man andere Maßstäbe an.

 Info

Definition von Qualität

Nach einer internationalen Übereinkunft gilt: Qualität ist die Gesamtheit von Merkmalen einer Einheit bezüglich ihrer Eignung, festgelegte und vorausgesetzte Erfordernisse zu erfüllen.

Maßgebend für die Qualität sind also nicht nur die Beschaffenheit oder Eigenschaften eines Lebensmittels, sondern auch die Erwartungen bzw. Anforderungen, die der Verbraucher daran stellt.

1.1   Qualitätskriterien

Es ist nicht allein der Gehalt an Nährstoffen, der die Qualität von Lebensmitteln bestimmt.

Genusswert

Er ist für Verbraucher von ganz besonderer Bedeutung. Schließlich soll Essen ja schmecken. Der Genusswert umfasst alle Eigenschaften, die der Mensch mit seinen Sinnen wahrnehmen kann. Dazu gehören: **Aussehen, Geruch, Geschmack, Frische**.

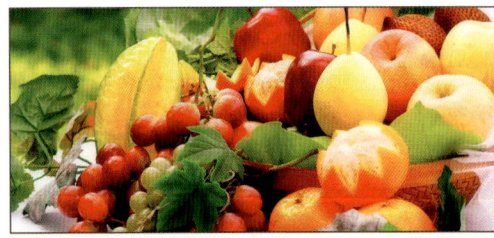

Bild 1: *Bei Obst kann man Frische mit allen Sinnen erfassen*

Gesundheitswert

Der Gesundheitswert wird hauptsächlich über die Summe der ernährungsphysiologisch wichtigen Inhaltsstoffe und Eigenschaften beurteilt. Das sind in erster Linie:

▸ essentielle Nährstoffe
 (Vitamine, Mineralstoffe, essentielle Amino- und Fettsäuren),

▸ gesundheitsfördernde Stoffe
 (Ballaststoffe, sekundäre Pflanzenstoffe),

▸ Hauptnährstoffe,

▸ Nährstoffdichte,

▸ Energiegehalt,

▸ Energiedichte.

Eignungswert für den Verbraucher

Dabei interessieren Eigenschaften von Lebensmitteln, die hauptsächlich ihre Verwendung für den täglichen Speiseplan und die küchentechnische Verarbeitung betreffen. Dazu gehören:

▸ Die Eignung für eine bestimmte Art von Verwendung – zum Beispiel eignen sich für das Zubereiten von Püree mehlig kochende Kartoffeln am besten, fest kochende sind ideal für Kartoffelsalat.

▸ Die Haltbarkeit ist für die Speisenplanung von Bedeutung. Kann zum Beispiel Gemüse nicht bald verarbeitet werden, ist es eventuell sinnvoller, statt frischer Ware Tiefkühlkost einzukaufen.

▸ Der Preis von Lebensmitteln hat für einen großen Teil der Verbraucher einen großen Einfluss auf die Kaufentscheidung.

▸ Der Zeitaufwand für Einkauf, Zubereitung und Verzehr von Lebensmitteln ist ebenfalls für viele Menschen ein wichtiges Kriterium, denn Zeit ist bei den meisten ein knappes Gut. Das erklärt auch die wachsende Beliebtheit von Convenience food (vorgefertigte Produkte), ready-to-eat food (verzehrsfertige Speisen) oder fast food (schnelles Essen).

Tab. 1: *Weitere Qualitätskriterien im Überblick*

Wertekategorie	Beschreibung	Kriterien
Psychologischer Wert	Menschen bewerten Lebensmittel sehr individuell. Ihre Vorlieben werden geprägt von bestimmten Meinungen und Erwartungen, aber auch Stimmungen.	▸ Freude am Essen ▸ Selbstbestätigung ▸ Belohnung ▸ Ersatzbefriedigung ▸ Langeweile/Frust
Ökologischer Wert	Der Verbrauch an Primärenergie, Rohstoffen und Wasser bei der Versorgung mit Lebensmitteln stellt für viele Menschen zunehmend einen wichtigen Aspekt der Bewertung dar.	▸ umweltschonende Produktion ▸ umweltschonende Verarbeitung ▸ umweltschonende Vermarktung ▸ artgerechte Tierhaltung
Soziokultureller Wert	Er wird durch Konsumgewohnheiten der einzelnen Menschen, aber auch durch gesellschaftliche Aspekte, geprägt.	▸ Prestige der Lebensmittel ▸ Tabus (religiös oder weltanschaulich) ▸ Geselligkeit/Esskultur
Politischer Wert	Die politische Komponente wird im Ernährungsbereich bei Importen von Lebens- und Futtermitteln offensichtlich – vor allem, wenn sie aus Entwicklungsländern kommen.	▸ gerechte Preise ▸ menschenwürdige Arbeitsbedingungen in den Produktionsbetrieben

1.2 Qualität erkennen

Bei unverpackten Lebensmitteln kann man Qualitätskriterien wie Frische, Farbe und Geruch meist recht gut beurteilen. Andere Merkmale sind kaum oder auch gar nicht zu erkennen und zu beurteilen. Verbraucher sind dann vor allem auf Informationen durch das Verkaufspersonal angewiesen.

Anders die Situation bei verpackten Lebensmitteln. Die im Lebensmittelrecht verankerte Kennzeichnungsverordnung (s. S. 518 f.) schreibt sehr detailliert vor, wie solche Produkte gekennzeichnet werden müssen, damit der Verbraucher deren Qualität einschätzen kann. Das sind hauptsächlich:

▸ Verkehrsbezeichnung,

▸ Füllmenge,

▸ Mindesthaltbarkeitsdatum,

▸ Zutatenliste,

▸ Herstelleradresse.

Tab. 2: *Ergebnisse einer Verbraucherbefragung zur Bewertung von Qualitätskriterien beim Einkauf von Lebensmitteln, Angaben in Prozent (Quelle: Tagung „Qualität auf ganzer Linie", 2009)*

Merkmal	Bewertung
Frische	82 %
günstiger Preis	57 %
regionale Produkte	43 %
saisonale Produkte	43 %
keine Gentechnik	42 %
artgerechte Tierhaltung	36 %
Qualitäts-/Gütesiegel	36 %
Keine synthetischen Zusatzstoffe	35 %
naturbelassen	32 %
wenig Zucker	26 %
Bio-Produkte	19 %

1.2.1   Qualitäts- und Herkunftssiegel auf Lebensmitteln

Neben den vorgeschriebenen Informationen tragen Verpackungen von Lebensmitteln eine Fülle von Labeln und Gütesiegeln, die auf bestimmte Qualitätseigenschaften oder Herstellungsweisen hinweisen. Aus Sicht der Verbraucher sind vor allem solche Label vertrauenswürdig, die von unabhängigen Stellen entwickelt, vergeben und kontrolliert werden.

Handelsmarken

Sie werden einschließlich der Qualitätskriterien vom Hersteller selbst entwickelt – zum Beispiel Alnatura, Knorr, Danone, Wiesenhof oder bioland. Die Marke sagt nicht direkt etwas über die Qualität eines Lebensmittels aus. Da die Kunden die Marken aber kennen und auch wieder erkennen, ergibt sich aus dieser Angabe ein gewisser Qualitätsdruck für den Hersteller, wenn er seinen Absatz stabil halten will.

Das bedeutet jedoch nicht, dass preiswerte Lebensmittel ohne Marke von geringerer Qualität sind. Auch „no-name-Erzeugnisse" müssen den gesetzlich vorgeschriebenen Standards entsprechen.

Güte- und Prüfzeichen

Sie kennzeichnen vor allem das Einhalten gesetzlicher Vorgaben und werden als Gemeinschaftszeichen für verschiedene Unternehmen verwendet. Das bekannteste ist zurzeit das „QS-Prüfzeichen für Lebensmittel". Es stellt ein zusätzliches Qualitätssystem dar, das alle Stufen der Erzeugung und Verarbeitung einbeziehen soll. Diese Zeichen dienen überwiegend der Absatzförderung.

Geografische Herkunftszeichen nach EU-Recht

Die Rahmenbedingungen für die Vergabe dieser Label beruhen zwar auf der EU-Verordnung zum Schutz von geografischen Angaben und Ursprungsbezeichnungen für Lebensmittel. Die Ausgestaltung der konkreten Anforderungen an die Produkte wird jedoch von den Erzeugergemeinschaften selbst ausgestaltet. Für Verbraucher, die Lebensmittelspezialitäten aus einer bestimmten Region suchen, ist nur das Logo „Geschützte Ursprungsbezeichnung g. U." aussagekräftig. Es gewährleistet, dass Rohstoffgewinnung und traditionelle Herstellung in einer bestimmten Region stattfinden – zum Beispiel bei „Allgäuer Bergkäse".

Herkunfts- und Qualitätsbezeichnungen der Bundesländer

Diese Label werben für Produkte, die in einem bestimmten Bundesland hergestellt werden. Für die Vergabe der Zeichen sind meist von den Ländern beauftragte Marketinggesellschaften zuständig.

Ökolabel, Soziallabel und Umwelt- sowie Tierschutzzeichen

Sie beziehen sich auf Umwelteigenschaften, Produktionsweise, Tierschutz oder Sozialverträglichkeit eines Produkts. Vertrauenswürdige, von unabhängigen Stellen vergebene und kontrollierte Zeichen sind zum Beispiel das staatliche Biosiegel für Produkte aus ökologischer Erzeugung oder das internationale Fairtrade-Siegel für Produkte aus Fairem Handel.

Bild 1: *QS-Siegel*

 Info

Mehr Wissen!

Genauere Informationen gibt es im Internet unter www.label-online.de. Dort finden sich eine umfassende Übersicht und Bewertung der gebräuchlichen Label. Verbraucher erfahren, wofür deren Inhalte stehen und ob das Einhalten der jeweiligen Siegel-Standards sichergestellt sind.

1.2.2 Vertrauenswürdige Label

Für den Verbraucher ist es nicht immer einfach, die Qualitätseigenschaften und Bewertungskriterien, die hinter den Siegeln stehen, nachzuvollziehen. Hier einige Beispiele für vertrauenswürdige Label.

Das staatliche deutsche Bio-Siegel

Lebensmittel, die aus kontrolliert ökologischer Landwirtschaft stammen, können freiwillig das Bio-Siegel tragen. Die Kriterien für seine Vergabe richten sich nach den aktuellen Bestimmungen gemäß der EG-Bio-Verordnung zum ökologischen Landbau. Voraussetzung für die Vergabe ist, dass die Zutaten des Produktes zu mindestens 95 Prozent aus ökologischem Landbau stammen. Weitere Kriterien sind zum Beispiel:

▶ Verzicht auf genetisch veränderte Organismen und deren Derivate,

▶ Weitgehender Verzicht auf synthetische Pflanzenschutzmittel,

▶ Artgerechte Tierhaltung,

▶ Verzicht auf mineralischen Dünger, stattdessen Einsatz geeigneter Fruchtfolgen zur Bodenverbesserung und im Betrieb selbst erzeugter Dünger.

Mit der Erfüllung der EG-Öko-Verordnung setzt das Bio-Siegel Standards für den ökologischen Landbau. Es stellt damit hohe Anforderungen an die entsprechenden Erzeugnisse. Ziel des Bio-Siegels ist es, ernährungsphysiologisch gesunde Lebensmittel zu erzeugen und gleichzeitig die Umweltbelastung durch landwirtschaftliche Produktion zu reduzieren.

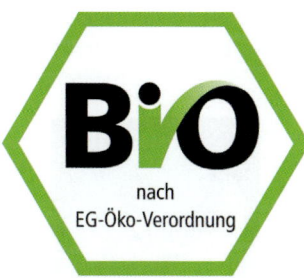

Bild 1: *Das deutsche Biosiegel*

Das EU-Bio-Siegel

Ab 1. Juli 2010 müssen alle verpackten Bio-Lebensmittel europaweit das neue EU-Bio-Logo tragen. Eine Grundvoraussetzung für die Vergabe des Siegels ist auch hier, dass 95 Prozent der Zutaten aus ökologischer Landwirtschaft stammen. Das freiwillige deutsche Bio-Siegel kann zusätzlich weiter genutzt werden.

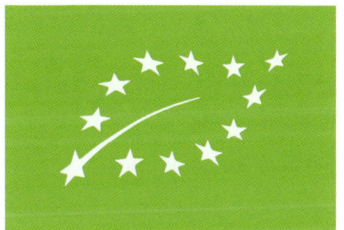

Bild 2: *EU-Bio-Siegel*

Lebensmittel TÜV geprüft

Dieses Label kennzeichnet Fleisch und Wurstwaren, die anhand von festgelegten Standards auf ihre Qualität hin überprüft worden sind. Die Anforderungen gehen über die gesetzlichen Bestimmungen hinaus. Vergabekriterien sind zum Beispiel:

▶ Lückenloser Nachweis von Warenfluss und Herkunft der Tiere,

▶ Verzicht auf Leistungsförderer, Hormone und Tiermehl im Futter,

▶ Rückstandsuntersuchungen der Futtermittel sowie des Fleisches selbst,

▶ Einhalten der Anforderungen an Haltung und Transport hinsichtlich Tierschutz,

▶ Durchführen von BSE-Tests bei allen Rindern ab 24 Monaten.

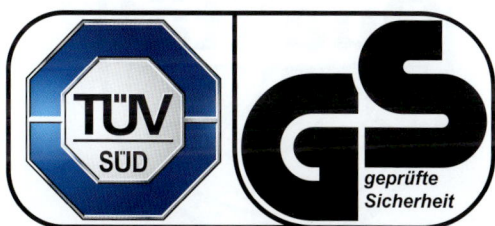

Bild 3: *TÜV Gütesiegel*

Regionalzeichen „Geprüfte Qualität" am Beispiel Bayern

Das Herkunftszeichen „Geprüfte Qualität Bayern" kennzeichnet 28 landwirtschaftliche Erzeugnisse und Produkte, die in Bayern gewonnen und hergestellt wurden und eine bestimmte Qualität erfüllen.

Die Qualitäts- und Prüfbestimmungen für die Produktgruppen enthalten Kriterien für jede Produktionsstufe, in denen auch Art und Häufigkeit der Kontrollen vorgeschrieben sind. Weitere Kriterien für die Vergabe sind zum Beispiel:

▶ Einbeziehen der Futtermittel in ein umfassendes System der Qualitätssicherung,

▶ Teilnahme am Salmonellenmonitoring,

▶ Durchführung und Dokumentation der betrieblichen Eigenkontrolle.

Die Einhaltung der Bestimmungen wird in einem dreistufigen Kontrollsystem, betriebliche Eigenkontrolle, externe Kontrolle durch eine akkreditierte Kontrolleinrichtung und staatliche Kontrolle, überwacht.

„Geprüfte Qualität Bayern" basiert auf qualitätsbezogenen und regionalen Kriterien, die teilweise über gesetzliche Vorschriften hinausgehen. Sie berücksichtigen auch Aspekte von der Rohstofferzeugung bis zur Produktverarbeitung. Die Herausgeber des Zeichens sind unabhängig und keinen wirtschaftlichen Eigeninteressen verpflichtet.

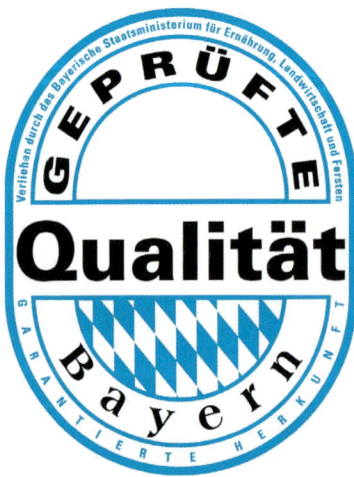

Bild 1: *Siegel „Geprüfte Qualität Bayern"*

Das internationale Fairtrade-Siegel

Dieses Siegel ist ein internationales Soziallabel und kennzeichnet Produkte aus fairem Handel. Das Siegel verleiht der gemeinnützige Verein TransFair, der selbst nicht mit Waren handelt und von verschiedenen gesellschaftlichen Akteuren, zum Beispiel aus Entwicklungspolitik, Kirchen oder Verbraucherschutz getragen wird.

Bei Nutzung des Fairtrade-Siegels verpflichten sich Händler, Verarbeiter und Transporteure in einem Lizenzvertrag zur Einhaltung der Kriterien, die für dessen Vergabe entscheidend sind:

▶ direkter Handel mit Produzentengruppen,

▶ Zahlung von Mindestpreisen, die über dem Niveau des Weltmarktes liegen,

▶ Zahlung von Prämien zur Finanzierung von Projekten (z. B. für Bildung, Umwelt, Infrastruktur).

▶ langfristige Lieferbeziehungen,

▶ Zahlung fairer Löhne,

▶ Verbot illegaler Kinderarbeit,

▶ Umwelt- und Naturschutz (z. B. in Bezug auf Gewässerschutz und Vermeiden von Pestizideinsatz),

▶ transparente, demokratische Strukturen in Verwaltung und Management.

Das Fairtrade-Siegel bezieht sich in erster Linie auf soziale Kriterien, berücksichtigt aber auch Umweltaspekte. Die Vorgaben gehen über das gesetzlich vorgeschriebene hinaus und berücksichtigen die Produktionsbedingungen bis hin zu den Abläufen des Handels. Die breite Trägerschaft des Transfair-Vereins gewährleistet eine hohe Glaubwürdigkeit.

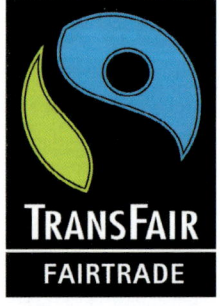

Bild 2: *Fairtrade-Siegel*

2   Aufbau des Lebensmittelrechts

Die lebensmittelrechtliche Situation in Deutschland ist in erster Linie geprägt durch die Rechtsvorschriften der Europäischen Kommission. Darüber hinaus gelten eine Reihe von nationalen Vorschriften.

2.1   Europäische Gesetzgebung

Bis in die 90er Jahre hinein gab es auf EU-Ebene nur bruchstückhaft erlassene Einzelvorschriften zum Lebensmittelrecht. Dabei wäre ein schlüssiges und transparentes Gesamtkonzept dringend notwendig gewesen. Wie sehr, machten dann vor allem die erschreckenden Lebensmittelskandale deutlich – allen voran die BSE-Krise. Sie waren schließlich auch der Auslöser für eine gründliche Revision der gesetzlichen Regelungen auf europäischer Ebene.

Die neuen Bestimmungen decken folgende Bereiche ab:

- ▶ Lebens- und Futtermittel,
- ▶ Tiergesundheit und Tierschutz,
- ▶ Hygiene,
- ▶ Genetisch modifizierte Organismen,
- ▶ Kontaminanten und Rückstände,
- ▶ Neuartige Lebensmittel,
- ▶ Zusatz- und Aromastoffe,
- ▶ Verpackung,
- ▶ Bestrahlung.

Mit Verabschiedung dieser Verordnung im Jahr 2002 wurde dem europäischen Lebens- und Futtermittelrecht ein einheitliches Konzept unterlegt. Den Futtermitteln wurde fortan mehr Aufmerksamkeit geschenkt, denn viele der großen Lebensmittelskandale standen mit der mangelnden Qualität von Futtermitteln in Zusammenhang.

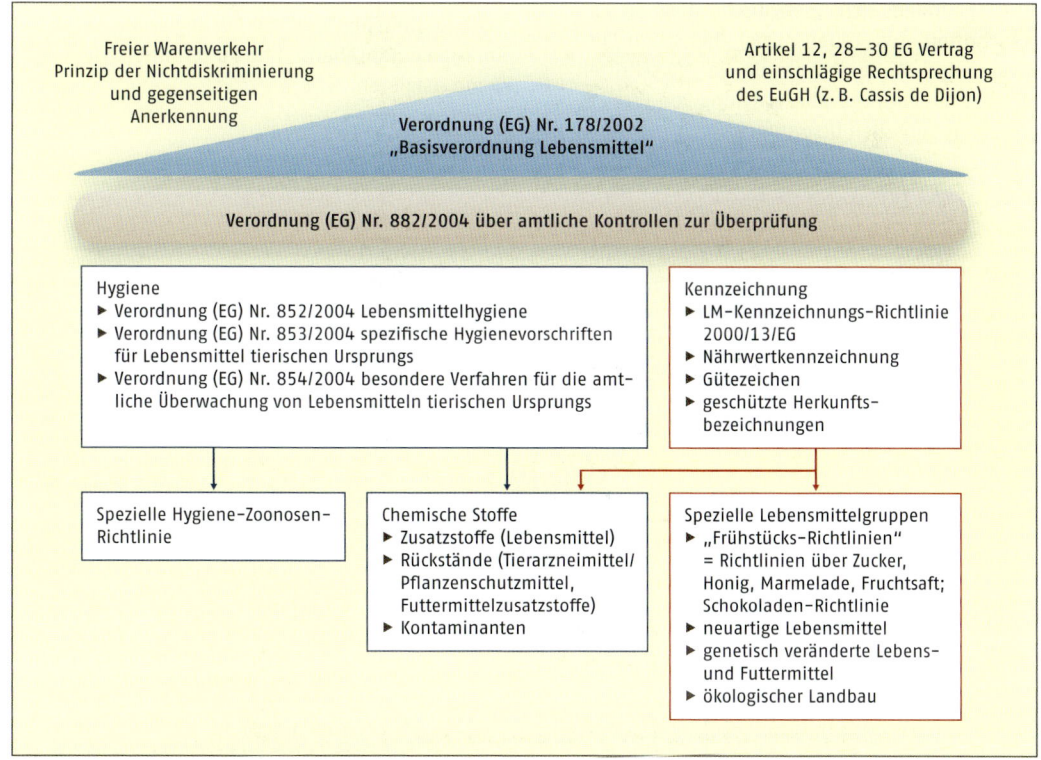

Bild 1: *Struktur des europäischen Lebensmittelrechts*
(Quelle: Taschenbuch für Lebensmittelchemiker, Springer 2006)

Tab. 1: *Zentrale Verordnungen des neuen europäischen Lebensmittelrechts*

EU-Basis-Verordnung

Sie ist die Grundlage „zur Festlegung der allgemeinen Grundsätze und Anforderungen des Lebensmittelrechts, zur Errichtung der Europäischen Behörde für Lebensmittelsicherheit und zur Festlegung von Verfahren zur Lebensmittelsicherheit".

Lebensmittel- und Futtermittelkontrollverordnung

Sie enthält Richtlinien „über amtliche Kontrollen zur Überprüfung der Einhaltung des Lebensmittel- und Futtermittelrechts sowie der Bestimmungen über Tiergesundheit und Tierschutz".

Verordnungen zur Lebensmittelhygiene und zum europäisches Hygienerecht

Hier finden sich „spezifische Hygienevorschriften für Lebensmittel tierischen Ursprungs". Außerdem regeln sie „Vorschriften über die amtliche Überwachung von Erzeugnissen tierischen Ursprungs".

Das neue europäische Lebensmittelrecht bildet auch die Basis für folgende Maßnahmen:

Sicherstellung der „Rückverfolgbarkeit"

Die Forderung nach Rückverfolgbarkeit bedeutet, dass Unternehmen der Lebens- und Futtermittelindustrie sicherstellen müssen, dass alle Lebensmittel, Futtermittel und deren Zutaten über die gesamte Produktionskette hinweg verfolgt werden können. Es gilt der Grundsatz: „from Farm to Fork" (vom Acker zum Teller).

Errichtung der Europäischen Behörde für Lebensmittelsicherheit (EFSA)

Die zuvor von mehreren wissenschaftlichen Ausschüssen geleistete Arbeit wurde unter ein Dach gebracht und die Risikobewertung für die Öffentlichkeit transparenter gemacht.

Stärkung des Schnellwarnsystems

Mithilfe des Schnellwarnsystems RASFF (Rapid Alert System for Food and Feed) können die Europäische Kommission und die EU-Regierungsbehörden im Falle einer Lebens- und Futtermittelkrise umgehend reagieren.

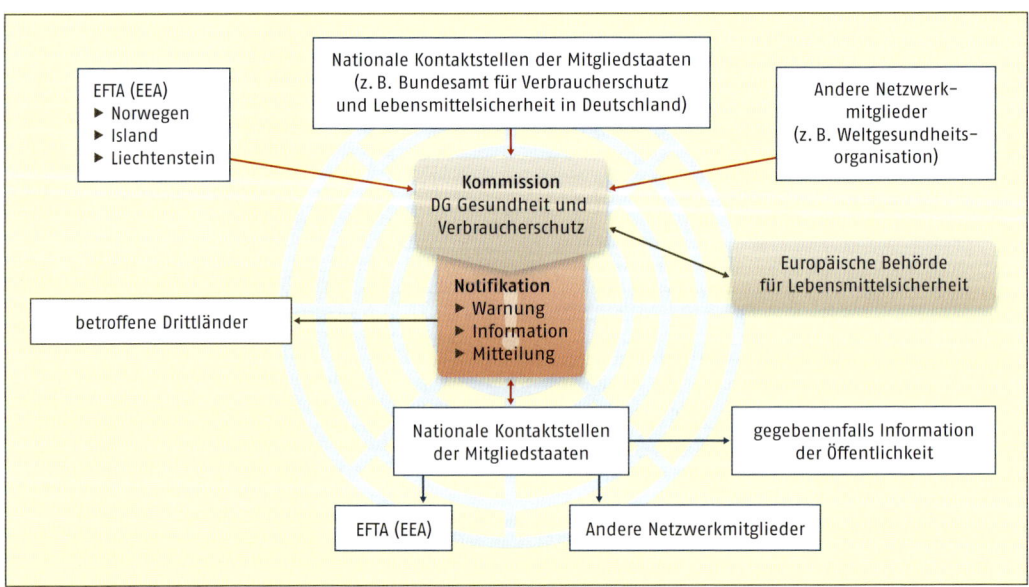

Bild 1: *Das Schnellwarnsystem (RASFF) (Quelle: Taschenbuch für Lebensmittelchemiker, Springer 2006)*

2.2 Das Deutsche Lebens- und Futtermittelgesetzbuch (LFGB)

Wegen der Änderungen im europäischen Lebensmittelrecht war auch eine Revision der lebensmittelrechtlichen Bestimmungen in Deutschland notwendig. Mit dem LFGB wurde das nationale Recht an das geltende europäische Recht angeglichen. Das bisherige LMBG wurde damit abgelöst.

Das LFGB setzt sich aus insgesamt 11 Abschnitten zusammen.

Tab. 1: *Inhaltliche Struktur des LFGB*

Abschnitt	Inhalt
1	Allgemeine Bestimmungen
2	Verkehr mit Lebensmitteln
3	Verkehr mit Futtermitteln
4	Verkehr mit kosmetischen Mitteln
5	Verkehr mit sonstigen Erzeugnissen
6	Gemeinsame Vorschriften für alle Erzeugnisse
7	Überwachung
8	Monitoring
9	Vorschriften zu Im- und Export
10	Straf- und Bußgeldvorschriften
11	Schlussbestimmungen

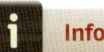 **Info**

LFGB – Schutz der Verbraucher

Ziel des LFGB ist es, „den Einzelnen und die Allgemeinheit vor gesundheitlichen Gefahren und Täuschungen zu schützen, die mit dem Kauf oder Verzehr von Lebensmitteln oder mit der Nutzung anderer Gegenstände des täglichen Bedarfs verbunden sein können". Dabei gilt nach wie vor das Verbotsprinzip: „Alles ist verboten, was nicht ausdrücklich erlaubt ist." Damit ist sichergestellt, dass zugesetzte Stoffe nach gesetzlich festgelegten Maßstäben auf ihre Unbedenklichkeit hin vorbeugend zu prüfen sind.

 Info

Kritische Anmerkung!

Für den Verbraucher bedeutet das neue LFGB zwar eine Vereinheitlichung. Insgesamt ist das Recht wegen des Nebeneinanders von EU- und nationalen Vorschriften unübersichtlicher geworden.

Das LFGB bildet die allgemeine Rechtsgrundlage der deutschen Lebensmittelgesetzgebung. Ihm nachgeordnet sind Verordnungen, in denen Angaben zum Beispiel über Qualitätsanforderungen oder Kennzeichnung der Zusatzstoffe festgelegt sind.

Allgemeine Verordnungen

Sie enthalten Vorschriften allgemeiner Art, die sich nicht auf bestimmte Produktgruppen, sondern den allgemeinen Umgang mit Lebensmitteln beziehen. Beispiele sind:

▶ Zusatzstoff-Zulassungsverordnung,
▶ Höchstmengenverordnung für Rückstände,
▶ Lebensmittelkennzeichnungsverordnung.

Spezielle Verordnungen und Gesetze

Sie enthalten Richtlinien zu einzelnen Produktgruppen oder Lebensmitteln. Beispiele sind:

▶ Hackfleischverordnung,
▶ Butterverordnung,
▶ Verordnung über Teigwaren.

 Info

Wie das LFGB Lebensmittel definiert

„Lebensmittel im Sinne des Gesetzes sind Stoffe, die dazu bestimmt sind, in unverändertem, zubereitetem oder verarbeitetem Zustand von Menschen verzehrt zu werden." Ausgenommen sind Stoffe, die überwiegend dazu bestimmt sind, anderen Zwecken zu dienen.

2.2.1 Wichtige Bestimmungen des LFGB

Neben neu etablierten Passagen sind Bestimmungen des alten LMBG im LFGB enthalten.

Erster Abschnitt

§ 2 – Definition von Zusatzstoffen

Lebensmittel-Zusatzstoffe sind Stoffe mit oder ohne Nährwert, die in der Regel weder selbst als Lebensmittel verzehrt noch als charakteristische Zutat eines Lebensmittels verwendet werden und die einem Lebensmittel aus technologischen Gründen beim Herstellen oder Behandeln zugesetzt werden, wodurch sie selbst oder ihre Abbau- oder Reaktionsprodukte mittelbar oder unmittelbar zu einem Bestandteil des Lebensmittels werden oder werden können.

Zweiter Abschnitt

§ 5 Verbote zum Schutz der Gesundheit

Es ist verboten:

▶ Lebensmittel für andere derart herzustellen oder zu behandeln, dass ihr Verzehr gesundheitsschädlich ist,

▶ Stoffe, die keine Lebensmittel sind und deren Verzehr gesundheitsschädlich ist, als Lebensmittel in den Verkehr zu bringen,

▶ mit Lebensmitteln verwechselbare Produkte für andere herzustellen, zu behandeln oder in den Verkehr zu bringen.

§ 6 Verbote für Lebensmittel-Zusatzstoffe

Es ist verboten, beim Herstellen oder Behandeln von Lebensmitteln, die dazu bestimmt sind, in den Verkehr gebracht zu werden:

▶ nicht zugelassene Zusatzstoffe oder Mischungen mit anderen Stoffen zu verwenden,

▶ Ionenaustauscher zu benutzen, soweit dadurch nicht zugelassene Zusatzstoffe in die Lebensmittel gelangen,

▶ Verfahren zum Zwecke anzuwenden, nicht zugelassene Zusatzstoffe in den Lebensmitteln zu erzeugen.

§ 9 Pflanzenschutz- oder sonstige Mittel

Es ist verboten, Lebensmittel in den Verkehr zu bringen, wenn in oder auf ihnen Pflanzenschutzmittel oder deren Umwandlungsprodukte die gesetzlich festgelegten Höchstmengen überschreiten.

§ 10 Stoffe mit pharmakologischer Wirkung

Es ist verboten, vom Tier gewonnene Lebensmittel in den Verkehr zu bringen, wenn in oder auf ihnen Stoffe mit pharmakologischer Wirkung oder deren Umwandlungsprodukte vorhanden sind.

§ 11 Vorschriften zum Schutz vor Täuschung

Es ist verboten, Lebensmittel unter irreführender Bezeichnung, Angabe oder Aufmachung in den Verkehr zu bringen. Eine Irreführung liegt insbesondere dann vor, wenn:

▶ zur Täuschung geeignete Bezeichnungen verwendet werden und nicht zutreffende Aussagen über Eigenschaften gemacht werden,

▶ einem Lebensmittel Wirkungen zugeschrieben werden, die wissenschaftlich nicht haltbar sind,

▶ zu verstehen gegeben wird, dass ein Lebensmittel besondere Eigenschaften hat, obwohl alle vergleichbaren Produkte dieselben Eigenschaften haben,

▶ einem Lebensmittel der Anschein eines Arzneimittels gegeben wird.

Ebenfalls dürfen nicht in den Verkehr gebracht werden:

▶ nachgemachte Lebensmittel,

▶ Lebensmittel, die in ihrer Beschaffenheit von der Verkehrsauffassung abweichen und dadurch in ihrem Wert, insbesondere in ihrem Nähr- und Genusswert oder in ihrer Brauchbarkeit nicht unerheblich gemindert sind.

▶ Lebensmittel, die geeignet sind, den Anschein einer besseren als der tatsächlichen Beschaffenheit zu erwecken.

§ 12 Verbot der krankheitsbezogenen Werbung

Folgendes ist beim Verkehr mit Lebensmitteln oder in der Werbung für Lebensmittel allgemein oder im Einzelfall verboten:

▶ Aussagen, die sich auf die Beseitigung, Linderung oder Verhütung von Krankheiten beziehen,

▶ Hinweise auf ärztliche Empfehlungen oder ärztliche Gutachten,

▶ Krankengeschichten oder Hinweise darauf,

▶ Äußerungen Dritter, insbesondere Dankes-, Anerkennungs- oder Empfehlungsschreiben, soweit sie sich auf die Beseitigung oder Linderung von Krankheiten beziehen,

▶ Bildliche Darstellungen von Personen in der Berufskleidung oder bei der Ausübung der Tätigkeit von Angehörigen der Heilberufe, des Heilgewerbes oder des Arzneimittelhandels.

▶ Aussagen, die geeignet sind, Angstgefühle hervorzurufen oder auszunutzen,

▶ Schriften oder schriftliche Angaben, die dazu anleiten, Krankheiten mit Lebensmitteln zu behandeln.

§ 15 Deutsches Lebensmittelbuch

Das Deutsche Lebensmittelbuch ist eine Sammlung von Leitsätzen, in denen Herstellung, Beschaffenheit oder sonstige Merkmale von Lebensmitteln, die für die Verkehrsfähigkeit von Bedeutung sind, beschrieben sind. Es ist in § 14 des LFGB verankert.

Die Leitsätze sind keine Rechtsvorschriften und keine rechtsverbindlichen Gebote oder Verbote. Sie sind sogenannte objektivierte Gutachten von Sachverständigen, die von der Rechtsprechung anerkannt und von der Lebensmittelüberwachung als Beurteilungsmaßstab zugrunde gelegt werden.

Dem interessierten Verbraucher bieten sie detaillierte Informationen zu den einzelnen Produkten. Derzeit umfasst das Deutsche Lebensmittelbuch 23 Leitsätze.

Um die Glaubwürdigkeit zu unterstreichen, werden die Leitsätze von der Deutschen Lebensmittelbuch-Kommission grundsätzlich einstimmig beschlossen. Das Bundesministerium für Ernährung, Landwirtschaft und Verbraucherschutz (BMELV) veröffentlicht sie im Einvernehmen mit den Bundesministerien für Gesundheit, Justiz sowie für Wirtschaft und Technologie.

Der Deutschen Lebensmittelbuch-Kommission gehören derzeit 32 Mitglieder an. Sie setzen sich paritätisch aus den Kreisen der Wissenschaft, der Lebensmittelüberwachung, der Verbraucherschaft und der Lebensmittelwirtschaft zusammen.

Die Leitsätze werden vom BMELV ins Internet gestellt unter www.bmelv.de.

Tab. 1: *Leitsätze des Deutschen Lebensmittelbuches*

1. Brot und Kleingebäck
2. Erfrischungsgetränke
3. Feine Backwaren
4. Feinkostsalate
5. Fisch, Krebse und Weichtiere und Erzeugnisse daraus
6. Fleisch und Fleischerzeugnisse
7. Fruchtsäfte
8. Gemüsesaft und Gemüsenektar
9. Gewürze und andere würzende Zutaten
10. Honig
11. Kartoffelerzeugnisse
12. Ölsamen und daraus hergestellte Massen und Süßwaren
13. Pasteurisierte Gurkenkonserven aus frischer Rohware
14. Pilze und Pilzerzeugnisse
15. Pudding, andere süße Desserts und verwandte Erzeugnisse
16. Speiseeis und Speiseeishalberzeugnisse
17. Speisefette und Speiseöle
18. Tee, teeähnliche Erzeugnisse, deren Extrakte und Zubereitungen
19. Teigwaren
20. tiefgefrorenes Obst und Gemüse
21. verarbeitetes Gemüse
22. verarbeitetes Obst
23. weinähnliche und schaumweinähnliche Getränke

2.2.2 Lebensmittelinformationsverordnung (LMIV)

Diese Verordnung gilt seit 13. Dezember 2014 verbindlich in allen Mitgliedsstaaten der EU. Sie ist eine der wichtigsten Ausführungsverordnungen zum LFGB und gilt für alle verpackten Lebensmittel. Die LMIV stellt sicher, dass Hersteller europaweit einheitliche und klare Vorgaben zur Kennzeichnung haben und dass Verbraucher beim Einkauf von Lebensmitteln umfassend informiert werden. Sie hat die Lebensmittelkennzeichnungsverordnung (LMKV) abgelöst.

 Info

Was auf der Packung stehen muss!

Auf jeder Packung sind grundsätzlich folgende Angaben vorgeschrieben:

▶ Bezeichnung des Lebensmittels,
▶ Nettofüllmenge,
▶ Zutatenverzeichnis,
▶ Nährwertkennzeichnung,
▶ Mindesthaltbarkeitsdatum (MHD) oder Verbrauchsdatum,
▶ Name und Anschrift des Lebensmittelunternehmens,
▶ bei Getränken mit mehr als 1,2 Vol. % der Alkoholgehalt.

Für die Pflichtangaben ist nach der neuen LMIV eine Mindestgröße der Schrift festgelegt.

Verkehrsbezeichnung

Sie ist entweder in Rechtsvorschriften festgelegt (z. B. Butterverordnung) oder richtet sich nach der allgemeinen Verkehrsauffassung. Fantasienamen (z. B. „Sommerquark") gelten nicht als Verkehrsbezeichnung. Fantasienamen, die in den allgemeinen Sprachgebrauch eingegangen sind (z. B. „Berliner"), dürfen auch ohne zusätzliche Bezeichnung verwendet werden.

Nettofüllmenge

Bei festen Lebensmitteln wird die Menge in Gramm oder Kilogramm angegeben. Bei flüssigen Lebensmitteln ist die Angabe in Liter oder Milliliter vorgeschrieben.

 Info

Abtropfgewicht

Bei Lebensmitteln in einer Aufgussflüssigkeit – z. B. Gurken – muss das Abtropfgewicht vermerkt sein. Es gibt die Menge an, die nach dem Abtropfen zurückbleibt.

Zutatenverzeichnis (Zutatenliste)

Zutaten sind alle Stoffe einschließlich der Zusatzstoffe und Aromen. Eine präzise Mengenangabe ist nur bei Zutaten notwendig, die im Namen, in der Werbung oder auf dem Etikett besonders hervorgehoben werden. Sie werden in der Reihenfolge ihrer Gewichtsanteile aufgeführt – meist mit ihrer Verkehrsbezeichnung. Manche Zutaten werden auch mit ihrer E-Nummer angegeben – z. B. Farbstoff E 150. Bei Verwendung von Süßstoffen, Zuckeraustauschstoffen und Schutzgas ist zusätzlich ein Hinweis auf dem Etikett notwendig.

 Info

QUID – Regelung zur Kennzeichnung

Für bestimmte Zutaten muss seit 2001 eine Angabe in Gewichtsprozent erfolgen. QUID steht für *„Quantitative Ingredient Declaration"*.

Deklariert werden muss:
▶ Wenn eine Zutat in der Verkehrsbezeichnung genannt oder normalerweise mit der Bezeichnung in Verbindung gebracht wird. z. B.: Gemüsesülze (x % Gemüse) oder Gulasch (x % Fleisch).

▶ Eine Zutat durch Worte oder Bilder besonders hervorgehoben wird. z. B.: „...mit viel Milch" oder Abbildungen von Früchten.

▶ Eine Zutat als wesentliches Merkmal angesehen wird und die Mengenangabe hilft, das Produkt von ähnlichen Lebensmitteln zu unterscheiden.

Nährwertkennzeichnung

Die Information zum Nährwert ist nach der neuen Verordnung nicht mehr wie früher freiwillig, sondern in der gesamten Europäischen Union verpflichtend. Künftig müssen Brennwert, Fett, gesättigte Fettsäuren, Kohlenhydrate, Zucker, Eiweiß und Salz („big 7") in einer übersichtlichen Tabelle angegeben werden. Die Werte sind auf 100 Gramm oder 100 Milliliter des Lebensmittels zu beziehen. Zusätzliche Nährwertangaben pro Portion sind erlaubt, aber nur wenn die Portionsmenge genau definiert wird. Außerdem muss vermerkt sein, wie viel Portionen die Packung enthält.

Möglich sind weitere Nährstoffangaben z. B. zu Ballaststoffen, Vitaminen oder einfach und mehrfach ungesättigten Fettsäuren. Nicht erlaubt sind dagegen Angaben zu Transfettsäuren oder Cholesterin.

Der Hersteller darf außerdem angeben, welchen Anteil das Lebensmittel an der empfohlenen Tageszufuhr von Energie oder bestimmter Nährstoffe hat. Diese Informationen müssen sich immer auf die Empfehlungen für Erwachsene beziehen.

Die Vorschriften der LMIV zur Nährwertkennzeichnung gelten nicht für Lebensmittel mit eigenen gesetzlichen Vorschriften wie Nahrungsergänzungsmittel oder Mineralwässer.

Tab. 1: *Nährwertangaben pro 100 g bei Müsli*

Brennwert	1350 kJ/319 kcal
Eiweiß	8 g
Kohlenhydrate	62 g
davon Zucker	26 g
Fett	4,3 g
davon ges. Fettsäuren	1,2 g
Ballaststoffe	10 g
Natrium	0,05 g

Herkunftsbezeichnung

Diese Angaben sind notwendig, um den Weg eines Produkts nachvollziehen zu können. Lediglich bei sehr kleinen Verpackungen, wie zum Beispiel Portionspackungen von Marmelade, ist der Vermerk nicht vorgeschrieben.

Mindesthaltbarkeitsdatum (MHD) und Verbrauchsdatum

Das MHD gibt den Zeitpunkt an, bis zu dem das Lebensmittel bei angemessener Lagerung seine spezifischen Eigenschaften (Farbe, Geruch, Geschmack) behält. Je nach Haltbarkeit wird das MHD unterschiedlich angegeben. Sind bestimmte Lagerbedingungen einzuhalten, muss dies zusätzlich vermerkt sein – zum Beispiel „bei 4–8 °C mindestens haltbar bis."

Tab. 2: *Angaben der Haltbarkeit*

Haltbarkeit	Angabe des MHD
bis zu 3 Monate	Tag und Monat
3 bis 18 Monate	Monat und Jahr
über 18 Monate	Jahr

 Info

Verbrauchsdatum

Bei besonders leicht verderblichen Lebensmitteln wird anstelle des MHD das Verbrauchsdatum vermerkt – zum Beispiel „zu verbrauchen bis...".

Nach Ablauf des Verbrauchsdatums dürfen Lebensmittel nicht mehr verkauft werden und sollten auch nicht mehr verzehrt werden.

Eine Reihe von Lebensmitteln muss keine Angabe zum MHD tragen. Dies sind:

► frisches Obst und Gemüse,

► frische Kartoffeln,

► Alkoholika mit mindestens 10 Vol%,

► Speiseeis in Portionspackungen,

► Zucker und stark zuckerhaltige Produkte,

► Speisesalz,

► Kaugummi,

► Essig.

Allergenkennzeichnung

Seit November 2005 müssen Hersteller die in Europa häufigsten Allergene kennzeichnen.

Tab. 1: *Allergene, die gekennzeichnet werden müssen*

1. Glutenhaltiges Getreide
2. Krebstiere und Krebstiererzeugnisse
3. Eier und Eiererzeugnisse
4. Fisch und Fischerzeugnisse
5. Erdnüsse und Erdnusserzeugnisse
6. Soja und Sojaerzeugnisse
7. Milch und Milcherzeugnisse
8. Schalenfrüchte und Nebenerzeugnisse
9. Sellerie und Sellerieerzeugnisse
10. Senf und Senferzeugnisse
11. Sesamsamen und Sesamprodukte
12. Schwefeldioxid und Sulfite
13. Lupine und deren Erzeugnisse
14. Weichtiere und deren Erzeugnisse

Künftig müssen die 14 Stoffe, die besonders häufig Allergien oder Unverträglichkeiten auslösen können, im Zutatenverzeichnis verpackter Waren zusätzlich optisch hervorgehoben werden (z. B. durch Schriftart oder farbliche Gestaltung).

Allergene müssen sogar auch dann deklariert werden, wenn sie nur indirekt über andere Zutaten in das Lebensmittel gelangen oder wenn sie nur für den Herstellungsprozess bedeutend sind. Die Verwendung der betreffenden Zutaten muss sich entweder aus der Zutatenliste oder aus der Bezeichnung ergeben.

Auch bei loser Ware ist die Allergenkennzeichnung künftig verpflichtend. Wie die konkret aussehen soll, legt jeder Mitgliedstaat selber fest.

2.2.3   Kennzeichnung von unverpackten Lebensmitteln

Die Vorschriften zur Kennzeichnung von unverpackten Lebensmitteln sind gering. Man geht davon aus, dass Käufer die benötigten Informationen im Verkaufsgespräch erhalten können. Auf einem Schild neben der Ware müssen gut sichtbar, in leicht lesbarer und unverwischbarer Schrift folgende Angaben gemacht werden:

▶ Verkehrsbezeichnung,

▶ Endpreis des Produktes und Grundpreis pro Maßeinheit wie Kilogramm oder Liter.

Zusatzstoffe müssen ebenfalls kenntlich gemacht werden. Diese Information kann auch über einen Aushang vermittelt werden, wenn bei der Ware darauf hingewiesen wird. Dabei reicht bei lose angebotenen Lebensmitteln ein Klassenname wie „Konservierungsstoffe".

In Gaststätten, Kantinen, Restaurants und anderen Einrichtungen ist ebenfalls die Angabe der Zusatzstoffe in Kurzform zulässig. Es reicht aus, sie in Fußnoten von Speisekarten, Preislisten oder in Aushängen zu vermerken.

---

i   Info

Was noch deklariert werden muss!

Öko-Lebensmittel

Weist ein Verkäufer auf Bio-Lebensmittel hin, muss er die Anschrift oder Code-Nummer der Kontrollstelle benennen.

Bestrahlte Lebensmittel

Tragen den Vermerk: „bestrahlt" oder „mit ionisierenden Strahlen behandelt".

Gentechnisch veränderte Lebensmittel

Für sie gibt es folgende Möglichkeiten der Deklaration:

▶ „enthält gentechnisch veränderten ...",

▶ „genetisch verändert",

▶ „aus gentechnisch verändertem ... hergestellt".

2.3 Amtliche Lebensmittelüberwachung

Die Grundsätze der Lebensmittelüberwachung werden heute europaweit in der Lebensmittel- und Futtermittelkontrollverordnung geregelt.

> **Info**
>
> ### Aufgaben der Lebensmittelüberwachung
>
> Die Behörden der amtlichen Lebensmittel-überwachung kontrollieren Produktion und Inverkehrbringen von Lebensmitteln. Ihre Aufgabe ist es, Verbraucher vor gesundheitlichen Gefahren sowie vor Irreführung und vor Täuschung zu schützen.

Hauptmaßnahmen der Lebensmittel-überwachung:

▶ Regelmäßige Kontrollen in Herstellungs- und Handelsbetrieben, ebenso in Gaststätten und Großküchen. Die Überprüfung findet in der Regel alle drei Jahre ohne Voranmeldung statt.

▶ Regelmäßige Entnahme von Lebensmittelproben in den entsprechenden Betrieben.

Stationen einer Lebensmittelprobe

1. Entnahme der Probe,

2. Untersuchung der Probe durch beamtete Lebensmittelchemiker im Lebensmitteluntersuchungsamt (ggf. auch durch Veterinäre oder Mikrobiologen),

3. Abfassen eines Gutachtens durch den Untersuchenden,

4. Weiterleiten des Gutachtens an das zuständige Ordnungsamt, wo es bearbeitet wird.

Liegt eine Beanstandung vor, werden die vom Gesetzgeber vorgeschriebenen juristischen Schritte eingeleitet – z. B. ein Bußgeldverfahren.

Auswahl der Proben

Die Auswahl der Proben geschieht nicht ungezielt, sondern hat vor allem Risikobereiche im Blick. Dabei werden landesspezifische Produktions- und Gewerbestrukturen berücksichtigt. Jährlich werden pro 1.000 Einwohner gezogen:

▶ bei Lebensmitteln fünf amtliche Proben,

▶ bei Tabakprodukten 0,5 amtliche Proben.

Prüfkriterien

Die Lebensmittelproben werden nach folgenden Kriterien überprüft:

▶ Sensorische Eigenschaften (Farbe, Geruch, Geschmack),

▶ Kennzeichnung (z. B. Zusatzstoffe, Allergene, Zutatenliste),

▶ Zusammensetzung (Einhaltung von Rezepturen und Mengenangaben),

▶ Mikrobielle Verunreinigungen (z. B. Salmonellen),

▶ Rückstände (z. B. Lösungsmittel, Pflanzenschutzmittel),

▶ Kontaminationen (z. B. Schwermetalle),

▶ Vorhandensein gentechnisch veränderter Anteile.

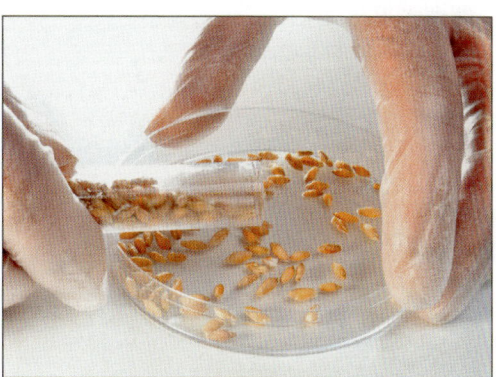

Bild 1: *Untersuchung von Proben im Labor*

Tab.1: *Auszug aus den Ergebnissen der Lebensmittelüberwachung in Sachsen-Anhalt (2008)*

Produkte	Art und Anzahl der Beanstandungen			Anzahl Proben	Anteil Beanstan-dungen
	Mikrobielle Verunreini-gungen	Zusammen-setzung	Kenn-zeichnung		
Milch / Milchprodukte	35	1	108	895	16,1 %
Eier/Eiprodukte	3	0	28	289	16,6 %
Fleisch, Geflügel, Wild / Erzeugnisse	65	43	218	2 829	12,9 %
Fette / Öle	0	0	7	217	6,9 %
Brühe, Suppe, Soßen	11	2	91	509	19.5 %
Getreide / Backwaren	4	28	59	941	12,0 %
Obst / Gemüse	3	14	44	1 038	6,5 %
Kräuter / Gewürze	6	2	13	213	9,9%
alkoholfreie Getränke	1	4	88	729	12,8 %
Wein	0	14	41	424	12,7 %
Alkoholika außer Wein	4	8	35	357	14,0 %
Eis / Desserts	10	7	32	469	10,7 %
Schokolade, Kakao, Kaffee, Tee	1	7	28	263	12,9 %
Zuckerwaren	0	0	41	274	15,0 %
Knabberwaren, Nüsse / Erzeugnisse	0	0	3	104	4,8 %
Fertiggerichte	7	4	41	591	10,2 %
Lebensmittel für besondere Ernährungsformen	2	4	17	310	10,0 %
Zusatzstoffe	0	0	0	48	2,1 %

 Und jetzt *Sie!*

1. *Welche der folgenden Stoffe sind Zusatzstoffe im Sinne des LFGB. Begründen Sie jeweils.*

   ▶ *$CaCO_3$ als Alternative zu Kochsalz,*
   ▶ *Zucker zum Süßen von Kuchen,*
   ▶ *Tatrazin in Puddingpulver,.*

2. *Die Zutatenliste eines Lebensmittels lautet: Pflanzenöl, Eigelb, E330, Senf, Zucker, Salz.*

   Entwerfen Sie eine vollständige Packungsauf-schrift für dieses Lebensmittel.

3. *Eine Kundin kauft im Sonderangebot einen Joghurt mit abgelaufenem Mindesthaltbar-keitsdatum. Weil Sie beim Öffnen Schimmel entdeckt, will sie die Ware umtauschen. Der Leiter des Supermarktes weist ihre Reklamati-on zurück. Wer hat Recht?*

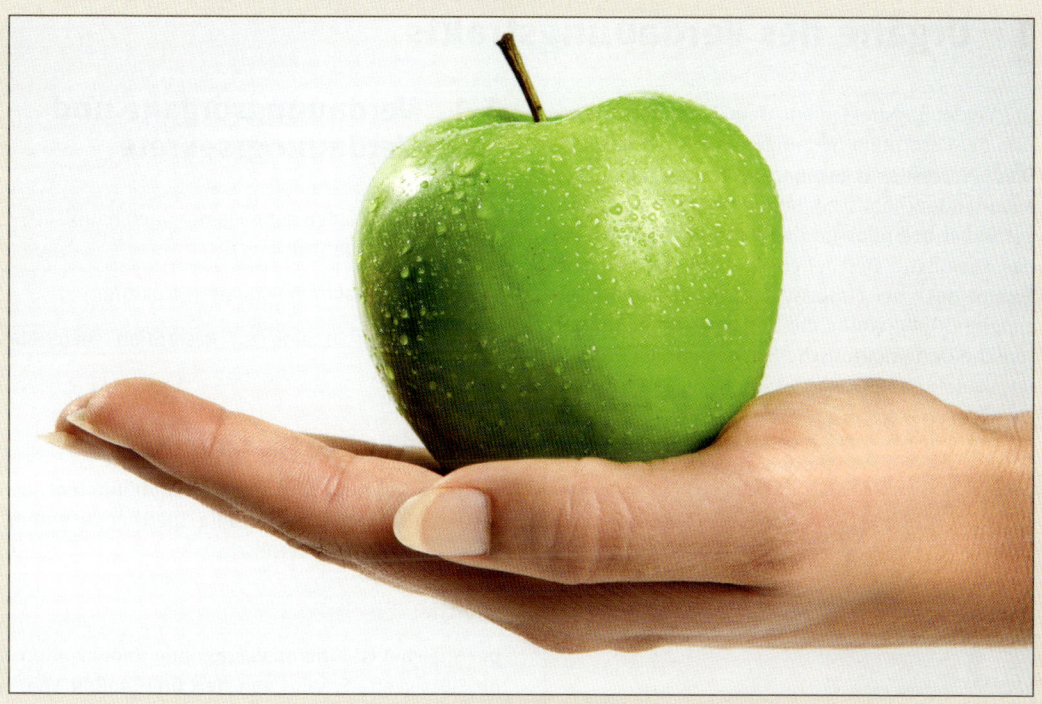

Teil 18: **Aufnahme und Verwertung der Nahrung**

Die Nahrung enthält Stoffe, die dem Organismus **Energie** liefern, die er für den **Aufbau von Körpersubstanzen** benötigt und die an der **Regulation biologischer Vorgänge** mitwirken. Viele der mit der täglichen Kost angebotenen Nährstoffe sind jedoch für den Körper in der angebotenen Form nicht direkt nutzbar. So sind Monosaccharide oft in hochmolekularen Strukturen gebunden, Aminosäuren in den Proteinen und Fettsäuren in den Lipiden. Proteine und Lipide sind zudem am Aufbau von Membranen beteiligt und damit auch in diesem Bereich sehr komplex vernetzt. Voraussetzung für ihre Verwertung ist das **Aufspalten in niedermolekulare Bausteine**. Im lebenden Organismus gibt es Systeme, mit deren Hilfe nahezu alle Nahrungsbestandteile zerkleinert, resorbiert und über den Organismus verteilt werden können.

1   Organe des Verdauungstrakts

Der Verdauungstrakt dient dem Aufschluss, Abbau und der Resorption der aufgenommenen Nahrung. Diese Prozesse sind gekennzeichnet durch ein enges Miteinander chemischer und mechanischer Vorgänge. Dabei beeinflussen die mechanischen Abläufe das chemische Geschehen und umgekehrt. Dazu kommt noch der Einfluss, den Art, Zusammensetzung und Zubereitung der Nahrungsmittel auf motorische und sekretorische Funktionen des Verdauungskanals haben.

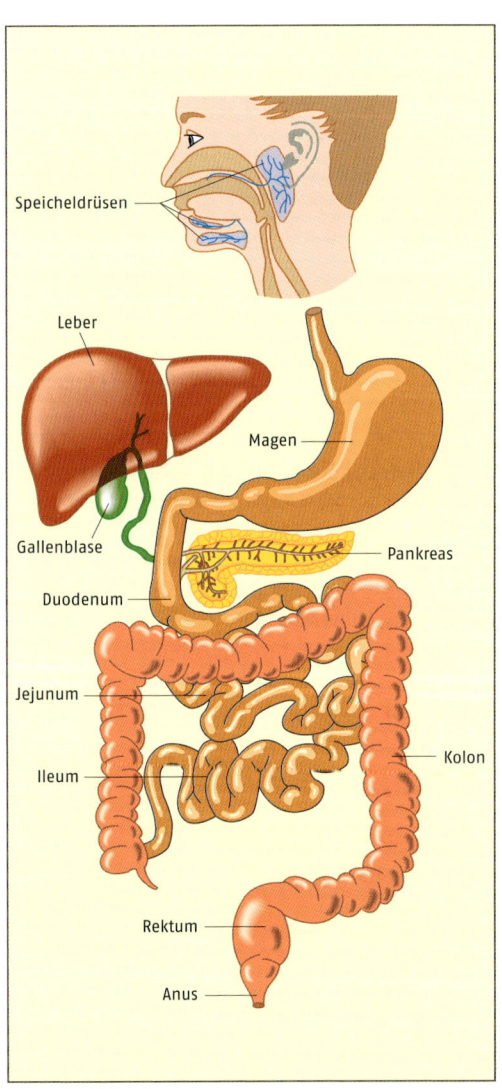

Bild 1: *Der Verdauungstrakt*

1.1   Verdauungsorgane und Verdauungssekrete

Der Verdauung fallen genau genommen hauptsächlich zwei Aufgaben zu:

▸ Abbau der makromolekularen Strukturen,

▸ Überführung in eine zur Resorption geeignete Form.

Mundhöhle und Speiseröhre

Die feste Nahrung wird in der Mundhöhle mechanisch zerkleinert und mit dem Speichel zu einem gleichförmigen Brei vermischt.

Speichel

Der Speichel ist eine opaleszierende, fadenziehende Flüssigkeit. Er wird von den drei großen Speicheldrüsenpaaren und zahlreichen kleinen Drüsen der Mundhöhle gebildet. Die täglich abgesonderte Menge beträgt ca. 1 Liter. Der pH-Wert liegt zwischen 6 und 7.

Ionen des Speichels

Von den im Speichel enthaltenen Ionenarten sind vor allem drei von Bedeutung:

▸ Phosphate und Hydrogencarbonate sind für die Einstellung und Erhaltung der Speichelreaktion erforderlich.

▸ Chloride sind für die Aktivierung der Amylase notwendig.

Proteine

Hauptbestandteil der Proteinfraktion ist das Mucin – ein Glykoprotein von schleimiger Beschaffenheit. Es überzieht die Partikel des Speisebreies und macht sie auf diese Weise gleitfähig. Besonders reichlich wird Mucin beim Genuß von Milch abgesondert. Offensichtlich ist es für die Verdauung des Caseins von Bedeutung, das nach Vermischen mit Mucin bei der Labgerinnung besonders fein ausflockt.

Enzyme

Hauptbestandteil der Enzymfraktion ist die α-Amylase. Sie spaltet die 1,4-glykosidische Bindung von Stärke. Daneben enthält der Speichel eine Lipase, die Triglyceride mit kurz- und mittelkettigen Fettsäuren spalten kann.

Magen

Im Magen wird der Speisebrei mit Magensaft vermischt, der von den Drüsen der Magenschleimhaut gebildet wird.

Magensaft

Der reine Magensaft ist eine klare, farblose, schwach opaleszierende Flüssigkeit. Täglich werden 2 bis 3 Liter produziert.

Säuregehalt

Die Magendrüsen produzieren Salzsäure. Deren H^+-Ionen müssen aktiv gegen ein großes Konzentrationsgefälle transportiert werden. Der pH-Wert des Magensaftes liegt zwischen 0,9 und 1,6.

Proteine

Zum Schutz vor der Salzsäure ist der Magen mit einer Mucin-Schicht ausgekleidet. Die Zellen der Magenschleimhaut sondern außerdem Hydrogencarbonat-Ionen ab, die unter der Schleimschicht bleiben und dort den pH-Wert neutral halten.

Enzyme

Die Magendrüsen bilden Pepsinogen. Es gehört zu den sogenannten Zymogenen.

Infoplus

Zymogene

Um eine Selbstverdauung zu verhindern, werden die Verdauungsenzyme von Magen und Bauchspeicheldrüse überwiegend als unwirksame Zymogene abgesondert.

Info

Intrinsic Faktor

Die Magendrüsen produzieren auch den Intrinsic Faktor – ein Glykoprotein, das für die Resorption von Vitamin B_{12} benötigt wird.

Dünndarm

Der Dünndarm gliedert sich in den Zwölffingerdarm (Duodenum), Leerdarm (Jejunum) und Krummdarm (Ileum). Hauptorte der Resorption sind Duodenum und Jejunum. Die Schleimhaut des Dünndarms (Mukosa) ist rund 200 m² groß. Sie trägt Einstülpungen (Krypten) und Ausstülpungen (Villi oder Zotten). In den Krypten ist ein Bereich von Stammzellen lokalisiert, aus denen sich alle Zelltypen der Mucosa entwickeln: Die Zotten tragen ihrerseits kleine „Minizotten", die den Bürstensaum bilden und damit die Oberfläche der Mucosa noch weiter vergrößern.

▸ Enterozyten sind die häufigsten Zellen der Darmschleimhaut. Sie besitzen Transporter für die Aufnahme von Aminosäuren und Monosacchariden und sie produzieren Verdauungsenzyme.

▸ Becherzellen bilden Mucine, die den Nahrungsbrei besser gleiten lassen, und schützen die Zellen der Mucosa vor dem Angriff der Verdauungsenzyme.

▸ Paneth-Körnerzellen produzieren Stoffe mit antimikrobieller Wirkung.

▸ Endokrine Zellen bilden die Hormone des Magen-Darm-Trakts.

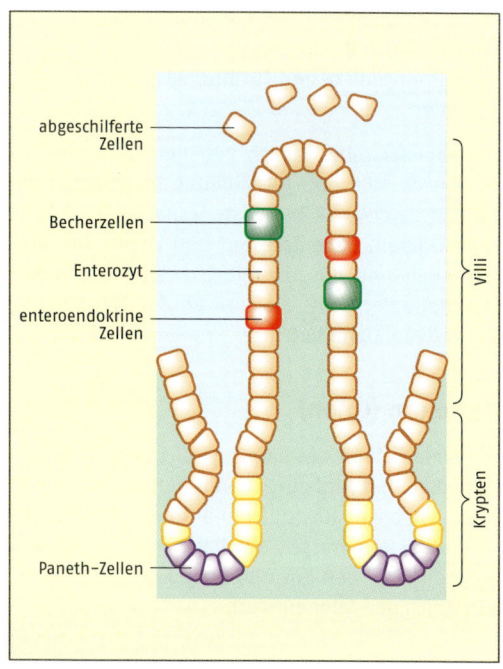

Bild 1: *Zellen des Dünndarmgewebes*

Pankreassaft

Die Bauchspeicheldrüse sezerniert den Pankreassaft in das Duodenum. Er ist die wichtigste Quelle für Verdauungsenzyme. Geringe Mengen werden beim Menschen anscheinend kontinuierlich abgegeben. Die Sekretion wird aber durch Nahrungsaufnahme sofort verstärkt, so dass pro Tag ca. 1 bis 1,5 Liter gebildet werden.

Tab. 1: *Enzyme des Pankreassafts*

Substrat	Enzyme
Kohlenhydrate	α-Amylase
Proteine, Peptide	Trypsin, Chymotrypsin, Elastase, Carboxypeptidasen (A und B)
Lipide	Lipase, Phospholipase, Esterasen
Nucleinsäuren	Ribonuclease, Desoxyribonuclease

Gallenflüssigkeit

Dem Sekret der Darmdrüsen und des Pankreas mengt sich im Zwölffingerdarm die Gallenflüssigkeit bei – das Sekret der Leber. Nach ihrer Absonderung wird die Galle zunächst in die Gallenblase geleitet. Dort wird sie durch Resorption von Wasser und gelösten Stoffen eingedickt und in ihrer Zusammensetzung verändert.

Die von der Leber täglich gebildete Gallenmenge beträgt ca. 600 bis 700 Milliliter. Im Durchschnitt enthält sie etwa 17 % gelöste Stoffe, in erster Linie Gallensäuren, Gallenfarbstoff und Lipide. Die Gallensäuren sind die physiologisch wichtigsten Bestandteile der Galle. Sie sind an der Emulgierung der Fette im Darm beteiligt.

Dickdarm (Colon)

Der Endabschnitt des Darms ist dicht mit Bakterien besiedelt. Dort wird durch deren Stoffwechselaktivitäten, vor allem aber durch die zunehmende Rückresorption von Wasser, der Darminhalt allmählich eingedickt, in den Kot umgewandelt und schließlich durch den After entleert.

1.2 Die Mikrobiota des Verdauungstraktes

Darmflora nannte man sie früher. Weil der Begriff Flora sich aber auf Pflanzen bezieht und sie keine sind, heißen sie jetzt Mikrobiota. Die Rede ist von den Darmbakterien, die in riesigen Populationen den Verdauungstrakt besiedeln. Ihre Anzahl liegt in der Größenordnung von ca. 10^{13} bis 10^{14} Mikroorganismen und übertrifft damit die Zahl der Körperzellen um das Zehnfache. Mit rund 1,5 Kilogramm haben die Darmbakterien eine beträchtliche Masse.

Besiedlung im Verdauungstrakt

Der Gastrointestinaltrakt ist hinsichtlich Art und Menge sehr unterschiedlich mit Bakterien besiedelt. Mit maximal 10^3 Zellen pro Milliliter ist der Magen am spärlichsten mit Bakterien besiedelt. Im Verlauf des Dünndarms nimmt die Keimzahl dann immer weiter zu und erreicht im Colon mit 10^{10} bis 10^{12} pro Milliliter die höchsten Werte. Die Mehrzahl der Darmbakterien leben strikt anaerob, sind in ihrem Stoffwechsel also nicht auf Sauerstoff angewiesen.

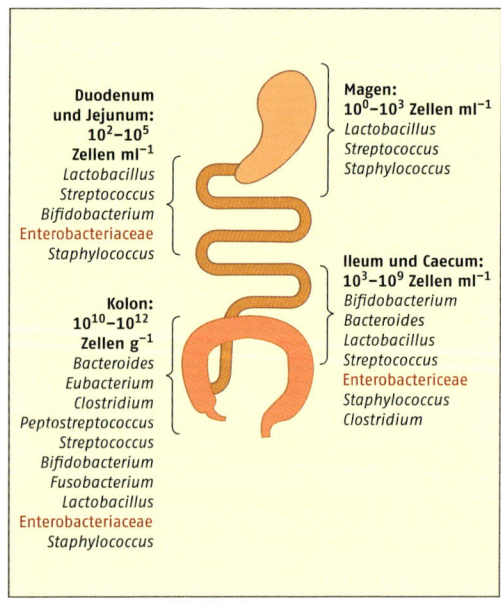

Bild 1: *Verteilung der Mikrobiota im Verdauungstrakt*

Info*plus*

Entwicklung der Darmflora

Bis zur Geburt ist der Darm des Menschen keimfrei. Innerhalb der ersten Tage nach der Geburt entwickeln sich Bifidobakterien zur dominanten Bakteriengruppe. Die Ernährung mit Muttermilch spielt dabei eine große Rolle, weil sie relativ proteinarm, dafür aber reich an Kohlenhydraten ist. Insbesondere die enthaltene Lactose dient den Bifidobakterien als wichtiges Substrat.

Mit zunehmendem Alter, insbesondere nach dem Abstillen, ähnelt die Mikrobiota des Kindes dann zunehmend der des Erwachsenen.

Physiologische Bedeutung der Mikrobiota

Die Besiedlung des Verdauungstraktes mit Darmbakterien ist für den Menschen lebensnotwendig, denn sie greifen auf verschiedenen Ebenen in das physiologische Geschehen ein.

▶ Sie stimulieren das Wachstum und die Erneuerungsrate der Mucosazellen.

▶ Sie kleiden die Mucosa derart gut aus, dass pathogene Keime keine Chance haben, sich im Darm anzusiedeln oder in Körpergewebe einzudringen. Damit bieten sie Schutz vor Infektionen – etwa durch Salmonellen.

▶ Sie stimulieren die Entwicklung des Immunsystems.

▶ Sie bilden Stoffe mit antimikrobieller Wirkung.

▶ Sie bauen gefährliche Toxine ab – auch canzerogene Stoffe.

▶ Sie unterstützen die Verwertung von Nährstoffen.

▶ Sie aktivieren Schutzstoffe – überführen zum Beispiel Substanzen wie Flavonoide in ihre biologisch wirksame Form.

 Info*plus*

Kurzkettige Fettsäuren

Von besonderer Bedeutung sind die von den Mikrobiota produzierten kurzkettigen Fettsäuren. Sie entstehen im Dickdarm durch anaerobe Fermentation von komplexen Kohlenhydraten. Dabei werden hauptsächlich Essigsäure, Propionsäure und Buttersäure gebildet.

Essig- und Propionsäure wandern über das Blut zur Leber und werden dort verstoffwechselt. Die Buttersäure dagegen bleibt in der Schleimhaut des Dickdarms und deckt einen großen Teil des Energiebedarfs der oberen Mucosazellen – bis zu 70 %. Darüber hinaus hat sie Einfluss auf die Teilung und Differenzierung von Zellen und zwar je nach Zellart auf zweierlei Weise:

▶ Sie beschleunigt bei gesundem Darmgewebe die Zellteilungsrate.

▶ Bei Tumorzellen blockiert sie die Synthese der Desoxyribonucleinsäure (DNA) und damit die Ausbildung des Tumors.

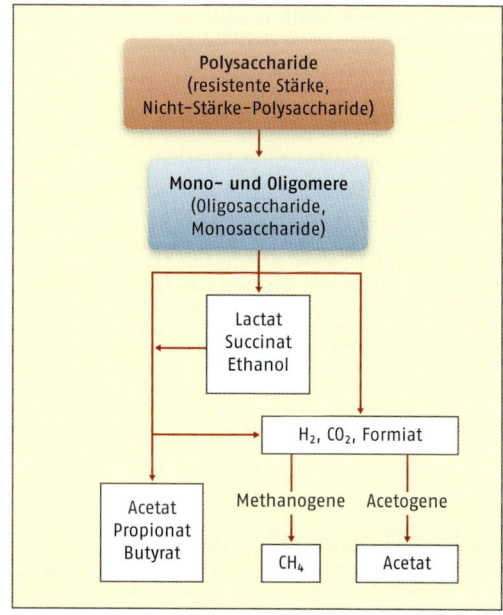

Bild 1: *Abbau von Kohlenhydraten im Colon*

1.3   Hormone des Verdauungstraktes

Die meisten der gastrointestinalen Hormone (GI-Hormone) sind Peptide und werden hauptsächlich in Magen und Dünndarm von endokrinen Zellen gebildet. Bis heute sind mehr als 30 solcher Verbindungen bekannt. Der Verdauungstrakt ist damit das größte Hormone produzierende Organ.

GI-Hormone werden in das Blut freigesetzt und zirkulieren im Körper. Sie können nicht nur die Funktionen der verschiedenen Bereiche des Verdauungsapparates beeinflussen, sondern auch die von Leber, Bauchspeicheldrüse, Gehirn und anderen Organen.

Beispiele für GI-Hormone

▸ Ghrelin wird vor allem im Magen gebildet. Es stimuliert den Appetit.

▸ Gastrin wird in Magen und Duodenum gebildet. Es stimuliert die Bildung von Magensäure und Pepsin.

▸ Cholecytokinin (CCK) wird in Duodenum und Jejunum gebildet. Es regt den Gallenfluss an, stimuliert im Pankreas die Sekretion von Enzymen und kann das Sättigungsgefühl verstärken.

▸ Glucagon-like Peptide 1 (GLP-1) wird im Ileum und im Colon gebildet. Es erhöht die insulinabhängige Insulinsekretion und kann Sättigung und Nahrungsaufnahme modulieren.

▸ Sekretin wird in Duodenum und Jejunum gebildet und hemmt die Sekretion von Magensäure.

▸ Oxyntomodulin wird im Dünndarm und im Colon gebildet. Es hemmt die Entleerung des Magens und wirkt als Sättigungsfaktor.

▸ Das Peptid PYY 3-36 wird im Dünndarm und im Colon gebildet. Es hemmt die Sekretion von Flüssigkeit und Elektrolyten im Dünndarm und beeinflusst das Sättigungsgefühl.

1.4   Steuerung von Hunger und Sättigung

Die Nahrungsaufnahme wird durch ein hoch effizientes System reguliert. Dessen langfristiges Ziel: Eine ausgeglichene Energiebilanz und ein konstantes Körpergewicht.

1.4.1   Warum wir essen

Der Mensch isst nicht zuletzt deshalb, weil es ihm Freude bereitet und Genuss bringt. Von optisch ansprechenden, gut schmeckenden Speisen wird daher deutlich mehr gegessen als von unansehnlichen, nicht schmackhaften. Gehörte Essen in die Kategorie masochistische Übungen, wäre die Menschheit vermutlich schon längst ausgestorben.

Ein großer Teil des Essverhaltens wird über Lernprozesse gesteuert. Die sensorischen Besonderheiten einer bestimmten Speise werden als positiv oder negativ empfunden und sind der individuelle Gradmesser dafür, ob eine Nahrung mit dem gleichen Geschmack bevorzugt oder abgelehnt wird.

Positive Empfindungen ergeben sich hauptsächlich aus der sättigenden Wirkung von Speisen. Sie können aber auch durch andere externe Faktoren verstärkt werden – etwa eine angenehme Umgebung oder positive Erinnerungen an eine bestimmte Situation.

Grundsätzlich finden solche Einordnungen bei jedem Essen statt. Dabei werden bei früheren Mahlzeiten gespeicherte Erfahrungen über die sensorische Qualität abgerufen, mit der aktuellen Situation verglichen und bei Bedarf ein „Update" vorgenommen. Vor allem sie sind entscheidend für Akzeptanz oder Ablehnung. Das erklärt auch, warum Menschen bei ungewohnten Speisen besonders vorsichtig sind.

Lernprozesse sind damit ganz wesentliche Bestandteile der Steuerung von Essverhalten, insbesondere, wenn es um die Auswahl von Nahrungsmitteln geht.

1.4.2   Physiologische Steuerungsmechanismen

Die Nahrungsaufnahme kann nur durch Variieren von Häufigkeit und Umfang einzelner Mahlzeiten zum Erhalt einer ausgeglichenen Energiebilanz beitragen. Dies erreicht der Organismus durch ein komplexes System von Signalübertragungen und Steuerungsmechanismen.

▶ Die von der Nahrung ausgehenden Signale beginnen mit dem Aussehen einer Speise, gefolgt von Geruch und Geschmack.

▶ Im Verdauungstrakt aktiviert die Nahrung Rezeptoren, die auf chemische oder mechanische Signale reagieren.

▶ Die resorbierten Nährstoffe und deren im Blut zirkulierende Metabolite aktivieren Rezeptoren in anderen Körperbereichen.

▶ Längerfristige Signale geben Informationen über den Umfang der gespeicherten Energiereserven (adiposity signals).

All diese Informationen gelangen zum Gehirn. Sie werden dort gebündelt und verarbeitet. Eine große Bedeutung haben in diesem Zusammenhang die GI-Hormone und die Magendehnung. Die durch sie ausgelösten kurzfristigen Signale können über das Blut oder auf dem Weg über die Nerven zum Gehirn gelangen.

An der zentralnervösen Regulation der Nahrungsaufnahme sind auch eine Reihe „sekundärer physiologischer" Faktoren beteiligt wie Geschlecht, Alter, Schwangerschaft, physische Aktivität oder Krankheiten.

Kurzfristige Signale aus dem Magen-Darmtrakt und dem Stoffwechsel

Diese Signale haben einen kurzfristigen Einfluss auf Hunger und Sättigung.

Magendehnung

Die Füllung des Magens löst Sättigungssignale aus, die über nervöse Reize zum Zentralnervensystem geleitet werden und mit zur Beendigung der Mahlzeit führen. Dieser Effekt tritt bei einer Dehnung um etwa 20 Prozent auf.

Gastrointestinale Hormone

Im Verdauungstrakt werden zahlreiche Hormone ausgeschüttet, die für die Regulation der Nahrungsaufnahme von Bedeutung sind. Sie interagieren mit dem Appetitzentrum im Gehirn und können entweder das Sättigungsgefühl verstärken und damit die Nahrungsaufnahme hemmen oder sie haben den genau gegenteiligen Effekt.

Hormone, die den Hunger bremsen, sind CCK, GLP-1 oder PYY3-36. Stimuliert wird der Appetit dagegen von dem im Magen gebildeten Ghrelin. Als einziges derzeit bekanntes GI-Hormon zeigt es diese Wirkung. Die Ausschüttung von Ghrelin ist direkt nach dem Essen verringert und steigt zwischen den Mahlzeiten wieder an.

Metabolische Effekte absorbierter Nährstoffe

Nach der Resorption von Nährstoffen greifen auch metabolische Effekte in die Sättigungsmechanismen ein. Dabei spielen insbesondere Glucose, Triglyceride bzw. Fettsäuren, Ketonkörper und verschiedene Aminosäuren eine Rolle. Es gibt bei der Verstoffwechselung der Mikronährstoffe Hierachien, die sich in der zeitlichen Abfolge, mit der jeweils Sättigungseffekte eintreten, widerspiegeln.

Proteine und Aminosäuren werden zuerst metabolisiert und haben oft einen unmittelbaren, stark ausgeprägten sättigenden Effekt. Über dessen Mechanismus ist bislang wenig bekannt.

Monosaccharide wie Glucose werden ebenfalls bevorzugt oxidiert, weil für sie die Speicherkapazität im Organismus begrenzt ist. Fett kann nahezu unbegrenzt gespeichert werden. Sein oxidativer Abbau tritt daher im Vergleich zu Kohlenhydraten verzögert ein. Entsprechend dieser Reihenfolge ist der unmittelbare Sättigungseffekt bei Kohlenhydraten stärker ausgeprägt als bei Fett, das eher einen verzögerten Sättigungseffekt zeigt.

Langfristige Signale über den Status der Energiereserven (adiposity signals)

Diese längerfristig wirksamen Signale informieren das Gehirn über die Menge an Körperfett bzw. die Höhe der vorhandenen Energiereserven. Zurzeit sind drei adiposity signals bekannt: Leptin, Insulin und Amylin.

Die Entdeckung des Leptins im Jahr 1994 machte erstmals deutlich, dass Fettgewebe kein reiner Energiespeicher, sondern ein endokrines Organ ist.

Leptin ist ein Hormon und wird im Fettgewebe als Antwort auf die Menge des gespeicherten Fettes synthetisiert. Je umfangreicher das Fettdepot, desto höher die Leptinspiegel. Das Hormon dient als wichtiger Langzeitregulator der Energiebilanz.

Insulin und Amylin entstammen dem Pankreas. Beide werden wie Leptin in Abhängigkeit von der Größe der körpereigenen Fettdepots freigesetzt und informieren das Gehirn über deren Ausmaße.

Zusammenfassend lässt sich sagen:

▸ Die Blutspiegel von Leptin, Insulin und Amylin sind Signale an das Gehirn über den Status und den Umfang der Reserven an Körperfett.

▸ Leptin, Insulin und Amylin drosseln die Aufnahme von Nahrung und steigern gleichzeitig den Energieumsatz.

▸ Ein Teil der Wirkung dieser drei Hormone beruht auf der Verstärkung von Sättigungssignalen wie z. B. die von CCK.

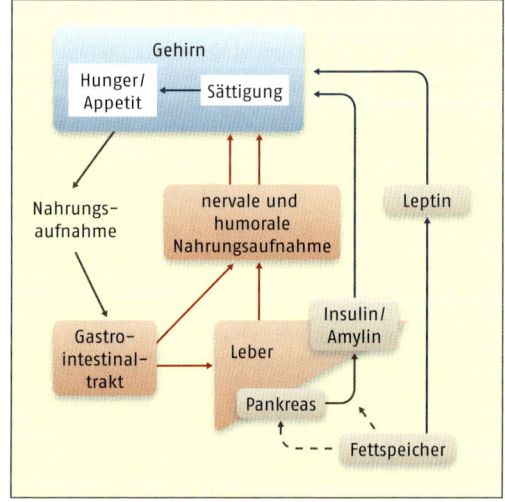

Bild 2: *Zusammenspiel der adiposity signals*

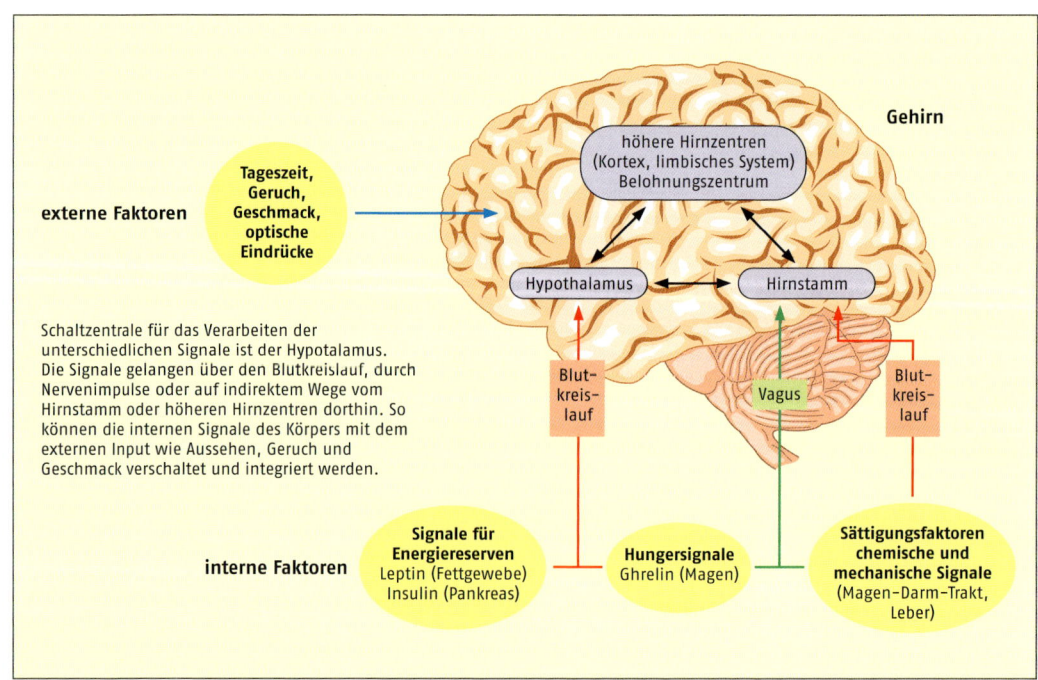

Bild 1: *Schema der Regelsysteme für Hunger und Sättigung*

Info*plus*

Sättigung und Respiratorischer Quotient

Ein Maß für die Oxidation von Nährstoffen im Körper ist der Respiratorische Quotient (RQ). Er gibt an, in welchem Verhältnis Kohlenhydrate und Fette im Moment der Messung oxidiert werden. Ein RQ von 1 bedeutet reine Kohlenhydratoxidation – ein Wert von 0,7 reine Fettoxidation. Normalerweise liegt der RQ zwischen diesen beiden Werten. Steigt er an, bedeutet das eine Zunahme der Oxidation von Kohlenhydraten. Man geht davon aus, dass ein Anstieg der Oxidation von Kohlenhydraten während einer Mahlzeit zur Sättigung beiträgt.

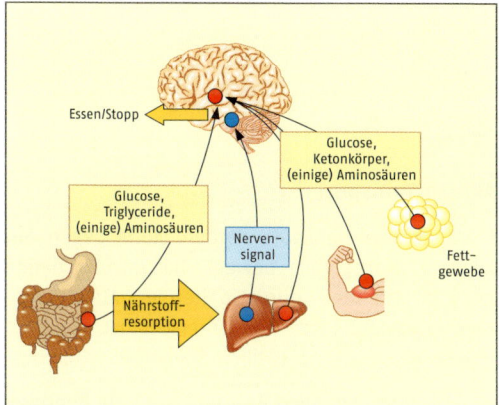

Bild 1: *Signalwege resorbierter Nährstoffe*

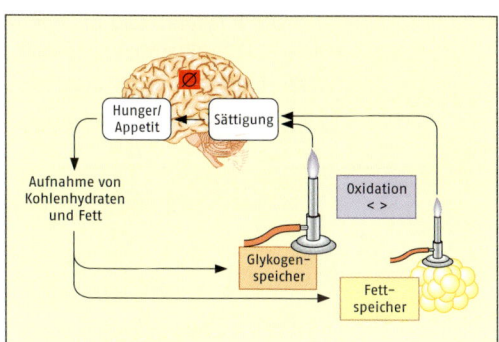

Bild 2: *Abbau von Glucose und Fett als Einflussfaktoren auf Hunger und Sättigung – Glucose wird bevorzugt oxidiert.*

Info*plus*

Östrogene und der Appetit

Bei Frauen hat der monatliche Zyklus Einfluss auf die Nahrungszufuhr. Während der ersten Hälfte, der Follikelphase, sinkt die Menge der aufgenommenen Nahrung bzw. der Energie. Etwa zum Zeitpunkt des Eisprungs erreicht sie ihr Minimum. Den meisten Frauen sind diese Schwankungen gar nicht bewusst, obwohl sie bis zu 1 MJ pro Tag ausmachen können. Verursacht wird dieser Effekt durch die zyklusbedingten Veränderungen der Plasmaspiegel von Östradiol. Dafür gibt es zwei Erklärungen:

▶ Östradiol verstärkt die Wirkung von CCK. Dieses GI-Hormon bildet sich während Mahlzeit und löst im Gehirn ein Sättigungssignal aus.

▶ Vermutlich schwächt Östradiol die den Appetit stimulierende Wirkung des Ghrelins ab.

Die Anfälligkeit für Essstörungen und auch bestimmte Formen der Adipositas bei Mädchen und Frauen ist größer als bei jungen Männern. Die Aufklärung der geschlechtsspezifischen Steuerung von Hunger und Sättigung wird daher mit Sicherheit von großer therapeutischer Bedeutung sein.

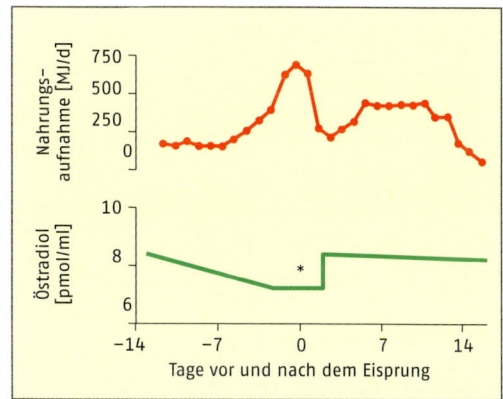

Bild 3: *Schwankungen des Östradiolspiegels und der Nahrungsaufnahme mit dem monatlichen Zyklus (pmol = Picomol)*

2 Systeme des Transports durch Zellmembranen

Die Zellmembran stellt für den Transport von Stoffen ein gewisses Hindernis dar, denn ihre Durchlässigkeit ist wegen der Lipid-Doppelschicht stark begrenzt. Um einen Austausch der durch Verdauung, Resorption und Stoffwechsel im Organismus freigesetzten Stoffe zu erleichtern, besitzt sie daher eine Reihe von Transportsystemen. Man unterscheidet dabei passive und aktive Mechanismen.

Einfache Diffusion

Der einfachen Diffusion liegt ein passiver Mechanismus zugrunde. Lipophile und kleine ungeladene aber polare Moleküle können dabei die Zellmembran passieren. Auslöser der Diffusionsbewegung sind unterschiedliche Konzentrationen auf beiden Seiten der Membran. Die einfache Diffusion ist im Idealfall ein rein physikalischer Vorgang, bei dem sich die Konzentrationen angleichen. Sie kann entweder direkt durch die Lipid-Doppelschicht stattfinden oder durch wassergefüllte Poren, die von Membranproteinen (Kanalproteine) gebildet werden.

Grundsätzlich ist ein Durchtritt in beide Richtungen möglich, je nachdem, welche Richtung das Konzentrationsgefälle hat. Eine Wechselwirkung zwischen der diffundierenden Substanz und der biologischen Membran findet nicht statt.

Die treibende Kraft für eine einfache Diffusion kann auch eine ungleiche elektrische Ladung auf den beiden Seiten der Membran sein. Geladene Teilchen wandern dann so lange durch die Zellwand, bis die Ladungen ausgeglichen sind.

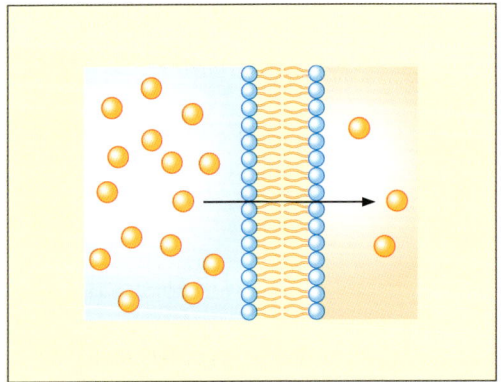

Bild 1: *Einfache Diffusion*

Erleichterte Diffusion

Auch die erleichterte Diffusion gehört zu den passiven Transportvorgängen und führt ebenfalls zu einem Ausgleich von Konzentrationen auf beiden Seiten der Membran. Hilfestellung leisten dabei spezielle Membranproteine. Sie binden die zu transportierende Substanz an spezifischen Stellen und schleusen sie durch die Membran. Manche dieser Carrier sind auf ein einziges Substrat spezialisiert – andere haben ein breiteres Wirkungsspektrum.

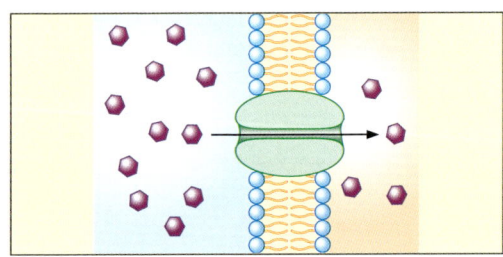

Bild 2: *Erleichterte Diffusion*

Aktiver Transport

Beim aktiven Transport werden Stoffe gegen ein Konzentrationsgefälle bewegt. Dazu wird Energie benötigt, die meist durch Spalten von ATP zur Verfügung gestellt wird. Man unterscheidet zwischen primär und sekundär aktivem Transport.

▶ Beim primär aktiven Transport wird die benötigte Energie direkt von ATP in den Prozess eingespeist.

▶ Beim sekundär aktiven Transport wird die benötigte Energie nicht von ATP zur Verfügung gestellt, sondern entstammt anderen Energie liefernden Prozessen.

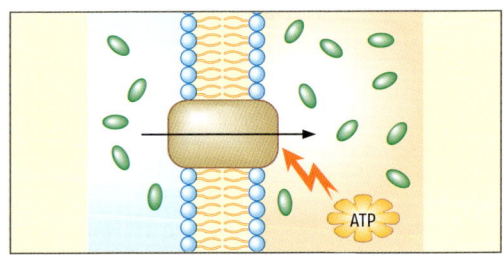

Bild 3: *Aktiver Transport*

Wichtige aktive Transportsysteme der Zelle

Es gibt zwei Arten aktiver Transportsysteme, die fast in jeder Zelle zu finden sind:

▶ Transportsysteme, die ein ausgewogenes Gleichgewicht von Na$^+$, K$^+$ und Wasser sichern.

▶ Transportsysteme, die für das Einbringen essentieller Nährstoffe, vor allem Glucose und Aminosäuren, in die Zelle verantwortlich sind.

Neben diesen beiden Systemen gibt es noch andere, jedoch weniger bedeutsame.

Transport von Na$^+$ und K$^+$

Fast alle Zellen sind durch eine sehr geringe Na$^+$- und relativ hohe K$^+$-Konzentration ausgezeichnet. Hohe K$^+$-Konzentrationen sind für den Ablauf biochemischer Prozesse in den Zellen außerordentlich wichtig.

Sie beeinflussen die Aktivität bestimmter lebensnotwendiger Enzyme. In dieser Funktion ist K$^+$ nicht durch Na$^+$ zu ersetzen. Die Zellen verfügen daher über ein aktives Transportsystem, das Na$^+$ gegen ein Konzentrationsgefälle aus der Zelle herauspumpt und K$^+$, ebenfalls gegen ein Konzentrationsgefälle, in sie hinein.

Transport von Glucose und Aminosäuren

Eine zweite große Gruppe der aktiven Transportsysteme bewerkstelligt das Einbringen lebensnotwendiger Nährstoffe aus der Umgebung der Zelle, wo diese Substanzen meist sehr verdünnt vorliegen.

Die Nährstoffe werden als Energiequelle, z. B. Glucose, oder als Stickstoffquelle, z. B. Aminosäuren, benötigt. Die Systeme, die den aktiven Transport von Zuckern und Aminosäuren in den Epithelzellen des Dünndarms katalysieren, sind durch eine interessante Eigenschaft ausgezeichnet:

Sie sind nur in Gegenwart einer hohen Na$^+$-Konzentration im Darmlumen aktiv. Fehlt diese Ionenart dort, so können weder Glucose noch Aminosäuren resorbiert werden.

Man nimmt an, dass es sich bei dem Transportsystem für die beiden Nährstoffe um einen Carrier handelt, der nur dann aktiv werden kann, wenn er gleichzeitig Na$^+$ in die gleiche Richtung transportiert. Er bindet vermutlich Na$^+$ und den Nährstoff gemeinsam, allerdings an unterschiedlichen Bindungszentren. Nach dem Transport auf die andere Membranseite diffundieren beide Liganden in das Cytoplasma.

Für die reibungslose Resorption soll außerdem noch eine zweite Komponente erforderlich sein, und zwar eine nach außen gerichtete Na$^+$-Pumpe, die durch ATP-Hydrolyse betrieben wird. Sie bindet oder transportiert Glucose bzw. Aminosäuren nicht. Ihre alleinige Funktion besteht darin, für eine hohe extrazelluläre Na$^+$-Konzentration zu sorgen, die stets höher liegt – und auch liegen muss – als die intrazelluläre.

 Und jetzt Sie!

1. Erläutern Sie die Aufgaben der Verdauung

2. Wie wirken die Verdauungssäfte auf die Nahrung?

3. Welche Bedeutung hat die Mikrobiota im Darm für den Abbau der Nährstoffe und welche gesundheitlichen Effekte haben Sie darüber hinaus?

4. Beschreiben sie die Wirkung von drei Hormonen Ihrer Wahl.

5. Welche Einflüsse fördern die Verdauung.

6. Welche unterschiedlichen Zelltypen finden Sie in der Schleimhaut des Dünndarms und welche Funktionen erfüllen sie?

6. Welche Enzyme sind am Abbau der Hauptnährstoffe beteiligt und welche Reaktionen katalysieren sie?

7. Beschreiben Sie die Mechanismen von Hunger und Sättigung.

8. Erläutern Sie den Begriff „adiposity signals".

9. Beschreiben Sie allgemein die Resorption von Nährstoffen.

10. Erläutern Sie die verschiedenen Formen des Stofftransports zwischen Körperzellen.

3   Verdauung und Resorption der Makronährstoffe

Lebensmittel sind sehr komplexe Gemische verschiedenster Substanzen, deren Abbau- und Nutzungswege unterschiedlich sind.

3.1   Kohlenhydrate

Die mit der Nahrung aufgenommenen Kohlenhydrate bestehen zu ca. 60 Prozent aus pflanzlicher Stärke und tierischem Glykogen. Rund 30 Prozent entfallen auf Saccharose und der Rest auf Lactose sowie Glucose und Fructose.

Tab. 1: *Kohlenhydratspaltende Enzyme des Dünndarms*

Enzym	Substrat	Spezifität	Produkte
Maltase	Maltose	α-1,4	Glucose
Saccha-rase	Saccharose	α-1,2	Glucose, Fructose
Isomal-tase	Grenz-dextrine	α-1,6	Maltotriose, Maltose, Glucose
Lactase	Lactose	β-1,4	Glucose, Galaktose
Trehalase	Trehalose	α-1,1	Glucose

Verdauung

Die Aufspaltung der Kohlenhydrate beginnt bereits im Mund und setzt sich im Dünndarm fort. Sowohl Mundspeichel als auch Pankreassaft enthalten α-Amylase. Dieses Enzym spaltet α-1,4-glykosidische Bindungen, wie sie in polymeren Kohlenhydraten vorkommen.

Dabei entstehen unterschiedliche Spaltprodukte:

▶ Aus dem unverzweigten Molekül der Amylose entsteht Maltose.

▶ Aus den verzweigten Molekülen von Amylopektin und Glykogen entstehen Maltose, Maltotriose und Grenzdextrine, die aus etwa sechs Glucoseeinheiten bestehen.

Die Spaltung der α-1,6-glykosidischen Bindung findet erst im Bürstensaum des Dünndarms statt, wo die α-1,6-Glucosidase lokalisiert ist. Dort befinden sich außerdem Enzyme, die Oligosaccharide sowie Saccharose, Maltose und Lactose als Substrat haben.

Zellulose und andere Ballaststoffe werden von den Verdauungsenzymen nicht abgebaut. Sie wandern unverdaut weiter in den Dickdarm.

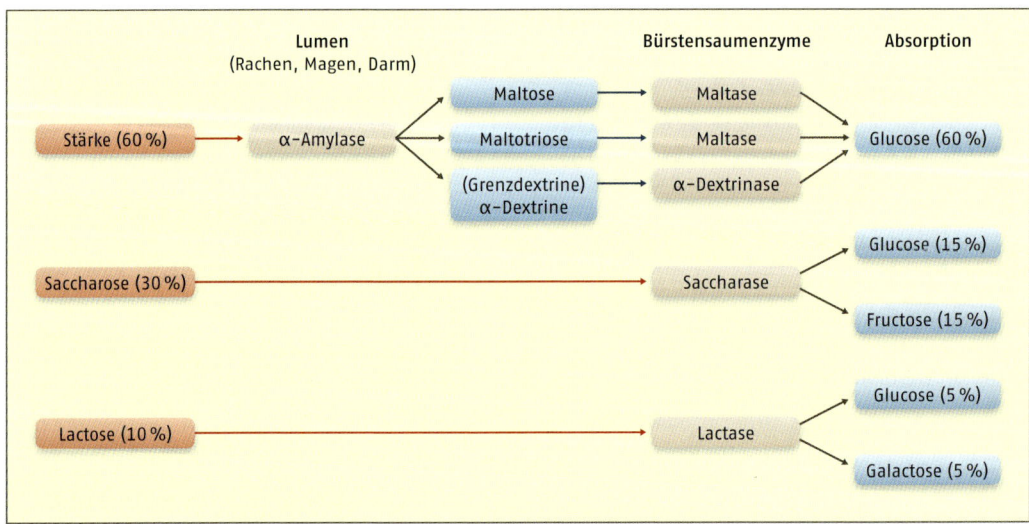

Bild 1: *Verdauung der Kohlenhydrate*

Resorption

Die wichtigsten Endprodukte der Verdauung von Kohlenhydraten sind Glucose, Galaktose und Fructose. Für deren Resorption gibt es unterschiedliche Wege.

▶ Die Resorption von Glucose und Galaktose ist mit dem Einstrom von Na^+ gekoppelt. Sie geschieht durch aktiven Transport und wird über natriumabhängige Carrier vom Typ SGLT (sodium-dependent glucose transporter) vermittelt. Beide Monosaccharide reichern sich in den Mucosazellen an.

▶ Die Aufnahme von Fructose erfolgt anders als bei Glucose und Galaktose nicht über aktiven Transport, sondern durch erleichterte Diffusion. Daher kann sie sich in den Mucosazellen nur begrenzt anreichern.

▶ Der Weg von den Zellen der Darmschleimhaut ins Blut geschieht weitgehend über Carrier vom Typ GLUT (Glucose Transporter). Von ihnen gibt es insgesamt 13 unterschiedliche Varianten. Für den Transport der Monosaccharide Glucose, Galaktose und Fructose ist vor allem GLUT2 zuständig. Es handelt sich bei diesem Abtransport um eine erleichterte Diffusion.

 Info

Lactoseintoleranz

Häufigste Störung des Abbaus von Kohlenhydraten ist die Lactoseintoleranz. Ursache für diese genetisch bedingte Störung ist ein Mangel an Lactase. Bei den Betroffenen ist die Aktivität des Enzyms zum Zeitpunkt der Geburt noch normal, nimmt jedoch mit fortschreitendem Alter ab. Besonders häufig tritt Lactoseintoleranz in Südeuropa, Afrika und Asien auf.

Von der Lactoseintolaranz zu unterscheiden ist ein Mangel an Lactase, der als Folge von Erkrankungen des Verdauungstraktes oder einer Antibiotikabehandlung auftreten kann.

Symptome sind in beiden Fällen Durchfall und Blähungen. Der Grund dafür: Nicht verdaute Lactose im Darm bindet Wasser und wird von den Darmbakterien zu CO_2 abgebaut. Vermeiden lassen sich diese Beschwerden durch den Verzicht auf Milch oder Milchprodukte. Sie treten auch nicht auf, wenn diese Lebensmittel mit Lactase vorbehandelt wurden.

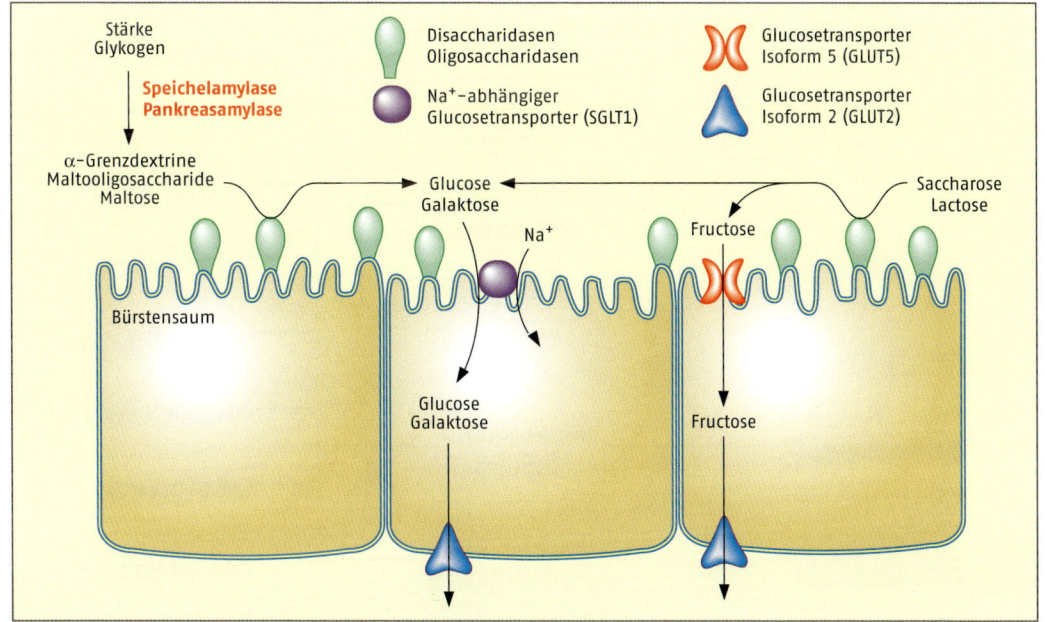

Bild 1: *Modell der Resorption von Kohlenhydraten im Dünndarm*

3.2 Lipide

Etwa 90 Prozent der Nahrungsfette sind Triglyceride mit vorwiegend langkettigen Fettsäuren. Der Rest besteht aus Cholesterin und Cholesterinestern sowie Glyko-, Phospho- und Sphingolipiden. Im Magen findet keine nennenswerte Verdauung statt. Die Lipide gelangen in Form grob verteilter Fetttropfen von dort in den Dünndarm, wo sie von Gallensäuren zu feinen Tröpfchen emulgiert werden.

Verdauung

Die Spaltung der Triglyceride, die Lipolyse, erfolgt in den oberen Abschnitten des Dünndarms durch Lipasen, die von Dünndarm und Pankreas abgesondert werden. Am wichtigsten ist die Pankreaslipase. Um aktiv werden zu können, benötigt sie einen Protein-Cofaktor – die sogenannte Colipase. Spaltprodukte sind 2-Monoglyceride, freie Fettsäuren und Glycerin sowie geringe Mengen 1,2-Diglyceride.

Freie langkettige Fettsäuren und deren 2-Monoacylglyceride sind schwer wasserlöslich. Um in die Zellen der Mucosa transportiert werden zu können, lagern sie sich mit Gallensäuren, Phospholipiden, Cholesterin und fettlöslichen Vitaminen zu Mizellen zusammen (s. S. 538). In diesen Aggregaten orientieren sich die Gallensäuren und hydrophilen Enden der Monoglyceride nach außen zur wässrigen Phase – der hydrophobe Rest zum Inneren der Mizelle.

 Info

Triglyceride aus kurz- und mittelkettigen Fettsäuren

Ihre Spaltung erfolgt sehr rasch. Die Spaltprodukte – Mono- und Diglyceride sowie freie Fettsäuren – werden nicht in Mizellen eingebaut. Wegen ihrer guten Löslichkeit in Wasser können sie ohne Hilfsmittel transportiert und resorbiert werden.

 Info

Verdauung anderer Lipidfraktionen

▶ Phospholipide werden durch das vom Pankreas gebildete Enzym Phospholipase A_2 in Anwesenheit von Calcium und Gallensäuren in Lysophospholipide überführt.

▶ Cholsterinester werden unter Mitwirkung von Gallensäuren durch das vom Pankreas gebildete Enzym Cholesterinesterase gespalten.

▶ Glykolipide werden durch eine von den Zellen des Bürstensaums gebildeten Hydrolase gespalten.

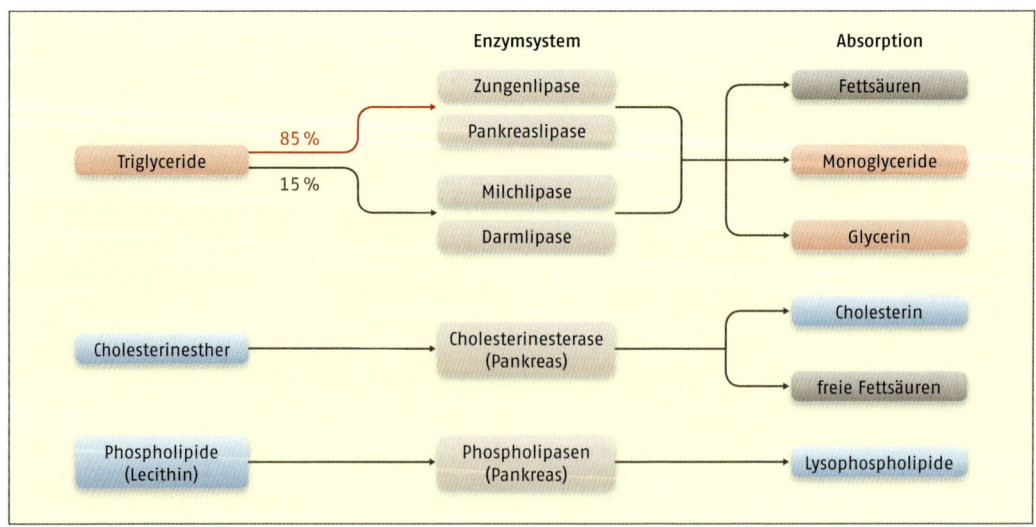

Bild 1: *Verdauung der Lipide*

Resorption

Sobald die Mizellen die Membran der Mucosazellen erreicht haben, werden Glyceride, Fettsäuren, Cholesterin, Gallensäuren und andere Komponenten wieder frei gesetzt und resorbiert. Wegen ihrer lipophilen Eigenschaften dringen sie problemlos in die Zellmembran ein. Für den Weitertransport in das Zytoplasma sorgen sogenannte Fatty Acid Binding Proteines (FABP).

FABPs dienen auch als Vehikel, um freie Fettsäuren bei Enzymen anzuliefern, die deren Reaktivierung mit AcylCoA und Reveresterung zu Triglyceriden ermöglichen. Die Resynthese findet am Endoplasmatischen Reticulum (s. S. 553) statt. Dabei entstehen Triglyceride, deren Fettsäureverteilung der des Menschen entspricht und die sich in dieser Hinsicht von den Nahrungsfetten unterscheiden.

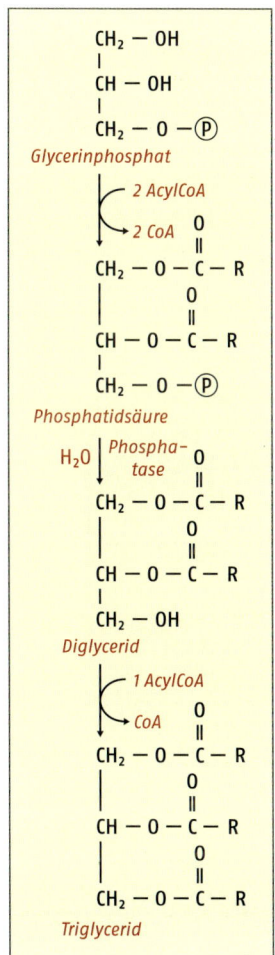

Bild 1: *Mechanismus der Triglyceridsynthese*

Abtransport der Triglyceride

Die Triglyceride werden von den Mucosazellen in Form kleiner Partikelchen, den Chylomikronen, an die Lymphe abgegeben. Sie enthalten hauptsächlich Triglyceride, daneben freie Phosphatide und Cholesterin sowie Cholesterinester. Außen sind sie von einer dünnen Proteinmembran umgeben – den sogenannten Apoproteinen. Diese Stoffe werden in den Zellen der Darmschleimhaut synthetisiert. Es gibt eine ganze Reihe unterschiedlicher Apoproteine (ApoA-, ApoB-, ApoC- und ApoE-Klassen).

Von der Lymphe aus wandern die Chylomikronen weiter in das Blut. Ihr Einstrom ist nach einer Mahlzeit an der milchigen Trübung des Serums zu erkennen. Die Chylomikronen werden in der Leber und den peripheren Geweben (Fettgewebe, Herz, Skelettmuskulatur, Lunge) durch Enzyme abgebaut und die dabei entstehenden Spaltprodukte verwertet.

Tab. 1: *Zusammensetzung der Chylomikronen*

Stoffe	Anteil
Triglyceride	85–90 %
Freie Fettsäuren	0,2 %
Cholesterinester	1–2 %
Freies Cholesterin	0,5–1 %
Phosphatide	3–5 %
Proteine	2–2,5 %

Tab. 2: *Resorptionsgeschwindigkeit von Fetten (im Tierversuch ermittelt)*

Fett	AT_{50}-Wert
Butter	305
Maisöl	350
Baumwollsaatöl	352
Rindertalg	354
Kokosfett	354
Sojaöl	359
Sonnenblumenöl	362
Olivenöl	369
Sesamöl	392
Palmfett	416

Der AT_{50}-Wert ist die Zeit in Minuten vom Verzehr bis zur Resorption von 50 % der verabreichten Fettmenge

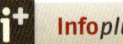

Infoplus

Gestörte Enzymproduktion

Bei Menschen, die an chronischer Entzündung der Bauchspeicheldrüse leiden, ist die Produktion von Pankreasenzymen vermindert. Es kommt dann zu Störungen der Verdauung, die sich vor allem durch Fettstühle bemerkbar machen.

Leichte Formen lassen sich durch eine gezielte Diät behandeln. Bei schweren Formen hilft nur die Einnahme von Enzympräparaten, die Lipasen, Amylasen und Proteasen enthalten.

Info

Resorption fettlöslicher Vitamine

Die Prozesse der Resorption von fettlöslichen Vitaminen sind stets mit denen der Lipide verbunden. Zwar kann eine Resorption dieser Mikronährstoffe auch ohne die Begleitung von Nahrungsfett stattfinden. Die Resorptionsrate ist in Anwesenheit von Fetten jedoch deutlich erhöht.

Fettlösliche Vitamine werden im Darmlumen wie andere lipophile Komponenten auch in Mizellen eingebaut und in dieser Form transportiert.

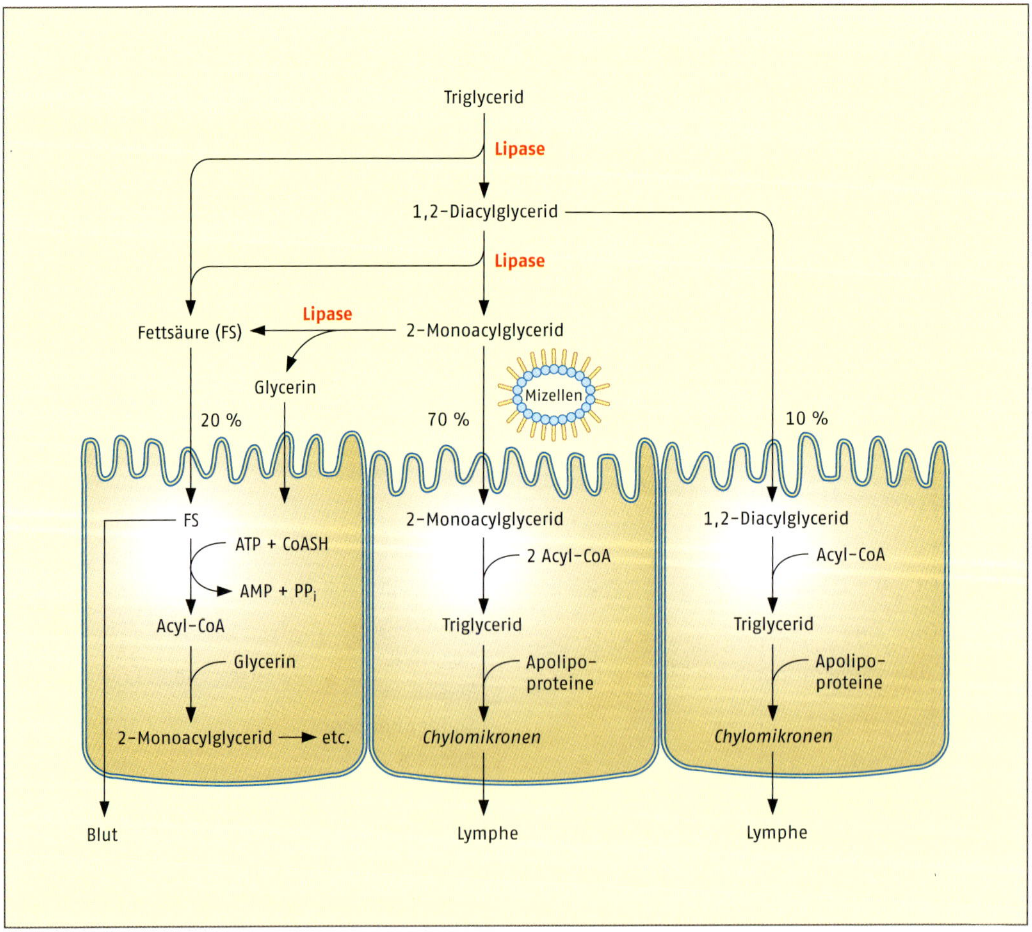

Bild 1: *Abbau und Resorption von Triglyceriden*

3.3 Proteine

Proteine werden von Proteasen gespalten. Je nach Art ihrer Angriffspunkte unterscheidet man zwei Gruppen von Enzymen.

▶ Exopeptidasen (Peptidasen) verkürzen die Aminosäureketten schrittweise vom amino- oder vom carboxylterminalen Ende her. Es gibt Amino- und Carboxypeptidasen.

▶ Endopeptidasen spalten Polypeptidketten in der Mitte — an spezifischen Stellen bestimmter Aminosäureverknüpfungen.

Tab. 1: *Proteinspaltende Enzyme des Verdauungstraktes*

Protease	Spaltungart	Lokalisation
Pepsin	Endopeptidase	Magen
Trypsin	Endopeptidase	Pankreas
Chymotrypsin	Endopeptidase	Pankreas
Elastase	Endopeptidase	Pankreas
Carboxypeptidase A und B	Exopeptidase	Pankreas
Aminopeptidasen	Exopeptidase	Bürstensaum

Verdauung

Die Verdauung der Proteine verläuft in zwei Stufen. Erste Station ist der Magen.

Magen

Die Verdauung der Proteine beginnt im Magen. Vorbereitet wird sie durch die dort vorhandene Salzsäure. Sie denaturiert das Eiweiß und macht es für die Enzyme besser angreifbar. Es gibt allerdings auch Proteine, deren Struktur durch die Säure nicht verändert wird — zum Beispiel Ovalbumin, das Hauptprotein des Eiklars.

Die Hydrolyse wird von einer Endopeptidase vollzogen — dem Pepsin. Das Enzym wird als unwirksames Pepsinogen von den Zellen der Darmschleimhaut gebildet. Durch Einwirken der Magensäure entsteht aus der Vorstufe das aktive Enzym. Es spaltet vorwiegend Peptidbindungen, an denen aromatische Aminosäuren beteiligt sind.

2. Dünndarm

Im Dünndarm werden etwa 85 bis 95 Prozent der Proteine hydrolysiert. Die Hydrolyse findet hauptsächlich im Zwölffingerdarm durch mehrere Enzyme statt.

Trypsin

Es wird als inaktives Trypsinogen mit dem Pankreassaft abgesondert. In die wirksame Form umgewandelt wird es durch die Enteropeptidase. Sie spaltet aus dem Trypsinogen ein Hexapeptid ab, das dadurch in Trypsin übergeht. Sobald Trypsin entstanden ist, bewirkt es ebenfalls die Bildung der aktiven Form. Das Enzym spaltet vorwiegend Peptidbindungen, an denen Lysin und Arginin beteiligt sind

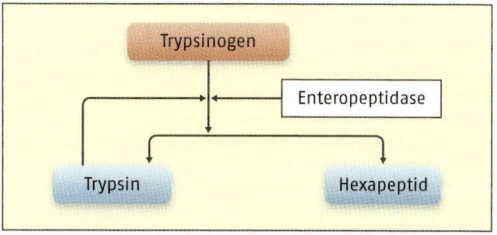

Bild 1: *Aktivierung von Trypsinogen*

Chymotrypsin

Es wird als unwirksames Chymotrypsinogen mit dem Pankreassaft sekretiert. Die Aktivierung von Chymotrypsin wird durch Trypsin eingeleitet. Das Enzym spaltet Peptidbindungen, an denen aromatische Aminosäuren beteiligt sind.

Elastase

Das Enzym ist auf Reste mit kleinen ungeladenen Seitenketten spezialisiert (Alanin, Valin, Leucin, Isoleucin).

Carboxypeptidase A und B

Die Enzyme hydrolysieren Peptidbindungen am carboxylterminalen Ende.

Endprodukte dieser enzymatischen Aktivitäten sind Oligopeptide. Der letzte Schritt der Verdauung erfolgt durch Enzyme an der Membran des Bürstensaums. Es handelt sich bevorzugt um Aminopeptidasen (Spaltung vom aminoterminalen Ende her) und um Dipeptidasen. Hydrolyseprodukte sind Aminosäuren sowie Di- und Tripeptide, die von der Mucosa resorbiert werden können.

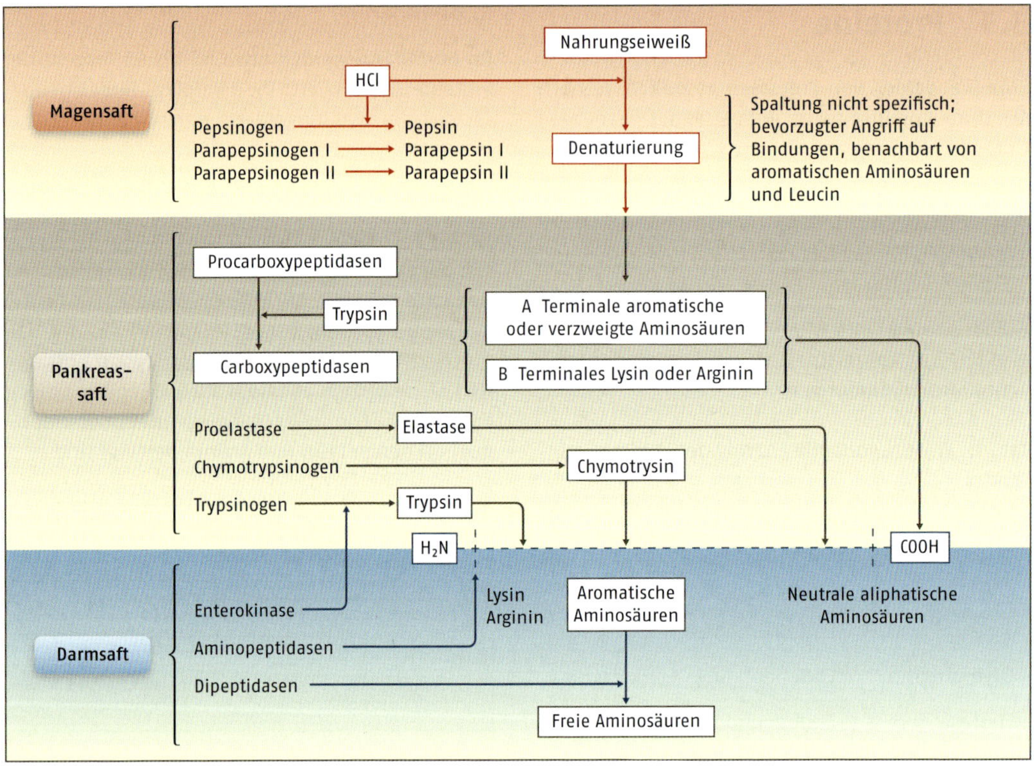

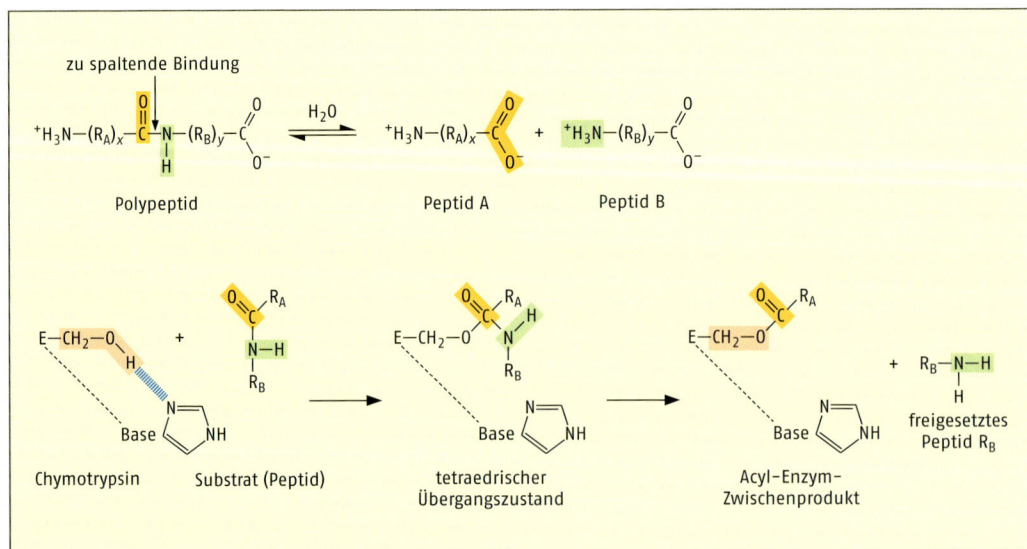

Bild 1: *Verdauung der Proteine*

Chymotrypsin, Trypsin und Elastase sind Serin-Proteasen und besitzen am aktiven Zentrum eine sehr ähnliche Tertiärstruktur. Die Spaltung der Peptidbindungen vollzieht sich in substratbindenden Taschen.

Bild 2: *Mechanismus der enzymatischen Spaltung der Peptidbindung am Beispiel Chymotrypsin*

Resorption

Abbauprodukte der Proteinverdauung im Dünndarm sind Aminosäuren sowie Di- und Tripeptide. Sie werden mit Hilfe verschiedenster Transporter zusammen mit Na^+ und H^+ resorbiert und in die Membran der Mucosazellen aufgenommen. Die Energie dafür liefert die Na^+-K^+-ATPase. Di- und Tripeptide werden von zelleigenen Peptidasen gespalten. Die Aminosäuren verlassen die Mucosazellen über spezifische Transporter und gelangen weiter in das Blut. Sie werden über die Blutbahn zur Leber transportiert und stehen danach für die Synthese körpereigener Proteine zur Verfügung.

Info*plus*

Natrium-Kalium-ATPase

Das Enzym wird auch als Natrium-Kalium-Pumpe bezeichnet und ist ein in der Zellmembran lokalisiertes Transmembranprotein. Es katalysiert unter Spaltung von ATP den Transport von Na^+ aus der Zelle und K^+ in die Zelle gegen ein Konzentrations- und Ladungsgefälle. Es handelt sich dabei um einen energieabhängigen aktiven Transport.

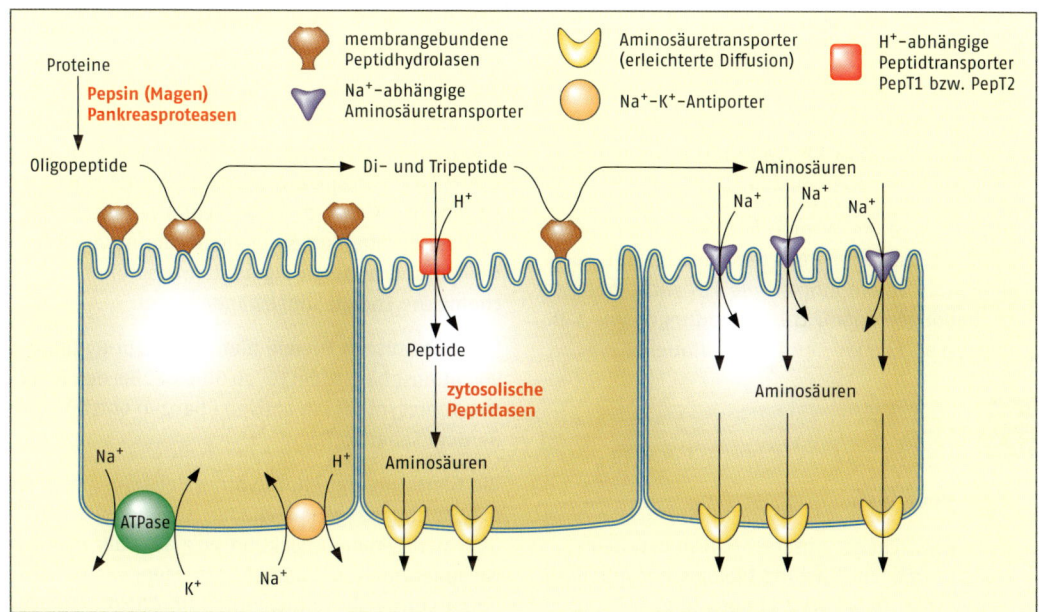

Bild 1: *Spaltung und Resorption von Aminosäuren und Peptiden im Dünndarm*

Fakten kompakt

▸ Aufgabe der Verdauung ist es, die makromolekularen Strukturen der Nährstoffe abzubauen und sie in eine zur Resorption geeigneten Form zu überführen.

▸ Der Verdauungstrakt ist mit Darmbakterien besiedelt, die für den Menschen lebenswichtig sind, denn sie greifen auf verschiedenen Ebenen in das physiologische Geschehen ein.

▸ Die Nahrungsaufnahme wird durch ein System reguliert, dessen Ziel eine ausgeglichene Energiebilanz und ein konstantes Körpergewicht sind.

▸ Zu den wichtigen Voraussetzungen für eine effektive Verdauung gehört der reibungslose Transport von Stoffen durch die Zellmembranen. Man unterscheidet dabei zwischen einfacher Diffusion, erleichterter Diffusion und dem aktiven Transport.

4 Der Stoffwechsel

Wer den Grundlagen des Lebens nachgeht, stellt bald fest, dass der Umgang mit Energie, deren Gewinnung, Übertragung und Speicherung ein zentrales Thema ist, denn jeder lebende Organismus ist energetisch gesehen ein labiles System. Es wird nur durch regelmäßige Stoff- bzw. Energiezufuhr im Gleichgewicht gehalten. Man kann Leben daher als einen ständigen Fluss von Energie und Materie definieren. Die Gesamtheit aller biochemischen Umsetzungen in Zellen und Geweben bezeichnet man als intermediären Stoffwechsel.

4.1 Möglichkeiten der Energiegewinnung

Je nach Art der Energie- und Nährstoffgewinnung teilt man lebende Organismen in zwei Gruppen ein.

▶ Autotrophe Organismen (selbsternährend) können die einfache Verbindung CO_2 zum Aufbau komplexer organischer Moleküle verwenden und dazu Sonnenenergie nutzen.

▶ Heterotrophe Organismen (sich von anderen ernährend), zu denen auch der Mensch zählt, können Grundverbindungen wie CO_2 nicht nutzen. Sie benötigen organische Verbindungen wie z. B. Glucose als Energie- und Nähstoffquelle.

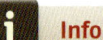

Info

Energieverluste

Auf jeder Ebene unseres Nahrungssystems wird Energie zur Leistung biologischer Arbeit verwendet. Dabei wird Energie jedoch nicht hundertprozentig übertragen, sondern es treten „Reibungsverluste" auf. So erreicht auch nur ein Teil der von den Autotrophen durch Photosynthese gebundenen Sonnenenergie die Zellen der Heterotrophen.

$$6\ CO_2\ +\ 6\ H_2O\ +\ n \cdot h \cdot v\ =\ C_6H_{12}O_6\ +\ 6\ O_2$$

Kohlendioxid   Wasser   Glucose   Sauerstoff

($h \cdot v$ = 1 Lichtquant)

Bild 1: *Die chemische Gleichung der Photosynthese*

Photosynthese: erste Etappe im Energiefluss

Bei dem Begriff Photosynthese denkt man wohl vor allem an die höheren Pflanzen. Sie tragen jedoch nur mit schätzungsweise 10 Prozent zur gesamten Photosyntheseleistung bei. Der Hauptanteil wird von Mikroorganismen wie Bakterien oder Algen getragen. Das Wesen der Photosynthese besteht darin, dass die Strahlungsenergie der Sonne vom Chlorophyll und anderen Pigmenten absorbiert und in chemische Energie umgewandelt wird.

Diese chemische Energie dient dann zur Reduktion von atmosphärischem CO_2 zu Glucose. Bei den meisten photosynthetisch aktiven Pflanzen entsteht außerdem Sauerstoff.

Die Gleichung der Photosyntheseleistung gibt zwar die Stoffbilanz genau wieder, sagt jedoch nichts über den genauen Reaktionsweg aus, der nämlich ist außerordentlich kompliziert. Mehr als hundert Einzelschritte sind notwendig, um Glucose aus CO_2 und H_2O zu synthetisieren.

Glucose ist allerdings nicht das einzige Photosyntheseprodukt. In Folgereaktionen werden andere Kohlenstoffverbindungen wie Cellulose, Proteine und Lipide gebildet. All diese Substanzen, die reich an Energie sind, dienen letzten Endes heterotrophen Organismen als Energie- und Nährstoffquelle. Auch für die menschliche Ernährung bilden sie die entscheidende stoffliche Basis.

Atmung in heterotrophen Zellen: zweite Etappe im Energiefluss

Die photosynthetisch produzierten Kohlenhydrate, Fette und Proteine werden von heterotrophen Organismen verwertet. Deren Zellen verwenden meist Luftsauerstoff, um Glucose und andere Nährstoffe zu Kohlendioxid und Wasser zu oxidieren und dabei Energie zu gewinnen. Es besteht aber auch die Möglichkeit, Glucose ohne Sauerstoff, jedoch ebenfalls unter Energiegewinnung, zu einfachen Verbindungen abzubauen – zum Beispiel zu Milchsäure.

$$C_6H_{12}O_6 = 2\ CH_3 - \underset{\underset{OH}{|}}{CH} - COOH$$

Glucose   *Milchsäure*

Bild 1: *Umwandlung von Glucose in Milchsäure*

Eine solche Reaktion bezeichnet man als Gärung. Gärungsprodukte wie Milchsäure sind noch keine energetische Endstufe des Glucose-Abbaus. Sie können daher in andere Reaktionsabläufe eingeschleust und dann in Anwesenheit von Sauerstoff zu CO_2 und H_2O weiteroxidiert werden. Im Endeffekt sorgt die Welt der Heterotrophen für die vollständige Oxidation der von den Autotrophen vorproduzierten Nährstoffe zu CO_2. Den dabei ablaufenden Gesamtprozess bezeichnet man als Atmung.

$$C_6H_{12}O_6 + 6\ O_2 = 6\ CO_2 + 6\ H_2O$$

Glucose   *Sauer-   Kohlen-   Wasser*
            stoff   dioxid

Bild 2: *Oxidation von Glucose*

Umkehrung der Photosynthese

Diese Gleichung ist die einfache Umkehrung der Photosynthese. Bei vollständiger Umsetzung ohne Energieverluste würde sie ziemlich genau 2870 kJ pro Mol liefern. Wie die Photosynthese ist die Atmung ein hoch komplizierter chemischer Vorgang – mehr als siebzig Teilreaktionen folgen aufeinander. Bei jeder ihrer Einzelreaktionen wird eine kleine Portion Energie freigesetzt.

Biologische Arbeit: dritte Etappe im Energiefluss

Man unterscheidet im Wesentlichen drei Arten von Arbeit.

Chemische Arbeit

Sie läuft in praktisch jeder Zelle ab. Aus einfachen ungeordneten Molekülbausteinen werden große geordnete Makromoleküle wie z. B. Proteine, Nucleinsäuren oder Polysaccharide zusammengesetzt. Solche Vorgänge bezeichnet man als Biosynthese.

Synthese und Abbau stehen dabei in einem ausgewogenen Verhältnis zueinander. Alle Biosyntheseleistungen des Körpers laufen energetisch gesehen „bergauf" und verbrauchen daher neben Baumaterial Energie, je nach Art der Reaktion unterschiedlich viel.

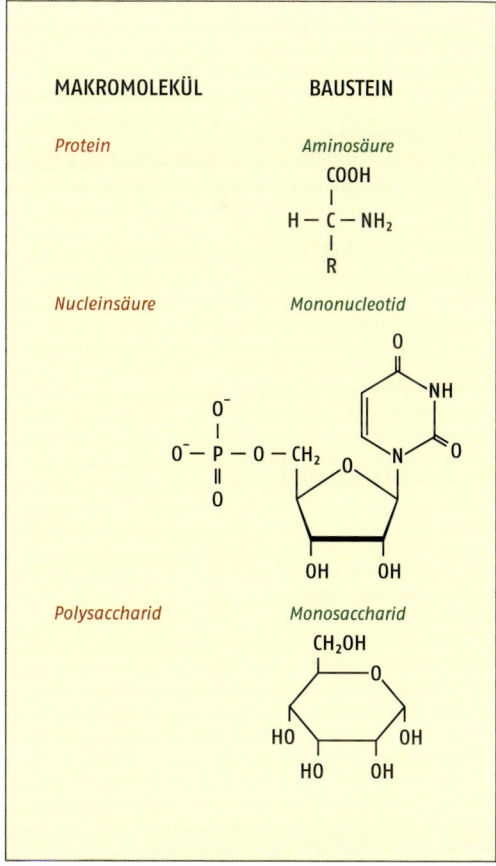

Bild 3: *Beispiele für Syntheseleistungen*

Transportarbeit

Diese Art von Arbeit ist für die Funktion der Körperzellen genauso bedeutsam wie die Biosynthese. Sie ermöglicht es ihnen, bestimmte lebensnotwendige Substanzen, z. B. Mineralien wie Kalium oder Nährstoffe wie Glucose, aus der Umgebung aufzunehmen und soweit anzureichern, dass die Konzentration im Zellinnern beträchtlich höher ist als im Außenmedium.

In gleicher Weise können umgekehrt überflüssige oder gar schädliche Stoffe aktiv herausgepumpt werden, selbst wenn die Konzentration außerhalb der Zelle höher ist als darin. Solcher Stofftransport erfordert Energie, denn normalerweise zeigen Moleküle in Lösung das Bestreben, bestehende Konzentrationsunterschiede auszugleichen und sich im gesamten zugänglichen Raum zu verteilen.

Mechanische Arbeit

Die Fähigkeit vieler Organismen, mechanische Arbeit zu leisten, ist wohl jedem bekannt. Besonders augenfällig und leicht nachzuvollziehen ist die mechanische Arbeit der Muskelkontraktion. Aber auch im Mikrobereich der Zellen wird mechanische Arbeit verrichtet. Bei der Teilung höher entwickelter Zellen beispielsweise sind kontraktile Fasern für das Auseinanderziehen der Chromosomen im Zellkern verantwortlich.

Das besondere an der von Organismen geleisteten Arbeit ist, dass sie direkt durch chemische Energie betrieben wird.

4.2   Kreislauf der Materie

Der biologische Energiefluss von der Sonne über die autotrophen zu den heterotrophen Organismen ist von einem steten Kreislauf der Materie begleitet.

Kreislauf von Kohlenstoff, Sauerstoff und Wasserstoff:

▶ Die grünen Pflanzen entnehmen bei der Photosynthese ihrer Umgebung CO_2 und H_2O und scheiden O_2 aus.

▶ Die heterotrophen Zellen nehmen bei der Atmung organische Nährstoffe und Sauerstoff auf und scheiden CO_2 und Wasser wieder aus.

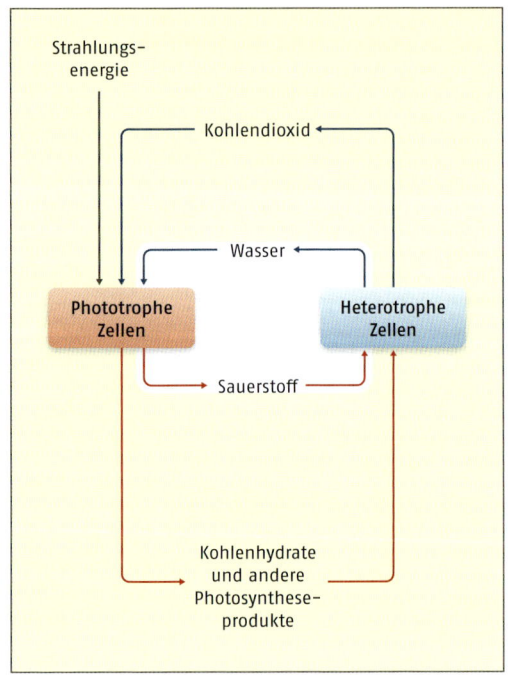

Bild 1: *Kreislauf von Kohlenstoff und Sauerstoff zwischen Pflanzen- und Tierwelt*

Daneben gibt es noch den Kreislauf des biologisch nutzbaren Stickstoffs.

Kreislauf des Stickstoffs

▶ Die Pflanzen beziehen Stickstoff als Nitrat (NO_3^-) aus dem Boden, überfuhren dieses in Ammoniak (NH_3) und bauen daraus Aminosäuren auf.

▶ Die von den Pflanzen synthetisierten Aminosäuren werden von heterotrophen Zellen verwertet; dabei entsteht wieder Ammoniak, der in den Boden zurückfließt und dort durch nitrifizierende Bakterien zu Nitrat umgesetzt wird.

Die vier Grundelemente aller organischen Verbindungen (C, H, O, N) befinden sich also in einem ständigen Kreislauf zwischen Pflanzenwelt und tierischen bzw. menschlichen Organismen.

Die zur Photosynthese befähigten Organismen leben mit den heterotrophen in einer Symbiose, bei der sowohl Energie als auch Materie wichtige Faktoren sind. Auch der Mensch ist Teil dieser Symbiose und auf die synthetisierende Vorarbeit der grünen Pflanzen angewiesen.

4.3   Prinzip der Energieübertragung in der Zelle

Jede lebende Zelle, egal welcher Herkunft, setzt Energie nach den gleichen grundlegenden Reaktionsmechanismen um. Am Anfang steht dabei stets der oxidative Abbau von Nährstoffmolekülen.

Bei der biologischen Oxidation wirken die Nährstoffe als Elektronendonatoren. Viele heterotrophe Zellen verwenden als Elektronenakzeptoren (Oxidationsmittel) den Sauerstoff. Biologische Oxidationen, an denen Sauerstoff beteiligt ist, bezeichnet man als aerob.

Die trickreiche Alternative

Daneben gibt es, z. B. bei Glucose, noch die Möglichkeit der anaeroben Oxidationen, an denen kein Sauerstoff beteiligt ist. Die Zelle arbeitet dabei mit Trick. Sie spaltet das Glucosemolekül in zwei oder mehr Bruchstücke. Eines dieser Bruchstücke übernimmt dann die Rolle des Elektronenakzeptors (Oxidationsmittel).

Ein anderes Bruchstück stellt sich als Elektronendonator zur Verfügung und wird oxidiert. Die Bruchstücke oxidieren bzw. reduzieren sich also gegenseitig und setzen dabei Energie frei. Diese Art Oxidation bezeichnet man als Gärung.

 Memo

Definition der Oxidation

Chemisch gesehen bedeutet Oxidation die Abgabe von Elektronen. Ein Atom oder Molekül, das oxidiert wird, bezeichnet man daher als Elektronendonator. Es wirkt als Reduktionsmittel.

Jede Oxidation ist stets an eine Reduktion gekoppelt. Reduktion bedeutet Aufnahme von Elektronen. Atome und Moleküle, die reduziert werden, bezeichnet man als Elektronenakzeptoren. Sie wirken als Oxidationsmittel.

Chemische Energie als Speicher

Ob nun durch aerobe oder anaerobe Oxidation, beide Reaktionstypen liefern Energie, die in Form chemischer Energie gespeichert wird. Als Speicher fungiert dabei Adenosintriphosphat (ATP). Durch den Übergang von ATP in ADP (Adenosindiphosphat) wird die gespeicherte Energie frei. Diese Substanz ist für das gesamte Stoffwechselgeschehen von zentraler Bedeutung. Über sie laufen sämtliche Energieübertragungen in der Zelle. Es gibt neben ATP zwar noch andere energiereiche Verbindungen, die dem Organismus als Energiespeicher dienen können, die Übertragung von einer „Energiestation" zur anderen jedoch geschieht in allen Fällen über ATP. Es ist sozusagen die Transportform für Energie.

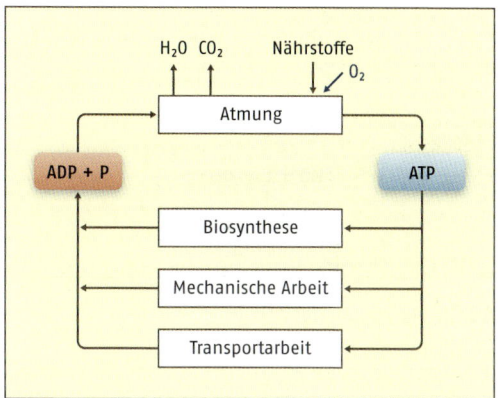

Bild 1: *Übertragung von Energie in der Zelle durch das ATP-ADP-System*

 Info*plus*

ATP-Synthese

Die Bildung von ATP zählt zu den größten Syntheseleistungen des Körpers. Ein Mensch produziert in Ruhe pro Tag etwa 40 Kilogramm. Kommt körperliche Bewegung hinzu, liegt die Produktion bei durchschnittlich einem Kilogramm pro Kilogramm Körpergewicht. Bei intensiver Arbeit kann sie sich nochmals um 50 % steigern.

4.3.1   ATP: Portrait einer chemischen Verbindung

ATP (Adenosintriphosphat) ist in allen tierischen und pflanzlichen Zellen enthalten. Es gehört in die Gruppe der Nucleotide, die alle nach dem gleichen Muster aufgebaut sind.

Sie enthalten:

▶ eine Stickstoffbase (entweder ein Purin- oder ein Pyrimidinderivat),
▶ eine Pentose,
▶ eine oder mehrere Phosphatgruppen.

ATP enthält:

▶ als Stickstoffbase Adenin — ein Purinderivat,
▶ als Pentose die D-Ribose.

Bildung von ATP

▶ Verknüpft man Adenin mit Ribose und verestert die Ribose am C_5 mit Phosphorsäure, entsteht Adenosinmonophosphat (AMP).

▶ Verbindet man die Phosphatgruppe dann anhydridartig weiter mit einer zweiten Phosphorsäure, entsteht Adenosindiphosphat (ADP).

▶ Bei Verknüpfung mit einer dritten H_3PO_4 entsteht schließlich Adenosintriphosphat (ATP).

Alle drei Reaktionen der Verknüpfung verbrauchen Energie. Bei der hydrolytischen Abspaltung der Phosphorsäure-Moleküle wird diese Energie wieder frei.

Der Übergang von ATP in ADP und weiter in AMP ist also eine Energie liefernde Reaktion. Man spricht in diesem Zusammenhang auch von energiereicher Phosphatbindung und kennzeichnet sie mit dem Symbol ~P. ATP ist im Organismus einer der wichtigsten Speicher für Energie. Der Vorrat des Körpers an freien Adenosinnucleotiden beträgt drei bis vier Gramm. Daher muss jedes ATP-Molekül täglich mehrere 10.000 Mal zu ADP gespalten und wieder neu gebildet werden.

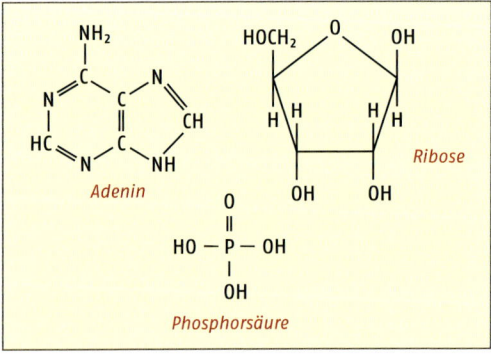

Bild 1: *Bausteine des ATP*

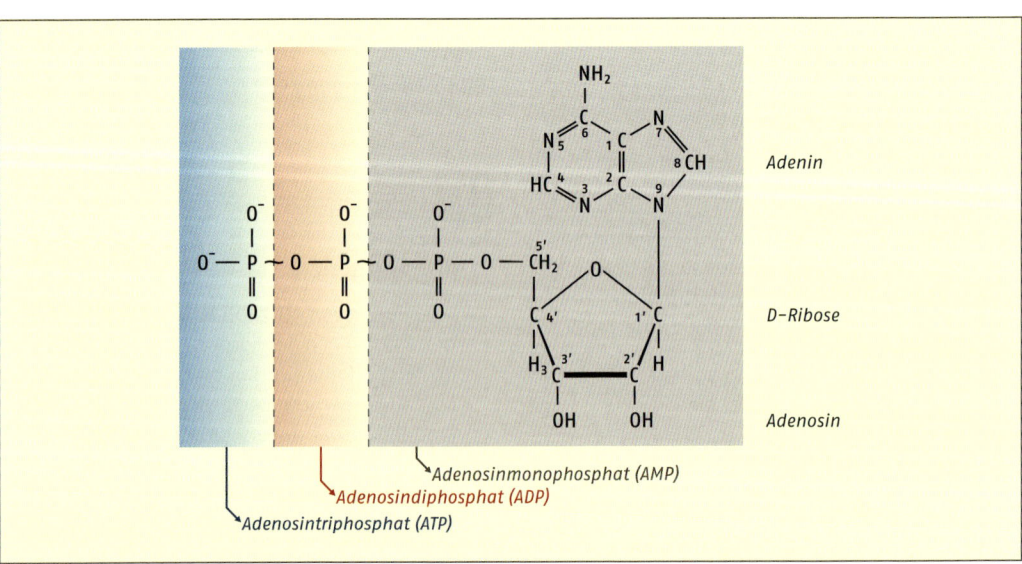

Bild 2: *Struktur von ATP*

ATP als Mittelpunkt einer „Phosphatfamilie"

Es existieren noch andere energiereiche Phosphatverbindungen, deren freie Energie jedoch sehr unterschiedlich ist. Eine Zusammenstellung der wichtigsten Verbindungen soll das verdeutlichen.

Tab. 1: *Energiereiche Phosphatverbindungen*

Name	Freie Energie
Phosphoenolbrenztraubensäure	62 kJ/Mol
1,3-Diphosphoglycerinsäure	49 kJ/Mol
Kreatinphosphat	43 kJ/Mol
Acetylphosphat	42 kJ/Mol
Adenosintriphosphat	30 kJ/Mol
Glucose-1-phosphat	21 kJ/Mol
Fructose-6-phosphat	16 kJ/Mol
Glucose-6-phosphat	14 kJ/Mol
3-Phosphoglycerinsäure	10 kJ/Mol
Glycerin-3-phosphat	9 kJ/Mol

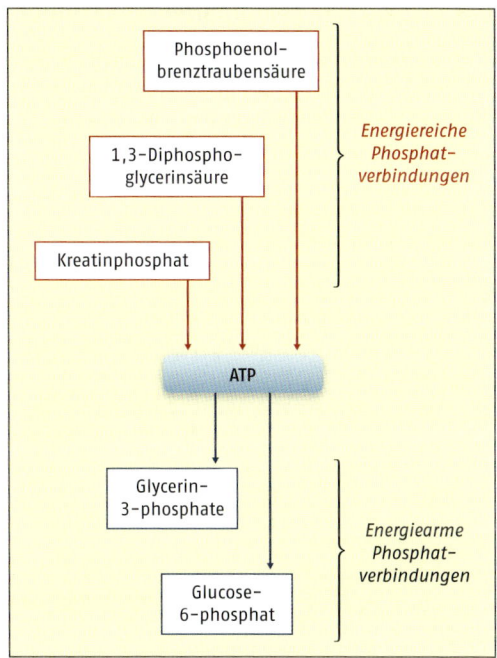

Bild 1: *Transfer von Phosphatgruppen*

Die ATP-ADP-Energieschleuse

Die Frage liegt nahe, warum eigentlich ATP eine so bedeutsame Sonderstellung innerhalb des Energie-Geschehens einnimmt. Schließlich gibt es ja noch eine ganze Reihe anderer vergleichbarer Verbindungen mit zum Teil sogar noch wesentlich höherem Energiegehalt.

Eine herausragende Bedeutung erhält ATP gerade deshalb, weil es nicht die energiereichste Verbindung ist, sondern energetisch gesehen eine Mittelposition einnimmt. Es stellt die unumgängliche Zwischenstufe dar, wenn Phosphatgruppen vom hohen Energieniveau der oberen Phosphatverbindungen auf energiearme Verbindungen übertragen werden sollen.

Diese sehr energiereichen Verbindungen entstehen in der Zelle bei der Oxidation von Nährstoffen und haben dabei einen großen Teil von deren Energie übernommen.

Sie übertragen ihre Phosphatgruppe auf ADP. Das entstandene ATP gibt seine Phosphatgruppe dann wieder an weniger energiereiche Verbindungen wie Glucose oder Glycerin unter Bildung von Glucose-6-phosphat bzw. Glycerin-3-phosphat weiter.

Der Weg über ATP ist zwingend. So wie man eine Treppe nicht mit einem einzigen großen Schritt herabschreiten kann, ist in der Zelle ein Energiesprung über zu viele Stufen nicht möglich. Es gibt keine biochemische Möglichkeit, Phosphatgruppen direkt von den energiereichen auf weniger energiereiche Verbindungen zu übertragen; es fehlen die entsprechenden Enzymsysteme. Dadurch, dass der gesamte „Energieverkehr" über ATP läuft, hat die Zelle außerdem eine einfache Kontrolle über den gesamten Energiefluss.

 Fakten kompakt

▸ Der Energiefluss verläuft von der Sonne über autotrophe zu den heterotrophen Organismen und ist vom steten Kreislauf der Materie begleitet.

▸ Lebende Organismen speichern Energie in Form energiereicher Verbindungen wie z. B. ATP.

▸ ATP nimmt energetisch gesehen eine Mittelposition unter den energiereichen Verbindungen ein.

Das Prinzip der gekoppelten Reaktionen

Die Möglichkeit, Energie in Form energiereicher Bindungen zu speichern, ist nun bekannt. Jetzt bleibt noch zu klären, nach welchem Mechanismus ein solcher Transfer verläuft.

Das gemeinsame Zwischenprodukt: Bindeglied chemischer Reaktionen

Die einzige Möglichkeit, chemische Energie von einem Reaktionsablauf auf einen anderen zu übertragen, besteht darin, sie über ein gemeinsames Zwischenprodukt miteinander zu koppeln. Von einem gemeinsamen Zwischenprodukt spricht man immer dann, wenn das Reaktionsprodukt der ersten Reaktion als Reaktionspartner in die zweite Reaktion eintritt.

Die Substanz D im unten stehenden Beispiel ist das gemeinsame Zwischenprodukt beider Reaktionen und kann chemische Energie der ersten Reaktion auf die zweite übertragen.

Allgemeines Reaktionsbeispiel:

Reaktion 1
$$A + B \rightarrow C + D$$

Reaktion 2
$$D + E \rightarrow F + G$$

Bild 1: *Gekoppelte Reaktionen*

Das Prinzip des gemeinsamen Zwischenproduktes ist die Grundlage sämtlicher biologischer Energieübertragungen. Es ist im Stoffwechselgeschehen immer wieder zu finden, denn jeder chemische Prozess in der Zelle setzt sich aus vielen aufeinander folgenden Einzelreaktionen zusammen.

Dabei dient das Produkt jeder Reaktion der nächsten als Substrat. Im Falle des Energietransfers über ATP ist dessen Molekül das gemeinsame Zwischenprodukt.

Kopplung Energie liefernder und Energie verbrauchender Reaktionen in der Zelle

In der Zelle laufen zwei Grundtypen chemischer Reaktionen ab.

Typ 1: Energie liefernde Reaktionen

Die Energie liefernden Reaktionen setzen Energie frei, z. B. die Oxidation von Nährstoffen.

Typ 2: Energie verbrauchende Reaktionen

Die Energie verbrauchenden Reaktionen benötigen Energie, um ablaufen zu können, z. B. die Biosynthese von Aminosäuren bzw. Proteinen.

Reaktion 1
$$X \sim P + ADP \rightarrow X + ATP$$

Reaktion 2
$$ATP + Y \rightarrow ADP + Y - P$$

$X \sim P$ ist dabei ein energiereicher Phosphatgruppenspender.

Y ist dabei ein Phosphatgruppenempfänger.

Bild 2: *Allgemeines Reaktionsbeispiel*

 Info*plus*

Wo ATP entsteht

Das weitaus meiste ATP wird in den Mitochondrien (s. S. 554) und dort überwiegend von der ATP-Synthetase gebildet. Dieses Enzym befindet sich in der Innenmembran der Mitochondrien. Die Versorgung mit ATP ist für den Energiestoffwechsel von zentraler Bedeutung und damit eine entscheidende Grundlage für sämtliche biochemischen Prozesse. Die ATP-Synthetase ist daher eines der wichtigsten Enzyme des Organismus.

Kopplungsreaktionen im Organismus

Jeder lebende Organismus ist in der Lage, die Energie liefernden Reaktionen mit Energie verbrauchenden zu koppeln. Allein dieser Fähigkeit wegen ist er fähig, seinen gesamten Stoffwechsel aufrecht zu erhalten. Er „füttert" mit dem Energiegewinn aus dem Reaktionstyp 1 den Reaktionstyp 2 und deckt damit dessen Energiebedarf.

Reaktionsbeispiel

Die bei der Oxidation eines Aldehyds frei werdende Energie soll über ATP auf die Glutaminbildung aus Glutaminsäure übertragen werden.

Die Energie liefernde Reaktion

Als Energie liefernde Reaktion dient die Oxidation von 3-Phosphoglycerinaldehyd zu 1,3-Diphosphoglycerinsäure. Sie ermöglicht das Überführen von ADP in ATP.

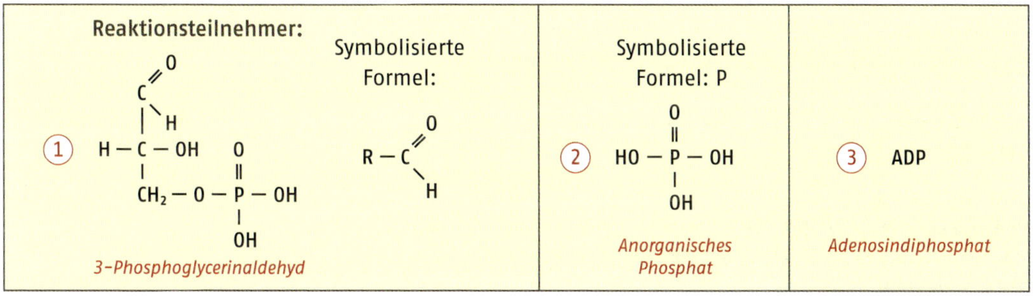

Bild 1: *Reaktionsteilnehmer*

Reaktionsablauf:
Im ersten Reaktionsschritt wird das Aldehyd oxidiert. Dabei entsteht 1,3-Diphosphoglycerinsäure — eine energiereiche Verbindung.

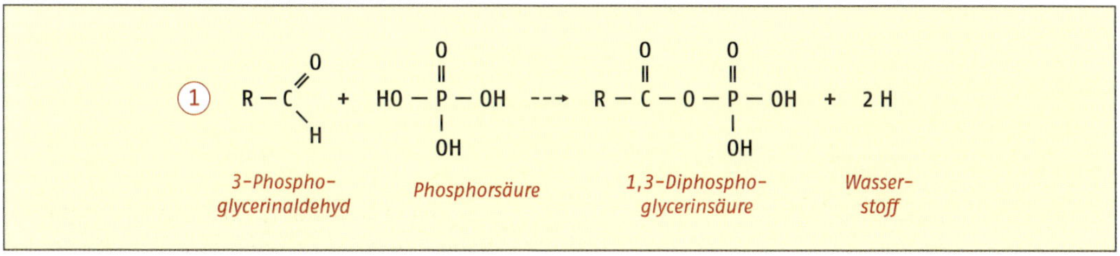

Bild 2: *Reaktionsschritt 1*

Im zweiten Reaktionsschritt wird Phosphorsäure auf ADP übertragen. Reaktionsprodukte sind ATP und 3-Phosphoglycerinsäure.

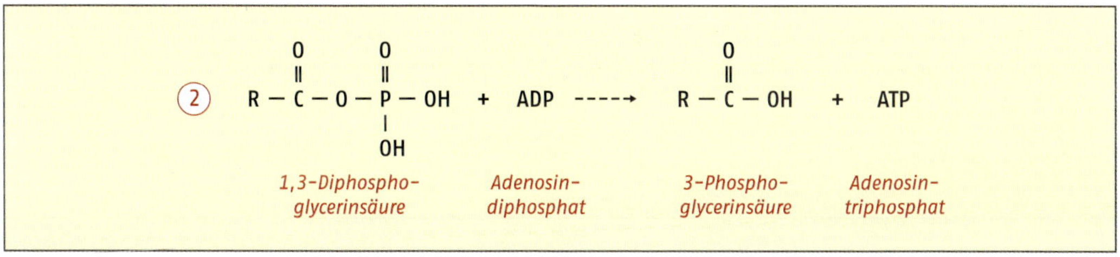

Bild 3: *Reaktionsschritt 2*

Die Energie verbrauchende Reaktion

Die Energie verbrauchende Reaktion ist die Synthese von Glutamin aus Glutaminsäure und Ammoniak. Glutamin ist ein Amid der Glutaminsäure.

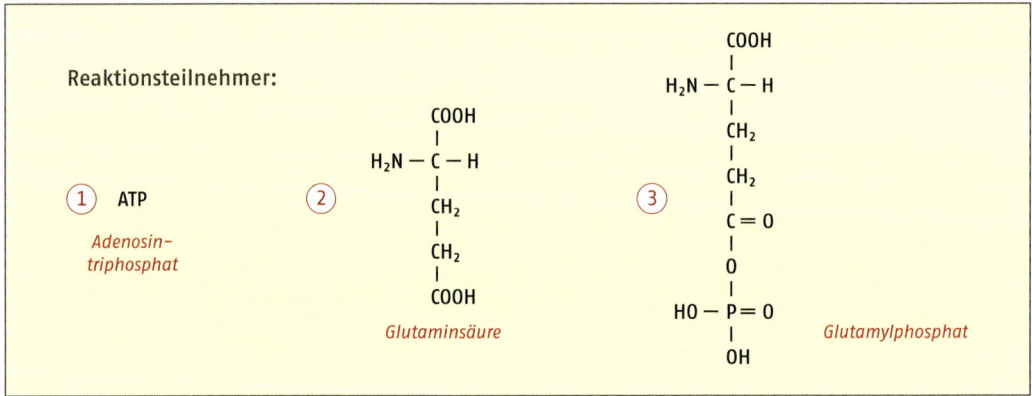

Bild 1: *Die Reaktionsteilnehmer*

Reaktionsablauf

Da diese Reaktion nur unter Energiezufuhr abläuft, ist sie in der Zelle an ATP gekoppelt. Im ersten Reaktionsschritt wird die endständige Phosphatgruppe und damit die gebundene Energie von ATP auf Glutaminsäure übertragen. Glutamylphosphat und ADP entstehen. Im zweiten Reaktionsschritt reagiert Glutamylphosphat mit Ammoniak zu Glutamin.

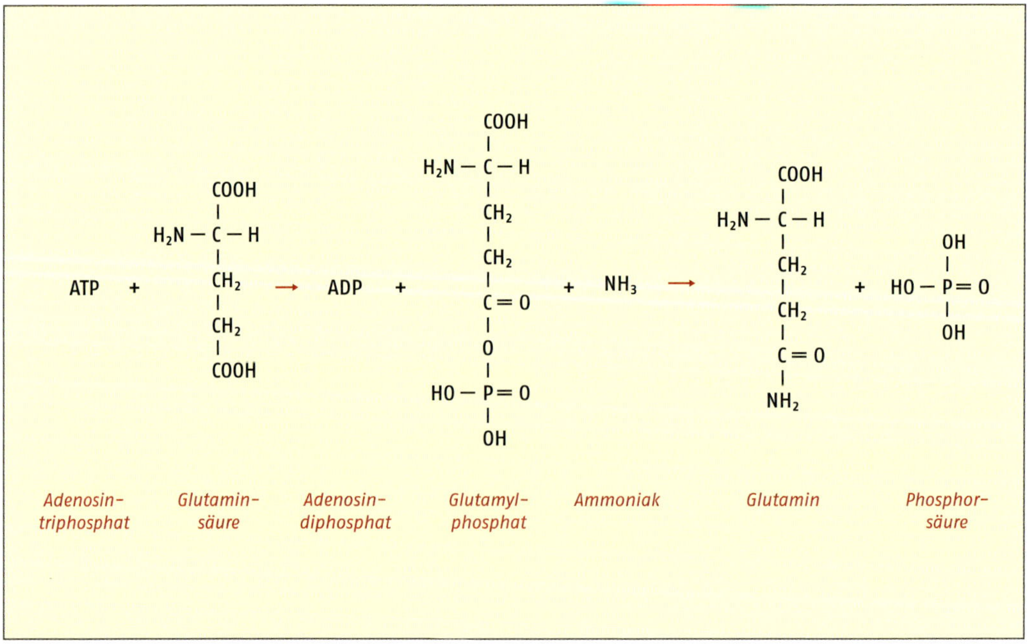

Bild 2: *Die einzelnen Reaktionsschritte*

4.3.2 NAD, NADP und FAD: Überträger von Elektronen und freier Energie

Neben dem Nucleotid ATP gibt es noch drei Dinucleotide, das NAD, NADP und FAD, die ebenfalls als Überträger von Energie eine wichtige Rolle spielen. Sie sind zwar nicht von so zentraler Bedeutung wie ATP, aber für den Transfer größerer Energiebündel unentbehrlich.

Nicotinamidadenindinucleotide (NAD⁺/NADP⁺)

Beide Stoffe wirken als Coenzyme. Sie sind an vielen Hydrierungen und Dehydrierungen sowie Redoxreaktionen des Stoffwechsels beteiligt.

Bausteine von NAD^+ und $NADP^+$ sind:

- Nicotinsäureamid,
- Adenin,
- Ribose,
- Phosphorsäure.

$NADP^+$ unterscheidet sich von NAD^+ lediglich durch eine zusätzliche dritte Phosphatgruppe am C-2-Atom der Ribose.

Im Pyridin-Ring des Nicotinamids hat der Stickstoff eine positive Ladung oder, anders ausgedrückt, einen Elektronenunterschuss. NAD^+ und $NADP^+$ sind daher an genau dieser Stelle aufnahmebereit für Elektronen und können als Elektronenakzeptor wirken. Der Elektronenübergang ist wegen der unterschiedlichen Elektronegativität von Spender und Empfänger möglich.

Der Ring des Nicotinamids nimmt bei der Reduktion zwei Elektronen und ein Proton auf. Dadurch entsteht am Stickstoff des Ringsystems ein zusätzliches Elektronenpaar.

Die Nicotinamidadenindinucleotide sind hitzestabil, aber empfindlich gegen Licht und Alkalien. In reduzierter Form werden sie leicht von Luftsauerstoff oxidiert. NAD liegt im Organismus vorwiegend in der oxidierten, NADP dagegen in der reduzierten Form vor.

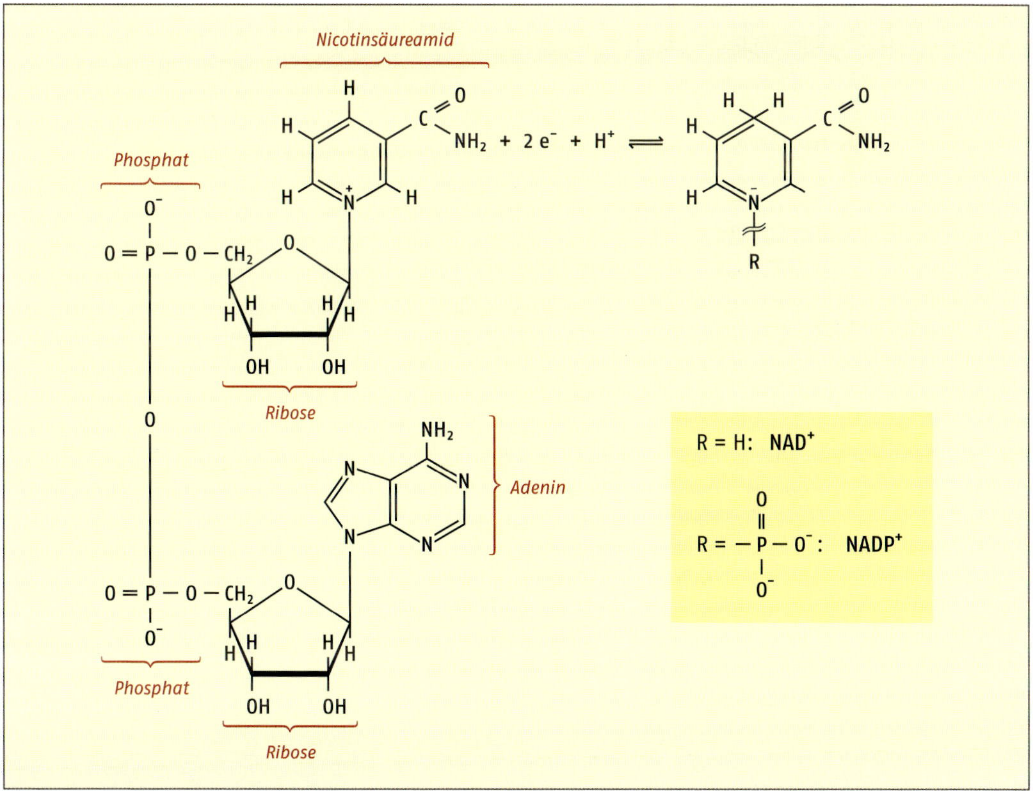

Bild 1: *NAD⁺ und NADP⁺ in reduzierter und oxidierter Form*

FAD (Flavinadenindinucleotid)

FAD steht als Abkürzung für Flavinadenindinucleotid. Auch FAD dient als Überträger von Elektronen und transportiert dabei Energie. Es wirkt im Stoffwechsel als Coenzym. Es kann zwei Elektronen und zwei Protonen aufnehmen und geht dabei über in $FADH_2$.

Bausteine von FAD sind:

▶ Flavin (Isoalloxazin),
▶ Ribitol,
▶ Adenin,
▶ Ribose,
▶ Phosphorsäure.

Bei der Reduktion von FAD wirkt Wasserstoff als Elektronendonator. Elektronenempfänger sind die stickstoffhaltigen Ringe im tricyclischen Ringsystem des Flavins. Die beiden reduzierenden Wasserstoffatome werden an dieses Ringsystem angelagert bzw. addiert. Dabei verschwindet eine Doppelbindung. $FADH_2$ ist energiereicher als FAD. Bei der „Rückoxidation" zu FAD wird Energie freigesetzt.

$$FADH_2 + \frac{1}{2} O_2 \rightarrow FAD + H_2O$$

Der frei werdende Energiebetrag ist etwas geringer als bei der Oxidation von NADH + H⁺. Er liegt bei 151,5 kJ. Riboflavin ist eine Substanz, die der Körper, wie Nicotinsäure, nicht selbst herstellen kann. Es muß daher regelmäßig mit der Nahrung zugeführt werden und gehört in die Gruppe der Vitamine.

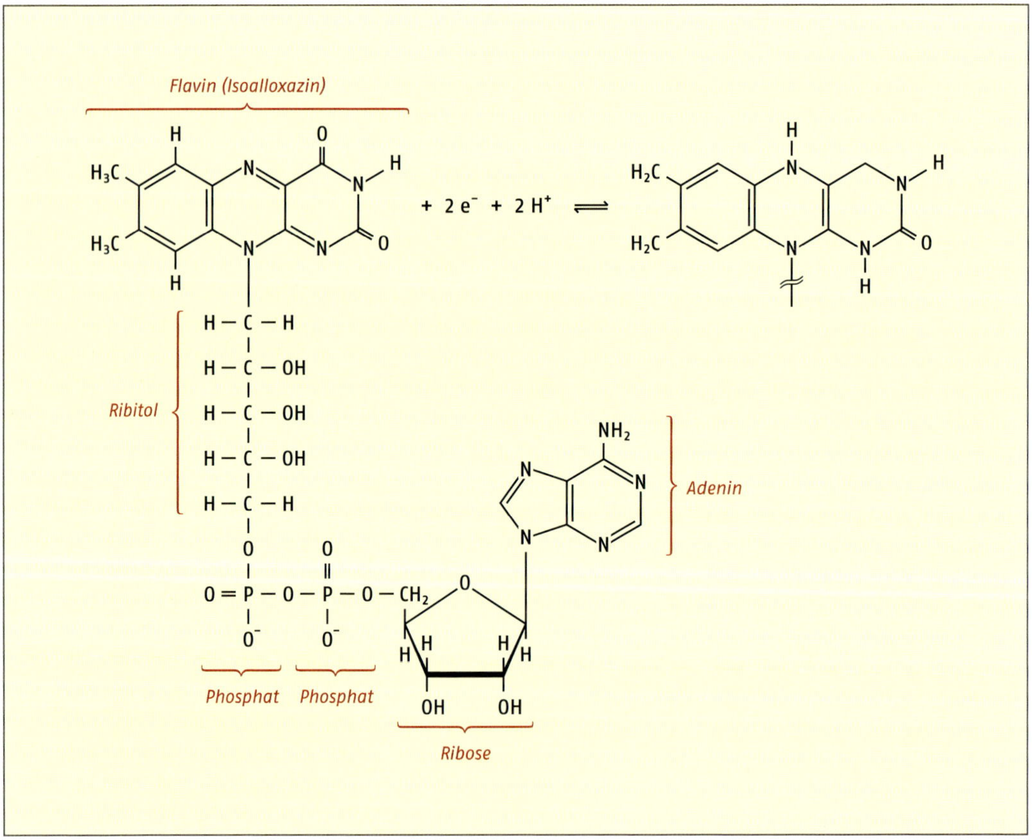

Bild 1: *FAD in oxidierter und reduzierter Form*

4.4 Die Zelle: Schauplatz des intermediären Stoffwechsels

Die Zellen des menschlichen Körpers sind perfekt durchorganisiert. Man könnte sie als chemische Systeme bezeichnen, die sich selbst erhalten und zu diesem Zweck mit unterschiedlichen Strukturelementen, den sogenannten Zellorganellen, ausgestattet sind. Jede der Energie- bzw. Stoffübertragungen ist an eine dieser Organellen gebunden.

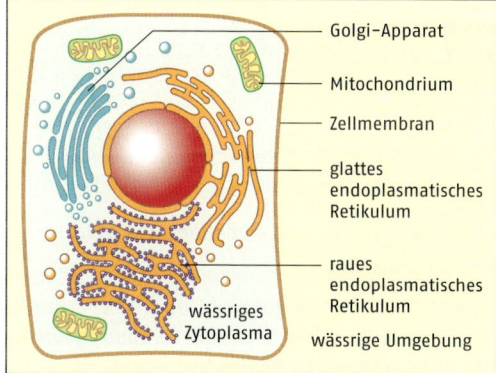

Bild 1: *Modell einer menschlichen Zelle*

Zellmembran

Jede Zelle ist von einer schützenden Hülle, der Zellmembran, umgeben. Sie stellt eine Barriere dar gegen den Zutritt unerwünschter Stoffe von außen und umgekehrt gegen die unkontrollierte Abgabe von Inhaltsstoffen aus dem Inneren. In ihr findet die gesamte osmotische Arbeit statt. Sie enthält daher Enzyme, die den gerichteten Transport von Stoffen katalysieren.

Cytoplasma

Das Cytoplasma ist eine viskose Flüssigkeit, in der ca. 20 Gew.-% Proteine und darüber hinaus noch verschiedene Ionen und kleinere Moleküle gelöst sind. Es zeigt verschiedene faserförmige und röhrenförmige Strukturen (Filamente bzw. Mikrotubuli), welche die eingelagerten Organellen miteinander verbinden. Das Cytoplasma ist Schauplatz vieler wichtiger biochemischer Reaktionen, z. B. der Biosynthese von Glucose, Fettsäuren und Aminosäuren.

Zellkern

Der Zellkern ist von einer Doppelmembran umgeben. Er enthält das genetische Material in Form der DNA (Desoxyribonucleinsäure). Die DNA ist auf verschiedene Chromosomen verteilt. Auch die Neusynthese von RNA findet hier statt. Der Kern stellt das Zentrum für die Erneuerung der DNA und die Übertragung der in ihr enthaltenen Informationen auf die RNA dar. Diese Prozesse verlaufen ATP- abhängig.

Endoplasmatisches Reticulum (ER) und Ribosomen

Das endoplasmatische Reticulum (ER) besteht aus zwei strukturell und in ihrer Funktion unterschiedlichen Anteilen: dem rauen und dem glatten ER. Beide bilden ein miteinander verbundenes Membransystem. Es ist dicht gefaltet und so eng geschichtet, dass es zur Ausbildung einer riesigen Oberfläche kommt. Die Form und Ausdehnung des ER ändert sich ständig. Beide Bereiche gehen direkt ineinander über.

Die Bezeichnung raues ER rührt daher, dass die Membranen dicht mit Ribosomen besetzt ist. Die Hauptaufgabe des rauen ER ist die Synthese von Proteinen. Im ER findet an frisch produzierten Proteinen zunächst eine Qualitätskontrolle statt. Unvollständig ausgebildete oder nicht korrekt gefaltete Eiweißmoleküle werden zurückgehalten.

Das glatte ER ist frei von Ribosomen. Es ist der Hauptort für die Synthese von Lipiden. Außerdem ist es zuständig für bestimmte Entgiftungsprozesse.

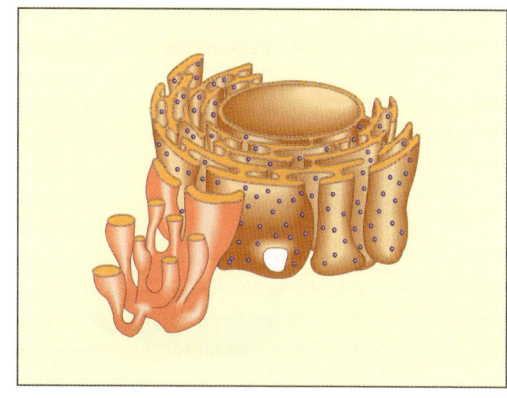

Bild 2: *Endoplasmatisches Reticulum*

Golgi-Apparat

Der Golgi-Apparat ist ebenfalls ein Stapel gefalteter Membranen, die sich wie ein Band durch die Zelle erstrecken. Er wird auch als Hauptkreuzung der Zelle bezeichnet, weil sich in ihm verschiedene wichtige Transportwege kreuzen. Seine Aufgaben sind vielfältig. Dazu gehören zum Beispiel die Synthese von Glykoproteinen, Glykolipiden und Sphingolipiden sowie die Umwandlung von Hormonvorstufen in ihre wirksame Form.

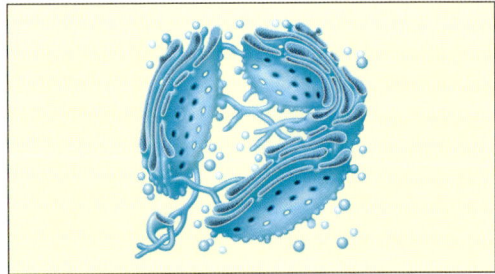

Bild 1: *Golgi-Apparat*

Mitochondrien

Sie werden auch als Kraftwerke der Zellen bezeichnet und sind Schauplätze des Citratcylus (s. S. 560), der Atmung und der ATP-Synthese. Größe und Form der Mitochondrien variieren von Zelle zu Zelle. Außen sind sie von einer glatten Hülle umgeben, die sie völlig vom Cytoplasma abtrennt. Im Inneren befindet sich eine stark gewundene und gefaltete Membran.

In den Mitochondrien sind Enzyme lokalisiert, die an der sauerstoffabhängigen Oxidation von Nährstoffen beteiligt sind. Die dabei freiwerdende Energie wird in Form von ATP gespeichert und steht damit Energie verbrauchenden Reaktionen zur Verfügung.

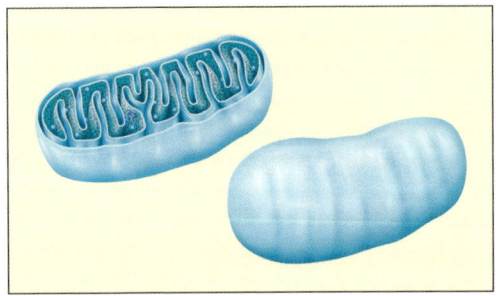

Bild 2: *Mitochondrien*

Lyosomen

Lyosomen sind Partikel in der Größe von Mitochondrien. Sie enthalten zahlreiche Hydrolasen. Man nimmt an, dass diese Enzyme von der Zelle in den Lyosomen gewissermaßen unter Verschluss gehalten werden. Erst, wenn die Membran der Lyosomen zerstört wird, kommen sie frei und können mit ihrem Substrat zusammentreffen. Beim Tod einer Zelle zerlegen und verdauen die Lyosomen deren „sterbliche" Überreste.

Und jetzt *Sie!*

1. *Nach welchem Mechanismus verlaufen Verdauung und Resorption der Kohlenhydrate?*

2. *Erklären sie die Funktion der Glucose-Transporter.*

3. *Was sind Chylomikronen und welche Bedeutung haben sie bei der Verdauung und Resorption von Lipiden?*

4. *Nach welchem Mechanismus werden Peptidbindungen gespalten?*

5. *Welche Unterschiede bestehen zwischen autotrophen und heterotrophen Organismen?*

6. *Nennen Sie Beispiele energiereicher Phosphatverbindungen und begründen Sie die besondere Stellung von ATP.*

7. *Erläutern Sie das Prinzip der gekoppelten Reaktionen am Beispiel von ATP.*

8. *Welche Unterschiede bestehen in der Wirkungsweise von ATP und NADH?*

9. *Aus welchen Bausteinen besteht Flavinadenindinucleotid (FAD) und welche Funktion hat es im Stoffwechselgeschehen?*

10. *Erläutern Sie den Aufbau einer menschlichen Körperzelle.*

11. *Was ist das Endoplasmatische Reticulum und welche Bedeutung hat es im Rahmen des Stoffwechsels?*

12. *Welche Funktionen haben Golgi-Apparat, Mitochondrien und Lyosomen?*

5   Die Nährstoffe im Zusammenspiel biochemischer Reaktionen

Jetzt sind alle Hauptakteure im komplizierten Spiel um Materie und Energie bekannt – ihre Eigenschaften, ihre Vorlieben für bestimmte Reaktionspartner und die Bedeutung für den menschlichen Organismus. Die Rollen sind verteilt; es fehlt also nur noch das Drehbuch mit den genauen Regieanweisungen.

Bevor die Dramaturgie des menschlichen Stoffwechsels genauer behandelt wird, ist eines wichtig zu betonen: Die gesamte Ernährung der Pflanzen und ein großer Teil der Ernährung von tierischen und menschlichen Organismen beruht auf einem einzigen Molekül – auf der Glucose.

Wenn man noch weiter geht und die „Drehbücher" der verschiedenen Lebewesen für den körpereigenen Stoffwechsel miteinander vergleicht, wird klar, dass sie in den grundsätzlichen Passagen miteinander übereinstimmen. Alles Leben bedient sich nämlich des gleichen Apparates, um Glucose zwecks Energiegewinnung abzubauen.

Zwar unterscheiden sich die Gesamtvorgänge in einigen Punkten voneinander: Nicht alle Organismen spielen das gesamte Stück von Anfang bis Ende, manche haben einen Teil des „Textes" verloren, andere manche Textpassagen nie in ihrer Regieanweisung besessen. Dennoch, das entscheidende Kernstück des Stoffwechsels ist bei allen Lebewesen gleich.

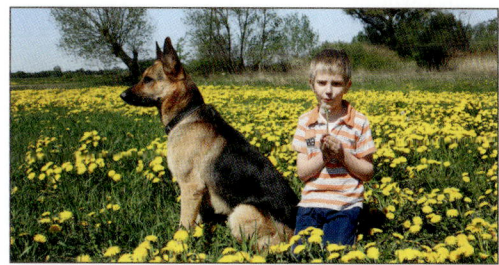

Bild 1: *Menschen, Tiere, Pflanzen bis hin zu den Mikroorganismen haben alle die gleiche Lebensgrundlage.*

5.1   Stoffwechsel von Glucose und anderen Kohlenhydraten

Glucose ist reich an Energie. Jedes Mol dieser chemischen Verbindung liefert bei seiner Verbrennung einen Energiebetrag von 2870 kJ. Führt man die Reaktion mit Sauerstoff unter Laborbedingungen durch, so verläuft sie als einstufiger Prozess nach der einfachen Reaktionsgleichung:

$$C_6H_{12}O_6 \ + \ 6\,O_2 \ \longrightarrow \ 6\,CO_2 \ + \ 6\,H_2O$$

Glucose   Sauerstoff   Kohlendioxid   Wasser

Bild 2: *Verbrennung von Glucose unter Laborbedingungen*

Das bedeutet: Die gesamte in Glucose gebundene Energie kommt auf einmal frei. Würde der Organismus Glucose auf die gleiche Weise oxidieren, wäre dies eine enorme Verschwendung, denn es gibt keinen biochemischen Mechanismus, mit dessen Hilfe man einen so hohen Energiebetrag auf einmal auffangen und zur späteren Verwendung verfügbar

halten kann. Der größte Teil würde ungenutzt „verpuffen".

Aus diesem Grund wird die Glucose im Stoffwechsel der Körperzellen in einen komplizierten vielstufigen Prozess eingeschleust und darin Schritt für Schritt abgebaut, wobei jedes Mal nur kleine Energiebeträge freigesetzt werden. Er beginnt mit der Glykolyse.

 Info*plus*

Am Anfang war die Glykolyse

Die Glykolyse war der erste Stoffwechselweg, dessen Zwischenprodukte und Enzyme vollständig beschrieben wurden. Bahnbrechend waren die Arbeiten der deutschen Biochemiker Embden und Meyerhof. Sie klärten Reaktionsschritte und Energiebilanz.

5.1.1 Gesamtschema der Energiegewinnung aus Glucose

Die Gewinnung von Energie im menschlichen Organismus verläuft in drei Abschnitten. Eine wichtige Rolle spielt dabei eine Reihe von Carbonsäuren.

Tab. 1: *Biochemisch wichtige Carbonsäuren*

Säure / Anion	Formel
Essigsäure / Acetat	$H_3C - COOH$
Brenztrauben- säure / Pyruvat	$H_3C - \underset{\underset{O}{\|\|}}{C} - COOH$
Milchsäure / Lactat	$H_3C - \underset{\underset{OH}{\|}}{CH} - COOH$
Oxalsäure / Oxalat	$HOOC - COOH$
Malonsäure / Malonat	$HOOC - CH_2 - COOH$
Bernsteinsäure / Succinat	$HOOC - (CH_2)_2 - COOH$
Glutarsäure / Glutarat	$HOOC - (CH_2)_3 - COOH$
Äpfelsäure / Malat	$HOOC - CH_2 - \underset{\underset{OH}{\|}}{CH} - COOH$
Acetessigsäure / Acetoacetat	$H_3C - \underset{\underset{O}{\|\|}}{C} - CH_2 - COOH$
Oxalessigsäure / Oxalacetat	$HOOC - CH_2 - \underset{\underset{O}{\|\|}}{C} - COOH$
α-Ketoglutar- säure / α-Ketoglutarat	$HOOC - \underset{\underset{O}{\|\|}}{C} - (CH_2)_2 - COOH$
Fumarsäure / Fumarat	$HOOC$ $\|$ $HC = CH$ $\|$ $COOH$
Citronensäure / Citrat	$HOOC - CH_2 - \underset{\underset{OH}{\overset{\overset{COOH}{\|}}{\|}}}{C} - CH_2 - COOH$

1. Glykolyse

Im ersten Schritt wird Glucose zu Brenztraubensäure (Pyruvat) abgebaut, eine Reaktion, die anaerob, also ohne Beteiligung von Sauerstoff, verläuft.

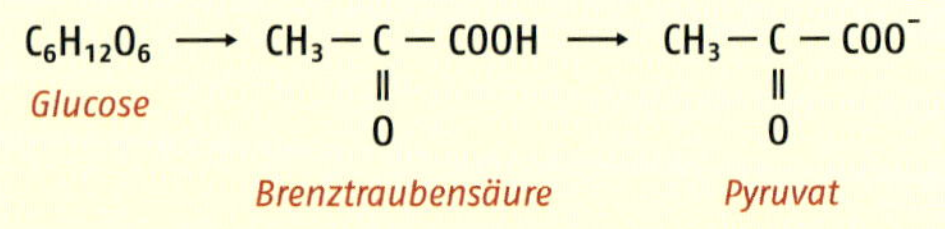

$$C_6H_{12}O_6 \longrightarrow CH_3 - \underset{\underset{O}{\|\|}}{C} - COOH \longrightarrow CH_3 - \underset{\underset{O}{\|\|}}{C} - COO^-$$

Glucose   *Brenztraubensäure*   *Pyruvat*

Bild 1: *Abbau von Glucose zu Pyruvat*

Der Abbau ist an die Synthese von ATP gekoppelt, allerdings entsteht bei der Glykolyse nur relativ wenig ATP. Der frei werdende Wasserstoff wird auf NAD^+ übertragen. Diesen ersten noch recht unergiebigen anaeroben Schritt der Energiegewinnung bezeichnet man als Gärung oder Glykolyse.

 Info*plus*

Glucoseabbau bei Mikroorganismen

Bei zahlreichen Mikroorganismen endet der Kohlenhydratstoffwechsel bereits beim anaeroben Abbau der Glucose. Das Pyruvat kann dann zu eine Reihe von Verbindungen wie Ethanol, aber auch Milchsäure, Essigsäure oder Buttersäure weiter umgesetzt werden.

2. Citratcyclus

Der zweite Schritt der Reaktionsfolge ist in puncto Energiegewinnung schon sehr viel wirkungsvoller. Das Pyruvat wird dabei zu CO_2 abgebaut. Gleichzeitig werden Wasserstoff-Atome auf NAD^+ und FAD übertragen. Außerdem entsteht zusätzlich etwas ATP.

3. Atmungskette

In diesen letzten Schritt gehen das gesamte NADH und $FADH_2$ aus Gärung und Citratcyclus ein. Beide werden unter Abgabe von Wasserstoff zu NAD^+ bzw. FAD reoxidiert. Den abgespaltenen Wasserstoff übertragen Enzymsysteme auf Sauerstoff; die dabei frei werdende Energie dient zur Synthese von ATP.

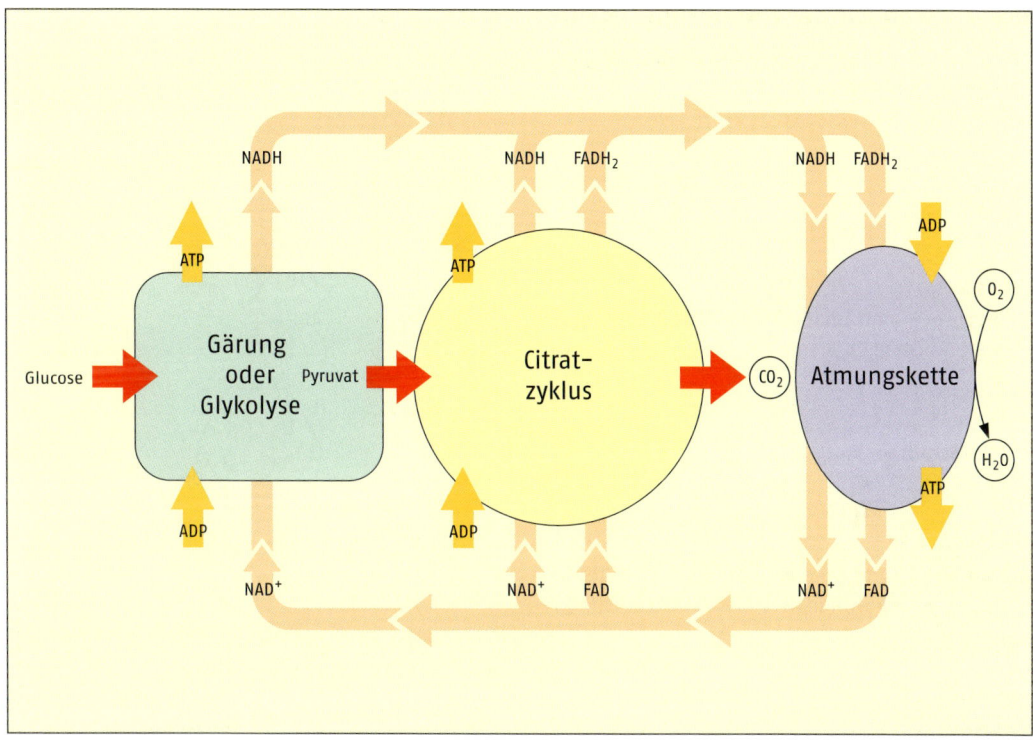

Bild 1: *Stoffwechselvorgänge beim Abbau von Kohlenhydraten*

5.1.2 Glykolyse

Glykolyse

Sie ist eine der ältesten Reaktionsfolgen in lebenden Organismen und wurde wohl bereits bei Entstehung der ersten Lebensformen mit „erfunden". Der Prozess besteht aus zehn aufeinander folgenden Reaktionen. Jede wird durch ein eigenes Enzym katalysiert.

Dabei dient das Produkt der vorangehenden Enzymreaktion der jeweils nachfolgenden als Substrat. Insgesamt werden dabei pro Molekül Glucose zwei Moleküle ATP gebildet sowie zwei Moleküle

NADH, die später in der Atmungskette die Synthese von sechs Molekülen ATP ermöglichen.

Die ersten fünf Reaktionsschritte der Glykolyse bringen noch keinen Energiegewinn. Im Gegenteil, sie verbrauchen Energie, und zwar, um Glucose in eine reaktionsbereite Form zu überführen, in das Glycerinaldehyd-3-phosphat (G3P). Die freie Energie, die ATP in die Reaktion einbringt, wird in den Phosphatverbindungen von G3P gespeichert.

$$C_6H_{12}O_6 + 2\ ATP \longrightarrow 2\ \underset{\underset{O}{\overset{\|}{}}}{\overset{O^-}{\overset{|}{O^-}}}-P-O-CH_2-\underset{}{\overset{OH}{\overset{|}{CH}}}-\underset{}{\overset{O}{\overset{\|}{C}}}-H + 2\ ADP + 2\ H^+$$

Glucose   *Glycerinaldehyd-3-phosphat*

Bild 2: *Summenformel der ersten fünf Reaktionsschritte*

Reaktionsablauf der ersten fünf Schritte

1. Glucose wird durch 1 ATP zu Glucose-6-phosphat phosphoryliert.

2. Glucose-6-phosphat wird zur Fructose-6-phosphat umgelagert.

3. Fructose-6-phosphat wird durch ein zweites ATP nochmals phosphoryliert, zu Fructose-1,6-biphosphat.

4. Spaltung des Fructose-1,6-biphosphats in Dihydroxyacetonphosphat und Glycerinaldehyd-3-phosphat.

5. Umlagerung des Dihydroxyacetonphosphats in Glycerinaldehyd-3-phosphat.

Auf diese Weise ist Glucose also in zwei Moleküle G3P überführt worden.

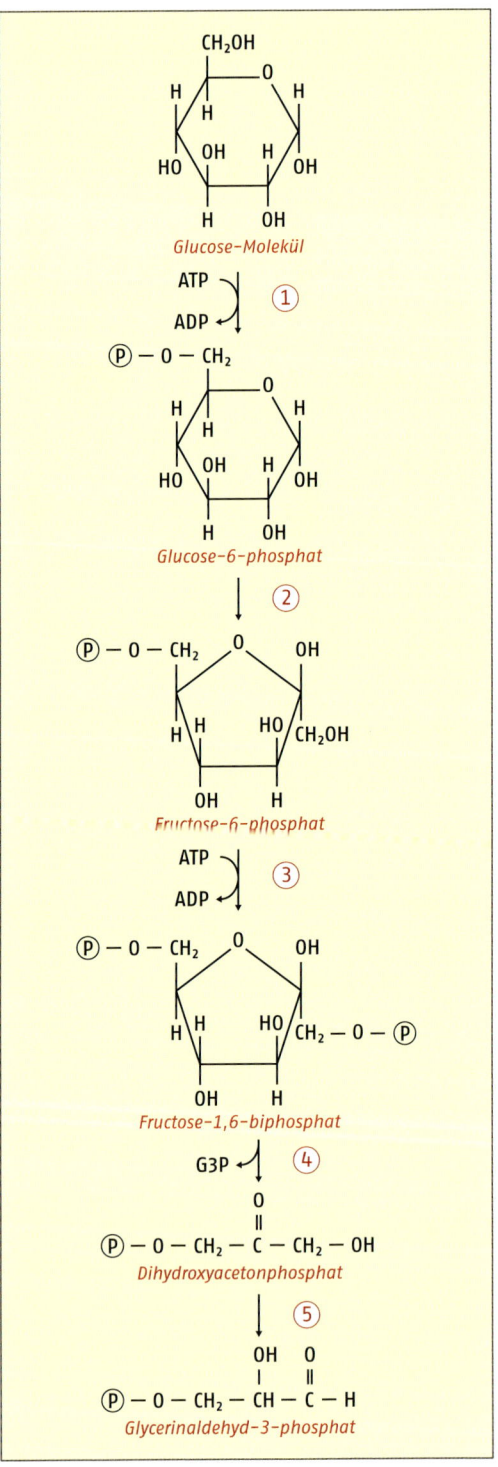

Bild 1: *Die ersten fünf Reaktionsschritte der Glykolyse*

Reaktionsablauf der letzten fünf Schritte

In den letzten Schritten wird die in G3P enthaltene Energie durch weiteren Abbau frei gesetzt und danach in die leichter verfügbare Form von ATP und NADH + H$^+$ umgewandelt. Aus G3P entsteht bei dieser Umsetzung gleichzeitig Brenztraubensäure bzw. Pyruvat. Der größte Energiebetrag wird im ersten Re-aktionsschritt frei, durch Umwandeln von G3P in Di-phosphoglycerat (DPG). Der Grund: Die Reaktion ist genau genommen eine Oxidation. Aus dem Aldehyd ist ein Ester (1,3-Biphosphoglycerat) entstanden. Da Ester auf der Oxidationsstufe von Carbonsäuren stehen, ist dieser Vorgang eine Oxidation.

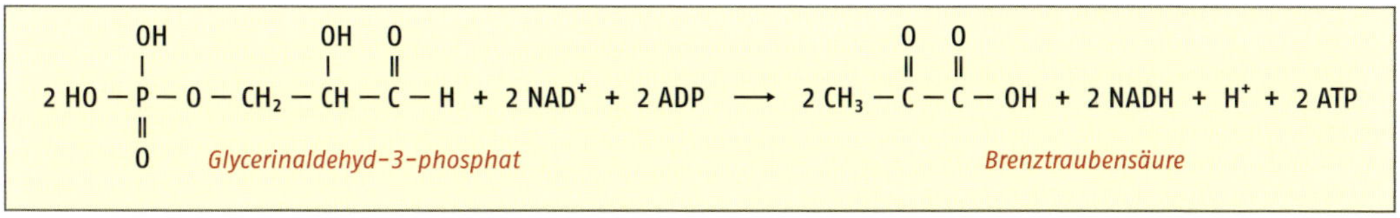

Bild 1: *Summenformel der Umsetzung von Glycerinaldehyd-3-Phosphat zu Brenztraubensäure*

Die letzten fünf Schritte im Einzelnen

1. Überführung von G3P in 1,3-Biphosphoglycerat. Es werden 2 NADH + H$^+$ gebildet.

2. Überführung von 1,3-Biphosphoglycerat in 3-Phos-phoglycerat. Es werden 2 ATP gebildet.

3. Umlagerung von 3-Phosphoglycerat in 2-Phospho-glycerat. Es wird keine Energie frei.

4. Überführung von 2-Phosphoglycerat in Phosphoenol-pyruvat, keine Energiefreisetzung.

5. Überführung von Phosphoenolpyruvat in Pyruvat. Es werden zwei ATP gebildet.

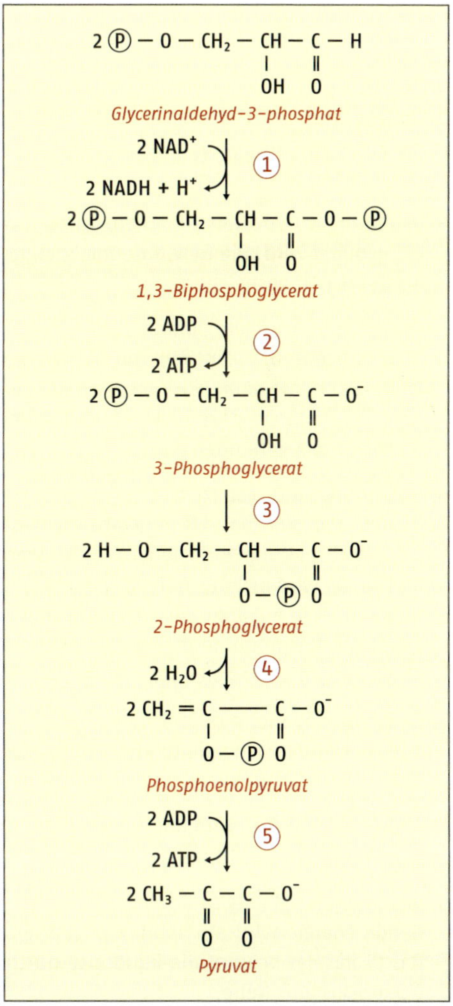

Bild 2: *Die letzten fünf Schritte der Glykolyse*

5.1.3 Citratcyclus

Dieser zweite Reaktionsschritt findet sich nur bei Lebewesen, die atmen und ihre Nährstoffe vollständig bis zur Stufe des CO_2 oxidieren. Vor dem Start in den Cyclus wird Pyruvat oxidiert und geht dabei in Acetyl-Coenzym A über.

Stationen des Citratcyclus

1. Oxidation des Pyruvats zu Acetat. Die dabei frei werdende Oxidationsenergie wird einerseits als NADH + H$^+$ gespeichert oder als energiereiches Acetyl-Coenzym A. Diese Reaktion stellt das Bindeglied zwischen Glykolyse und Citratcyclus dar.

2. Jetzt beginnt der eigentliche Cyclus. Acetyl-Coenzym A wird mit Oxalacetat zu Citrat verbunden. Coenzym A bildet sich zurück und steht erneut für die Startreaktion zur Verfügung.

3. Umlagerung des Citrats zum Isocitrat. Dabei wandert eine OH-Gruppe von der Mittelposition an das endständige C-Atom.

4. Oxidation des Isocitrats zu α-Ketoglutarat, wobei CO_2 gebildet wird. Die freiwerdende Energie wird als NADH + H$^+$ gespeichert.

5. Oxidation von α-Ketoglutarat zu Succinat. Auch hier entsteht CO_2. Ein Teil der freiwerdenden Energie wird als NADH + H$^+$ gespeichert, der andere Teil dadurch, dass Succinat vorübergehend an Coenzym A gebunden wird.

6. Abspaltung des Coenzym A und gleichzeitige Bildung von ATP. Das ATP entsteht nicht direkt. Die bei Abspaltung von Coenzym A frei werdende Energie wird erst auf GDP (s. Seite 240) übertragen. Das so entstandene GTP gibt seine energiereiche Phosphatbindung gleich weiter an ADP. Außerdem entsteht freies Succinat.

7. Oxidation des Succinats zu Fumarat, die freiwerdende Oxidationsenergie wird als FADH$_2$ gespeichert.

8. Addition von H$_2$O an Fumarat. Dabei entsteht Malat. Energie wird nicht frei.

9. Oxidation des Malats zu Oxalacetat. Die frei werdende Energie wird als NADH + H$^+$ gespeichert. Das Oxalacetat beginnt die Rundreise durch den Citratcyclus aufs Neue.

Info

Energierationen

Die im Pyruvat gebundene Energiemenge von ca. 2283 kJ pro Mol wird in kleinere Energiepakete von 221 kJ (NADH) und 151 kJ (FADH$_2$) zerlegt.

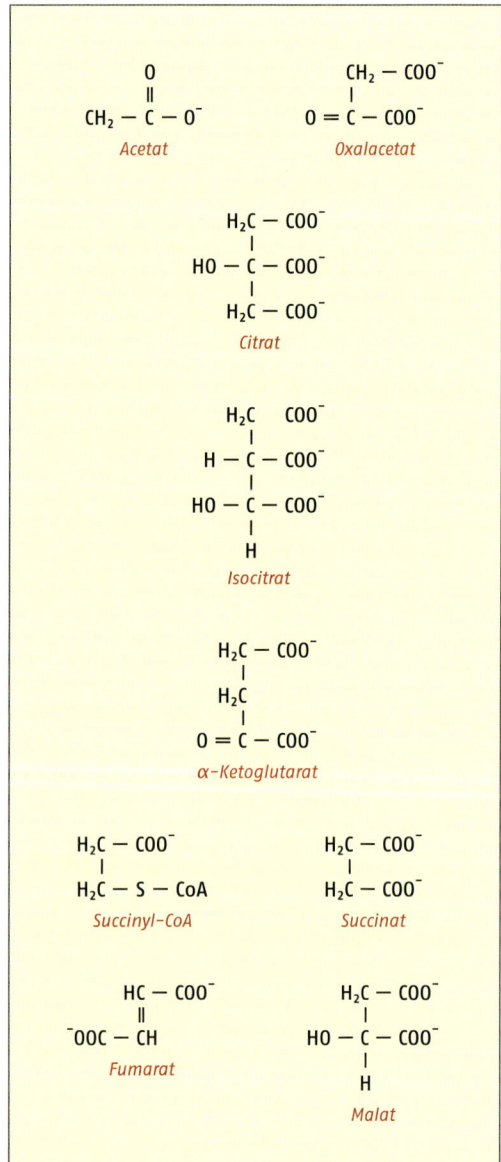

Bild 1: *Die Zwischenprodukte des Citratcyclus*

Zwischenbilanz

Vor dem letzten Abschnitt, der Atmungskette, soll an dieser Stelle eine erste Zwischenbilanz gezogen werden. So also sieht die Energie-Situation nach Glykolyse und Citratcyclus aus:

Glykolyse:	2 ATP,	2 NADH + H^+,	0 $FADH_2$
Pyr-Oxidation:	0 ATP,	2 NADH + H^+,	0 $FADH_2$
2 Cyclen:	2 ATP,	6 NADH + H^+,	2 $FADH_2$
Summe:	**4 ATP,**	**10 NADH + H^+,**	**2 $FADH_2$**

Infoplus

Historie des Citratcyclus

Der Citratcyclus wurde erstmals 1937 von H. Krebs als Citronensäurecyclus beschrieben. Der Name leitete sich von der ersten Carbonsäure ab, die im Rahmen des Cyclus gebildet wird. Krebs stützte sich auf frühere Arbeiten, in denen die Oxidation von Di- und Tricarbonsäuren zu CO_2 beschrieben worden war.

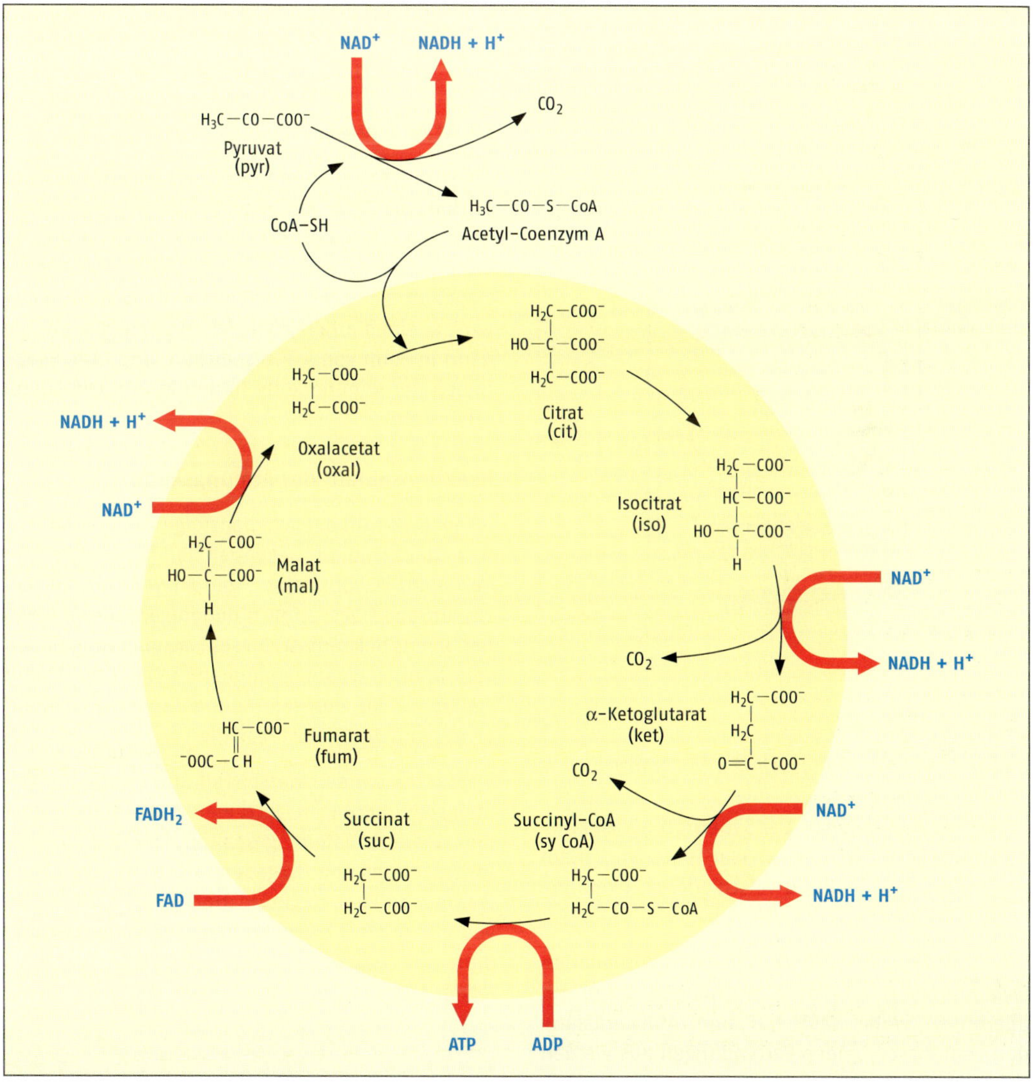

Bild 1: *Reaktionsfolge des Citratcyclus*

5.1.4 Atmungskette

Die Atmung stellt den Abschluss des Prozesses dar, der von der Glykolyse eingeleitet und vom Citratcyclus fortgesetzt wurde. Zweck dieser Reaktionsfolge ist es, die Energie übertragenden Moleküle NADH + H$^+$ und FADH$_2$ wieder in ihre oxidierte Form zu überführen.

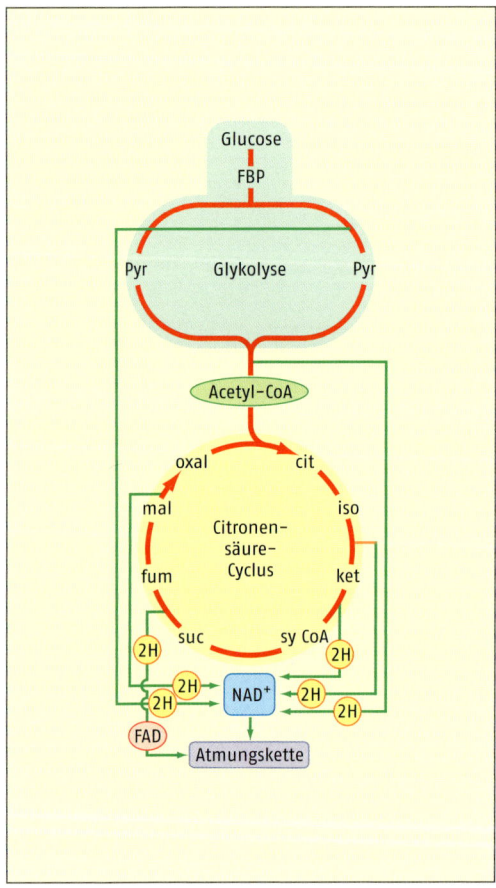

Bild 1: *Kopplung von Glykolyse und Citratcyclus*

Dabei tritt nun erstmals der Sauerstoff als Elektronenakzeptor auf den Plan. Zwar ist es im Verlauf des Citratcyclus bereits zu verschiedenen Oxidationen gekommen.

Die gemeinsam mit dem Wasserstoff abgespaltenen Elektronen wurden jedoch auf NAD$^+$ bzw. FAD mit übertragen, wobei NADH + H$^+$ und FADH$_2$ entstanden. Von diesen beiden Verbindungen aus werden sie nun in der Atmungskette an den Sauerstoff weitergereicht, wobei sich NAD$^+$ und FAD zurückbilden.

Info

Alternative Energiegewinnung

Es gibt noch eine Reihe anderer Energie liefernde Reaktionsfolgen, die wie die Glykolyse in den Citratcyclus münden:

▶ Wenn Fettsäuren als Energiequelle dienen, werden sie zu Acetat abgebaut und danach in den Cyclus eingeschleust.

▶ Verschiedene Aminosäuren werden ebenfalls in Pyruvat oder Acetat umgewandelt und auf diesem Weg über den Citratcyclus zu CO$_2$ weiter abgebaut.

Effektive Energie

Aus dem Elektronentransport über die Atmungskette zieht die Zelle den eigentlichen Energiegewinn, denn die Elektronen besitzen, wenn sie in die Atmungskette eingehen, einen relativ hohen Energiegehalt. Beim Durchfließen der Atmungskette geben sie einen erheblichen Teil ihrer Energie ab, die dann in Form von ATP gespeichert wird. Alle Reaktionen der Atmungskette finden in den Mitochondrien statt.

Reaktionsablauf der Atmungskette

Im ersten Schritt der Reaktionsfolge wird das NADH + H$^+$ zu NAD$^+$ oxidiert. Gekoppelt damit ist die Reduktion eines Flavoproteins − ein Enzym, das die Flavin-Gruppe trägt, ähnlich derjenigen, die vom FAD her bereits bekannt ist. Dieses Flavoprotein gibt den vom NADH + H$^+$ aufgenommenen Wasserstoff samt Elektronen an eine Verbindung namens Ubichinon weiter und wird selbst reoxidiert.

Bis hierher wurden Wasserstoff und Elektronen gemeinsam übertragen. Jetzt werden die reduzierenden Wasserstoffatome gespalten: Einerseits in Protonen, die an die umgebende Lösung abgegeben werden, andererseits in Elektronen, die dann weiter von einem Elektronenakzeptor zum anderen wandern. Am Ende dieser Kette befindet sich dann als letzter Elektronenakzeptor der Sauerstoff.

Die Funktion der Cytochrome in der Atmungskette

Cytochrome sind Elektronen übertragende Enzyme, die als aktive Gruppe die aus Porphyrin und Eisen zusammengesetzten Häme enthalten. Sie sind rot gefärbt und haben eine ähnliche Struktur wie der Sauerstoff übertragende Farbstoff Hämoglobin, der in den roten Blutkörperchen lokalisiert ist.

Cytochrommoleküle können das Eisen entweder in seiner zweiwertigen Form (Fe (II) = Ferro-Form) oder dreiwertig (Fe (III) = Ferri-Form) enthalten.

Die Möglichkeit dieser beiden Zustandsformen ist Grundlage für die Elektronenübertragung in der Atmungskette. Das in der Ferri-Form vorliegende Cytochrom geht durch Aufnahme eines Elektrons in die reduzierte Ferro-Form über. Anschließend kann es wieder oxidiert werden, dabei wird das Elektron an den nächsten Überträger weitergeben und ist dann wieder aufnahmebereit für ein neues Elektron.

Insgesamt sind fünf Cytochrome an der Atmungskette beteiligt (Cytochrom b, c_1, c, a, a_3). Sie unterscheiden sich geringfügig in ihrem chemischen Aufbau und in ihren Molekulargewichten voneinander. Sie alle sind nacheinander in der Reaktionsfolge biochemisch aktiv. Allerdings ist nur das letzte, das Cytochrom a_3 in der Lage, Elektronen direkt auf Sauerstoff zu übertragen.

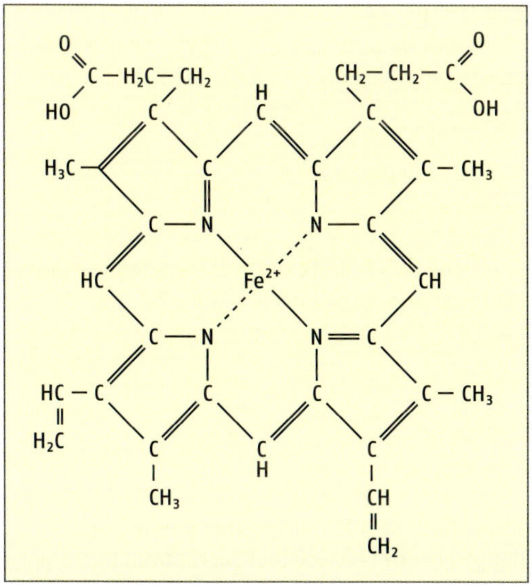

Bild 1: *Die Häm-Gruppe*

Ubichinon

Ubichinon ist ein kleines Carrier-Molekül. Es besteht aus einem substituierten Chinon-Ring mit einer langen isoprenoiden Seitenkette. Wegen dieser Seitenkette wird es auch als Coenzym Q bezeichnet. Die Chinongruppe kann schrittweise je zwei Elektronen und zwei Protonen aufnehmen.

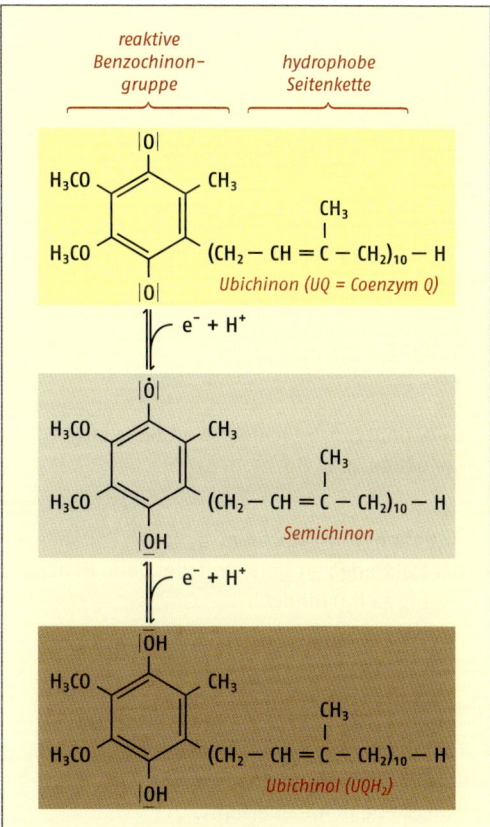

Bild 2: *Reduktion von Ubichinon*

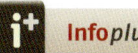 **Info***plus*

Wirkung von Cyanid

Die Giftigkeit von Cyanid-Ionen (CN−) beruht darauf, dass sie die Oxidation des Eisen(II) blockieren und damit die Atmungskette unterbrechen. Schon geringe Mengen der Substanz können zum Tod führen.

Reaktionsfolge der Atmungskette

1. Oxidation von NADH + H⁺ zu NAD⁺, dabei gleichzeitig Reduktion des Flavinenzyms.

2. Oxidation des Flavinenzyms unter gleichzeitiger Oxidation von Ubichinon.

3. Oxidation von Ubichinon unter gleichzeitiger Reduktion von Cytochrom b.

4. Oxidation von Cytochrom b unter gleichzeitiger Reduktion von Cytochrom c_1.

5. Oxidation von Cytochrom c_1 unter gleichzeitiger Reduktion von Cytochrom c.

6. Oxidation von Cytochrom c unter gleichzeitiger Reduktion von Cytochrom a.

7. Oxidation von Cytochrom a unter gleichzeitiger Reduktion von Cytochrom a_3.

8. Oxidation von Cytochrom a_3 und „Endabgabe" der Elektronen an Sauerstoff, der dann H⁺ aus der Lösung zu H_2O bindet.

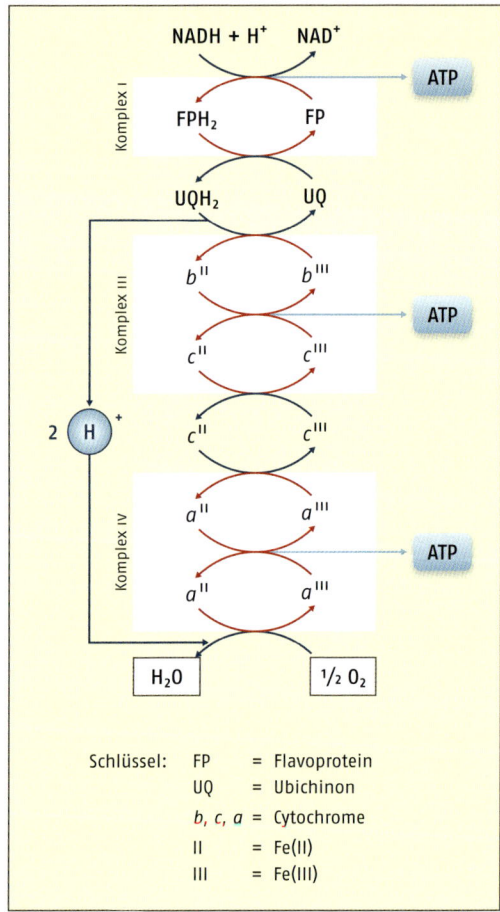

Bild 1: *Jedes Glied der Atmungskette wird durch die Verbindung reduziert, die in der Kette vor ihm steht, und durch die ihm folgende Substanz rückoxidiert.*

Gesamtbilanz des Glucoseabbaus

Die bei der Glykolyse und dem Citratcyclus als NADH + H⁺ und $FADH_2$ gebundene Energie wird durch die Atmungskette in ATP überführt.

Insgesamt sind nach der Zwischenbilanz von Seite 561 entstanden:

4 ATP + 10 NADH + H⁺ + 2 $FADH_2$

▶ Aus 10 NADH + H⁺ entstehen 30 ATP.
▶ Aus 2 $FADH_2$ entstehen 4 ATP.

Zusammen mit den ATP aus der Glykolyse ergibt das 38 ATP. Für den Abbau der Glucose erhalten wir also folgende Gesamtgleichung:

$$C_6H_{12}O_6 + 6\ O_2 + 38\ ADP + 38\ P$$
$$\downarrow$$
$$6\ CO_2 + 6\ H_2O + 38\ ATP$$

So also sieht die Strategie aus, nach der lebende Organismen organische Verbindungen in Energie umwandeln. Kohlenhydrate werden in Glucose zerlegt, die dann auf ihrer Reise durch Glykolyse, Citratcyclus und Atmungskette ihre gesamte freie Energie abgibt.

Dies ist der Weg des Glucoseabbaus bis hin zu den Endstufen Kohlendioxid und Wasser.

Nun enthält die Nahrung aber nicht nur Glucose oder Kohlenhydrate, die aus ihr zusammengesetzt sind, sondern auch noch andere Monosaccharide, hauptsächlich Fructose (aus Saccharose) und Galaktose (aus Lactose). Auch sie werden zwecks Energiegewinnung in den Citratcyclus eingespeist.

Es geht auch ohne Sauerstoff

Fehlt Sauerstoff, um das bei der Glykolyse gebildete NADH + H⁺ über die Atmungskette zu reoxidieren, muss es auf andere Weise zu NAD⁺ zurück gebildet werden. In solchen Fällen bringt der Organismus NADH + H⁺ und Pyruvat miteinander in Reaktion. Das Pyruvat wird zu Lactat reduziert und durch diese Umsetzung NAD⁺ zurück gewonnen.

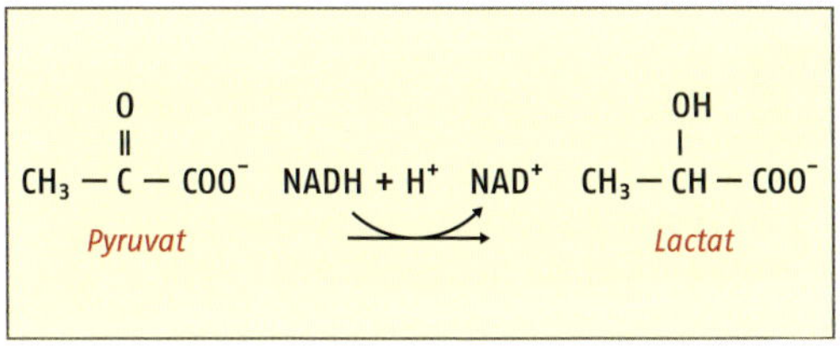

$$CH_3 - \overset{\overset{\text{O}}{\|}}{C} - COO^- \quad NADH + H^+ \quad NAD^+ \quad CH_3 - \overset{\overset{\text{OH}}{|}}{CH} - COO^-$$

Pyruvat   Lactat

Bild 1: *Umsetzung von Pyruvat zu Lactat*

Mit dieser Reaktion erzielt der Organismus zwar eine geringere Ausbeute an Energie, sichert aber seine für den Ablauf der Glykolyse erforderlichen NAD⁺-Bestände.

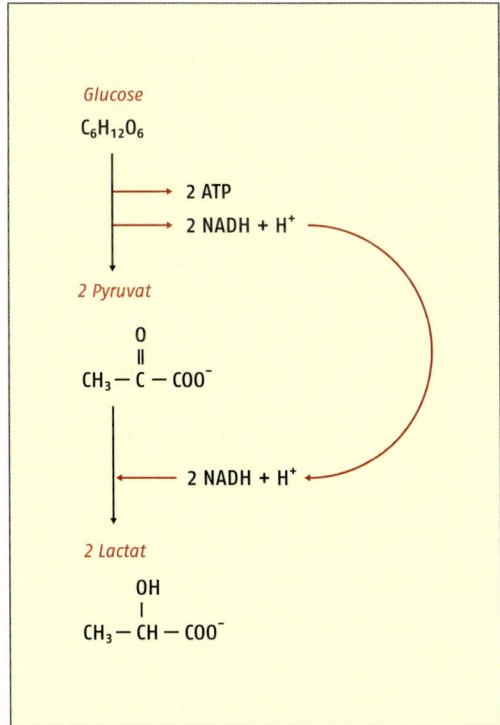

Bild 2: *Gesamtübersicht: Abbau von Glucose zu Lactat*

Lactat im Muskel

Auch höher entwickelte Lebewesen kennen die rein aerobe, ohne jede Beteiligung von Sauerstoff ablaufende Variante des Abbaus von Glucose. Dies geschieht bei extremer Beanspruchung der Muskeln, wenn sehr viel Glucose in den ersten Abschnitt, die Glykolyse, eingeschleust wird, der Organismus aber die entsprechende Menge Sauerstoff für die spätere Endoxidation nicht bereitstellen kann. In diesem Fall entsteht auf dem unten beschriebenen Weg Milchsäure im Muskel.

Bildung von Ethanol als Alternative

Eine weitere Möglichkeit, Pyruvat rein anaerob abzubauen, ist zum Beispiel die Umsetzung zu Ethanol. Dabei werden alle Schritte der Glykolyse bis zum Pyruvat durchlaufen. Danach wird Pyruvat nicht reduziert, sondern zu Acetaldehyd und CO_2 umgesetzt. Katalysiert wird die Reaktion von der Pyruvatdecarboxylase, die in höheren Organismen fehlt. Im letzten Schritt wird das Aldehyd zu Ethanol reduziert. Die Alkoholdehydrogenase nutzt dabei NADH + H als reduzierendes Coenzym, stellt also damit auch NAD⁺ für das Aufrechterhalten der Glykolyse bereit.

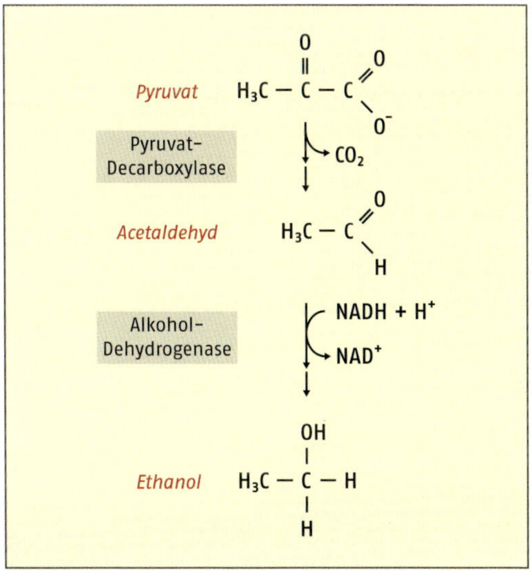

Bild 3: *Umsetzung von Pyruvat zu Ethanol*

5.1.5 Abbau weiterer Kohlenhydrate

Außer Glucose müssen vor allem die Monosaccharide Fructose und Galaktose im Rahmen des Stoffwechsels verarbeitet werden.

Fructose

Fructose ist Bestandteil der Saccharose und wird daraus bei der Verdauung frei gesetzt.

Ihr Abbau beginnt meist mit der Phosphorylierung in 1-Position zu Fructose-1-phosphat, der eine Aufspaltung zu Glycerinaldehyd und Dihydroxyacetonphosphat folgt. Beide Verbindungen werden danach zu Glycerinaldehyd-3-phosphat und dann weiter zu Pyruvat umgesetzt. Damit ist ebenfalls der Weg in den Citratcyclus frei. Es gibt noch eine weitere Variante des Abbaus, aber dieser Reaktionsweg ist der bedeutendere.

Info

2. Variante des Fructoseabbaus

Die Reaktion startet mit einer Phosphorylierung von am C-Atom in 6-Position. Dabei entsteht Fructose-6-Phosphat, das direkt in die Glykolyse eingeschleust werden kann.

Info

Durchschnittliche Zusammensetzung der Kohlenhydrate bei gemischter Kost

▶ 60 % Stärke
▶ 30 % Saccharose
▶ 10 % Lactose

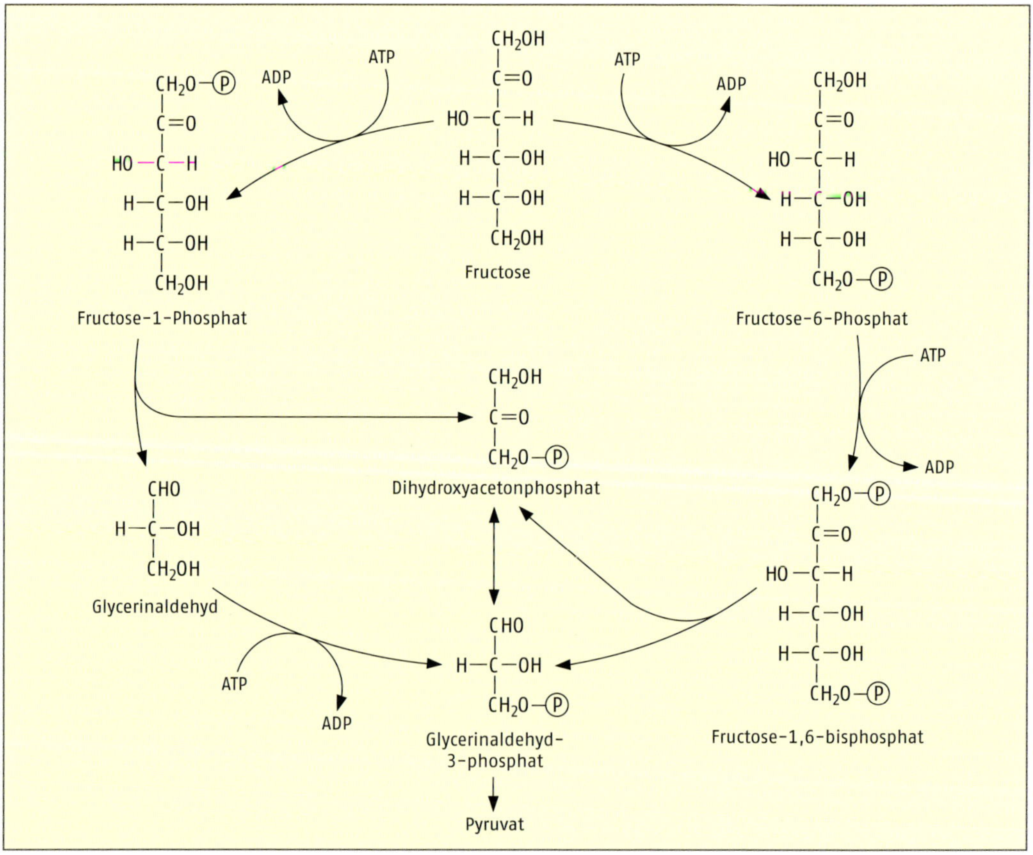

Bild 1: *Abbau der Fructose*

Galaktose

Galaktose wird aus Lactose freigesetzt. Ihr Abbau verläuft über eine Epimerisierung der Hydroxylgruppe in Position 4. Zuerst wird die Galaktose zu Galaktose-1-phosphat phosphoryliert, die sich anschließend erst zu Glucose-1-phosphat, danach weiter zu Glucose-6-phosphat umlagert, das dann in die Glykolyse eingeht.

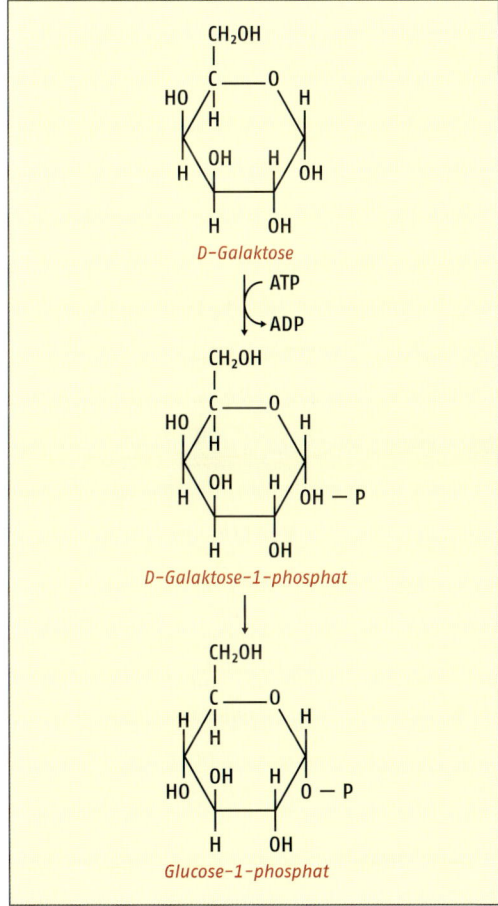

Bild 1: *Stationen des Abbaus von Galaktose*

i Info

Abbau von Pentosen

Auch Pentosen können in ähnlicher Weise nach Phosphorylierung und Umwandlung in Hexosen und Triosephosphate in die Glykolyse eingeschleust werden.

5.1.6 Pentosephosphatweg

Eine weitere Möglichkeit für den Abbau von Glucose bietet der Weg über Pentosephosphat. Bis zu 20 Prozent können so verstoffwechselt werden. Ziele dieses Reaktionsablaufes sind folgende:

▸ Es soll Reduktionspotential in Form von NADPH + H^+ geschaffen werden. Das ist vor allem für Gewebe mit aktiver Fettsäure- und Steroidsynthese wichtig. Dazu zählen zum Beispiel die Leber und das Fettgewebe.

▸ Es sollen Hexosen in Pentosen umgewandelt werden. Von Bedeutung ist in diesem Zusammenhang vor allem das D-Ribose-5-phosphat als Vorstufe von Nucleotiden.

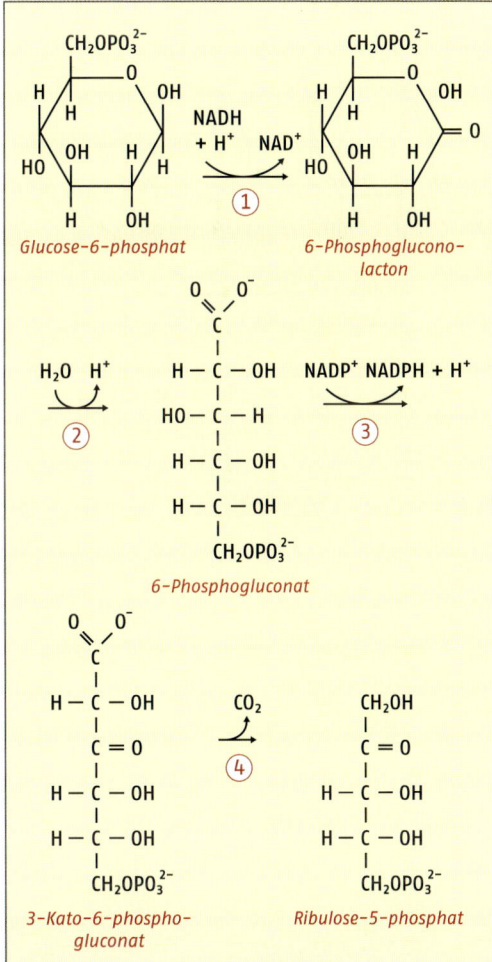

Bild 2: *Bildung einer Pentose aus Glucose-6-phosphat*

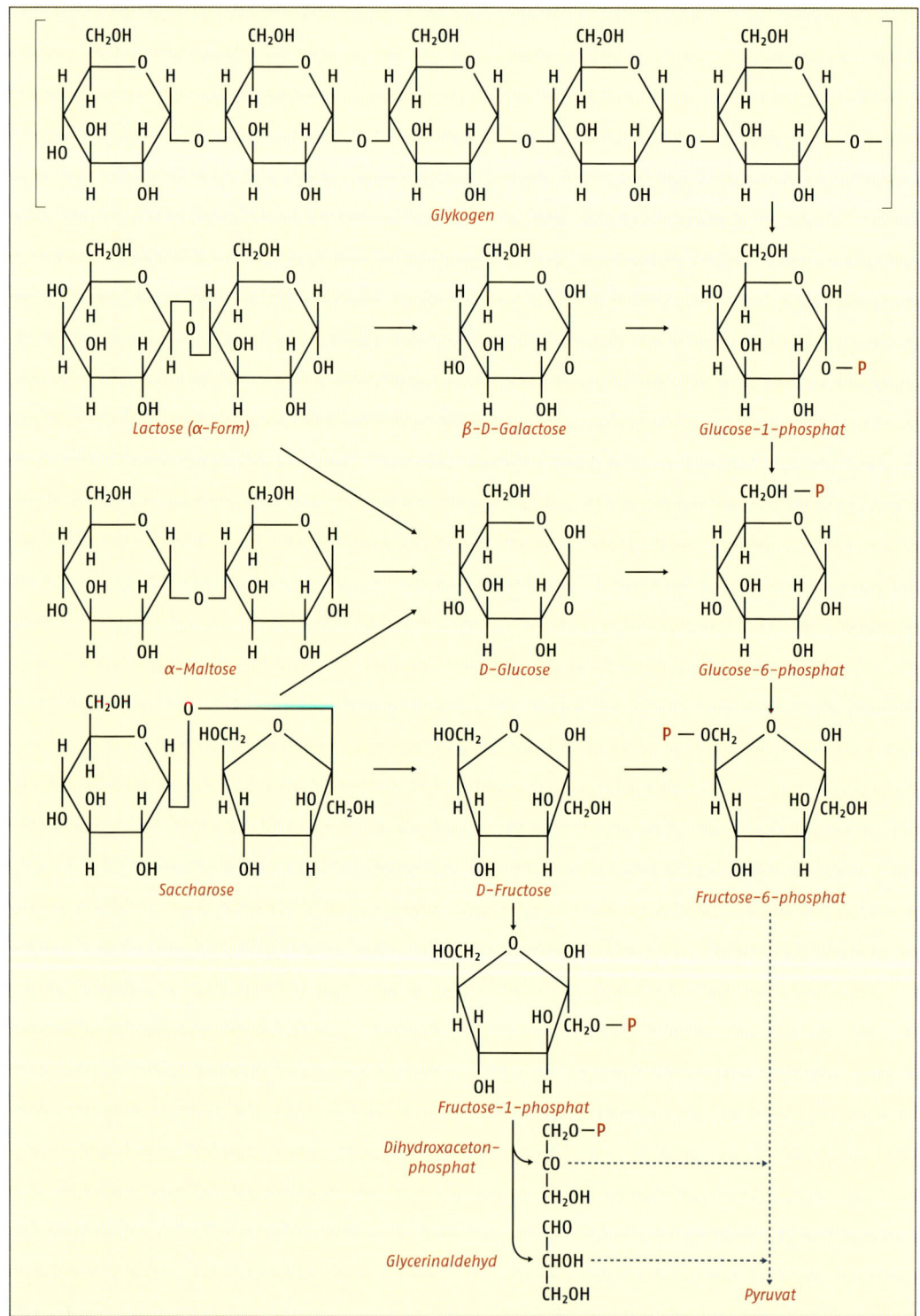

Bild 1: *Überblick über den Abbau verschiedener Kohlenhydrate*

5.2 Abbau der Fette

Fette sind für den Organismus eine bessere Energiequelle als Kohlenhydrate oder Proteine, denn sie enthalten mehr oxidierbare Substanz. Darüber hinaus binden sie als unpolare Stoffe weniger Wasser, so dass die Masseneinheit Gewebefett bis zu sechsmal mehr Energie liefern kann als die gleiche Menge an gespeichertem Glykogen. Bevor der eigentliche Abbau der Fette beginnt, werden die Triglyceride zunächst durch hormonsensitive Lipasen hydrolysiert.

5.2.1 Abbau des Glycerins

Das Glycerin wird zunächst am endständigen C-Atom phosphoryliert, anschließend am mittelständigen C-Atom oxidiert und wandert anschließend in den Kohlenhydratstoffwechsel.

Reaktionsablauf

1. Phosphorylierung am endständigen C-Atom unter Beteiligung von ATP. Es entsteht Glycerin-3-phosphat.

2. Oxidation am mittelständigen C-Atom und Übertragung des abgespaltenen Wasserstoffes samt Bindungselektron auf NAD⁺. Es entsteht Dihydroxyacetonphosphat.

3. Einschleusen des Oxidationsproduktes in die Glykolyse.

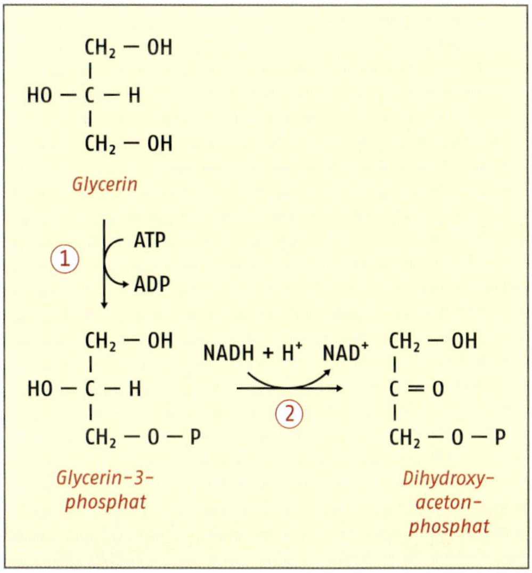

Bild 1: *Oxidation des Glycerins*

5.2.2 Abbau von Fettsäuren

Die Oxidation von Fettsäuren ist ein essenzieller Prozess für die Versorgung der Zellen mit Energie. Manche Zellen, zum Beispiel die des Herzmuskels, beziehen nahezu ihre gesamte Energie aus dieser Reaktion. Die am Abbau der Fettsäuren beteiligten Enzyme sind in den Mitochondrien lokalisiert; deshalb müssen die Fettsäuren zuerst vom Ort ihrer Bindung, dem Cytoplasma, in das Innere der Mitochondrien transportiert werden.

Hauptakteur bei der Oxidation von Fettsäuren ist das Coenzym A. Es bildet mit den freien Fettsäuren Acyl-CoA, das dann der Oxidation zur Verfügung steht. Die Oxidation der Fettsäuren findet in β-Stellung statt, d. h. am zweiten C-Atom nach der Carboxyl-Gruppe.

Reaktionsablauf der β-Oxidation

Diese Reaktion verläuft jeweils in vier Stufen:

1. Es kommt zu einer Abspaltung von zwei Wasserstoffatomen am C-2- und am C-3-Atom, wodurch eine Doppelbindung entsteht (α-β-ungesättigte Carbonsäure).

2. Anlagerung von Wasser an die Doppelbindung, am C-3-Atom entsteht dadurch eine OH-Gruppe (β-Hydroxycarbonsäure).

3. Nochmalige Abspaltung von Wasserstoff, diesmal ausschließlich am C-3-Atom; es entsteht eine Doppelbindung zwischen Kohlenstoff und Sauerstoff (β-Ketocarbonsäure).

4. Im letzten Schritt wird unter Einwirkung eines Coenzym A aus der Umgebung ein Acetyl-Coenzym A abgespalten. Zurück bleibt ein um zwei C-Atome kürzeres Acyl-CoA.

Die verkürzte Kette geht wiederholt durch die gleiche Reihe von Reaktionen, bis sie zu einem aus weniger als vier C-Atomen bestehenden Fragment abgebaut ist. Bei geradzahligen Ketten ist das Endprodukt Acetyl-CoA, bei ungeradzahligen ist es Propionyl-CoA. Da die meisten natürlichen Fettsäuren aus einer geraden Anzahl von C-Atomen bestehen, wird beim β-oxidativen Abbau der Fettsäuren praktisch nur Acetyl-CoA gebildet. Es wird in den Citratcyclus eingeschleust.

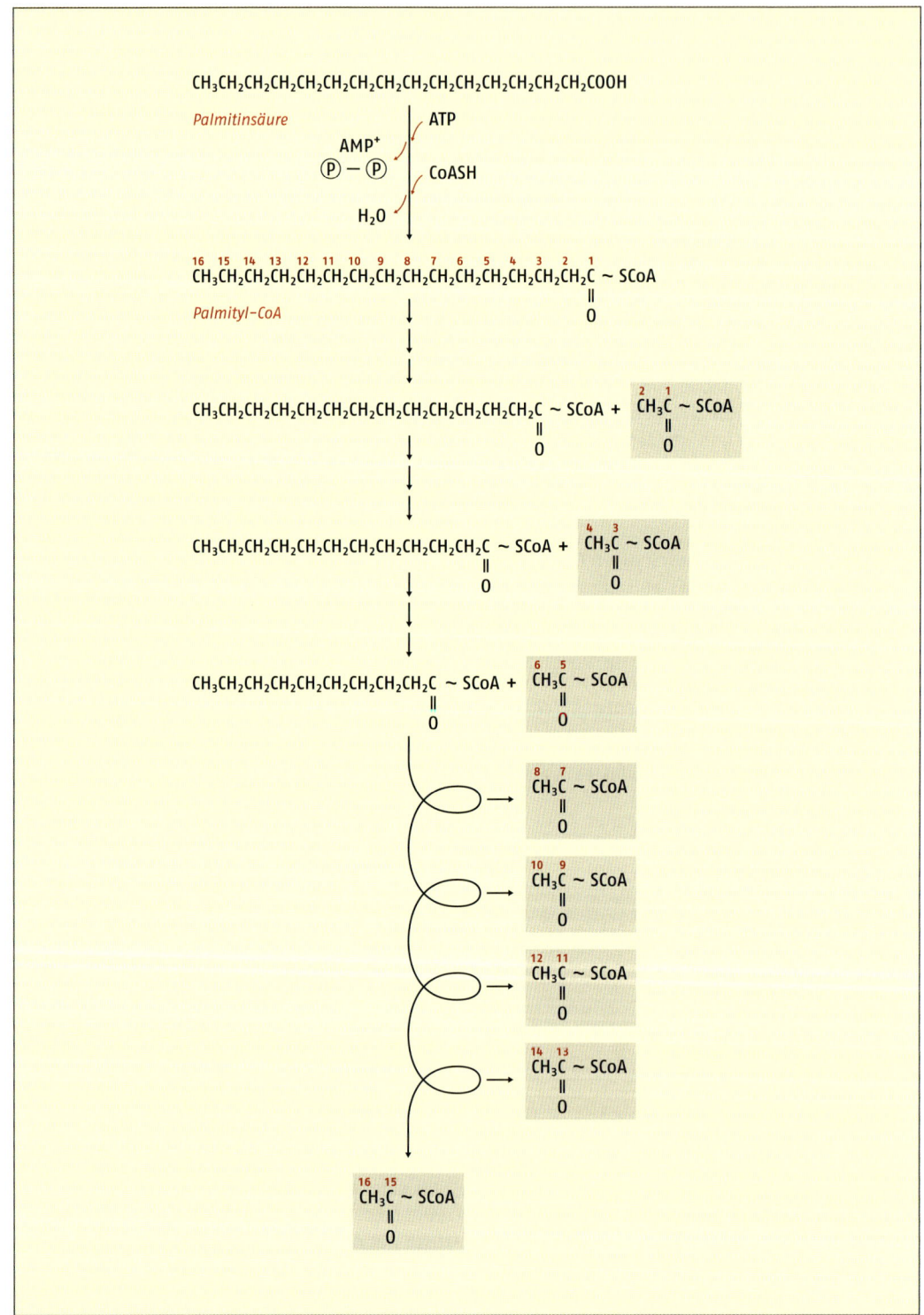

Bild 1: *β-Oxidation am Beispiel der Palmitinsäure*

i Info

β-Oxidation ungesättigter Fettsäuren

Ungesättigte Fettsäuren werden ebenfalls durch β-Oxidation abgebaut, jedoch sind dazu ein oder zwei zusätzliche Enzyme erforderlich – aus folgenden Gründen:

▶ Die Doppelbindungen der natürlichen Fettsäuren haben cis-Konfiguration. Für das Anlagern von Wasser wird jedoch die trans-Form benötigt. Daher ist eine Isomerisierung erforderlich.

▶ Die Doppelbindung ist in der Kohlenstoffkette so lokalisiert, dass nach aufeinander folgendem Abspalten von C_2-Bruchstücken bei Erreichen der Doppelbindung schließlich ein Acetyl-CoA entsteht, dessen Doppelbindung zwischen dem β- und γ-C-Atom liegt. Daher ist eine Verschiebung der Doppelbindung erforderlich.

i Info

β-Oxidation ungeradzahliger Fettsäuren

Bei ungeradzahligen Fettsäuren entsteht im letzten Reaktionsschritt nicht Acetyl-CoA, sonder Propionyl-CoA mit drei Kohlenstoffatomen. Dieses Endprodukt wird nicht nur beim Abbau der im menschlichen Organismus eher seltenen ungeradzahligen Fettsäuren gebildet, sondern aus Aminosäuren oder der Seitenkette des Cholesterins.

Propionyl-CoA kann nicht direkt in den Citratcyclus eingehen. Damit dies möglich ist, wird seine Kohlenstoffkette durch enzymatisches Anlagern von CO_2 um ein Glied verlängert. Dabei entsteht Methylmalonyl-CoA. Durch Transfer der CO-CoA-Gruppe vom C_2 zum C_3 bildet sich dann Succinyl-CoA. Es ist ein Zwischenprodukt im Citratcyclus und kann nun leicht weiter abgebaut werden.

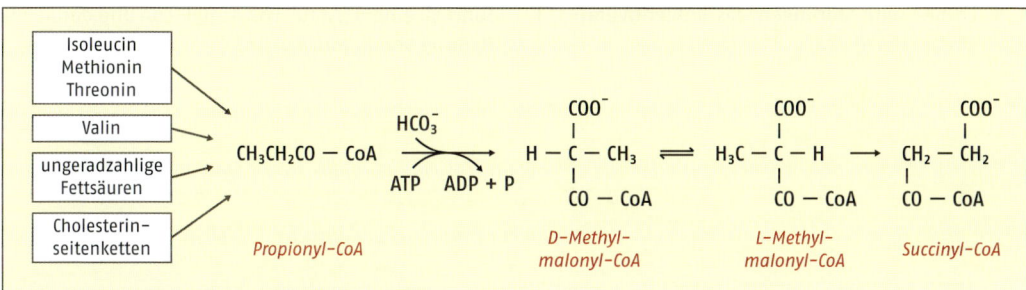

Bild 1: *Umwandlung von Propionyl-CoA*

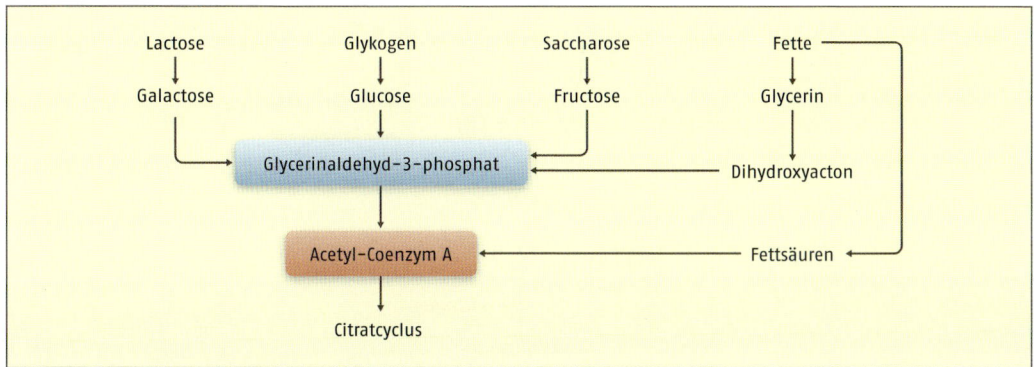

Bild 2: *Kopplung von Kohlenhydrat- und Fettabbau*

5.2.3   Bildung von Ketonkörpern

Der normale Weg des Fettabbaus mündet in den Citratcyclus. Allerdings ist die Menge Acetyl-CoA, die so verarbeitet werden kann, begrenzt. Der Grund: Die Verwertung in Richtung Citratbildung hängt davon ab, ob ausreichend Oxalacetat zur Verfügung steht. Ist dies nicht der Fall, kann nur ein Teil des Acetyl-CoA in den Citratcyclus eingehen. Der Überschuss muss auf andere Weise verarbeitet werden. Es werden Keton-Körper gebildet. Die Bildung von Ketonkörpern ist auf die Leber beschränkt. Sie diffundieren von dort in das Blut und weiter in andere Gewebe.

> **i   Info**
>
> **Wann Ketone entstehen**
>
> Erhöhte Konzentrationen können unter folgenden Bedingungen auftreten:
>
> ▶ Hungerzustände,
> ▶ Fortgeschrittene Schwangerschaft,
> ▶ Unbehandelter Diabetes mellitus,
> ▶ Erbbedingte Störungen des Kohlenhydratstoffwechsels.

Reaktionsablauf

1. Aus zwei Molekülen Acetyl-CoA entsteht ein Molekül Acetacetyl-CoA.

2. Acetacetyl-CoA reagiert mit einem weiteren Acetyl-CoA, wobei 3-Methyl-3-Hydroxyglutaryl-CoA entsteht.

3. Diese Verbindung wird in Acetyl-CoA und Acetacetat gespalten.

4. Falls NADH + H$^+$ zur Verfügung steht, kann Acetacetat weiter reduziert werden zu 3-Hydroxybutyrat. Eine weitere Möglichkeit der Umsetzung ist die Decarboxylierung zu Aceton.

Zur Bildung von Ketonkörpern kommt es nur im Rahmen des Fettstoffwechsels. Beim Kohlenhydratabbau treten Versorgungsengpässe mit Oxalacetat nicht auf, denn es kann aus Pyruvat gebildet werden. Die Tatsache, dass Pyruvat zwar im Kohlenhydrat-, aber nicht im Fettstoffwechsel als Zwischenprodukt auftaucht, ist auch Grund dafür, dass zwar Kohlenhydrate in Fett, aber nicht Fett in Kohlenhydrate umgewandelt werden können. Reichlicher Fettabbau bei geringem Abbau von Kohlenhydraten führt zu einem „Stau" von Acetyl-CoA und damit zur Bildung von Ketonkörpern.

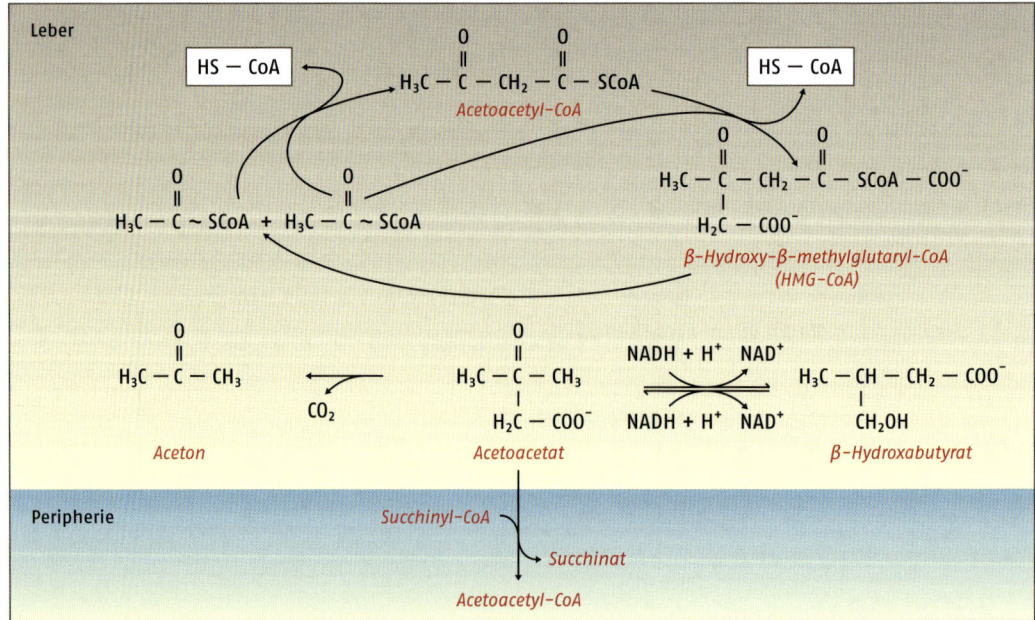

Bild 1: *Entstehung von Ketonkörpern aus Acetyl-CoA in der Leber*

5.3 Abbau der Proteine

Die Proteine des Körpers unterliegen einem ständigen Auf- und Abbau. Der Abbau der meisten Aminosäuren beginnt mit Abspaltung der Aminogruppen. Die verbleibenden Kohlenstoffgerüste werden danach einer Reihe von Reaktionen unterworfen, die schließlich zur Bildung von Pyruvat, Acetyl-CoA, Acetacetyl-CoA oder auch eines Zwischenproduktes des Citratcyclus führen können. Auf diese Weise besteht eine Beziehung zwischen dem Proteinabbau und dem Fett- bzw. Kohlenhydratstoffwechsel.

5.3.1 Abspaltung und Weiterverarbeitung von Aminogruppen

Meist erfolgt die Abspaltung der Aminogruppe durch Übertragen auf eine α-Ketosäure. Bei dieser Transaminierung entsteht Glutaminsäure, aus der anschließend durch oxidative Desaminierung NH_3 abgespalten wird. Dies geht größtenteils in den Harnstoff-Cyclus ein. Es kann sich aber auch mit Glutaminsäure zu Glutamin zu verbinden. Dies wird über die Blutbahn in die Leber transportiert, wo NH_3 wieder aus Glutamin abgespalten wird und gleichfalls der Harnstoffsynthese zur Verfügung steht.

Transaminierung

Transaminierungen sind reversible Reaktionen, die zwischen α-Ketosäuren und α-Aminosäuren stattfinden. Die meisten Transaminierungen benötigen Pyridoxalphosphat als Coenzym. Transaminasen kommen in vielen Geweben vor. Hohe Enzymaktivitäten finden sich in der Leber sowie dem Herz und den Skelettmuskeln.

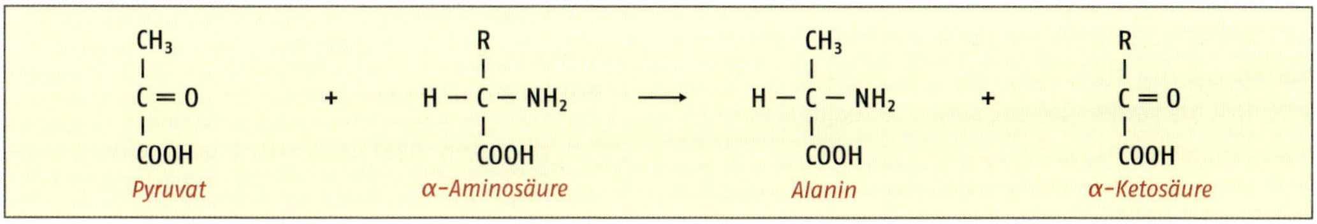

Bild 1: *Reaktion einer α-Aminosäure mit Pyruvat*

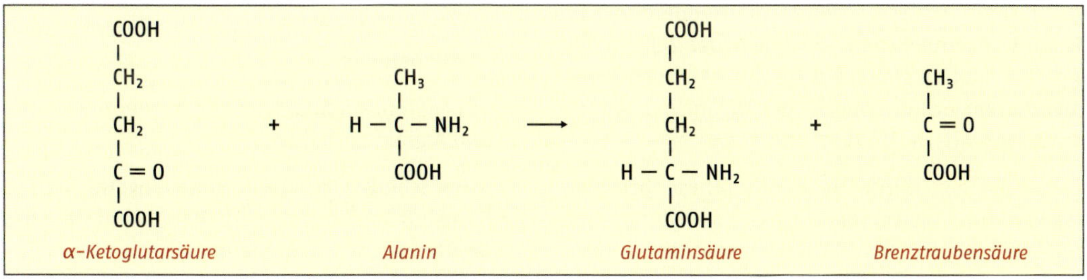

Bild 2: *Reaktion von Alanin mit α-Ketoglutarsäure*

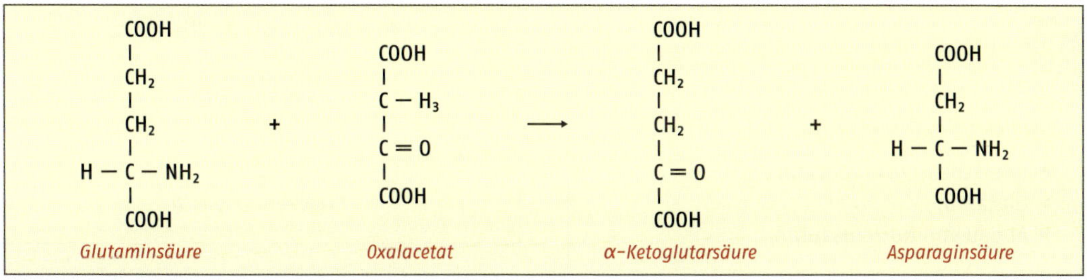

Bild 3: *Reaktion von Glutaminsäure mit Oxalacetat*

Oxidative Desaminierung

Diese Reaktion ist für den Organismus von großer Bedeutung, da auf diese Weise die durch Transaminierung entstandene Glutaminsäure durch Abspaltung von Ammoniak (NH_3) wieder in α-Ketoglutarsäure überführt werden kann.

Das abgespaltene NH_3 wird dann in den Harnstoff-Cyclus eingeschleust. Die Reaktion wird von Glutamatdehydrogenasen katalysiert, die NAD^+ oder auch $NADP^+$ als Wasserstoff- bzw. Elektronenakzeptoren verwenden.

$$
\begin{array}{c}
COOH \\
| \\
CH_2 \\
| \\
CH_2 \quad + NAD^+ + H_2O \\
| \\
H - C - NH_2 \\
| \\
COOH \\
\textit{Glutaminsäure}
\end{array}
\longrightarrow
\begin{array}{c}
COOH \\
| \\
CH_2 \\
| \\
CH_2 \quad + NADH + H^+ + NH_3 \\
| \\
C = 0 \\
| \\
COOH \\
\textit{α-Ketoglutarsäure}
\end{array}
$$

Bild 1: *Oxidative Desaminierung von Glutaminsäure*

Harnstoffcyclus

Aufgabe des Harnstoff-Cyclus ist es, die Ammoniak-Konzentration in Geweben und Körperflüssigkeiten niedrig zu halten. Das ist deshalb wichtig, weil NH_3 als starkes Zellgift wirkt. So reagiert es beispielsweise leicht mit α-Ketoglutarsäure zu Glutaminsäure und macht die oxidative Desaminierung wieder rückgängig.

Die Blockierung der α-Ketoglutarsäure hat für den Organismus schwerwiegende Konsequenzen. Es kommt zu erheblichen Störungen der Zellatmung und zur Bildung großer Mengen von Ketonkörpern. Aus diesem Grund schleust der Organismus überschüssiges NH_3 in den Harnstoff-Cyclus ein.

Bevor die eigentliche Harnstoffsynthese beginnt, reagiert NH_3 mit Carbonat zu Carbamoylphosphat unter Beteiligung von ATP. Das entstandene Carbamoylphosphat geht dann in den eigentlichen Harnstoff-Cyclus ein.

Reaktionsablauf

1. Carbamoylphosphat lagert sich mit Ornithin zu Citrullin zusammen.

2. Im nächsten Reaktionsschritt geht eine zweite Aminogruppe in den Cyclus ein, und zwar in Form von Asparaginsäure, die durch Transaminierung aus Glutaminsäure oder anderen Aminosäuren entstanden ist. Das Citrullin reagiert mit Asparaginsäure zu Argininosuccinat. An dieser Reaktion ist ATP beteiligt.

3. Das Argininosuccinat wird nun wieder zu Fumarat und Arginin gespalten.

4. In der Schlußreaktion wird Arginin hydrolytisch zu Harnstoff und Ornithin gespalten. Damit steht das Ornithin wieder zur Aufnahme eines neuen Moleküls Carbamoylphosphat zur Verfügung.

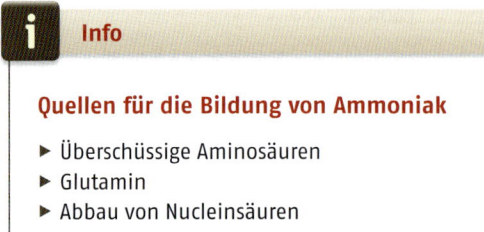

Info

Quellen für die Bildung von Ammoniak

▶ Überschüssige Aminosäuren
▶ Glutamin
▶ Abbau von Nucleinsäuren

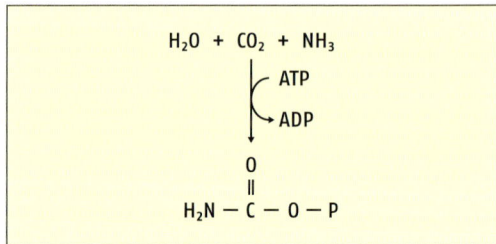

Bild 2: *Bildung von Carbamoylphosphat – es entsteht aus H_2O, CO_2 und NH_3.*

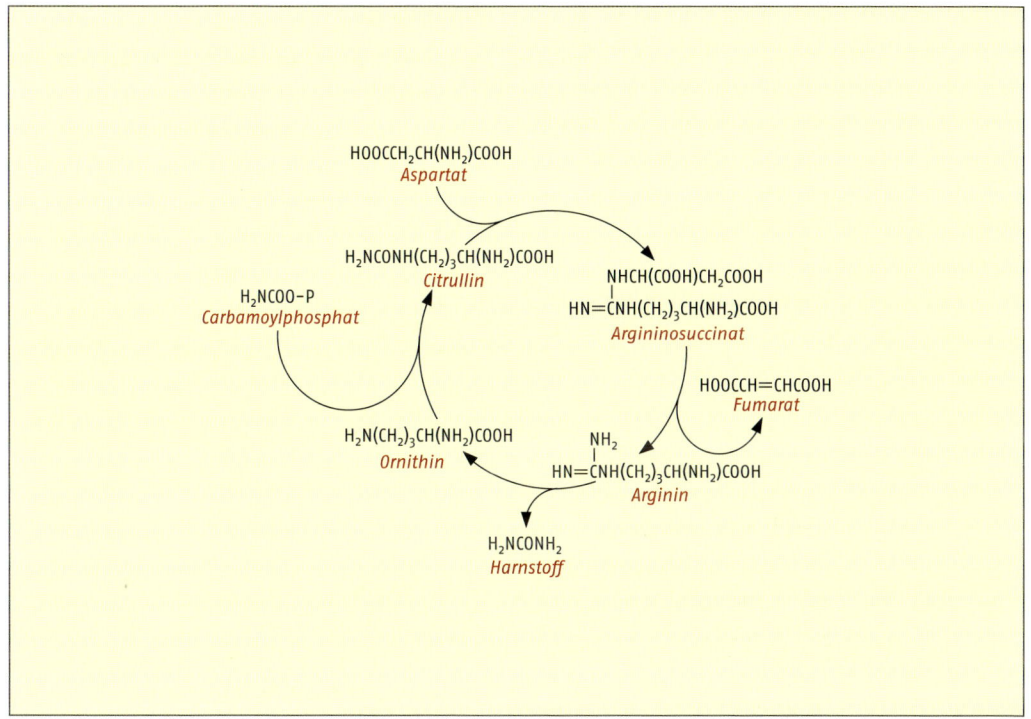

Bild 1: *Reaktionsablauf im Harnstoffcyclus*

Decarboxylierung von Aminosäuren

Die Decarboxylierung von Aminosäuren, bei der meist Pyridoxalphosphat als Coenzym dient, geschieht nach folgendem Schema:

Bild 2: *Decarboxylierung von Aminosäuren*

Zwar kommen Decarboxylasen in nahezu allen Geweben vor, aber nicht jede Aminosäure lässt sich decarboxylieren. Die Bedeutung dieser Reaktion liegt in der Bildung wichtiger Stoffwechselprodukte wie zum Beispiel Taurin, das für die Synthese von Gallensäuren benötigt wird.

Memo

Systematik der Amine

Es gibt drei Arten von Aminen

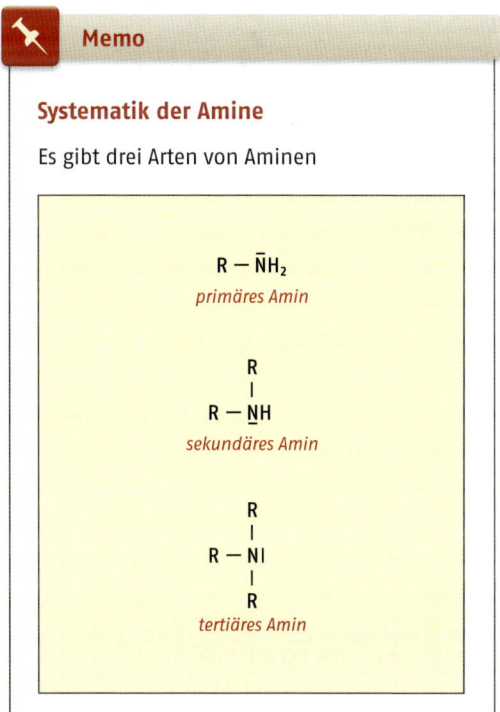

5.3.2 Abbau der Kohlenstoffkette

Nachdem die Aminogruppen abgespalten worden sind, wird die Kohlenstoffkette der Aminosäuren zu Verbindungen umgesetzt, die im Stoffwechsel weiter verwendet werden.

Abbau einzelner Aminosäuren

Nach der Transaminierung sind aus den Aminosäuren α-Ketosäuren entstanden, die dann weiter abgebaut werden. Je nach Endprodukten des Abbaus unterscheidet man zwischen ketogenen und glucogenen Aminosäuren.

▶ Aus ketogenen Aminosäuren entstehen Acetyl-CoA, Acetoacetyl-CoA und Acetoacetat. Diese Verbindungen können zu Ketokörpern umgewandelt werden. Daher die Bezeichnung „ketogen".

▶ Aus glucogenen Aminosäuren entstehen Pyruvat, α-Ketoglutarat, Succinyl-CoA, Fumarat oder Oxalacetat. All diese Verbindungen sind Zwischenprodukte des Citratcyclus.

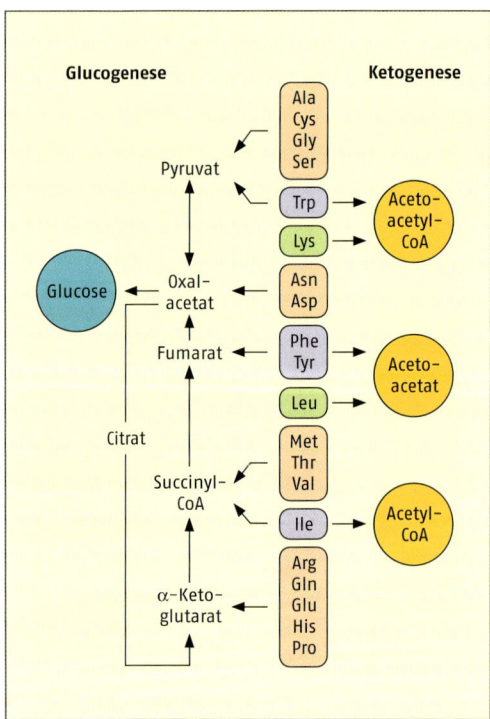

Bild 1: *Abbauwege der Aminosäuren und Verknüpfung mit dem Stoffwechsel der Kohlenhydrate und Ketonkörper*

Abbauwege

Der Abbau der Kohlenstoffkette verläuft je nach Art der Aminosäure unterschiedlich.

Die C₃-Familie

Diese Aminosäuren werden zu Pyruvat abgebaut. Zu ihnen zählen Alanin, Serin, Cystein, Glycin und Threonin. Die einfachste Art dieser Reaktion ist der Abbau von Alanin.

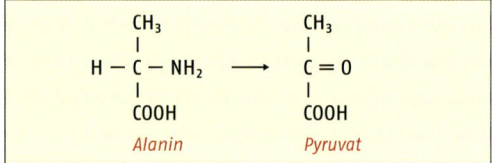

Bild 2: *Abbau von Alanin zu Pyruvat*

Die C₄-Familie

Diese Aminosäuren werden zu Oxalacetat abgebaut. Zu ihnen zählen Aspartat und Asparagin. Aspartat wird durch Transaminierung direkt zu Oxalacetat umgewandelt.

Die C₅-Familie

Diese Aminosäuren werden zunächst in einem mehrstufigen Prozess zu Glutamat umgesetzt. Daraus entsteht durch Aktivität der Glutamat-Dehydrogenase das α-Ketoglutarat – ein Zwischenprodukt des Citratcyclus. Zu ihnen zählen Glutamin, Prolin, Arginin und Histidin.

Verzweigtkettige Aminosäuren

Diese Aminosäuren werden durch Transaminierung in die entsprechenden verzweigtkettigen α-Ketosäuren umgewandelt. Aus diesen entstehen dann durch dehydrierende Decarboxylierung Fettsäure-CoA-Thioester. Die so aktivierten Fettsäuren gehen in die β-Oxidation ein. Diesem Abbauweg unterliegen Valin, Leucin und Isoleucin.

Aromatische Aminosäuren

Ein entscheidender Schritt ist die Spaltung des Benzol- bzw. Pyrrolringes. Für diese Art der Reaktion, die durch Oxygenasen katalysiert wird, wird molekularer Sauerstoff benötigt. Endprodukte von Tryptophan sind Pyruvat und Acetacetyl-CoA. Aus Phenylalanin und Tyrosin entstehen Fumarat und Acetoacetat.

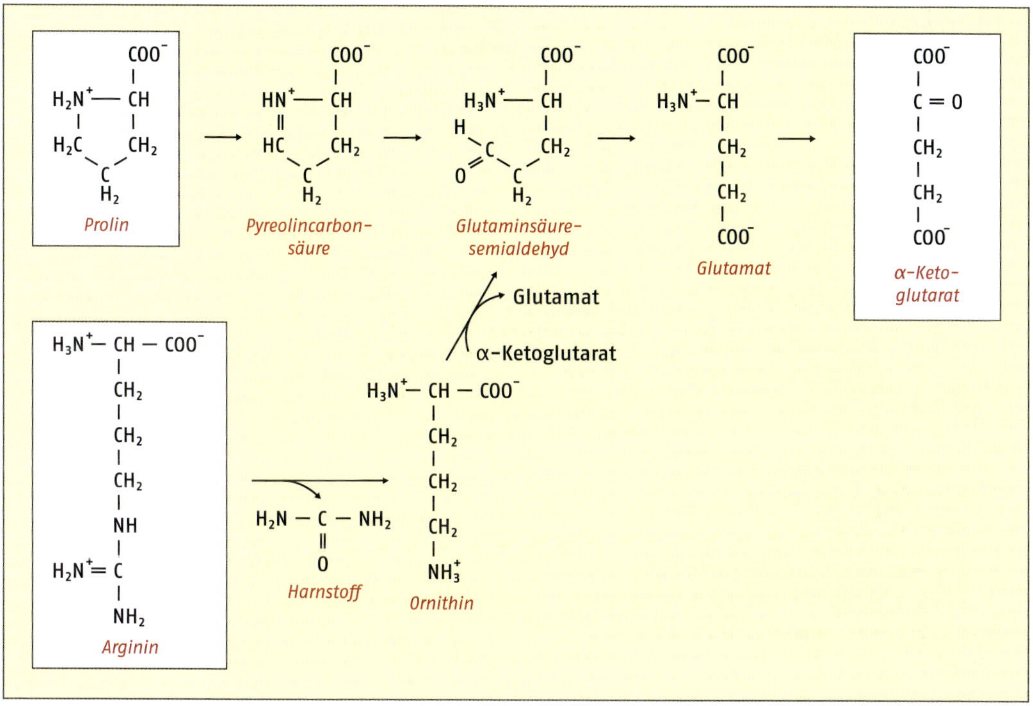

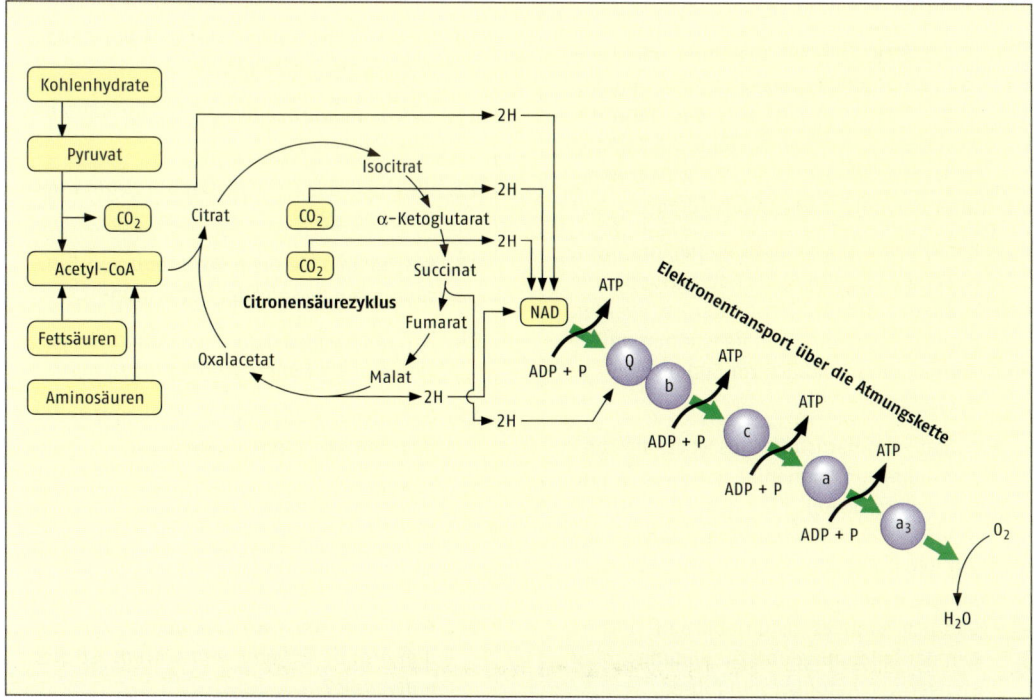

Bild 1: *Abbau von Prolin und Arginin*

Bild 2: *Übersichtsschema der Oxidation von Kohlenhydraten, Fettsäuren und Aminosäuren*

Fakten kompakt

▸ Die Energiegewinnung aus Glucose verläuft in drei Schritten – der Glykolyse, dem Citronensäurecyclus und der Atmungskette. Verschiedene Carbonsäuren spielen dabei eine wichtige Rolle: z. B. Brenztraubensäure, Milchsäure, Acetessigsäure, Oxalessigsäure und Citronensäure.

▸ Bei der Glykolyse wird Glucose zu Pyruvat abgebaut. Vor dem Start in den Citratcyclus wird Pyruvat in Acetyl-Coenzym A überführt und dann in einem mehrstufigen Prozess zu CO_2 abgebaut. Im Zuge der Atmungskette werden die Energie übertragenden Moleküle NADH + H^+ und $FADH_2$ wieder in ihre oxidierte Form umgewandelt.

▸ Fehlt Sauerstoff zur Oxidation des Pyruvat kann es auch ohne dessen Anwesenheit abgebaut werden. Reaktionsprodukt ist dann Lactat.

▸ Galaktose wird bei der Verdauung aus Lactose freigesetzt. Ihr Abbau verläuft über eine Epimerisierung der OH-Gruppe in Position 4.

▸ Hauptskteur bei der Oxidation von Fettsäuren ist das Coenzym A. Es bildet mit den freien Fettsäuren Acyl-CoA, das dann der Oxidation zur Verfügung steht. Die Oxidation findet in β-Stellung statt, also am zweiten C-Atom nach der Carboxylgruppe.

▸ Der Abbau von Aminosäuren beginnt meist mit einer Abspaltung der Aminogruppe. Die verbleibenden Kohlenstoffgerüste werden danach einer Reihe von Reaktionen unterworfen, die schließlich zur Bildung von Pyruvat führen.

▸ Aufgabe des Harnstoffcyclus ist es, die Konzentration von Ammoniak in Geweben und Körperflüssigkeiten niedrig zu halten. Das ist wichtig, weil Ammoniak als starkes Zellgift wirkt und zum Beispiel oxidative Desaminierungen wieder rückgängig macht. Dadurch kann es zu erheblichen Störungen der Zellatmung und zur Bildung großer Mengen von Ketonkörpern führen.

Und jetzt *Sie!*

1. *Erläutern Sie die zentrale Bedeutung von Glucose für den gesamten Stoffwechsel.*

2. *Beschreiben und interpretieren Sie den Ablauf der Glykolyse.*

3. *Welche Stationen unterläuft das Pyruvat beim abbau im Citratcyclus und welche Energiemengen werden jeweils übertragen.*

4. *Wie sieht die Energiebilanz nach Glykolyse und Citratcyclus aus?*

5. *Was sind Sinn und Zweck der Atmungskette?*

6. *Welche Funktion haben die Cytochrome in der Atmungskette?*

7. *Schildern Sie den Reaktionsablauf der Atmungskette.*

8. *Erläutern sie die Gesamtbilanz des Glucoseabbaus.*

9. *Welche Alternativen gibt es zum Abbau der Gucose im Rahmen von Glykolyse, Citratcyclus und Atmungskette?*

10. *Welche Unterschiede gibt es beim Abbau von Glucose und Fructose?*

11. *Welche Möglichkeiten gibt es für den Abbau von Pentosen?*

12. *Welche Reaktionen stehen am Beginn des Fettabbaus?*

13. *Beschreiben sie die β-Oxidation von Fettsäuren am Beispiel der Buttersäure.*

14. *Was unterscheidet die β-Oxidation von gesättigten und ungesättigten Fettsäuren?*

15. *Unter welchen Bedingungen kommt es zur Bildung von Ketonkörpern?*

16. *Erläutern sie die Begriffe Transaminierung und oxidative Desaminierung und deren Bedeutung beim Abbau von Aminosäuren.*

17. *Auf welche Weise wird Ammoniak aus dem Organismus entfernt und warum ist dies notwendig?*

5.4 Biosynthese von Kohlenhydraten, Fetten und Proteinen

In seiner Biosyntheseleistung stellt jeder Organismus unter Beweis, zu welchem Höchstmaß an perfektem Zusammenspiel seine körpereigenen Hormon- und Enzymsysteme entwickelt sind. Genau genommen ist die Fähigkeit zur Biosynthese die charakteristische Wesenseigenschaft von Leben überhaupt, denn hier werden nicht nur aus einfachen Bausteinen bestimmte chemische Verbindungen aufgebaut. Sie bedeutet vielmehr auch deren Zusammenfügen zu Struktureinheiten wie z. B. Membransystemen, kontraktilen Elementen, Mitochondrien oder Zellkernen.

Die Biosynthese ist ein genetisch vorprogrammierter Prozess, der von sehr einfachen Molekülen bis hin zur Organisation der Zelle selbst führt. Beim Wachstum lebender Organismen wird deren Biosyntheseleistung besonders augenfällig. Die Zellen vermehren sich in einem solchen Ausmaß, dass die Zunahme an Körpermasse meist direkt zu beobachten ist.

Biosynthesearbeit wird aber auch von Zellen geleistet, die nicht aktiv wachsen und ihre Masse vermehren, denn viele chemische Komponenten der Zelle befinden sich in einem ständigen dynamischen Umsatz.

Konzept der Biosynthese

Um den Aufbau von Zellbestandteilen reibungslos abwickeln zu können, ist zweierlei nötig:

▶ Einfache Bausteine, die C, H, N, O und andere für die Biosynthese erforderliche Atomarten liefern.

▶ Chemische Energie in Form von ATP oder anderen Energieträgern, die ein Verknüpfen der einfachen Moleküle zu höheren Ordnungen ermöglichen.

Fast alle heterotrophen Zellen können ihre Bestandteile hauptsächlich aus zwei Stoffen aufbauen – aus Glucose und Aminosäuren oder NH_3. Das ist möglich, weil die Abbauwege von Kohlenhydraten, Fetten und Proteinen alle über Acetyl-Coenzym A in den Citratcyclus münden und die einfachen Endprodukte NH_3, CO_2 und H_2O liefern. Die Biosynthese nutzt die gleichen Wege, nur in umgekehrter Richtung. So ist die Umwandlung von überschüssigem Pyruvat in Glucose fast genau die Umkehrung der Glykolyse. Durch Bündelung der Stoffwechselwege und Beschränkung auf wenige „Hauptrichtungen" wird es möglich, die Zellkomponenten aus relativ wenigen Bausteinen zu synthetisieren.

Einfache Vorstufen	CO_2
	NH_3
	H_2O
Bausteinmoleküle	Aminosäuren
	Monosaccharide
	Fettsäuren
	Nucleotide
	Glycerin
Makromoleküle	Proteine
	Polysaccharide
	Lipide
	DNA
	RNA
Supramoleküle	Membranen
Systeme	Enzymsysteme
Organellen	Mitochondrien
	Zellkerne
	Endoplasmatisches Retikulum

Die Zelle

Bild 1: *Hauptstufen der Biosynthese*

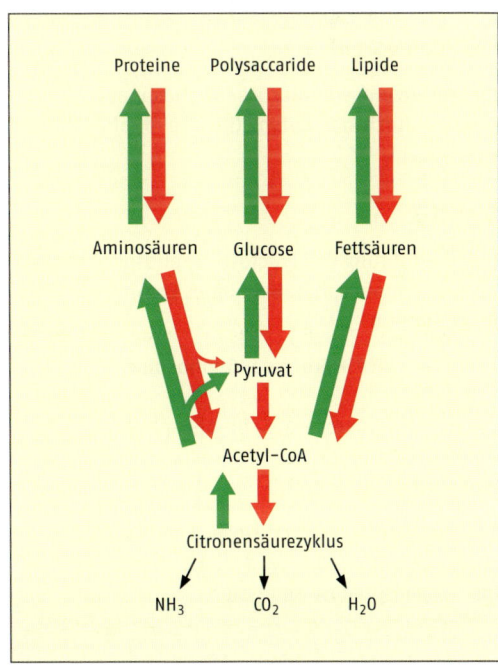

Bild 2: *Übersicht über den Gesamtstoffwechsel*

5.4.1 Biosynthese von Glucose (Gluconeogenese)

Der gegenläufige Stoffwechselweg zur Glykolyse — die Synthese von Glucose — ist in den Teilschritten ihres Reaktionsablaufes der Glykolyse zwar verblüffend ähnlich, aber nicht völlig identisch. Um dies zu erläutern, muss die Abfolge der Glykolyse noch einmal zur Sprache kommen. Ihr Reaktionsweg läuft über insgesamt zehn Einzelschritte von der Glucose bis hin zum Pyruvat. Von diesen zehn Reaktionen sind sieben reversibel, können also problemlos „rückwärts laufen".

Bei drei anderen handelt es sich jedoch um irreversible Prozesse, die mit den bei der Glykolyse aktiven Enzymen nur in Richtung des Glucoseabbaus möglich sind. Sollen die Reaktionen in entgegen gesetzter Richtung ablaufen, muss der Organismus andere Enzyme bzw. Enzymsysteme einsetzen.

Irreversible Reaktionen der Glykolyse

Schritt 1

Die Überführung von Glucose in Glucose-6-phosphat. Beteiligtes Enzym: Hexokinase

ATP + Glucose → Glucose-6-phosphat + ADP

Umkehrung Schritt 1

Die Umsetzung von Glucose-6-phosphat zu Glucose wird durch das Enzym Glucose-6-phosphatase katalysiert.

Schritt 3

Die Überführung von Fructose-6-phosphat in Fructose-1,6-biphosphat. Beteiligtes Enzym: Phosphofructo-Kinase

ATP + Fructose-6-phosphat
↓
Fructose-1,6-bi-phosphat

Umkehrung von Schritt 3

Die Umsetzung von Fructose-1,6-biphosphat zu Fructose-6-phosphat wird durch das Enzym Fructose-Biphosphatase katalysiert.

Schritt 9

Die Überführung von Phosphoenolpyruvat in Pyruvat. Beteiligtes Enzym: Pyruvatkinase

Phosphoenolpyruvat + ADP → Pyruvat + ATP

Umkehrung von Schritt 9

Dies geschieht durch zwei Reaktionsschritte:

1. Pyruvat + ATP + CO_2 → Oxalacetat + ADP + H_3PO_4 (Beteiligtes Enzym: Pyruvatcarboxylase)

2. Oxalacetat + GDP → Phosphoenolpyruvat + CO_2 + GDP (Beteiligtes Enzym: Phosphoenolpyruvatcarboxykinase)

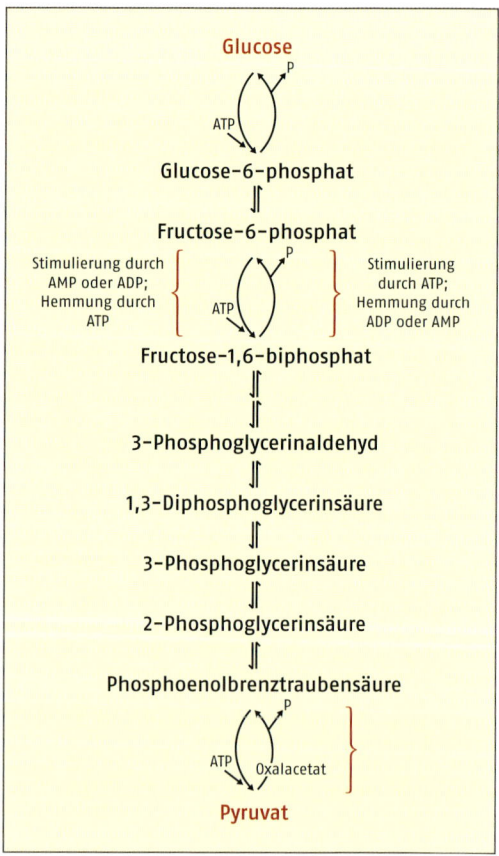

Bild 1: *Regulation der Stoffwechselwege zwischen Glucose und Pyruvat*

5.4.2 Biosynthese von Glykogen aus Glucose

Bei der Synthese großer, komplexer Makromoleküle, wie z. B. Glykogen, werden viele kleine, frei nebeneinander vorliegende Bausteine zu höher organisierten Systemen verknüpft. Solche Reaktionen benötigen Energie und können daher nur ablaufen, wenn sie mit Energie liefernden Reaktionen gekoppelt sind. Auch hier dient wiederum ATP als obligate Komponente beim Phosphatgruppen- bzw. Energietransfer.

Jede Zelle verfügt daneben jedoch noch über andere Phosphatverbindungen, die dem ATP strukturell ähneln und als Schalt- und Verteilerelemente bei der Übertragung energiereicher Phosphatgruppen assistieren.

Ribonucleosid–5′–triphosphate

Sie unterscheiden sich vom ATP nur dadurch, dass das Adeninringsystem des ATP gegen das Purin Guanin oder die Pyrimidine Uracil und Cytosin ausgetauscht sind. Sie werden analog zum ATP benannt und abgekürzt:

▶ Guanosintriphosphat (GTP), Guanosindiphosphat (GDP), Guanosinmonophosphat (GMP).

▶ Uridintriphosphat (UTP), Uridindiphosphat (UDP), Uridinmonophosphat (UMP).

▶ Cytidintriphosphat (CTP), Cytidindiphosphat (CDP), Cytidinmonophosphat (CMP).

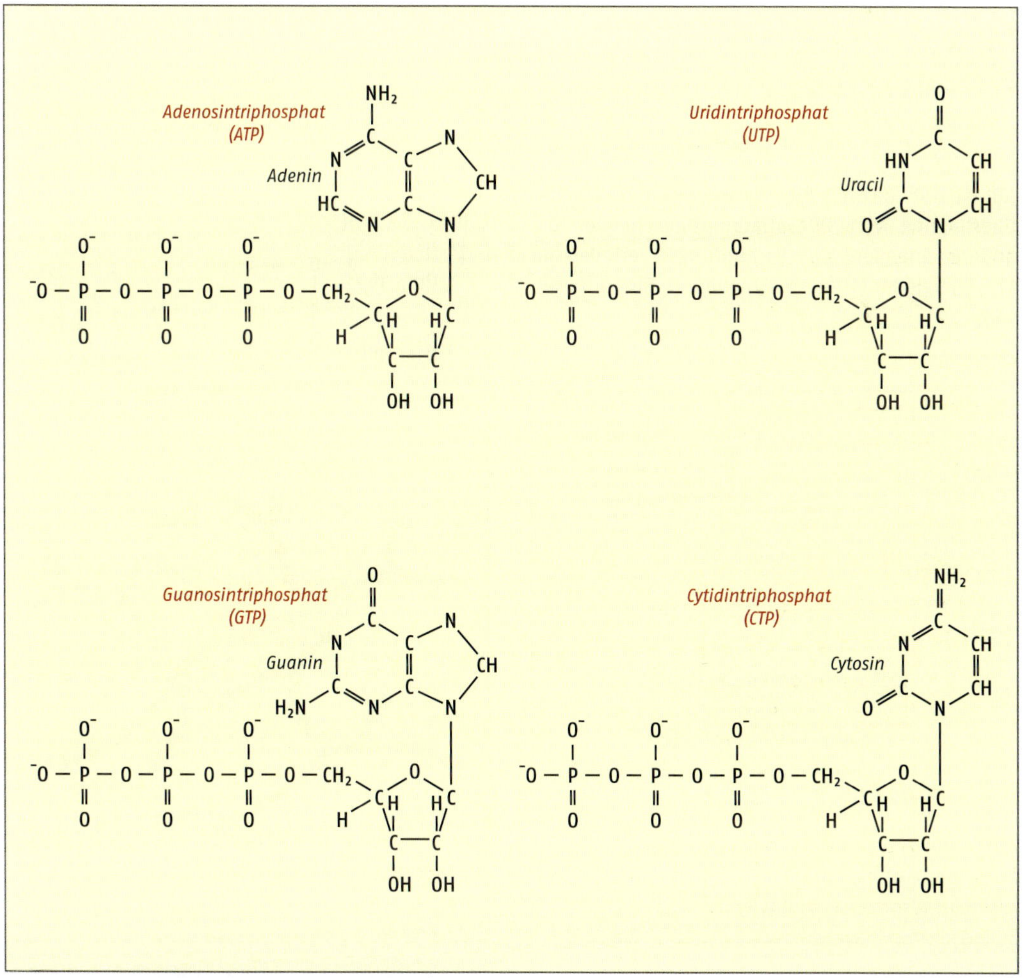

Bild 1: *ATP und Ribonucleosid–5′–triphosphate*

2-Desoxyribonucleosid-5'-triphosphate

Diese Verbindungen sind analog zu den Ribonucleosidphosphaten gebaut, enthalten jedoch an Stelle von Ribose die Pentose 2-Desoxyribose.

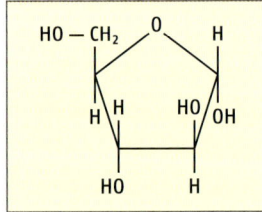

Bild 1:
2-Desoxyribose

Außerdem ist in der Reihe der Desoxyribonucleoside die Base Uracil durch Thymin ersetzt. Entsprechend lauten Benennung und Abkürzung der Verbindungen:

▶ Desoxyadenosintriphosphat (dATP), (dADP), (dAMP).
▶ Desoxythymidintriphosphat (dTTP), (dTDP), (dTMP).
▶ Desoxycytidintriphosphat (dCTP), (dCDP), (dCMP).

ATP ist stets das obligate Zwischenprodukt bei der Übertragung von Phosphatbindungsenergie. Die anderen energiereichen Verbindungen verteilen die ATP-Energie auf die verschiedenen Biosynthesewege.

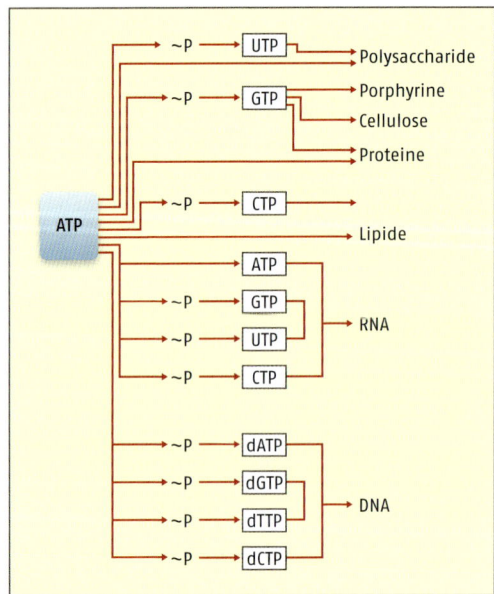

Bild 2: *Die Kanalisierung der in ATP gebundenen Energie*

Glykogensynthese

Glykogen wird in einem sich vielfach wiederholenden Prozess synthetisiert, durch den jeweils ein Glucosebaustein an das wachsende Kettenende des entstandenen Gesamtmoleküls angehängt wird. Um einen Baustein anzukoppeln, sind fünf aufeinander folgende Reaktionen erforderlich. Jede dieser Reaktionen wird von einem spezifischen Enzym katalysiert. Die Synthese eines einzigen Glykogenmoleküls, bestehend aus ca. 10.000 Glucosebausteinen, erfordert den Einsatz von rund 20.000 ATP-Molekülen.

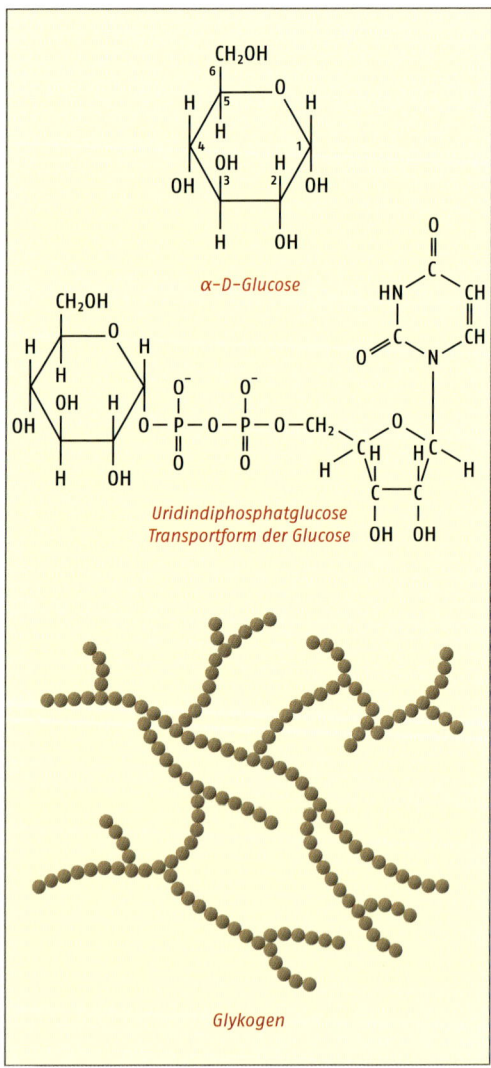

Bild 3: *Elemente der Glykogensynthese*

Reaktionsablauf

1. Phosphorylieren von Glucose zu Glucose-6-phosphat unter Beteiligung von ATP. Beteiligtes Enzym ist eine Hexokinase.

Glucose + ATP → Glucose-6-phosphat + ADP

2. Umlagerung von Glucose-6-phosphat in Glucose-1-phosphat. Beteiligtes Enzym ist eine Phosphoglucomutase.

Glucose-6-phosphat + ATP
↓
Glucose-1-phosphat

3. Reaktion des Glucose-1-phosphats mit UTP zu einem aktivierten Glucosederivat, kurz UDP-Glucose genannt. Das UTP geht über in Pyrophosphat (PP). Beteiligtes Enzym ist eine UDP-Glucose-Phosphorylase.

Glucose-1-phosphat + UDP
↓
UDP-Glucose + Pyrophosphat

UDP-Glucose ist eine Transportform der Glucose bzw. ein Glucoseüberträger.

4. Reaktion der UDP-Glucose mit einem freien Ende einer bereits begonnenen Glykogenkette, die sich dadurch um ein Glied verlängert. Beteiligtes Enzym ist eine Glykogensynthetase.

UDP-Glucose + Glykogen → Glykogen + UDP
(verlängert)

5. Durch Übertragung einer Phosphatgruppe von ATP wird UDP wieder in UTP überführt. Beteiligtes Enzym ist eine Nucleosiddiphosphatase.

ATP + UDP → ADP + UTP

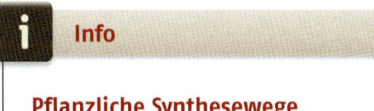

Info

Pflanzliche Synthesewege

Die in Pflanzen erzeugten Polysaccharide wie Stärke oder Cellulose werden aus einfachen Monosacchariden über ganz ähnliche Reaktionswege synthetisiert, bei denen ebenfalls Zuckernucleoside als Zwischenprodukte auftreten.

Info*plus*

Glykogenin

Im Jahr 1985 entdeckten Wissenschaftler im Glykogen des Skelettmuskels ein kovalent gebundenes Protein und nannten es Glykogenin. Es zeigte sich, dass dieses Protein für den Start der Synthese von Glykogen von Bedeutung ist.

Sie beginnt mit einem ersten Glucosemolekül. Es geht eine glykosidische Bindung mit einem in der Polypetidkette des Glykogenins enthaltenen Tyrosinrest ein. Danach verlängert sich die Glucankette schrittweise, indem nach und nach immer mehr Glucoseeinheiten addiert werden.

Einmal gebildet, wird das Glykogen in der Leber nie komplett abgebaut. Es werden nur die Äste des verzweigten Polysaccharids je nach verfügbarer Glucose verkürzt oder verlängert.

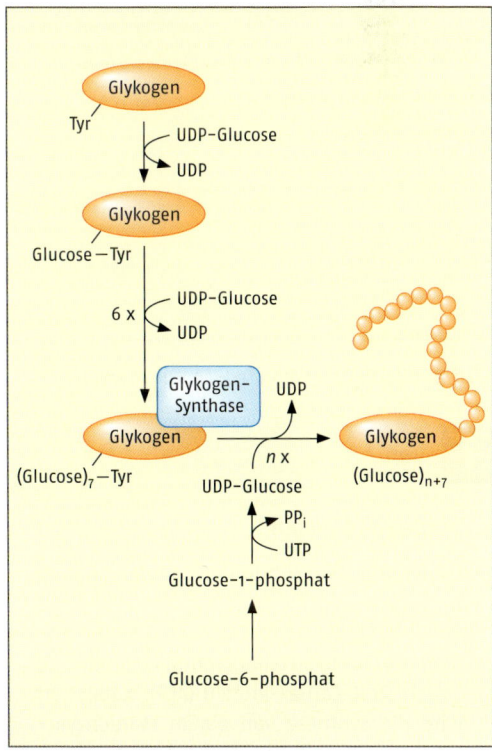

Bild 1: *Biosynthese von Glykogen*

5.4.3   Biosynthese von Lipiden

Die Moleküle der Lipide sind wesentlich kleiner als die der Polysaccharide. Ihre Synthese ist jedoch komplizierter, weil manche, z. B. die Phospholipide, verschiedenartige Bindungstypen enthalten, während beim Glykogen nur die 1,4-glykosidische Bindung auftritt.

Aufbau der Fettsäuren

Ausgangsmaterial und zentraler Baustein für den Aufbau von Fettsäuren ist das Acetyl-CoA, das im aeroben Kohlenhydratabbau durch oxidative Decarboxylierung aus Pyruvat entsteht. Vor Beginn der eigentlichen Fettsäuresynthese wird Acetyl-Coenzym A zu dem besonders reaktionsfähigen Malonyl-CoA carboxyliert. Diese Reaktion ist ATP-abhängig und wird von einer Acetyl-CoA-Carboxylase katalysiert.

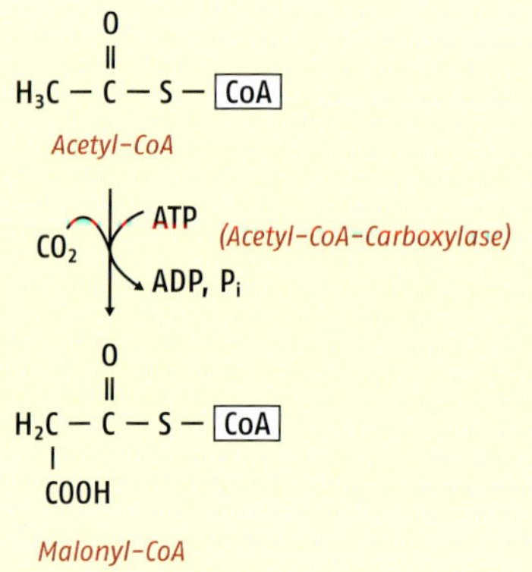

Bild 1: *Bildung von Malonyl-Co aus Acetyl-CoA*

ℹ Info

Synthese in Zyklen

Die Bildung von Fettsäuren verläuft in Zyklen. Jeder einzelne Zyklus setzt sich aus sieben enzymatisch gesteuerten Einzelschritten zusammen. Sie laufen an einem zentralen Protein ab – dem Acyl-Carrier-Protein (ACP). Katalysiert wird die Synthese von einem Multienzymkomplex, der Fettsäuresynthase.

Das Acyl-Carrier-Protein

Das ACP besitzt zwei Bindungsstellen für entstehende Fettsäuren bzw. deren Vorstufen. Es handelt sich dabei um SH-Gruppen, die unterschiedliche Bindungsfunktionen haben. An der „peripheren" SH-Gruppe (Sp) werden Ausgangsmoleküle „zwischengelagert", um später in den Zyklus eingeschleust werden zu können. Die „zentrale" SH-Gruppe (Sz) dient bei den nachfolgenden Reaktionen als Andockstelle.

Reaktionsablauf

1. Die Synthese startet, indem ein Acetyl-CoA an die zentrale SH-Gruppe gebunden wird.

2. Es wechselt anschließend sofort seinen Bindungsort und begibt sich zur peripheren SH-Gruppe.

3. An der dadurch frei gewordenen zentralen SH-Gruppe kann nun ein Malonylrest andocken.

4. Acetyl- und Malonylrest kondensieren danach unter gleichzeitiger Abspaltung von CO_2 zum β-Ketosuccinat. Dabei ist die Kette um ein C_2-Bruchstück verlängert worden.

5. Jetzt folgt die Reduktion der Ketogruppe unter Beteiligung von NADPH + H^+ und Bildung einer β-Hydroxyfettsäure. Von hier an kann die Reaktion als Umkehrung der β-Oxidation betrachtet werden.

6. Aus der β-Hydroxyfettsäure entsteht durch Abspalten von Wasser eine α-β-ungesättigte Fettsäure.

7. Der letzte Reaktionsschritt führt schließlich mit einem weiteren NADPH + H^+ als Elektronendonator zur Sättigung der Doppelbindung.

Der verlängerte Acetyl- bzw. Acylrest kann nun seine Rundreise von neuem beginnen und verlängert sich dabei wiederum um ein C_2-Bruchstück. Erst wenn die gewünschte Kettenlänge erreicht ist, löst sich die fertige Fettsäure vom Enzymsystem ab, wird auf CoA übertragen und steht der Veresterung mit Glycerin zur Verfügung.

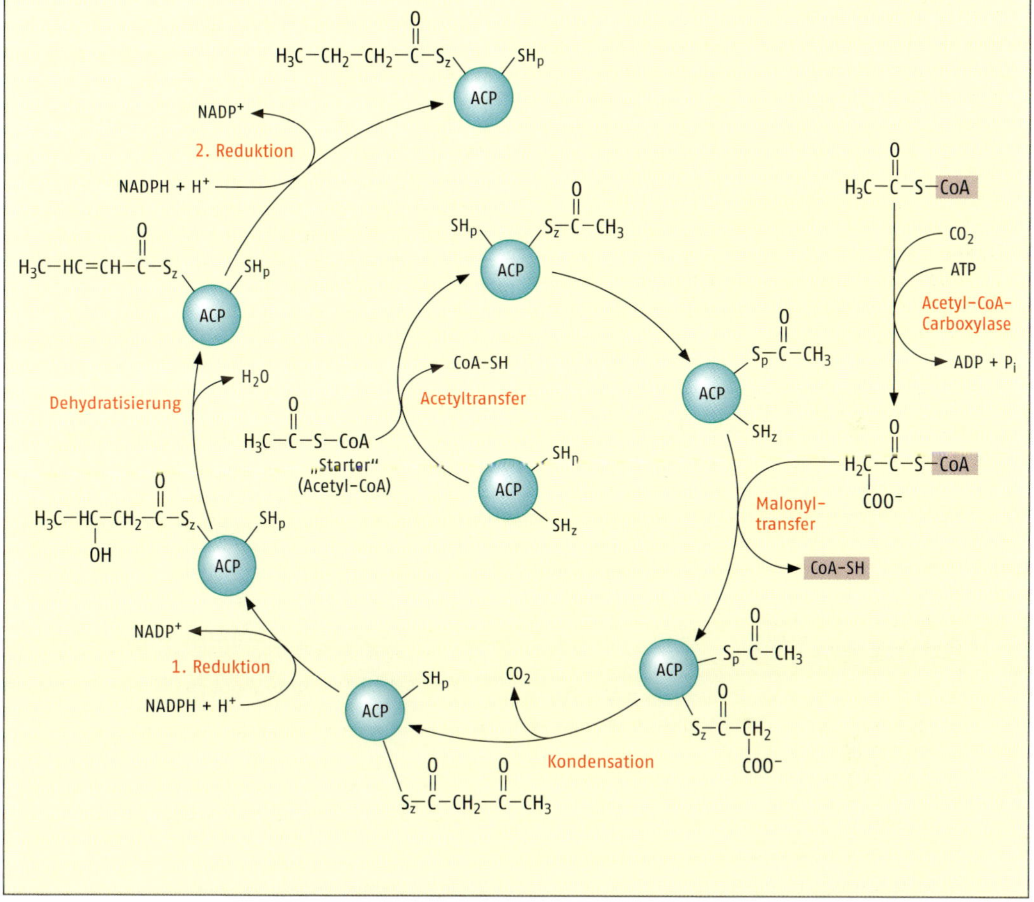

Bild 1: *Reaktionsabfolge der Synthese von Fettsäuren*

Info*plus*

Regulierung der Fettsäuresynthese

Die Regulation der Fettsäuresynthese setzt bereits sehr früh ein, nämlich bei der Umsetzung von Acetyl-CoA zu Malonyl-CoA durch die Acetyl-CoA-Carboxylase.

Es gibt zwei Ebenen der Regulierung. An der systemischen Regulierung sind Hormone beteiligt. Die lokale Regulierung geschieht direkt vor Ort in der Zelle im Zytoplasma. Die entscheidenden Stellschrauben sind die Konzentrationen von Citrat und von langkettigen Fettsäuren.

► An der systemischen Regulierung wirken die Hormone Insulin, Glucagon und Adrenalin mit. Insulin stimuliert die Synthese, indem es die Carboxylase aktiviert. Glucagon und Adrenalin haben den gegenteiligen Effekt.

► Auf der zellulären Ebene wird ebenfalls die Aktivität der Carboxylase beeinflusst. Höhere Konzentrationen an Citrat stimulieren, langkettige Acyl-CoA-Moleküle dagegen hemmen das Enzym.

Aufbau von Glycerin

Glycerin tritt beim Aufbau der Fettmoleküle als Glycerin-3-phosphat in die Reaktion ein. Diese Verbindung entsteht im Organismus hauptsächlich durch Reduktion von dem bei der Glykolyse gebildeten Dihydroxyacetonphosphat.

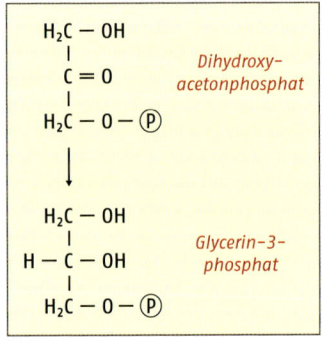

Bild 1:
Bildung von Glycerin-3-Phosphat

Aufbau der Fette

In diesem letzten Schritt werden Glycerin und Fettsäuren miteinander verestert.

Reaktionsablauf

1. Glycerin-3-phosphat reagiert mit zwei Molekülen Acyl-CoA. Dabei werden die Acylreste auf Glycerin-3-phosphat übertragen. Dabei entsteht Phosphatidsäure. Außerdem werden zwei CoA freigesetzt.

2. Die Phosphorsäure wird enzymatisch abgespalten – ein Diglycerid entsteht.

3. Das Diglycerid wird mit einem dritten Acyl-CoA umgesetzt – ein Triglycerid entsteht.

Damit ist die Bildung des Triglycerids abgeschlossen, das nun im Depotfett des Körpers abgelagert werden kann.

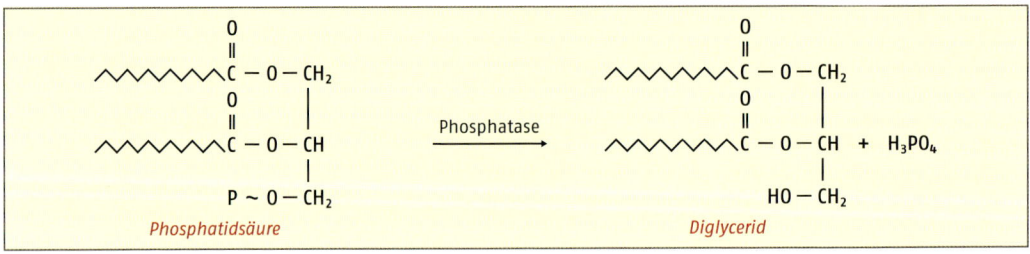

Bild 2: Reaktionsweg 1

Bild 3: Reaktionsweg 2

Bild 4: Reaktionsweg 3

5.4.4 Biosynthese von Proteinen

Glykogen und Lipide sind relativ einfache Molekü-le, deren Synthese in ihrem Ablauf biochemischen Gesetzen folgt. Wenn jetzt die Biosynthese der Pro-teine dargestellt werden soll, kommt ein neuer As-pekt hinzu – die Speicherung und Übertragung von Information.

Er wird deshalb wichtig, weil die Biosynthese von Proteinen ungleich komplizierter ist als die von Li-piden und Kohlenhydraten, was jedoch nicht damit zu erklären ist, dass die Peptidbindung schwierig zu knüpfen sei. Der Grund ist vielmehr: Die Aminosäu-ren müssen in einer ganz bestimmten Reihenfolge miteinander verknüpft werden. Jede von ihnen hat in den Polypeptidketten eines jeden Individuums ihren ganz bestimmten Platz.

Die Information über ihre genaue Platzierung ist in der Desoxyribonucleinsäure (DNA) festgelegt. Man bezeichnet sie auch als genetischen Code. Die ge-netische Information im DNA-Molekül wird bei der Proteinsynthese benötigt, um die charakteristische Aminosäuresequenz in den Peptidketten zu reali-sieren.

Dabei wird die in der DNA verschlüsselte Information in mehrere identische Kopien von Ribonucleinsäure (RNA) umgeschrieben (Transkription) und danach in Proteine übersetzt (Translation).

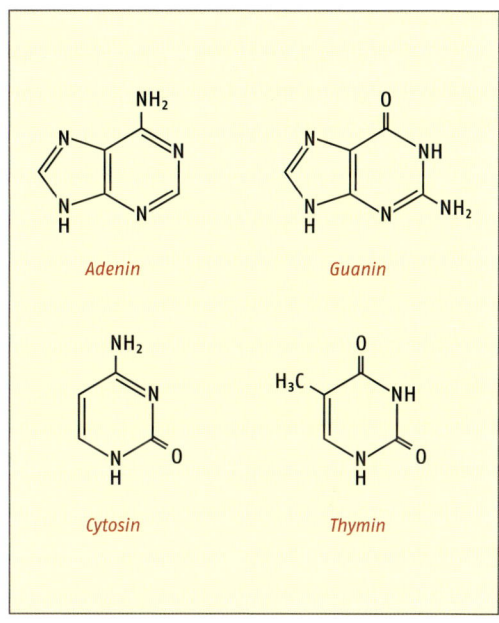

Bild 1: *Die Stickstoffbasen der Nucleinsäuren*

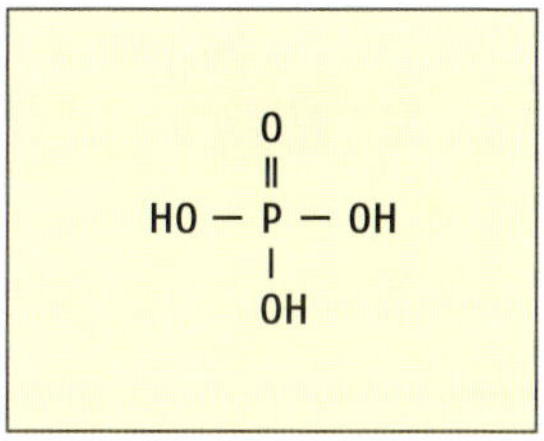

 Info

Bausteine von Nucleinsäuren

Für die Konstruktion der DNA oder RNA-Mo-leküle werden drei Arten von Bausteinen be-nötigt:

▶ Stickstoffbasen,
▶ Phosphorsäure,
▶ Pentosen.

Diese drei Grundelemente werden nach ein-em exakt vorgegebenen, für jedes Lebewesen individuellen Bauplan verknüpft.

Bild 2:
Phosphorsäure

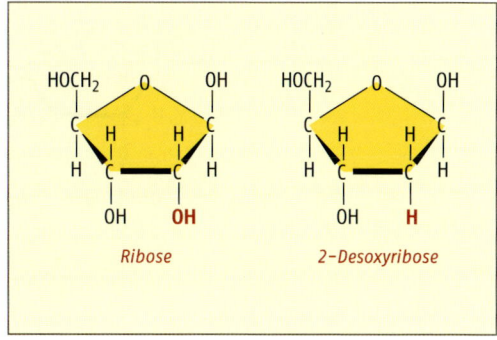

Bild 3: *Die Pentosen: Ribose wird in die RNA und Desoxyribose in die DNA eingebaut*

Nucleoside

Nucleoside entstehen durch Verknüpfen einer Pentose mit einer Stickstoffbase über eine glykosidische Bindung.

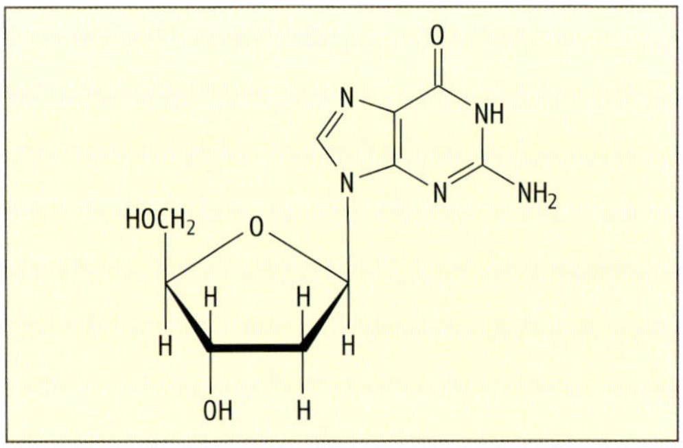

Bild 1: *Verknüpfen von Desoxyribose mit der Stickstoffbase Guanin*

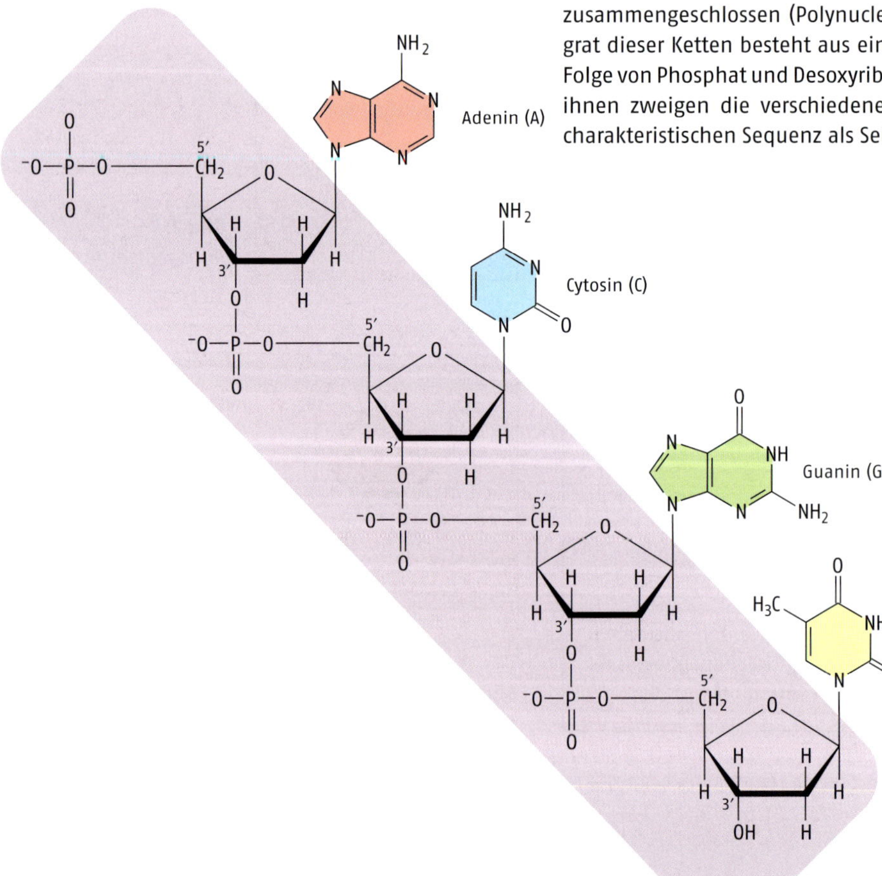

Nucleotide

Wird die Hydroxylgruppe in 5'-Stellung der Pentose mit einer Phosphorsäure verestert, führt dies zur Bildung von Nucleotiden. Sie sind die eigentlichen Bausteine, aus denen Nucleinsäuren aufgebaut werden.

i   Info

Bausteine von DNA und RNA

▶ Der kleinste Baustein der DNA ist ein Desoxyribonucleotid.

▶ Der kleinste Baustein der RNA ist ein Ribonucleotid.

Struktur der DNA

In der DNA sind die Nucleotide zu langen Ketten zusammengeschlossen (Polynucleotide). Das Rückgrat dieser Ketten besteht aus einer alternierenden Folge von Phosphat und Desoxyriboseeinheiten. Von ihnen zweigen die verschiedenen Basen in einer charakteristischen Sequenz als Seitenketten ab.

Bild 2: *Struktur eines DNA-Stranges*

Der genetische Code

Die genetische Botschaft ist in der spezifischen Sequenz dieser Basen entlang der Kette verschlüsselt. Jeweils zwei solcher DNA-Stränge sind zu einer Doppelhelix schraubenartig umeinander gewunden. Die Basen beider Stränge passen in komplementärer Weise zusammen.

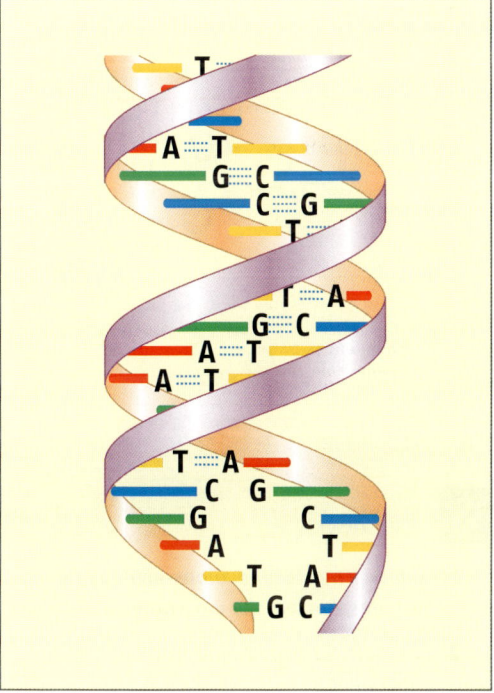

Bild 1: *Struktur der DNA*

Die DNA ist die von jeder Zelle sorgfältig gehütete Originalschablone für die genetische Information. Sie hat ihren Sitz im Zellkern, wo sie, wie in einem Safe, eingeschlossen bleibt. Nur ab und zu öffnet die Zelle diesen Schrein und fertigt originalgetreue Kopien an, die dann der Proteinsynthese als Schablone dienen.

Diese Arbeitsschablonen sind spezialisierte RNA-Moleküle, die als „Messenger-RNA" (Boten-RNA) bezeichnet werden. Auch die Messenger-RNA besteht aus langen, kettenartigen Molekülen, deren Seitenketten Basen sind. Die Sequenz der Basen ist der Sequenz der DNA komplementär. Einziger Unterschied: Als Pentosebaustein dient hier Ribose.

 Info

Der Kopiervorgang

▶ Der Prozess, bei dem die DNA-Vorlage eines Gens in RNA umgeschrieben wird, nennt man Transkription.

▶ Die nachfolgende Synthese der spezifischen Proteinketten anhand der Basensequenz in der RNA nennt man Translation.

Transkription

Während der Transkription trennen sich die Stränge der Doppelhelix abschnittweise voneinander, damit das entsprechende Stück des Stranges kopiert werden kann. Ein Enzym, die RNA-Polymerase, wandert gleichzeitig den Strang entlang und knüpft die Komplementäre der RNA-Kette, die als Messenger-RNA bezeichnet wird.

Translation

Die fertige Messenger-RNA trennt sich von der DNA und diffundiert aus dem Kern zu den Ribosomen, wo die Translation in eine Peptidkette stattfindet.

In der ersten Phase der Translation werden die zwanzig verschiedenen Aminosäuren unter Verbrauch von ATP aktiviert. Dabei reagiert jede von ihnen unter Bildung einer energiereichen Esterbindung mit ihrem spezifischen Überträger – einer spezialisierten RNA, die als Transfer-RNA (t-RNA) bezeichnet wird. Für jede Aminosäure existiert mindestens eine spezifische t-RNA. Die meisten haben sogar mehrere, an die sie gebunden werden können.

Außer der Aktivierung der Aminosäuren haben die t-RNA-Moleküle noch eine zweite wichtige Aufgabe: Sie dienen als Dolmetscher und übersetzen die 4-Zeichen-Sprache der DNA in die 20-Zeichen-Sprache der Proteine. Als eine Art Platzanweiser sorgen sie dann dafür, dass alle Aminosäuren ihre Position einnehmen.

In der zweiten Phase der Proteinsynthese werden die Messenger-RNA und die mit ihrer Transfer-RNA verbundenen Aminosäuren an der Oberfläche der Ribosomen zusammengebracht.

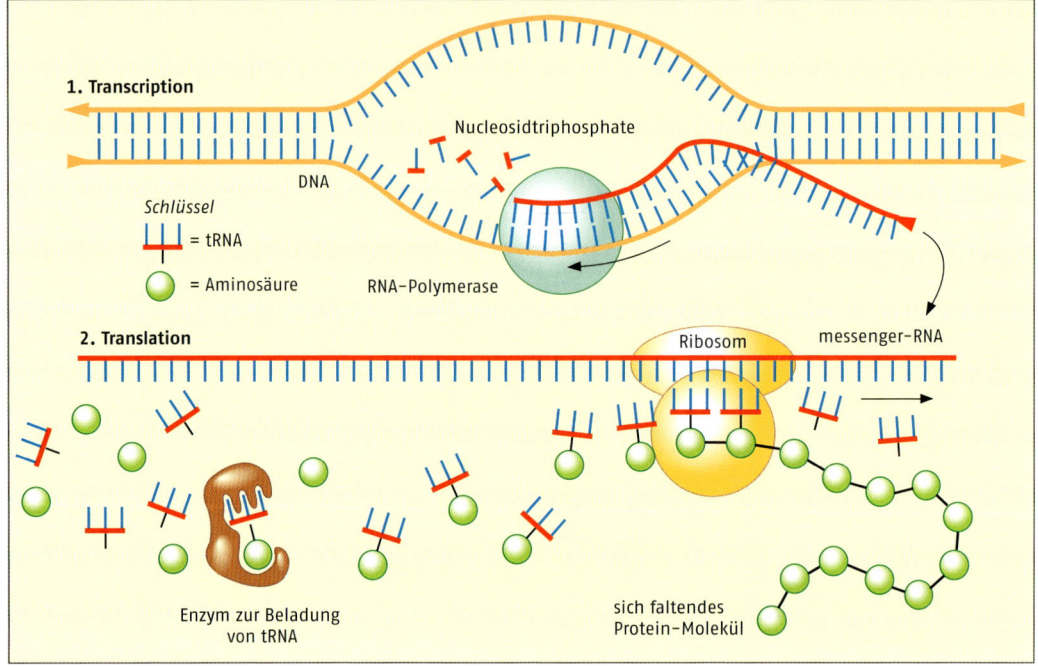

Bild 1: *Ablauf der Proteinsynthese*

 Fakten kompakt

▸ Die Biosynthese ist ein genetisch vorprogrammierter Prozess.

▸ Die Gluconeogenese ist der gegenläufige
Stoffwechselweg zur Glycolyse.

▸ Glykogen wird in einem sich vielfach wiederholenden Prozess synthetisiert, durch
den jeweils ein Glucosebaustein an das Ende der wachsenden Kette des Gesamtmoleküls angehängt wird.

▸ Die Bildung von Fettsäuren verläuft in Zyklen. Jeder einzelne setzt sich aus sieben
Einzelschritten zusammen, die an einem
zentralen Protein, dem Acyl-Carrier-Protein (ACP) ablaufen.

▸ Die Abfolge der Aminosäuren in den Peptidketten der Proteine ist in der DNA verschlüsselt. Während der Transkription wird eine
Messenger-RNA gebildet. Sie diffundiert
vom Kern zu den Ribosomen, wo die Translation zu einer Peptidkette stattfindet.

 Und jetzt *Sie!*

1. *Auf welchen Grundvoraussetzungen beruht das Konzept der Biosynthese.*

2. *Erläutern Sie den Reaktionsablauf der Gluconeogenese.*

3. *Was ist das Acyl-Carrier-Protein und welche Rolle spielt es beim Fettaufbau?*

4. *Welche Regulationsmechanismen für die
Synthese von Fettsäuren gibt es?*

5. *Nach welchem Mechanismus verläuft der
Aufbau von Glycerin?*

6. *Aus welchen Bausteinen ist die Desoxyribonucleinsäure zusammengesetzt, wie ist ihre Struktur und welche Bedeutung hat sie
für die Proteinsynthese?*

7. *Was versteht man unter dem genetischen
Code?*

8. *Erläutern sie die Begriffe Transkription und
Translation und deren Rolle bei der Biosynthese von Proteinen.*

Tab. 1: *Wechselbeziehungen im Intermediärstoffwechsel*

Kohlenhydrate	Fette	Proteine
Die wichtigsten Fakten zum Abbau		
► Glykogen wird zu Glucose gespalten. ► Glucose wird direkt abgebaut. ► Alle anderen Monosaccharide können durch Umbau in den Glucosestoffwechsel eingeschleust werden. ► Bei der anaerob verlaufenden Glykolyse entsteht Pyruvat. ► Pyruvat geht normalerweise nach Umwandeln in Acetyl-CoA in den Citratcyclus ein. Dort erfolgt Abbau zu CO_2 und HO_2. Die frei werdende Energie wird anschließend in der Atmungskette als ATP gespeichert. Der Prozess dient allen Körperzellen als Energiequelle.	► Fette werden zu Glycerin und Fettsäuren hydrolysiert. ► Die Fettsäuren werden unter Beteiligung von CoA in C_2-Bruchstücke zerlegt. Sie liegen danach als Acetyl-CoA vor. ► Als Acetyl-CoA können die Fettsäurebruchstücke in Citratcyclus und Atmungskette einmünden. So kann die in Fett gespeicherte Energie von allen Körperzellen genutzt werden. ► Glycerin wird über Dihydroxyacetonphosphat in den Citratcyclus eingeschleust. Die darin enthaltene Energie steht damit ebenfalls allgemein zur Verfügung	► Proteine werden hydrolytisch zu Aminosäuren gespalten. ► Ein Teil der Aminosäuren kann zu Pyruvat abgebaut werden und mündet dann in den Citratcyclus ein. ► Einige Aminosäuren lassen sich in den Fettsäureabbau einschleusen und zu Acetyl-CoA abbauen. ► Der in den Aminosäuren gebundene Stickstoff wird zu Harnstoff umgebaut und ausgeschieden.
Die wichtigsten Fakten zum Aufbau		
► Ausgangssubstanz für den Aufbau von Glucose ist Oxalacetat. Es wird phosphoryliert und gleichzeitig decarboxyliert ► Das dabei entstandene Phosphoenolpyruvat wird auf dem umgekehrten Glykolyseweg zu Glucose aufgebaut. ► In die Synthese von Glucose können auch Aminosäuren eingehen, deren Abbau Pyruvat liefert. ► Glykogen und Disaccharide werden aus Glucosebausteinen aufgebaut. Daran ist Uridinphosphat beteiligt.	► Ausgangssubstanz ist das auf verschiedensten Abbauwegen entstandene Acetyl-CoA. ► Acetyl-CoA wird auf Malonyl-CoA übertragen. Das geschieht so oft nacheinander, bis eine Fettsäure der gewünschten Kettenlänge entstanden ist. ► Reaktionspartner der Fettsäuren ist das aus dem Kohlenhydratstoffwechsel stammende Glycerinphosphat. ► Fettsäuren und Glycerin werden zu Fettmolekülen verbunden.	► Proteine werden in den Zellen durch Verknüpfen von Aminosäuren synthetisiert. Dies geschieht unter Mitwirkung der RNA. ► Essentielle Aminosäuren können vom Organismus nicht synthetisiert werden und müssen in der Nahrung enthalten sein. ► Nicht essentielle Aminosäuren kann der Organismus durch Transaminierung selbst aufbauen – entweder aus Pyruvat oder aus Zwischenprodukten des Citratcyclus.

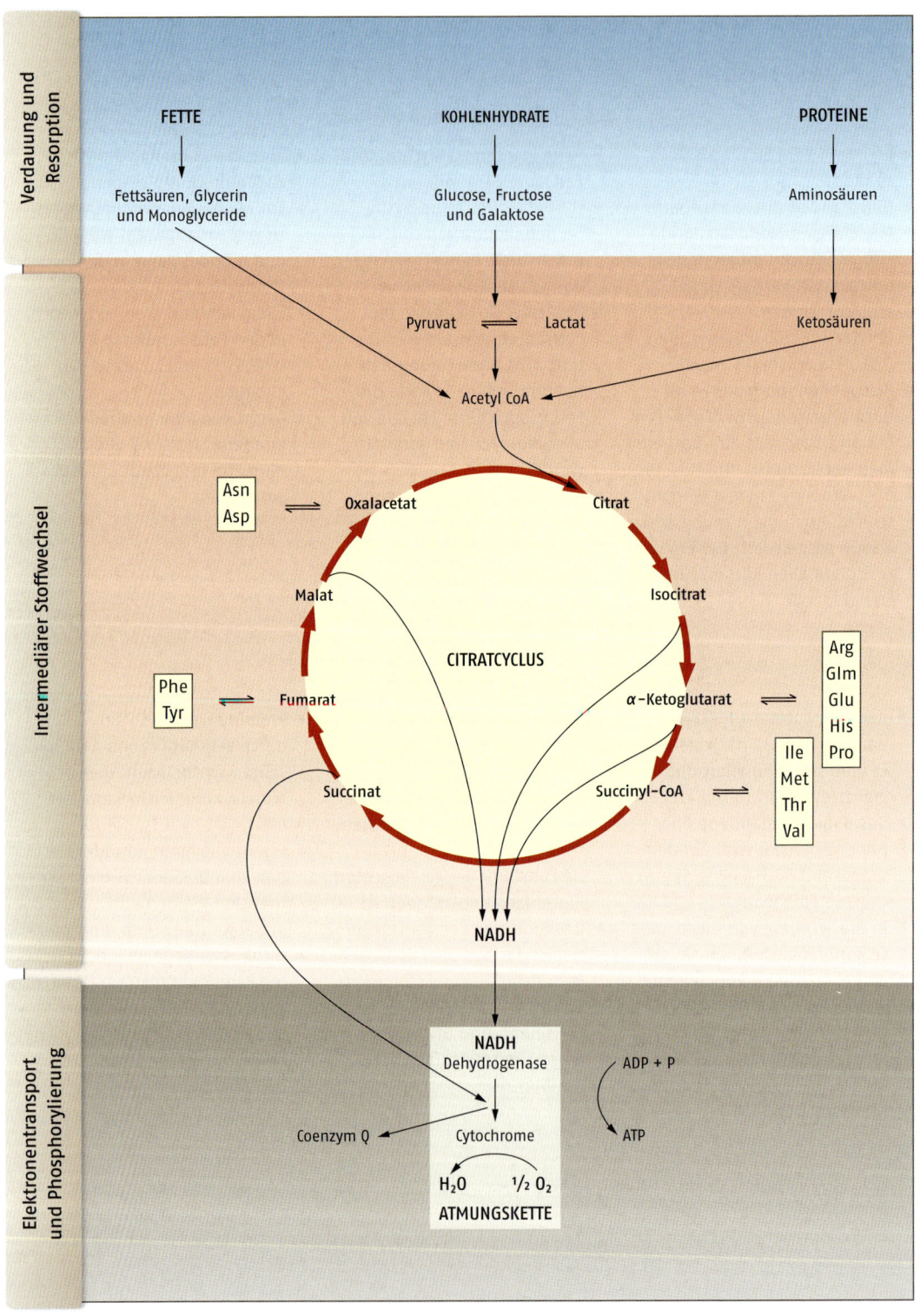

Bild 1: *Wechselbeziehungen im intermediären Stoffwechsel*

5.5   Physiologie des Fastenstoffwechsels

Der Organismus ist auch für den Fall gerüstet, ohne Nahrung auskommen zu müssen. Maßnahmen der „Notversorgung" stellen sicher, dass die Körperfunktionen erhalten bleiben. Ein gesunder, gut ernährter Mensch kann lange Hungerperioden ohne Schaden überstehen. Es bedarf dabei jedoch einiger „biochemischer Tricks", denn die Brennstoffvorräte des Körpers sind nicht allzu üppig:

▶ Der Kohlenhydratvorrat ist so gering, dass er nicht einmal den Grundumsatz eines Tages deckt.

▶ Die Proteine können nur sehr begrenzt als Vorrat angesehen werden, denn sie sind in der Regel Funktionsträger. Eine spürbare Verringerung des Proteinanteils führt sehr schnell zu Mangel- oder gar Fehlfunktionen.

▶ Fette sind zwar ein guter Energiespeicher, manche Organe jedoch sind sehr wählerisch. Das Gehirn etwa akzeptiert nur Glucose als Energiequelle und benötigt davon ein Mindestquantum von täglich 40 g.

Tab. 1: *Durchschnittliche Brennstoffreserven des Körpers*

Brennstoff	Organ	Brennwert
Fett	Fettgewebe	400.000 kJ
Glykogen	Leber	800–1.600 kJ
	Muskel	1.600–3.200 kJ
	Körperflüssig-keiten	80 kJ
Protein	Muskel	100.000 kJ

ℹ **Info**

Überleben – aber wie lange?

Vor allem die Fettmasse entscheidet, wie lange ein Mensch ohne Nahrung überleben kann.

▶ Ein 150 kg schwerer, 180 cm großer Mann könnte ca. 380 Tage überleben.
▶ Ein gleich großer, 75 kg schwerer Mann überlebt wahrscheinlich nur 60 Tage.

Die Hungerstrategie des Organismus

Dieser Strategie liegen folgende Grundüberlegungen zugrunde:

▶ Ein Organismus ist so lange lebensfähig, wie noch etwa $2/3$ seines Proteinbestandes erhalten sind.

▶ Protein ist bei fehlender Nahrungszufuhr für den Körper der einzige Stoff, aus dem er Glucose gewinnen kann.

▶ Daraus ergibt sich, je sparsamer der Organismus Glucose verbraucht, desto mehr schont er seine Proteinbestände und desto länger bleibt er am Leben.

Versorgung mit Glucose

Glucose wird anfangs noch durch Abbau von Glykogen in der Leber bereitgestellt. Bereits nach relativ kurzer Nahrungskarenz gehen die Glykogenreserven jedoch zur Neige. Um die Versorgung mit Glucose sicher zu stellen, kurbelt der Organismus die Glukoneogenese in der Leber an.

Der überwiegende Teil der Glucose entstammt dabei dem Abbau bzw. der Proteolyse sogenannter glukoneogener Aminosäuren. Dazu gehören vor allem Alanin, Glutamin und Serin. Sie werden durch Abbau von Muskelprotein verfügbar gemacht. Um Glucose zu bilden, baut der Organismus also Glucose ab. Als Substrate dienen außerdem auch Laktat, Pyruvat und Glycerin.

Nach 24 Stunden ohne Nahrung werden rund 65 Prozent der Glucose auf dem Wege der Gluconeogenese synthetisiert – pro Tag insgesamt ca. 180 Gramm. Um diese Menge aufzubringen, müssen etwa 75 Gramm Muskelprotein abgebaut werden. Würde der Organismus diese Intensität der Proteolyse unverändert beibehalten, träte nach spätestens vier Wochen der Tod ein.

Um die Proteinbestände zu schonen, stellen die Gewebe ihre Gewinnung von Energie bei längerem Fasten weitgehend um, begrenzen das Ausmaß der Proteolyse und verbessern so die Überlebenschancen des Körpers.

Strategien des Stoffwechsels bei längerem Fasten

Während längerer Fastenperioden stellt der Organismus seine Energiegewinnung teilweise um. Statt Glucose verbrennt er Fettsäuren und Ketonkörper. Entsprechend kann er den Proteinabbau einschränken.

Begünstigt wird dies von dem beim Fasten leicht absinkenden Blutzuckerspiegel. Er stimuliert die Lipolyse. Die im Fettgewebe frei gesetzten Fettsäuren können in der Skelettmuskulatur und in den Nieren verwertet werden. Das ebenfalls entstandene Glycerin ist ein Substrat der Gluconeogenese und hilft auf diese Weise ebenfalls mit, den Proteinabbau zu begrenzen.

Ein gewisser Prozentsatz der Fettsäuren gelangt in die Leber, wird dort ebenfalls oxidiert und ein Teil von ihnen in Ketonkörper umgewandelt – in Acetoacetat und β-Hydroxybutyrat.

Das Gehirn verbrennt zunehmend Ketonkörper, während es die Verwertung von Glucose stark einschränkt. Außerdem baut es rund ein Drittel der angebotenen Glucose nur bis zum Lactat ab. Lactat wird zur Leber transportiert und dort wieder zu Glucose aufgebaut. Das kostet zwar Energie, die aber wird der Fettsäureoxidation und nicht aus dem Proteinbestand entnommen.

Gemeinsam mit einem Absenken des Grundumsatzes von bis zu 20 Prozent ist beim Fasten die längerfristige Versorgung mit Energie gesichert – bei gleichzeitigem Schonen der Proteine.

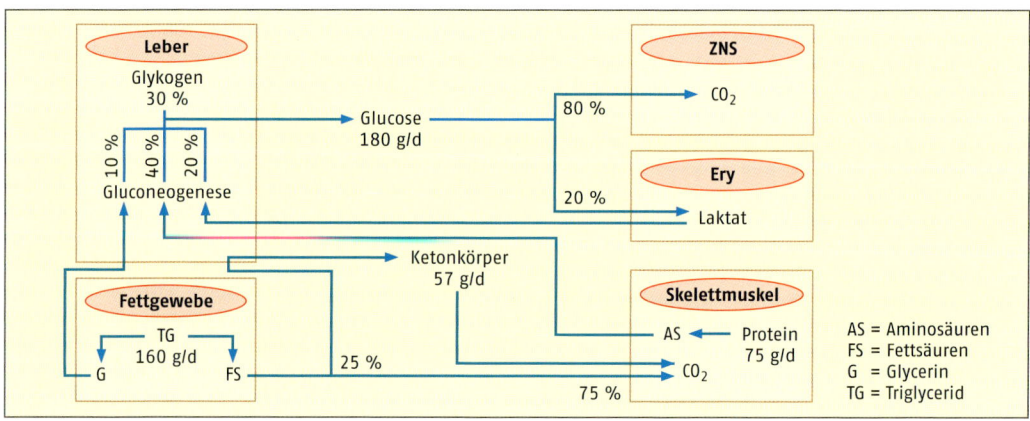

Bild 1: *Energiegewinnung nach 24 Stunden Nahrungskarenz (nach Cahill)*

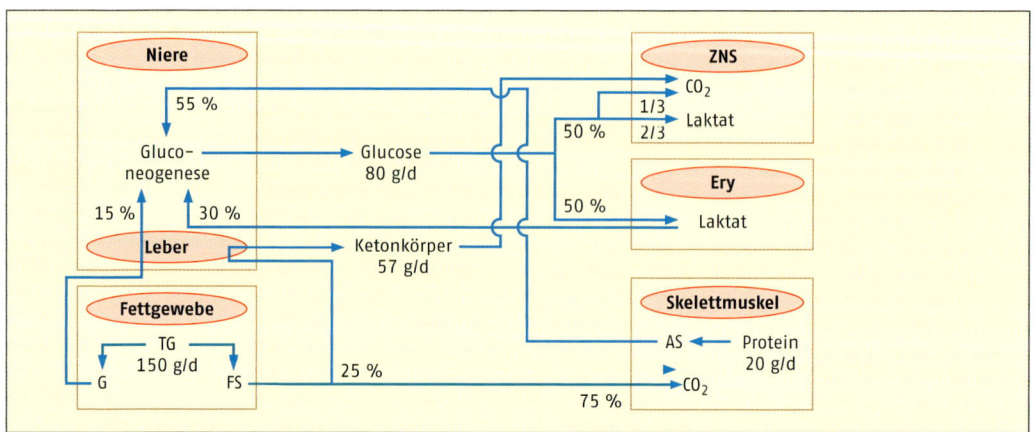

Bild 2: *Energiegewinnung nach fünf Wochen Nahrungskarenz (nach Cahill)*

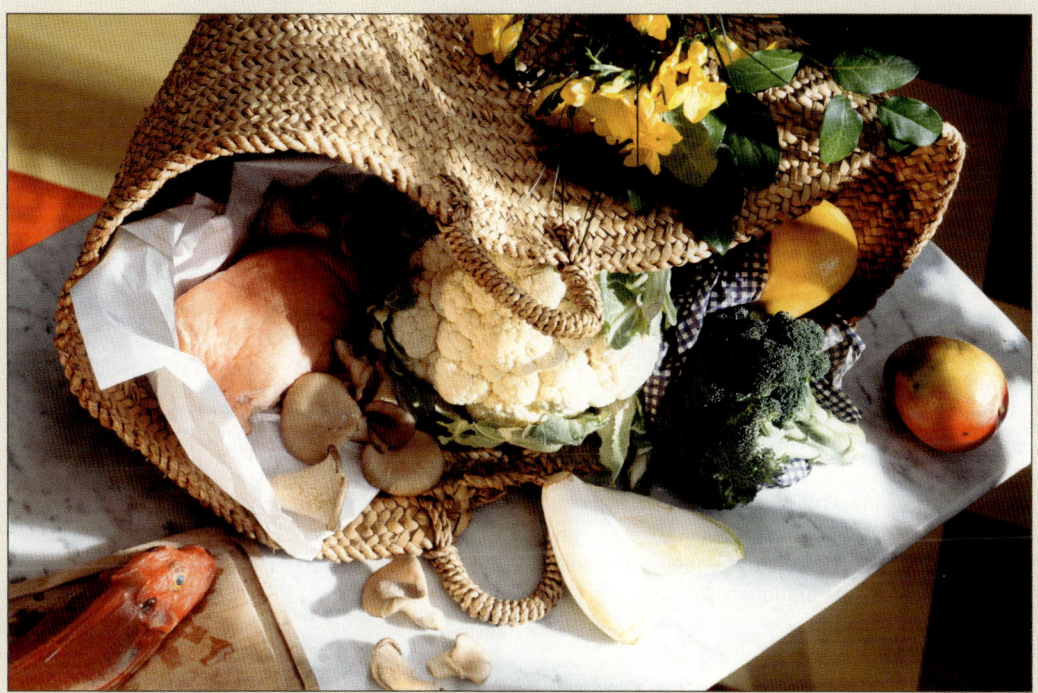

Teil 19: Vollwertig essen und trinken

Die Nahrung gehört zu den wenigen wirklich existentiellen Bedürfnissen. Niemand kann darauf verzichten — um keinen Preis. Die Sorge um das „tägliche Brot" ist daher auch so alt wie die Menschheit selbst. In der Vergangenheit war dies für viele Menschen gleichbedeutend mit einem ständigen Kampf ums Überleben und begleitet von **Hunger** und Not — Lebensumstände, die in etlichen Ländern der **Dritten Welt** noch immer an der Tagesordnung sind. Für die **Industrienationen** ist der Mangel an Lebensmitteln schon lange kein Thema mehr. Sie befinden sich in einem Zustand der **Überversorgung,** wie er in der Geschichte der Menschheit noch nie da war. Mit diesem Überfluss umzugehen will gelernt sein und ist für viele ein Problem.

1   Allgemeines

Eigentlich sind bei uns alle Voraussetzungen erfüllt, um sich vollwertig zu ernähren:

▸ Nahezu jede Art von Lebensmittel ist fast jederzeit zu haben. Saisonale Engpässe, die früher vor allem in den Wintermonaten zu überwinden waren, gibt es nicht mehr.

▸ Die Qualität der angebotenen Waren wird durch eine strenge Gesetzgebung und regelmäßige Kontrollen gewährleistet.

▸ Nahrungsmittel sind, abgesehen von Luxusgütern, für jedermann erschwinglich.

Eine ausgewogene Ernährung erhält und fördert Leistungsfähigkeit und Gesundheit – physisch und psychisch – und berücksichtigt dabei individuelle oder spezielle Lebenssituationen. Das sind zum Beispiel:

▸ Alter,
▸ Geschlecht,
▸ Schwangerschaft, Stillzeit,
▸ Wachstum,
▸ Stress,
▸ Extreme körperliche Leistung,
▸ Erkrankungen.

 Info

Institutionen und Fachgesellschaften

▸ DGE – Deutsche Gesellschaft für Ernährung ist die deutsche Fachgesellschaft.

▸ SCF – Scientific Committee for Food ist für Europa zuständig.

▸ WHO – World Health Organization (Weltgesundheitsorganisation) ist eine Sonderorganisation der Vereinten Nationen (UN)

▸ FAO – Food and Agriculture Organization (Ernährungs- und Landwirtschaftsorganisation) ist ebenfalls eine Unterorganisation der Vereinten Nationen (UN).

 Info

Wie die WHO Gesundheit definiert

Sie ist der Zustand vollständigen körperlichen, geistigen und sozialen Wohlbefindens und nicht nur das Freisein von Erkrankungen und Gebrechen.

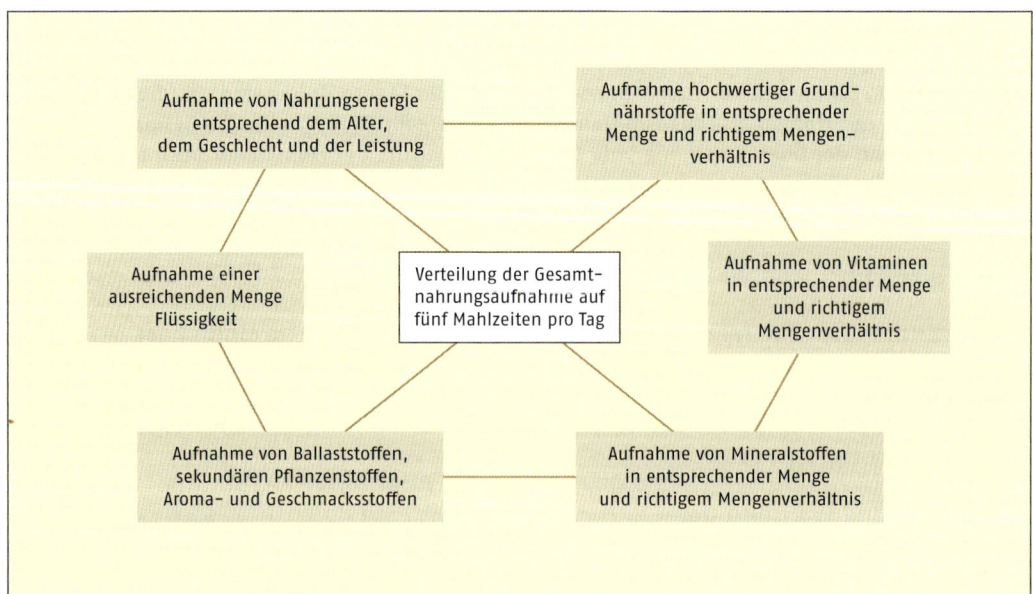

Bild 1: *Merkmale einer ausgewogenen Ernährung*

1.1 Nährstoffzufuhr

Empfehlungen zur Nahrungs- bzw. Nährstoffzufuhr gibt es bereits seit mehr als 100 Jahren. Ursprünglich dienten sie vor allem dazu, eine Mindestversorgung der Bevölkerung sicher zu stellen und Mangelerkrankungen zu verhindern.

Auch die seit 1956 vorliegenden Empfehlungen der DGE für die Nährstoffzufuhr hatten dieses Ziel. Sie wurden zwar mehrfach dem jeweils aktuellen Stand der Ernährungswissenschaft angepasst. An der grundsätzlichen Intention änderte sich jedoch lange Zeit nichts. In den anderen Ländern der westlichen Welt war die Situation ganz ähnlich.

Im Jahr 1997 ergriff dann in den USA das Food and Nutrition Board (FNB) des Institute of Medicine (IOM) als erstes wissenschaftliches Komitee die Initiative. Nach Auswertung umfangreicher wissenschaftlicher Daten wurden die bis dahin geltenden Empfehlungen komplett überarbeitet. Im Fokus stand fortan nicht mehr nur das Verhüten von Mangel – es kamen andere Aspekte hinzu.

Auch die DGE vollzog einen solchen Paradigmenwechsel. Die bisherigen Empfehlungen wurden vollständig überarbeitet und im Jahr 2000 als „Referenzwerte für die Nährstoffzufuhr" gemeinsam mit den Gesellschaften aus Österreich (ÖGE) und der Schweiz (SGE UND SVE) veröffentlicht.

In Anlehnung an die Länderkennzeichen D (Deutschland), A (Österreich) und CH (Schweiz) nannte man sie DACH-Referenzwerte. Sie geben an, welche Nährstoffmengen der Mensch täglich aufnehmen sollte. Die Werte gelten für die Hauptnährstoffe Proteine, Fette und Kohlenhydrate sowie für Vitamine, Mineralstoffe, Wasser und auch für Alkohol.

Die Angaben sind differenziert nach Alter und meist auch Geschlecht. Bei Schwangeren und Stillenden ist ein Mehrbedarf berücksichtigt. Da der Bedarf von Mensch zu Mensch und von Tag zu Tag schwankt, beziehen sie sich auf einen durchschnittlichen Bedarf.

Für sekundäre Pflanzenstoffe gibt es noch keine Referenzwerte, weil eine entsprechende Datenbasis bislang fehlt.

 Info

Die neuen Ziele

Wozu DACH-Referenzwerte dienen sollen:

▶ Optimierung der Gesundheit,

▶ Vermeiden chronischer Erkrankungen,

▶ Verbessern der Lebensqualität einzelner Menschen und von Personengruppen.

Ermitteln der Referenzwerte

Die Angaben über eine wünschenswerte Zufuhr von Nährstoffen hatten hauptsächlich zum Ziel, Mangelerscheinungen zu verhindern und stützten sich auf den jeweiligen Mindestbedarf eines Nährstoffes. Man versteht darunter die Nährstoffmenge, bei deren Unterschreiten es zu gesundheitlichen Störungen kommt. Sie wurden in kontrollierten Studien experimentell ermittelt.

Für etliche Nährstoffe fehlen bis heute genaue Daten zum Mindestbedarf, so dass in diesen Fällen keine exakten Empfehlungen ausgesprochen werden können. Diese unvollständige Datenlage findet in den neuen DACH-Referenzwerten Berücksichtigung. Sie unterscheiden zwischen Empfehlungen, Schätzwerten und Richtwerten.

Tab. 1: *DACH-Referenzwerte*

Empfehlungen	Schätzwerte	Richtwerte
▶ Vitamin A	▶ Vitamin E	▶ Kalium
▶ Vitamin D	▶ Vitamin K	▶ Natrium
▶ Vitamin C	▶ β-Carotin	▶ Chlorid
▶ Vitamin B$_1$	▶ Biotin	▶ Fluorid
▶ Vitamin B$_2$	▶ Pantothen-	▶ Energie
▶ Vitamin B$_6$	säure	▶ Fette
▶ Vitamin B$_{12}$	▶ Selen	▶ Kohlen-
▶ Niacin	▶ Kupfer	hydrate
▶ Folsäure	▶ Mangan	▶ Proteine
▶ Calcium	▶ Chrom	▶ Fettsäuren
▶ Phosphor	▶ Molybdän	▶ Ballaststoffe
▶ Magnesium		▶ Wasser
▶ Eisen		
▶ Jod		
▶ Zink		

Empfehlungen

Sie werden für Nährstoffe ausgesprochen, bei denen aus Bilanz- oder Stoffwechselanalysen am Menschen zuverlässige Daten über den durchschnittlichen Bedarf vorliegen – einschließlich individueller Schwankungen und der Bioverfügbarkeit. Als durchschnittlicher Bedarf ist die Nährstoffmenge definiert, von der angenommen wird, dass sie den Bedarf von 50 Prozent einer bestimmten Personengruppe deckt.

Dieser Wert ist die Basis für das Berechnen der empfohlenen Zufuhrmenge. Dabei addiert man zwei Standardabweichungen (SD_{Bedarf}) des gemessenen Durchschnittsbedarfs. Damit wird sichergestellt, dass die empfohlene Nährstoffaufnahme ausreicht, den Bedarf nahezu aller (97,5 %) gesunden Personen einer definierten Gruppe abzudecken. Falls keine ausreichenden Daten zur Streuung vorliegen, setzt man eine Standardabweichung von 10 Prozent des Bedarfs fest.

Empfehlung = mittlerer Bedarf + 2 SD_{Bedarf}

Schätzwerte

Falls keine wissenschaftlich abgesicherten Daten zur Kalkulierung des Bedarfs vorliegen, werden Schätzwerte abgeleitet. Ihre Basis ist die beobachtete oder experimentell ermittelte Nährstoffaufnahme einer bestimmten Gruppe der Bevölkerung. So werden zum Beispiel für Säuglinge die Schätzwerte einzelner Nährstoffe aus dem durchschnittlichen Gehalt der Muttermilch errechnet. Schätzwerte dienen als Ersatz für Empfehlungen.

Richtwerte

Sie werden festgelegt, wenn Referenzwerte nicht berechnet werden können – aber nur dann, wenn von bestimmten Nährstoffen bekannt ist, dass sie aus gesundheitlichen Gründen täglich in bestimmten Mengen aufgenommen werden müssen. Sie sind als Orientierungshilfen zu verstehen – unter anderem bei nicht essenziellen Nährstoffen.

 Info

Geltungsbereich der Referenzwerte

▸ nur für gesunde Personen,

▸ nicht für Kranke und Rekonvaleszenten,

▸ nicht für das Füllen entleerter Speicher,

▸ nicht für die Therapie von Mangelzuständen durch Störung der Digestion, Absorption oder Retention,

▸ nicht für Personen mit hohem Konsum an Genussmitteln oder regelmäßiger Einnahme von Medikamenten.

Sichere Obergrenzen

Die aktuellen Empfehlungen schließen die Verwendung von angereicherten Lebensmitteln oder Supplementen nicht völlig aus. Nun kann aber die überhöhte Aufnahme bei einigen Vitaminen und Mineralstoffen zu unerwünschten Wirkungen führen. Dies kann zum Beispiel bei Magnesium eine osmotische Diarrhoe sein. Aus Gründen des gesundheitlichen Verbraucherschutzes wurde daher für solche Stoffe eine sichere Obergrenze definiert (UL = upper limit).

Tab.1: *UL für die tägliche Nährstoffzufuhr*

Nährstoff	UL	Nährstoff	UL
Vitamin A	3 mg	Vitamin B_{12}	5000 µg
Vitamin D	50 µg	Niacin	50 mg
Vitamin E	200 mg	Folsäure	1400 µg
Vitamin K	40 mg	Calcium	2000 mg
β-Carotin	10 mg	Magnesium	750 mg
Vitamin C	1000 mg	Zink	30 mg
Vitamin B_1	200 mg	Selen	400 µg
Vitamin B_2	400 mg	Jod	500 µg
Vitamin B_6	100 mg		

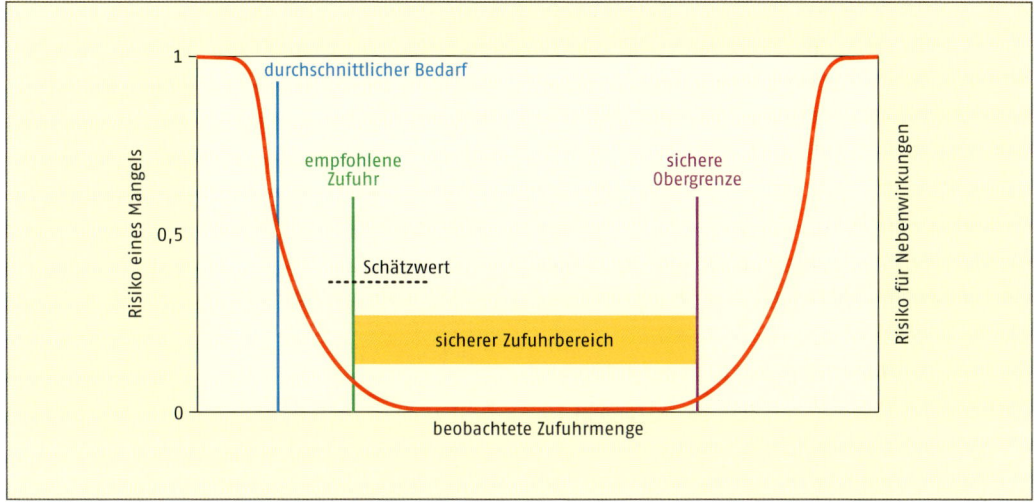

Bild 1: *Referenzwerte für die Nährstoffzufuhr*

Die Referenzwerte stellen keine starre Zielgröße für jeden einzelnen Menschen dar. Es ist auch nicht notwendig, dass sie täglich exakt erfüllt werden. Vielmehr sind sie als rechnerische Durchschnittsgröße im Verlauf einer Woche zu verstehen.

Tab. 1: *Institutionen, die Nährstoffempfehlungen herausgeben*

Zuordnung	Institutionen
Welt	Expert Group von FAO/WHO
Europa	Scientific Committee for Food (SCF)
Deutschland	Deutsche Gesellschaft für Ernährung (DGE)
USA	Food and Nutrition Board (FNB) des Institute of Medicine (IOM)

 Info

Gründe für unterschiedliche nationale Referenzwerte

Die nationalen Referenzwerte können zum Teil deutliche Unterschiede zeigen. Dafür gibt es verschiedene Gründe:

Objektive Gründe:

▶ unterschiedlicher Körperbau
▶ Klima
▶ körperliche Belastungen
▶ unterschiedliche Lebensumstände

Subjektive Gründe:

▶ Ernährungstraditionen
▶ wirtschafts- und gesundheitspolitische Rahmenbedingungen
▶ religiöse Besonderheiten
▶ Unterschiedlicher Lebensstandard

 Info

Wozu Referenzwerte?

Referenzwerte können in folgenden Bereichen für mehr Planungssicherheit sorgen:

▶ Sicherstellen einer bedarfsgerechten Ernährung für bestimmte Bevölkerungsgruppen,
▶ Einschätzung der Nährstoffversorgung bestimmter Bevölkerungsgruppen,
▶ Entwicklung von Standards für Ernährungsprogramme,
▶ Transparente Kennzeichnung von Lebensmitteln.

1.2   Nährstoff- und Energiedichte

Beide Größen sind wichtige Hilfen, um die Versorgung mit Nährstoffen und die Qualität der täglichen Aufnahme zu beurteilen.

Nährstoffdichte

Zur Ermittlung der Nährstoffdichte wird der Gehalt eines Nährstoffs in Beziehung zum Brennwert eines Lebensmittels gesetzt.

$$\text{Nährstoff-} \atop \text{dichte} = \frac{\text{Nährstoffgehalt (µg oder g/100 g)}}{\text{Brennwert (kJ oder MJ/100 g)}}$$

Die Nährstoffdichte ist in zweierlei Hinsicht von Bedeutung:

▸ Die Eignung von Lebensmitteln als Lieferant für bestimmte Nährstoffe lässt sich mit ihrer Hilfe besser einschätzen.

▸ Sie lässt sich auch für die tägliche Kost berechnen und ermöglicht auf diese Weise Rückschlüsse auf die Versorgung mit einem bestimmten Nährstoff. Als Bezugsgrößen dienen dabei die sogenannten Soll-Nährstoffdichten, berechnet aus den DACH-Referenzwerten.

> ### ℹ Info
>
> #### Berechnungsbeispiel
>
> Die DACH-Referenzwerte für die Zufuhr von Vitamin B$_2$ und an Energie bei Frauen im Alter von 19 bis 25 Jahren betragen:
>
> ▸ 1,5 mg pro Tag für Riboflavin,
> ▸ 10,0 MJ pro Tag für die Energie.
>
> $$\text{Soll-Nährstoff-} \atop \text{dichte} = \frac{1,5 \text{ mg}}{10,0 \text{ MJ}} = 0,15 \text{ mg/MJ}$$
>
> Auf die gleiche Weise wird die Ist-Nährstoffdichte aus den tatsächlich aufgenommenen Riboflavin- und Energiemengen berechnet. Durch Vergleichen von Ist- und Soll-Wert ist dann ein Beurteilen der aktuellen Deckung des Bedarfs möglich.

Mögliche Ergebnisse des Vergleichs von Ist- und Soll-Wert

▸ Bei nicht ausreichender Versorgung wird die Soll-Nährstoffdichte nicht erreicht. Langfristig kann es zu Mangelerscheinungen kommen.

▸ Bei akzeptabler Versorgung entspricht die Ist-Nährstoffdichte dem Soll-Wert – allerdings ohne Berücksichtigung von Verlusten bei der Zubereitung.

▸ Bei wünschenswerter Versorgung liegt die Ist-Nährstoffdichte in Höhe des Sollwertes oder sogar darüber – auch unter Berücksichtigung der Zubereitungsverluste.

Energiedichte

Diese Größe ist definiert als Energiegehalt pro Gewichtseinheit (g oder 100 g) eines Lebensmittels. Die Energiedichte wird hauptsächlich vom Wasseranteil beeinflusst. Je höher der Gehalt, desto niedriger ihr Wert und um so günstiger ist ein Lebensmittel aus ernährungsphysiologischer Sicht.

Tab. 1: *Beispiele für die Energiedichte von Lebensmitteln*

Lebensmittel	Energiedichte (kcal/g)
Gurke	0,1
Paprika	0,2
Wassermelone	0,4
Apfel	0,5
Birne	0,6
Kuhmilch (3,5 % Fett)	0,6
Fruchtjoghurt (1,5 % Fett)	0,7
Pellkartoffeln (gekocht)	0,7
Banane	0,9
Früchtequark (10 % Fett)	1,1
Rindfleisch (mager)	1,1
Reis (parboiled, gekocht)	1,2
Nudeln (gekocht)	1,4
Vollkornbrot	2,0
Cornflakes	3,5
Kartoffelchips	5,4
Milchschokolade	5,4
Erdnuss (ohne Schale)	5,6

1.3 Empfehlungen für die Zufuhr von Energie

Der Energiebedarf ergibt sich aus dem Grundumsatz (s. S. 23), der körperlichen Aktivität und der Thermogenese nach der Nahrungszufuhr.

Tab. 1: *Richtwerte für die durchschnittliche Zufuhr an Energie bei Männern in MJ (Quelle: DACH-Referenzwerte 2008)*

Alter (Jahre)	Körperliche Aktivität (PAL-Werte)			
	1,4	1,6	1,8	2,0
19–<25	10,6 MJ	12,2 MJ	13,7 MJ	15,2 MJ
25–<51	10,2 MJ	11,7 MJ	13,1 MJ	14,6 MJ
51–<65	9,2 MJ	10,6 MJ	11,9 MJ	13,2 MJ
>65	8,3 MJ	9,4 MJ	10,6 MJ	11,8 MJ

Tab. 2: *Richtwerte für die durchschnittliche Zufuhr an Energie bei Frauen in MJ (Quelle: DACH-Referenzwerte 2008)*

Alter (Jahre)	Körperliche Aktivität (PAL-Werte)			
	1,4	1,6	1,8	2,0
19–<25	8,1 MJ	9,3 MJ	10,4 MJ	11,6 MJ
25–<51	7,8 MJ	9,0 MJ	10,1 MJ	11,2 MJ
51–<65	7,4 MJ	8,5 MJ	9,5 MJ	10,6 MJ
>65	6,9 MJ	7,5 MJ	8,8 MJ	9,8 MJ

Die IST-Zufuhr

Noch bis weit in das 20. Jahrhundert hinein galt auch in Europa eine fett- und energiereiche Kost als erstrebenswert – einfach deshalb, weil eine regelmäßige Versorgung mit Nahrung nicht gesichert war. Heute bereiten vor allem eine zu hohe Aufnahme von Energie und deren Folgen große Probleme.

Etwa 36 Prozent der Männer und 31 Prozent der Frauen liegen über den Richtwerten für die tägliche Energiezufuhr. Allerdings gibt es auch Personengruppen, zum Beispiel junge Frauen und Senioren, bei denen die Energieaufnahme zu gering ist. Insgesamt ist der Energiebedarf sehr differenziert und individuell zu betrachten – zu vielfältig sind die unterschiedlichen Einflussfaktoren wie Geschlecht, Alter, körperliche Aktivität und andere mehr.

Tab. 3: *Anteil von Personen mit überhöhter Energiezufuhr in Prozent (Quelle: Nationale Verzehrsstudie 2009)*

Alter	Männer	Frauen
14 bis 18 Jahre	37,3 %	29,9 %
19 bis 24 Jahre	38,7 %	19,5 %
25 bis 34 Jahre	36,0 %	26,8 %
35 bis 50 Jahre	33,2 %	24,5 %
51 bis 64 Jahre	38,4 %	35,6 %
65 bis 80 Jahre	38,5 %	42,8 %

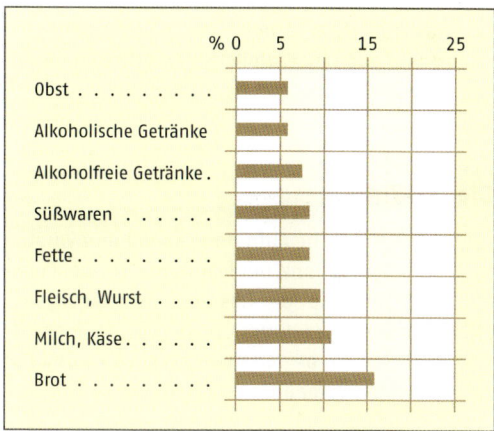

Bild 1: *Hauptquellen für Energie bei Männern*

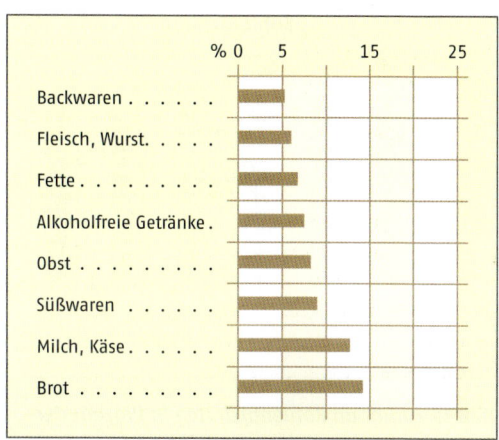

Bild 2: *Hauptquellen für Energie bei Frauen*

1.4 Empfehlungen für die Zufuhr von Kohlenhydraten

Richtwerte für die Zufuhr von Kohlenhydraten müssen berücksichtigen, wie hoch der individuelle Bedarf an Energie und Protein ist. Auch die Richtwerte für die Fettzufuhr sind mit einzubeziehen. Eine vollwertige Mischkost sollte begrenzte Mengen an Fett und reichlich Kohlenhydrate enthalten.

Info

Wünschenswerte Kohlenhydratzufuhr

▶ Mehr als 50 % der täglichen Energiezufuhr sollten in Form von Kohlenhydraten aufgenommen werden.

▶ Zu bevorzugen sind stärkehaltige und ballaststoffreiche Lebensmittel, da diese Produkte auch essenzielle Nährstoffe und sekundäre Pflanzenstoffe enthalten.

Die IST-Zufuhr

Die durchschnittliche Aufnahme an Kohlenhydraten beträgt in Deutschland bei Männern 270, bei Frauen 220 Gramm pro Tag. Das entspricht einem Anteil an der Energiezufuhr von 45 bzw. 49 Prozent. Sie nimmt sowohl bei Männern als auch Frauen mit zunehmendem Alter ab.

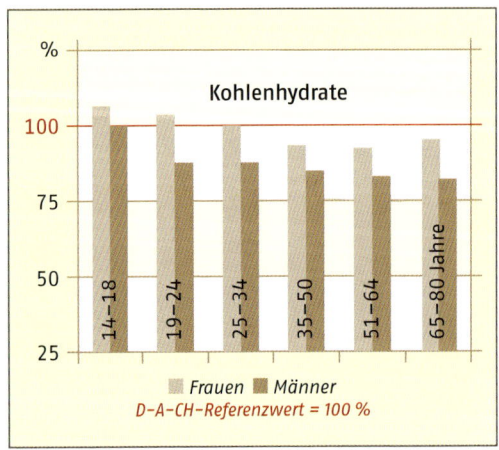

Bild 1: *Zufuhr an Kohlenhydraten in Prozent der DACH-Referenzwerte (Quelle: Nationale Verzehrsstudie 2009)*

Kohlenhydrate kommen zu kurz

Seit den 60er Jahren ist der Verzehr von pflanzlichen zugunsten tierischer Lebensmittel zurückgegangen. Das bedeutete für die Zufuhr an Nährstoffen: mehr Fett und weniger Kohlenhydrate – vor allem weniger Polysaccharide. Diese Entwicklung ging vor allem zu Lasten von Getreide und Kartoffeln. Sie waren früher die Basis der menschlichen Ernährung.

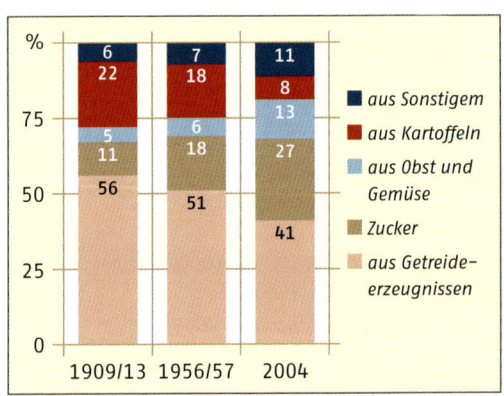

Bild 2: *Entwicklung des Kohlenhydratverzehrs*

Im Vergleich zu früher ist der Anteil von Saccharose in der täglichen Kost deutlich gestiegen. Sie macht heute mehr als ein Drittel der Kohlenhydratzufuhr aus und verbirgt sich in Lebensmitteln wie Gebäck, Süßwaren, Getränken oder auch Würzsoßen. So enthalten zum Beispiel Senf oder Tomatenketchup bis zu 30 Prozent Zucker.

Um den Anforderungen einer präventiven Ernährung zu genügen, empfiehlt die DGE, Lebensmittel mit geringer Nährstoffdichte gegen Obst, Gemüse, Vollkornprodukte oder fettarme Milchprodukte auszutauschen.

Info

Die WHO empfiehlt

In ihrem 2003 erschienenen Bericht „*Diet, Nutrition, and the Prevention of Chronic Deseases*" gibt die WHO als Ziel an, die Zufuhr an zugesetzten Zuckerarten auf weniger als 10 Prozent der Energiezufuhr zu begrenzen.

1.5 Empfehlungen für die Zufuhr von Ballaststoffen

Durch die grundlegenden Veränderungen der Ernährungsgewohnheiten während der letzten 100 Jahre ging in den Industrieländern der Verzehr ballaststoffreicher Lebensmittel stark zurück. Gleichzeitig stieg der Konsum von Produkten, die gar keine Ballaststoffe enthalten wie zum Beispiel Zucker, Fleisch oder Eier.

Info

Wünschenswerte Ballaststoffzufuhr

Nach den aktuellen Richtwerten sollten täglich mindestens 30 g aufgenommen werden. Dies entspricht rund 3,8 g/MJ.

Die IST-Zufuhr

Die durchschnittliche Aufnahme von Ballaststoffen liegt sowohl bei Männern als auch Frauen meist unterhalb des Richtwertes. Das trifft auf rund 68 Prozent der Männer und 75 Prozent der Frauen zu. Liegt die Energiezufuhr unter den alters- und geschlechtsspezifischen Richtwerten, muss auf eine größere Ballaststoffdichte der Kost geachtet werden.

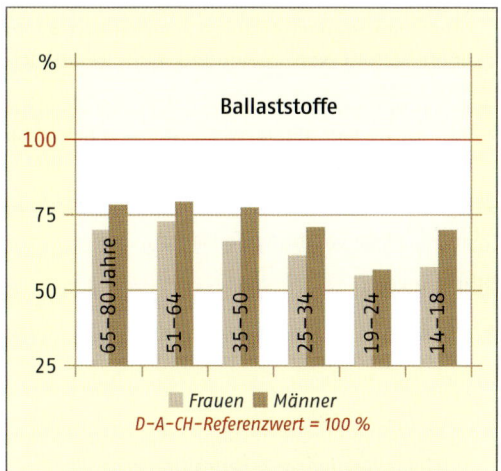

Bild 1: *Zufuhr an Ballaststoffen in Prozent der DACH-Referenzwerte (Quelle: Nationale Verzehrsstudie 2009)*

Wirkung der Ballaststoffe

Ballaststoffe verringern das Risiko einer Reihe von Erkrankungen. Das gilt vor allem für: Obstipation, Dickdarmkrebs, Übergewicht, Diabetes mellitus oder Störungen des Fettstoffwechsels. Die positiven Wirkungen der Ballaststoffe beruhen auf ihrem hohen Quellvermögen und auf ihrer Eigenschaft, verschiedenste Stoffe binden zu können.

Sättigung

Die Sättigung setzt schneller ein und hält länger an. Dafür gibt es zwei Gründe: Ballaststoffreiche Kost muss länger gekaut werden. Durch Binden von Wasser entstehen größere Partikel, die den Magenausgang nur langsam passieren können.

Transitzeit

Im Darm verkürzt sich durch stark quellende Ballaststoffe die Transitzeit.

Bindung von Stoffen

Ballaststoffe binden Cholesterin und Gallensäuren und erhöhen so die Ausscheidung dieser Substanzen. Auch die Resorption von Glucose wird durch sie beeinflusst. Ballaststoffe binden auch Ammoniak, was zu einer gesteigerten Ausscheidung von Stickstoff führt und damit Leber und Nieren entlastet.

Stuhlgewicht

Im Dickdarm erhöht sich das Stuhlgewicht. Dort quellen unlösliche Polysaccharide mit Wasser auf. Außerdem dienen sie der Mikrobiota als Substrat, so dass die Zellmasse der Bakterien zunimmt.

Tab. 1: *Beispiel für die Deckung des Tagesbedarfs*

Lebensmittel	Ballaststoffgehalt
50 g Müsli mit Nüssen	3,3 g
200 g Pellkartoffeln	4,2 g
200 g Möhren/Erbsen	8,0 g
Weizenvollkornbrot (2 Scheiben)	7,5 g
1 mittelgroßer Apfel	3,0 g
1 mittelgroße Birne	4,3 g
Summe	**30,3 g**

1.6   Empfehlungen für die Zufuhr von Fett

Fett ist ein bedeutender Energielieferant, denn es übersteigt den Brennwert von Kohlenhydraten und Proteinen um mehr als das Doppelte. Gleichzeitig ist es Träger der fettlöslichen Vitamine A, D, E und K.

Info

Wünschenswerte Fettzufuhr

Nach den aktuellen Richtwerten sollten möglichst nicht mehr als 30 % der täglichen Energiezufuhr über Fett aufgenommen werden. Nach Ergebnissen von epidemiologischen Untersuchungen und Interventionsstudien schützt eine solche Begrenzung in Verbindung mit ausreichender körperlicher Aktivität vor Übergewicht und senkt das Risiko chronischer Krankheiten. Ein Unterschreiten des Richtwertes bis zu 25 % der Energie ist nicht bedenklich, sondern eher günstig.

Info

Spezialfall Fettsäuren

Für den Anteil der einzelnen Fettsäurearten an der Gesamtenergie gibt es unterschiedliche Richtwerte:

▸ 10 % gesättigte Fettsäuren,

▸ 20 % ungesättigte Fettsäuren – davon ca. 7 % mehrfach ungesättigte.

Die IST-Zufuhr

Bei der typisch westlichen Ernährung liegt die Aufnahme von Fett zu hoch. Sie beträgt in Deutschland bei Männern durchschnittlich 92 und bei Frauen 68 Gramm pro Tag. Das entspricht einem Anteil an der Energiezufuhr von 36 bzw. 35 Prozent. Bezogen auf die Energiezufuhr haben Männer in allen Altersgruppen einen höheren Fettanteil in der Nahrung als Frauen.

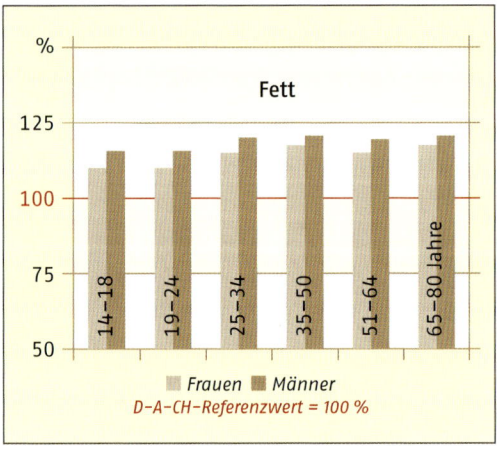

Bild 1: *Zufuhr an Fett in % der DACH-Referenzwerte (Quelle: nationale Verzehrsstudie 2009)*

Fettkonsum und Primärprävention

Es gibt eine Reihe von Studien, die den Zusammenhang zwischen Fettkonsum und dem Risiko bestimmter chronischer Krankheiten untersucht haben. Dabei ergaben sich Hinweise darauf, dass sowohl das Gesamtfett als auch einzelne Fettsäuren Einfluss haben.

Risikosteigerung

▸ Das Risiko von Dyslipoproteinämien steigt durch Zufuhr von trans-Fettsäuren sowie durch überhöhte Zufuhr von Gesamtfett und gesättigten Fettsäuren.

▸ Das Risiko von Übergewicht steigt durch eine überhöhte Zufuhr an Gesamtfett.

▸ Das Risiko für Herz-Kreislauf-Erkrankungen steigt durch Zufuhr von trans-Fettsäuren.

Risikosenkung

▸ Das Risiko von Dyslipoproteinämien wird durch einfach und mehrfach ungesättigte Fettsäuren gesenkt.

▸ Das Risiko von Herz-Kreislauf-Erkrankungen wird durch langkettige ω-3-Fettsäuren gesenkt.

1.7   Empfehlungen für die Proteinzufuhr

Nahrungsproteine liefern dem Körper Aminosäuren und andere stickstoffhaltige Verbindungen. Diese Komponenten werden zum Aufbau körpereigener Eiweißstoffe und weiterer im Stoffwechsel aktiver Substanzen benötigt.

Berechnung der Proteinverluste

Bei der Bestimmung des Bedarfs an Proteinen ermittelt man, welche und wie viel stickstoffhaltige Verbindungen regelmäßig ausgeschieden werden und schätzt dann, welche Menge an hochwertigem Protein diese Verluste ersetzen kann. Die gesamte Ausscheidung von Stickstoff liegt bei täglich 54 Milligramm pro Kilogramm Körpergewicht. Das entspricht einer Menge von 0,34 Gramm Eiweiß. In dieser Höhe könnte der Mindestbedarf an Protein veranschlagt werden.

Berechnung der Richtwerte für Proteine

Berücksichtigt man statistische Schwankungen bei Ausscheidung und Verwertung von Nahrungsproteinen, erhöht sich der Wert für den Proteinbedarf auf 0,59 Gramm. Er gilt jedoch nur für hochwertige Proteine wie Vollei- oder Milcheiweiß. Für Proteine geringerer Qualität wird der Wert nochmals nach oben korrigiert.

Info

Wünschenswerte Proteinzufuhr

Die aktuellen Richtwerte für die Proteinzufuhr liegen bei 0,8 g/kg Körpergewicht. In einer ausgewogenen Mischkost entspricht dies einem Anteil des Nahrungsproteins an der Energiezufuhr von 9 bis 11 %. Auch ein Wert von 15 % ist aus ernährungsphysiologischer Sicht noch akzeptabel.

Der Richtwert gilt nur für gesunde Erwachsene. Bei einigen Erkrankungen wie z. B. Verbrennungen kann er wesentlich höher liegen. Bei anderen, z. B. Niereninsuffizienz oder Störungen der Leberfunktion, ist oft eine drastische Reduktion der Proteinzufuhr nötig – bis hin zum minimalen Erhaltungsbedarf.

Tab. 1: *Richtwerte für die Proteinzufuhr bei Männern (Quelle: DGE 2008)*

Alter (Jahre)	Zufuhr	
	g/kg	g/Tag
19 bis <25	0,8	59
25 bis <51	0,8	59
51 bis <65	0,8	54
>65	0,8	54

Tab. 2: *Richtwerte für die Proteinzufuhr bei Frauen (Quelle: DGE 2008)*

Alter (Jahre)	Zufuhr	
	g/kg	g/Tag
19 bis <25	0,8	48
25 bis <51	0,8	47
51 bis <65	0,8	46
>65	0,8	44

Die IST-Zufuhr

In Deutschland liegt die durchschnittliche Proteinzufuhr sowohl bei Männern als auch bei Frauen mit 85 bzw. 64 Gramm pro Tag über den Richtwerten. Zwar gibt es keine Daten, die auf ungünstige Wirkungen einer überhöhten Aufnahme von Eiweiß hinweisen. Aus Sicherheitsgründen sollten jedoch bei Männern 140 und Frauen 120 Gramm pro Tag nicht überschritten werden. Das entspricht zwei Gramm pro Kilogramm Körpergewicht.

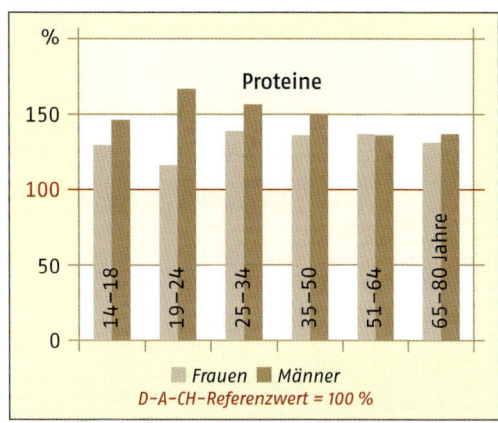

Bild 1: *Zufuhr von Proteinen in % der DACH-Referenzwerte (Quelle: Nationale Verzehrsstudie 2009)*

1.8 Empfehlungen für die Zufuhr von Flüssigkeit

Wassermangel führt sehr rasch zu massiven Beeinträchtigungen der Körperfunktionen. Bereits nach zwei bis vier Tagen ohne Flüssigkeit kann der Körper keine harnpflichtigen Substanzen mehr ausscheiden. Das führt schließlich zur Eindickung des Blutes und zum Zusammenbruch des Kreislaufs.

Bei gemäßigtem Klima und leichter körperlicher Arbeit beträgt der Bedarf an Wasser insgesamt ca. 2,5 Liter. Etwa ein Liter davon entfällt auf Getränke, die übrige Menge an Flüssigkeit ist entweder in den Speisen enthalten oder entsteht im Organismus als Oxidationswasser.

Geeignete Getränke:

▸ Energiearme Getränke wie ungesüßter Tee oder natriumarme Mineralwässer,

▸ Vitamin- und mineralstoffreiche Getränke wie Obst- und Gemüsesäfte – eventuell verdünnt.

Ungeeignete Getränke:

▸ Limonaden, Cola-Getränke,
▸ Energy-Drinks,
▸ Bier und andere alkoholische Getränke.

1.9 Empfehlungen für die Vitamin- und Mineralstoffzufuhr

Um den Bedarf an Vitaminen und Mineralstoffen decken zu können und gleichzeitig die wertvollen sekundären Pflanzenstoffe zu berücksichtigen, sollten vor allem Lebensmittel mit hoher Nährstoffdichte auf dem Speiseplan stehen. Ebenso wichtig ist eine die Nährstoffe schonende Zubereitung der Mahlzeiten.

Geeignete Lebensmittel:

▸ Obst, Gemüse, Salat,
▸ Kartoffeln,
▸ Vollkornprodukte,
▸ fettarme Milch und Milchprodukte,
▸ Fisch und fettarmes Fleisch.

 Fakten kompakt

Bei der Anwendung von Empfehlungen in der Praxis muss Folgendes beachtet werden:

▸ Die Empfehlungen eignen sich für die Planung der Nährstoffversorgung und als Orientierungshilfe für die Versorgung verschiedener Bevölkerungsgruppen. Auch geben sie Hinweise auf eine mögliche Unterversorgung in bestimmten Risikogruppen. Der tatsächliche Versorgungszustand der einzelnen Person kann nur mit direkten Methoden festgestellt werden.

▸ Die Empfehlungen sind geeignet für gesunde Menschen, aber nicht für Kranke. Allerdings sollen die Zufuhrmengen so angesetzt sein, dass für kurze, leichte Erkrankungen wie einfache Virusinfekte genügend Reserven vorhanden sind.

▸ Die Empfehlungenen setzen ein normales Körpergewicht und körperliche Bewegung voraus.

▸ Die empfohlenen Mengen beziehen sich auf die Nährstoffmengen, die zum Zeitpunkt des Essens noch im Lebensmittel vorhanden sind. Verluste durch Lagerung und Zubereitung sind also nicht enthalten.

▸ Die Empfehlungen setzen voraus, dass genügend Energie aufgenommen wird.

▸ Die Empfehlungen enthalten Sicherheitszuschläge. Sie übersteigen den Bedarf der meisten Menschen. Ein Vergleich mit Verzehrsdaten lässt daher nicht den Schluss einer unzureichenden Bedarfsdeckung zu.

▸ Die Empfehlungen fordern nicht, dass die empfohlenen Mengen exakt jeden Tag eingehalten werden. Vielmehr soll der durchschnittliche Verzehr über etwa eine Woche verteilt den Empfehlungen entsprechen.

▸ Die Empfehlungen verbieten nicht, von einem bestimmten Nährstoff mit der Nahrung mehr aufzunehmen, und sagen für die meisten Nährstoffe nicht, ab welcher Zufuhrmenge eine höhere Nährstoffzufuhr schädlich wird.

2   Gesunde Kost für Teenies und Erwachsene

Die empfohlenen Referenzwerte für Jugendliche und Erwachsene beziehen sich auf den Nahrungsbedarf gesunder Erwachsener. Sie sind für „statistische Personen" mit bestimmten Referenzmaßen berechnet. Persönliche Besonderheiten werden zwar im Rahmen gewisser Schwankungsbreiten berücksichtigt, können aber dem individuellen Bedürfnisprofil einzelner Menschen nicht immer gerecht werden.

Der Ernährungskreis der DGE

Der Ernährungskreis der DGE ist eine gute Hilfe bei der Zusammenstellung des täglichen Speiseplans. Er teilt das Nahrungsangebot in sieben Gruppen ein. Die Produkte einer Gruppe ähneln sich in ihrer Zusammensetzung.

i   Info

Die Gruppen des Ernährungskreises

1 Getreide, Getreideerzeugnisse, Kartoffeln
2 Gemüse, Salat
3 Obst
4 Milch, Milchprodukte
5 Fleisch, Wurst, Fisch, Eier
6 Fette, Öle
7 Getränke

Die Größe des jeweiligen Segments spiegelt die Bedeutung der darin enthaltenen Lebensmittel für die menschliche Ernährung wider.

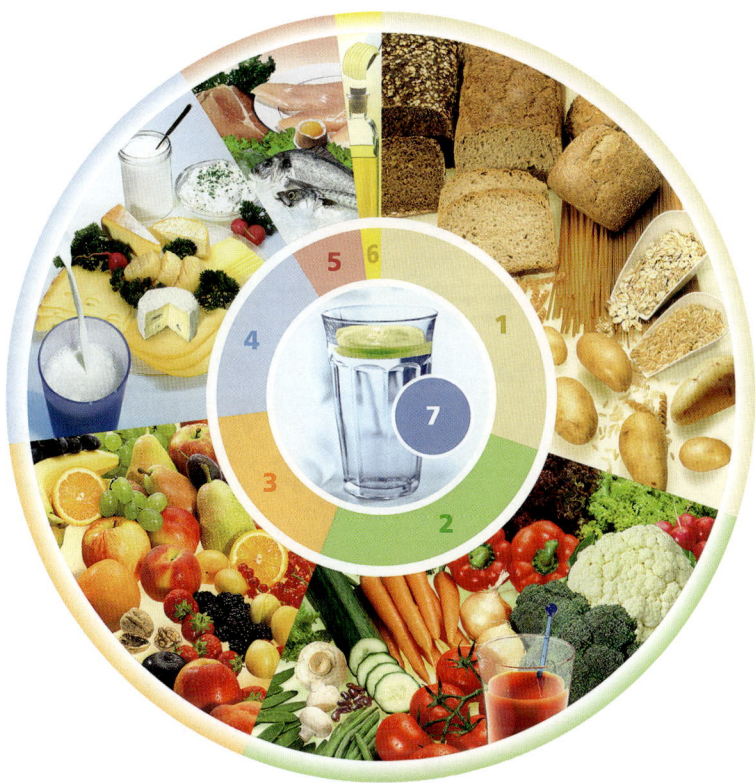

Bild 1: *DGE-Ernährungskreis, Copyright: Deutsche Gesellschaft für Ernährung e.V., Bonn*

Die dreidimensionale Lebensmittelpyramide

Die räumliche Anordnung der Lebensmittel in Form einer Pyramide soll die für eine ausgewogene Ernährung geltenden Empfehlungen noch anschaulicher darstellen und das Zusammenstellen des Speiseplans noch einfacher gestalten.

Die Basis der Pyramide dient zur Darstellung der mengenmäßigen Anteile der verschiedenen Lebensmittelgruppen und wird vom Ernährungskreis der DGE gebildet. Darauf gesetzt sind vier Dreiecke, die sich zu einer Pyramide schließen lassen.

Für die Anordnung auf der Pyramide wurden die Lebensmittel in vier Gruppen geteilt. Jede dieser Gruppen findet sich auf einer der Pyramidenseiten wieder. Innerhalb dieser Dreiecke sind die einzelnen Lebensmittel entsprechend ihrer ernährungsphysiologischen Qualität platziert.

Die wertvollen Produkte befinden sich an der Basis, die jeweils weniger wertvollen an der Spitze. So ergibt sich eine einfache Orientierung, die auch Menschen ohne spezielle fachliche Qualifikationen verstehen und in praktisches Ernährungsverhalten umsetzen können.

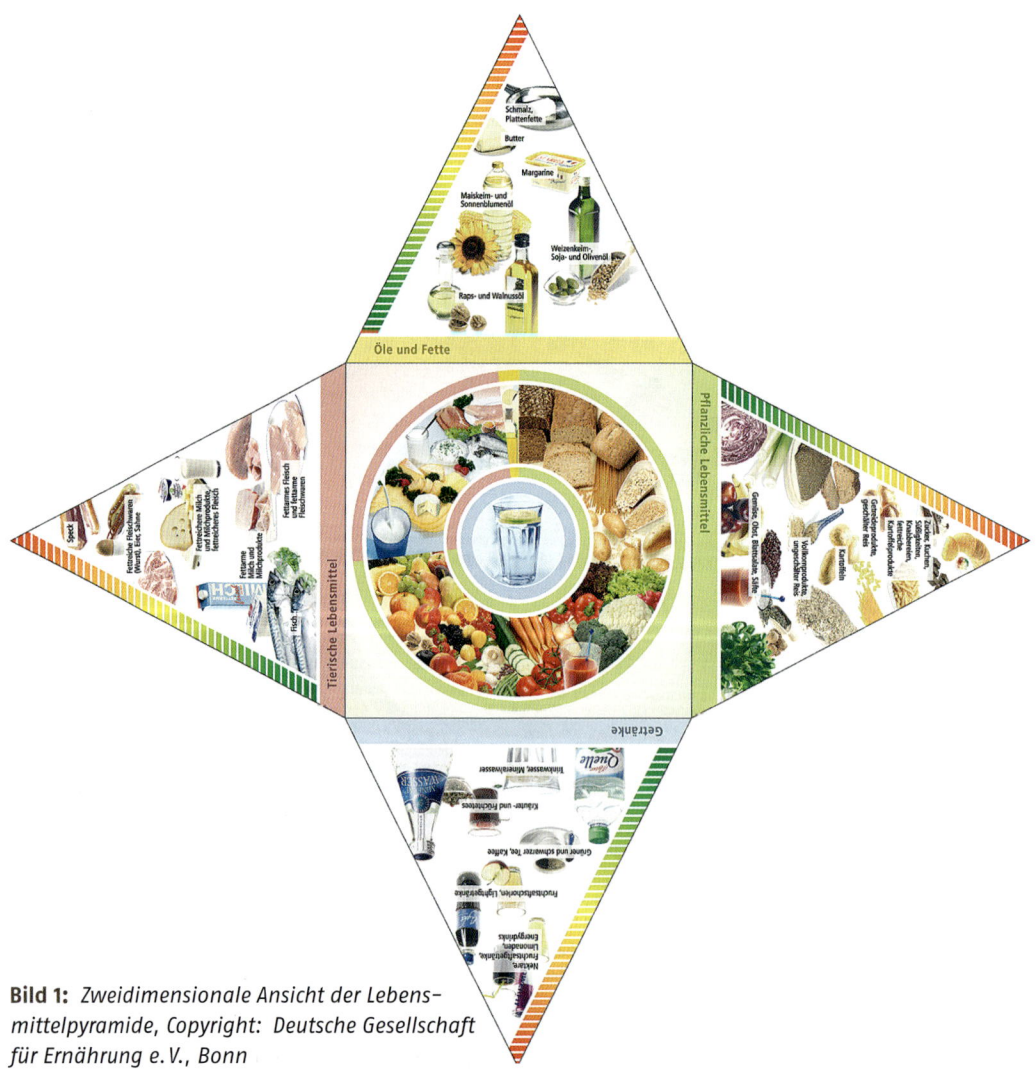

Bild 1: *Zweidimensionale Ansicht der Lebensmittelpyramide, Copyright: Deutsche Gesellschaft für Ernährung e.V., Bonn*

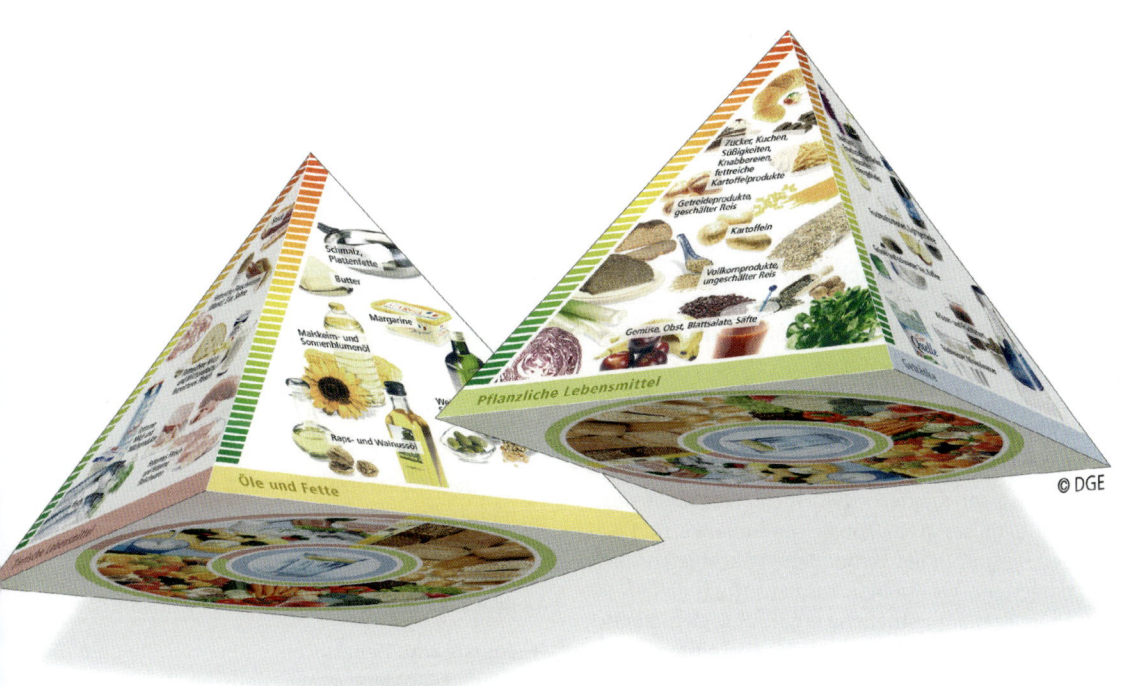

Bild 1: *Dreidimensionale Ansicht der Lebensmittelpyramide, Copyright: Deutsche Gesellschaft für Ernährung e.V., Bonn*

Lebensmittel pflanzlicher Herkunft

Hierzu zählen neben den naturbelassenen Lebensmitteln wie Obst und Gemüse auch verarbeitete pflanzliche Produkte, wenn sie nur wenig Anteile enthalten, die von Tieren stammen – zum Beispiel Back- und Süßwaren. Ausschlaggebend für die Position auf der Pyramide sind die jeweilige Nährstoff- und Energiedichte, aber auch der Gehalt ernährungsphysiologisch wichtiger Stoffe wie Vitamine, Mineralstoffe oder sekundäre Pflanzenstoffe. An der Basis stehen wegen ihres geringen Energie- und hohen Nährstoffgehaltes Obst und Gemüse. Die zweite Ebene nehmen Vollkornprodukte ein. Dann folgen nacheinander Kartoffeln (mit wenig Fett verarbeitet), geschälter Reis, Weißmehlprodukte und, ganz oben, Süßwaren, Knabbereien und fettreiche Kartoffelgerichte.

Lebensmittel tierischer Herkunft

Neben den rein tierischen Produkten wie Fleisch, Fisch, Milch und Eiern zählen zu dieser Gruppe auch verarbeitete Produkte mit geringen Anteilen aus Nahrungspflanzen – zum Beispiel Fleischwaren und Milchprodukte. Kriterien für die Bewertung sind vor allem der Energie- und Fettgehalt, die Fettsäurezusammensetzung und der Gehalt an essenziellen Nährstoffen wie Calcium, Eisen oder die Gruppe der B-Vitamine.

An der Basis stehen Fisch, fettarme Milch und Milchprodukte sowie mageres Fleisch und Fleischwaren. Dann folgen nach oben hin nacheinander fettreichere Milch und Milchprodukte, wie Käse, fettreicheres Fleisch sowie Fleischwaren, Eier und Speck.

Speisefette und Öle

Hier sind neben Pflanzenölen auch feste Pflanzenfette, wie z. B. Margarine, Butter und Schmalz erfasst. Entscheidend für die Bewertung sind vor allem die Fettsäurezusammensetzung, das Verhältnis von Omega-3- zu Omega-6-Fettsäuren sowie der Gehalt an Vitamin E. Auch das mögliche Vorkommen von Trans-Fettsäuren und die Verwendbarkeit beim Zubereiten von Speisen spielen eine Rolle.

Die Basis bilden Rapsöl, Walnussöl, Weizenkeimöl, Sojaöl und Olivenöl. Nach oben hin folgen dann nacheinander Sonnenblumenöl, Maiskeimöl, Margarine, Butter und Schmalz.

Getränke

Diese Gruppe umfasst flüssige Lebensmittel wie Mineralwasser, Kräuter- bzw. Früchtetees sowie Obst- und Gemüsesäfte. Alkoholische Getränke sind wegen der mit ihnen verbundenen Suchtgefahr nicht dargestellt. Als Kriterien zur Bewertung dienen der Energiegehalt, enthaltene ernährungsphysiologisch wichtige Inhaltsstoffe sowie das Vorkommen anregender Substanzen und/oder Süßungsmittel.

Die Basis bilden energiefreie Getränke wie Wasser, Mineralwasser oder ungesüßte Kräuter- bzw. Früchtetees. In der Mitte rangieren Getränke wie grüner und schwarzer Tee, Kaffee, Fruchtsaftschorlen und Lightgetränke. An der Spitze finden sich Nektare, Limonaden oder Energy-Drinks.

Ernährung – Wunsch und Wirklichkeit

In den westlichen Industrienationen gibt es eine deutliche Diskrepanz zwischen den Empfehlungen zu einer ausgewogenen Kost und dem tatsächlichen Ernährungsverhalten. Zwar steht ein qualitativ hochwertiges Lebensmittelangebot zur Verfügung – eine bedarfsgerechte Ernährung wäre also ohne weiteres möglich. Die Realität sieht jedoch anders aus.

Eine Analyse der Nährstoffversorgung im Soll- und Ist-Vergleich zeigt deutlich, dass nicht alles nach Wunsch läuft:

▶ Das Kohlenhydrat-Fett-Verhältnis ist ernährungsphysiologisch ungünstig verschoben. Der Fettkonsum ist eindeutig zu hoch.

▶ Bei den Kohlenhydraten zeigt sich ein Missverhältnis von Poly- zu Mono- und Disacchariden. Das hat eine zu niedrige Aufnahme von Ballaststoffen zur Folge. Statt mindestens 30 Gramm liegt die tägliche Zufuhr bei nur 19 Gramm.

▶ Energie wird hauptsächlich über Fett, niedermolekulare Kohlenhydrate, tierische Proteine und Alkohol aufgenommen. Das bedeutet ein Bevorzugen von Lebensmitteln mit geringer Nährstoff- und hoher Energiedichte.

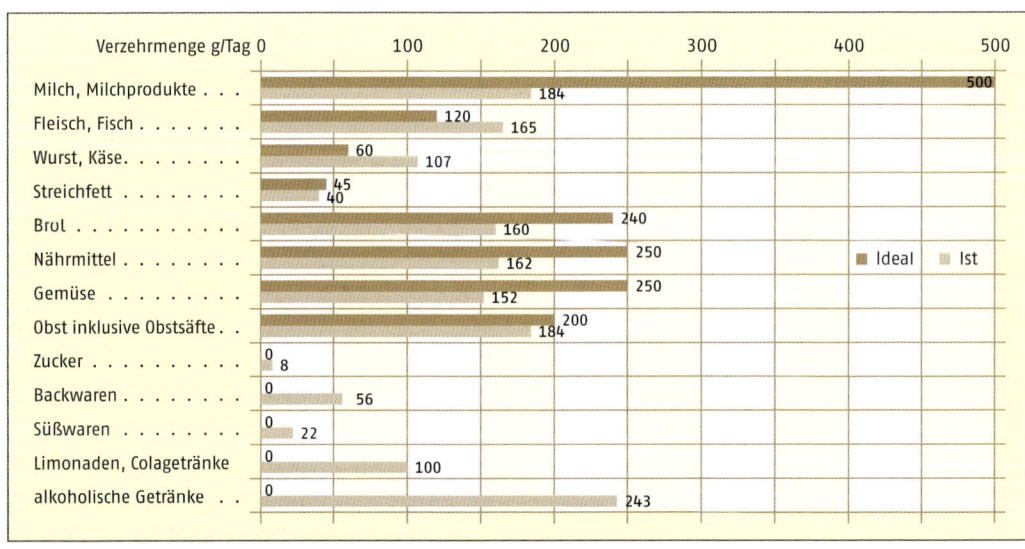

Bild 1: *Lebensmittelverzehr – Soll- und Ist-Werte*

2.1 Mahlzeiten gestalten

Um den Weg zu einer gesunden Ernährung zu erleichtern, hat die Deutsche Gesellschaft für Ernährung zehn Regeln formuliert.

1. Vielseitig essen

Genießen Sie die Lebensmittelvielfalt. Es gibt keine „gesunden", „ungesunden" oder gar „verbotenen" Lebensmittel. Auf die Menge, Auswahl und Kombination kommt es an.

> **➜ Tipps**
>
> ▶ Die Einteilung der Ernährungspyramide gibt eine gute Orientierung.
>
> ▶ Wählen Sie täglich aus allen Lebensmittelgruppen.
>
> ▶ Nutzen Sie die Vielfalt der einzelnen Lebensmittel.

2. Getreideprodukte mehrmals am Tag und reichlich Kartoffeln

Brot, Nudeln, Reis, Getreideflocken (am besten aus Vollkorn) sowie Kartoffeln enthalten kaum Fett, aber reichlich Vitamine, Mineralstoffe, Spurenelemente sowie Ballaststoffe und sekundäre Pflanzenstoffe.

> **➜ Tipps**
>
> ▶ Verzehren Sie diese Lebensmittel möglichst fettarm zubereitet.
> ▶ Täglich sollten Sie mehrere Scheiben Brot essen, davon mindestens zwei Scheiben Vollkornbrot.
> ▶ Brot schmeckt auch pur zu Salat oder Suppen.
> ▶ Probieren Sie neue Getreidegerichte aus, z. B. aus Grünkern, Hirse oder Gerste.
> ▶ Kartoffeln möglichst oft als Pellkartoffeln, Salzkartoffeln oder in Folie gebacken essen. Die fettreichen Bratkartoffeln, Kroketten oder Pommes frites sind natürlich nicht tabu, sollten aber seltener auf dem Speiseplan stehen.

3. Gemüse und Obst – nimm „5 am Tag"

Genießen Sie fünf Portionen Gemüse und Obst am Tag, möglichst frisch, kurz gegart oder als Saft – idealerweise zu jeder Hauptmahlzeit und auch als Zwischenmahlzeit. Damit werden Sie reichlich mit Vitaminen, Mineralstoffen sowie Ballaststoffen und sekundären Pflanzenstoffen (z. B. Carotinoiden, Flavonoiden) versorgt. Das Beste, was Sie für Ihre Gesundheit tun können.

> **➜ Tipps**
>
> ▶ Ein Glas Obst- und Gemüsesaft zählt auch als Portion.
>
> ▶ Als Nachtisch öfters frisches Obst. Zwischendurch schmeckt auch Pikantes – zum Beispiel rohes Gemüse mit Dips.
>
> ▶ Rohkost ist bekömmlicher, wenn das Gemüse fein geraspelt ist.
>
> ▶ Rohes, püriertes Gemüse verfeinert Suppen und Saucen und liefert eine Extraportion Mikronährstoffe.
>
> ▶ Tiefgekühltes Gemüse und Obst sind eine gute Alternative zu frischen Produkten.

> **ℹ Info**
>
> **5 am Tag – leicht gemacht**
>
> | | |
> |---|---|
> | Frühstück: | Müsli mit Obst oder ein Glas Obst- oder Gemüsesaft |
> | Vormittag: | Rohes Gemüse, z. B. Paprika oder Stangensellerie mit Kräuterdip |
> | Mittagessen: | Gedünstetes Gemüse, Obstsalat als Dessert |
> | Nachmittag: | ein Stück Obst |
> | Abendessen: | Belegtes Brot mit Rohkost wie Gurkenscheiben, Tomaten oder Radieschen |

4. Täglich Milch und Milchprodukte, einmal in der Woche Fisch – Fleisch, Wurstwaren sowie Eier in Maßen

Diese Lebensmittel enthalten wertvolle Nährstoffe wie zum Beispiel Calcium in Milch, Jod, Selen und Omega-3-Fettsäuren in Seefisch. Fleisch ist wegen des hohen Beitrages an verfügbarem Eisen und an den Vitaminen B_1, B_2 und B_{12} vorteilhaft.

Mengen von 300 bis 600 Gramm Fleisch und Wurst pro Woche reichen hierfür aus. Bevorzugen Sie fettarme Produkte – vor allem bei Fleischerzeugnissen und Milchprodukten.

Tipps

- Milchmuffel können die wichtige Quelle für Calcium auch in Aufläufen, Suppen, Saucen oder Desserts verarbeiten.
- Kosten Sie Milch-Mix-Getränke. Sie schmecken auch mit püriertem Gemüse, zum Beispiel Möhren, Gurken oder Zucchini.
- Achten Sie bei Wurstwaren auf die Höhe des Fettgehaltes.

Info

Es muss nicht immer Fleisch sein

Die DGE empfiehlt pro Woche zwei bis drei Fleischmahlzeiten à 150 Gramm und einmal Fisch. An den übrigen Tagen lässt sich der Eiweißbedarf problemlos mit vegetarischen Gerichten decken.

Pflanzliche Proteine sind zwar nicht so hochwertig wie tierische, weil sie nicht immer sämtliche essenziellen Aminosäuren enthalten. Sie lassen sich aber durch Ergänzen mit anderen Eiweißquellen aufwerten: Zum Beispiel: Kartoffeln mit Ei oder Milch. Solche Kombinationen enthalten die essenziellen Aminosäuren in einem günstigeren Verhältnis.

5. Wenig Fett und fettreiche Lebensmittel

Fettreiche Speisen schmecken zumeist besonders gut. Zuviel Nahrungsfett macht allerdings fett und fördert langfristig die Entstehung von Herz-Kreislauf-Erkrankungen und Krebs. Halten Sie darum das Nahrungsfett in Grenzen. 70 bis 90 Gramm Fett, möglichst pflanzlicher Herkunft, am Tag, d. h. ein gutes Drittel weniger als bisher, liefern ausreichend lebensnotwendige (essenzielle) Fettsäuren und fettlösliche Vitamine und runden den Geschmack der Speisen ab. Achten Sie auf das unsichtbare Fett in manchen Fleischerzeugnissen und Süßwaren, in Milchprodukten und in Gebäck.

Tipps

- Ein leckerer Brotaufstrich wie Kräuterquark kommt ohne Streichfett aus.
- Bei Salatsaucen lässt sich Fett sparen, wenn man sie mit Joghurt, Quark oder Dickmilch zubereitet.

Info

Gesunde Mediterrane Kost

Von Italienern, Spaniern oder Griechen kann man in puncto Ernährung lernen. Eine Studie griechischer und amerikanischer Forscher aus dem Jahr 2003 hat gezeigt: Die traditionelle Küche der Mittelmeerländer ist fast eine Garantie für langes, gesundes Leben. Mehrere Jahre lang wurden dabei die Essgewohnheiten von 22.000 Menschen im Alter zwischen 20 und 84 Jahren untersucht.

Ergebnis: Das Risiko, an Herzinfarkten und Krebs zu sterben, sank mit ihrer Vorliebe für die traditionelle Küche. Und die sieht so aus: Täglich Gemüse, Getreideprodukte, Früchte, Milchprodukte und Nüsse. Als Fettquelle dient vor allem Olivenöl. Eier, Fisch, Geflügel und Süßes gibt es im Schnitt nur einmal pro Woche – rotes Fleisch noch seltener.

6. Zucker und Salz in Maßen

Genießen Sie Zucker und mit Zuckerersatz herge-stellte Lebensmittel bzw. Getränke nur gelegent-lich. Würzen Sie kreativ mit Kräutern und Gewürzen und wenig Salz. Verwenden Sie auf jeden Fall jo-diertes Speisesalz.

 Tipps

- ▶ Naschen ist nicht verpönt! Genießen Sie Schokolade, Pralinen, Chips oder Gebäck – aber eher selten und in kleinen Mengen.
- ▶ Naschen Sie nicht, wenn Sie hungrig sind. Man verliert dann leicht das Augenmaß.
- ▶ Probieren Sie stets, bevor Sie salzen.
- ▶ Schmecken Sie pikante Speisen mit reichlich Gewürzen und Kräutern ab.

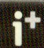 **Info**_plus_

Strategien zur Reduktion des Konsums von Kochsalz in anderen Ländern

Frankreich
Strategisches Ziel war, den Salzgehalt in den Lebensmitteln zu senken, die am meisten zum Konsum beitragen. In Zusammenarbeit mit der Lebensmittelindustrie wurde dies bei Brot, Fleischwaren und Fertigsuppen erreicht. Der Salzkonsum der Bevölkerung reduzierte sich um 5 %.

Großbritannien
Nach einer groß angelegten Kampagne in Print- und TV-Medien zur Sensibilisierung der Öffentlichkeit wurde in der 2. Phase der Fokus auf die freiwillige Reduktion des Salzgehaltes bei verarbeiteten Lebensmitteln gelegt. Das entwickelte „Salt Model" umfasst 85 Produkt-kategorien mit definierten Salzgehalten. Bei Frühstückscerealien reduzierte sich der Gehalt um 33 %, bei Kartoffelchips um 25 % und bei Brot um 30 %. In der Bevölkerung sank die Kochsalzaufnahme bei Männern um 7 % (von 11,0 auf 10,2 g pro Tag) und bei Frauen um 6 % (von 8,1 auf 7,6 g pro Tag).

7. Reichlich Flüssigkeit

Wasser ist absolut lebensnotwendig. Trinken Sie rund 1,5 Liter Flüssigkeit jeden Tag. Alkoholische Getränke sollten nur gelegentlich und dann in klei-nen Mengen konsumiert werden – bei Männern z. B. 0,5 l Bier, 0,25 l Wein oder 0,06 l Branntwein, bei Frauen die Hälfte davon. Dies entspricht etwa 20 g bzw. 25 ml reinem Alkohol.

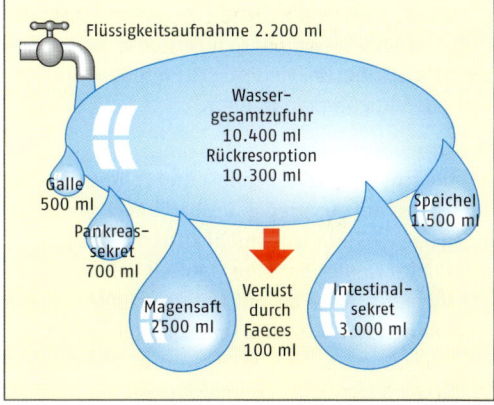

Bild 1: _Wasseraustausch im Magen-Darm-Trakt_

 Info

Geeignete Getränke

- ▶ Mineral- und Leitungswasser
- ▶ ungezuckerte Kräuter- und Früchtetees
- ▶ Saftschorle
- ▶ Gemüsesäfte

In Maßen o.k.

- ▶ schwarzer oder grüner Tee, Kaffee
- ▶ Bier (am besten alkoholfrei)
- ▶ Light- oder Iso-Getränke

Ungeeignete Getränke

- ▶ Fruchtsaftgetränke
- ▶ Limonaden
- ▶ Cola-Getränke

8. Schmackhaft und schonend zubereiten

Garen Sie die jeweiligen Speisen bei möglichst niedrigen Temperaturen, soweit es geht kurz, mit wenig Wasser und wenig Fett – das erhält den natürlichen Geschmack, schont die Nährstoffe und verhindert die Bildung schädlicher Verbindungen.

9. Nehmen Sie sich Zeit, genießen Sie Ihr Essen

Bewusstes Essen hilft, richtig zu essen. Auch das Auge isst mit. Lassen Sie sich Zeit beim Essen. Das macht Spaß, regt an, vielseitig zuzugreifen, und fördert das Sättigungsempfinden.

Feinschmecker wissen es schon lange, ein gutes Essen braucht seine Zeit. Bei Hast und Zeitdruck bleibt der Genuss auf der Strecke. Deshalb: Auch wenn der Alltag noch so turbulent und hektisch ist, gönnen Sie sich täglich wenigstens eine Mahlzeit in Ruhe. Essen ist schließlich mehr als nur Nährstoffzufuhr. Es soll entspannen und ein Stück Lebensfreude sein.

i Info

Satt werden braucht Zeit

Das Empfinden, satt zu sein, beginnt mit dem Einsetzen der Verdauung im Darm. Die dabei gebildeten Stoffwechselprodukte gelangen in den Blutkreislauf. Sie lösen entweder selbst oder vermittelt über Hormone und durch diese ausgelöste Reize das Sättigungsgefühl aus (s. S. 528).

Dieser Prozess setzt aber erst 10 bis 15 Minuten nach Beginn des Essens ein. Da haben Schnellesser ihre Mahlzeit meist schon längst beendet und dabei oft, ohne sich dessen bewusst zu sein, viel zu große Portionen vertilgt. Also: Langsam essen, um die Sättigungsmechanismen nicht zu „überrennen". Langfristig kann sich sonst Übergewicht mit all seinen negativen gesundheitlichen Folgen entwickeln.

10. Achten Sie auf Ihr Gewicht und bleiben Sie in Bewegung

Mit dem richtigen Gewicht fühlen Sie sich wohl und mit reichlich Bewegung bleiben Sie in Schwung – tun Sie etwas für Fitness, Wohlbefinden und Ihre Figur.

i Info

Was regelmäßiger Sport bewirkt

Sport hat viele positive Auswirkungen auf den Körper. Hier die wichtigsten:

► Die aktive Muskelmasse nimmt zu.
► Der Körperfettanteil verringert sich.
► Der Energieverbrauch steigt.
► Die Blutfettwerte nehmen ab.
► Pulsfrequenz und Blutdruck sinken.
► Die Beweglichkeit verbessert sich.

→ Tipps

Auch der Alltag bietet viele Möglichkeiten für mehr körperliche Aktivität:

► Fahren Sie mit dem Fahrrad zur Arbeit oder zum Einkaufen.

► Benutzen Sie häufiger die Treppe.

► Machen Sie einen flotten Abendspaziergang zur täglichen Gewohnheit.

► Längere Radtouren am Wochenende machen der ganzen Familie Spaß.

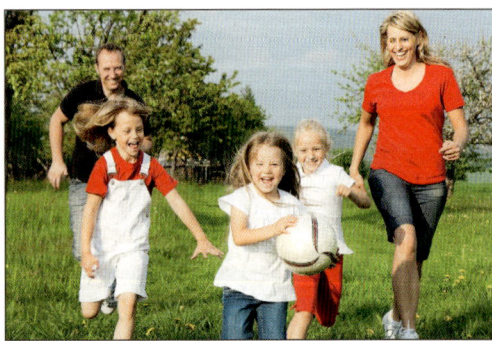

Bild 1: *Auch Spiel ist Sport*

2.2   Der tägliche Speiseplan

Wenn es um gesunde Ernährung ging, hatte man früher vor allem den Nährstoffgehalt der Kost im Blick. Inzwischen wurde auch erforscht, welche Rolle die Verteilung der Nahrung über den Tag spielt. Die bisherigen Ergebnisse zeigen: Menschen, die regelmäßige Zwischenmahlzeiten essen, haben einen geringeren BMI. Werden die gewohnten Snacks wieder vom Speiseplan gestrichen, steigt der BMI messbar an – oftmals schon innerhalb von vier Wochen.

Frühstück

Ein gutes Frühstück ist der beste Start in den Tag. Die Auswahl an Fitmachern ist groß: Müsli, Vollkornbrot, Konfitüre, Früchte, Joghurt, Tomaten, Gurken, frisch gepresste Obstsäfte oder gelegentlich eine Eierspeise.

Anteil an der Gesamtenergie: 25 %

Erster Imbiss

Ob Schule, Arbeit oder Freizeit – für einen Imbiss am Vormittag sollte Zeit sein. Er überbrückt die Zeit bis zum Mittagessen und füllt das Nährstoffkonto auf.

Anteil an der Gesamtenergie: 10 %

 Tipps

Snacks für Schule oder Arbeitsplatz

- Stangensellerie mit Kräuterquark als Dip,
- Nüsse, gemischt mit gewürfeltem Trockenobst und Rosinen,
- Melone mit magerem Schinken,
- Vollkornbrötchen mit Putenbrust, dazu Tomaten- oder Gurkenscheiben.

Mittagessen

Um die Mittagszeit fällt die Leistungskurve des Körpers ab – besonders stark, wenn man sich mittags eine große und kräftige Mahlzeit gönnt. Für die Verdauungsarbeit strömt dann verstärkt Blut in den Bauchraum. Das Gehirn wird weniger gut versorgt – Müdigkeit stellt sich ein. Günstiger sind auch bei den Hauptmahlzeiten kleinere Portionen. Das Leistungstief lässt sich so schneller überwinden.

Anteil an der Gesamtenergie: 30 %

Zweiter Imbiss

Auch am Nachmittag sollte ein kleiner Snack auf dem Programm stehen.

Anteil an der Gesamtenergie: 10 %

 Tipps

Das schmeckt am Nachmittag

- Magerjoghurt mit frischen Früchten
- ein Stück Obstkuchen

Abendessen

Ein Abendessen sollte reichlich Kohlenhydrate enthalten. Ob kalt oder warm spielt keine Rolle. Geeignet sind: Salate, leichte Nudel- oder Reisgerichte, aber auch belegte Brote, ergänzt durch Rohkost oder knackige Gemüsestückchen.

Anteil an der Gesamtenergie: 25 %

 Tipps

Das schmeckt am Abend

- Brokkolisalat mit Champignons
- Tagliatelle mit Zuccini

Bild 1: *Verlauf der Leistungskurve und Mahlzeitentiming*

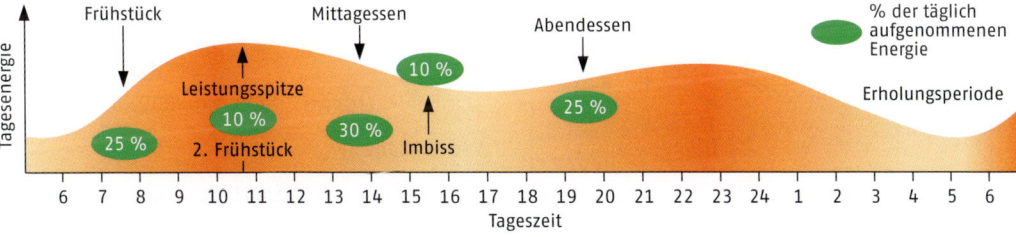

Info*plus*

Essen und Psyche

Schokolade, Sahnetorte oder Chips! Verlockungen, denen Menschen immer wieder erliegen, vor allem bei Stress, Kummer oder ähnlichen Belastungen. Und tatsächlich! Sie fühlen sich danach wohler und besser gestimmt. Hirnforscher können diesen Effekt erklären. Hervorgerufen wird er im Gehirn durch einen Botenstoff, das Serotonin.

Das serotonerge System

Es gibt ein System von Botenstoffen (Neurotransmittern), das im Organismus ausgleichend wirkt und für Harmonie und „gute Stimmung" sorgt – das sogenannte serotonerge System. Seine Nervenzellen befinden sich im Mittelhirn. Von dort ziehen lange Fasern in alle Bereiche des Gehirns, die sich unterwegs wie die Äste eines Baumes verzweigen. Wenn die serotonergen Nervenzellen „feuern", wird an den Enden ihrer Fortsätze der Neurotransmitter Serotonin ausgeschüttet.

Die Bildung von Serotonin

Die Knospen am Ende der Nervenzellen heißen serotonerge Synapsen. Hier findet die Synthese von Serotonin statt. Ausgangsstoff dafür ist die Aminosäure Tryptophan. Das Serotonin löst in nachgeschalteten Zellen einen bestimmten Effekt aus – meist einen beruhigenden, die Erregbarkeit hemmenden.

Süßes, Fettes und Serotonin

Das serotonerge System hat eine Besonderheit. Als einziges Transmittersystem des Gehirns lässt es sich durch die Nahrung beeinflussen. Eine zentrale Rolle spielt dabei das in der Nahrung enthaltene Tryptophan. Sowohl Zucker als auch Fette können die Aminosäure mobilisieren – auf unterschiedliche Weise.

▶ Zucker führen zur verstärkten Ausschüttung von Insulin. Dieses Hormon reguliert außerdem den Glucose- auch den Aminosäurespiegel im Blut. Es fördert den Transport von Aminosäuren in die Gewebe – ausgenommen Tryptophan. Diese Aminosäure ist an Albumin gebunden und steht für den Transport nicht zur Verfügung. Die relative Tryptophan-Konzentration steigt also. Das bedeutet, es kann mehr Tryptophan ins Gehirn gelangen und dort zu Serotonin umgewandelt werden. Viele Menschen haben schon als Kind die Erfahrung gemacht, dass Süßes helfen kann, mit Problemen fertig zu werden.

▶ Fett lässt den Gehalt an freien Fettsäuren im Blut ansteigen. Sie konkurrieren mit Tryptophan um die Bindung am Albumin. Normalerweise bindet dieser Eiweißstoff 90 % des Tryptophans. Durch die Fettsäuren wird die Aminosäure von ihrer Bindungsstelle verdrängt. Das frei gesetzte Tryptophan wird dann zur Synthese von Serotonin genutzt.

Tab. 1: *Tryptophangehalte von Lebensmitteln*

Lebensmittel	Gehalt (mg/100 g)
Milch, Joghurt	40–70
Frischkäse, Quark	150–200
Hühnerei	230
Fleisch, Fisch	150–300
Kohlarten	20–60
Kartoffeln	30–40
Cashew-, Erdnuss	300–450
Schokolade	50–70

Serotonin

Tryptophan

Tageskostplan für eine 19-jährige Frau (55 kg Körpergewicht)

Menge	Lebensmittel	Energie	Energie-dichte	Eiweiß	Fett	Kohlen-hydrate	Ballast-stoffe	Mineralstoffe Na	Ca	Fe	Mg	Zn	Vitamine E	B1	B2	B12	Fol
		kJ	kcal/g	g	g	g	g	mg	mg	mg	mg	mg	mg	mg	mg	µg	µg
	Frühstück																
90 g	Weizen-vollkornbrot	760	2,0	6	1	37	6,8	414	27	1,8	54	1,4	0,8	0,23	0,14	0	26
10 g	Butter	161	3,9	+	8,3	0	0	1	1	+	+	+	+	+	+	0	0
20 g	Kirschkonfitüre	202	2,4	+	0	12	+	+	4	0,1	2	1,8	+	+	+	0	1
60 g	Hühnerei	388	1,6	8	6,6	1	0	87	33	1,3	7	0,8	1,4	0,06	0,12	1,1	40
125 g	1 Birne	286	0,6	1	+	15	4	2	13	0,3	9	0,1	0,5	0,4	0,05	0	18
200 g	Orangensaft	366	0,2	2	+	18	0,2	2	30	0,6	24	0,2	0,4	0,16	0,04	0	48
	Kaffee/Tee	–	–	–	–	–	–	–	–	–	–	–					
	Summe	2163	1,8	17	15,9	83	11	506	108	4,1	96	4,3	3,1	0,85	0,35	1,1	133
	Erster Imbiss																
150 g	Joghurt (3,5 % Fett)	501	0,8	6	2,3	21	1	60	150	0,2	17	0,6	0,4	+	0,3	0,6	14
5 g	Weizenkleie	36	1,7	1	0,3	1	2,2	+	4	0,1	24	0,5	+	0,03	0,03	0	10
125 g	1 Apfel	280	0,5	+	1	14	2,5	1	6	0,3	6	0,1	0,5	0,05	0,04	0	10
250 g	Mineralwasser (Ca-reich)	–	–	–	–	–	–	5	155	–	12	–	–	–	–	–	–
	Summe	817	1,0	7	3,6	36	5,7	66	315	0,6	59	1,2	0,9	0,08	0,37	0,6	34
	Mittagessen																
150 g	Naturreis	795	1,3	4,5	1	40,5	2	248	50	1	29	0,6	0,3	0,1	0,03	0	15
150 g	Lachs	1264	2,0	30	21	0	0	75	20	1,5	44	1,2	3,6	0,26	0,26	4,4	5
	Gurkensalat																
200 g	Gurke	100	0,1	2	+	4	1	6	32	0,4	16	0,4	0,2	0,04	0,06	0	30
10 g	Zwiebeln	12	0,3	+	+	0,5	+	+	2	+	1	+	+	+	+	0	1
125 g	Erdbeere	154	0,3	1	+	7,5	2	4	25	0,8	19	0,4	0,1	0,04	0,06	0	54
250 g	Mineralwasser (Ca-reich)	–	–	–	–	–	–	5	155	–	12	–	–	–	–	–	–
	Summe	2325	0,8	37,5	22	52,5	5	338	284	3,7	121	2,6	4,2	0,44	0,41	4,4	105
	Zweiter Imbiss																
200 g	Apfelsaftschorle	200	0,2	0	0	12	0	60	16	0,4	16	0	0,02	0,02	0,4	0	2
	Obst																
50 g	Weintrauben	140	0,9	+	+	8	0,8	1	9	0,2	5	+	0,25	0,03	0,2	0	22
50 g	Mango	119	0,6	+	+	6	0,9	3	6	0,2	9	+	0,5	0,03	0,3	0	18
80 g	Kiwi	172	0,5	+	+	7	2	3	30	0,6	19	0,1	0,4	0,02	0,04	0	13
10 g	Pistazien	242	5,8	2	5	1,2	2	1	14	0,8	16	+	0,6	0,07	0,02	0	6
	Summe	873	1,6	2	5	34,2	5,7	68	75	2,2	65	0,1	1,8	0,20	1,0	0	61
	Abendessen																
100 g	Sechskornbrot	902	2,2	8	2	43	9,0	523	27	2,2	70	1,8	1,6	0,15	0,10	0	24
10 g	Butter	314	7,5	+	8,3	0	0	1	1	+	+	+	+	+	+	0	0
30 g	Kasseler Aufschnitt	256	2,0	8,4	3	0	0	228	11	0,5	12	0,8	+	0,06	0,07	0,8	1
30 g	Frischkäse	171	1,4	3,3	3	1	+	117	33	+	3	+	+	+	0,08	0,2	3
	Tomatensalat																
150 g	Tomaten	110	0,2	1,5	+	4,5	1,5	4	14	0,8	15	0,3	1	0,09	0,06	0	33
10 g	Zwiebeln	12	0,3	+	+	0,5	+	+	2	+	1	+	+	+	+	0	1
125 g	Früchtetee/																
5 g	Zucker	87	4,0	0	0	12	0	1	12	0,1	12	+	0	0,01	0,01	0	1
125 g	Ananas	286	0,6	+	+	15	1	3	20	0,5	21	0,3	0,1	0,1	0,04	0	5
	Summe	2138	2,3	21,2	16,3	76	11,5	877	120	4,1	134	3,2	2,7	0,41	0,36	1	68
	Gesamtbilanz	8316	1,5	85	63	282	39	1845	902	15	475	11,4	13	2,0	2,1	7	401

Und jetzt *Sie!*

1. *Erläutern Sie die Begriffe Empfehlung, Schätzwert und Richtwert im Zusammenhang mit den Referenzwerten für die Nährstoffzufuhr.*

2. *Beschreiben Sie den Geltungsbereich der Referenzwerte.*

3. *Nennen Sie Gründe für unterschiedliche nationale Referenzwerte.*

4. *Wie werden Nährstoff- und Energiedichte definiert?*

5. *Stellen Sie einen Imbiss aus Lebensmitteln mit hoher Nährstoff- und geringer Energiedichte zusammen.*

6. *Diskutieren Sie die in der Nationalen Verzehrsstudie ermittelten Werte für die überhöhte Energiezufuhr und deren mögliche Ursachen.*

7. *Begründen Sie die Empfehlungen für die wünschenswerte tägliche Zufuhr an Kohlenhydraten.*

8. *Welche Bedeutung hat der Fettkonsum im Zusammenhang mit der Primärprävention von Übergewicht und chronischen Erkrankungen.*

9. *Ermitteln Sie den Proteinbedarf für eine 20-jährige Frau mit einem Körpergewicht von 60 Kilogramm.*

10. *Erläutern Sie den Aufbau der Ernährungspyramide der DGE.*

11. *Diskutieren Sie die zehn Regeln der DGE und geben Sie Tipps für deren Umsetzung in die Praxis.*

12. *Welche positiven gesundheitlichen Effekte hat regelmäßige körperliche Bewegung.*

13. *Wir sollten die Mahlzeiten über den Tag verteilt werden?*

14. *Machen Sie zwei alternative Vorschläge für ein gesundes Frühstück.*

15. *Erklären Sie neurobiologische Effekte von fett- und zuckerhaltigen Lebensmitteln.*

 Fakten kompakt

▶ Der Ernährungskreis der DGE teilt die Lebensmittel in sieben Gruppen ein: Getreide – Getreideprodukte – Kartoffeln, Gemüse – Salat, Obst, Milch – Milchprodukte, Fleisch – Fisch – Eier, Fette – Öle, Getränke. Die Größe des jeweiligen Segments der einzelnen Lebensmittelgruppen spiegelt deren Bedeutung wider.

▶ Die Lebensmittelpyramide der DGE ordnet die Lebensmittel räumlich an. Auf jeder Seite der Pyramide findet sich eine Lebensmittelgruppe. Innerhalb dieser Seite sind die Lebensmittel ihrer Bedeutung nach platziert. Die wertvollen Produkte befinden sich an der Basis. Je weiter oben ein Produkt steht, desto geringer seine Bedeutung für die menschliche Ernährung.

▶ Bei den pflanzlichen Produkten stehen an der Basis Obst und Gemüse.

▶ Bei den Lebensmitteln vorwiegend tierischer Herkunft stehen an der Basis Fisch, fettarme Milchprodukte und mageres Fleisch.

▶ Bei Speisefetten und Ölen stehen an der Basis Rapsöl, Walnussöl, Sojaöl und Olivenöl.

▶ Bei den Getränken stehen an der Basis energiefreie Getränke wie Mineralwasser und ungesüßte Früchte- und Kräutertees.

▶ Die zehn Regeln der DGE bieten eine Orientierung für das Gestalten von Mahlzeiten.

▶ Der tägliche Speiseplan sollte möglichst aus fünf einzelnen Mahlzeiten bestehen: Frühstück, erster Imbiss, Mittagessen, zweiter Imbiss, Abendessen.

▶ Der Anteil der einzelnen Mahlzeiten an der gesamten Energieaufnahme ist unterschiedlich: Mittagessen 30 %, Frühstück und Abendessen jeweils 25 %, die beiden Zwischenmahlzeiten jeweils 10 %.

▶ Zucker und Fett haben neurobiologische Effekte. Sie bewirken im Gehirn einen erhöhten Serotoninspiegel.

3   Schwanger – essen für zwei, aber richtig

Die Ernährung während der Schwangerschaft entscheidet ganz wesentlich darüber, ob ein Kind alle Voraussetzungen für eine gesunde Entwicklung hat. Frauen, die schon immer auf eine ausgewogene Kost geachtet haben, brauchen nur wenig zu verändern.

Dabei ist zweierlei zu bedenken:

▶ Der Bedarf an Energie steigt nur relativ gering und nimmt erst ab dem vierten Monat zu. Für die Dauer einer Schwangerschaft werden in der Summe zusätzlich 300 MJ benötigt. Die DGE empfiehlt, diesen Betrag gleichmäßig über den gesamten Zeitraum zu verteilen. Das bedeutet eine Energiezulage von ca. 1,1 MJ pro Tag.

▶ Die benötigte Menge an Vitaminen und Mineralstoffen steigt stark an – zum Teil auf das Doppelte. Dieses Mehr in einer nur wenig größeren Menge an Nahrung zu verpacken, ist nicht einfach und bei manchen Mikronährstoffen kaum möglich. Das gilt vor allem für Folsäure, Eisen und Jod. Um die Versorgung mit ihnen sicherzustellen, erhalten Schwangere vom Arzt entsprechende Präparate.

Energiebedarf

Der Bedarf an Energie erhöht sich aus folgenden Gründen:

▶ Etwa ab der 15. Schwangerschaftswoche erhöht sich der Grundumsatz. Gegen Ende steigt er um bis zu 20 Prozent.

▶ Der Aufbau des Mutterkuchens (Plazenta) und das Wachstum des Feten sind Energie verbrauchende Prozesse.

▶ Mit zunehmendem Wachstum des Feten und als Folge der Gewichtszunahme wächst die körperliche Belastung des mütterlichen Organismus.

Geringfügiges Unterschreiten der empfohlenen Energieaufnahme hat keine schädliche Auswirkungen. Drastische Einschränkungen der Energiezufuhr jedoch führen zu einem verminderten Geburtsgewicht, insbesondere, wenn sie in den letzten Teil der Schwangerschaft fällt.

Zunehmen – wie viel?

„Essen für zwei" lautete früher die Empfehlung für Schwangere – ein Rat, der schon lange überholt ist. Birgt er doch das Risiko einer zu hohen Energieaufnahme und übermäßig anwachsender Fettdepots.

Im statistischen Mittel liegt die Gewichtszunahme bei 12,5 kg. Wie viel eine Frau im Einzelfall insgesamt zunehmen sollte, hängt von ihrem Ausgangsgewicht ab, das über den BMI ermittelt wird. Frauen von eher kleiner Körpergröße sollten im unteren Bereich der Gewichtszunahme liegen.

Tab. 1: *Gewichtszunahme bei Schwangeren*

BMI	Optimale Gewichtszunahme
<19,8	12,5 bis 18,0 kg
19,8–26,0	11,5 bis 16,0 kg
26–29	7,0 bis 11,5 kg
> 29	mindestens 6,0 kg
Zwillinge	16,0 bis 20,0 kg

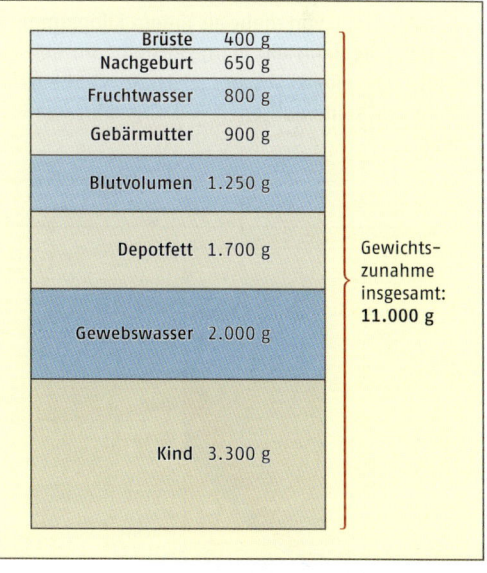

Bild 1: *Verteilung des Gewichtsanstiegs während einer normalen Schwangerschaft auf die verschiedenen Bereiche des Körpers bei einer Zunahme von 11 kg*

Zu viele Pfunde von Anfang an

Viele Frauen starten bereits mit Übergewicht in die Schwangerschaft und nehmen oft auch noch reichlich zu. Der Stoffwechsel reagiert darauf mit einer erhöhten Produktion von Insulin. Die Auswirkungen auf das Ungeborene: Es wächst im Mutterleib überproportional und kommt mit einem erhöhten Geburtsgewicht zur Welt.

In Deutschland hat die Zahl Neugeborener, die mehr als 4000 Gramm wiegen, seit einiger Zeit deutlich zugenommen. Mediziner sehen dies mit Sorge, denn zu große und schwere Babys machen nicht nur die Geburt selbst schwieriger, sondern haben ein erhöhtes Risiko für chronische Krankheiten wie Diabetes mellitus oder Bluthochdruck.

Vor einer geplanten Schwangerschaft sollten füllige Frauen ihr Gewicht möglichst auf normales Niveau reduzieren. Während der Schwangerschaft ist Abnehmen tabu. Auch stark Übergewichtige sollten insgesamt mindestens sechs Kilogramm zunehmen.

 Info

Wenn es kritisch wird!

Ein Zunahme von mehr als einem Kilogramm pro Woche kann ein Alarmzeichen zum Beispiel für einen Schwangerschafts-Diabetes sein und sollte auf jeden Fall abgeklärt werden.

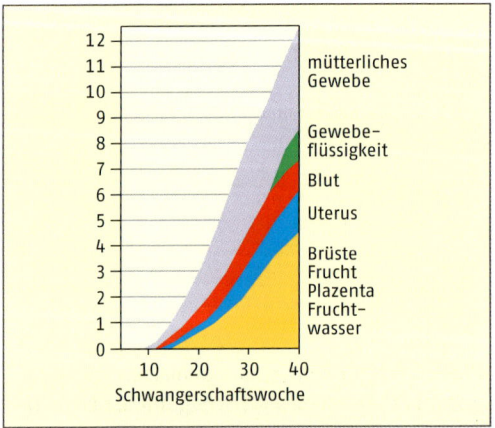

Bild 1: *Verlauf der Gewichtszunahme*

3.1   Nährstoffbedarf

Je nach Art des Nährstoffs steigt der Bedarf unterschiedlich stark an.

3.1.1   Makronährstoffe

Im Prinzip gelten während der Schwangerschaft für Makronährstoffe die allgemeinen Empfehlungen für gesunde Erwachsene.

Eiweiß

Der Bedarf an Eiweiß erhöht sich ab dem vierten Monat. Von da an steigt der Bedarf um ca. 10 Gramm pro Tag. Die Versorgung mit Proteinen ist bei unseren Ernährungsgewohnheiten jedoch so gut, dass eine ausreichende Versorgung auch dann gesichert ist.

Kohlenhydrate

Die wichtigste Energiequelle für den Fetus ist Glucose. Sie liefert etwa 90 Prozent seines Bedarfs. Der mütterliche Glucosespiegel ist daher für die kindliche Versorgung und Entwicklung von großer Bedeutung. Auch während der Schwangerschaft richtet sich der Bedarf an Kohlenhydraten nach der Gesamtzufuhr an Energie und sollte in der Größenordnung von 55 Prozent liegen.

Fett

Während einer Schwangerschaft kann die Fettzufuhr auf 35 Prozent der Energiezufuhr angehoben werden.

 Info

ω-3-Fettsäuren

Diese Substanzen sind Bestandteil der Nerven- und Gehirnzellen sowie der Netzhaut. Es wird vermutet, dass eine hohe Zufuhr an ω-3-Fettsäuren für das Gedeihen des Fetus günstig ist und dass sich die Intelligenz besser entwickelt. Außerdem kommt es seltener zu Komplikationen während der Schwangerschaft. Eine natürliche Quelle für ω-3-Fettsäuren ist vor allem das Fett von Kaltwasserfischen wie Lachs, Makrele oder Hering.

3.1.2 Mikronährstoffe

Im Vergleich zum Anstieg des Energiebedarfs ist die Zunahme des Bedarfs bei den Mikronährstoffen vielfach wesentlich höher. Daher gibt es unter ihnen einige Vertreter, bei denen die Bilanz leicht ins Minus rutscht.

Tab. 1: *Ausgewählte Mikronährstoffe – Empfohlene tägliche Zufuhr für Schwangere*

Nährstoff	Zufuhr	Mehrbedarf
Vitamin A	1,1 mg	50 %
Vitamin B_1	1,2 mg	20 %
Vitamin B_2	1,5 mg	25 %
Vitamin B_6	1,9 mg	58 %
Folsäure	550 µg	25 %
Vitamin B_{12}	3,5 µg	16 %
Vitamin C	110 mg	10 %
Calcium	1000 mg	0 %
Phosphor	800 mg	14 %
Magnesium	310 mg	3 %
Eisen	30 mg	100 %
Jod	230 µg	15 %
Zink	10 mg	30 %

Calcium

Die DGE empfiehlt für Schwangere 1000 Milligramm pro Tag und sieht damit keinen speziellen Zuschlag vor. Das Kind benötigt insgesamt für den Aufbau seines Skeletts 25 bis 30 Gramm des Mineralstoffs. Insbesondere während der zweiten Hälfte der Schwangerschaft steigt der Bedarf des Feten an. Er liegt dann bei 200 bis 300 Milligramm pro Tag.

Eine ausgewogene, gemischte Kost liefert meist genügend Calcium, um diese Menge bereit zu stellen. Wer allerdings keine Milch oder Milchprodukte verträgt, sollte mit seinem Arzt die Einnahme besprechen, denn bei zu niedriger Calciumzufuhr deckt der Fetus seinen Bedarf aus dem mütterlichen Skelett. Außerdem steigt das Risiko von Komplikationen. So kommt es häufiger zu Ödemen und die Gefahr einer Eklampsie erhöht sich.

Eisen

Der gesamte zusätzliche Eisenbedarf während der Schwangerschaft beträgt ca. 750 Milligramm. Die DGE empfiehlt ab dem vierten Monat eine Zufuhr von 30 Milligramm pro Tag.

Eisen ist für das Ungeborene aus folgenden Gründen von Bedeutung. Es ist:

▸ Bestandteil des Hämoglobins und damit unentbehrlich für die Blutbildung des Feten,

▸ für die Entwicklung des Gehirns wichtig.

Die Effektivität der Resorption von Eisen nimmt während der Schwangerschaft stark zu. Dennoch kommen Unterversorgung und Eisenmangelanämien häufig vor. Etwa ein Drittel der Schwangeren leiden an Eisenmangel. Für diese Frauen empfehlen sich in Absprache mit dem Arzt niedrig dosierte Eisenpräparate.

Jod

Ab dem 4. Schwangerschaftsmonat empfiehlt die DGE 230 Mikrogramm pro Tag. Die Gründe für den Mehrbedarf sind:

▸ eine erhöhte Ausscheidung von Jod über die Niere,

▸ die Eigensynthese von Schilddrüsenhormonen durch den Fetus ab der 12. Schwangerschaftswoche,

▸ die Bedeutung von Jod für die Reifung des Gehirns.

Jodmangel während der embryonalen und frühkindlichen Phase kann später die geistige und körperliche Entwicklung des Kindes stark beeinträchtigen. Ein Kropf bei Neugeborenen ist dann keine Seltenheit. Weitere Folgen eines Mangels sind zum Beispiel Frühaborte oder Totgeburten.

Allein durch die tägliche Kost lässt sich der Jodbedarf nicht sicher decken – auch wenn jodiertes Speisesalz verwendet wird. Deshalb wird für alle Schwangeren die Einnahme von Tabletten empfohlen – in einer Dosierung von 100 bis 200 µg pro Tag. In Jodmangelgebieten sollte die Supplementierung bereits vor der Schwangerschaft beginnen. Nur so können neurologische Schäden beim Kind zuverlässig vermieden werden.

Zink

Ab dem vierten Schwangerschaftsmonat empfiehlt die DGE eine Zinkzufuhr von 10 Milligramm pro Tag. Das Spurenelement hat bedeutenden Einfluss auf die Entwicklung des Zentralen Nervensystems und das fetale Wachstum. Obwohl sich der Bedarf während der Schwangerschaft erhöht, ist eine Supplementierung nicht notwendig.

Infoplus

Oft zu viel des Guten!!

Nach einer Studie der Technischen Universität München nehmen Schwangere sinnvolle Präparate kritischer Mikronährstoffe zu spät oder gar nicht ein oder in zu hohen Dosierungen. Die Wissenschaftler hatten Wöchnerinnen danach befragt, welche Präparate sie in welchen Dosierungen geschluckt hatten. Die Ergebnisse:

▶ Folsäure war von 85 % der Frauen eingenommen worden – in Dosierungen zwischen 0,2 und 5 mg pro Tag. Nur ein gutes Drittel hatte sich an die Empfehlung gehalten, mindestens 4 Wochen vor der Schwangerschaft mit der Supplementierung von täglich 0,4 mg zu beginnen. Rund 8 % nahmen mit >1 mg pro Tag deutlich zu viel auf. Diese Menge kann einen Mangel an Vitamin B_{12} kaschieren und sollte vermieden werden.

▶ Etwa ein Drittel der Frauen hatte Eisenpräparate eingenommen, dabei leidet nur maximal ein Drittel an einem Eisenmangel. Die Dosierungen lagen mit 4 bis 600 mg pro Tag zum Teil viel zu hoch – bis zum 150-fachen. Man vermutet bei solchen Mengen Schäden am Ungeborenen.

▶ Beim Jod entsprach die Supplementierung den aktuellen Empfehlungen.

▶ Auch zeigte sich, dass 75 % der Schwangeren Magnesium und 40 % ω-3-Fettsäuren eingenommen hatten. Beides ist nach derzeitigem Stand des Wissens überflüssig.

Folsäure

Folsäure wird für die Synthese von DNA, RNA, Aminosäuren und Neurotransmittern benötigt. Eine gute Versorgung mit diesem Vitamin ist daher unverzichtbar für eine ungestörte Zellteilung und Zelldifferenzierung sowie für Wachstum und Entwicklung des Ungeborenen.

Ein Mangel erhöht das Risiko von Früh- und Fehlgeburten. Mehr noch! Tritt er bereits in den ersten Wochen der Schwangerschaft auf, kann dies beim Kind zu schweren Schäden führen – vor allem „Spina bifida" oder „Anenzephalie". Kinder mit Spina bifida haben einen offen liegenden Rücken. Bei Anenzephalie ist das Gehirn nur zum Teil ausgebildet oder fehlt ganz. Solche Missbildungen entstehen bereits in der dritten (!) Schwangerschaftswoche, wenn die Frau noch gar nicht sicher wissen kann, dass ein Baby unterwegs ist.

Um das Risiko von Defekten zu senken, wird Frauen mit Kinderwunsch empfohlen, schon vor Beginn einer Schwangerschaft täglich 400 µg Folsäure als Präparat einzunehmen.

Während der Schwangerschaft empfiehlt die DGE eine Zufuhr von 600 µg pro Tag. Selbst bei vorbildlicher Ernährung ist diese Menge kaum zu erreichen. Das liegt unter anderem an der Empfindlichkeit des Vitamins: Es verträgt weder Hitze noch Licht, ist zudem wasserlöslich und ein Teil landet stets im Kochwasser. Deshalb sollte die Supplementierung bis zur Geburt fortgeführt werden.

Info

Anreicherung von Folsäure in Lebensmitteln

Im Handel werden mit Folsäure angereichertes Kochsalz und Mehl angeboten. In den USA sind derartige Produkte bereits seit dem Jahr 1988 auf dem Markt. Danach sank die Zahl der Missbildungen deutlich. Auch in Deutschland empfehlen Mediziner und Ernährungswissenschaftler den Verzehr dieser Lebensmittel.

3.2 Empfehlungen für den Speiseplan

Eine abwechslungsreiche gemischte Kost enthält alles, was das Ungeborene für eine gesunde Entwicklung benötigt. Empfehlenswert sind fünf bis sechs Mahlzeiten pro Tag.

Tab. 1: *Zulage bestimmter Lebensmittel in der Schwangerschaft*

Lebensmittel	Zulage	
	pro Tag	pro Woche
reichlich		
▶ Getränke	250 ml	
▶ Brot, Getreide(-flocken)	50 g	
▶ Kartoffeln	50 g	
▶ Reis, Nudeln	50 g	
▶ Gemüse, Obst	50 g	
mäßig		
▶ Milch, Milchprodukte	50 g	
▶ Fleisch		100 g
▶ Fisch		100 g
sparsam		
▶ Öl, Margarine	5 g	

Info

Weniger Salz – Ein alter Zopf!

„Nicht zu viel trinken und beim Salz sparen". Dieser Rat wurde früher werdenden Müttern gegeben. Dies sollte einem während der Schwangerschaft gefürchteten Bluthochdruck vorgebeugt werden. Heute ist gesichert, dass es keinen Zusammenhang zwischen dieser Komplikation und der aufgenommenen Menge an Flüssigkeit und Kochsalz gibt. Im Gegenteil. Eine kochsalzarme Kost kann eher schaden. Sie wird heute von Medizinern selbst bei schon eingetretenem Bluthochdruck strikt abgelehnt – ebenso der früher dann oft empfohlene Obst-Reis-Tag.

Ernährung bei typischen Schwangerschaftsbeschwerden

Viele Schwangere haben mit ihnen zu kämpfen – mit Beschwerden, die zwar nicht gefährlich, aber unangenehm sind.

▶ Gegen Übelkeit und Erbrechen am Morgen ist es hilfreich, eine halbe Stunde vor dem Aufstehen eine Kleinigkeit zu essen.

▶ Wadenkrämpfe treten ab der Schwangerschaftsmitte gehäuft auf. Sie lassen sich durch Gaben von Magnesium bessern.

▶ Gegen das in der Spätschwangerschaft häufige Sodbrennen können kleine Mengen Mandeln oder Nüsse helfen.

▶ Bei Obstipation sollte die Schwangere ganz besonders auf eine ballaststoffreiche Kost mit reichlicher Flüssigkeit achten.

Info plus

Wie die Kost das Geschlecht bestimmt

Die Ernährung der Mutter in der Zeit um die Empfängnis hat Einfluss auf das Geschlecht des Kindes. Zu diesem Ergebnis kamen britische Wissenschaftler, als sie die Daten von 740 britischen Frauen auswerteten.

Die Mütter von Jungen hatten in der Frühschwangerschaft nicht nur energiereicher, sondern auch vielseitiger gegessen. Besonders auffällig war, dass Frauen, die zum Frühstück Müsli bevorzugten, häufiger Söhne zur Welt brachten. Insgesamt war ihre Versorgung mit Vitaminen und Mineralstoffen besser. Bei kalorisch knapper Kost und begrenztem Lebensmittelangebot werden hingegen mehr Mädchen geboren.

Die Forscher vermuten, dass die Nährstoffzufuhr die Zusammensetzung von Blut und Scheidenmilieu ändert und auf diese Weise auch das Geschlecht beeinflusst.

Quelle: Proceedings of the Royal Society, Großbritannien

3.3   Genussmittel

Dem Kind zuliebe sollten werdende Mütter auf diese Produkte verzichten oder ihren Konsum zumindest stark einschränken.

Kaffee und Tee

Eine zu hohe Aufnahme von Koffein kann das Wachstum des Fötus beeinträchtigen. Kaffee und Tee sind zwar nicht völlig tabu. Ihr Genuss sollte aber begrenzt sein. Als unbedenklich gelten 200 Milligramm Koffein pro Tag. Eine Tasse Filterkaffee enthält 100 und eine Tasse Tee 50 Milligramm Coffein.

Rauchen

Jede Zigarette während der Schwangerschaft bedeutet gesundheitliche Risiken für das Ungeborene. Nikotin verengt die Blutgefäße, die den Feten mit Nahrung und Sauerstoff versorgen. Rauchen werdende Mütter regelmäßig, läuft der Transport des Nachschubs durch die verengten Gefäße nicht mehr optimal. Die Konsequenz: Kinder von Raucherinnen wiegen bei der Geburt durchschnittlich 200 bis 300 Gramm weniger als die von Nichtraucherinnen.

Wenn ein Baby zu klein ist, obwohl es zum errechneten Termin geboren wurde, spricht man von „Mangelgeburt". 30 bis 40 Prozent aller Mangelgeburten und bis zu 14 Prozent aller Frühgeburten gehen auf das Konto von Nikotin. Auch nach der Geburt sind Babys von Raucherinnen weiterhin gefährdet. Ihr Risiko, am plötzlichen Kindstod zu sterben, ist im Vergleich zu anderen Kindern doppelt so hoch.

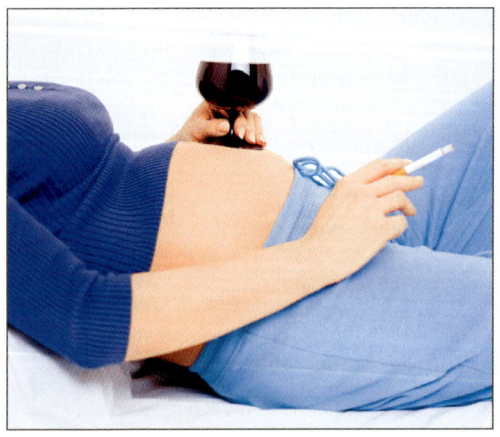

Bild 1: *Kein Vorbild für werdende Mütter*

Alkohol

Alkoholkonsum der Mutter in der Schwangerschaft ist die häufigste Ursache für angeborene Behinderungen. Alkoholschäden treten etwa doppelt so häufig auf wie das Downsyndrom.

Wenn eine Schwangere zu Wein, Bier oder gar Hochprozentigem greift, trinkt das Ungeborene stets mit. Schon nach kurzer Zeit hat es den gleichen Alkoholspiegel im Blut wie die Mutter. Doch die unreife Leber kann das Genussgift noch nicht abbauen. Der kleine Körper ist dem Alkohol etwa zehnmal länger ausgesetzt als die Schwangere. Währenddessen können irreversible Schäden an allen Organen entstehen — vor allem am Gehirn.

Welche Schäden auftreten und in welcher Schwere, hängt von Ausmaß und Zeitpunkt des Alkoholkonsums ab. Besonders folgenschwer wirkt er sich in den ersten drei Monaten aus.

Jährlich werden nach aktuellen Untersuchungen etwa 10.000 Kinder geboren, die unter dem Alkoholkonsum ihrer Mutter leiden. Rund 2.000 von ihnen zeigen die schwerste Form der Schädigung — das fetale Alkoholsyndrom (FAS). Sie werden untergewichtig geboren und weisen charakteristische Veränderungen der Gesichtszüge auf. Sie haben oft organische Fehlbildungen, kognitive sowie emotionale Störungen und zeigen Verzögerungen des Wachstums. Für ihre weitere Entwicklung haben diese Kinder keine günstige Prognose.

Da es keine Schwellendosis gibt, gehen Wissenschaftler heute davon aus, dass auch geringe Mengen schon ein Risiko darstellen, und raten zum strikten Verzicht. Zwar schränken die meisten Frauen das Trinken ein oder lassen es ganz, aber noch immer gönnen sich zu viele Frauen auch während der Schwangerschaft einen Drink, weil sie sich der Konsequenzen für ihr Kind gar nicht bewusst sind.

Zur Prävention alkoholbedingter Schäden hat Frankreich jetzt einen neuen Weg beschritten. Ähnlich den Hinweisen auf Zigarettenpackungen müssen jetzt auch alkoholische Getränke mit Warnungen für schwangere Frauen versehen sein.

Frühe metabolische Programmierung

Der Grundstein für das Entstehen chronischer Erkrankungen kann bereits während der Schwangerschaft gelegt werden. Frühe metabolische Programmierung nennen Wissenschaftler dieses Phänomen.

Das metabolische Syndrom

Wegbereiter chronischer Leiden ist generell das sogenannte metabolische Syndrom – ein gefährlicher Mix verschiedener Risikofaktoren. Dazu gehören vor allem ein gestörter Zuckerstoffwechsel, starkes Übergewicht, Bluthochdruck und erhöhte Blutfettwerte. Ob jemand dazu neigt, ein metabolisches Syndrom zu entwickeln, entscheidet sich nicht selten schon im Mutterleib.

Zu viel Hormone

Während der Schwangerschaft besteht eine ganz besonders enge Verbindung zwischen Mutter und Kind. Chemische Signale in Form von Hormonen gelangen von der mütterlichen Blutbahn über die Plazenta in den Organismus des Ungeborenen, wo sie auf das noch unreife Gehirn einwirken. Treten die Hormone in der falschen Konzentration und zum falschen Zeitpunkt auf, führt dies zu einer irreversiblen Fehlprogrammierung wichtiger Regelzentren im Gehirn – zum Beispiel für Hunger und Sättigung.

Zu viel Insulin

Auslöser kann zum Beispiel ein Schwangerschaftsdiabetes sein. Auf die dabei erhöhten Blutzuckerwerte der Mutter reagiert der Organismus des Ungeborenen mit einer gesteigerten Bildung von Insulin. Es „lernt" bereits jetzt die Überproduktion des Hormons und behält sie lebenslang bei, ebenso den gesteigerten Appetit. Solche Menschen sind später, unabhängig von ihren genetischen Anlagen, anfälliger für chronische Stoffwechselkrankheiten wie Diabetes mellitus.

Die Frage nach der Häufigkeit

In Deutschland entwickeln etwa 10 bis 13 Prozent der schwangeren Frauen einen Schwangerschaftsdiabetes. Allerdings bleiben 80 Prozent aller Fälle unentdeckt und dadurch natürlich auch unbehandelt. Diese Mütter geben die brisante Disposition für spätere Stoffwechselstörungen, ohne es zu wissen, an ihre Kinder weiter.

Prävention ist möglich

Mediziner fordern daher schon lange ein „Diabetes-Screening" bei allen Schwangeren. Wird ein Schwangerschaftsdiabetes rechtzeitig erkannt und behandelt, lässt sich eine Fehlprogrammierung verhindern und damit auch das Risiko, später zu erkranken. Mit Hilfe eines Glucosetoleranz-Tests zwischen der 24. und 28. Schwangerschaftswoche ließe sich die Diagnose verlässlich stellen. Bislang sehen die Mutterschaftsrichtlinien eine solche Untersuchung jedoch nicht vor.

Auch Leichtgewichte sind gefährdet

So paradox es klingt, aber auch kleine untergewichtige Neugeborene können das Risiko erwerben, später an Übergewicht und seinen Folgen zu leiden. Ursache für ein erniedrigtes Geburtsgewicht ist in Deutschland meist das Rauchen.

Oft werden untergewichtige Neugeborene überfüttert – in der guten Absicht der Mutter, ihr Kind möglichst rasch „aufzupäppeln". Als Folge kommt es dann beim Kind ebenfalls zu einer erhöhten Ausschüttung von Insulin. Die beim Säugling noch nicht voll ausgebildeten Regelmechanismen des Gehirns werden falsch programmiert und so die Weichen in Richtung Übergewicht gestellt.

Das beste Mittel, solche Fehlentwicklungen zu vermeiden, ist das Stillen. Die Muttermilch enthält Schutzfaktoren, die das Baby vor einer Überfütterung bewahren.

4   Ernährung während der Stillzeit

Stillen ist Schwerstarbeit. Frauen benötigen daher während dieser Zeit noch mehr Energie und Nährstoffe als während der Schwangerschaft.

Der mütterliche Energiebedarf ergibt sich vor allem aus dem Energiegehalt der Muttermilch. Er liegt relativ konstant bei ca. 290 kJ. Die Trinkmenge nimmt in den ersten vier Lebensmonaten kontinuierlich zu – der Bedarf an Energie erhöht sich also mit zunehmender Stilldauer.

Tab. 1: *Anstieg der Trinkmenge*

Monat	Trinkmenge	Monat	Trinkmenge
erster	650 ml	dritter	730 ml
zweiter	700 ml	vierter	750 ml

Wenn man den Energiebedarf für die Milchbildung und einen Sicherheitszuschlag mit einbezieht, resultiert ein Mehrbedarf an Energie von rund 2,7 MJ pro Tag.

Ansonsten gelten die gleichen Regeln wie während der Schwangerschaft. Vitamin- oder Mineralstoffpräparate sind bei einer gemischten Kost nicht erforderlich. Einzige Ausnahme ist Jod. Um die Versorgung sicher zu stellen, wird der Arzt niedrig dosierte Jodtabletten verordnen.

Tab. 2: *Mehrbedarf an Mikronährstoffen*

Nährstoff	Zufuhr	Mehrbedarf
Vitamin A	1,5 mg	88 %
Vitamin B_1	1,4 mg	40 %
Vitamin B_2	1,6 mg	33 %
Vitamin B_6	1,9 mg	31%
Folsäure	600 µg	50 %
Vitamin B_{12}	4,0 µg	33 %
Vitamin C	150 mg	50 %
Calcium	1000 mg	0 %
Phosphor	900 mg	28 %
Magnesium	390 mg	30 %
Eisen	20 mg	33 %
Jod	24 µg	30 %
Zink	11 mg	57 %

Tab. 3: *Zulagen bestimmter Lebensmittel während der Stillzeit*

Lebensmittel	Zulage	
	pro Tag	pro Woche
reichlich		
▶ Getränke	1000 ml	
▶ Brot, Getreide(-flocken)	100 g	
▶ Kartoffeln	100 g	
▶ Reis, Nudeln	100 g	
▶ Gemüse, Obst	100 g	
mäßig		
▶ Milch, Milchprodukte	100 g	
▶ Fleisch		100 g
▶ Fisch		100 g
sparsam		
▶ Öl, Margarine	10 g	

Die Mengenangaben sind Durchschnittswerte und sollen nur eine Orientierung geben. Den tatsächlichen Bedarf wird jede Mutter selbst austesten. Als Faustregel gilt: Bleibt das Körpergewicht während des Stillens konstant oder nimmt maximal 500 Gramm pro Monat ab, ist der Bedarf an Nährstoffen und Energie gedeckt. Diäten sind während dieser Zeit tabu.

Info

Risikogruppen

Das *„Food and Nutrition Board"* in den USA hat unter Stillenden folgende Risikogruppen definiert:

▶ Frauen, die weniger als 7,5 MJ pro Tag aufnehmen. Sie haben meist bei sämtlichen Nährstoffen einen Mangel.
▶ Frauen, die keine Milch und Milchprodukte zu sich nehmen. Bei ihnen mangelt es an Calcium.
▶ Vegetarierinnen, die Milch und Eier ablehnen. Sie haben oft einen Mangel an Vitamin B_{12}.

Fragen zum Speiseplan

Viele Mütter schränken sich oft ganz unnötig in der Auswahl ihrer Speisen ein. Dabei ist eine möglichst abwechslungsreiche Kost eher von Vorteil für das Baby. Es lernt dann schon sehr früh unterschiedliche Geschmacksrichtungen kennen, weil jedes Lebensmittel die Muttermilch geschmacklich prägt – eine ideale Vorbereitung auf die spätere feste Kost.

Welche Lebensmittel sind für stillende Mütter tabu?

Grundsätzlich gar keine. Empfindliche Säuglinge können eventuell auf Hülsenfrüchte, Kohl oder Zwiebeln mit Blähungen reagieren. Um das herauszufinden, sollte die Mutter diese Lebensmittel gezielt weglassen und beobachten, ob die Symptome sich innerhalb eines Tages bessern. Für einen generellen Zusammenhang gibt es keinen wissenschaftlichen Beweis.

Werden Babys wund, wenn die Mutter viel Obst isst?

Auch hier gibt es keine Studien, die einen generellen Zusammenhang belegen. Es gilt daher: Kein Verzicht auf Obst. In Einzelfällen kann sich das Wundsein durch Weglassen einer bestimmten Obstart bessern.

Sind Genussmittel erlaubt?

Täglich zwei bis drei Tassen Kaffee oder schwarzer Tee sind für die Babys normalerweise kein Problem.

Das Gleiche gilt für ein gelegentliches Glas Wein, Sekt oder Bier. Allerdings sollte sich die Mutter diesen Genuss nicht direkt vor dem Stillen gönnen.

Auf Nikotin sollte die Mutter ganz verzichten. Generell sollte in der Gegenwart des Kindes nicht geraucht werden.

Medikamente

Während der Stillzeit sollten Medikamente nur nach Rücksprache mit dem Arzt eingenommen werden. Das gilt sowohl für verschreibungspflichtige als auch frei verkäufliche Arzneimittel.

 Und jetzt *Sie!*

1. *Wie entwickelt sich das Gewicht während der Schwangerschaft.*

2. *Bei welchen Nährstoffen besteht während der Schwangerschaft ein Mehrbedarf und warum?*

2. *Erläutern sie die besondere Bedeutung von Folsäure für Schwangere und zeigen Sie auf, wie deren Versorgung sichergestellt werden kann.*

4. *Wie ist die Supplementierung von Mikronährstoffen zu beurteilen? In welchen Fällen ist sie sinnvoll und wann ist sie überflüssig oder gar gefährliche?*

5. *Bei welchen Lebensmitteln sind während der Schwangerschaft Zulagen zu empfehlen und in welcher Höhe?*

6. *Nennen Sie typische Beschwerden während der Schwangerschaft und welche Möglichkeiten bietet die Ernährung, diese zu beheben?*

7. *Welche Risiken sind mit dem Rauchen während der Schwangerschaft verbunden?*

8. *Was sollten man Schwangeren zum Umgang mit Alkohol raten und warum?*

9. *Was versteht man unter früher metabolischer Prägung? Welche gesundheitlichen Folgen kann sie für das Ungeborene bedeuten und welche Konsequenzen sollte man für die Praxis ziehen?*

10. *Stellen Sie einen Tageskostplan für Schwangere zusammen.*

11. *Wie ändern sich Nährstoff- und Energiebedarf während der Stillzeit?*

13. *Welche Risikogruppen gibt es bei stillenden Müttern?*

14. *Gibt es Lebensmittel, die für Stillende tabu sein sollten?*

15. *Sind Genussmittel für Stillende erlaubt? Wenn ja, welche und in welchen Mengen?*

16. *Stellen Sie einen Tageskostplan für Stillende zusammen.*

5   Säuglinge – Gesunde Kost von Anfang an

Bis zur Geburt wird der kindliche Organismus über den mütterlichen Blutkreislauf versorgt. Danach muss er sämtliche Nährstoffe aus eigener Kraft aus der Nahrung frei setzen und gewinnen und dies, obwohl noch nicht sämtliche Organe für diese Aufgabe voll entwickelt sind.

5.1   Physiologische Besonderheiten des Säuglings

Hinsichtlich Stoffwechsellage und Funktionsfähigkeit unterscheidet sich der Organismus des Säuglings in einigen markanten Punkten von dem des Erwachsenen.

Wachstum

Der Stoffwechsel des Säuglings unterscheidet sich von dem des Erwachsenen in erster Linie durch die enorme Wachstumsleistung:

▸ Im 1. Lebensjahr beträgt die wöchentliche Gewichtszunahme ca. 200 Gramm, im 2. Lebensjahr ca. 100 Gramm.

▸ Nach etwa fünf Monaten hat der Säugling sein Geburtsgewicht verdoppelt, nach zwölf Monaten verdreifacht.

Körperzusammensetzung

Neugeborene haben einen höheren Wassergehalt als Erwachsene. Er beträgt bei der Geburt ca. 75 Prozent, das sind rund 12 Prozent mehr als im erwachsenen Organismus bei relativ großer Körperoberfläche. Die zusätzliche Flüssigkeit befindet sich hauptsächlich im extrazellulären Raum. Die fettfreie Körpermasse besitzt in allen Altersphasen den gleichen Wassergehalt.

Tab. 1: *Verhältnis von Körperoberfläche zum Körpergewicht*

Alter	Oberfläche pro kg Gewicht
Neugeborene	0,063 m²/kg
1 Jahr	0,043 m²/kg
2 Jahre	0,040 m²/kg
Erwachsene	0,024 m²/kg

Verdauung und Stoffwechsel

▸ Die Menge an Verdauungssekreten ist generell noch relativ gering.

▸ Die Azidität des Magensaftes ist zunächst noch relativ gering und steigt erst im Laufe des ersten Lebensjahres an.

▸ Die Produktion von Gallensäuren läuft erst im Laufe des zweiten Lebensjahres allmählich an.

▸ Die Aktivität der Verdauungsenzyme ist gering.

▸ Die Darmperistaltik ist noch wenig ausgeprägt.

▸ Die Mikrobiota ist noch nicht ausgebildet.

▸ Die Durchlässigkeit der Darm-Mucosa ist relativ hoch.

▸ Leber und Niere sind noch nicht voll funktionsfähig und entwickeln erst allmählich ihre optimale Leistungsfähigkeit.

Info

Anforderungen an Säuglingsnahrung

▸ Die tägliche Energiezufuhr muss eine dem Alter entsprechende Gewichtszunahme sicherstellen.

▸ Die Proteinzufuhr muss der mit dem Wachstum verbundenen hohen Biosyntheseleistung entsprechen.

▸ Die Fett- und Kohlenhydratzufuhr muss so bemessen sein, dass die Nahrungsproteine nicht zur Energiegewinnung herangezogen werden müssen.

▸ Der Flüssigkeitsanteil muss relativ hoch sein, denn die noch nicht voll entwickelten Nieren können zunächst keinen konzentrierten Harn bilden.

▸ Die Nahrung muss leicht verdaulich und frei von Ballaststoffen sein, um den Verdauungsapparat nicht zu überlasten.

5.2 Ernährungsmöglichkeiten

In den ersten Lebensmonaten braucht das Kind viel Liebe und Zuwendung, aber genauso wichtig ist das leibliche Wohl.

5.2.1 Ernährung mit Muttermilch

Die natürliche und ohne Zweifel auch optimale Art der Säuglingsernährung ist in den ersten vier bis sechs Monaten das Stillen, denn Frauenmilch ist in ihrer Zusammensetzung den speziellen Bedürfnissen des Säuglings in idealer Weise angepasst. Von deren Zusammensetzung leiten sich daher auch die Empfehlungen für das erste Lebenshalbjahr ab.

Tab. 1: *Empfehlungen für die tägliche Zufuhr ausgewählter Nährstoffe im ersten Lebensjahr (DGE 2008)*

Nährstoff	Alter (Monate)	
	0 bis <4	4 bis <12
Energie	1,9–2,0 MJ	2,9–3,0 MJ
Protein	12 g	10 g
Fett	45–50 Energie-%	35–45 Energie-%
Essenzielle Fettsäuren	4,5 Energie-%	3,8 Energie-%
Kohlenhydrate	45 Energie-%	45 Energie-%
Vitamine		
▶ Vitamin A	0,5 mg	0,6 mg
▶ Vitamin D	10 µg	10 µg
▶ Vitamin E	3 mg	3 mg
▶ Vitamin K	5 µg	10 µg
▶ Vitamin B_1	0,5 mg	0,6 mg
▶ Vitamin B_2	0,3 mg	0,4 mg
▶ Vitamin B_6	0,1 mg	0,3 mg
▶ Niacin	5 mg	6 mg
▶ Folsäure	50 µg	55 µg
▶ Vitamin B_{12}	0,4 µg	0,8 µg
▶ Vitamin C	50 mg	55 mg
Mineralstoffe		
▶ Kalium	400 mg	650 mg
▶ Calcium	220 mg	400 mg
▶ Phosphor	120 mg	300 mg
▶ Magnesium	24 mg	60 mg
▶ Eisen	0,5 mg	8 mg
▶ Zink	1 mg	2 mg
▶ Jod	40 µg	80 µg

Bildung der Muttermilch

Die Zusammensetzung der Muttermilch ändert sich während der ersten Wochen der Laktation. Daher unterscheidet man verschiedene Stadien der Milchbildung.

Kolostrum (Vormilch)

Bis zum eigentlichen „Einschießen" der Milch produziert die Brustdrüse die sogenannte Vormilch. Sie sieht noch wenig nach Milch aus – ist dickflüssig und von gelblicher Farbe. Das Kolostrum mit seinem hohen Gehalt an Proteinen, Immunglobulinen und Leukozyten wirkt stark antiinfektiös und bildet daher einen optimalen Schutz gegen akute Erkrankungen.

Transitorische Milch

Etwa ab dem 3. bis 5. Tag nach der Geburt wird die transitorische oder Übergangsmilch gebildet. Sie hat einen höheren Zucker- und Fettgehalt, ist aber ärmer an Proteinen und Immunglobulinen.

Reife Muttermilch

Von der 3. Lebenswoche an wird die eigentliche Muttermilch produziert, die sich in Aussehen, Konsistenz und Zusammensetzung von ihren Vorgängerinnen unterscheidet. Sie wirkt wässrig und ist etwas dünnflüssiger. Reife Muttermilch enthält alle Nährstoffe, die das Baby benötigt.

 Info

Änderung der Nährstoffzusammensetzung der Milch während des Stillens

Die Brustdrüse produziert zu Beginn eine eher „wässrige" Milch mit hohen Konzentrationen an Proteinen, Mineralstoffen und Vitaminen. Danach wird sie zunehmend fett- und energiereicher. Deshalb ist es wichtig, immer erst eine Brust leer trinken zu lassen. Wird häufig gewechselt, erhält das Kind meist zu viel „dünne" Milch. Außerdem kann es durch die höhere Aufnahme von Lactose zu Verdauungsbeschwerden kommen.

Muttermilch versus Kuhmilch

Im Gegensatz zu Muttermilch muss Kuhmilch durch Nährstoffzusätze angepasst werden, um Mangelerscheinungen oder Belastungen des kindlichen Organismus zu verhindern – zum Beispiel die der noch unreifen Nieren.

Tab. 1: *Nährstoffgehalte von Muttermilch und Kuhmilch im Vergleich – jeweils pro 100 g*

Nährstoff	Muttermilch	Kuhmilch
Energie	290 kJ	270 kJ
Wasser	87,2 %	87,5 %
Hauptnährstoffe		
▶ Proteine	1,2 g	3,4
▶ Fett	3,8 g	3,7
▶ Laktose	7,0 g	4,6
Vitamine		
▶ Vitamin A	69 µg	35 µg
▶ Vitamin D	67 ng	74 ng
▶ Vitamin E	0,3 mg	0,1 mg
▶ Vitamin K	0,5 µg	0,3 µg
▶ Vitamin B_1	15 µg	37 µg
▶ Vitamin B_2	38 µg	180 µg
▶ Vitamin B_6	14 µg	36 µg
▶ Niacin	0,2 mg	90 µg
▶ Folsäure	8 µg	7 µg
▶ Vitamin B_{12}	50 ng	0,4 µg
▶ Vitamin C	6,5 mg	1,7 mg
Mineralstoffe		
▶ Kalium	47 mg	157 mg
▶ Calcium	29 mg	120 mg
▶ Phosphor	15 mg	92 mg
▶ Magnesium	3 mg	12 mg
▶ Eisen	58 µg	46 µg
▶ Zink	0,1 mg	0,4 mg
▶ Jod	5 µg	3 µg

ℹ Info

Entwarnung in Sachen Schadstoffe

Die Gehalte an Schadstoffen in Muttermilch sind in den letzten Jahren deutlich gesunken – bei Dioxin z. B. um 90 %. Die Nationale Stillkommission empfiehlt daher, Säuglinge 4 bis 6 Monate voll zu stillen. Danach können Mütter bei geeigneter Beikost so lange stillen, wie sie möchten.

Warum ist Stillen so wichtig?

Auch wenn noch nicht alle Zusammenhänge wissenschaftlich endgültig geklärt sind, der Nutzen des Stillens gilt weltweit als erwiesen.

Vorteile des Stillens für den Säugling

▶ Perfekte Zusammensetzung der Nährstoffe.

▶ Leicht verdauliches Fett und Eiweiß sowie Lactose fördern die typische Besiedlung des Darms mit Mikroorganismen.

▶ Muttermilch hat sehr gut verfügbares Calcium und Eisen.

▶ Eine Überfütterung des Kindes ist wegen der Rückkopplung des Nahrungs- und Flüssigkeitsbedarfs des Säuglings und der Milchbildung der Mutter äußerst selten.

▶ Durch das Saugen wird die Entwicklung des Kiefers positiv unterstützt.

▶ Die Muttermilch enthält antiinfektiöse und entzündungshemmende Stoffe wie Leukozyten, Makrophagen, Lysozym oder Immunglobuline und schützt das Kind dadurch gegen Infektionskrankheiten.

▶ Stillen ist eine Prophylaxe gegen Allergien und späteres Übergewicht.

Vorteile für die Mutter

▶ Durch das Stillen wird die Ausschüttung des Hormons Oxytocin ausgelöst. Es führt bei der Mutter zu starken Uteruskontraktionen und begünstigt so die Rückbildung der Gebärmutter. Auch werden auf diese Weise Infektionen und Stauungen des Wochenflusses verhindert.

▶ Das Stillen verbraucht Energie, sodass die Mutter ihr ursprüngliches Gewicht schneller wieder erreicht.

▶ Längeres Stillen scheint das Risiko für Brustkrebs zu verringern.

▶ Muttermilch hat praktische Vorteile – ist preiswert, hygienisch, immer gut temperiert und jederzeit sofort verfügbar. Ein aufwendiges Zubereiten von Babynahrung erübrigt sich.

Wie oft stillen?

Der Rat an junge Mütter: Legen Sie Ihr Baby nach Bedarf an – immer dann, wenn es sich meldet. Das kann sechs- oder auch achtmal pro Tag sein. Lassen Sie es trinken, so lange es möchte. Sicherheit gibt regelmäßiges Wiegen. Im ersten Halbjahr sollte das Kind 150 bis 200 Gramm pro Woche zunehmen.

Trinkmengen im ersten Lebensjahr

▶ 1. bis 6. Woche – ca. ein Drittel des Körpergewichtes,

▶ 7. Woche bis 6. Monat – ca. ein Sechstel des Körpergewichtes,

▶ 2. Lebenshalbjahr – ca. ein Achtel des Körpergewichtes.

Tab. 1: *Stillhäufigkeit in Deutschland*

Lebensalter	Anteil gestillter Kinder
< 1 Monat	70–90 %
1–2 Monat	40–75 %
2–6 Monat	25–40 %
> 6 Monate	5–30 %

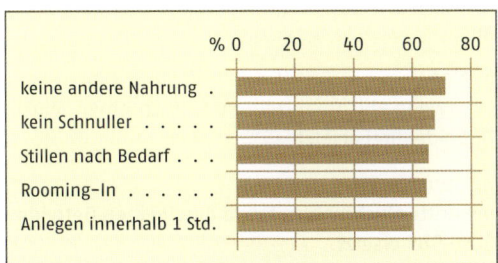

Bild 1: *Stillförderndes Verhalten während der ersten Tage nach der Geburt (Quelle: Stella-Studie)*

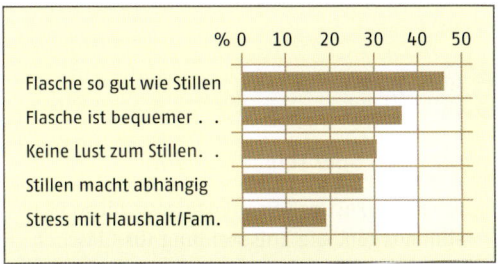

Bild 2: *Die fünf häufigsten Gründe, gar nicht zu stillen (Quelle: Stella-Studie)*

5.2.2 Füttern mit Formulamilch

Wenn eine Mutter nicht stillen kann oder will, bietet industriell hergestellte Säuglingsmilch eine gute Alternative. Sie enthält alle Nährstoffe, die das Kind braucht, aber natürlich keine Abwehrstoffe.

Die verschiedenen Produkte

Entsprechend der EU-Richtlinien unterscheidet man heute nicht mehr zwischen „adaptierten" und „teiladaptierten" Präparaten, sondern spricht von Anfangs- und Folgenahrungen. Als Proteinquelle können Kuhmilch oder Soja dienen.

Säuglingsanfangsnahrung

Sie ist von Geburt an als einzige Nahrung bis zum 6. Lebensmonat geeignet und in ihrem Eiweißgehalt der Muttermilch angepasst. Es gibt zwei Arten, die sich hauptsächlich in den enthaltenen Kohlenhydraten unterscheiden.

▶ „PRE"-Nahrung (früher adaptiert) enthält als einziges Kohlenhydrat Lactose. Sie ist dünnflüssig und sättigt nur kurze Zeit.

▶ „1"-Nahrung (früher teiladaptiert) enthält neben der Lactose zusätzlich bis zu zwei Prozent Stärke. Sie ist dadurch dickflüssiger und sättigt länger. Sie ist für ältere Säuglinge ab dem 3. bis 4. Monat gedacht.

Folgenahrung

Sie weicht in ihrer Zusammensetzung stärker von Muttermilch ab und ist erst ab dem 5. Lebensmonat als Milch geeignet. Gekennzeichnet wird Folgenahrung mit den Kennziffern „2" und „3". Manche Produkte enthalten probiotische Milchsäurebakterien – sie sollen die Entwicklung der Mikrobiota unterstützen.

HA-Nahrung

Das Kürzel HA steht für hypoallergen. Man gewinnt diese Produkte aus Kuhmilch, deren Eiweiß bei der Herstellung so stark denaturiert wird, dass sich die allergene Wirkung verringert. HA-Nahrung kann helfen, Allergien vorzubeugen und wird für Säuglinge mit einem entsprechenden, erblich bedingten Risiko empfohlen.

Zubereiten von Flaschennahrung

Formulamilch wird normalerweise mit Trinkwasser zubereitet – das jedoch muss bestimmten Kriterien genügen:

▶ Es soll bakteriologisch einwandfrei sein.

▶ Sein Nitratgehalt sollte 50 Milligramm pro Liter nicht übersteigen – bei höheren Werten daher nitratarmes Tafelwasser verwenden.

▶ Hohe Wasserhärte birgt die Gefahr der Überbelastung mit Mineralstoffen – auch dann muss Tafelwasser zum Einsatz kommen.

Flaschenfütterung in der Praxis

Auch bei der Flaschennahrung sollte wie beim Stillen nach Bedarf gefüttert werden. Es wird sich meist von anfangs sechs ab dem 2. Monat auf fünf Mahlzeiten einregulieren.

Ansonsten gilt:

▶ Flaschen und Sauger müssen peinlich sauber sein und durch Auskochen (3 Min.) sterilisiert werden. Glasflaschen sind hygienischer als solche aus Kunststoff.

▶ Die Nahrung stets frisch mit abgekochtem Wasser zubereiten und die Dosierungsanweisungen auf der Packung beachten.

▶ Stets die Temperatur kontrollieren. Sie soll der Körpertemperatur entsprechen.

 Info

Prophylaktische Nahrungssupplemente

Der Vitamin-D-Gehalt von Milch ist zu gering, um den Bedarf des Kindes zu decken. Ab der ersten Lebenswoche erhält daher jedes Baby täglich 10 bis 12,5 Mikrogramm Vitamin D – am besten kombiniert mit Fluor, um vor Karies zu schützen, normalerweise 0,25 mg pro Tag.

Vitamin K wird wegen der begrenzten Speicher des Neugeborenen und des geringen Gehalts der Muttermilch ebenfalls allen Kindern im Rahmen der ersten Vorsorgeuntersuchungen gegeben.

5.2.3   Einführen der Beikost

Unter Beikost versteht man alle Lebensmittel, die neben Milch auf dem täglichen Kostplan stehen. Sie wird frühestens nach dem 4. Monat eingeführt. Brei vorher zu füttern ist nicht nur überflüssig, sondern auch riskant, denn dadurch erhöht sich das Risiko von Allergien. Beikost ist vor allem aus folgenden Gründen wichtig:

▶ für die Aufnahme von Eisen mit guter Bioverfügbarkeit – z. B. über Fleisch oder angereicherte Getreideprodukte,

▶ um neue geschmackliche Erfahrungen zu machen,

▶ um motorisches Geschick zu entwickeln – beim selber essen mit Besteck.

Das Umstellen des Kostplans

Ab dem 4. Monat wird jeweils eine Milchmahlzeit schrittweise durch Brei ersetzt.

5. Monat:
Eine Milchmahlzeit wird durch Brei ersetzt – anfangs aus Karotten oder Reis – später können Fleisch und Kartoffeln hinzukommen. Der Brei macht ca. ¼ der Nahrungsmenge und ⅓ der Energiezufuhr aus.

6. Monat
Die zweite Milchmahlzeit wird durch einen Milch-Getreide-Brei ersetzt.

7. Monat
Die dritte Milchmahlzeit wird durch einen Getreide-Obst-Brei ersetzt.

10. Monat
Der Milch-Getreide-Brei kann durch eine Brot-Milchmahlzeit ersetzt werden – ebenso die morgendliche Milchmahlzeit.

 Info

Gläschen oder selber kochen?

Für Kinderkost gelten strenge gesetzliche Bestimmungen. Die Entscheidung für Gläschen oder selber kochen ist daher mehr eine Frage der Zeit und des Geldbeutels.

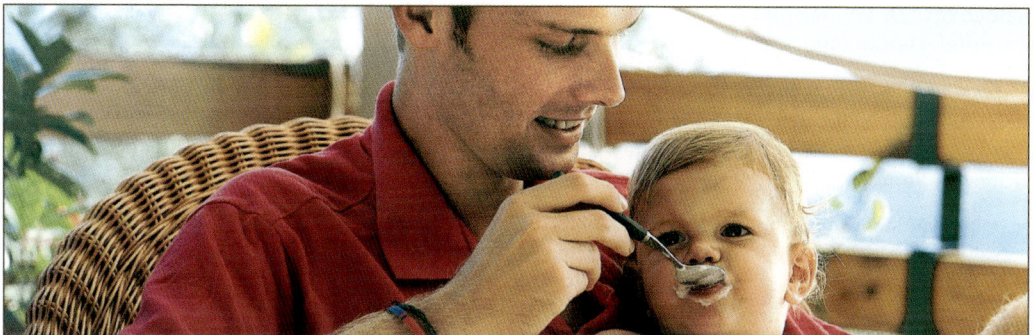

Erster Brei

Gemüse-Kartoffel-Fleisch-Brei (pro Portion)
90–100 g	Gemüse
40– 60 g	Kartoffeln
30– 45 g	Obstsaft
8– 10 g	Rapsöl
20– 30 g	Fleisch

Zweiter Brei

Vollmilch-Getreide-Brei (pro Portion)
200 g	Vollmilch
20 g	Getreideflocken
20 g	Obstsaft oder -püree

Dritter Brei

Getreide-Obst-Brei (pro Portion)
20 g	Getreideflocken
90 g	Wasser
100 g	Obst (Äpfel, Aprikosen, Birnen, Nektarinen, Pfirsiche)
5 g	Butter

Industriell hergestellte Babykost

▸ Baby-Menü
▸ Junior-Menü
▸ Milchfertigbrei
▸ Getreide-Obst-Brei

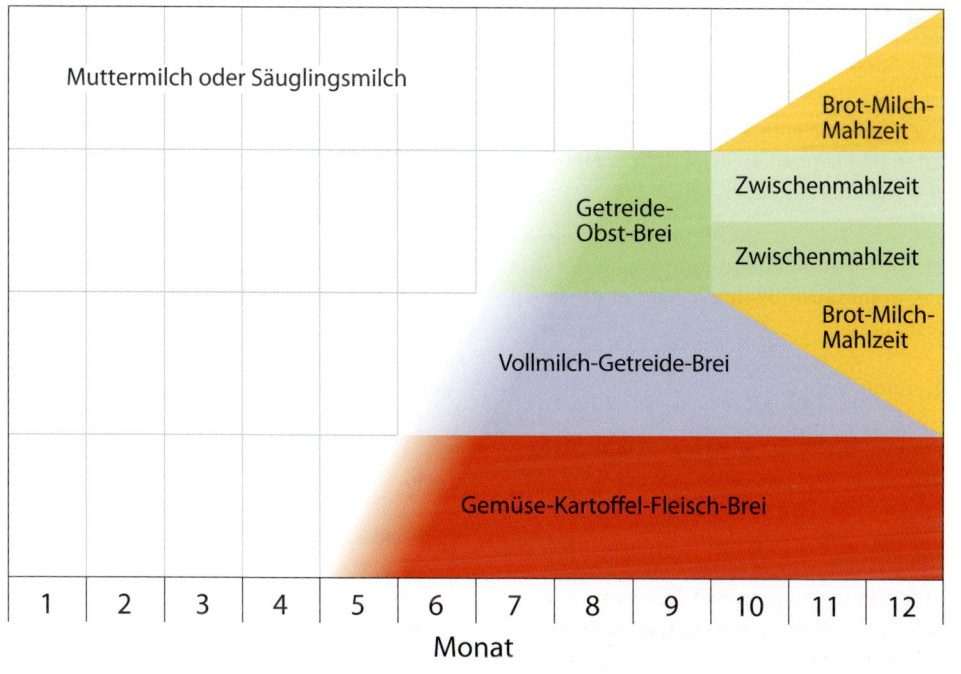

Bild 1: *Ernährungsplan für das erste Lebensjahr (Quelle: Forschungsinstitut für Kinderernährung)*

Selber kochen am Beispiel von Gemüse-Kartoffel-Fleisch-Brei

Es spart Zeit und Arbeit, wenn man mehrere Portionen zubereitet und einen Teil einfriert. Der Brei ist dann etwa zwei Monate haltbar. Als Zutaten eignen sich außer Kartoffeln:

▸ Leicht verdauliche Gemüsesorten wie Kohlrabi-Möhren, Zucchini, Brokkoli, Blumenkohl oder Spinat,

▸ Mageres Fleisch von Rind, Kalb, Schwein, Lamm oder Geflügel,

▸ Rapsöl wegen seiner sehr guten Fettsäurezusammensetzung.

 Tipps

▸ Milch-Getreide-Brei nicht mit verdünnter Milch oder Magermilch zubereiten, sonst ist der Fettgehalt zu gering.

▸ Bei Getreideflocken oder -grieß auf Jodzusatz achten.

Fertigkost

Gemüse-Kartoffel-Fleisch-Brei gibt es im Handel als Baby- oder Junior-Menü. Baby-Menüs sind fein püriert und schon für Säuglinge ab dem 5. Monat geeignet. Junior-Menüs enthalten bereits größere Stückchen und können ab etwa dem 8. Monat gegeben werden.

Die Kost sollte kein Salz und keine Geschmacksverstärker enthalten. Auskunft darüber gibt die Zutatenliste. Grundsätzlich gilt, je einfacher die Rezeptur, desto besser.

Tab. 1: *Zutatenliste von Fertigkost*

empfehlenswerte Rezeptur	weniger empfehlenswerte Rezeptur
Karotten	Kartoffeln, Gemüse
Kartoffeln	Rindfleisch
Putenfleisch	Reis (gekocht)
Wasser	Pwflanzenöl
Pflanzenöl	Wasser, Magermilch
	Salz, Gewürze

Flüssigkeitszufuhr

Säuglinge benötigen im Vergleich zu Erwachsenen deutlich mehr Flüssigkeit. Der Grund: Ihre Wasserverluste sind relativ hoch – wegen ihrer größeren Körper- und Lungenoberfläche und der eingeschränkten Fähigkeit ihrer Nieren, konzentrierten Harn zu bilden.

Tab. 2: *Mittlere Trinkmenge gesunder Kinder*

Alter	Bedarf
0 bis < 4 Monate	ca. 0,7 l/Tag (ohne Beikost)
4 bis < 12 Monate	bis 0,4 l/Tag (mit Beikost)

In den ersten vier bis sechs Monaten ist der Bedarf durch Muttermilch oder Formulamilch abgedeckt. Mit Einführen der Beikost müssen zusätzlich Getränke angeboten werden, denn Kinder entwickeln erst spät ein Durstgefühl. Geeignet sind Leitungs- und Mineralwasser, verdünnte Obstsäfte sowie ungesüßte Früchte- und Kräutertees.

 Und jetzt *Sie!*

1. *Welche physiologischen Besonderheiten hat der Organismus von Säuglingen?*

2. *Welche allgemeinen Anforderungen sollte Säuglingsnahrung erfüllen?*

3. *Welche Vorteile hat das Stillen für die Mutter und den Säugling?*

4. *Welche Möglichkeiten, die Bereitschaft zum Stillen bei jungen Müttern zu fördern?*

5. *Woraus wird industriell hergestellte Säuglingsmilch gewonnen? Welche Präparate werden angeboten und wie sind sie zu verwenden?*

6. *Stellen Sie geeignete Zutaten für industriell hergestellte Beikost und begründen Sie Ihre Angaben.*

7. *Ab wann kann Beikost eingeführt werden und wie soll deren Anteil an der Kost gesteigert werden? Stellen Sie einen Plan für die ersten zehn Monate auf.*

6 Gesunde Kost für Kinder

Die für Kinder empfohlene Ernährung unterscheidet sich nur wenig von der Erwachsenenkost. Mit einem abwechslungsreichen, gemischten Speiseplan ist also auch ihr Bedarf schon im Wesentlichen gedeckt. Da sich der kindliche Organismus jedoch noch im Aufbau befindet, gelten einige Besonderheiten.

Auch bei Kindern gilt der Grundsatz, dass Lebensmittel mit hoher Nährstoffdichte am wertvollsten sind. Das Forschungsinstitut für Kinderernährung in Dortmund hat allgemeine Empfehlungen für die Kostpläne von Kindern entwickelt – nach dem Konzept der optimierten Mischkost (Optimix). Die darin aufgeführten Lebensmittel sind für alle Altersgruppen gleich. Unterschiede gibt es aber bei den vorgeschlagenen Mengen.

6.1 Physiologische Besonderheiten von Kindern

Um eine angepasste Ernährung und damit die optimale Entwicklung des Kindes zu gewährleisten, ist folgendes zu berücksichtigen.

Wachstum

Gemessen an Säuglingen verläuft das Wachstum nicht mehr so kontinuierlich, sondern wird von Schüben unterbrochen. Die größten liegen im 6. bis 7. Lebensjahr und in der Pubertät.

Zähne

In die Kindheit fällt die Ausbildung des Gebisses. Wichtig ist, die Gesundheit der Milchzähne bis zum Wechsel so gut wie möglich zu erhalten. Dafür und für den Knochenaufbau ist eine ausreichende Versorgung mit Calcium wichtig.

Tab. 1: *Empfehlungen für die tägliche Zufuhr ausgewählter Nährstoffe bei Kindern (DGE 2008)*

Nährstoff	Alter (Jahre)				
	1 bis <4	4 bis < 7	7 bis < 10	10 bis <13	13 bis 14
Energie	4,4–4,7 MJ	5,8–6,4 MJ	7,1–7,9 MJ	8,5–9,4 MJ	9,4–11,2 MJ
Protein	13–14 g	17–18 g	24 g	35–34 g	45–46 g
Fett	30–40 Energ.-%	30–35 Energ.-%	30–35 Energ.-%	30–35 Energ.-%	30–35 Energ.-%
Essenzielle Fettsäuren	3,5 Energ.-%	3,0 Energ.-%	3,0 Energ.-%	3,0 Energie-%	3,0 Energ.-%
Kohlenhydrate	47 Energ.-%	52 Energ.-%	52 Energ.-%	52 Energie-%	52 Energ.-%
Vitamine					
▶ Vitamin A	0,6 mg	0,7 mg	0,8 mg	0,9 mg	1,0–1,1 mg
▶ Vitamin D*	20 µg	20 µg	20 µg	20 µg	20 µg
▶ Vitamin E	5–6 mg	8 mg	9–10 mg	11–13 mg	12–14 mg
▶ Vitamin K	15 µg	20 µg	30 µg	40 µg	50 µg
▶ Vitamin B_1	0,6 mg	0,8 mg	1,0 mg	1–1,2 mg	1,1–1,4 mg
▶ Vitamin B_2	0,7 mg	0,9 mg	1,1 mg	1,2–1,4	1,3–1,6 mg
▶ Vitamin B_6	0,4 mg	0,5 mg	0,7 mg	1,0 mg	1,4 mg
▶ Niacin	7 mg	10 mg	12 mg	13–15 mg	15–15 mg
▶ Folsäure	120 µg	140 µg	180 µg	240 µg	300 µg
▶ Vitamin B_{12}	1,0 µg	1,5 µg	1,8 µg	2,0 µg	3,0 µg
▶ Vitamin C	60 mg	70 mg	80 mg	90 mg	100 mg
Mineralstoffe					
▶ Kalium	1 g	1,4 g	1,6 g	1,7 g	1,9 g
▶ Calcium	0,6 g	0,75 g	0,9 g	1,1 g	1,2 g
▶ Phosphor	0,5 g	0,6 g	0,8 g	1,25 g	1,25 g
▶ Magnesium	80 mg	120 mg	170 mg	230–250 mg	310 mg
▶ Eisen	8 mg	8 mg	10 mg	12–15	12–15 mg
▶ Zink	3,0 mg	5,0 mg	7,0 mg	7,0–9,0 mg	7,0–9,5 mg
▶ Jod	100 µg	120 µg	140 µg	180 µg	200 µg

* bei fehlender endogener Synthese.

6.2   Ernährungsempfehlungen

Die Empfehlungen für Kinder orientieren sich an den zehn Regeln der DGE.

Ernährungsfahrplan für den Tag

▸ Kinder sollten jeden Tag eine warme Mahlzeit bekommen — je nach den Gewohnheiten der Familie mittags oder abends. Vorwiegend aus Gemüse mit Kartoffeln, Reis oder Nudeln. Fleisch und Fisch gibt es in kleinen Portionen.

▸ Kartoffeln sollte es möglichst fünfmal pro Woche geben. Als wichtigstes Grundnahrungsmittel liefern sie neben Stärke wertvolles Eiweiß sowie Mineralstoffe (Mg, K, P) und Vitamine (C, B_1).

▸ Reis und Nudeln gehören zweimal wöchentlich auf den Tisch — möglichst als Vollkornnudeln und Naturreis.

▸ Morgens und abends bekommen Kinder Milch und Brot, bestrichen mit Butter oder Margarine und belegt mit Schnittkäse oder Aufschnitt — dabei auf fettarme Sorten achten. Gelegentlich können auch ein Ei, Konfitüre, Honig oder Nuss-Nougat auf dem Speiseplan stehen.

▸ Eine Alternative zu Brot und Milch bieten Müsli oder Joghurt mit Getreideflocken, frischem Obst oder Nüssen. Vorsicht bei fertigen Müsli-Mischungen. Sie können bis zu 40 Prozent Zucker enthalten.

▸ Für die Zwischenmahlzeit eignen sich rohes Obst und Gemüse wie Tomaten, Gurken oder Kohlrabi mit Brot. Zur Abwechslung kann es auch Kuchen, Vollkornkekse oder ein Honigbrot geben.

▸ Zu den Mahlzeiten und auch in der Zeit dazwischen sollten stets Getränke bereit stehen. Idealer Durstlöscher ist Wasser. Ebenfalls geeignet: Ungesüßte Kräuter- oder Früchtetees und verdünnte Obstsäfte. Nicht zu empfehlen sind Limonaden und Colagetränke. Sie enthalten viel Zucker und so gut wie keine wichtigen Nährstoffe.

 Info

Vom Säugling zum Kind

Mit etwa einem Jahr ist ein Kind aus dem Säuglingsalter heraus und so weit entwickelt, dass es kräftigere Mahlzeiten braucht. Es verträgt jetzt auch feste Kost und kann am Familienessen teilnehmen. Man sollte ihm aber genügend Zeit lassen, sich an den Speiseplan der Erwachsenen zu gewöhnen. Während der letzten Monate hat es schon regelmäßig kleine Stückchen Gemüse, Obst, Kartoffeln oder Brot bekommen. Diese Mengen sollten jetzt allmählich gesteigert und gelegentlich auch durch Rohkost ergänzt werden.

Tab. 1: *Grundregeln der Lebensmittelauswahl*

reichlich	Pflanzliche Lebensmittel und Getränke
mäßig	Tierische Lebensmittel
sparsam	Fettreiche Lebensmittel

 Info

Richtig zubereiten

Auch beim Zubereiten heißt es, die Bedürfnisse der Kinder im Auge behalten:

▸ Fleisch, Geflügel, Innereien und Fisch bekommen Kinder am besten in gedünsteter und gebackener Form.

▸ Fett, Sahne und Zucker nur mäßig verwenden.

▸ Gemüse, Kartoffeln, Reis und Nudeln in nur schwach gesalzenem Wasser zubereiten und für die Erwachsenen extra nachwürzen.

▸ Statt scharfer Gewürze besser mit Kräutern abschmecken.

▸ Gemüse und Fleisch mit mild gewürzten Saucen anbieten — nicht zu fett und nicht zu mehlig.

Wie viel Süßes darf sein?

Süßigkeiten gehören natürlich nicht zu den ausdrücklich empfohlenen Lebensmitteln. Komplett verbannen sollten Eltern sie jedoch nicht aus dem Speiseplan von Kindern. Bei sonst ausgewogener Kost ist auch Platz für Naschereien. Als Faustregel gilt: Pro Tag sollten auf jeden Fall nicht mehr als 600 bis 800 kJ an Süßigkeiten gegessen werden. Das sind zum Beispiel sechs Bonbons, 40 Gramm Gummibärchen oder fünf Stücke Schokolade.

Info

Jungen brauchen mehr Energie

Bei Jungen ist der Energieverbrauch nach dem 4. Lebensjahr um ca. 10 % größer als bei gleichaltrigen Mädchen. Bezogen auf das Körpergewicht nimmt der Energiebedarf zum Erwachsenenalter hin kontinuierlich ab.

Info*plus*

Geschmacksvermögen von Kindern

Im Riechen und Schmecken sind Kinder Weltmeister. So haben Babys 8.000 bis 12.000 Geschmacksknospen, verteilt über die gesamte Mundhöhle. Bei Erwachsenen ist es nur ein Drittel. Wie früh sich geschmackliche Vorlieben ausbilden, zeigt eine Studie der Universität Utrecht. Erwachsene im Alter zwischen 30 und 40 Jahren sollten zwei Sorten Ketchup testen. Das eine enthielt Vanille, das andere nicht. Ergebnis: Wer als Säugling Flaschennahrung erhalten hatte, bevorzugte das vanillehaltige Produkt. Die Erklärung: Die Studienteilnehmer waren zu einer Zeit geboren, als Säuglingsnahrung üblicherweise Vanille als Zusatz enthielt. Wer als Baby gestillt worden war, hatte diese Geschmackserfahrung nicht.

Tab. 1 *Pro Tag empfohlene Mengen für die verschiedenen Altersgruppen (Quelle: Forschungsinstitut für Kinderernährung)*

Empfohlene Lebensmittel (mind. 80 % der Energie)	Alter (Jahre)				
	1	2–3	4–6	7–9	10–12
Getränke	600 ml	700 ml	800 ml	900 ml	1000 ml
Brot, Getreide (-flocken)	80 g	120 g	170 g	200 g	250 g
Kartoffeln, Nudeln, Reis	80 g	100 g	120 g	140 g	180 g
Gemüse	100 g	120 g	180 g	200 g	230 g
Obst	100 g	120 g	180 g	200 g	230 g
Milch*	300 g	330 g	350 g	400 g	420 g
Fleisch, Wurst	30 g	35 g	45 g	55 g	65 g
Eier (Stück pro Woche)	1 – 2	1 – 2	2	2	2 – 3
Fisch (Gramm pro Woche)	50 g	70 g	100 g	150 g	180 g
Margarine, Öl, Butter	15 g	20 g	25 g	30 g	35 g
Geduldete Lebensmittel (max. 20 % der Energie)					
▶ Kuchen, Süßigkeiten	<50 g	<50 g	<50 g	<50 g	<80 g
▶ Marmelade, Zucker	< 10 g	<10 g	< 10 g	<10 g	<20 g

* Milch kann zum Teil durch Milchprodukte ersetzt werden. Dabei entsprechen 100 ml Milch etwa 15 g Schnittkäse oder 30 g Weichkäse.

Beim Speiseplan – Rücksicht auf die Kleinen

Der Organismus kleiner Kinder kann manches der Erwachsenenkost noch nicht richtig verarbeiten – Verdauung und Gebiss sind noch nicht voll ausgebildet. Ungeeignet sind:

▶ manche Kohlarten und Hülsenfrüchte,

▶ scharf angebratenes Fleisch,

▶ grobes, fest gebackenes Brot,

▶ stark Gewürztes oder Gesalzenes.

Tageskostplan 1

Frühstück: Vollkorn-Cornflakes mit Apfelwürfeln und Milch, Früchtetee

Imbiss: Käsebrot, Rohkost aus Karotte und Apfel, Mineralwasser

Mittagessen: Makkaroni mit Tomaten-Sauce, Früchtetee

Imbiss: 1 Kiwi, 1 Vollkornkeks, verdünnter Orangensaft

Abendessen: Toastbrot mit Tzatziki, verdünnter Apfelsaft

Tageskostplan 2

Frühstück: Wurstbrot mit Bananen-Joghurt, Malzkaffee mit Trinkmilch

Imbiss: Obstsalat, Kräutertee

Mittagessen: Pommes frites (aus dem Backofen), Frikadellen, grüne Bohnen, Mineralwasser

Imbiss: Orange, Schokolade

Abendessen: Brot mit Paprikawürfeln und Tomatenscheiben belegt, Buttermilch-Mix-Getränk mit Beeren

---

Isst das Kind genug oder sogar zuviel?

Es besteht kein Grund zur Besorgnis, wenn ein Kind manchmal schlechter oder auch zuweilen mehr isst als sonst. Bei gesunden Kindern reguliert sich die Nahrungsaufnahme meist ganz von selbst wieder. Erst wenn auffällige Essgewohnheiten länger dauern oder das Kind nicht genügend oder sehr stark zunimmt, empfiehlt sich ein Besuch beim Kinderarzt oder der Ernährungsberatung.

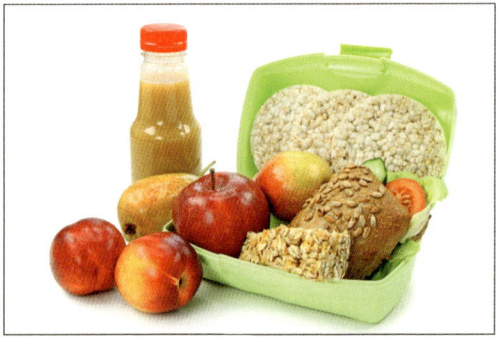

Bild 1: *Ein idealer Imbiss für die Schulpause*

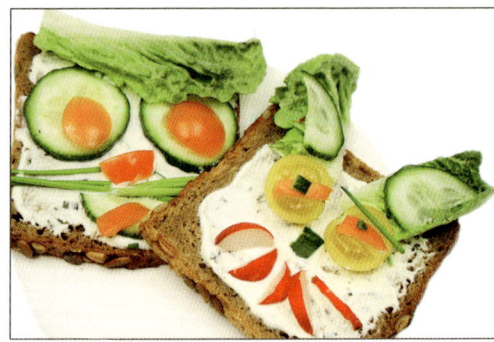

Bild 2: *So appetitlich angeboten ist Rohkost auch für Kinder attraktiv*

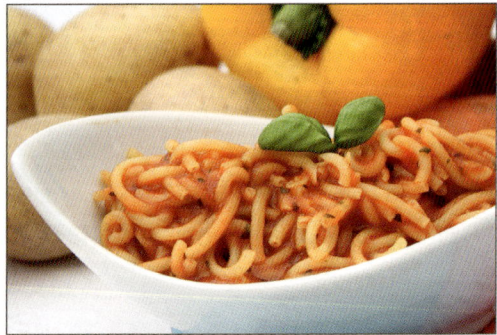

Bild 3: *Nudelgerichte mögen die meisten Kinder*

Wenn das Kind keine Milch mag

Milch und Milchprodukte sind die wichtigsten Quellen für Calcium. Wenn Kinder Milch ablehnen, kann man versuchen, sie in anderen Lebensmitteln zu verstecken – in Aufläufen, Suppen oder Pudding. Bei einer Kuhmilchallergie oder Lactoseintoleranz ist dies natürlich nicht möglich. Da gilt es darauf zu achten, dass andere calciumreiche Lebensmittel häufig auf dem Speiseplan stehen. Dazu gehören Gemüse wie Brokkoli, Fenchel, Grünkohl oder Spinat. Zu empfehlen sind auch Mineralwässer mit hohem Calcium-Gehalt (mindestens 150 mg) und angereicherte reine Fruchtsäfte. Nicht geeignet sind wegen ihres hohen Zuckergehaltes Fruchtsaftgetränke. Eventuell wird der Arzt auch zu Calciumpräparaten raten – insbesondere während der Wachstumsschübe.

Info

Angereicherte Lebensmittel

Der Markt für speziell mit Vitaminen und Mineralstoffen angereicherte Lebensmittel boomt: Säfte, Müslis, Joghurts oder sogar Süßigkeiten. Viele dieser Erzeugnisse werden speziell für Kinder angeboten. Eltern kaufen sie oft in dem Glauben, damit etwas Gutes für ihr Kind zu tun. Für eine ausgewogene Ernährung sind diese meist recht teuren Produkte jedoch nicht notwendig – so die Meinung der Wissenschaftler vom Forschungsinstitut für Kinderernährung (FKE).

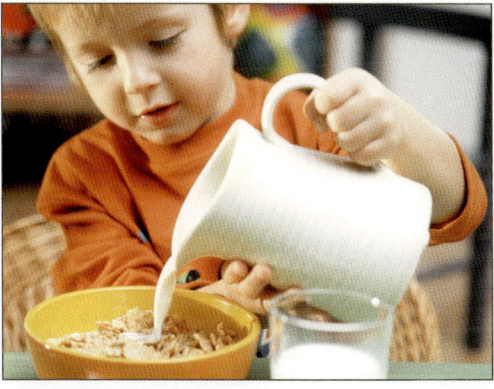

Bild 1: *Kinder haben meist ein gutes Gespür dafür, was und wie viel ihnen bekommt.*

Und jetzt *Sie!*

1. *Welche physiologischen Besonderheiten hat der Organismus von Kindern?*

2. *Skizzieren Sie die wichtigsten Elemente eines Tageskostplans für Kinder.*

3. *Welche Regeln gibt es bei der Lebensmittelauswahl für Kinder und wie sind sie zu begründen?*

4. *Was ist beim Zubereiten von Mahlzeiten für Kinder zu beachten?*

5. *Welche Gründsätze sollten in der Kinderernährung für den Umgang mit Süßigkeiten gelten und warum?*

6. *Welche Lebensmittel sind für Kinder weniger geeignet und warum?*

7. *Stellen Sie einen Tageskostplan für Kinder zusammen.*

8. *Welche allgemeinen Empfehlungen würden Sie einer Mutter für die Pausenverpflegung in der Schule geben. Machen sie konkrete Vorschläge.*

9. *Calcium ist wegen des intensiven Wachstums der Knochen für Kinder sehr wichtig. Welche Lösungen für die ausreichende Versorgung mit diesem Mineralstoff, wenn Kinder Milch ablehnen oder nicht vertragen?*

10. *Wie beurteilen Sie Lebensmittel, die mit Vitaminen und Mineralstoffen angereichert sind und speziell für Kinder angeboten werden.*

11. *Kinder lernen die Grundsätze einer ausgewogenen Ernährung auch durch das selber Kochen von Speisen. Erarbeiten Sie Rezepte für das Frühstück sowie Mittag- und Abendessen und bringen Sie diese in eine kindgerechte Form.*

12. *Eine der Regeln der DGE für eine gesunde Ernährung lautet: Achten Sie auf Ihr Gewicht und bleiben Sie in Bewegung. Erarbeiten Sie Vorschläge, wie man diese Regel für Kinder in die Praxis umsetzen kann.*

Tab. 1: *Beispiele von Mahlzeiten für Kinder*

Mahlzeiten	Energie	Energie-dichte	Eiweiß	Fett	Kohlen-hydrate	Ballast-stoffe	Mineralstoffe					Vitamine			
							Na	Ca	Fe	Mg	Zn	E	B1	B2	B12	Fol
	kJ	kcal/g	g	g	g	g	mg	mg	mg	mg	mg	mg	mg	mg	µg	µg
Frühstück																
Schinkenbrötchen mit Tomate																
45 g Vollkornbrötchen	919	2,2	8	2	44	6,5	540	33	2,8	95	2,2	1,2	0,25	–	–	25
30 g gekochter Schinken	38	1,3	9	1	–	–	290	5	0,7	–	–	–	0,20	–	–	–
10 g Butter	314	7,5	–	8	–	–	0,5	1	–	–	–	–	–	–	–	–
50 g Tomate	40	0,2	–	–	1,5	0,5	1,5	4	0,25	5	0,1	0,4	0,03	–	–	11
Obst-Milchshake																
100 g Erdbeeren	133	0,3	–	–	6	1,6	3	20	0,6	15	0,3	0,1	0,03	0,05	–	43
200 g Milch (3,5 % Fett)	538	0,6	6	8	10	–	90	240	0,2	24	0,8	0,2	0,08	0,36	0,8	14
Summe	2653		23	19	61,5	8,6	925	303	4,55	139	3,4	1,9	0,59	0,62	0,8	93
Zwischenmahlzeit																
Vollkornkekse mit Obst																
10 g Vollkornkekse	172	4,1	1	2	4,4	0,8	29	8	0,3	8	0,2	0,8	0,07	0,08	–	2
125 g 1 Banane	459	0,9	1	–	25,0	2,3	1	9	0,5	38	0,3	0,4	0,05	0,08	–	18
Summe	631		2	2	29,4	3,1	30	17	0,8	46	0,5	1,2	0,12	0,16	–	20
Mittagsmahlzeit																
Spaghetti mit Gemüse-Tomatensoße																
100 g Vollkornspaghetti	539	1,3	5	2	24	3,5	110	24	2,0	20	1,5	0,4	0,10	0,04	–	13
20 g Zwiebeln	23	0,3	–	–	1	–	–	4	–	–	–	–	–	–	–	2
3 g Rapsöl	100	9,0	–	3	0	–	–	–	–	–	–	0,9	–	–	–	–
75 g Möhren	50	0,2	–	–	2	2,0	30	22	0,2	8	0,2	0,3	0,05	0,02	–	30
75 g Tomaten	55	0,2	0,5	–	17	3,0	11	34	0,4	8	0,2	0,1	0,05	0,04	–	17
70 g Mais	158	0,5	2,0	0,7	6	2,5	–	1	0,3	18	0,4	–	0,08	0,07	–	25
40 g Porree	40	0,2	1,0	–	1	1,0	2	26	0,3	6	0,1	0,2	0,03	0,03	–	40
40 g Paprika	33	0,2	1,0	–	1	1,0	–	4	0,2	5	–	1,0	0,02	0,02	–	22
20 g Tomatenmark	30	0,4	–	–	1	–	118	12	0,2	6	0,2	1,1	0,02	0,02	–	7
Summe	1028		9,5	5,7	53	13,0	271	127	3,6	71	2,6	4,0	0,35	0,24	–	156
Dessert zur Mittagsmahlzeit																
Quarkspeise																
40 g Quark (30 % F. i. Tr.)	200	1,2	4	3,0	1	–	16	48	0,20	4	0,20	0,1	0,01	0,1	0,4	11
40 g Kuhmilch (1,5 % Fett)	79	0,5	1	0,8	2	–	19	47	0,04	5	0,20	–	0,02	0,07	0,2	2
40 g Pfirsiche	68	0,4	–	–	4	0,8	–	2	0,1	4	0,04	0,4	0,01	0,02	–	1
Summe	347		5	3,8	7	0,8	35	97	0,34	13	0,44	0,5	0,04	0,19	0,6	14
Abendmahlzeit																
Paprika-Rührei auf Brot																
150 g Paprika	125	0,2	1,5	–	5	5,4	3	17	0,6	18	0,2	3,8	0,08	0,06	–	83
110 g 2 Eier	710	1,6	14,0	12	1	–	160	60	2,3	13	1,4	2,2	0,11	0,34	2,0	73
12 g Rapsöl	451	9,0	–	12	–	–	–	–	–	–	–	2,8	–	–	–	–
90 g Weizenvollkorn-brot	760	2,0	6,3	1	37	6,8	414	27	1,8	54	1,4	0,7	0,22	0,14	–	26
100 g Fruchtjoghurt, fettarm	334	0,8	4	1	14	0,5	40	115	0,1	11	0,4	0,1	0,04	0,19	0,4	9
Summe	2380		25,8	26	57	12,7	617	219	4,8	96	3,4	9,6	0,45	0,73	2,4	191

7   Senioren – gesunde Kost bis ins hohe Alter

Wie alt ein Mensch wird und in welcher gesundheitlichen Verfassung er ist, ist längst nicht nur eine Frage der „guten Gene". Die Lebensweise entscheidet ganz wesentlich darüber, ob jemand seinen Lebensabend unbeschwert genießen oder die Last schwerer Erkrankungen tragen muss. Das hat die Wissenschaft inzwischen eindeutig nachweisen können.

Nur wer dies schon in jüngeren Jahren beherzigt und danach lebt, hat beste Chancen, auch als Hochbetagter noch fit zu sein. Diese Botschaft ist heute, angesichts der demografischen Entwicklung, wichtiger

den je. Nach aktuellen Angaben des Statistischen Bundesamtes haben Frauen heute eine durchschnittliche Lebenserwartung von 81 und Männer von 76 Jahren.

Die UN-Statistik für Deutschland zeigt, dass im Jahr 1999 bereits 15 Prozent der Bevölkerung 65 Jahre und älter waren. Bis zum Jahr 2030 wird sich dieser Anteil verdoppelt haben. Besonders rapide verläuft der demografische Wandel in Schwellenländern wie Brasilien, Mexiko, Indien oder China.

7.1   Physiologische Besonderheiten des Alterns

Altern ist ein Vorgang, der sich auf zellulärer und Organebene abspielt, aber auch nach außen hin sichtbar ist. Auf Organebene sind die Veränderungen deutlich feststellbar. Zwischen dem 30. und 80. Lebensjahr:

▸ Sinkt das Herzminutenvolumen um 30 Prozent. Diese Größe ist ein Maß für die Pumpfunktion des Herzens. Man versteht darunter das Blutvolumen,

das vom Herzen pro Minute in den Kreislauf gepumpt wird.

▸ Die Kapazität der Lunge nimmt um 50 Prozent ab.

▸ Die Durchblutung der Niere verringert sich etwa um die Hälfte.

▸ Oft steigt der Blutdruck deutlich an.

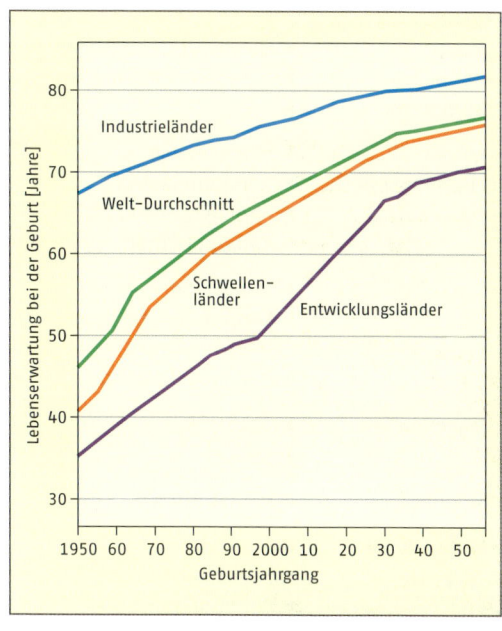

Bild 1: *Lebenserwartung bei der Geburt*

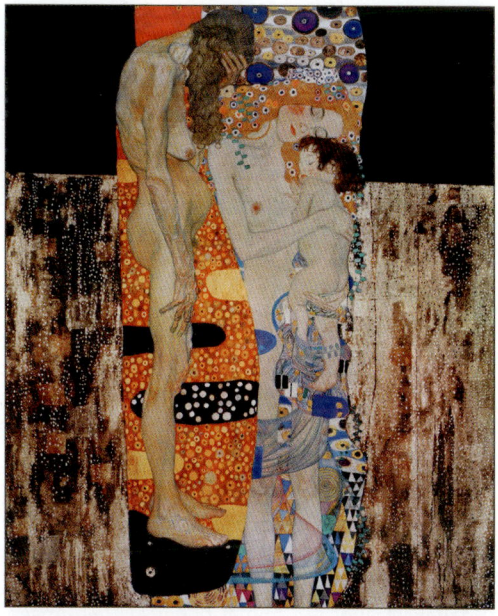

Bild 2: *„Die drei Lebensalter" von Gustav Klimt zeigen den normalen Alterungsprozess.*

Was sich sonst noch ändert

▶ Fettfreie Körpermasse und Körperzellmasse nehmen ab, weil sich die Skelettmuskulatur zurückbildet – ein Prozess, den man als Sarkopenie bezeichnet. Er ist sowohl bei unter- wie bei übergewichtigen Senioren zu beobachten. 50 Prozent der über 80-jährigen Menschen zeigen eine Sarkopenie.

▶ Der Körperfettanteil nimmt zu. Gleichzeitig verlagert sich das Fett von den Extremitäten zum Rumpf hin. Dies begünstigt chronische Gesundheitsstörungen wie Diabetes mellitus, Arteriosklerose oder Hypercholesterinämie.

▶ Die Knochenmasse nimmt ab – etwa ab dem 30. bis 40. Lebensjahr. Bis zum Alter von 80 Jahren reduziert sich die Knochendichte um 20 bis 40 Prozent.

▶ Der Wasseranteil des Körpers sinkt von ca. 60 Prozent beim jungen Erwachsenen auf 45 bis 50 Prozent im hohen Alter. Dadurch steigt die Anfälligkeit für Störungen im Wasserhaushalt. Durch die abnehmende Fähigkeit der Niere, konzentrierten Harn zu bilden, werden für die Ausscheidung harnpflichtiger Stoffe größere Mengen an Flüssigkeit benötigt. Andererseits lässt das Durstgefühl nach – es wird meist zu wenig getrunken und das Risiko einer Dehydratation nimmt zu.

▶ In der Darmschleimhaut kommt es zu einem Zellverlust (Atrophie). Dadurch steigt die Gefahr einer atrophischen Entzündung der Magenschleimhaut. Die damit verbundene eingeschränkte Produktion von Magensäure kann die Bioverfügbarkeit von Mikronährstoffen beeinträchtigen. Das gilt vor allem für Ca, Fe und Vitamin B_{12}.

▶ Die Intensität der Darmbewegungen nimmt ab sowie die Bildung von Verdauungsenzymen.

▶ Ältere Menschen leiden häufig an Verstopfung (Obstipation). Verstärkt wird diese Störung oft durch eine zu geringe Aufnahme von Ballaststoffen und Flüssigkeit sowie einen Mangel an Bewegung.

▶ Die Anzahl der Geschmacksknospen ist im Alter deutlich reduziert. Die Schwelle für das Wahrnehmen der verschiedenen Geschmacksrichtungen ist daher im Alter ca. 2,5mal höher als bei jungen Menschen.

▶ Der Geruchssinn nimmt ab. Die Schwelle für das Wahrnehmen von Gerüchen ist bei ca. 60 Prozent der 65- bis 80-Jährigen bis zu 12mal höher als bei jungen Menschen.

▶ Die Aktivität gastrointestinaler Sättigungsfaktoren nimmt zu. Deshalb haben ältere Menschen oft weniger Appetit.

▶ Der Grundumsatz sinkt – wegen der abnehmenden Körperzellmasse und der nachlassenden körperlichen Aktivität.

▶ Die Fähigkeit der Haut zur Synthese von Vitamin D nimmt ab.

▶ Die Glucosetoleranz ist oft eingeschränkt, wegen einer verringerten Produktion von Insulin und beginnender Insulinresistenz.

▶ Die Fähigkeit zur Fettoxidation nimmt ab.

▶ Wegen der reduzierten Muskelmasse verringern sich die Proteinreserven zum Bereitstellen von Aminosäuren (Aminosäure-pool) für die Synthese von körpereigenen Proteinen.

Tab. 1: *Physiologische Veränderungen im Überblick*

Physiol. Bereich	Veränderungen
Regulation der Nahrungsaufnahme	▶ Geschmacksempfinden ↘ ▶ Geruchsempfinden ↘ ▶ Appetit ↘
Körperzusammensetzung	▶ Muskelmasse ↘ ▶ Knochenmasse ↘ ▶ Körperwassergehalt ↘ ▶ Körperfettanteil ↗
Wasserhaushalt	▶ Fähigkeit der Niere, konzentrierten Harn zu bilden ↘ ▶ Durstempfinden ↘
Magen-Darm-Trakt	▶ Obstipation ↗ ▶ Atrophische Gastritis ↗
Vitamin D	▶ Hautsynthese ↘
Stoffwechsel	▶ Glucosetoleranz ↘ ▶ Fettoxidation ↘ ▶ Aminosäurepool ↘

7.2 Ernährungsempfehlungen

Wegen der geringeren körperlichen Aktivität und der veränderten Körperzusammensetzung haben ältere Menschen einen geringeren Bedarf an Energie als jüngere. Im Laufe des Lebens nimmt er um ca. 2,5 bis 2,9 MJ ab. Gleichzeitig bleibt jedoch der Bedarf an essentiellen Nährstoffen weitgehend unverändert. Eine hohe Nährstoffdichte der täglichen Kost ist daher bei der Kost von Senioren ganz besonders wichtig. Entsprechende Lebensmittel wie Obst, Gemüse, Getreide- und Milchprodukte sowie mageres Fleisch und Fisch werden mit zunehmendem Alter bedeutsamer. Außerdem ist regelmäßiges Essen und Trinken im Alter wegen der labileren Stoffwechsellage besonders zu beachten.

Tab. 1: *Empfohlene tägliche Zufuhr von ausgewählten Nährstoffen für Senioren über 65 Jahre (DGE 2008)*

Nährstoff	Männer	Frauen
Energie	9,5 MJ	7,5 MJ
Protein	54 g	44 g
Fett	30 Energie-%	30 Energie-%
Essenzielle Fettsäuren	3 Energie-%	3 Energie-%
Kohlenhydrate	>50 Energie-%	>50 Energie-%
Ballaststoffe	30 g	30 g
Vitamin A	1,0 mg	0,8 mg
Vitamin D	20 µg	20 µg
Vitamin E	12 mg	11 mg
Vitamin K	80 µg	65 µg
Vitamin B_1	1,0 mg	1,0 mg
Vitamin B_2	1,2 mg	1,2 mg
Niacin	13 mg	13 mg
Vitamin B_6	1,4 mg	1,2 mg
Folsäure	300 µg	300 µg
Vitamin B_{12}	3,0 µg	3,0 µg
Vitamin C	100 mg	100 mg
Kalium	2,0 g	2,0 g
Calcium	1,0 g	1,0 g
Phosphor	700 mg	700 mg
Magnesium	350 mg	300 mg
Eisen	10 mg	10 mg
Jod	180 µg	180 µg

Kritische Mineralstoffe

▸ Mit zunehmendem Alter ist die Resorption von Calcium weniger effektiv. Um den Abbau der Knochenmasse bei älteren Menschen möglichst gering zu halten, wird für diese Bevölkerungsgruppe eine erhöhte Zufuhr von 1200 Milligramm pro Tag diskutiert.

▸ Die Jodaufnahme von Senioren liegt 30 bis 40 Prozent unter der empfohlenen Menge von 180 µg.

▸ Die Eisenversorgung kann problematisch werden, wenn ältere Menschen kein Fleisch essen.

Kritische Vitamine

▸ Bei Vitamin D sind für Senioren erhöhte Zufuhrwerte in der Diskussion, um den Abbau von Knochenmasse zu bremsen.

▸ Die Versorgung mit Vitamin B kann gefährdet sein, wenn die Resorption wegen einer atrophen Gastritis vermindert ist, oder wenn nicht genügend Magensäure produziert wird, was bei ca. einem Drittel der über 70-Jährigen der Fall ist.

Grundregeln der Ernährung von Senioren

▸ Der Speiseplan sollte hochwertige und abwechslungsreiche Mischkost nach den zehn Regeln der DGE bieten.

▸ Produkte mit hoher Nährstoffdichte bevorzugen.

▸ Reichliche Flüssigkeitszufuhr – täglich 1,5 bis 2 Liter.

▸ Ballaststoffreiche Lebensmittel: Vollkornprodukte, Gemüse, Obst.

▸ Regelmäßigkeit beim Essen und Trinken.

▸ Das Essen auf 5 bis 6 Mahlzeiten verteilen und dabei kleine Portionsgrößen wählen.

▸ Nährstoffschonende Zubereitungsarten wie Dünsten und Garen in Folie.

▸ Angenehme Atmosphäre beim Essen schaffen und Speisen appetitlich anrichten.

▸ Körperliche Aktivität und wenn möglich täglicher Aufenthalt im Freien.

Zu bevorzugende Lebensmittel

▶ Täglich eine Portion Gemüse, eine Portion Salat und 1 bis 2 Stücke bzw. Portionen Obst. Bei Kauproblemen: Rohkost fein raspeln, Obst schälen und gegebenenfalls als Kompott oder Mus.

▶ Täglich 5 bis 6 Scheiben Vollkornbrot (250 bis 300 g), zum Frühstück stattdessen auch Müsli.

▶ Täglich eine Portion Reis, Nudeln oder Kartoffeln.

▶ Täglich mindestens zwei Portionen Milch oder Milchprodukte − z. B. 250 ml fettarme Milch und 2 Scheiben magerer Käse (60 g), bei Unverträglichkeit von Milch stattdessen Buttermilch, Joghurt, Dickmilch oder Quark anbieten.

▶ Täglich maximal 40 g Streich- und Kochfett und 10 g hochwertiges Pflanzenöl.

▶ Wöchentlich 1 bis 2 Portionen Seefisch.

▶ Wöchentlich 2 bis 3 Portionen Fleisch und Wurst, dabei magere Sorten bevorzugen.

▶ Wöchentlich 2 bis 3 Eier.

▶ Bei starker Neigung zur Obstipation können Kleiepräparate, Trockenobst oder Leinsamen Abhilfe schaffen.

---

i   Info

Was eine ausgewogene Kost im Alter bewirken kann und soll

▶ Physiologische Funktionen erhalten und dadurch die Lebensqualität sichern oder gar verbessern,

▶ Eigenständigkeit und Selbstbestimmtheit auch in hohem Alter ermöglichen,

▶ Krankheiten vermeiden oder deren Verlauf verzögern und dadurch Hinfälligkeit und Pflegebedürftigkeit möglichst lange vermeiden.

 Tipps

Tipps

Manche älteren Menschen tun sich schwer mit gesunder Kost. Meist helfen schon kleine Tricks, um die Ernährungsempfehlungen in die Tat umzusetzen:

▶ Obst und Gemüse sind wichtige Lieferanten von Mineralstoffen und Vitaminen. Viele Sorten kann man auch als Saft trinken. Der Körper profitiert auch so von den wertvollen Inhaltsstoffen.

▶ Vollkornbrot aus feinem Vollkornmehl gebacken ist leichter verdaulich und liefert dennoch reichlich Ballaststoffe − z. B. Grahambrot.

▶ Verwenden von tiefgefrorenem Gemüse erspart mühsames Vorbereiten.

▶ Mit tiefgefrorenen Kräutern lassen sich Speisen ohne großen Aufwand appetitlich anrichten.

▶ Kräftig gewürzte Speisen passen sich dem nachlassenden Geschmackssinn älterer Menschen besser an.

▶ Wer einen Gefrierschrank hat, kann mehrere Portionen zubereitet einfrieren.

▶ Auch wenn man allein lebt − gemeinsam kochen hebt die Freude am Essen und macht Appetit auf besondere Gerichte.

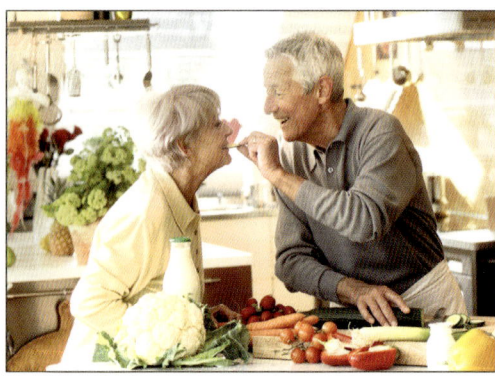

Bild 1: *Gemeinsam kochen macht Spaß und hält jung.*

Sarkopenie – nur mehr Bewegung hilft

Eine Vielzahl von Studien hat gezeigt, dass bei Menschen jeden Alters körperliche Bewegung zu Gesundheit und Wohlbefinden beiträgt. Die Realität ist allerdings ein weit verbreiteter Bewegungsmangel. Die Beanspruchung der Muskulatur liegt dauerhaft unter einer bestimmten Reizschwelle. Der Körper reagiert darauf mit dem Abbau von Muskelmasse und Muskelkraft – ein Vorgang, den man als Sarkopenie bezeichnet. Heute ist bei uns „physische Unterforderung" weit verbreitet. Der Mensch ist vom „Lauftier" in der Steinzeit mit einem Pensum von 20 bis 40 Kilometern pro Tag zum Stubenhocker geworden. Die durchschnittliche Laufleistung liegt heute bei 2 Kilometern pro Tag.

Außer dem Bewegungsmangel gibt es bei älteren Menschen noch eine Reihe weiterer Faktoren, die der Sarkopenie Vorschub leisten:

► der mit dem Alter zunehmende oxidative Stress,

► die bei Senioren oftmals reduzierte Synthese von Proteinen,

► die Degeneration des Nervensystems,

► die abnehmende Sekretion von Wachstumshormonen.

Die mit dem Alter immer stärker auftretende Sarkopenie birgt schwerwiegende gesundheitliche Risiken. So schwindet die Muskelkraft und darunter leidet wiederum die Mobilität. Die älteren Menschen werden unsicher auf den Beinen und die Sturzgefahr steigt deutlich an. Selbstbestimmt und unabhängig zu leben wird immer schwieriger.

Auch die stoffwechselaktive Körpermasse wird weniger. Damit verbunden sind Auswirkungen auf den metabolischen Umsatz und den Verbrauch an Energie. Durch die Reduktion des Energieverbrauchs sinkt der Appetit und es wird weniger gegessen. Damit verschlechtert sich auch die Versorgung mit Nährstoffen und eine Mangelernährung droht. Auch steigt das Risiko von Stoffwechselerkrankungen wie Diabetes mellitus.

Insgesamt führen all diese durch eine Sarkopenie ausgelösten Veränderungen auf die eine oder andere Art zu Einbußen von Lebensqualität und einer Zunahme des Morbiditäts- und Mortalitätsrisikos. Selbst gesunde ältere Menschen verlieren ca. 3 bis 4 Prozent ihrer Kraft pro Jahr. Kommen zusätzlich noch chronische Krankheiten oder Bettlägerigkeit hinzu, schreitet der Kraft- und Muskelabbau noch wesentlich schneller voran.

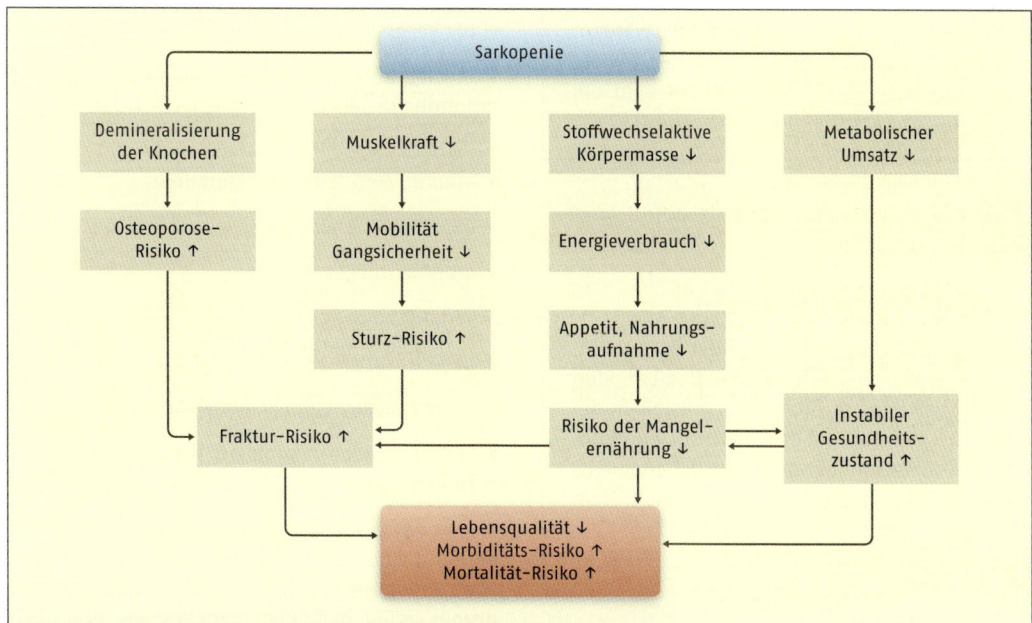

Bild 1: *Sarkopenie mindert Lebensqualität (Quelle: H. Möllenhoff, 2006)*

Gegensteuern mit Sport

Der Muskelverlust setzt ab ca. dem 30. Lebensjahr ein – anfangs nur unmerklich. Zwischen dem 55. und 60. Lebensjahr beginnt er sich rapide zu beschleunigen. Es sei denn, man tut etwas dagegen. Durch gezieltes Training ist es möglich, die Sarkopenie zu verlangsamen, zu stoppen oder gar Muskeln wieder aufzubauen. Noch besser: Schon in der Jugend mit regelmäßigem Sport beginnen, einen guten Trainingszustand aufbauen und ihn lebenslang halten. Zur Prävention der Sarkopenie ist gezieltes Krafttraining am besten geeignet – das ist auch für Hochbetagte noch möglich.

 Info

Trainingsprogramm für Senioren

Das Department für Sport & Gesundheit der Universität Paderborn hat ein speziell auf Senioren zugeschnittenes Sportprogramm entwickelt. PATRAS (Paderborner Trainingsprogramm für Senioren) enthält Kräftigungs- und Koordinationsübungen. Trainiert werden vor allem Muskeln und Fähigkeiten, die zur Bewältigung des Alltags nötig sind. Die Übungen sind funktionell und alltagsnah und können ohne großen Aufwand auch in Alten- und Pflegeeinrichtungen durchgeführt werden. Trainiert wird nach der sogenannten Hypertrophie-Methode – das heißt, es wird ein progressives Krafttraining durchgeführt.

 Info

Statement eines 92-Jährigen

„Wer nichts tut, außer nur älter zu werden, und glaubt, dass sich im Alter Wohlbefinden und Spaß ohne eigenes Zutun einstellen, der irrt sich gewaltig und darf sich nicht wundern, wenn später ein Tag so öde wie der andere ist und er dabei immer mehr verschimmelt. Mein guter Freund im Alter ist der Sport."

7.3 Fehl- und Mangelernährung

Ob und welche Ernährungsstörungen bei älteren Menschen auftreten, wird hauptsächlich vom Grad ihrer Selbstständigkeit bestimmt.

▶ Aktive Senioren sind eher übergewichtig und haben gelegentlich einen Mangel an einzelnen Nährstoffen – zum Beispiel bei Folsäure oder Vitamin D.

▶ Hochbetagte in Alten- und Pflegeheimen oder im Krankenhaus sind dagegen oft mangelernährt und zeigen gravierende Nährstoffdefizite.

Eine Studie der Medizinischen Universität Wien an mehr als 2000 Senioren in Alten- und Pflegeheimen zeigt, wie alarmierend dort der Ernährungsstatus älterer Menschen oft ist.

Von den untersuchten Personen

▶ bestand bei 17 % eine Mangelernährung (BMI unter 20),

▶ bestand bei 14 % die Gefahr einer Mangelernährung (BMI zwischen 20 bis 22),

▶ hatten 9 % ungewollt an Gewicht verloren,

▶ hatten 33 % beim Mittagessen regelmäßig zu wenig gegessen.

Mangelernährung bedeutet für Senioren ein ernstes gesundheitliches Risiko. Im Einzelnen hat sie folgende Auswirkungen:

▶ erhöhte Morbidität und Mortalität,

▶ allgemeine Schwäche,

▶ erhöhte Infektanfälligkeit,

▶ verlangsamte Rekonvaleszenz,

▶ beeinträchtigte Wundheilung,

▶ erhöhtes Sturz- und Frakturrisiko,

▶ Störungen der neurologischen und kognitiven Funktionen.

Wegen der gesundheitlichen Folgen einer Mangelernährung wird für Senioren empfohlen, einen BMI von 23 möglichst nicht zu unterschreiten. Der Organismus verfügt dann über mehr Reserven und ist für „Krisenzeiten" besser gewappnet.

Ursachen der Mangelernährung

Mangelernährung ist meist ein Problem der späten Jahre. Während „junge Senioren" sich in Essgewohnheiten und Ernährungsstatus kaum von der berufstätigen Bevölkerung unterscheiden, treten bei Hochbetagten häufig Ernährungsprobleme auf.

Info

Gewichtskontrolle

Ein erster und wichtiger Hinweis auf eine Mangelernährung ist der Verlust von Körpergewicht. Regelmäßige Kontrolle des Gewichts ist daher bei älteren Senioren unbedingt zu empfehlen. Je eher die Defizite erkannt werden, desto größer die Chance, sie erfolgreich zu beheben.

Tab. 1: *Bewertung des Verlusts an Körpergewicht bei alten Menschen*

Zeitraum	Schweregrad	
	signifikant	schwer
1 Woche	1–2 %	> 2 %
1 Monat	5 %	> 5 %
3 Monate	7,5 %	> 7,5 %
6 Monate	10 %	> 10 %
12 Monate	20 %	> 20 %

Gründe dafür, dass sehr alte Menschen nicht mehr essen mögen oder können, gibt es viele:

▶ Es fehlt meist am Appetit. Das hat zum einen physiologische Ursachen. Im Alter erhöht sich die Aktivität von Sättigungshormonen und die Magendehnung verlangsamt sich. Das führt zu einer verfrühten Sendung von Sättigungssignalen und die alten Menschen essen ihren Teller oft nicht leer.
Außerdem nehmen viele Hochbetagte gleichzeitig mehrere Medikamente ein. Die aber beeinträchtigen oftmals das Geschmacksempfinden oder die Bildung von Speichel. So klagt fast jeder zweite Senior über Mundtrockenheit.

▶ Schwierigkeiten beim Kauen und Schlucken erlauben vielfach nur eine begrenzte Auswahl an Gerichten.

▶ Chronische Erkrankungen wie Arthrose oder Rheuma, die mit ständigen Schmerzen verbunden sind, schränken die Beweglichkeit von Armen und Händen ein. Das macht Kochen mühsamer und erschwert den Umgang mit Messer und Gabel.

▶ In Alten- und Pflegeheimen ist Personal oft knapp und kümmert sich häufig noch zu wenig um die Probleme beim Essen. Nicht selten herrschen in solchen Einrichtungen Hektik und Lärm bei den Mahlzeiten – keine Atmosphäre, in der es schmeckt.

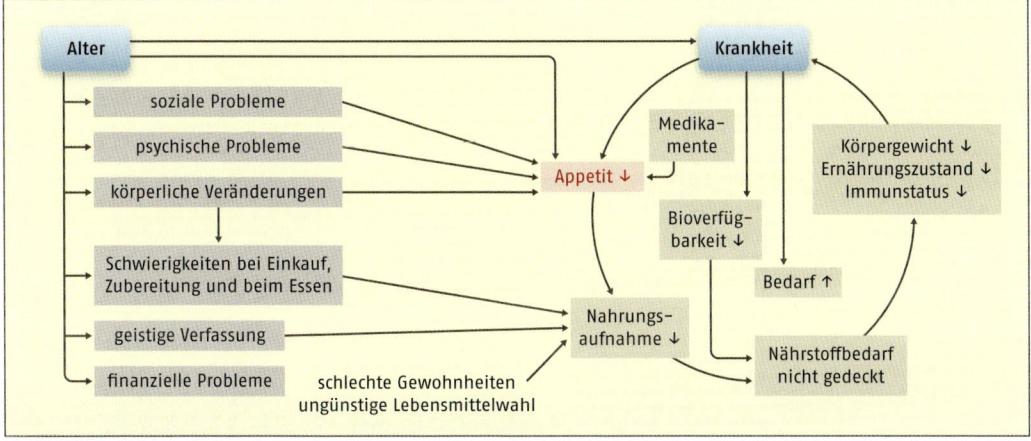

Bild 1: *Kreislauf der Mangelernährung (nach D. Volkert)*

Tab. 1: *Tageskostplan für eine 72-jährige Frau*

Mahlzeiten	Energie	Energie-dichte	Eiweiß	Fett	Kohlen-hydrate	Ballast-stoffe	Mineralstoffe					Vitamine				
							Na	Ca	Fe	Mg	Zn	E	B1	B2	B12	Fol
Frühstück	kJ	kcal/g	g	g	g	g	mg	mg	mg	mg	mg	mg	mg	mg	µg	µg
Vollkorntoast mit Käse und Marmelade																
60 g 2 Scheiben Vollkorntoast	596	2,4	5	2,4	27	4,3	270	33	1,0	34	0,60	1,0	0,10	0,12	–	9
15 g Butter	470	7,5	–	12,5	–	–	+	2	–	–	0,03	0,3	–	–	–	–
30 g Kräuterfrischkäse (30 % F. i. Tr.)	86	1,4	33	3	1	–	117	33	0,03	3	0,2	0,1	0,01	0,08	0,24	3
20 g Marmelade	195	2,3	–	–	12	0,3	–	2	0,1	2	0,2	–	–	–	–	–
1 Tomate	37	0,2	0,5	–	1,5	0,5	1	4	0,25	5	0,1	0,4	0,03	0,02	–	11
2 Tassen Kaffee	–	–	–	–	–	–	–	–	–	–	–	–	–	–	–	–
1 Glas Wasser ohne Koh-lensäure	–	–	–	–	–	–	–	–	–	–	–	–	–	–	–	–
Summe	**1384**		**38,5**	**17,9**	**41,5**	**5,1**	**388**	**74**	**1,38**	**44**	**1,13**	**1,8**	**0,14**	**0,22**	**0,24**	**23**
Zwischenmahlzeit																
Müsli																
20 g 2 EL Haferflocken	296	3,5	2	1,6	12	1	1	13	0,8	27	0,7	0,3	0,13	0,03	–	17
60 g ½ Banane	220	0,9	1	–	12	0,6	–	4	0,2	18	0,1	0,2	0,02	0,04	–	8
60 g ½ Apfel	135	0,5	–	–	7	1	–	3	0,1	3	0,1	0,3	0,02	0,02	–	5
150 g Dickmilch (3,5 % Fett)	375	0,6	6	6	6	–	75	180	0,15	18	0,6	0,15	0,06	0,26	0,75	7,5
1 Glas Wasser ohne Koh-lensäure	–	–	–	–	–	–	–	–	–	–	–	–	–	–	–	–
Summe	**1026**		**9**	**7,6**	**37**	**2,6**	**76**	**200**	**1,25**	**66**	**1,5**	**0,95**	**0,08**	**0,35**	**0,75**	**37,5**
Mittagsmahlzeit																
200 g Spaghetti Bolognese	1772	2,1	18	18	52	3,2	340	100	2,2	48	4,2	2,4	0,1	0,12	0,6	18
100 g Tomatensalat	73	0,2	1	–	3	1	3	9	0,5	10	0,2	0,8	0,06	0,04	–	22
150 g Buttermilchkaltschale	356	0,6	6	1,5	15	0,3	112	150	0,3	22	0,6	0,2	0,03	0,20	0,2	7
200 g 1 Glas Apfelsaftschorle	200	0,2	–	–	12	–	60	16	0,4	16	–	–	0,02	0,4	–	2
Summe	**1028**		**9,5**	**5,7**	**53**	**13,0**	**271**	**127**	**3,6**	**71**	**2,6**	**4,0**	**0,35**	**0,24**	**–**	**156**
Zwischenmahlzeit																
100 g 1 St. Apfelkuchen, He-feteig	551	1,3	3	3	23	2,2	10	20	0,6	10	0,4	0,4	0,04	0,04	0,1	10
1 Tasse Kaffee mit Zucker (5 g)	83	4,0	–	–	–	–	–	–	–	–	–	–	–	–	–	–
Summe	**634**		**3**	**3**	**23**	**2,2**	**10**	**20**	**0,6**	**10**	**0,4**	**0,4**	**0,04**	**0,04**	**0,1**	**10**
Abendmahlzeit																
Möhrensalat																
150 g Möhren	100	0,2	–	–	4,5	4	60	45	0,5	15	0,45	0,6	0,09	0,05	–	30
5 g Sesamsamen	125	6,0	1	3	–	0,4	3	39	0,5	18	0,39	0,1	0,05	+	–	5
10 g Haselnüsse	269	6,4	1	6,2	1	0,8	+	23	0,4	16	0,2	2,6	0,04	0,02	–	7
30 g Frühlingszwiebeln	30	0,2	1	+	1	0,5	2	12	0,6	4	0,12	+	0,02	0,01	–	16
5 g Sonnenblumenöl	188	9,0	–	5	–	–	–	–	–	–	–	2	–	–	–	–
Vollkornbrot mit Schinken																
40 g Weizenvollkornbrot	338	2,0	3	+	16	3	184	12	0,8	24	0,6	0,3	0,10	0,06	–	12
15 g Diätmargarine	452	7,2	+	12	+	–	6	2	+	+	+	10	–	–	–	–
30 g Kochschinken	157	1,3	7	1	–	–	289	5	0,7	7	0,7	0,1	0,20	0,06	0,2	2
Früchtetee mit Zucker	83	4,0	–	–	–	–	–	–	–	–	–	–	–	–	–	–
Summe	**1742**		**13**	**27,2**	**22,5**	**8,7**	**544**	**138**	**3,5**	**84**	**2,46**	**15,7**	**0,5**	**0,2**	**0,2**	**72**
Spätmahlzeit																
125 g 1 Birne	286	0,6	1	+	15	4	2	12	0,25	9	0,1	0,5	0,04	0,05	–	18
1 Glas Wasser ohne Koh-lensäure	–	–	–	–	–	–	–	–	–	–	–	–	–	–	–	–
Summe	**286**		**1**	**+**	**15**	**4**	**2**	**12**	**0,25**	**9**	**0,1**	**0,5**	**0,04**	**0,05**	**–**	**18**
Gesamt	**7473**		**79,5**	**75,4**	**221**	**27,1**	**1535**	**619**	**10,4**	**309**	**10,6**	**22,8**	**1,19**	**1,62**	**2,09**	**209,5**

8 Ernährung von Sportlern

Etwa 30 Millionen Bundesbürger treiben in ihrer Freizeit Sport. 17 Prozent der Frauen und 15 Prozent der Männer zwischen 25 und 50 Jahren gehen sogar an mindestens fünf Trainingstagen pro Woche einer gezielten sportlichen Aktivität nach. Ob und in welcher Weise man seine Ernährung umstellen muss, hängt in erster Linie vom sportlichen Pensum ab.

Breitensport

Zwei bis dreimal wöchentlich Gymnastik, Joggen oder Tennis – schon damit bringt man Stoffwechsel, Herz und Kreislauf in Schwung. Eine besondere Kost ist dafür nicht nötig, denn lediglich acht Megajoule verbraucht der Körper dann pro Woche mehr. Das deckt eine ausgewogene Kost nach den Regeln der DGE problemlos ab. Auf eines aber sollte man achten: Reichliches Trinken. Auch Freizeitsportler kommen ins Schwitzen. Diese Flüssigkeitsverluste müssen ausgeglichen werden – am besten mit Mineralwasser oder verdünnten Obstsäften.

Leistungssport

Intensives und regelmäßiges Training ist natürlich der entscheidende Schlüssel zu sportlichen Medaillen. Aber nicht allein. Auch eine gezielte Ernährung trägt wesentlich zur optimalen Ausschöpfung der körperlichen Leistungsfähigkeit bei und ist in jeder Phase notwendig: im Training, zur Vorbereitung und während des Wettkampfes, aber auch zur Regeneration danach.

8.1 Bereitstellen von Energie

Jede Muskelbewegung verbraucht Energie. Diese steht dem Organismus in Form von ATP und Kreatinphosphat zur Verfügung. Allerdings können diese beiden Energiereserven die Muskeln maximal 20 Sekunden versorgen – dann sind sie erschöpft. Als weitere Reserven stehen Glykogen und Fettdepots bereit. Dabei gibt es zwei unterschiedliche Wege der Energiegewinnung.

Anaerobe Energiegewinnung

Beim anaeroben Abbau, der Glykolyse, wird aus Glykogen frei gesetzte Glucose ohne Beteiligung von Sauerstoff zu Lactat umgesetzt. Der Energiegewinn beträgt 2 Mol ATP. Die Ausbeute ist zwar geringer als bei einer Oxidation. Dafür steht sie aber viel rascher zur Verfügung. Sie reicht für 40 bis 60 Sekunden.

Aerobe Energiegewinnung

Bei länger dauernden Anstrengungen schaltet der Organismus auf aerobe Energiegewinnung unter Beteiligung von Sauerstoff um. Diese Prozesse sind wesentlich ergiebiger.

▶ Als erstes werden die verbliebenen Glykogenvorräte oxidativ abgebaut. Dabei entstehen Kohlendioxid, Wasser und 38 Mol energiereiches ATP.

▶ Danach läuft allmählich die Fettverbrennung an. Sie liefert 148 Mol ATP, verläuft aber deutlich langsamer.

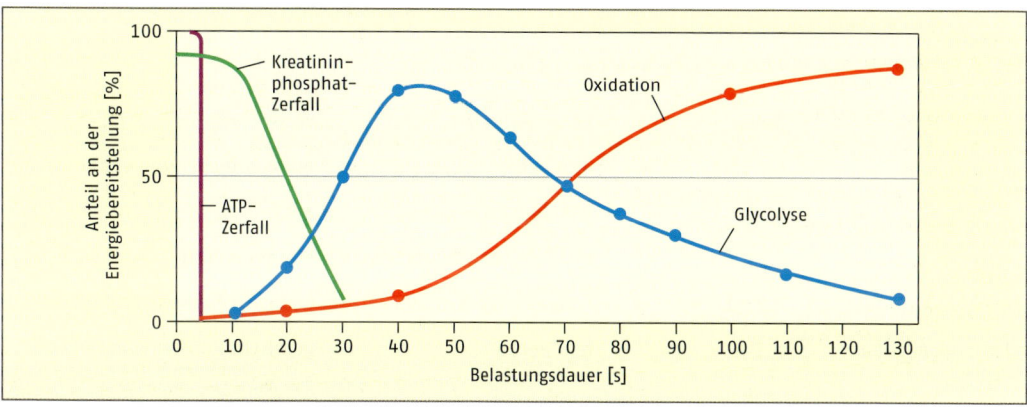

Bild 1: *Energiebereitstellung im Muskel*

Sportarten

Man kann die Sportarten nach ihrem Belastungsprofil einteilen.

Ausdauersportarten

Unter Ausdauer wird die Widerstandsfähigkeit gegen Ermüdung verstanden. Voraussetzung für eine gute Ausdauerleistungsfähigkeit sind eine hohe maximale Sauerstoffaufnahme und ihre optimale Ausschöpfung sowie große Glykogendepots. Ausdauersport bedeutet eine lange Belastungszeit und gleich bleibenden Krafteinsatz.

Beispiele: Mittel- und Langstreckenlauf, Radrennen, Schwimmen (ab 200 m), Skilanglauf.

Kraftsportarten

Beim Kraftsport kommt es darauf an, eine maximale Muskelkraft zu entwickeln – die höchste Kraft, die das Nerv-Muskel-System durch willkürliche Kontraktion erzielen kann. Sie nimmt mit dem Muskelquerschnitt zu. Die Belastungszeit ist kurz bei gleich bleibendem Krafteinsatz.

Beispiele: Gewichtheben, Kugelstoßen, Hammerwerfen, Diskuswerfen.

Schnellkraftsportarten

Unter Schnellkraft versteht man die Fähigkeit des Nerv-Muskel-Systems, Widerstände durch höchstmögliche Geschwindigkeit der Kontraktion zu überwinden. Die Belastungszeit ist ebenfalls kurz bei gleich bleibendem Krafteinsatz

Beispiele: Kurzstreckenlauf, Hochsprung, Weitsprung, Schwimmen (100 m), Eiskunstlauf

Kampfsportarten

Sie stellen viele Anforderungen an die Leistungsfähigkeit der Athleten: Kraft, Reaktionsvermögen und Konzentrationsfähigkeit müssen ebenso trainiert werden wie verschiedene Formen der Ausdauer. Bei diesen Sportarten wechseln sowohl Belastungszeit als auch Krafteinsatz während des Kampfes.

Beispiele: Boxen, Ringen

Spielsportarten

Typisch für alle Spielsportarten ist die wechselnde Anforderung an Schnellkraft und Ausdauer. Während der Ausdauerphasen ändert sich ständig deren Intensität. Diese Sportarten haben eine lange Belastungszeit und wechselnden Krafteinsatz.

Beispiele: Fußball, Handball, Tennis.

Tab. 2: *Energieverbrauch von Sportarten bei verschiedenen Körpergewichten*

Sportart	kJ in 30 Min.	
	55 kg	80 kg
Laufen (10 km/h)	1340	1920
Radfahren (15–20 km/h)	720	1000
Skilanglauf (mittleres Tempo, Ebene)	830	1170
Schwimmen (mittleres Tempo)	877	1250
Tennis	750	1080
Volleyball	330	500
Fußball, Handball	960	1380

Tab. 1: *Energieproduktion bei verschiedenen Belastungsarten*

Belastungsart	Dauer	Energiebereitstellung	Verwertete Energieträger
Schnellkraft	bis zu 45 sek.	rein aerob	energiereiche Phosphate
Kurzzeitausdauer	45 bis 120 sek.	vorwiegend aerob	Kohlenhydrate (Glykolyse)
Mittelzeitausdauer	2 bis 8 min.	gemischt aerob/anaerob	Kohlenhydrate
Langzeitausdauer	8 bis 60 min.	vorwiegend aerob	gemischt Kohlenhydrate/Fette
Extreme Ausdauer	> 1 h	rein aerob	gemischt Kohlenhydrate/Fette

Nutzung der Energiereserven bei verschiedenen Sportarten

Bei anhaltender Belastung nutzt der Organismus die Glykolyse als Kraftstofflieferanten. Sie erreicht nach 40 bis 50 Sekunden ihr Maximum und kann Energie zehrende körperliche Belastungen bis zu zwei Minuten abdecken. Dies gilt zum Beispiel für Sprintstrecken, 800-m-Lauf oder Eisschnelllauf bis 1500 Meter.

Bei körperlichen Leistungen von zwei bis acht Minuten Dauer nimmt die Oxidation immer mehr zu. Verbrannt werden aber nur Kohlenhydrate. Dies gilt zum Beispiel für 400-m-Schwimmen oder 1500-m-Lauf.

Bei allen Sportarten mit einer langen, über acht Minuten dauernden Belastung wird die Energie vorwiegend über aerobe Prozesse frei gesetzt. Bereits nach 10 bis 20 Minuten kommt es zunehmend zur Oxidation von Fetten.

Zu keinem Zeitpunkt wird die Energie jedoch nur aus Fett gewonnen. Deshalb sind die Glykogenreserven auch für länger dauernde Belastungen von entscheidender Bedeutung. Die Leistungsfähigkeit in Sportarten wie 10 000-m-Lauf wird also letztlich von deren Größe mitbestimmt.

Bei extremen Ausdauerleistungen wie Marathonstrecken können auch Aminosäuren zur Energiegewinnung herangezogen werden.

8.2 Ernährung und körperliche Leistung

Den Kohlenhydraten kommt bei der Ernährung von Sportlern eine zentrale Bedeutung zu. Nur mit gut gefüllten Glykogenspeichern lässt sich eine optimale Leistungsfähigkeit erreichen. Kohlenhydrathaltige Lebensmittel spielen daher in der Sportlerkost eine große Rolle.

Tab. 1: *Kohlenhydratgehalt von Lebensmitteln*

Lebensmittel	Portion	Kohlenhydrate (pro Portion)
Naturreis (gegart)	200 g	54 g
Vollkornnudeln (gegart)	200 g	48 g
Cornflakes	40 g	32 g
Kartoffel (gegart)	200 g	30 g
Müsli mit Vollkorn	50 g	25 g
Banane	125 g	25 g
Mehrkornbrot	50 g	23 g
Schokoriegel	30 g	16 g
Honig	20 g	15 g
Konfitüre	20 g	14 g
Müsliriegel	25 g	12 g
Nussnougatcreme	20 g	11 g

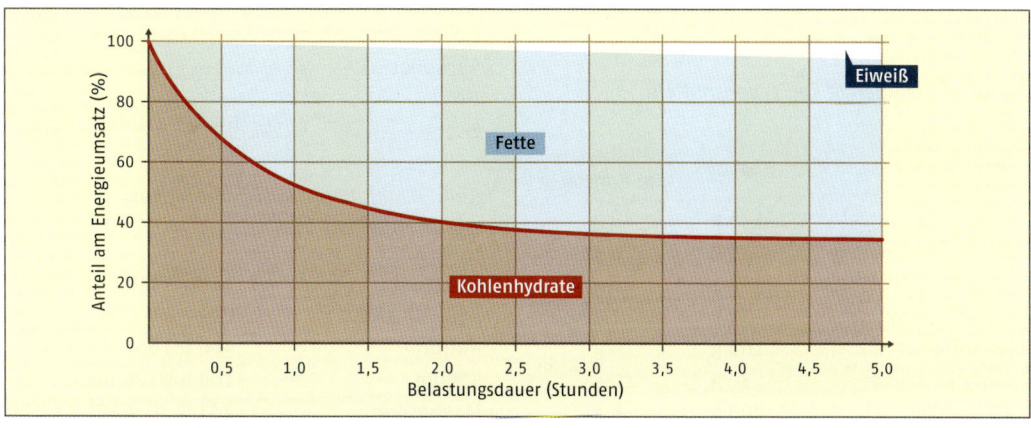

Bild 1: *Anteil der einzelnen Nährstoffe am Leistungsumsatz*

Grundsätze der Ernährung von Sportlern

Für alle Sportarten gilt, dass eine kohlenhydrathaltige Basisernährung die Glykogenspeicher am effektivsten auffüllt. Bei der Umsetzung dieses allgemeinen Ziels in die Praxis ist es hilfreich, die verschiedenen Ernährungsphasen zu untergliedern.

1. Basisernährung

Sie ist die Kost, die der Sportler in Anpassung an sein Training das ganze Jahr über einnimmt. Sie soll vor allem helfen, Kondition aufzubauen. Basis sind stets Kohlenhydrate. Je nach Sportart variiert das Verhältnis der Makronährstoffe zueinander. Bei Kraft- und Kampfsportarten sind der Protein- und Fettanteil höher. Die insgesamt aufgenommene Energie sollte möglichst auf sechs Mahlzeiten pro Tag verteilt werden.

Tab. 1: *Das Verhältnis von Kohlenhydraten (KH), Proteinen (P) und Fett (F) zueinander bei verschiedenen Sportarten*

Sportart	KH : P: F
Ausdauersport	60 : 15 : 25
Spielsport	60 : 15 : 25
Schnellkraftsport	60 : 15 : 25
Kraftsport	50 : 20 : 30
Kampfsport	50 : 20 : 30

Der leicht erhöhte Proteinbedarf bei Kraft- und Kampfsportlern lässt sich über natürliche Lebensmittel decken. Um die Eiweißqualität zu sichern, wird die Verteilung pflanzlicher und tierischer Proteinquellen im Verhältnis 3 : 2 empfohlen. Angeblich leistungssteigernde Eiweißkonzentrate sind völlig überflüssig.

Tab. 2: *Proteingehalt von Lebensmitteln*

Lebensmittel	Portion	Protein pro Portion
Schweineschnitzel	125 g	39 g
Rindfleisch (mager)	125 g	28 g
Seelachs	150 g	26 g
Erbsen (grün)	250 g	17 g
Vollkornbrot	100 g	16 g
Sauermilchkäse	30 g	10 g
Buttermilch	200 g	8 g
Kartoffeln	250 g	5 g

 Info

Trinken, bevor der Durst kommt

Eine ausgeglichene Flüssigkeitsbilanz zählt zu den entscheidenden Voraussetzungen für optimale Leistung. Beim Sport aber fließt Schweiß. Je nach Außentemperatur, Intensität der Belastung und Trainingsstatus verliert der Organismus 0,5 bis 1,5 Liter pro Stunde.

Ein beginnende Dehydratation beeinträchtigt die Regulation der Körpertemperatur und mindert die Leistungsfähigkeit. Bereits bei Wasserverlusten von zwei Prozent ist die Versorgung der Muskeln mit Sauerstoff und Nährstoffen eingeschränkt und ihre Arbeitsfähigkeit herabgesetzt. Deshalb sollte man vor, während und nach dem Sport reichlich trinken – noch bevor das Durstgefühl spürbar wird.

Geeignete Getränke sind z. B. magnesiumreiches Mineralwasser mit Fruchtsaft im Verhältnis 1 : 3 gemischt oder isotonische Sportlergetränke.

Tab. 3: *Durchschnittliche Zusammensetzung von Schweiß*

Elektrolyt	Gehalt (mg/l)
Natrium	1200 mg
Chlorid	1000 mg
Kalium	300 mg
Calcium	160 mg
Magnesium	36 mg
Phosphat	15 mg
Zink	1,2 mg
Eisen	1,2 mg

Tab. 4: *Empfohlene Zusammensetzung eines Sportlergetränks*

Nährstoff	Konzentration
Kohlenhydrate	60 bis 80 g/l
Natrium	400 bis 500 mg/l
Kalium	100 bis 120 mg /l
Magnesium	20 bis 30 mg/l
Calcium	70 bis 90 mg/l

2. Wettkampfernährung

Eine entsprechende Ernährung kann die körperlichen Voraussetzungen für einen Wettkampf optimieren und helfen, die Leistungsfähigkeit während des Wettkampfes möglichst lange zu erhalten. Kohlenhydrate und Flüssigkeit spielen dabei die wichtigste Rolle.

Vor dem Wettkampf

▶ Am Abend vor der großen sportlichen Leistung eine stark kohlenhydratbetonte Mahlzeit essen – dazu reichlich trinken.

▶ Letzte größere Mahlzeit drei bis vier Stunden vor dem Wettkampf einnehmen. Auch hier sind Kohlenhydrate und Flüssigkeit am wichtigsten. Geeignete Lebensmittel: Müsli, Obst, Brot mit Marmelade und Honig.

▶ Etwa 30 Minuten vor dem Start kohlenhydratreichen und ballaststoffarmen Snack zusammen essen – dazu 200 Milliliter Flüssigkeit. Geeignete Lebensmittel: z. B. Banane, Energieriegel oder Honigbrötchen.

Während des Wettkampfs

Eine besondere Ernährung ist eigentlich nur bei extremen Ausdauerleistungen sowie lange dauernden Turnieren und Mehrkampfbelastungen notwendig.

▶ Die Verluste an Flüssigkeit müssen regelmäßig ausgeglichen werden – etwa alle 15 bis 30 Minuten.

▶ Um die Glykogenspeicher zu schonen, sollte nach ca. 45 Minuten mit der Aufnahme von Kohlenhydraten begonnen werden. Geeignet sind zum Beispiel Obst und Energieriegel.

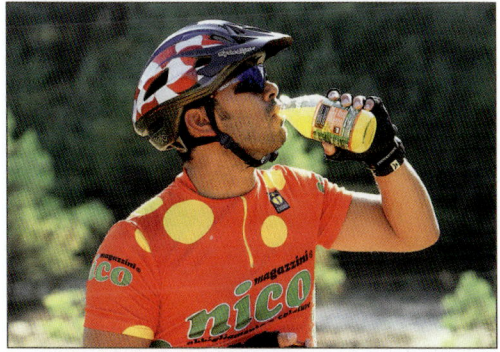

Bild 1: *Unbedingt ausreichend Trinken*

3. Nach dem Wettkampf

Nach Ende der Belastung sind die Körperreserven oft bis zur Neige erschöpft. Deshalb sollte man möglichst umgehend Wasser, Elektrolyte und Kohlenhydratspeicher wieder auffüllen.

▶ Sofort 300 bis 500 ml Flüssigkeit trinken. Geeignet sind z. B. isotonische Getränke.

▶ Die Aufnahmekapazität des erschöpften Muskels für Kohlenhydrate ist direkt nach der Belastung besonders groß. Deshalb sollten möglichst innerhalb der ersten zwei Stunden Kohlenhydrate aufgenommen werden. Geeignete Lebensmittel: Mit Kohlenhydraten angereicherte Fruchtsaftgetränke, Süßspeisen und vollbilanzierte Energiedrinks. Auch Kohlenhydratkonzentrate in flüssiger Form, die Oligo- und Polysaccharide enthalten, sind zu empfehlen.

 Info

Keine Glucose!

Von der Einnahme reiner Glucose vor dem Wettkampf raten Experten ab. Dieser „Zuckerstoß" lässt den Insulinspiegel innerhalb kurzer Zeit stark ansteigen. Das Insulin reguliert den Blutzucker sofort herunter und führt zu einer etwa 10 bis 15 Minuten andauernden Unterzuckerung (reaktive Hypoglykämie). Schwindel, Schweißausbruch und Schwäche sind die Folge.

 Info

Carboloading

So nennt man eine Ernährungstechnik, um die Glykogenreserven in Muskeln und Leber zu vergrößern. Zunächst werden durch intensives Training bei gleichzeitig eingeschränkter Energiezufuhr die Speicher weitgehend geleert. Danach werden sie durch eine Kost, bei der 70 bis 80 % der Energie als Kohlenhydrate aufgenommen werden, gezielt und optimal wieder aufgefüllt.

Kritische Mikronährstoffe

Mineralstoffe und Vitamine sind an der Regulierung etlicher Prozesse des Stoffwechsels beteiligt. Bei Sportlern kann es leicht zu Engpässen kommen. Erstens ist der Bedarf erhöht und zweitens gehen mit dem Schweiß zum Teil große Mengen verloren – vor allem Mineralstoffe. Eine ausgewogene Ernährung, die ausreichend Obst, Gemüse, Getreideprodukte sowie Milch und Milchprodukte enthält, ist der beste Schutz gegen einen Mangel. Spezielle Präparate sind meist nicht nötig.

Hier könnte es knapp werden

▶ Der Bedarf von Kalium ist eng an den Stoffwechsel des Glykogens gekoppelt. Außerdem ist es wichtig für die Muskelkontraktion. Bei schwerem Mangel kann es sogar zu Lähmungen kommen.

▶ Magnesium und Calcium übertragen Reize zwischen Muskel- und Nervenzellen. Erste Symptome eines Mangels sind Wadenkrämpfe.

▶ Kochsalz ist beteiligt an der Regulierung des Wasserhaushaltes. Werden Verluste nicht ausgeglichen, ermüdet der Körper schneller.

▶ Eisen kann mit seiner Bilanz vor allem in harten Trainingszeiten leicht ins Minus rutschen, weil dann verstärkt Muskelgewebe aufgebaut wird und die Menge an Myoglobin zunimmt. Von einer Substitution raten Sportmediziner jedoch ab. Der Grund: Eisen behindert die Resorption anderer essenzieller Nährstoffe, vor allem von Zink. Außerdem kann ein Überladen des Körpers mit Eisen das oxidative Gleichgewicht in den Zellen ungünstig beeinflussen.

▶ Vitamin B_1 ist am Stoffwechsel der Kohlenhydrate beteiligt. Besonders Ausdauersportler haben einen sehr hohen Kohlenhydratumsatz. Ihr Bedarf an Vitamin B_1 ist daher entsprechend hoch. Sie sollten dies beim Zusammenstellen ihrer Kost berücksichtigen.

 Und jetzt Sie!

1. *Welche physiologischen Besonderheiten sind typisch für den Organismus älterer Menschen?*

2. *Bei welchen Mikronährstoffen kann die Versorgung älterer Menschen kritisch werden?*

3. *Welche Ratschläge für den Alltag können älteren Menschen helfen, sich bedarfsgerecht zu ernähren.*

4. *Was versteht man unter Sarkopenie? Welche gesundheitlichen Auswirkungen hat sie und wie kann man dem entgegenwirken?*

5. *Was sind die häufigsten Ursachen für eine Mangelernährung im Alter?*

6. *Warum gibt es keine allgemein gültigen Empfehlungen für die Ernährung von Sportlern?*

7. *Stellen Sie einen Zusammenhang zwischen aerobem und anaerobem Abbau der Kohlenhydrate und den verschiedenen Sportarten her.*

8. *Welche Grundüberlegungen gelten für die Basisernährung von Sportlern und wie unterscheiden sich dabei die einzelnen Sportarten?*

9. *Welche Regeln gelten für die Zufuhr an Flüssigkeit beim Sport?*

10. *Welche Empfehlungen gibt für die Ernährung von Leistungssportlern vor, während und nach dem Wettkampf?*

11. *Stellen Sie ein Menü für den Abend vor dem Wettkampf zusammen? Welche Lebensmittel sind dafür besonders geeignet und warum?*

12. *Weshalb ist Glucose nicht geeignet, die Energiespeicher des Organismus wieder aufzufüllen?*

13. *Was versteht man unter Carboloading?*

14. *Bei welchen Mikronährstoffen können Sportler in Defizite geraten und wie kann man dem vorbeugen?*

9   Alternative Kostformen

Das Interesse an alternativen Kostformen ist in den letzten Jahren gewachsen. Dafür gibt es unterschiedliche Gründe. Die einen wollen sich gesünder ernähren, andere haben vor allem ethische und religiöse Argumente und für manche ist es vielleicht auch nur eine Form von schickem Lifestyle.

Unter Alternativen Kostformen versteht man solche, die langfristig praktiziert werden und sich von der allgemein üblichen Ernährungsweise unterscheiden. Diäten fallen nicht unter diesen Begriff. Man unterscheidet nach ihrer Entstehungsgeschichte drei Gruppen.

Kostformen aus der Antike und asiatischen Kulturen

Diese Ernährungskonzepte sind zum Teil schon Jahrtausende alt und sind oft verbunden mit religiösem und philosophischem Gedankengut.

Wichtige Kostformen dieser Gruppe sind:

▸ Vegetarische Ernährung,
▸ Makrobiotik,
▸ Ernährung im Ayurveda.

Kostformen – entstanden in der ersten Hälfte des 20. Jahrhunderts

Sie entstanden im Zuge der Reformbewegung in Mitteleuropa und den USA, die vor rund 150 Jahren begann. Wichtige Kostformen dieser Gruppe sind:

▸ Anthroposophisch orientierte Ernährung,
▸ Hay'sche Trennkost,
▸ Waerland-Kost.

Kostformen – entstanden in der zweiten Hälfte des 20. Jahrhunderts

Sie entstanden später, haben ihre Wurzeln aber auch in den Leitgedanken der Reformbewegung. Wichtige Kostformen dieser Gruppe sind:

▸ Vollwert-Ernährung,
▸ Bircher-Benner-Kost,
▸ Schnitzer-Kost.

9.1   Vegetarische Kost

Immer Menschen verzichten auf Steak und Braten und steigen um auf die „grüne Küche". Auffallend dabei: Hauptsächlich Frauen interessieren sich für die fleischlose Alternative. Die Männerquote beträgt nach einer Erhebung der Vegetarian Society in Großbritannien nur knapp 30 Prozent. Andere Untersuchungen kommen zu etwas höheren Zahlen, aber mehr als 40 Prozent sind es nie.

Begründer dieser Kostform war Pythagoras, der griechische Philosoph und Mathematiker. Der grübelte nicht nur über geometrischen Figuren, sonder dachte auch über allgemeine Fragen des Lebens nach. Für ihn waren Tiere „beseelte" Geschöpfe, die man nicht einfach essen dürfe. Die Mehrheit der Vegetarier lehnt auch heute noch den Genuss von Fleisch aus ethischen Gründen ab. Sie verurteilen auch die Bedingungen bei Aufzucht und Transport der Tiere und das Schlachten als grausamen Akt.

Tab. 1: *Wichtigste Gründe für den Vegetarismus (Quelle: Vegetarier-Studie der Universität Jena)*

Gründe	Anteil
Tierschutz, Tierrechte	62,7 %
Gesundheit, Wohlbefinden	14,5 %
Abneigung gegen Fleischgeschmack	11,0 %
Keine genauen Angaben	6,3 %
Fleischskandale	5,4 %

 Info

„So lange Menschen Tiere schlachten, werden die Menschen auch einander töten."
Pythagoras (570–480 v. Chr.)

„Solange es Schlachthäuser gibt, wird es Schlachtfelder geben."
Leo Tolstoj (russ. Schriftsteller, 1828–1910)

Info

Zahlen, die zu denken geben

Um den Appetit der Bundesbürger auf Fleisch zu stillen, wurden im Jahr 2009 geschlachtet:

▸ ca. 600 Millionen Hühner,
▸ ca. 56 Millionen Schweine,
▸ ca. 3,8 Millionen Rinder,
▸ ca. 1 Million Schafe und Lämmer,
▸ ca. 28.000 Ziegen.

Vegetarismus heute

Vorreiter des modernen Vegetarismus ist Großbritannien mit einer mehr als 150jährigen Tradition. Dort leben mittlerweile sieben Prozent der Bevölkerung vegetarisch – innerhalb von Europa mit Abstand die höchste Quote.

In Deutschland etablierte sich die vegetarische Ernährung Ende des 19. Jahrhunderts. Noch bis vor wenigen Jahren waren Vegetarier bei uns eher eine Randgruppe. Nach einer Untersuchung der Gesellschaft für Konsumforschung (GfK) in Nürnberg aus dem Jahr 1983 ernährten sich damals 0,6 Prozent aller Bundesbürger vegetarisch.

Das hat sich inzwischen geändert. Nach Auskunft des deutschen Vegetarierbundes ist die Schar der Anhänger von Pflanzenkost auf fast sechs Millionen gewachsen. Das wären knapp fünf Prozent – Tendenz steigend.

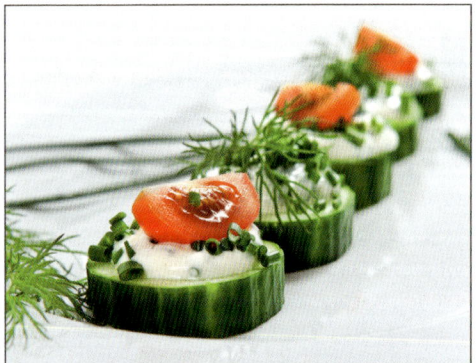

Bild 1: *Vegetarische Kost in besonders edler Variante*

Fleischlos – eine Kostform der Jugend!

Die Vegetarier-Studie der Universität Jena hat gezeigt, dass der Anteil junger Menschen unter den Vegetariern deutlich überwiegt. Senioren dagegen können sich kaum für fleischlose Kost begeistern.

Tab. 1: *Altersverteilung bei Vegetariern (Quelle: Vegetarier-Studie der Universität Jena)*

Alter (Jahre)	Anteil
10–19	14 %
20–29	42 %
30–39	22 %
40–49	13 %
50–59	6 %
60–69	3 %
70–79	1 %

Info

Vegetarismus und Schulbildung

Es sind nicht die Dümmsten, die nur noch Pflanzenkost mögen: Knapp 30 Prozent der Vegetarier haben einen Hochschulabschluss. Gut 20 Prozent studieren gerade. Etwa 16 Prozent haben die Realschule abgeschlossen und rund 2,5 Prozent die Hauptschule.

Info

Fleischkonsum und Klima

Laut einer Untersuchung der Welternährungsorganisation (FAO) aus dem Jahr 2006 entstehen mindestens zehn Prozent der vom Menschen verursachten Treibhausgase bei der Nutztierhaltung. Dabei war nicht nur von dem ausgeatmeten CO_2 die Rede, sondern auch von dem beim Wiederkäuen der Rinder im Magen gebildete Methan (CH_4). Eine einzige Kuh produziert pro Tag etwa 600 Liter des Gases.

Vegetarier: Wer isst was?

Basis jeder vegetarischen Kost ist Pflanzenkost: Gemüse, Obst, Kartoffeln, Reis, Hülsenfrüchte oder Getreideprodukte. Je nachdem, ob und welche Lebensmittel zusätzlich auf dem Speiseplan stehen, gibt es verschieden strenge Varianten.

Ovo-Lacto-Vegetarier

Als Ergänzung zur Pflanzenkost beziehen sie in ihren Speiseplan auch von lebenden Tieren gelieferte Lebensmittel ein – das sind Milch und Milchprodukte sowie Eier.

Lacto-Vegetarier

Sie verzichten auf Eier, trinken aber Milch und essen Milchprodukte.

Veganer

Sie verzehren ausschließlich Pflanzliches. Tabu sind alle von Tieren stammenden Lebensmittel, sogar Honig. Viele lehnen zudem tierische Materialien ab – z. B. Leder oder Seide. Etwa 10 % der Vegetarier essen vegan.

Rohköstler

Es geht noch strenger. Rohköstler wählen ihre Lebensmittel ähnlich wie Veganer aus, essen aber nichts Gekochtes.

Gelegenheitsvegetarier

Sie schränken ihren Fleischkonsum auf 2 bis 3 Mahlzeiten pro Monat ein und essen dafür mehr Obst und Gemüse.

Halb-Vegetarier

Sie verzichten zwar auf Fleisch, gönnen sich aber oft und reichlich Süßigkeiten, Kuchen, Chips und andere energiereiche Nahrungsmittel. Man nennt sie daher auch Pudding-Vegetarier. Mit ihnen möchten echte Pflanzenköstler auf gar keinen Fall in einen Topf geworfen werden.

Bewertung vegetarischer Kost

Vegetarische Kost ist heute gesellschaftlich akzeptiert und die Zahl ihrer Anhänger nimmt vor allem unter jungen Leuten zu. Umso wichtiger ist die Frage nach der gesundheitlichen Bewertung.

Ovo-Lacto- und Lacto-Vegetarier

Eine vegetarische Kost, die Milch und Milchprodukte, gegebenenfalls auch Eier, einbezieht, deckt den Nährstoffbedarf problemlos ab und hilft sogar, manche Ernährungssünden zu vermeiden. Als positive Aspekte werden gesehen:

▸ Übergewicht ist selten.

▸ Bluthochdruck ist selten.

▸ Die Cholesterinwerte im Serum sind niedriger als bei Mischköstlern, da weniger gesättigte Fettsäuren und Cholesterin aufgenommen werden.

▸ Die Aufnahme von Ballaststoffen ist ernährungsphysiologisch günstig.

▸ Die Zufuhr an Mikronährstoffen ist im Vergleich zu Mischköstlern höher – zum Beispiel bei Vitamin C, E und B_1.

Gut belegt sind zudem die Schutzwirkungen von Obst und Gemüse für Herz-Kreislauf-Leiden. Inzwischen liegen auch wissenschaftliche Arbeiten vor, die eine vorbeugende Wirkung bei Rheuma, Diabetes und Alzheimer zeigen. Deren Ergebnisse sind zwar noch keine in jeder Hinsicht abgesicherte Belege, aber viel versprechende Hinweise.

Tab. 1: *Durchschnittliche Aufnahme von Vitaminen bei Vegetariern – Ergebnisse einer Studie der Universität Gießen*

Mikronährstoff	Aufnahme pro Tag
Vitamin A	0,3 mg
β-Carotin	9,9 mg
Vitamin E	16,5 mg
Vitamin C	141,2 mg
Vitamin B_1	1,7 mg
Vitamin B_2	1,5 mg
Vitamin B_6	2,2 mg

Info

Die Frage nach dem Eisen

Anders als oft behauptet gibt es normalerweise auch keine gefährlichen Engpässe beim Eisen. Zwar wird es aus pflanzlichen Produkten weniger gut verwertet. Die Resorptionsrate lässt sich aber durch Vitamin C verbessern. Sie verdoppelt sich bereits durch ein Glas Orangensaft – entspricht ca. 50 mg Vitamin C. Den gleichen Effekt hat die Kombination eisenreicher mit Vitamin-C-haltigen Lebensmitteln – Erbsen mit Brokkoli, Linsen und Kartoffeln.

Tab. 1: *Eisengehalt pflanzlicher Nahrungsmittel*

Nahrungsmittel	Gehalt (mg/100 g)
Weizenkleie	16,0
Kürbiskerne	15,0
Sesamsamen	10,4
Müsli mit Nüssen	4,4
Tofu	3,7
Spinat, Schwarzwurzel	2,9

 Info*plus*

Eisenstatus von Vegetariern

Vegetarier leiden nicht häufiger an Eisenmangel als andere Menschen. Das ergab eine Untersuchung am Institut für Lebensmittelwissenschaften der Universität Hannover. Im Vergleich zu Fleischessern haben sie zwar etwas geringere Eisenspeicher. Das wird aber eher als Vorteil gesehen. Der Grund: Eisen wirkt als Oxidationsmittel. Es fördert daher im Körper die Bildung freier Radikale. Die wiederum begünstigen das Entstehen von Krankheiten wie Arteriosklerose oder Alzheimer. Eng wird es aber in der Schwangerschaft, weil sich der Bedarf verdoppelt. Das ist selbst mit Mischkost kaum zu schaffen. Vegetarierinnen sollten daher ihren Eisenstatus ärztlich kontrollieren lassen.

 Info

Vegetarische Kost für Kinder?

Gegen Pflanzenkost für Kinder ist nichts einzuwenden. „Für sie ist eine vegetarische Ernährung, die lediglich Fleisch und Fisch ausklammert, zu vertreten," so die Einschätzung des Forschungsinstituts für Kinderernährung in Dortmund. Die Gefahr von Defiziten besteht nicht.

Veganer

Knapp zehn Prozent der Vegetarier praktizieren diese strenge Variante. Für sie besteht bei einigen Nährstoffen die Gefahr von Defiziten.

▶ Risiken birgt insbesondere der Verzicht auf Milch und Milchprodukte – wichtigsten Quellen für Calcium. Ohne sie kann der Bedarf nur schwer gedeckt werden.

▶ Kritisch auch Vitamin B_{12}, denn es kommt nur in tierischen Lebensmitteln vor. Gestillte Säuglinge von streng vegan ernährten Müttern sind besonders häufig von einem Mangel betroffen. Diese Frauen haben keine oder nur geringe Reserven – entsprechend niedrig ist der Gehalt ihrer Milch an Vitamin B_{12}. Wissenschaftler der Universität Tübingen stellten bei Babys schwere Störungen der allgemeinen Entwicklung und des Wachstums fest. Nach Gabe von Vitaminpräparaten besserte sich ihr Zustand sehr rasch. Es gibt Anhaltspunkte dafür, dass selbst kurze Phasen eines Mangels in frühester Kindheit bleibende Schäden der Nervenfunktion und des Gehirns verursachen können.

Die Position der DGE: „Bei Personen mit erhöhtem Nährstoffbedarf ist von einer veganen Lebensweise dringend abzuraten. Das sind vor allem schwangere und stillende Frauen, ältere Menschen und Kinder. Wenn überhaupt, dann ist diese Kostform nur für gesunde Erwachsene mit fundiertem Wissen in Sachen Ernährung geeignet".

Die Küchenpraxis

Vegetarische Küche ist nicht kompliziert und setzt kein umfassendes Wissen über Ernährung voraus. Die entsprechenden Lebensmittel gibt es in jedem Supermarkt. Auch die Küchentechnik ist nicht neu. Es wird gebraten, gedünstet oder gegrillt wie in der herkömmlichen Küche. Auch die gewohnten Rezepte müssen nicht alle über Bord geworfen werden. Manchmal wird daraus durch Austauschen nur weniger Zutaten ein vegetarisches Gericht.

Die vegetarische Pyramide

Neueinsteigern gibt sie eine gute Orientierung beim Planen der Mahlzeiten und für den Einkaufszettel. Das Prinzip ist einfach: Je weiter unten ein Lebensmittel steht, desto häufiger sollte es auf den Tisch kommen.

Die Basis

Grundlage der Kost sind Gemüse und Obst (mindestens 500 g pro Tag), Getreide, Brot, Reis, Nudeln, Kartoffeln sowie Hülsenfrüchte.

Regelmäßig aber mäßig

In diese Kategorie fallen Nüsse, Samen, Pflanzenöle, Milch und Milchprodukte.

Sparsam verwenden

Butter, Sahne, Eier, Zucker, Konfitüre, Honig, Alkohol und Süßigkeiten.

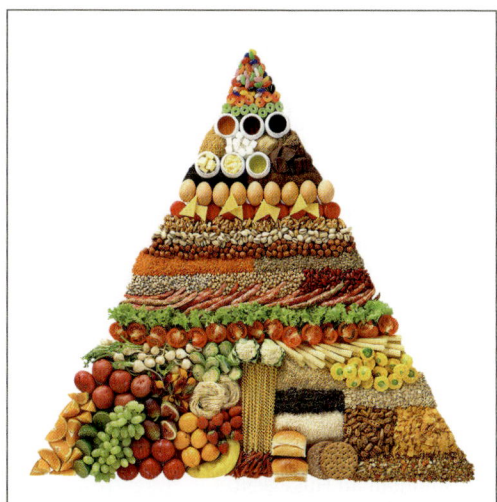

Bild 1: *Die vegetarische Pyramide*

Das V-Label

Mit diesem Label werden Waren und Produkte gekennzeichnet, die für Vegetarier geeignet sind. Es darf nur für Erzeugnisse verwendet werden, die keine Zutaten oder Substanzen von getöteten Tieren enthalten, insbesondere kein Fleisch, keine Gelatine, keine Knochen und kein tierisches Fett. Tierische Produkte wie Eier oder Milch sollten aus Betrieben ohne Intensivhaltung stammen.

Das Label gibt es in: Benelux, Dänemark, Deutschland, Finnland, Frankreich, Großbritannien, Norwegen, Österreich, Polen, Portugal, Schweden, Schweiz, Slowakei und Spanien.

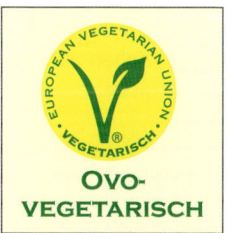

Bild 2: *Das V-Label*

 Und jetzt *Sie!*

1. Wie lassen sich die alternativen Kostformen einteilen und welche Formen sind auch heute noch von Bedeutung?

2. Welche Gründe gibt es, sich vegetarisch zu ernähren?

3. Beschreiben Sie die verschiedenen Formen vegetarischer Ernährung.

4. Nennen Sie Vorteile der vegetarischen Ernährung.

5. Ist vegetarische Kost auch für Kinder geeignet? Wenn ja, unter welchen Voraussetzungen?

6. Wie ist die Nährstoffversorgung von Veganern zu beurteilen?

7. Erläutern sie die vegetarische Pyramide.

8. Stellen Sie ein vegetarisches Menü zusammen, das den Anforderungen an eine ausgewogene Hauptmahlzeit genügt.

9.2   Makrobiotik

Diese Ernährungsform hat ihre Wurzeln im chinesischen Zen-Buddismus. Sie ist seit mehr als 5000 Jahren bekannt und wird heute noch in buddistischen Klöstern praktiziert.

Grundgedanken der Makrobiotik

Eigentlicher Begründer der heutigen Makrobiotik ist der japanische Naturphilosoph Georges Ohsawa (1892-1966). Als Jugendlicher erkrankte er an Tuberkulose und behauptete, sich selbst durch die makrobiotische Kost geheilt zu haben. Die Grundüberlegung der Makrobiotik geht davon aus, dass im Universum zwei entgegen gesetzte Kräfte wirken: Yin und Yang, die einander anziehen und sich ergänzen wie Himmel und Erde. Anzustreben sei die Ausgewogenheit dieser Kräfte.

Tab. 1: *Beispiele für die Yin-Yang-Einteilung*

Yin	Yang
Nacht	Tag
Mond	Sonne
das weibliche Prinzip	das männliche Prinzip
das Bewahrende	das Aktive
kalt	warm
dunkel	hell
leicht	schwer
weich	hart
feucht	trocken
pflanzlich	tierisch

Die These

Yin und Yang sind einerseits antagonistische, andererseits aber auch sich anziehende Kräfte. Es wird eine Ausgewogenheit beider angestrebt. In diesem dynamischen Gleichgewicht allein ist ein glückliches Leben möglich.

Entscheidenden Einfluss auf dieses Gleichgewicht hat nach dem Verständnis der Makrobiotik die Ernährung. Da die Lebensmittel unterschiedliche Anteile von Yin und Yang enthalten, stärken sie entweder die Yin- oder Yang-Energie des Menschen. Enthält die Nahrung zu viel von einem, gerät seine innere Harmonie aus den Fugen.

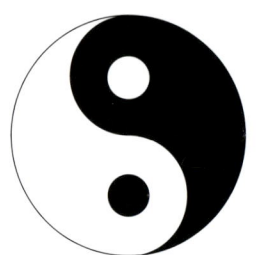

Bild 1: *Symbol der idealen Ergänzung von Yin und Yang*

Was Yin und Yang in Pflanzen bewirken sollen

Yin ist die „kühlende und ausdehnende Energietendenz" und macht Pflanzen:

▸ größer, weicher, lockerer, leichter, wasserhaltiger, länglicher, schneller und nach oben wachsend, ölhaltiger, eher kalium- als natriumhaltig, eher im wärmeren Klima gedeihend, geschmacklich eher süß, sauer und scharf.

Yang ist die „wärmende und zusammenziehende Energietendenz" und macht Pflanzen:

▸ kleiner, härter, dichter, schwerer, trockener, rundlicher, langsamer und nach unten wachsend, weniger ölhaltig, eher natrium- als kaliumhaltig, eher im kühlen Klima gedeihend, geschmacklich eher salzig und bitter.

Auswahl der Lebensmittel

Ob ein Lebensmittel mehr Yin oder mehr Yang ist, hängt von seinem Wassergehalt, den Inhaltsstoffen und der Farbe ab. Das ideale Yin-Yang-Verhältnis hat Vollkorngetreide jeglicher Art, weil die Pflanze im Getreidekorn all ihre Kräfte zusammenführt. Deshalb bildet Getreide die Grundlage der makrobiotischen Ernährungsform. Es muss das volle Korn sein, das sogar möglichst unzerkleinert zu essen ist. Beim Schroten und Mahlen verliert es angeblich schon einen Teil seiner kostbaren Energie.

Makrobiotik nach Ohsawa

Sein Ernährungskonzept ist sehr radikal.

Erlaubt sind: Naturreis, gekochtes Gemüse und Hülsenfrüchte, Meeresalgen, reichlich Kochsalz und nur ein Minimum an Flüssigkeit.

Zu meiden sind: Rohkost, Früchte, Kräuter, Kaffee, Zucker, Milchprodukte.

Tabelle 1: *Yin- und Yang-Eigenschaften von Lebensmitteln (Quelle: Leitzmann, Hippokrates 2006)*

Yin-extrem	Yin-ausgewogen	Mitte	Yang-ausgewogen	Yang-extrem
chemisch behandelte Nahrung	Pflanzenöle	Getreide	Fisch	Fleisch
Zucker, Honig	Malz	Samen, Kerne	Tamari, Shoyu, Miso	Eier
scharfe Gewürze, Essig	Kräuter, Ingwer, Senf, Meerrettich, Reisessig	Gemüse	–	Hartkäse
tropische Früchte	einheimisches Obst, Trockenfrüchte	Hülsenfrüchte	–	Salz
Tomaten, Kartoffeln, Paprika, Spargel	Nüsse, Nussmus	Tofu, Tempeh, Seitan	–	Ginsengtee
Milch, Joghurt, Quark, Weichkäse	Kräutertee, grüner Tee	Meeresalgen	–	–
schwarzer Tee, Kaffee, Alkohol	–	Getreidekaffee, Wasser		

Tab. 2: *Beispiel für einen Kostplan*

Mahlzeit	Lebensmittel
Morgens	Misosuppe mit Möhren und Blumenkohl, Haferbrei, geröstete Kürbiskerne
Mittags	Gedämpfter Reis, Steckrüben mit Lauch, Wurzelgemüse, Rettich-Pickles
Abends	Langkornreis mit gedämpftem Fisch in Zitronensauce, Blumenkohl und Mais, geriebener Rettich mit Umeboshi (mit Salz gepökelte Aprikose)

Makrobiotik nach Kushi und Acuff

Nach dem Tod von Ohsawa entwickelten Mishio Kushi und Steven Acuff die Makrobiotik weiter. Die allgemeinen, weniger strikten Empfehlungen der heutigen Makrobiotik sind:

▸ 50 bis 60 % naturbelassenes, gekochtes Getreide,

▸ 20 bis 30 % Gemüse (1/3 als Rohkost),

▸ 10 % Algen, Hülsenfrüchte und daraus hergestellte Produkte,

▸ 5 % Suppe (vor allem Suppe aus Miso, einer Paste aus Sojabohnen, Getreide und Meersalz),

▸ 5 % sonstiges (Obst, Nüsse, Samen, Öle, Gewürze, Getränke, Fisch),

▸ Nahrung saisonal und möglichst aus der gleichen Klimazone,

▸ Ökologische Erzeugung.

Ernährungsphysiologische Bewertung

Die Makrobiotik nach Oshawa ist wegen ihrer eingeschränkten Lebensmittelauswahl nicht zu empfehlen, spielt heute aber keine Rolle mehr.

Heutige Makrobiotik

▸ Stark eingeschränkte, überwiegend vegane Auswahl von Lebensmitteln,

▸ Geringer Verzehr von Rohkost und Obst nicht vorteilhaft,

▸ Bei Kindern und Menschen in besonderen Lebenssituationen besteht Gefahr von Defiziten (z. B. Vitamin D, B_2, B_{12} und Calcium),

▸ Für Erwachsene bei ausreichendem Ernährungswissen und gut zusammengestellter Kost ist Deckung des Nährstoffbedarfs möglich.

9.3 Ernährung in Ayurveda

Diese Ernährungsweise ist eine vorbeugende Gesundheits- und Heilkunde und entstammt der mehr als 5000 Jahre alten vedischen Hochkultur Indiens. Sie beruht auf der Lehre der fünf Elemente und ist heute wieder sehr beliebt.

Grundsätze des Ernährungskonzepts

Im Ayurveda wird jeder Mensch nach seinem Konstitutionstyp (Dosha) betrachtet. Man unterscheidet drei Doshas: Vata, Pitta und Kapha. Grundlage für deren Beschreibung ist die Lehre von den fünf Elementen. Sie werden auch als Bausteine des Lebens gesehen und bestimmten Körperpartien zugeordnet. Jedem Dosha sind jeweils zwei Elemente zugeordnet. Die Doshas werden als „Bioregulatoren" betrachtet, die alle Funktionen von Körper und Geist steuern. Befinden sie sich im Gleichgewicht, ist der Mensch gesund.

Tab. 1: *Die fünf Elemente und ihre Zordnung*

Element	Eigenschaft	Zuordnung
Raum	fehlender Widerstand	Ohr, Zunge
Luft	Ausdehnung und Bewegung	Haut, Hände
Feuer	Hitze	Augen, Füße
Wasser	Flüssigkeit	Gaumen, Zunge, Anus
Erde	Festigkeit, Rauheit, Form	Geschlechtsorgane, Nase

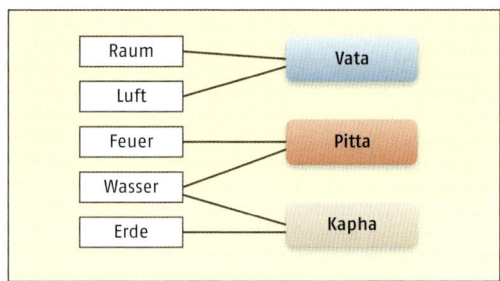

Bild 1: *Zusammensetzung der drei Doshas*

Empfehlungen für die Ernährung

▶ Für Vata-Typen werden wegen der Neigung zu Verdauungsstörungen gekochte und leicht verdauliche Speisen mit den Geschmacksrichtungen salzig, sauer und süß empfohlen.

▶ Für Pitta-Typen werden wegen der starken Verdauungsaktivität kalte oder warme, jedoch nicht heiße Speisen mit den Geschmacksrichtungen bitter, süß und herb empfohlen.

▶ Für Kapha-Typen werden mäßig gegarte Speisen mit den Geschmacksrichtungen scharf, bitter und herb empfohlen sowie frisches Obst und Gemüse.

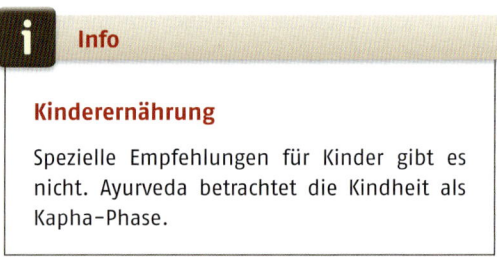

Info

Kinderernährung

Spezielle Empfehlungen für Kinder gibt es nicht. Ayurveda betrachtet die Kindheit als Kapha-Phase.

Tab.2: *Eigenschaften von Vata-, Pitta- und Kapha-Typen*

Vata-Typen	Pitta-Typen	Kapha-Typen
▶ leichter Körperbau	▶ mittelschwerer Körperbau	▶ stabiler, schwerer Körperbau
▶ Abneigung gegen Kaltes und Windiges	▶ Abneigung gegen Hitze	▶ große Ausdauer
▶ vergisst schnell	▶ Zielstrebigkeit	▶ gutes Langzeitgedächtnis
▶ begeisterungsfähig	▶ Unternehmungslust	▶ ruhige Persönlichkeit
▶ unregelmäßige Verdauung	▶ gute Verdauung	▶ langsame Verdauung
▶ Neigung zur Verstopfung	▶ bevorzugt kalte Speisen und kühle Getränke	▶ Neigung zu Fettleibigkeit
▶ Neigung zu Schlafstörungen	▶ Neigung zu Ungeduld und Ärger	▶ tiefer, guter Schlaf
▶ Kurzlebige Gefühls- und Begeisterungsausbrüche	▶ Führungsanspruch	▶ Toleranz

Ernährungsphysiologische Bewertung

Aus ernährungsphysiologischer Sicht ist eine vegetabile und fettarme Kost positiv zu bewerten. Lediglich der geringe Rohkostanteil könnte sich ungünstig auf die Versorgung mit Vitaminen auswirken. Bei schonender Zubereitung ist dieses Risiko aber gering. Ernährung im Ayurveda ist als Dauerkost geeignet – auch für Kinder.

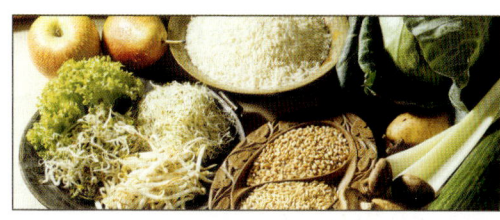

Bild 2: *Lebensmittel für den Pitta-Typ*

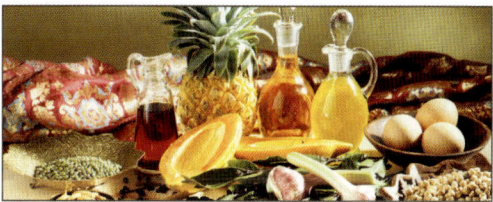

Bild 1: *Lebensmittel für den Vata-Typ*

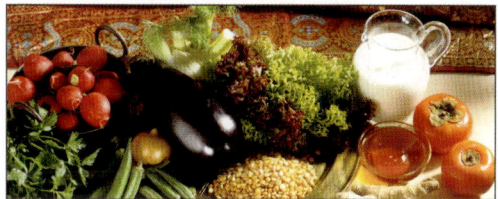

Bild 3: *Lebensmittel für den Kapha-Typ*

Tab. 1: *Ernährungsempfehlungen für Vata-, Pitta und Kapha-Typen (Quelle: Leitzmann 2006)*

Vata-Typ	Pitta-Typ	Kapha-Typ
Karotten, Gurken, Rote Bete, Spargel, grüne Bohnen, Okra, milde Rettiche, Süßkartoffeln, Zwiebeln und Knoblauch (nicht roh)	Süße, bittere und herbe Gemüsesorten: Gurken, Zucchini, Kürbis, Spargel, Erbsen, Pilze, grüne Paprika, Sellerie, Chicorée, alle Kohlarten, alle Blattsalate	alle Blattgemüse, scharfe, bittere und herbe Gemüsesorten: Chicorée, Zwiebeln, Knoblauch, Paprika, Pilze, Kartoffeln, alle Kohlarten, Rettiche, Stangensellerie, Spargel
Basmatireis, Weizen	Basmatireis, Weizen, Hafer, Gerste	Gerste, Buchweizen, Mais, Hirse, Roggen, Dinkel, wenig Reis
Alle Milchprodukte	Milch, Hüttenkäse, Butter, Ghee (geklärte Butter)	Warme Magermilch, Ziegenmilch, Ghee
Sojaprodukte, Mungobohnen, grüne und rote Linsen, Kichererbsen	Sojaprodukte, alle Hülsenfrüchte außer Linsen	alle Hülsenfrüchte außer Soja, weiße oder schwarze Bohnen
alle Öle und Fette (wenig)	Oliven- und Sonnenblumenöl, Soja- und Kokosöl (wenig)	Mandel,- Maikeim-, Sonnenblumen- und Olivenöl (wenig)
Mangos, Bananen, Melonen, Ananas, Pflaumen, Orangen, Beeren, Kirschen, Pfirsiche, Trauben, Zitronen, Avocados	Bananen, Mangos, Melonen, Feigen, Birnen, Kirschen, Ananas, Pflaumen, Orangen, Äpfel, Trauben, Rosinen, Avocados	Äpfel, Birnen, Beeren, Kirschen, Aprikosen, Mangos, Pfirsiche, Dörr- und Trockenobst
alle Nüsse und Samen (wenig)	Kokosnüsse, Sonnenblumen- und Kürbiskerne	Sonnenblumen- und Kürbiskerne (wenig)
alle natürlichen Süßungsmittel	alle Süßungsmittel außer Honig	Honig
Ingwer, Kardamom, Zimt, Cumin, Senfkörner	Koriander, Kardamom, Zimt, Safran, Fenchel, Kurkuma, Ingwer, frische Kräuter, wenig Salz	scharfe Gewürze wie Ingwer, Zimt, schwarzer Pfeffer, Koriander, Nelken, Kurkuma, wenig Salz

9.4   Hay'sche Trennkost

Das Konzept der Trennkost geht zurück auf den amerikanischen Arzt Howard Hay.

Der Grundgedanke

Nach seinem „chemischen Verdauungsgesetz" können Kohlenhydrate und Proteine vom menschlichen Organismus nicht gleichzeitig abgebaut und verarbeitet werden. Begründet wird diese These mit dem unterschiedlichen Wirkungsgrad von protein- bzw. kohlenhydratspaltenden Enzymen wie Pepsin und Ptyalin, die jeweils ein saures bzw. alkalisches Milieu benötigen, um aktiv zu werden. Nun könne der Magen aber nicht gleichzeitig Säuren und Basen produzieren. Bei einer Mahlzeit, die sowohl Eiweiß als auch Kohlenhydrate enthält, würde der Kohlenhydratanteil unverdaut in den Dünndarm gelangen und dort bei Wärme und Feuchtigkeit gären und faulen.

Hay war der Meinung, die in den Industrienationen übliche Mischkost führe wegen ihres hohen Proteingehaltes zu einer „Übersäuerung" des Körpers. Um dem entgegenzuwirken, müsse eine ausgewogene Relation von Basen bildenden (80 %) und Säuren bildenden (20 %) Bestandteilen in der Nahrung angestrebt werden.

Lebensmittelauswahl

Hay teilte die nach dem Konzept der Trennkost für die menschliche Ernährung geeigneten Lebensmittel in drei Gruppen:

1. Basen bildend sind Lebensmittel wie Vollkornprodukte, Kartoffeln, Naturreis, Honig oder Pflaumen. Sie sollen 80 % der Kost ausmachen.

2. Säuren bildend sind Lebensmittel wie Fleisch, Fisch, Wurst, Eier, Kernobst oder Beerenobst. Sie sollen 20 % der Kost ausmachen.

2. Neutral sind Lebensmittel wie Öle und Fette, gesäuerte Milchprodukte, Gemüse, Nüsse, Kräuter oder Meersalz.

Die Lebensmittel der ersten beiden Gruppen dürfen nicht miteinander kombiniert werden. Die neutralen Lebensmittel unterliegen in ihrer Verwendung keiner Beschränkung

Abgelehnt werden Lebensmittel wie Weißmehl und daraus hergestellte Produkte, Marmeladen, Gelees, weißer Zucker, Eingemachtes, polierter Reis, getrocknete Hülsenfrüchte, Fertigsuppen und -saucen, Kaffee und schwarzer Tee.

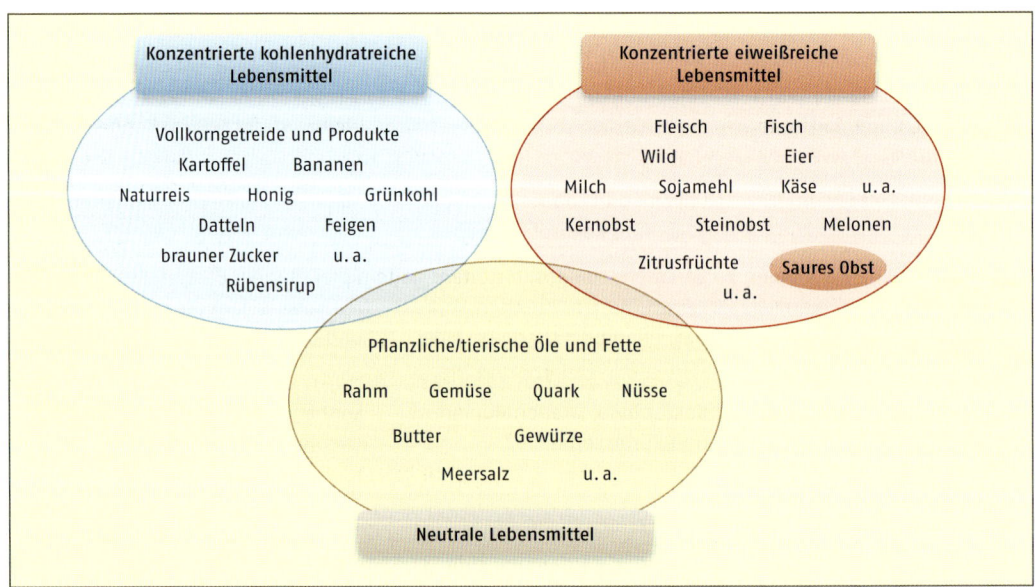

Bild 1: *Trennkost nach Hay*

Die Richtlinien für die Praxis

- Innerhalb einer Mahlzeit Eiweißnahrung von Kohlenhydratnahrung trennen.

- Nur natürliche und naturbelassene Lebensmittel verwenden.

- Nur so viel davon essen, wie zur Erhaltung des Lebens nötig ist.

- Konzentriertes Eiweiß und konzentrierte Stärke verringern, um eine Übersäuerung des Körpers zu verhindern.

- Für einen optimalen Säurebasenhaushalt etwa ¾ überwiegend rohe Basenbildner wie Obst und bestimmte Gemüse und nur etwa ¼ Säurebildner wie Fleisch und Fisch verwenden.

- Morgens Basen-, mittags Eiweiß- und abends Kohlenhydratmahlzeiten essen (keine Eiweißmahlzeit nach 15.00 Uhr).

- Alle neutralen Lebensmittel können sowohl mit eiweiß- als auch mit kohlenhydrathaltigen Lebensmitteln kombiniert werden.

- Langsam und in Ruhe essen, gründlich kauen.

- Zwischen den einzelnen Mahlzeiten Pausen von vier Stunden einhalten.

Tab. 1: *Beispiel für einen Tageskostplan*

Mahlzeit	Gericht
Frühstück	Quarkmüsli
Mittagessen	▸ Salatteller, ▸ Kartoffelauflauf mit Gemüsen, ▸ Nussquark
Snack	Frischkornmüsli
Abendessen	▸ Salatteller, ▸ Naturreis mit Kräutersauce und Möhrengemüse, ▸ Buttermilch

Ernährungsphysiologische Bewertung

Die Behauptung, Proteine und Kohlenhydrate seien nur getrennt voneinander zu verwerten, ist nicht haltbar. Nach wissenschaftlichen Erkenntnissen ist das Enzymsystem des menschlichen Magen-Darm-Traktes durchaus in der Lage, beide Nährstoffe gleichzeitig abzubauen.

Nach Einschätzung der DGE ist Hay'sche Trennkost als langfristige Ernährungsform nicht zu empfehlen. Die Stellungnahme im Einzelnen:

- Die Trennkost ist vorwiegend lacto-vegetabil. Die Empfehlung, weniger Fleisch zu essen, ist von Vorteil, weil dadurch weniger gesättigte Fettsäuren und Cholesterin aufgenommen werden.

- Die Trennkost ist energie- und fettarm, was ebenfalls positiv zu bewerten ist.

- Die Lebensmittelauswahl sichert keine ausreichende Nährstoffversorgung, wenn nur 20 bis 25 % der Nahrung aus „Säure bildenden" Lebensmitteln wie Getreideprodukte, Fleisch und Fisch bestehen.

- Getreide und Getreideerzeugnisse liefern essentielle Nährstoffe wie B-Vitamine, Folsäure, Magnesium, Eisen und Selen. Sie kommen in der Hay'schen Trennkost deutlich zu kurz.

- Es wird zu wenig Käse empfohlen, der vor allem für die Calciumzufuhr wichtig ist.

- Es wird zu wenig Seefisch empfohlen, der für die Versorgung mit ω-3-Fettsäuren wichtig ist.

- Eine basenüberschüssige Kost bringt keine nachweisbaren gesundheitlichen Vorteile. Eine Übersäuerung (Azidose) des Körpers ist beim Gesunden nicht zu befürchten, da Puffersysteme den Säure-Basen-Spiegel in Blut und Gewebe konstant halten.

- Es wird der Eindruck vermittelt, dass durch das Trennprinzip bestimmte Krankheiten wie Nierenerkrankungen, Diabetes mellitus oder Störungen des Fettstoffwechsels positiv beeinflusst oder geheilt werden könnten. Das ist wissenschaftlich nicht belegt.

9.5   Anthroposophisch orientierte Ernährung

Diese Dauerkostform ist Teil einer ganzheitlichen Philosophie und berücksichtigt auch den „geistigen" Inhalt der Nahrung.

 Info

Der Mensch in der Anthroposophie

Das Menschliche hat drei Dimensionen:

▸ Ätherleib: die physische Ebene,
▸ Astralleib: die Ebene der Seele,
▸ Geistleib: die Ebene des Bewusstseins.

Der Grundgedanke

Die anthroposophische orientierte Ernährung beruht auf der Lehre des Philosophen Rudolf Steiner. Generell soll Ernährung den menschlichen „Ätherleib" aktivieren. Oberstes Grundprinzip ist die „freie Entscheidung" des Menschen. Es gibt daher keine absoluten Verbote oder besonders empfohlenen Lebensmittel.

Im Mittelpunkt dieser Ernährungsform stehen pflanzliche Lebensmittel. Nahrungspflanzen werden von der Anthroposophie in drei Bereiche unterteilt: Wurzel, Blatt und Blüte. Analog dazu wird auch der menschliche Körper in drei funktionelle Bereiche gegliedert.

▸ Die Wurzel mit ihren feinen Verästelungen entspricht dem Kopfbereich als Hauptsitz von Nerven und Sinnen.

▸ Das Blattwerk und der Stängel als Orte der Atmung bzw. des Kreislaufs entsprechen dem Brustbereich mit Herz und Lunge.

▸ Die Blüte und die aus ihr hervorgehenden Frucht finden ihre Spiegelung im Bauchraum mit den Fortpflanzungsorganen und im Stoffwechsel.

Die jeweiligen Pflanzenteile wirken nach der Vorstellung von Steiner heilend oder auch anregend auf die Körpersysteme, denen sie zugeordnet sind.

Lebensmittelauswahl

Die anthroposophisch orientierte Ernährung ist eine vorwiegend ovo-lacto-vegetabile Kost. Neben pflanzlichen Produkten passen Eier sowie Milch (Rohmilch) und Milchprodukte in das Konzept. Bevorzugt werden Vollkornprodukte.

Obwohl es keine strikten Verbote gibt, wird vom Genuss von Fleisch abgeraten, weil „... die Fleischkost den geistig strebenden Menschen in der Entwicklung aufzuhalten vermag".

Auch die Kartoffel gehört nicht auf den täglichen Speiseplan. Begründung: Übermäßiger Kartoffelgenuss fördere den allgemeinen Instinktverlust und das für Steiner nicht gewünschte „intellektuelle, materialistische" Denken.

Anthroposophen bevorzugen Produkte aus biologisch-dynamischem Anbau, der bei seinen Methoden die „kosmischen" Wirkungen auf Wachstum und Entwicklung der Pflanzen berücksichtigt.

Ernährungsphysiologische Bewertung

Die anthroposophisch orientierte Ernährung bietet eine abwechslungsreiche Kost und ist als Dauerernährung geeignet. Sie kann die Zufuhr aller wichtigen Nährstoffe gewährleisten.

Vorteile:

▸ Obst, Gemüse und der Verzehr von Vollkornprodukten erhöhen die Zufuhr an Vitaminen, Mineralstoffen, Kohlenhydraten und Ballaststoffen.

▸ Der stark eingeschränkte Verzehr von Fleisch bedeutet eine geringere Aufnahme von Fett, Cholesterin und Purinen.

Kritikpunkte

▸ Die Ächtung der Kartoffel ist ein Nachteil, denn sie ist eine gute Quelle für die Vitamine B und C.

▸ Die Thesen von Steiner zum „geistigen" Inhalt der Ernährung sind aus wissenschaftlicher Sicht nicht haltbar.

9.6 Vollwert-Ernährung

Hippokrates, griechischer Arzt der Antike, stellte als erster einen Zusammenhang zwischen vollwertiger, natürlicher Ernährung her. „Die Natur heilt. Aufgabe des Arztes wird es sein, die natürliche Heilkraft zu steigern und ihr nicht in den Arm zu greifen. Die gegebene Form der Behandlung ist die Ernährung." Seine Gedanken wurden von dem Arzt und Ernährungswissenschaftler Werner Kollath aufgegriffen. Er schuf den Leitsatz: „Lasst unsere Nahrung so natürlich wie möglich." Mit seinem Buch „Die Ordnung der Natur" legte er den Grundstein für die heutige Vollwert-Ernährung.

Der Grundgedanke

Das Gießener Konzept der Vollwerternährung stammt aus den 70er Jahren des 20. Jahrhunderts. Es ist vor allem dadurch gekennzeichnet, dass sie den Verzehr von Nahrungsmitteln in einem möglichst naturbelassenen Zustand anstrebt. Sie sollen so viel wie nötig und so wenig wie möglich bearbeitet werden.

Im Unterschied zu den offiziellen Empfehlungen definiert das Giessener Konzept Ernährung umfassender und berücksichtigt neben gesundheitlichen Aspekten auch die Umwelt- und Sozialverträglichkeit. Eine Reihe der im Grundsatzkatalog verankerten Forderungen bezieht sich daher auf Produktion und Vermarktung der Lebensmittel.

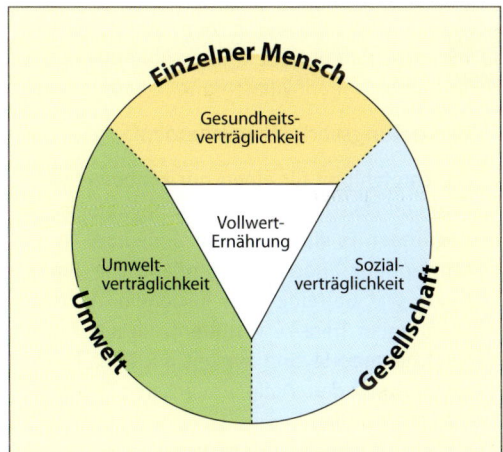

Bild 1: *Bezugssysteme und Ansprüche in der Vollwert-Ernährung (von Koerber, Männle und Leitzmann, 2002)*

Info

Allgemeine Ziele

► Hohe Lebensqualität, besonders Gesundheit,
► Schonung der Umwelt,
► Förderung der sozialen Gerechtigkeit.

Die 12 Grundsätze der Vollwert-Ernährung

Sie wurden von Leitzmann, Koerber und Männle entwickelt. In den Zielen der Vollwerternährung spiegelt sich die ganzheitliche Betrachtungsweise der Nahrung. Ein Lebensmittel wird nicht nur nach seiner Zusammensetzung, sondern auch nach seiner Herkunft, Lagerung, Verarbeitung und Zubereitung beurteilt. Neben ernährungsphysiologischen Gesichtspunkten spielen ökologische und soziale Aspekte eine wesentliche Rolle.

1. Pflanzliche Lebensmittel bevorzugen.

2. Gering verarbeitete Lebensmittel wählen.

3. Reichlich unerhitzte Frischkost essen.

4. Genussvolle Speisen aus frischen Lebensmitteln und mit wenig Fett zubereiten.

5. Lebensmittel mit Zusatzstoffen vermeiden.

6. Produkte aus bestimmten Technologien vermeiden (Gentechnik oder Bestrahlung).

7. Möglichst nur Lebensmittel aus anerkannt ökologischer Landwirtschaft verwenden.

8. Saisonware aus regionaler Herkunft kaufen.

9. Unverpackte oder umweltschonend verpackte Lebensmittel wählen.

10. Umweltverträgliche Produkte und Technologien unterstützen.

11. Tierische Lebensmittel nur selten verzehren, um Veredelungsverluste zu verringern.

12. Agrar-Erzeugnisse bevorzugen, die unter sozialverträglichen Bedingungen erzeugt, verarbeitet und vermarktet werden.

Einzelne Kernpunkte näher betrachtet

Generell gilt: Die Grundsätze der Vollwert-Ernährung sind nicht als starre Regeln oder Verbote zu verstehen, sondern als Empfehlungen. Strenge Dogmen lehnen Leitzmann und seine Mitarbeiter ab, wohl wissend, dass gelegentliche „Sünden" nicht schaden.

Geringer Verarbeitungsgrad als Qualitätskriterium

Für Verfechter der Vollwert-Ernährung ist eine Veränderung des ursprünglichen Lebensmittels meist gleichbedeutend mit einer Minderung des gesundheitlichen Wertes. Oft kommt es ja tatsächlich zu Nährstoffeinbußen. Ein Beispiel ist das Abtrennen von Mikronährstoffen bei hoch ausgemahlenen Mehlen. Als Maßstab für die Bewertung von Lebensmitteln dient daher der Verarbeitungsgrad. Danach sind sie in der Orientierungstabelle geordnet.

Reichlich unerhitzte Frischkost

Frischkost wird deshalb so hoch bewertet, weil sie noch sämtliche essenziellen und gesundheitsfördernden Stoffe enthält. Dabei gibt es allerdings Ausnahmen. Manchen Lebensmitteln bescheinigt auch die Vollwert-Ernährung, dass sich ihre Qualität durch Erhitzen verbessert. Das gilt zum Beispiel für Kartoffeln, die erst nach dem Garen verdaulich sind. Oder Hülsenfrüchte – sie enthalten gesundheitsschädliche Stoffe, die erst durch Hitze zerstört werden.

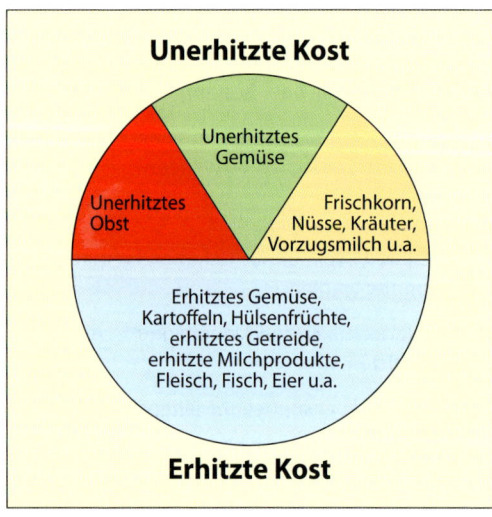

Bild 1: *Empfehlung zum jeweiligen Anteil von Frischkost und erhitzter Kost im Speiseplan*

Empfehlungen zur Lebensmittelauswahl

Die Vollwert-Ernährung ist eine vorwiegend lacto-vegetabile Kost. Im Vordergrund stehen pflanzliche Lebensmittel sowie Milch und Milchprodukte. Fleisch, Fisch und Eier spielen nur eine geringe Rolle.

▶ Getreide und Getreideprodukte aus Vollkorn bevorzugen, Erzeugnisse aus hoch ausgemahlenen Mehlen nur selten verwenden.

▶ Gemüse und Obst reichlich verzehren, einen großen Teil als Frischkost.

▶ Kartoffeln und Hülsenfrüchte in den Speiseplan einbeziehen.

▶ Fettaufnahme insgesamt einschränken, kalt gepresste Speiseöle, Butter oder ungehärtete Pflanzenmargarine verwenden.

▶ Vorzugsmilch, pasteurisierte Vollmilch, Milchprodukte ohne Zusatzstoffe verwenden.

▶ Fleisch, Fisch und Eier, wenn überhaupt, nur gelegentlich essen.

▶ Als Getränke Mineralwasser, ungesüßte Kräuter- und Früchtetees bevorzugen.

▶ Gewürze und Kräuter reichlich zum Verfeinern des Geschmacks verwenden, Salz sparsam einsetzen.

▶ Zum Süßen frisches Obst, nicht wärmegeschädigten Honig und ungeschwefeltes Trockenobst wählen.

 Info

Veredelungsverluste vermeiden

Die Empfehlung für einen nur knappen Verzehr von Fleisch wird nicht nur physiologisch begründet. Es gilt einfach als bodenlose Verschwendung, hochwertige pflanzliche Produkte wie Getreide oder Kartoffeln zwecks Mästung an Tiere zu verfüttern. Riesige Futtermittelimporte sind zur Zeit auch aus Entwicklungsländern nötig, um unseren Fleischhunger zu stillen.

Orientierungstabelle für die Vollwert-Ernährung – Wertstufen der Lebensmittel

Stufe I – Sehr empfehlenswert

Nicht/gering verarbeitete Lebensmittel (unerhitzt)

Etwa die Hälfte der Nahrungsmenge

- Gekeimtes Getreide, Vollkornschrot (Frischkornmüsli, frisch gequetschte Flocken)
- Frisches Gemüse und Obst, Milchsaures Gemüse
- Nüsse, Ölsamen (z. B. Sesam, Sonnenblumenkerne), Ölfrüchte, (z. B. Oliven)
- Vorzugsmilch
- Mineralwasser, Quellwasser
- Frische Kräuter, ganze oder frisch gemahlene Gewürze
- Frisches Obst zum Süßen

Stufe II – Empfehlenswert

Mäßig verarbeitete Lebensmittel

Etwa die Hälfte der Nahrungsmenge

- Vollkornprodukte (Vollkornbrot, -nudeln)
- Erhitztes Obst und Gemüse (auch milchsaures), Tiefgekühltes Obst und Gemüse
- Gekochte Kartoffeln (möglichst Pellkartoffeln)
- Erhitzte Hülsenfrüchte, blanchierte Keime
- Kaltgepresste Öle, ungehärtete Pflanzenmargarine, Butter, geröstete Nüsse
- Pasteurisierte Vollmilch, Milchprodukte ohne Zusatzstoffe
- Fleisch, Fisch, Eier (1 bis 2mal pro Woche)
- Kräuter- und Früchtetees, verdünnte Frucht- und Gemüsesäfte, Getreidekaffee
- Gemahlene Gewürze, getrocknete Kräuter, jodiertes Salz
- Honig und Trockenobst zum Süßen

Stufe III – Weniger empfehlenswert

Stark verarbeitete Lebensmittel (konserviert)

Nur selten verwenden

- Nicht-Vollkorn-Produkte, geschälter Reis
- Obst- und Gemüsekonserven, vorgefertigte Kartoffelprodukte, Sojamilch, Tofu
- Extrahierte Fette, raffinierte Fette und Öle
- H-Milch, Milchprodukte mit Zusatzstoffen
- Fleisch-, Fisch-, Wurstkonserven
- Tafelwasser, Fruchtnektar, Kakao, Kaffee, Tee, Bier, Wein
- Kräutersalz, Meersalz, Kochsalz
- Honig, geschwefeltes Trockenobst, Dicksaft, Zucker, Sirup

Stufe IV – Nicht empfehlenswert

Übertrieben verarbeitete Lebensmittel und Isolate/Präparate

Möglichst meiden

- Getreidestärke, Ballaststoffpräparate
- Vitamin- und Mineralstoffpräparate, Tiefkühlfertiggerichte
- Pommes frites, Chips, Kartoffelstärke
- Sojafleisch, Sojaprotein, Soja-Lezithin
- Sterilmilch, Kondensmilch, Milchpulver, Schmelzkäse, Milch- und Käseimitate
- Limonaden, Cola-Getränke, Fruchtsaft-Getränke, Instant-Kakao, Sportlergetränke, Spirituosen
- Aromastoffe, Geschmacksverstärker (Glutamat)
- Isolierte Zucker, Süßwaren, Süßigkeiten, Süßstoffe

Rezepte für die Vollwertküche

Frühstück

Frischkornmüsli

200 g Äpfel, 300 g Joghurt,
8 EL grobes Hafervollkornschrot,
4 TL Sanddornsaft, Saft von ½ Zitrone,
Honig oder Apfeldicksaft,
4 TL Kürbiskerne,
4 EL Johannisbeeren (schwarz oder rot)

▸ Äpfel waschen und vierteln, Kerngehäuse entfernen und die Äpfel grob raspeln

▸ Obst mit Joghurt, Haferschrot, Sanddorn- und Zitronensaft mischen; mit Honig oder Apfeldicksaft abschmecken

▸ Müsli mit Kürbiskernen und Beeren bestreuen und sofort servieren.

Imbiss für den Vormittag

Vollkorntoast mit Fruchtmus, dazu Vorzugsmilch

10 g Butter, 3 EL pürierte Früchte,
etwas Zitronensaft

▸ Butter schaumig rühren, Fruchtpüree dazu geben, Zitronensaft zugeben und mit Honig süßen

Imbiss für den Nachmittag

Gorgonzolabirnen

1 kleine Birne, etwas Zitronensaft,
25 g weicher Gorgonzola, 20 g Quark,
Jodsalz, frisch gemahlener Pfeffer,
2 Walnusskerne, 2 Kirschen

▸ Birnen halbieren, Kerngehäuse entfernen, mit Zitronensaft beträufeln.

▸ Gorgonzola mit der Gabel zerdrücken, Quark unterrühren, würzen, Creme mit einem Spritzbeutel in die Birnenhälften spritzen, mit Nüssen und Kirschen garnieren.

Mittagessen

Kartoffel-Lauch-Puffer, Mineralwasser

50 g Lauch, 100g Kartoffeln,
1 EL Weizenvollkornmehl,
1 Prise Liebstöckel und Oregano, Jodsalz,
Pfeffer, Muskatnuss (frisch gemahlen/gerieben)

▸ Geputzten Lauch klein schneiden, in Butter andünsten, abkühlen lassen

▸ Geschälte Kartoffeln grob reiben, mit Lauch, Mehl und Gewürzen mischen

▸ Aus der Masse kleine Puffer formen, in heißem Öl backen

Brombeerjoghurt

125 g Joghurt, 1 TL Honig,
1 TL ungesüßter Sanddornsaft,
40 g Brombeeren (oder anderes Beerenobst),
1 TL grob gehackte Haselnüsse

▸ Joghurt mit Honig und Sanddornsaft mischen, mit gewaschenen Beeren anrichten

▸ Nüsse in einer Pfanne ohne Fett rösten, darüber geben

Abendessen

Tomatensalat, Brot mit Käse, Kräutertee

2 kleine Tomaten, 20 g Schafskäse, Jodsalz,
½ TL Obstessig, 1 EL kalt gepresstes Olivenöl,
Frisch gemahlener Pfeffer, frisches Basilikum,
1 Scheibe Vollkornbrot, 1 TL Butter,
1 Scheibe Emmentaler

▸ Tomaten achteln, aus Essig, Öl, Salz und Pfeffer eine Marinade bereiten und den Salat damit anmachen, Schafskäse darüber bröseln, mit Basilikum anrichten

▸ Brot buttern und mit Käse belegen

(Quelle: Vollwertküche für Genießer, Leitzmann)

Waerland-Kost: ein Kurzportrait

Begründer

Are Waerland, Schweden
1876–1955

Grundgedanke

▶ Ausgleich der Übersäuerung des Körpers,

▶ Beseitigen von Fäulnisbakterien im Dickdarm,

▶ vorwiegend lacto-vegetabile Kost,

▶ abwechselnd Rohkost- und Getreidemahlzeiten,

▶ reichlich Flüssigkeit, morgens 0,5 Liter (basische Gemüsebrühe, stilles Wasser, Kräutertee, frisch gepresste Säfte).

Lebensmittelauswahl

Zu bevorzugen

▶ bas. Lebensmittel (Milch, Obst, Gemüse),

▶ Rohkost, Getreide, „Waerland-Kruska" (Vollkornbrei), Kartoffeln, gesäuerte Milch und Milchprodukte,

▶ Lebensmittel aus alternativem Anbau.

Zu meiden

▶ Alle Fleischarten, Eier, denaturierte Lebensmittel, wie z. B. isolierte Zucker, Weißmehlprodukte und dgl., Salz, scharfe Gewürze,

▶ „zu große Mengen" an Getreideprodukten und Hülsenfrüchten,

▶ Genussmittel.

Ernährungsphysiologische Beurteilung

▶ Vollwertige Ernährung bei sorgfältiger Auswahl der Lebensmittel möglich,

▶ Als Dauerkost geeignet,

▶ Die Kost hat die Vor- und Nachteile einer lacto-vegetabilen Ernährungsform,

▶ Für die These, durch Bevorzugen basischer Lebensmittel werde eine Übersäuerung verhindert, gibt es keine wissenschaftlichen Belege.

Bircher-Benner-Kost: ein Kurzportrait

Begründer

Maximilian Bircher-Benner, Schweiz
1867–1939

Grundgedanke

▶ Lacto-vegetabile Kost,

▶ mindestens 50 % der Nahrung als Rohkost,

▶ drei Mahlzeiten pro Tag.

Lebensmittel

Zu bevorzugen

▶ „lebendfrisches" Obst, Gemüse und Salate,

▶ Rohsäfte, Nüsse, Vollkornschrotbrei, kalt gepresste Öle, Honig,

▶ schonend erhitztes Vollgetreide und Gemüse,

▶ Lebensmittel aus alternativem Anbau.

▶ **Zu meiden**

▶ Alle Fleischarten, Eier, denaturierte Lebensmittel wie z. B. isolierte Zucker, Weißmehlprodukte, polierter Reis,

▶ Genussmittel wie Alkohol, Kaffee, schwarzer Tee.

Ernährungsphysiologische Beurteilung

▶ Vollwertige Ernährung bei sorgfältiger Auswahl der Lebensmittel möglich,

▶ Als Dauerkost bedingt geeignet,

▶ Die Kost hat die Vor- und Nachteile einer lacto-vegetabilen Kost,

▶ Ausschließliche Rohkost sollte nur kurzfristig und unter ärztlicher Kontrolle stattfinden.

Tab. 1: *Alternative Kostformen im Überblick*

Kostform	Grundprinzip	Bewertung
Ovo-lacto-Vegetarismus	Keine Produkte von toten Tieren, an tierischen Lebensmitteln sind Milch, Milchprodukte und Eier erlaubt	Ausgewogene Kost, deckt den Nährstoffbedarf, als Dauerkost geeignet
Veganismus	Vegetabile Kost, keine Produkte von Tieren, auch nicht von lebenden. Die Variante der Rohköstler isst nur unerhitzte Pflanzenkost	Einseitige Kost, als Dauerkost nicht zu empfehlen, insbesondere nicht für Kinder, Schwangere, Stillende und Senioren
Makrobiotik	Weltanschaulich begründet, überwiegend vegetabile Kost: Vollkorn, Gemüse, Hülsenfrüchte, Soja, Algen, wenig Fisch, keine Milchprodukte, kein Fleisch, keine Genussmittel	Einseitige Kost, für gesunde Erwachsene nur eingeschränkt, für Kinder, Schwangere und Stillende nicht zu empfehlen
Ayurveda	In einer vorbeugenden Gesundheits- und Heilkunde begründet, vorwiegend lacto-vegetabil, regional, saisonal, Meiden von denaturierten Lebensmitteln	Als Dauerkost geeignet, eine ausreichende Versorgung mit Nährstoffen ist gewährleistet; es gelten die Vorteile vegetarisch orientierter Kostformen
Hay'sche Trennkost	Grundannahme, dass Eiweiß und Kohlenhydrate nicht gleichzeitig verwertet werden und zu unterschiedlichen Tageszeiten gegessen werden sollen, 80 % der Kost aus Basenbildnern (z. B. Vollkornprodukte, Naturreis, Kartoffeln), 20 % Säurebildner (Fleisch, Fisch, Eier), neutral sind Fette, Nüsse, viele Gemüse und Gewürze	Als Dauerkost nur eingeschränkt geeignet, das Trennungsprinzip ist nicht begründet und verhindert die optimale Ergänzung von pflanzlichen und tierischen Lebensmitteln, wissenschaftlich unbegründete Versprechen der Heilung von Krankheiten
Anthroposophisch orientierte Ernährung	Überwiegend ovo-lacto-vegetabile Kost, Qualität von Lebensmitteln wird nach derem „geistigen" Gehalt beurteilt, Bevorzugen von Produkten aus biologischem Anbau	Als Dauerkost geeignet, Überlegungen zum „geistigen" Gehalt der Nahrung sind nicht naturwissenschaftlich begründet
Vollwert-Ernährung	Überwiegend lacto-vegetabile Kost, Lebensmittel – nicht Nährstoffe – stehen im Vordergrund, geringer Verarbeitungsgrad der Lebensmittel, Bevorzugen von Produkten aus ökologischem Anbau	Als Dauerkost geeignet; Fortschrittliches, ganzheitliches Ernährungskonzept, auch wegen seiner Umwelt- und Sozialverträglichkeit anerkannt
Waerland-Kost	Lacto-vegetabile Kost, soll Übersäuerung verhindern, Rohkost und Getreidemahlzeiten im Wechsel, reichlich Flüssigkeit (bis zu 3 l täglich)	Als Dauerkost geeignet, Nährstoffversorgung bei sorgfältiger Auswahl der Lebensmittel geeignet, Ausgleichen der Übersäuerung durch basische Lebensmittel wissenschaftlich nicht zu begründen
Bircher-Benner-Kost	Lacto-vegetabile Kost, mindestens 50 % Rohkost: Müsli, Gemüse, Obst, nur drei Mahlzeiten am Tag, Bevorzugen von Produkten aus ökologischem Anbau	Bei sorgfältiger Auswahl von Lebensmitteln ist eine ausreichende Nährstoffversorgung möglich, als Dauerkost bedingt geeignet

Biologischer Landbau

Eine Reihe der alternativen Ernährungsformen empfiehlt pflanzliche Produkte aus ökologischem Landbau. Für Betriebe, die nach dessen Anbaumethoden arbeiten, gelten folgende Grundsätze:

▶ Eine ganzheitliche Betrachtungsweise, Landwirtschaft wird als ökologisch-ökonomische Einheit verstanden,

▶ Der weitgehende Verzicht auf chemisch-synthetische Pflanzenschutz- und Düngemittel,

▶ Bevorzugen der organischen Düngung und mechanisch biologischer Unkrautbekämpfung,

▶ Eine artenreiche Fruchtfolge mit Betonung des Hülsenfruchtanbaus zur biologischen Bindung von Stickstoff und zur Verbesserung der Bodenstruktur.

Die Betriebe des kontrolliert-biologischen Anbaus sind in verschiedenen Organisationen zusammengeschlossen. Sie schreiben ihren Vertragspartnern das Einhalten bestimmter Rahmenrichtlinien vor. Mit der Vergabe von Waren- bzw. Markenschutzzeichen übernimmt jede Organisation de facto die Garantie für das Einhalten der Richtlinien. Die Label sind ein verlässlicher Hinweis darauf, dass die Produkte auch tatsächlich aus biologischem Anbau stammen.

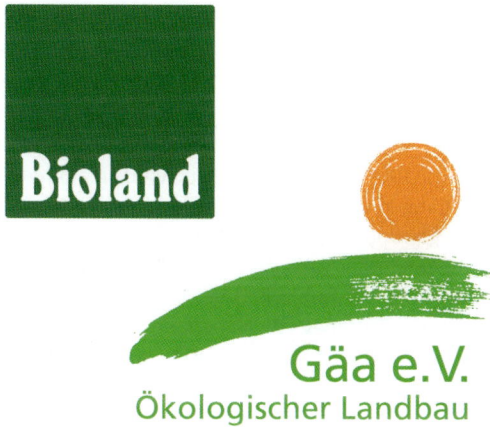

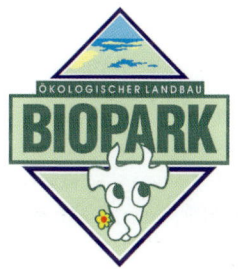

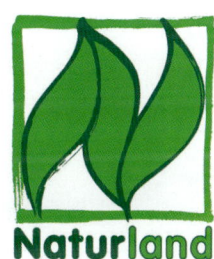

Bild 1: *Bio-Label anerkannter Verbände*

 Und jetzt *Sie!*

1. Beschreiben Sie die Grundgedanken der Makrobiotik, der Hay'schen Trennkost, der Ernährung in Ayurveda und der anthroposophisch orientierten Ernährung. Vergleichen und bewerten Sie diese Kostformen.

2. Erstellen Sie nach einer dieser alternativen Ernährungsformen einen Tageskostplan.

3. Welche dieser Kostformen ist aus Ihrer Sicht auch für Kinder geeignet und warum?

4. Erläutern Sie den Grundgedanken der Vollwerternährung.

5. Welche Empfehlungen gibt die Vollwerternährung zur Auswahl von Lebensmitteln?

6. Erläutern Sie die Orientierungstabelle der Vollwerternährung in der die Lebensmittel nach Wertstufen geordnet sind.

7. Beurteilen Sie den Tageskostplan der Vollwerternährung auf S. 648 im Hinblick auf die Versorgung mit Makro- und Mikronährstoffen. Begründen Sie Ihre Einschätzung.

8. Worin sehen Sie die hauptsächlichen Vor- und Nachteile der Vollwerternährung?

9. Erstellen Sie beispielhafte Tageskostpläne für ovo-lacto-vegetarische und makrobiotische Kost. Erläutern Sie die unterschiedlichen Konzepte der Ernährungsformen und vergleichen Sie deren ernährungsphysiologischen Wert.

10   Außer-Haus-Verpflegung

Nicht immer ist Zeit und Gelegenheit zum selber kochen. Allein das große Heer der Berufstätigen hat die notwendige Muße meist nur am Wochenende oder an Feiertagen. Im normalen Arbeitsalltag ist die Mittagspause nur kurz und reicht gerade mal für einen Gang in die Kantine. Aber auch andere Bevölkerungsgruppen wie Studenten, Bewohner von Altenheimen oder Patienten im Krankenhaus wollen regelmäßig mit Mahlzeiten versorgt sein. Nicht zu vergessen: Tausende von Menschen, die sich in Restaurants und Gaststätten bewirten lassen.

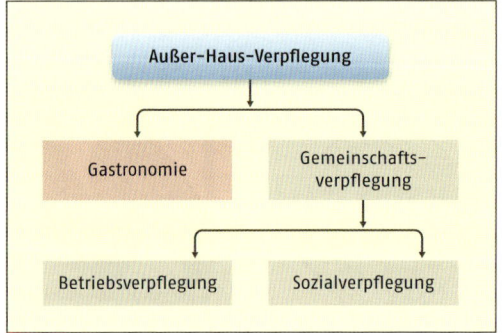

Bild 1: *Außer-Haus-Verpflegung*

Welchen Stellenwert die Gemeinschaftsverpflegung heute hat, machen einige Zahlen deutlich. Bundesweit gibt es allein rund 13.000 Betriebsküchen. Sie beköstigen täglich mindestens 7,3 Millionen Personen und geben damit pro Jahr ca. 1,5 Milliarden Essen aus. Hinzu kommen ca. 1,7 Millionen Menschen, die in sozialen Einrichtungen beköstigt werden.

Tab. 1: *Zahlen aus der Sozialverpflegung*

Einrichtung	Anzahl	Grösse
Kitas	46.623	3 Mio. Plätze
Altenheime	8.253	661.630 Plätze
Stätten für Behinderte	2.840	131.350 Plätze
Krankenhäuser	2.270	593.700 Betten
Heime	2.160	69.000 Plätze
Reha-Kliniken	1.400	173.000 Betten
Jugendherbergen	617	10 Mio. Übernachtungen

Die Frage nach der Qualität

Schon im Privathaushalt fällt es zuweilen schwer, den verschiedenen Wünschen und Bedürfnissen gerecht zu werden. Der tägliche Speiseplan für eine viel größere Personenzahl ist eine ungleich kompliziertere Aufgabe.

Kriterien für die Qualität

▶ Der durchschnittliche Bedarf der Zielgruppe an Nährstoffen und Energie wird gedeckt.

▶ Die Speisen sind schmackhaft und appetitlich angerichtet.

▶ Frischkost gibt es täglich.

▶ Vollkornprodukte werden regelmäßig angeboten.

▶ Auch Milch und Milchprodukte sind im Angebot.

▶ Der Speiseplan ist abwechslungsreich. Innerhalb von zwei Monaten gibt es keine Wiederholungen.

▶ Aktionstage bringen zusätzliche Abwechslung.

▶ Die Mahlzeiten werden nicht länger als 30 Minuten warm gehalten.

▶ Die hygienischen Bedingungen entsprechen den gesetzlichen Bestimmungen.

▶ Das Personal wird, wie vorgeschrieben, regelmäßig geschult.

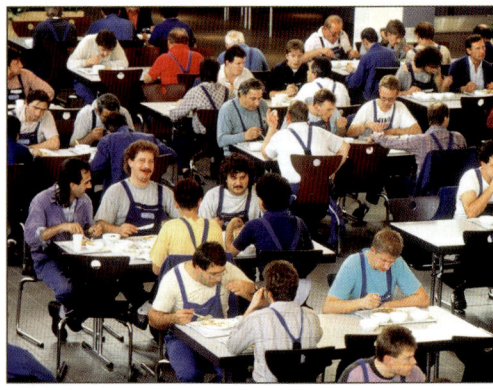

Bild 2: *Millionen Menschen essen täglich in Betriebsküchen*

10.1   Betriebsverpflegung

Noch in den 70er Jahren konnten Betriebskantinen den Qualitätskriterien einer gesunden Ernährung kaum standhalten – sowohl kulinarisch als auch vom Nährwert her. Matschige Kartoffeln, zerkochtes Gemüse und fette Saucen waren keine Seltenheit. Frischkost fehlte oft ganz. Das hat sich inzwischen gewandelt. Die Werksküchen alten Schlages sind verschwunden und modernen „Betriebsrestaurants" gewichen.

Große Auswahl

Meist wird das Essen nach dem sogenannten Free-Flow-System angeboten. Die Gäste können ihre Mahlzeit aus verschiedenen Komponenten selbst zusammenstellen. Die Angebotspalette umfasst normalerweise:

▶ zwei bis drei Hauptmahlzeiten,

▶ ein kleines Salatbüfett,

▶ verschiedene Beilagen und Desserts,

▶ kalte und warme Getränke.

Wechselnde Aktionswochen wie spezielle Vorspeisenteller oder eine Wok-Station bringen weitere Abwechslung.

Das Angebot richtig nutzen

Die heute allgemein übliche freie Speisenwahl bietet im Grundsatz optimale Voraussetzungen für eine gesunde Ernährung. Nur, das beste Angebot nützt nichts, wenn die Menüs nicht ausgewogen zusammengestellt sind. Deshalb gilt:

▶ den Gehalt an Energie und Nährstoffen realistisch einschätzen,

▶ täglich große Portionen Gemüse und Salate wählen, dazu reichlich Kartoffeln, Nudeln oder Reis,

▶ bei Fleisch und Fisch reichen je 1 bis 2 Portionen pro Woche zu 100 bzw. 150 g,

▶ als Dessert möglichst oft frisches Obst oder Milchprodukte wählen.

Die Renner am Büfett

Am beliebtesten sind nach Erhebungen in Betriebskantinen folgende Angebote:

▶ Salat, Gemüse,
▶ Pasta, Teigwaren,
▶ Gratins, Aufläufe,
▶ Geflügelgerichte,
▶ Asiatische Küche, Seafood,
▶ Italienische Küche,
▶ Fleischlose Menüs,
▶ Obstdesserts,
▶ Frisch gepresste Säfte,
▶ Mineralwasser mit Kohlensäure.

 Info

Checkliste für den Kantinentest

▶ Gibt es mehrere Gerichte bzw. Menükomponenten zur Auswahl?

▶ Stehen auch fleischlose Gerichte auf dem Speiseplan?

▶ Werden täglich Gemüse und frische Salate angeboten?

▶ Gibt es mindestens einmal pro Woche Fisch?

▶ Gibt es überwiegend Pell-, Salz- oder Folienkartoffeln?

▶ Hält die Kantine auch frisches Obst und Milchprodukte für den kleinen Hunger bereit?

▶ Sind die Speisen fettarm?

▶ Setzt der Küchenchef reichlich Kräuter und Gewürze ein?

▶ Ist das Essen appetitlich angerichtet?

▶ Werden Nährstoffangaben gemacht?

▶ Gibt es Tipps für das optimale Zusammenstellen der Mahlzeiten?

Planen und organisieren

Nicht nur Kochkunst, sondern auch gute Organisation und technische Ausstattung sind gefragt, wenn große Personengruppen verköstigt werden sollen.

Verpflegungssysteme

Man unterscheidet in der Gemeinschaftsverpflegung verschiedene Küchensysteme.

Frischkostsystem

Es werden bevorzugt frische Lebensmittel bzw. Tiefkühlware verarbeitet. Die Küche ist direkt bei der Speisenausgabe. Das bedeutet: Kein langes Warmhalten oder Transportieren.

Relaisküchensystem

Eine zentrale Küche bereitet alle Speisen vor. Nur ein Teil der Mahlzeiten wird auch dort zubereitet – zum Beispiel Eintöpfe oder Braten. Empfindliche Speisen wie Salzkartoffeln oder frische Salate werden in einer kleineren Küche nahe der Speisenausgabe zubereitet.

Mischkostsystem

Frisch zubereitete werden mit haltbar gemachten Speisen kombiniert – zum Beispiel mit Tiefkühl- oder Kühlkost.

Warmverpflegungssystem

Das Essen wird von einer Fernküche angeliefert – meist als Einzelportion in Einwegschalen angerichtet. Der Verlust an Aussehen, Geschmack und vor allem Nährstoffen ist hier höher als bei allen anderen Systemen.

Die DGE-Zertifizierung für Einrichtungen der Gemeinschaftsverpflegung

Mit dieser Zertifizierung haben Einrichtungen der Gemeinschaftsverpflegung, aber auch Caterer, die Möglichkeit, einen Beitrag zur nachhaltigen Qualitätssicherung zu leisten und ihr Engagement für eine vollwertige Ernährung zu dokumentieren. Die Zertifizierung vollzieht sich in einem zweistufigen Verfahren.

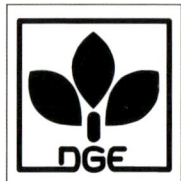

Bild 2: *DGE-Logo*

Im ersten Schritt wird geprüft, ob die Betriebe die Kriterien für die Qualitätsbereiche Lebensmittel, Speisenplanung und –herstellung sowie Lebenswelt erfüllen. Sie erhalten dann die entsprechende DGE-Zertifizierung.

Darüber hinaus gibt es in einem zweiten Schritt die Möglichkeit der DGE-Premium-Zertifizierung. Deren zentraler Aspekt ist der Bereich Nährstoffe. Das Referat Gemeinschaftsverpflegung (GV) und Qualitätssicherung der DGE hat auf Basis der DACH-Referenzwerte in Kooperation mit Wissenschaftlern fachlich fundierte Kriterien erarbeitet. Mit deren Hilfe lassen sich die in den Einrichtungen angebotenen Speisepläne bzw. Mahlzeiten beurteilen. Bietet eine GV-Einrichtung nährwertoptimierte Speisepläne an, die den Referenzwerten entsprechen, kann sie die Premium-Zertifizierung erhalten.

Nach bestandenem Audit erhalten die Einrichtungen ein Logo-Schild, das die DGE-Zertifizierung beziehungsweise die DGE-Premium-Zertifizierung ausweist.

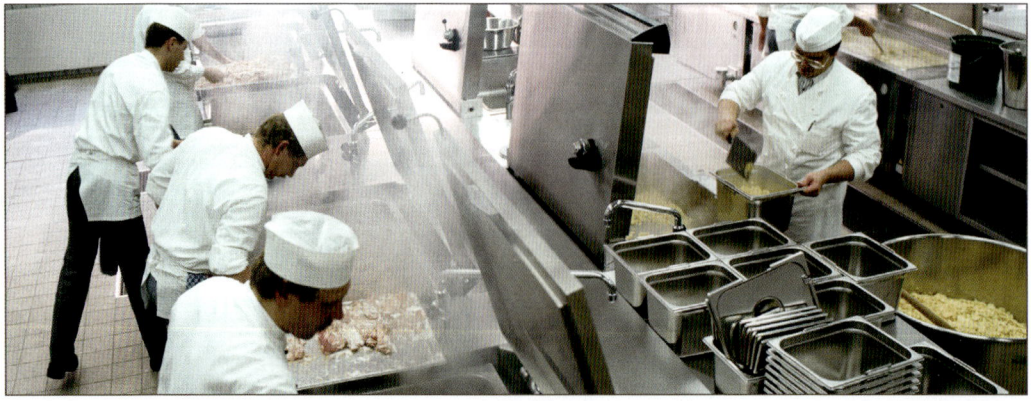

Bild 1: *Kurzes Warmhalten schont Nährstoffe*

Tab. 1: *Beispiele für gut zusammengestellte Menüs*

Menü I	Zutaten pro Person
Möhrenrahmsuppe	35 g Möhren, 20 g Äpfel, 3 g Lauch, 3 g Sellerie, 3 g Zwiebeln, 3 g Margarine, 30 g Milch (1,5 % Fett), Salz, Pfeffer, Muskat
gedünstetes Hähnchenbrust-filet	80 g Hähnchenbrustfilet, 30 g Tomaten, 2 g Lauch, 2 g Sellerie, 2 g Möhren, 2 g Zwiebeln, 1 g Bratenfett, 1 g Basilikum
Blattspinat	120 g Blattspinat, 3 g Zwiebeln, 2 g Margarine, Salz, Pfeffer, Muskat
Kartoffelnockerln	60 g Kartoffeln, 20 g Weizenmehl, (Type 550), 6 g Edamer, 0,75 g Ei, Salz, Pfeffer
Quark mit Früchten	80 g Quark (Magerstufe), 20 g Milch, (1,5 % Fett), 40 g Rhabarber, 3 g Erdbeeren, Vanille, Süßstoff

Menü II	Zutaten pro Person
Zucchini auf Blattsalat	70 g Zucchini, 35 g grüne Bohnen,35 g Tomaten, 35 g Blattsalate, 10 g Kichererbsen, 30 g Joghurt, (1,5 % Fett), 5 g Sonnenblumenöl (kalt gepresst) 2 g Obstessig, Curry, Zitronensaft, Salz, Pfeffer, Knoblauch, Schnittlauch, Petersilie
Broccoli auf Toma-tenspaghetti	50 g Spaghetti, 50 g Tomaten, 100 g Broccoli, 5 g Zwiebeln, 4 g Tomatenmark, 1 g Olivenöl, Knoblauch, Salz, Pfeffer
Bechamelsauce	5 g Weizenvollkornmehl, 35 g Milch (1,5 % Fett), 10 g Emmentaler, Muskat, Salz, Pfeffer
Frischer Obstsalat	30 g Bananen, 30 g Äpfel, 25 g Zuckermelonen, 25 g Erdbeeren, 25 g Kiwi, Zitronensaft, Ahornsirup

Menü III	Zutaten pro Person
Tomatensuppe mit Wildreis	80 g Tomaten, 50 g Sahne (10 % Fett), 10 g Zwiebeln, 5 g Wildreis, 1 g Olivenöl, 8 g Weizenmehl (Type 1050), Oregano, Salz Pfeffer
Gebratener Rotbarsch	90 g Rotbarsch, 20 g Weizenmehl, (Type 1050), 5 g Zitronensaft 3 g Sonnenblumenöl (kalt gepresst)
Kartoffelgratin gemischter Salat	160 g Kartoffeln, 15 g Gouda, 5 g Sahne, (10 % Fett), 2 g Butter, 3 g Leinsamen, 15 g Gurken, 15 g Radieschen, 10 g Kopfsalat, 2 g Maiskeimöl, Schnittlauch
Vollkorncrepes auf Mangosauce	15 g Weizenmehl (Type 1050), 15 g Milch (0,3 % Fett), 15 g Ei, 50 g Mango, 2 g Pistazien

10.2 Convenience-Produkte

Man könnte sie als Lebensmittel mit „eingebauter Dienstleistung" bezeichnen, denn der englische Begriff Convenience steht für Bequemlichkeit. Die Produkte werden nach ihrem Verarbeitungsgrad eingeteilt.

Grundstufe

Bei solchen Lebensmitteln handelt es sich um Rohware. Sie zählen daher eigentlich noch nicht zu den Convenience-Produkten.

Küchenfertige Produkte

Sie müssen zerkleinert, gegart und portioniert werden – zum Beispiel gewaschene ungeschälte Kartoffeln oder zerlegtes, ungewürztes Fleisch.

Garfertige Produkte

Sie sind ohne weitere Verarbeitung zu verwenden und müssen nur noch gewürzt, gegart und portioniert werden – zum Beispiel geschälte Kartoffeln, Teigwaren oder Tiefkühlgemüse.

Mischfertige Produkte

Durch Hinzufügen anderer Zutaten und eventuell Erhitzen werden sie zu fertigen Speisen – zum Beispiel Müslimischungen oder Pulver für Kartoffelpüree.

Regenerierfertige Produkte

Diese Lebensmittel müssen nur erwärmt werden – zum Beispiel tiefgekühlte Fertiggerichte.

Verzehrsfertige Produkte

Sie sind direkt zum Verzehr geeignet – zum Beispiel Joghurt, Brot oder verpackte Süßwaren.

Tab. 1: *Convenience-Stufen*

Convenience-Stufe		Convenience-Grad
Grundstufe	0	0 %
küchenfertig	1	15 %
garfertig	2	30 %
mischfertig	3	50 %
regenerierfertig	4	85 %
verzehrsfertig	5	100 %

Bedeutung von Convenience

Convenience liegt im Trend – sowohl bei der Außer-Haus-Verpflegung als auch im privaten Haushalt. Nach Schätzungen gelangen heute 80 bis 90 Prozent aller Lebensmittel in verarbeiteter Form zum Verbraucher.

Gründe für die Fertigkost im Hauhalt

- ▶ Die Zahl der allein lebenden Menschen wächst, für die sich zeitaufwändiges Kochen „nicht lohnt".
- ▶ Frauen sind immer häufiger erwerbstätig. Da sind vorgefertigte Lebensmittel praktisch und sparen Zeit.
- ▶ Die Essenszeiten der Familienmitglieder variieren oftmals sehr stark. Gerichte, die „just in time" zubereitet werden können, sind dann eine beliebte Lösung.
- ▶ Die Menschen leben heute sehr auf die Freizeit orientiert und möchten nur wenig Zeit für den Haushalt „opfern".

Vorteile in der Außer-Haus-Verpflegung

- ▶ Man spart Zeit und Personalkosten.
- ▶ Der Energiebedarf für die Zubereitung ist geringer.
- ▶ Die Lagerhaltung vereinfacht sich.
- ▶ Es gibt deutlich weniger Küchenabfälle.

Die Kritikpunkte

- ▶ Die Produkte sind relativ teuer.
- ▶ Nährstoffgehalte und sensorische Qualität leiden – je nach Grad der Verarbeitung unterschiedlich stark.
- ▶ Der Verpackungsaufwand ist höher.
- ▶ Die Kreativität der Köche ist mehr und mehr eingeschränkt. Das wird besonders von qualifiziertem Fachpersonal als negativ empfunden.

Gedanken zum Convenience-Trend

Convenience-Produkte sind ohne Frage praktisch und schnell zubereitet. Durch sie verschwindet aber auch ein Teil unserer Esskultur. Das Essen im Kreis der Familie oder mit Freunden bleibt zunehmend auf der Strecke. Und das Wissen über Lebensmittel nimmt immer mehr ab.

Schon heute können viele Menschen nicht mehr sagen, wann einzelne Obst- und Gemüsesorten Saison haben und wie man sie zubereitet. Schließlich geht dann mit dem Trend zum Einheits-Essen auch das Gefühl für den feinen natürlichen Geschmack frischer Produkte verloren.

Info_plus_

Slow Food – gegen den Trend

Als 1986 im Herzen Roms, direkt neben der altehrwürdigen Spanischen Treppe, ein Schnellrestaurant eröffnet wurde, war für Carlo Petrini eine Grenze überschritten. Er bangte um die Esskultur der traditionellen italienischen Küche. Gemeinsam mit Freunden gründete er die Slow-Food-Vereinigung mit heute mehr als 75.000 Mitgliedern in 45 Ländern. Sie will dem Trend zu Convenience und Fast Food nicht einfach das Feld überlassen und wirbt dafür, dass Menschen beim Essen wieder mehr auf Qualität und Genuss achten.

Statt auf den schnellen Happen zwischendurch setzen Slow-Food-Anhänger auf die Geschmacksvielfalt natürlicher und mit Sorgfalt zubereiteter Produkte. Schon Kinder sollen sensibel werden, bewusst essen und trinken und Geschmacksunterschiede kennenlernen.

10.3 Fast Food

Fast Food ist keine Erfindung der Neuzeit. Schon im alten Babylon versorgten fahrende Köche die Bevölkerung und im Mittelalter gab es Brotzeithütten, wo sich Handwerker oder Reisende rasch mit preiswertem Essen stärken konnten.

Heute ist die schnelle Küche beliebter denn je. Vor allem Kinder und Jugendliche oder junge Singles sind Fans von Big Mac oder Bratwurst. Dafür gibt es verschiedene Gründe:

► Imbissbuden, Schnellrestaurants oder der Kiosk an der Ecke sind oft gleichzeitig Treffs für junge Leute.

► Die Atmosphäre dort ist leger.

► Die Gerichte sind meist preiswerter als beim Essen im Restaurant.

► Fast Food ist praktisch, weil es sofort verfügbar ist, wenn der Hunger kommt.

► Viele junge Singles können nicht kochen, haben oft wenig Geld und sind auf günstiges Essen angewiesen.

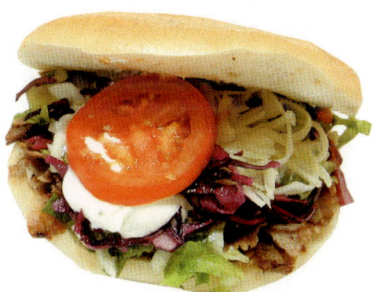

Bild 1: _Fast Food – schnelle Küche_

 Info

Was genau ist Fast Food?

Unter diesem Begriff fasst man Gerichte zusammen, die schnell zubereitet und ohne Bedienungs-Service gegessen werden. Nicht nur die Klassiker wie Burger, Currywurst oder Pommes frites – auch belegte Brötchen, Pizza, Suppendrinks und Fertigsalate gelten als Fast Food.

Die Frage nach der Qualität

Das schnelle Essen hat einen schlechten Ruf und ist für viele gleichbedeutend mit einseitiger und unausgewogener Ernährung. Das stimmt nur bedingt, denn auch traditionelles Essen kann ungesund sein.

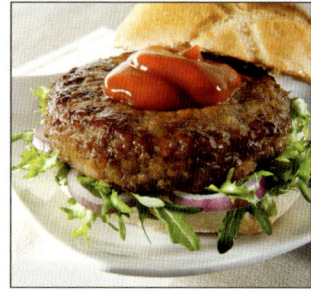

Bild 1:
Der klassische Burger

Ob eine Fast-Food-Mahlzeit ausgewogen ist, hängt vor allem von ihrem Fettgehalt ab. Viele „klassische" Fast-Food-Gerichte haben eine nur geringe Nährstoffdichte. Die DGE rät daher zu solchen Produkten, die möglichst viel Getreide (Brot, Nudeln), frisches Gemüse, Obst oder Salat und wenig fettreiche Bestandteile enthalten.

So ist gegen ein mit nicht allzu fettem Käse, Tomaten und Salatblättern belegtes Baguette als Imbiss nichts einzuwenden. Und ein China-Snack mit viel Gemüse und Reis ist als Hauptgericht durchaus akzeptabel. Eher vitaminarmes Fast Food sollte stets durch Gemüse, Obst oder frische Säfte ergänzt werden.

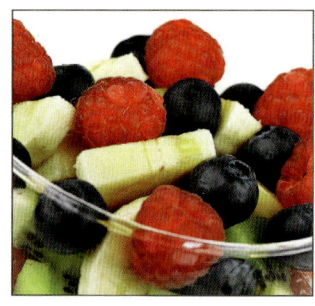

Bild 2:
Gesundes Fast Food

Tipps für Fast-Food-Fans

▶ Einfachen Hamburger statt „Super-Size" oder „Big"-Versionen wählen,

▶ Pommes frites ohne Mayonnaise,

▶ Vegetarische Döner statt solchen mit Fleisch,

▶ Schnitzel statt Brat- oder Currywurst

▶ Wasser oder Schorle statt Cola oder Limonade.

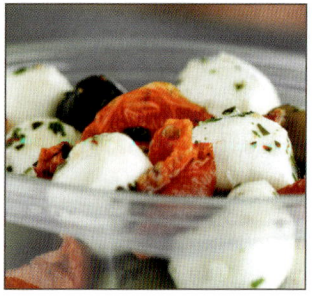

Bild 3:
Gesundes Fast Food

Tab. 1: *Energie- und Fettgehalte beliebter Fast-Food-Gerichte*

Fast Food	Portion	Energie (kJ)	Fette (g)	Fettenergie (%)
Hamburger	105 g	1140	12	39
Cheeseburger	120 g	1355	16	44
Pommes frites	120 g	1760	17	36
Milch shakes	200 ml	1080	4	14
Salami Baguette	125 g	1300	13	38
Currywurst mit Ketchup	150 g	2160	33	58
Gyros mit Pommes und Tzatziki	280 g	3930	50	48
Hot Dog	115 g	1380	16	43
Hähnchen, gegrillt	250 g	2384	35	55
Fischfrikadelle	100 g	980	15	57

Öko-Pizza oder Öko-Müsli

Moderne Bioläden bieten nicht nur Naturkost aus erster Hand, sondern vieles, was man auch aus konventionellen Superläden kennt: Fertiggerichte, Tütensuppen und Tiefkühlkost. Auch Bio-Fast-Food ist denkbar.

Man hat sich auf die gewandelte Kundschaft und deren Wünsche eingestellt. Früher stand bei Anhängern der Naturkost meist der Gedanke des Umweltschutzes im Vordergrund. Heute zählen vor allem die eigene Gesundheit und der Geschmack.

Das zeigt eine Studie der Fachhochschule Fulda, bei der 1.257 Käufer von Biokost befragt wurden. Etwa ein Drittel von Ihnen würde es begrüßen, wenn es Lebensmittel aus ökologischem Anbau vermehrt auch als Convenience-Produkte zu kaufen gäbe. Bei den ganz Jungen war es sogar die Hälfte.

Die Wissenschaftler gingen in einer weiteren Studie der Frage nach, ob Fertiggerichte die Umwelt mehr belasten als selbst gekochte Mahlzeiten. Dazu haben sie die Energiebilanz eines Fertigmenüs mit der eines frisch zubereiteten verglichen.

Tab. 1: *Energieverbrauch für eine Single-Mahlzeit (Fleisch, Kartoffeln, Möhren) – Fertiggericht oder frisch gekocht*

Produktionsschritt	fertig (kJ)	frisch (kJ)
Tierproduktion	2.210	2.210
Kartoffelproduktion	200	170
Möhrenproduktion	50	40
Kartoffelverarbeitung	1.500	–
Schlachten, Kühlen, Lagern	400	200
Tiefkühlen – Gemüse	600	–
Transport	140	50
Verpackung	2.950	–
Vermarkten, Lagern	350	–
Zubereiten in der Küche	3.580	8.770
Summe Energie	11.980	11.440

Und jetzt *Sie!*

1. *Nennen Sie die wichtigsten Einrichtungen der Gemeinschaftsverpflegung*

2. *Welche allgemeinen Kriterien gelten für die Qualität von Außer-Haus-Verpflegung?*

3. *Worauf sollten Mitarbeiter eines Unternehmens bei Ihrer Betriebskantine achten?*

4. *In Betriebskantinen wird das Essen meist nach dem Free-Flow-System angeboten. Nach welchen Gesichtspunkten sollte man die Auswahl am Buffet treffen?*

5. *Beschreiben Sie die unterschiedlichen Systeme der Gemeinschaftsverpflegung.*

6. *Was ist das DGE-Logo und nach welchen Gesichtspunkten wird es verliehen?*

7. *Beschreiben Sie die unterschiedlichen Formen von Convenience-Produkten.*

8. *Nennen Sie Gründe für die Verwendung von Fertigkost im Haushalt.*

9. *Wie beurteilen Sie den Trend zur Verwendung vorgefertigter Lebensmittel. Welche Produkte sind aus ernährungsphysiologischer Sicht akzeptabel. Begründen Sie diese Einschätzung.*

10. *Was verbirgt sich hinter dem Begriff Slow Food?*

11. *Definieren Sie den Begriff Fast Food.*

12. *Nennen Sie Gründe für den Verzehr von Fast Food.*

13. *Kann es auch „gesundes" Fast Food geben? Falls ja, nennen sie Beispiele und erläutern Sie deren Nährstoffzusammensetzung.*

14. *Wie könnte man gesundes Fast Food in einen Tageskostplan integrieren? Erstellen Sie ein Beispiel und begründen Sie die Auswahl der Lebensmittel.*

15. *Sammeln Sie Material zur Slow-Food-Bewegung und diskutieren Sie die Ziele im Plenum.*

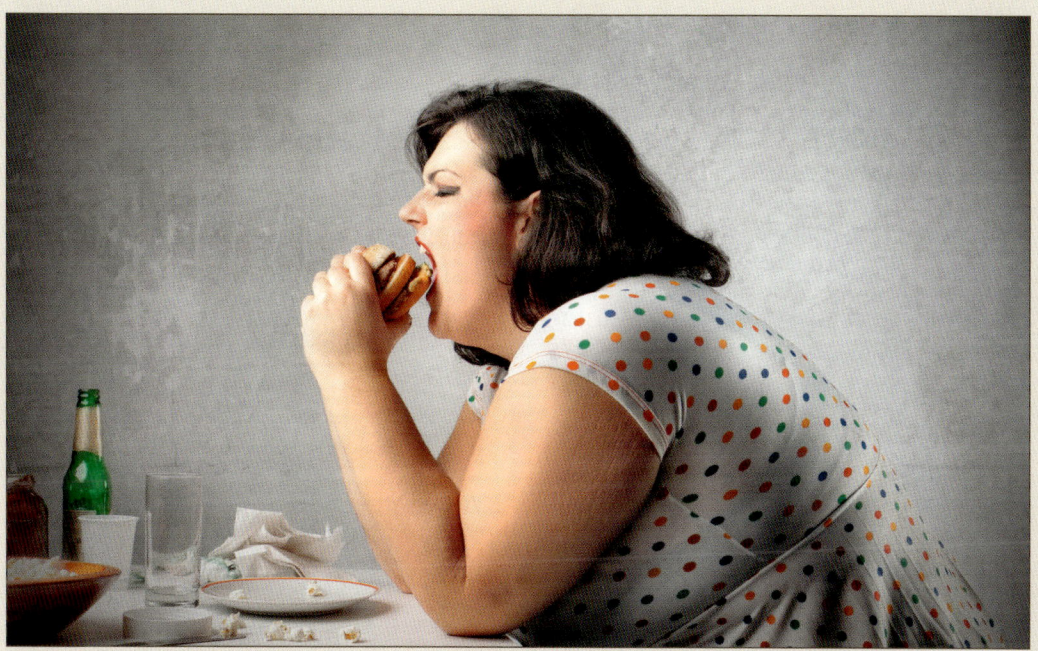

Teil 20: Nahrung: Lebensspender oder Krankmacher?

Krankheit bedeutet für die betroffenen Personen in aller Regel eine deutliche Einbuße an Lebensqualität – vor allem bei chronischen Formen wie zum Beispiel **Diabetes mellitus**, **Herz-Kreislauf-Leiden** oder **Osteoporose**. Aber längst nicht immer ist das Auftreten solcher Erkrankungen eine Frage des Schicksals. Wie die Berichte der Deutschen Gesellschaft für Ernährung (DGE) und andere Studien immer wieder zeigen, setzen unzählige Menschen durch unvernünftige Lebensweise und **falsche Ernährung** ihre Gesundheit in fataler Weise aufs Spiel. Nach Berichten des Bundesministeriums für Gesundheit belaufen sich die Kosten für „ernährungsmitbedingte" Krankheiten auf mindestens 40 Milliarden Euro pro Jahr.

1 Epidemiologie

Wörtlich übersetzt bedeutet Epidemiologie: „Die Lehre von dem, was über das Volk gekommen ist". Diese wissenschaftliche Disziplin untersucht, welche Krankheiten in der Bevölkerung zu beobachten sind, wie häufig sie auftreten, welche Personengruppen vor allem betroffen sind und welche Rolle sie in den Todesstatistiken spielen. Dabei gilt das Interesse auch allen Faktoren, die Einfluss auf diese Messgrößen haben.

Ernährungsepidemiologie

Sie ist ein noch relativ junger Zweig der Epidemiologie und entwickelte sich, als es aus wissenschaftlicher Sicht deutliche Hinweise gab, dass Ernährungsweise und Lebensstil der Menschen von entscheidender Bedeutung für das Auftreten und den Verlauf von Krankheiten sind. In den Anfängen der Ernährungsepidemiologie befasste man sich vor allem mit Mangelkrankheiten wie Skorbut oder Beri-Beri und dem Entdecken essenzieller Nährstoffe. Heute spielen Mangelkrankheiten in den Industrienationen keine große Rolle mehr. Im Zentrum der Forschung stehen vielmehr Volkskrankheiten wie:

- Adipositas,
- Herz-Kreislauf-Leiden,
- Verschiedene Krebserkrankungen,
- Bluthochdruck,
- Diabetes mellitus,
- Störungen des Fettstoffwechsels,
- Osteoporose.

Bis zur Mitte des 20. Jahrhunderts stellten vor allem Infektionskrankheiten wie Tuberkulose, Typhus oder Kinderlähmung eine Gefahr für die Gesundheit der Menschen dar. Dieses Bild hat sich inzwischen komplett gewandelt. Heute sind vor allem nicht ansteckende chronische Erkrankungen wie Diabetes mellitus, Bluthochdruck oder Störungen des Fettstoffwechsels ein Problem – die Zahl der von solchen Krankheiten Betroffenen liegt in Deutschland bei mindestens zehn Millionen.

Tab. 1: *Die häufigsten chronischen Krankheiten und Zahl der Betroffenen*

Krankheit	Betroffene
Adipositas	> 20 Mio.
Bluthochdruck	> 8 Mio.
Diabetes mellitus Typ 2	> 4 Mio.
Fettstoffwechsel-störungen	> 15 Mio.
Lungenerkrankungen	> 4 Mio.
Osteoporose	> 1,7 Mio.
Krebs	jährlich ca. 120.000 Neuerkrankungen

Todesursachen

Laut statistischem Bundesamt verstirbt hierzulande etwa jeder Zweite an einem Herz-Kreislauf-Leiden und etwa jeder Vierte an Krebs. Kürzlich wurden in den USA die Ergebnisse einer Untersuchung veröffentlicht, die den Ursachen von Todesfällen nach einem anderen Schlüssel auf den Grund ging. Anstelle von Krankheiten wurden so weit als möglich die Auslöser der gesundheitlichen Störungen benannt – unter ihnen auch Faktoren des Lebensstils. Es zeigte sich dabei, dass in den USA etwa 40 Prozent der Todesfälle auf einen ungesunden Lebensstil zurückzuführen sind. Diese Befunde sind durchaus auch auf unsere Bevölkerung zu übertragen, denn die Lebensweise der US-Bürger ist der unseren sehr ähnlich. Kranksein ist also nicht unbedingt Schicksal, sondern ließe sich durch ein geändertes Verhalten oft vermeiden.

Tab. 2: *Die führenden Todesursachen in den USA (nach Mokdad et al., 2004)*

Todesursache	Anteil in %
Rauchen	18,1
Fehlernährung, Bewegungsmangel	16,6
Alkoholkonsum	3,5
Infektionen	3,1
Toxische Substanzen	2,3
Autounfälle	1,8
Drogenkonsum	0,7

1.1 Ursachen chronischer Krankheiten

Mangelkrankheiten wie Skorbut oder Beri-Beri haben gewöhnlich nur eine Ursache: Die massive Unterversorgung mit einem essenziellen Nährstoff. Ihre Latenzzeit ist nur kurz und die Symptome entwickeln sich innerhalb weniger Monate. Chronische Krankheiten haben hingegen fast immer mehrere Ursachen. Man unterscheidet dabei zwischen endogenen und exogenen Einflussfaktoren.

Endogene Faktoren

▶ Genetische Disposition,

▶ Erworbene Anlagen, z. B. durch eine frühe metabolische Prägung.

Exogene Faktoren

▶ Fehl- und Überernährung,
▶ geringe körperliche Bewegung,
▶ Rauchen,
▶ Alkoholabusus,
▶ soziale Faktoren wie z. B. Stress.

Es dauert oft 20, 30 oder noch mehr Jahre, bis chronische Erkrankungen erste Symptome zeigen. Angesichts derart langer Latenzzeiten ist es besonders wichtig, möglichst frühzeitig Risikofaktoren aufzuspüren, um wirksam gegensteuern zu können. Eine wirksame Hilfe sind dabei im Einzelfall aussagekräftige Daten zum Beispiel über das Ernährungsverhalten, den Ernährungsstatus und die Intensität der körperlichen Bewegung.

Wichtige epidemiologische Begriffe

Absolutes Risiko

Die Wahrscheinlichkeit, dass Personen einer bestimmten Population von einer bestimmten Krankheit betroffen werden oder daran versterben.

Deskriptive Epidemiologie

Beschreibt die Häufigkeit von Erkrankungen oder gesundheitlichen Störungen und deren Verteilung in der Bevölkerung.

Experimentelle Epidemiologie

Überprüft durch gezielte und klar definierte Versuchsbedingungen die Bedeutung verschiedener kontrollierbarer Faktoren auf das Krankheitsrisiko.

Inzidenz

Zahl der in der Bevölkerung innerhalb eines Jahres neu auftretenden Fälle einer bestimmten Krankheit.

Monitoring

Messungen, um Veränderungen bei Umwelt und Gesundheitszustand der Bevölkerung zu erfassen.

Morbidität

Maß für die Häufigkeit von Krankheit in der Bevölkerung.

Mortalität

Die Sterblichkeitsrate.

Prävalenz

Anteil der zu einem bestimmten Zeitpunkt in der Bevölkerung vorliegenden Fälle einer bestimmten Krankheit.

Primäre Prävention

Verhüten von Krankheit durch Ausschalten eines oder mehrerer Risikofaktoren zum Beispiel im Bereich der Ernährung.

Relatives Risiko (RR)

Setzt das Erkrankungsrisiko von Personen mit einem bestimmten Risiko (z. B. Raucher für Lungenkrebs) in Beziehung zu dem Risiko von Personen, die dieses Handicap nicht haben (z. B. Nichtraucher). Es wird errechnet aus dem Verhältnis der Inzidenz der Exponierten (IE) zu dem der Nichtexponierten (IN). RR = IE / IN.

Sekundäre Prävention

Früherkennung von Krankheiten, bevor sie Symptome zeigen – durch spezifische Untersuchung bestimmter Zielgruppen (Screening).

1.2   Ermitteln von Ernährungsverhalten und –status

Zu den wichtigen Werkzeugen der Epidemiologie, aber auch der individuellen Beratung zählen vor allem Erhebungen von Ernährungsstatus und –verhalten.

Ermitteln des Ernährungsstatus durch anthropometrische Messungen

Anthropometrie bedeutet Vermessen des Menschen mit einfachen Hilfsmitteln wie Waage oder Maßband. Auf diese Weise bestimmt werden können Körpergewicht, Körpergröße, Hautfaltendicke sowie Umfang von Taille, Hüften und Oberarm. Während Körpergröße und –gewicht den Körper als Ganzes erfassen, erlauben Messungen von Hautfaltendicke sowie der Umfang von Taille und Hüften Rückschlüsse auf die Zusammensetzung.

Messung der Hautfaltendicke

Gemessen wird mittels einer Art Zange, dem Kaliper, an verschiedenen Stellen des Körpers – zum Beispiel Oberarm, Bauch, Schulterblatt oder Oberschenkel. Da etwa 50 bis 70 Prozent des gesamten Fettes unter der Haut abgelagert wird, lassen diese Messungen Aussagen über den Fettanteil des Körpers zu.

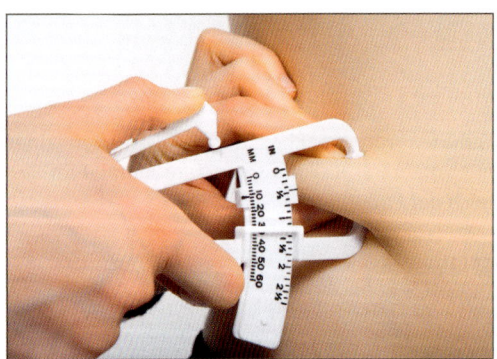

Bild 1: *Messung der Hautfaltendicke*

Body-Mass-Index

Im klinischen Alltag werden meist Körpergröße und –gewicht als Referenzgrößen zur Beurteilung des Ernährungsstatus herangezogen. Der international akzeptierte Standard zur Normierung des Körpergewichts auf die Körperlänge ist der Body-Mass-Index (BMI) (s. S. 26).

Ermitteln des Ernährungsverhaltens

Ernährungserhebungen sind schon seit langem übliche Methoden, um die Versorgung einzelner Personen oder der Bevölkerung mit Nährstoffen beurteilen zu können.

Wiegeprotokolle

Die Testperson wiegt und protokolliert vor jeder Mahlzeit alle zum Verzehr bestimmten Lebensmittel einzeln. Bleiben nach dem Essen Reste, werden auch die erfasst. Mit dieser Methode sind sehr exakte Ergebnisse zu erzielen. Sie ist geeignet für klinische und experimentelle Studien oder Untersuchungen an kleinen Gruppen.

Schätzprotokolle

Auch bei dieser Methode wird der laufende Verzehr erhoben – aber nicht gewogen, sondern meist mittels haushaltsüblicher Maße geschätzt. Als Erhebungszeitraum werden in der Regel sieben fortlaufende Tage gewählt. Nur so lassen sich zuverlässige Daten über die Essgewohnheiten gewinnen.

Erinnerungsprotokolle

Anhand eines strukturierten Fragebogens erfasst ein gut geschulter Interviewer möglichst genau die am Vortag verzehrten Lebensmittel. Die Mengen werden mit Hilfe haushaltsüblicher Maße geschätzt. Vorteil dieser Methode: Sie ist mit geringen finanziellen Mitteln ohne großen Aufwand durchzuführen. Am häufigsten verwendet man 24-Stunden-Protokolle. Aussagekräftiger sind jedoch Protokolle, die einen Zeitraum von drei Tagen erfassen.

Statistische Erhebungen

Für jedes Wirtschaftsjahr werden in der Bundesrepublik Verbrauchsdaten von Lebensmitteln statistisch ermittelt. Dazu erfasst man die Jahresproduktion der einzelnen Erzeugnisse, rechnet Verluste – zum Beispiel durch Verderb – heraus und legt die Werte auf die Gesamtbevölkerung um. Daraus ergeben sich grobe Verzehrsprofile, aus denen sich die durchschnittliche Zufuhr an Energie und Nährstoffen errechnen lässt.

2 Übergewicht

Eine Konferenz der Weltgesundheitsorganisation (WHO) Ende der 90er Jahre brachte es erstmals in das Bewusstsein einer breiten Öffentlichkeit: Weltweit hatten Übergewicht und Fettsucht (Adipositas) in erschreckender Weise zugenommen. Ernährungswissenschaftler sprechen inzwischen von einer „globalen Epidemie".

Eine Anfang 2011 in der wissenschaftlichen Zeitschrift *Lancet* publizierte Studie gab der Diskussion um die Häufigkeit von Übergewicht neue Nahrung. Ein internationales Forscherteam hatte analysiert, wie sich weltweit in den vergangenen 30 Jahren der Anteil Übergewichtiger verändert hat. Daten von mehr als neun Millionen Erwachsenen waren in die Studie eingeflossen. Ergebnis: Weltweit sind etwa eine Milliarde Menschen übergewichtig oder adipös – fast doppelt so viel wie noch vor 30 Jahren.

Deutschland macht da keine Ausnahme. Jeder fünfte Bundesbürger hat einen BMI über 30. Auch Kinder und Jugendliche haben immer häufiger Gewichtsprobleme. Nach aktuellen Untersuchungen sind mehr als 20 Prozent aller Jungen und Mädchen zu dick. Gut die Hälfte davon fällt sogar in die Kategorie „adipös". Ähnlich die Situation in anderen Industrienationen. So hat sich in den USA zwischen Anfang der 80er und Anfang der 90er Jahre die Anzahl übergewichtiger Kinder verdoppelt.

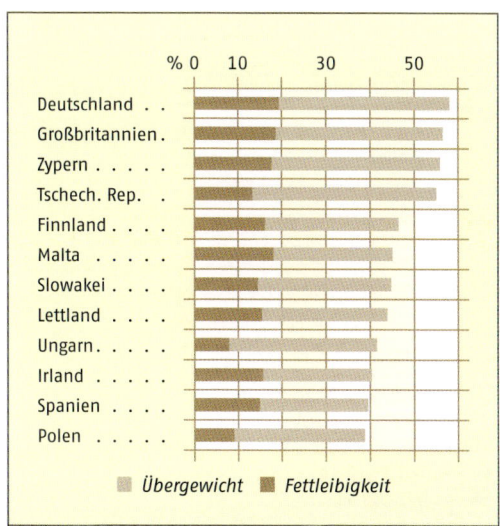

Bild 1: *Häufigkeit von Übergewicht in Europa*

Info

Definition: Übergewicht und Adipositas

Bei Übergewicht und Adipositas ist die Fettmasse des Körpers über das normale Maß hinaus erhöht. Dies kann nur geschehen, wenn die Zufuhr von Energie über einen längeren Zeitraum größer ist als ihr Verbrauch. Ein Anhaltspunkt für den Schweregrad dieser Störung ist bei Erwachsenen der BMI. Längerfristig kann Übergewicht zu einer ganzen Reihe gesundheitlicher Störungen bzw. chronischer Erkrankungen führen.

Tab. 1: *Klassifizierung von Übergewicht bei Erwachsenen*

Gewichtsklasse	BMI (kg/m²)	Krankheitsrisiko
Untergewicht	< 18,5	niedrig
Normalgewicht	18,5–24,9	nicht erhöht
Übergewicht	25,0–29,9	erhöht
Adipositas		
▶ Grad I	30,0–34,9	stark erhöht
▶ Grad II	35,0–39,9	sehr stark erhöht
▶ Grad III	> 40	extrem erhöht

Übergewicht bei Kindern

Die Einteilung nach dem BMI ist für die Beurteilung von Übergewicht bei Kindern und Jugendlichen nicht geeignet. Der Grund: Ihr Körperfettgehalt unterliegt während der Entwicklung großen Veränderungen. Am höchsten ist er mit nahezu 30 Prozent im ersten Lebensjahr.

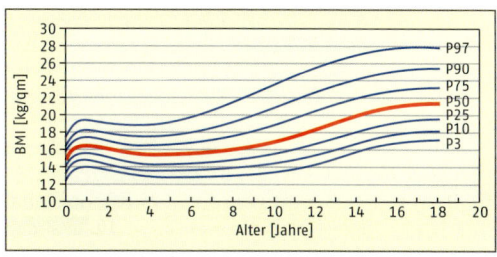

Bild 2: *Lebensalter und BMI bei Mädchen*

2.1 Fettverteilung

Seit Mitte der 80er Jahre ist bekannt, dass nicht nur die Menge an Körperfett, sondern auch dessen Verteilung von entscheidender Bedeutung für das gesundheitliche Risiko ist. Einfluss hat ebenfalls die Größe des Taillenumfanges.

Androide Adipositas

Sie ist bei ca. 80 Prozent übergewichtiger Männer, aber nur bei 15 Prozent der Frauen zu beobachten. Weil das Fettgewebe hauptsächlich im Bauchbereich auftritt, spricht man auch von Apfelform oder „Stammfettsucht" mit besonders vermehrtem Taillenumfang. Diese Form der Adipositas birgt ein besonders hohes Risiko für metabolische Störungen, Herz-Kreislauf-Leiden und Schäden am Skelett.

Gynoide Adipositas

Sie ist bei ca. 85 Prozent übergewichtiger Frauen, aber nur bei 20 % der Männer zu beobachten. Weil das Fettgewebe hauptsächlich im Hüft- und Oberschenkelbereich anzutreffen ist, spricht man auch von Birnenform mit besonders vermehrtem Hüftumfang. Bei dieser Form der Adipositas ist das Risiko für metabolische Störungen nur gering.

Tab. 2: *Häufigkeit verschiedener BMI-Klassen nach Alter und Geschlecht (Quelle: Statistisches Bundesamt 2005)*

Klassifizieren der Fettverteilung

Die Verteilung des Fettes kann man durch Messungen des Umfanges abschätzen. Beträgt das Verhältnis von Taille zu Hüfte (*waist-to-hip-ratio* = WHR) bei Frauen < 0,85 und bei Männern < 1,0 liegt eine abdominelle Adipositas vor, bei Werten darunter eine gynoide.

Tab. 1: *Taillenumfang und gesundheitliche Risiken (gemäß WHO)*

Risiko	Taillenumfang	
	Männer	Frauen
leicht erhöht	94 cm	80 cm
stark erhöht	102 cm	88 cm

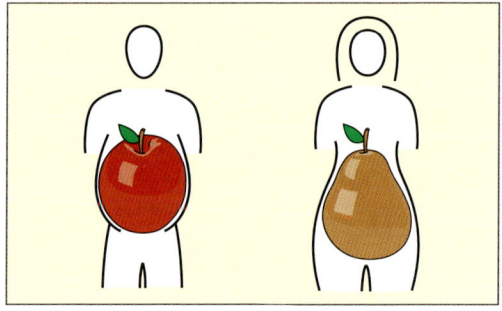

Bild 1: *Apfel- und Birnenform*

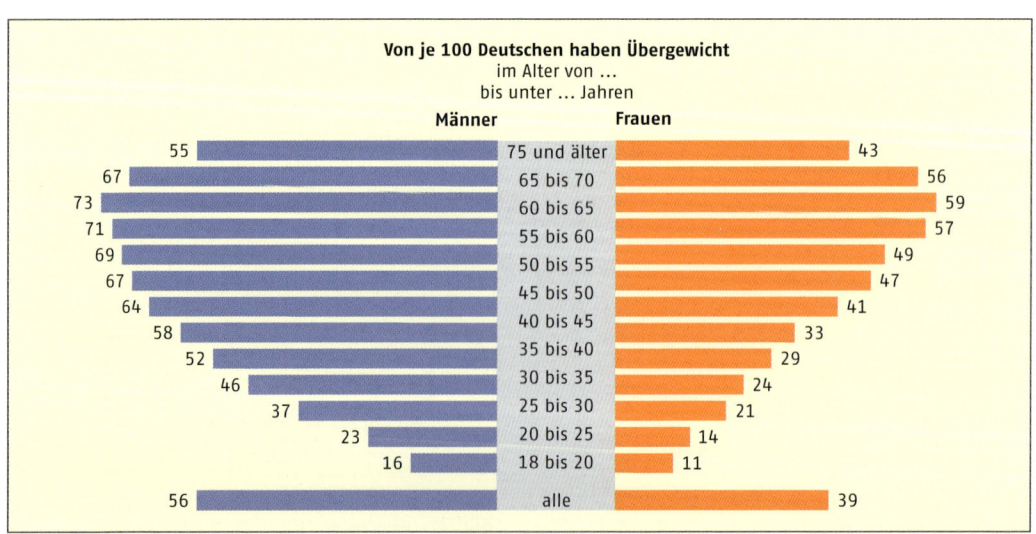

Von je 100 Deutschen haben Übergewicht
im Alter von ...
bis unter ... Jahren

	Männer	Alter	Frauen
	55	75 und älter	43
	67	65 bis 70	56
	73	60 bis 65	59
	71	55 bis 60	57
	69	50 bis 55	49
	67	45 bis 50	47
	64	40 bis 45	41
	58	35 bis 40	33
	52	30 bis 35	29
	46	25 bis 30	24
	37	20 bis 25	21
	23	18 bis 20	14
	16		11
	56	alle	39

2.2   Ursachen von Übergewicht

Oft herrscht das Vorurteil, Übergewichtige seien einfach nur unkontrollierte Esser. Die Gründe für Übergewicht und Adipositas sind jedoch vielschichtig und nicht so simpel zu erklären.

Genetische Disposition

Es gibt eine genetisch bedingte Veranlagung zu Übergewicht. Das zeigen zum Beispiel Studien an Zwillingen, die getrennt aufwuchsen. Trotz unterschiedlicher Lebensbedingungen und Essgewohnheiten entwickelte sich ihr Körpergewicht sehr ähnlich. In welchem Ausmaß Gene zu Buche schlagen, darüber herrscht noch keine Einigkeit. Die Schätzungen schwanken zwischen 50 und 80 Prozent. Gesichert ist allerdings, dass sie bei einer Vielzahl biologischer Prozesse eine Rolle spielen, wie zum Beispiel:

▶ Steuerung von Hunger und Sättigung,
▶ Energieverbrauch,
▶ Energiespeicherung.

Frühe metabolische Prägung

Während der Schwangerschaft (pränatal) kann es – zum Beispiel durch einen Schwangerschafts-Diabetes der Mutter – zur Umprogrammierung des Stoffwechsels kommen. Auch in der frühen Phase nach der Geburt (neonatal) sind solche Prozesse möglich – etwa durch Überfütterung des Neugeborenen. Dadurch wird eine Anlage zu Übergewicht etabliert, die nicht genetisch verankert, sondern erworben ist. Man nennt sie frühe metabolische Prägung.

Leptinresistenz und -mangel

Leptin ist ein Hormon, das den Appetit bremst (s. S. 530). Viele Adipöse haben eine Leptinresistenz. Das Hormon wird dann zwar vom Fettgewebe gebildet, kann aber nicht oder nur unzureichend wirken – die Hungerbremse funktioniert nicht mehr.

Es gibt auch Menschen, die zu wenig Leptin produzieren. Fehlt das Hormon schon bei Neugeborenen, sind die Kinder schon im ersten Lebensjahr extrem übergewichtig. Ihnen kann man mit Leptingaben helfen. Innerhalb weniger Wochen ist der Heißhunger verschwunden und das Gewicht beginnt, sich zu normalisieren.

2.3   Folgen von Übergewicht

Übergewichtige Menschen müssen mit einer Vielzahl von Begleit- und Folgekrankheiten rechnen, die Lebensqualität und Lebenserwartung beeinträchtigen. Zwar kommt es nicht bei jedem von ihnen dazu, das Risiko wächst aber mit Ausmaß und Dauer der Adipositas. Besonders häufig treten Störungen des Stoffwechsels auf – zum Beispiel Diabetes mellitus oder Dyslipoproteinämien. Welche Mechanismen dabei zugrunde liegen, ist noch nicht endgültig geklärt. Vermutlich ist es vor allem der erhöhte Umsatz von Fettsäuren, der zu Veränderungen des Lipid- und Glucosestoffwechsels führt. Damit trägt die Adipositas entscheidend zur Entwicklung des metabolischen Syndroms (s. S. 699) bei. Die genannten Stoffwechselstörungen sind gemeinsam mit Bluthochdruck ein Risikofaktor für Herz-Kreislauf-Leiden. So ist bei Menschen mit einem BMI ab 30 das Risiko für Koronare Herzerkrankungen verdreifacht.

Tab. 1: *Häufige Begleit- und Folgekrankheiten von Übergewicht/Adipositas (Quelle: Hauner)*

Organ	Erkrankung
Stoffwechsel	▶ metabolisches Syndrom ▶ Diabetes mellitus Typ 2 ▶ Störungen des Fettstoffwechsels (Dyslipoproteinämien) ▶ Gicht (Hyperurikämie)
Herz-Kreislauf-System	▶ Bluthochdruck (Hypertonie) ▶ Koronare Herz-Krankheiten ▶ Schlaganfall ▶ plötzlicher Herztod
Magen-Darm-Trakt	▶ Fettleber ▶ Gallensteine ▶ Verstopfung (Obstipation)
Krebs	▶ Dickdarm ▶ Brustkrebs, Gebärmutterhals ▶ Prostata ▶ Nieren
Bewegungsapparat	▶ degenerative Erkrankungen
Sonstiges	▶ erhöhtes Narkose- und Operationsrisiko ▶ erhöhtes Unfallrisiko

2.4   Ernährungstherapie

Starkes Übergewicht sollte abgebaut werden – da sind sich Ernährungswissenschaftler und Mediziner einig. Nach den Leitlinien der Deutschen Adipositas-Gesellschaft (DAG) gilt dies in folgenden Fällen:

▶ BMI > 30,
▶ BMI zwischen 25 und 29,9, wenn gleichzeitig vorliegen: Bluthochdruck, Diabetes mellitus Typ 2, abdominelle Adipositas oder anderen Erkrankungen, die durch das Körpergewicht beeinflusst werden können.

Das Ziel jeder Ernährungstherapie ist es, durch eine Umstellung des Speiseplans das Körpergewicht zu senken und auf diese Weise Lebensqualität und Lebenserwartung zu verbessern. Ergänzt wird die Umstellung der Ernährung meist durch eine Bewegungs- und Verhaltenstherapie. Die DAG weist in ihren Richtlinien darauf hin, dass die Reduktion des Körpergewichts nicht zu schnell erfolgen sollte, weil sonst der langfristige Erfolg gefährdet sein könnte.

 Info

Vorteile einer Reduktion des Gewichtes

Bereits eine mäßige Verringerung des Körpergewichts von 10 Kilogramm hat positive Auswirkungen auf physiologische Messgrößen. Es sinken:

▶ Blutdruck (systolisch um ca. 7 mm Hg, diastolisch um ca. 3 mm Hg),
▶ Cholesterinspiegel (um ca. 10 %),
▶ Triglyceride im Blut (um 20–30 %),
▶ Nüchtern-Blutzucker (um 30–40 mg/dl),
▶ Risiko für Diabetes,
▶ Gesamtmortalität (um ca. 20 %),
▶ Krebserkrankungen, die mit Adipositas in Verbindung stehen (um ca. 40 %).

Reduktionsdiäten

Am erfolgreichsten sind in der Ernährungstherapie Programme, die auf der Basis einer reduzierten Mischkost konzipiert sind. Sie bieten die besten Aussichten auch auf langfristigen Erfolg, weil sie „alltagstauglich" sind und von den Betroffenen meist auch über längere Zeit gut durchgehalten werden.

Je nach Ausgangsgewicht, Alter und Wunschgewicht werden bei einer ausgewogenen Mischkost 5000 bis 8000 kJ verzehrt. Im Vordergrund steht bei der Speisenplanung die Reduktion von Fett. Aber auch die Aufnahme von Kohlenhydraten und Eiweiß wird begrenzt. Nach Möglichkeit sollten langsam resorbierbare Kohlenhydrate bevorzugt werden, weil dann Blutzucker- und Insulinspiegel nach den Mahlzeiten weniger stark ansteigen.

Tab. 1: *Nährstoffrelation von Reduktionsdiäten für die tägliche Aufnahme (nach NIH-Leitlinien*)*

Nährstoff	Anteil
Fett (gesamt)	30 % der Energie
▶ gesättigte Fettsäuren (FS)	8–10 % der Energie
▶ mehrfach ungesättigte FS	ca. 10 % der Energie
▶ einfach ungesättigte FS	ca. 10 % der Energie
Cholesterin	< 300 mg
Protein	15 % der Energie
Kohlenhydrate	ca. 55 % der Energie
Ballaststoffe	20–30 g
Kochsalz	< 6 g
Calcium	1–1,5 g

* *National Institute of Health (NIH), USA*

 Info

Möglichst keine Medikamente

Eine medikamentöse Therapie, zum Beispiel mit Appetitzüglern, sollte nur bei einem BMI über 30 eingesetzt werden – und auch nur, wenn die Ernährungstherapie keinen Erfolg bringt. Die Betreuung durch einen erfahrenen Therapeuten ist dabei unbedingt notwendig.

→ **Tipps**

Ernährungstherapie in der Praxis

▶ Generell auf hohe Nährstoff- und geringe Energiedichte achten.
▶ Reichlich Pflanzenkost verzehren. Sie enthält wenig oder gar kein Fett.
▶ Fettarmes Fleisch bevorzugen. Gleiches gilt für Wurst, Milch und Milchprodukte.
▶ Wurst- und Käsebrote ohne Streichfett probieren. Wem das zu „trocken" ist, kann es mit Frischkäse oder Quark versuchen.
▶ Streichfett dünn streichen.
▶ Als Brotbelag schmecken auch Gurken-, Tomaten- oder Radieschenscheiben.
▶ Bei Fleisch, Geflügel oder Aufschnitt die Fettkrusten oder -streifen wegschneiden.
▶ Beim Zubereiten wenig Fett verwenden

Tab. 1: *Austausch fettreicher gegen fettarme Lebensmittel*

fettreich	fettarm
Vollmilch (3,5 % Fett)	Milch (1,5 % Fett)
Nuss-Nougat-Creme	Honig, Marmelade
Leberwurst, Salami	gekochter Schinken
Bratwurst	Bockwurst
Pommes frites	Backofenpommes
Schokolade	Gummibärchen
Eiscreme	Fruchteis

ℹ **Info**

Drastisch energiereduzierte Diäten

Bei diesen Diäten beträgt die Energieaufnahme zwischen 1500 und 3000 kJ. Sie bringen zwar eine schnelle Reduktion des Gewichtes, bergen aber auch die Gefahr von Nebenwirkungen wie Herzrhythmusstörungen und Nierenversagen. Man setzt sie daher nur bei einem BMI >30 ein. Nulldiäten spielen heute in der Adipositas-Therapie keine Rolle mehr.

Die Psyche nicht vergessen

Sie kann beim Abnehmen Hindernis sein oder Hilfe. Daher folgende Empfehlungen für das Durchführen einer energiereduzierten Diät:

▶ Realistische Ziele setzen – zum Beispiel ein halbes Kilo pro Woche abnehmen. Das Durchhalten ist dann leichter.
▶ Sich beim Erfolg eine Belohnung gönnen – etwa ein schickes neues Kleidungsstück.
▶ Die Ernährung allmählich umstellen. Das Umgewöhnen klappt dann besser.
▶ Nicht auf sämtliche Lieblingsgerichte verzichten. Vielleicht einfach nur die Portionen verkleinern.
▶ Die Mahlzeiten bewusst und ohne Hektik genießen. Die Gerichte hübsch anrichten, denn das Auge isst mit. Langsam essen und auf den Geschmack achten.
▶ Das Essen beenden, wenn man satt ist, auch wenn der Teller noch nicht leer ist.
▶ Nicht vor dem Fernseher oder zwischendurch aus Langeweile essen.
▶ Verlockungen widerstehen – etwa einem Stück Torte in den Auslagen einer Bäckerei.
▶ Zu Hause am besten keine Naschereien herumstehen lassen.
▶ Eine Gruppe Gleichgesinnter gibt Unterstützung. Erfahrungsaustausch und ein gewisser Erfolgsdruck helfen beim Durchhalten.

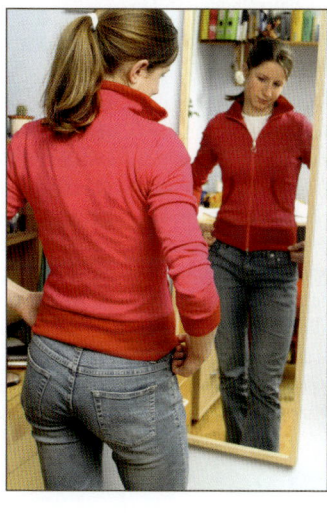

Bild 1: *Eine neue Jeans als Belohnung*

Tab. 1: *Diäten auf dem Prüfstand*

	Fettarm	Kohlenhydratbetont	Fett- und eiweißreich
Diät-Typ	Nie wieder hungern und Energie berechnen! Stattdessen Spaß am Essen, und die Kilos schmelzen trotzdem.	Mit Stärke abnehmen. Grundlage dieser Diäten sind die früher als Dickmacher verpönten Kohlenhydrate.	Völlerei wird zum Programm. In den USA sind solche Kostformen, auch Carbo-Diäten genannt, der Hit.
Grundkonzept	Verglichen mit Kohlenhydraten und Eiweiß enthält Fett das Doppelte an Kilojoule. Wer hier knausert, verzehrt garantiert keine zu üppigen Energierationen. Zum Abnehmen sind täglich 30 bis 50 g erlaubt. Später kann auf 60 bis 80 g aufgestockt werden.	Bevorzugt werden Lebensmittel mit hohem Gehalt an Kohlenhydraten und Ballaststoffen. Bis zu 80 % der Energie sollen aus Kohlenhydraten stammen. Der Rest je zur Hälfte aus Fett und Eiweiß. Fettarme tierische Produkte sind in Maßen erlaubt.	Neuauflage der Atkins-Diät. Grundannahme: Übermäßige Zufuhr von Kohlenhydraten verhindere im Körper die effektive Fettverbrennung. Drastisch eingeschränkte Aufnahme von Kohlenhydraten. So soll mehr Fett verbrannt werden.
Praxis	Abwechslungsreicher Speiseplan, der selbst für Feinschmecker spannend ist. Gemüse, Kartoffeln, Reis, Nudeln, Brot und Obst zum Sattessen. Kaum Tabus. Gemieden werden sollten lediglich ausgesprochene „Fettfallen": z. B. fette Wurst, Aal, Sahnejoghurt, Käse mit mehr als 30 % i. Tr., Croissants, Kartoffelchips oder Schokolade.	Viel Vollkorn, Haferflocken, Teigwaren, Kartoffeln, Obst und Gemüse. Dazu Magermilch, fettarmer Joghurt sowie wenig Fisch und mageres Fleisch. Insgesamt ein Nahrungsangebot, das stark von unseren Verzehrsgewohnheiten abweicht und völlig neue Rezepte erfordert. Ergänzende Sportprogramme.	Fett- und eiweißreiche Lebensmittel nach Belieben. Eier und Speck zum Frühstück, mittags dicke Steaks, zwischendurch Frikadellen oder Würstchen und abends üppige Portionen Lachs, fette Makrelen und Käse. Dazu gibt es zweimal täglich Salat. Brot, Reis, Nudeln oder Kartoffeln sind verboten, auch Süßes.
Diät-Varianten	▸ Fit-for-Fun-Diät: Kein starrer Plan, nur Rezeptvorschläge, Fett-Tabellen zur Orientierung. ▸ Pudel-Plan: Mehr ein Lernprogramm, erzieht mit Infos und Übungen zum Detektiv in Sachen Fett. Individuelle Speisepläne. ▸ Brigitte-Diät: Genau durchgedachte Speisefolge mit Möglichkeiten zur Abwandlung. Verschiedene Stufen der Energiereduktion. Sehr gute Hilfen für den Einkauf.	▸ Dr.-Haas-Diät: Ursprünglich für Sportler entworfen. Tägliche Energiemenge zwischen 4000 und 8000 kJ. Empfehlung der Einnahme von Vitaminpräparaten. ▸ Pritkin-Diät: Ähnlich der Dr.-Haas-Diät, aber mit noch weniger Fleisch. Tägliche Energieaufnahme zwischen 2700 und 4000 kJ. Kein Kaffee, Tee und Rauchen.	▸ Dr. Atkins neue Diätrevolution: Beschränkung der Kohlenhydrate am Anfang auf täglich 20 g. Später sind pro Tag bis zu 90 g erlaubt. Vitamin- und Mineralstoffpräparate. ▸ Lutz-Diät: Ähnliches Konzept, erlaubt sind Fleisch, Fisch, Sahne, Eier, Joghurt und alle Fette. Maximal 72 g Kohlenhydrate pro Tag, z. B. als Gemüse oder Obst. Brot ist tabu.
Bewertung	Fettarme Diäten packen das Übel an der Wurzel und bekämpfen die Hauptursache von Übergewicht. Und das mit einem ausgewogenen Nährstoffangebot ohne Verzicht auf Genuss. Daher auch bestens geeignet als Dauerkost. Ideal für alle, die Spaß am Kochen haben. Erforderlich sind allerdings Kenntnisse über den Fettgehalt der Lebensmittel. Fettsparende Garverfahren sind ein unbedingtes Muss.	Grundsätzlich ist fettarme Kost mit reichlich Kohlenhydraten und Ballaststoffen günstig. Sie hat positive Effekte auf den Fettstoffwechsel und beugt chronischen Erkrankungen vor. Eine derart extreme Nährstoffzusammensetzung ist aber kaum zu realisieren. Nährstoffversorgung teilweise gefährdet. Vor allem bei Vitamin A, D und E, essenziellen Fettsäuren, Calcium und Jod. Eingeschränkt zu empfehlen.	Die theoretische Begründung entbehrt jeder wissenschaftlichen Grundlage. Hohe Aufnahme von gesättigten Fettsäuren und Purinen, daher besonders für Patienten mit Gicht und Herz-Kreislauf-Leiden gefährlich. Führt langfristig zu Mangel an Mikronährstoffen, vor allem bei Kalium, Magnesium, ß-Carotin und Vitamin C. Häufig Auftreten von Heißhungerattacken. Strikt abzulehnen.

Tab.: 1 *Diäten auf dem Prüfstand*

	Gruppenprogramme	Fasten	Formula
Diät-Typ	Gemeinsamer Kampf gegen die Fettpolster heißt die Devise. Für alle, die allein nur schwer durchhalten.	Nichts essen und sich trotzdem wohl fühlen. Fasten bedeutet nicht hungern und ist mehr als nur abnehmen.	Kein Kochen, kein Einkauf. Nur umrühren und fertig. Für viele der bequemste Weg zur schlanken Linie.
Grundkonzept	Im Vordergrund stehen das Beobachten des eigenen Essverhaltens und dessen Änderung. Ziel ist nicht eine zeitlich begrenzte Diät, sondern gesünder essen auf Dauer. Die Fortschritte der Einzelnen werden in der Gruppe diskutiert. Das spornt an und gibt Rückhalt.	Der freiwillige Verzicht auf Nahrung entlastet den Organismus. Physiologische Größen normalisieren sich: Blutdruck, Cholesterinspiegel und die Produktion von Stresshormonen sinken. Manche Aussagen sind wissenschaftlich belegt, andere beruhen auf Erfahrungswerten.	Industriell vorgefertigte Diätkost. Zusammensetzung der Produkte ist gesetzlich geregelt. Grundbedarf an Nährstoffen einschließlich Vitaminen und Mineralstoffen muss enthalten sein. Zwischen 3200 und 4900 kJ pro Tag. Damit kann man zwei bis drei Kilo pro Woche abnehmen.
Praxis	Zehn bis 15 Teilnehmer treffen sich wöchentlich mit einem Experten, je nach Programm mehrere Wochen oder Monate lang. Sie führen ein Ernährungsprotokoll und lernen Schwachstellen aufzuspüren. Infos zur gesunden Ernährung. Gemeinsames Erarbeiten von Strategien zum Abnehmen. Oft Sport als Ergänzung.	Zu Beginn zwei Entlastungstage mit energiearmer Kost (ca. 2509 kJ): Obst-, Gemüse- oder Reistage. Dann mindestens fünf Tage keine feste Nahrung, aber viel trinken (Wasser, Tee), ca. 3 l pro Tag. Regelmäßig Sport. „Fastenbrechen" mit leichter Kost, z. B. Gemüsesuppe. Aufbautage mit langsamer Umstellung.	Formula-Diäten gibt es als frei verkäufliche Pulver und Granulate. Anrühren mit Milch oder Wasser zu Drinks oder Suppen. Einfache Zubereitung. Angebotene Geschmacksrichtungen: Meist nur Erdbeere, Banane, Vanille und Schokolade. Bei Preisen von drei bis zwölf Euro pro Tag, je nach Präparat, relativ kostspielig.
Diät-Varianten	▶ Gewicht im Griff: Von Verbraucherzentralen angebotenes Ernährungstraining. Speisepläne angelehnt an Richtlinien der Vollwert-Ernährung. ▶ Weight Watchers: Programm verläuft in drei Phasen. Erreichen des individuellen Wunschgewichtes, Stabilisieren des Gewichtes und danach weitere kostenlose Teilnahme, sofern das Gewicht gehalten wird.	▶ Heilfasten nach Buchinger: Saftfasten mit Kräutertee, Gemüsebrühe, Obstsäften, Mineralwasser (insges. 1200 kJ). Regelmäßiger Sport ist Pflicht. Als Ergänzung: Atemtherapie, Yoga, Massagen, Meditation. Kein Alkohol, kein Nikotin. ▶ Schroth-Kur: Teilfasten mit Trockentagen (Dörrobst und Semmeln) und Trinktage (Tee, Suppe und bis zu 1 l Wein), bis zu 4500 kJ.	Die Mischungen sind in ihrer Zusammensetzung sehr ähnlich und unterliegen der Diätverordnung. Die Gehalte an Nährstoffen sind vorgeschrieben. Manche Hersteller bieten begleitende Programme zur psychologischen Betreuung und Ernährungsberatung an.
Bewertung	Die Programme sind eine Kombination aus Verhaltensänderung, Energiereduktion und körperlicher Aktivität. Die Speisepläne bieten ausgewogene Mischkost. Grundsätzlich zu empfehlen, wenn man bereit ist, sich für längere Zeit einer Gruppe anzuschließen. Gruppenprogramme kosten Geld. Es gibt verschiedene Anbieter. Ein Vergleich der Preise und inhaltlichen Konzepte lohnt sich.	Es sollte nur unter ärztliche Aufsicht gefastet werden, in Kliniken oder ambulant. Nur mit Fasten, ohne Umstellen der Ess- und Lebensgewohnheiten, wird niemand auf Dauer schlank. Begleitet von Ernährungsberatung kann es aber ein „Einstieg zum Umstieg" auf gesündere Kost sein. Zu empfehlen ist Saftfasten. Die Schrothkur lehnen Experten wegen des hohen Alkoholkonsums ab.	Gewichtsabnahme meist nur von kurzer Dauer, weil kein vernünftiges Essverhalten erlernt wird. Die eintönige Nahrung dämpft die Lust aufs Essen. Oft Verstopfung wegen geringer Zufuhr an Ballaststoffen. Unter ärztlicher Kontrolle zu empfehlen bei massiver Fettsucht. Aber nur mit Verhaltenstraining und Ernährungsberatung. Bei geringem Übergewicht sind fettarme Diäten besser geeignet.

Sport als Unterstützung

Körperliche Bewegung allein macht zwar noch nicht schlank, sie kann aber die Gewichtsreduktion wirkungsvoll unterstützen. Sport hat viele positive Auswirkungen auf den Körper:

▸ Die aktive Muskelmasse erhöht sich. Dadurch steigt der Energieverbrauch, weil Muskelgewebe metabolisch aktiver ist.

▸ Der Fettanteil im Körper nimmt ab.

▸ Der Insulinspiegel sinkt, ebenso nehmen die Serumglyceride ab.

▸ Die Insulinempfindlichkeit der Gewebe nimmt zu.

▸ Pulsfrequenz und Blutdruck sinken.

▸ Beweglichkeit und Feinmotorik verbessern sich.

Welches Sportprogramm für wen?

Leicht Übergewichtige können jede Art von Sport treiben. Die beste Ergänzung zum Ernährungsprogramm ist eine Kombination von Ausdauer- und Kraftsport. Der Ausdauersport trainiert Herz und Kreislauf, während der Kraftsport Muskeln aufbaut.

 Info

Trainieren mit Augenmaß

Die ideale Pulsfrequenz beim Sport beträgt 180 minus Lebensalter. Dann ist die Fettverbrennung optimal.

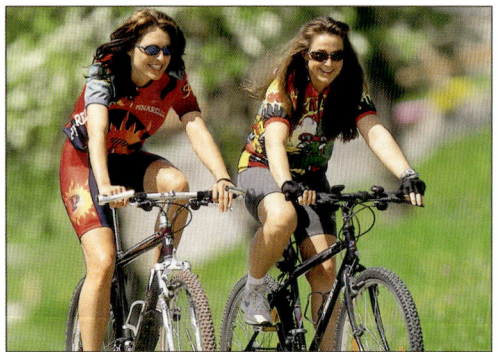

Bild 1: *Radfahren – idealer Sport für alle Gewichtsklassen*

Mehr Bewegung im Alter

Häufiger Treppensteigen, mit dem Fahrrad zur Arbeit oder immer eine Haltestelle früher aussteigen – viel Bewegung im Alltag kann bis zu 800 kJ zusätzlich pro Tag verbrauchen.

Mehr Raum für Kinder

Kleine Wohnungen, stark befahrene Straßen – Kinder haben oft wenig Platz zum Spielen und Toben. Mit ein bisschen Überlegung können Eltern mehr „Spielraum" schaffen:

▸ Kinderzimmer „bewegungsfreundlich" einrichten. Eine variable Matratzenlandschaft lädt zum Toben ein. Vielleicht sogar Platz für ein Klettergerüst oder eine Sprossenwand.

▸ Spielgeräte wie Bälle, Hüpfseil, Stelzen, Skateboards oder Tretroller bieten Bewegungsanreize und bringen Kinderbeine auf Trab.

▸ Eltern sollten Kindern ein Vorbild und selbst sportlich aktiv sein. Warum nicht Morgengymnastik für die ganze Familie.

▸ Radtouren am Wochenende geben Kindern Gelegenheit, sich in der Natur zu bewegen.

▸ In Vereinen können Kinder gemeinsam mit Anderen Sport treiben.

▸ Fernsehen und Computer sollten nicht tabu sein, aber auch nicht die Freizeit komplett dominieren.

 Und jetzt *Sie!*

1. *Welche Faktoren spielen beim Entstehen chronischer Krankheiten eine Rolle?*

2. *Mithilfe welcher Methoden lassen sich Ernährungsverhalten und -status ermitteln.*

3. *Nennen Sie die häufigsten Ursachen für Übergewicht.*

4. *Wie wird Übergewicht klassifiziert?*

5. *Nennen Sie die wichtigsten folgen von Übergewicht.*

6. *Welche wirksamen Möglichkeiten der Ernährungstherapie gibt es bei Übergewicht?*

3   Mangel im Überfluss

In unserer Wohlstandsgesellschaft könnte sich eigentlich jeder optimal ernähren. Dennoch häufen sich Ernährungssünden. Neben dem weit verbreiteten Übergewicht gibt es extrem mangelernährte Menschen. Armut ist hier normalerweise nicht der Grund – eher so eine Art Hungerstreik.

3.1   Anorexia nervosa – Magersucht

Unter der Essstörung „Anorexia nervosa" leiden vor allem Frauen zwischen 15 und 25 Jahren – es sind etwa ein Prozent dieser Altersgruppe. In letzter Zeit tritt Magersucht auch verstärkt bei jungen Männern auf – Frauen sind jedoch etwa achtmal häufiger betroffen.

 Info

Ein Fallbeispiel

In einem harmonischen Elternhaus aufgewachsen, war Friederike immer brav und unauffällig. Ja, oft hatte sie sogar Zweifel, ob sie ihr schönes Zuhause überhaupt verdiene. Umso mehr bemühte sie sich, vorbildlich zu sein. In der Schule gehörte sie zu den Besten. Als sie 13 war und in die Pubertät kam, nahm sie zu. Dem Vater gefiel das gar nicht. Er mochte keine Pummelchen und empfahl ihr, doch mehr auf ihr Gewicht zu achten.

Das tat Friederike, hielt streng Diät und nahm rapide ab. Die Monatsblutung blieb aus: Ein bequemer Nebeneffekt – fand sie. Ansonsten war sie stolz darauf, ihren Körper perfekt zu kontrollieren und dünn zu sein. Bei jedem Gramm mehr fürchtete sie, zu fett zu werden. Täglich zog sie ein intensives Sportprogramm durch.

Heute, mit 16, wiegt Friederike bei einer Körpergröße von 1,65 m nur noch 35 kg. Friederike meint, sie sehe jetzt sehr gut aus. Eher noch zu fett. Im übrigen sei sie in Hochform. Keine Spur von Krankheit, die zu behandeln sei. Sie habe eben nicht mehr Appetit.

Das Krankheitsbild

Anorexia nervosa ist eine psychosomatische Erkrankung. Psychosomatisch bedeutet, eine körperliche Krankheit hat seelische Gründe. Dass außer psychischen Ursachen auch zentralnervöse Störungen eine Rolle spielen, konnte bislang noch nicht eindeutig nachgewiesen werden.

Krankheitssymptome psychischer Art

Es besteht große Angst, dick zu werden – auch bei schon fortgeschrittenem Untergewicht. Dass sie krank sind, ist den Betroffenen nicht bewusst. Sie sind vielmehr stolz auf ihr Aussehen und versuchen mit allen Mitteln, sei es durch exzessiv betriebenen Sport oder penibles Kalorienzählen, diesen Zustand zu halten oder sogar weiter abzunehmen.

Krankheitssymptome körperlicher Art

Von Magersucht spricht man bei einem Gewichtsverlust ab 25 Prozent. Etwa ab diesem Bereich treten Mangelerscheinungen auf, die sich bei weiterem Gewichtsverlust verstärken. Spätestens ab einem BMI von 12 ist die ärztliche Betreuung in einer Klinik nötig.

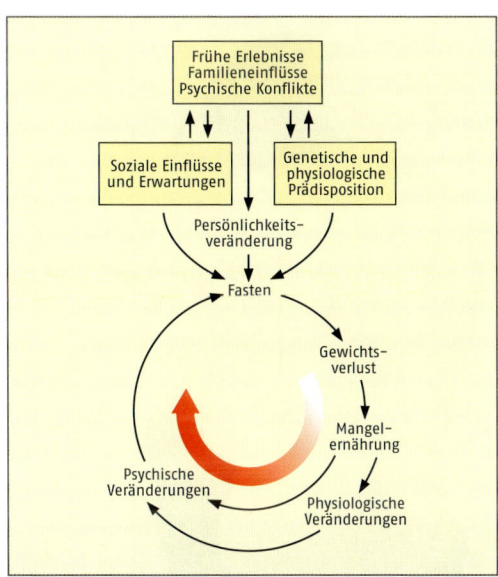

Bild 1: *Ursachen und Krankheitsbild von Anorexia nervosa*

Stoffwechselstörungen bei Anorexia nervosa

Die Stoffwechsellage verändert sich bei Magersüchtigen auf mehreren Ebenen:

▶ Die Menstruation bleibt aus. Für den weiblichen Zyklus ist das sogenannte Lutenisierende Hormon (LH) verantwortlich. Bei Magersüchtigen wird das Hormon nur in Mengen ausgeschüttet, wie sie bei Kindern zu beobachten sind.

▶ Der Organismus gerät durch das Hungern in eine Stresssituation. Über das Gehirn wird daher eine verstärkte Bildung des Stresshormons Cortisol in der Nebennierenrinde angeregt.

▶ Cortisol fördert den Abbau der Energiespeicher. Da die Reserven an Glykogen schnell verbraucht sind, werden auch die Fettspeicher mobilisiert. Die Folge: Im Blut steigen die Konzentrationen von Fettsäuren und Ketonkörpern. Das Gehirn deckt in dieser Mangelsituation seinen Bedarf an Energie zu etwa 70 Prozent durch den Abbau von Ketonkörpern.

▶ Der Blutdruck fällt stark ab. Die Frequenz des Herzschlages sinkt auf bis zu 30 Schläge pro Minute.

▶ Elektrolyt- und Wasserhaushalt sind gestört.

▶ Eiweißmangelsymptome treten auf.

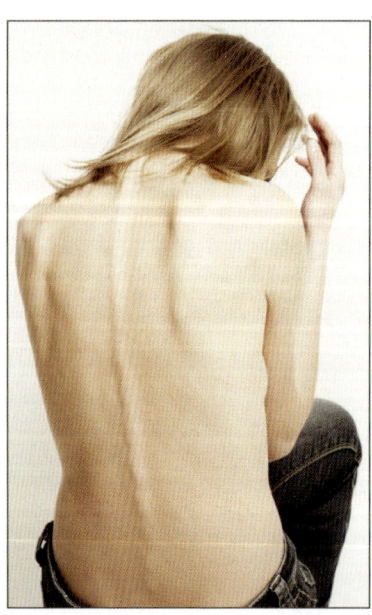

Bild 1: *Magersüchtige*

Ursachen der Anorexia nervosa

Hinter einer Magersucht stecken immer massive psychische Probleme:

▶ Häufig haben die jungen Menschen ein wenig entwickeltes Selbstbewusstsein. Sie sind mit sich nicht zufrieden und fühlen sich unattraktiv.

▶ Mode, Werbung und Medien vermitteln extreme Schlankheit als Schönheitsideal, die auch viele Mädchen und Jungen zum Vorbild nehmen.

▶ Magersucht entwickelt sich oft während der Pubertät − eine Zeit starker körperlicher Veränderungen, vor denen Viele eine uneingestandene Angst haben.

▶ Konflikte in der Familie sind vielfach der Hintergrund für eine Magersucht.

 Info

Heilungsaussichten

Gut 50 Prozent aller Magersüchtigen können geheilt werden. Etwa 30 Prozent bleiben chronisch krank und 15 bis 20 Prozent überleben ihr krankhaftes Hungern nicht.

 Info

Grundsätzliches zur Therapie von Anorexia nervosa

Die Ursachen der Erkrankung sind psychischer Art. Eine erfolgreiche Therapie muss also in jedem Fall in der Psychotherapie ansetzen. Die lebensgefährliche Verweigerung der Nahrung ist Symptom einer schweren psychischen Störung. Erste Voraussetzung für eine Heilung ist, dass die Patienten ihren Zustand als Krankheit begreifen und selbst den Willen haben, gesund zu werden. „Zwangsernährungen" richten hier nichts aus.

Ambulante Ernährungstherapie

Bei der Therapie kommt es darauf an, eine ausgewogene Kost zusammenzustellen, die dem Energiebedarf angepasst ist.

▸ Nicht der schnelle Erfolg zählt, sondern der behutsame, kontinuierliche Wiederaufbau des ausgelaugten Körpers.

▸ Die Nahrung sollte auf mehrere Mahlzeiten verteilt werden − etwa fünf bis sechs.

▸ Insbesondere zu Beginn sollte leicht verdauliche Kost auf dem Speiseplan stehen. Fett zunächst nur in geringen Mengen.

▸ Manche Lebensmittel werden anfangs schlecht vertragen − Hülsenfrüchte, Kohl sowie fettes Fleisch oder fetter Fisch.

▸ Auch Milch ist zunächst ein Problem. Der Grund: Die Darmschleimhaut bildet sich durch die Hungerkuren zurück und damit nimmt die Aktivität der Lactase ab. Das bessert sich aber mit der Zeit.

▸ Die Speisen sollten schmackhaft und appetitlich angerichtet sein.

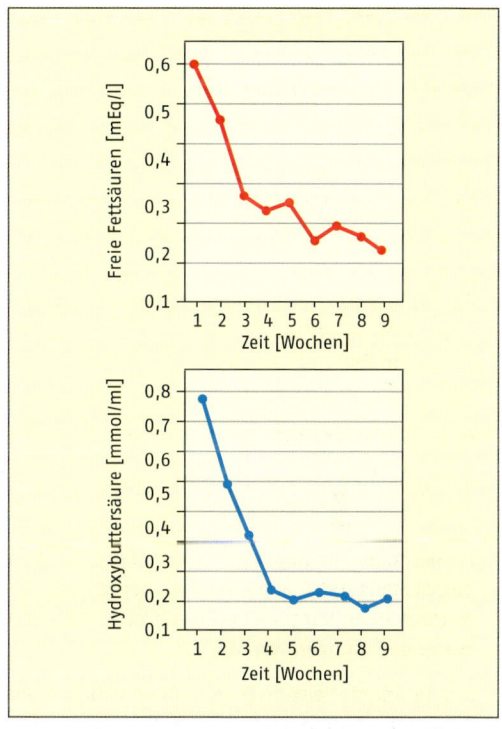

Bild 1: *Während der Therapie sinken die erhöhten Werte von freien Fettsäuren und Ketonkörpern im Blut (Quelle: Ploog, „Die Magersucht")*

Tab. 1: *Beispiel eines Ernährungsplans für die Therapie bei Anorexia nervosa (Quelle: Schauder, Urban & Fischer, 2006)*

Mahlzeit	Lebensmittel	Energiegehalt
Frühstück	▸ 1 Brötchen	520 kJ
	▸ 1 Portion Magerquark	125 kJ
	▸ 1 Portion Marmelade	125 kJ
	▸ 200 ml Fruchtsaft	375 kJ
	▸ 150 g Joghurt (3,5 % Fett)	625 kJ
Mittagessen	▸ 125 g Putenbrust	550 kJ
	▸ 200 g grüne Erbsen	570 kJ
	▸ 200 g Salzkartoffeln	580 kJ
	▸ 25 g Sauce hollandaise	520 kJ
	▸ 125 g süße Quarkspeise	630 kJ
Snack	z. B. Schokoriegel, Milchreis, Obst	1.250 kJ
Abendessen	▸ 2 Scheiben Brot mit 2 Scheiben Schnittkäse	1.500 kJ
	▸ ½ Scheibe Vollkornbrot mit Wurst	630 kJ
	▸ 1 kleine Portion Salat	210 kJ
Spätmahlzeit	z. B. Schokoriegel, Milchprodukt, Obst	840 kJ
Gesamtsumme		**8.420 kJ**

3.2   Bulimia nervosa — Ess-Brechsucht

Die Bulimie ist ein krankhaftes Essverhalten, bei dem große Mengen an Nahrungsmitteln — bis zu 80.000 kJ — verschlungen und wieder erbrochen werden. Häufig nehmen die Betroffenen außerdem noch Abführmittel. Bulimie kann sowohl bei Unter- als auch bei Übergewichtigen auftreten. Auch sie trifft vor allem junge Frauen und hat ihren Ursprung in psychischen Problemen. Nach Schätzungen leiden etwa drei Prozent der jungen Frauen an dieser Störung.

Das Krankheitsbild

Von einer Bulimia nervosa spricht man, wenn folgende Kriterien erfüllt sind:

▶ Wiederholte Heißhunger- und Fressattacken (mindestens zweimal pro Woche), bei denen große Mengen an Nahrung innerhalb kurzer Zeit herunter geschlungen werden.

▶ Das Gefühl, das eigene Essverhalten während der Anfälle nicht kontrollieren können.

▶ Die Patienten wollen um keinen Preis zunehmen und erbrechen sofort wieder.

▶ Viele greifen auch zu Abführmitteln oder Entwässerungstabletten. Meist werden strenge Diäten und übermäßige Sportprogramme durchgezogen.

▶ Andauernde, übertriebene Beschäftigung mit Figur und Gewicht.

▶ Der Kranke ist sich meist der Abnormität seines Essverhaltens bewusst, aber unfähig, dieses zu verändern.

Info

Erst Anorexie — dann Bulimie

Etwa die Hälfte aller an Aneurexia nervosa Erkrankten entwickeln im Laufe der Zeit eine Bulimia nervosa.

Die Therapie

Hilfe bringen bei dieser Krankheit nicht Diäten, sondern nur eine gezielte Verhaltenstherapie. Vorrangiges Ziel dabei ist, dass die Patienten wieder ein normales Essverhalten entwickeln. Daher wird die Therapie meist mit einem Esstraining gekoppelt. Man geht davon aus, dass bei etwa 50 Prozent der Betroffenen Besserung eintritt. Sehr gut haben sich Therapien in der Gruppe bewährt.

Körperliche Auswirkungen

Der Ernährungsstatus ist bei Bulimie-Patienten in geringerem Maße von Mangel geprägt, als dies bei Magersüchtigen der Fall ist.

▶ Durch das Erbrechen und den häufigen Gebrauch von Abführmitteln kommt es zu hohen Verlusten an Mikronährstoffen.

▶ Der Verdauungstrakt wird geschädigt.

▶ Die starke Übersäuerung der Mundhöhle verursacht vermehrtes Auftreten von Karies.

▶ Die Reglerfunktion des Hypothalamus, die für die Ausschüttung des Luteinisierenden Hormons aus der Hypophyse und des Cortisols aus der Nebennierenrinde zuständig ist, scheint auch bei einigen normalgewichtigen Bulimie-Patienten gestört zu sein. Das erklärt das Ausbleiben der Menstruation und den Anstieg der Konzentration von freien Fettsäuren und Ketonkörpern auch bei dieser Patientengruppe.

Und jetzt Sie!

1. *Was versteht man unter dem Krankheitsbild Anorexia nervosa und was sind seine häufigsten Ursachen?*

2. *Wie ändert sich die Stoffwechsellage bei Magersüchtigen?*

3. *Welche Therapiemöglichkeiten gibt es für Anorexia nervosa?*

4. *Was versteht man unter dem Krankheitsbild von Bulimia nervosa und welche körperlichen Folgen hat diese Störung?*

4   Das metabolische Syndrom

Das metabolische Syndrom (MESY) ist ein Bündel verschiedener Risikofaktoren, die in ihrer Kombination als Wegbereiter für eine Reihe chronischer Krankheiten angesehen werden – vor allem für Diabetes mellitus Typ 2 und Arteriosklerose bzw. Herz-Kreislauf-Erkrankungen. „Mitspieler" in diesem „tödlichen Quartett" sind:

▶ Störungen des Glucosestoffwechsels,

▶ Adipositas,

▶ Bluthochdruck,

▶ Störungen des Fettstoffwechsels.

Ursachen des metabolischen Syndroms

Die genauen pathophysiologischen Grundlagen sind noch unklar. Gesichert sind jedoch folgende Einflüsse:

▶ Umweltfaktoren wie Fehlernährung, mangelnde körperliche Bewegung, aber auch Stress, Rauchen und Alkohol, spielen mit Sicherheit beim Entstehen des MESY eine große Rolle.

▶ Genetische Ursachen fördern im Zusammenwirken mit Umweltfaktoren ebenfalls die Entwicklung des MESY.

▶ Die pränatale Prägung bedeutet auch eine Weichenstellung in Richtung des metabolischen Syndroms.

Tab. 1 *Kriterien für die Diagnose des MESY gemäß der American Heart Association*

Messgröße	Messwerte
Nüchternglucose im Blut	> 100 mg/dl
Taillenumfang	Männer: > 102 cm Frauen: > 88 cm
erhöhte Triglyceride	> 150 mg/dl
niedriges HDL-Cholesterin	Männer: <40 mg/dl Frauen: <50 mg/dl
Bluthochdruck	> 130/85 mm Hg

Häufigkeit und Lebensalter

Das metabolische Syndrom nimmt altersabhängig zu. Mit 50 bis 60 Jahren erfüllen 30 bis 50 Prozent der Bevölkerung die Kriterien für ein metabolisches Syndrom. Aktuelle Studien zeigen, dass bei Menschen mit einem MESY die Mortalität um das Drei- bis Vierfache steigt.

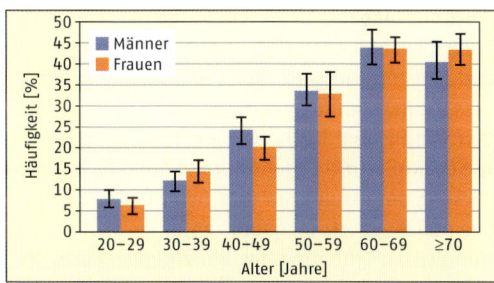

Bild 1: *Häufigkeit des MESY mit zunehmendem Alter (Quelle: National Health and Nutrition Survey, USA)*

 **Info**

Die Rolle des Fettgewebes

Die Produkte der Fettzellen spielen beim MESY eine zentrale Rolle. Es produziert zum einen freie Fettsäuren, die sich in Körperzellen einlagern und deren Funktionen stören. Zum anderen werden Zytokine gebildet – Stoffe, die wahrscheinlich in direktem Zusammenhang mit dem Entstehen von Diabetes mellitus und Arteriosklerose stehen.

Therapie des metabolischen Syndroms

Die Therapie setzt bei den Umweltfaktoren an, denn nur die lassen sich korrigieren. In erster Linie geht es um eine Reduktion des Gewichts durch eine Reduktionskost. Positiv wirken auch eine verminderte Aufnahme gesättigter und vermehrter Konsum einfach ungesättigter Fettsäuren. Eventueller Nikotin- und Alkoholkonsum sollte stark eingeschränkt werden. Vermehrte körperliche Bewegung kann diese Ernährungstherapie wirksam unterstützen.

5   Diabetes mellitus

Diabetes mellitus ist ein Volksleiden. Weltweit sind etwa 140 Millionen Menschen betroffen. Bis zum Jahr 2030 könnten sich diese Zahlen verdoppeln. In Deutschland gibt es nach Schätzungen knapp neun Millionen Diabetiker. Pro Jahr erkranken ca. 250.000 Bundesbürger neu – Tendenz steigend! Gekennzeichnet ist die Krankheit durch einen Mangel an Insulin.

Der Name Diabetes mellitus ist eine Sammelbezeichnung für verschiedene Störungen des Kohlenhydrat- und Fettstoffwechsels. Ihnen allen gemeinsam ist, dass die Regulierung der glucoseabhängigen Sekretion von Insulin durch die Beta-Zellen der Bauchspeicheldrüse nicht mehr normal abläuft, bzw. die Wirkung des Insulins an den Zielzellen des Körpers beeinträchtigt ist. Dies führt zu einer akuten oder chronischen Erhöhung des Blutzuckerspiegels (Hyperglykämie). Langfristig kommt es dann vor allem durch Gefäßveränderungen zu schwerwiegenden Folgeerkrankungen.

Insulin – ein Manager des Stoffwechsels

Dieses Hormon spielt nicht nur im Glucosestoffwechsel eine Rolle, sondern greift auch ganz allgemein in den Energiestoffwechsel ein.

Chemische Eigenschaften

Insulin ist ein Peptidhormon. Es besteht aus zwei Aminosäureketten, die durch zwei Disulfidbrücken miteinander verbunden sind. Innerhalb der Kette gibt es eine zweite Disulfidbrücke. Gebildet wird Insulin in den B-Zellen (auch β-Zellen) der Langerhans'schen Inseln im Pankreas.

Im rauen endoplasmatischen Reticulum wird zunächst Proinsulin gebildet, aus dem sich dann im Golgi-Komplex ein „Peptidstück", das sogenannte C-Peptid, abspaltet. Das so entstandene Insulin wird in Form eines Zink-Insulin-Komplexes gespeichert. Sekretionsreiz für seine Freisetzung ist ein Anstieg des Blutglucosespiegels.

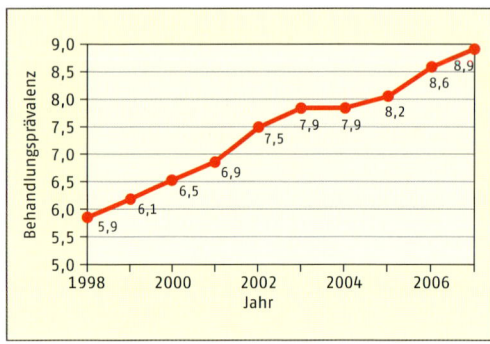

Bild 1: *Entwicklung der Häufigkeit von Diabetes in Deutschland (Quelle: AOK Hessen)*

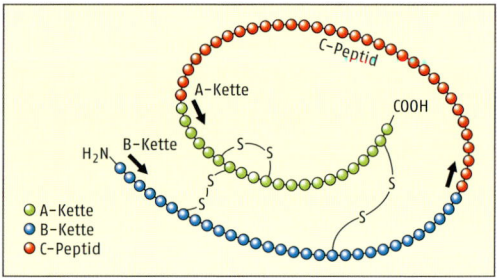

Bild 2: *Menschliches Proinsulin – das C-Peptid wird bei der Synthese abgespalten.*

> **i   Info**
>
> ### Diabetes bleibt oft unentdeckt
>
> Eine Studie aus dem Jahr 2000 an Personen im Alter zwischen 55 und 74 Jahren ergab, dass rund acht Prozent einen unentdeckten Diabetes hatten – Männer häufiger als Frauen. Nur etwa 60 % der Probanden hatten einen normalen Glucosestoffwechsel.

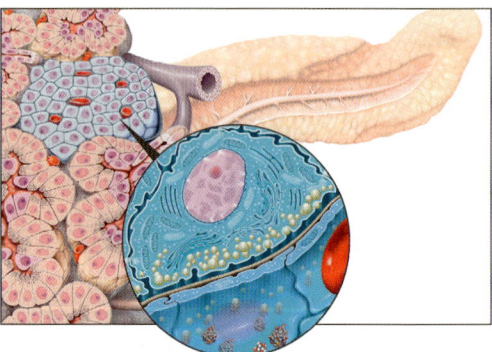

Bild 3: *Zellen der Bauchspeicheldrüse mit Langerhans'schen Inseln*

Physiologische Funktion

Insulin wird auch als Speicherhormon bezeichnet. Seine zentrale Aufgabe ist das Speichern energiereicher Substrate. Es sorgt in Leber, Muskel und Fettgewebe für die zelluläre Aufnahme von Glucose, Fettsäuren oder Aminosäuren. Gleichzeitig aktiviert Insulin Enzyme, die Reaktionen der Biosynthese katalysieren, und fördert damit die Bildung von Glykogen, Triglyceriden und von Proteinen. Diese biologischen Aktivitäten haben zur Folge, dass im Blut die Konzentrationen von Glucose, freien Fettsäuren und der meisten Aminosäuren sinken.

 Info

Insulinwirkungen im Überblick

- ▶ zelluläre Aufnahme von Glucose
- ▶ zelluläre Aufnahme von Fettsäuren
- ▶ zelluläre Aufnahme von Aminosäuren

- ▶ Synthese von Glykogen
- ▶ Synthese von Triglyceriden
- ▶ Synthese von Proteinen

Im Blut senkt Insulin den Glucosespiegel und die Konzentration von Fettsäuren.

Gegenspieler des Insulins

Gegenspieler von Insulin sind zwei Hormone.

Glucagon

Das Hormon entsteht auch in den Langerhans'schen Inseln. Sekretionsreiz für die Ausschüttung von Glucagon ist ein niedriger Blutglucosespiegel. Es beschleunigt den Abbau und hemmt die Synthese von Glykogen in der Leber. Stimuliert werden zudem der Fettabbau in Fettgewebe und Leber sowie der Proteinabbau in der Leber.

Catecholamine

Die Hormone Adrenalin und Noradrenalin unterstützen den Organismus in Stresssituationen. Sie versorgen ihn dann mit Energie, indem sie Reserven mobilisieren und abbauen. Das erreichen sie durch Stimulierung des Abbaus von Glykogen, der Lipolyse im Fettgewebe und des Proteinabbaus in der Leber, um Aminosäuren für die Gluconeogenese bereitzustellen.

Glucosetoleranz

Man versteht darunter die Reaktion des Körpers auf eine Zufuhr von Glucose. Sie ist ein Maß dafür, wie schnell Glucose aus dem Blut abtransportiert wird. Man misst sie in nüchternem Zustand nach Aufnahme von Glucose (50 bis 100 g).

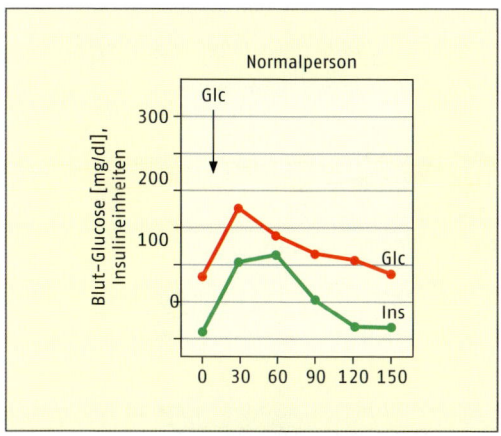

Bild 1: *Steigerung des Glucosespiegels im Blut führt auch zu einer verstärkten Ausschüttung von Insulin*

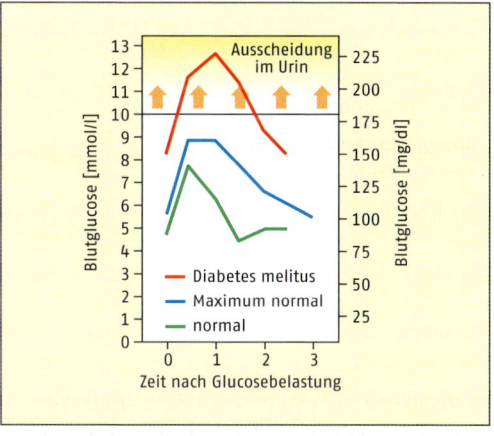

Bild 2: *Glucosetoleranz bei gesunden und diabetischen Patienten (Quelle: Biesalski, Ernährungsmedizin, Thieme, 1999)*

5.1   Ursachen und Formen des Diabetes mellitus

Man unterscheidet zwei verschiedene Formen.

Diabetes mellitus Typ 1

Diese Variante tritt in der Regel schon in jungen Jahren auf und führt rasch zur Abhängigkeit von Insulin. Ihr liegt meist eine Autoimmunerkrankung zugrunde. Bei dieser Störung greift die Immunabwehr nicht nur Fremdstoffe, sondern auch gesunde Zellen und Gewebe an – im Falle des Typ-1-Diabetes die B-Zellen des Pankreas. Erst werden sie beschädigt und dann nach und nach vernichtet. Die Anlage für Typ-1-Diabetes wird vererbt. Nur etwa fünf Prozent der Patienten mit Diabetes leiden an dieser Form.

Symptome: Rascher Gewichtsverlust – oft innerhalb weniger Tage oder Wochen, Durstgefühl, häufiges Wasserlassen, Dehydratation, Erbrechen und allgemeine Symptome wie Müdigkeit oder Konzentrationsstörungen.

Diabetes mellitus Typ 2

Diese Form des Diabetes beginnt schleichend, über viele Jahre hinweg und wird oft erst sehr spät entdeckt. Die Betroffenen sind meist übergewichtig. Charakteristisch für Typ-2-Diabetes ist eine Insulinresistenz. Das bedeutet, es wird zwar genug Insulin gebildet, die Zellen reagieren aber nur noch schwach auf dessen Signale. Um dies auszugleichen, steigert der Pankreas die Insulinproduktion. Dennoch sind die Zellen immer weniger in der Lage, Glucose abzubauen. Der Blutglucosespiegel steigt immer weiter an, bis schließlich Glucose- und Fettstoffwechsel entgleisen. Ca. 95 Prozent aller Patienten sind Typ-2-Diabetiker.

Die Symptome: Typische Symptome wie Gewichtsabnahme, Durstgefühl oder vermehrtes Wasserlassen sind eher selten. Meist sind die Beschwerden nur unspezifisch – Müdigkeit, Sehstörungen oder die Neigung zu Infektionen.

Tab. 1: *Hauptmerkmale der verschiedenen Diabetestypen (Quelle: Toeller)*

Merkmale	Typ-1-Diabetes	Typ-2-Diabetes
Art des Auftretens	verminderte Abgabe von Insulin oder absoluter Insulinmangel	Verminderte Wirkung von Insulin, verzögerte Abgabe von Insulin
Alter des Auftretens	meist in der Jugend	meist im mittleren bis höheren Alter
Übergewicht	selten	sehr häufig
Blutzucker	erhöht, oft schwankend	erhöht, oft stabil
Insulin im Blut	vermindert, niedrig	zu Beginn normal oder erhöht
angepasste Ernährung	erforderlich	erforderlich, manchmal allein schon ausreichend
Insulinbehandlung	immer erforderlich	zu Beginn nicht erforderlich
Blutzucker senkende Medikamente	allein unwirksam	meist wirksam

Tab. 2: *Weltweite Entwicklung der Häufigkeit von Diabetes in Millionen*

Kontinent	2000	2010	Zunahme
Europa	26,5	32,9	+ 24 %
Nordamerika	14,2	17,5	+ 23 %
Südamerika	15,6	22,5	+ 44 %
Asien	84,5	132,3	+ 57 %
Afrika	9,4	14,1	+ 50 %
Australien	1,0	1,3	+ 33 %

Insulinmangel und die Folgen

Akuter Insulinmangel betrifft vor allem Leber, Muskulatur und Fettgewebe. Dabei gilt generell, dass in Muskulatur und Fettgewebe die Aufnahme und Oxidation von Glucose vermindert ist. Das hat Konsequenzen für alle Stoffwechselbereiche.

Kohlenhydratstoffwechsel

Die Kohlenhydrate gelangen über den Gastrointestinaltrakt ganz normal ins Blut, werden von dort aber nicht in Muskulatur und Fettgewebe weiter transportiert. Steigt die Glucosekonzentration im Blut über 180 mg/dl, ist die Nierenschwelle überschritten und der Zucker wird über den Urin ausgeschieden. Das bedeutet große Flüssigkeitsverluste und als Folge davon starkes Durstgefühl.

Fettstoffwechsel

Im Fettgewebe werden kaum noch Speicher aufgebaut. Im Gegenteil, da die Versorgung der Zellen mit Energie aus Kohlenhydraten sinkt, nimmt die Lipolyse zu. Die frei gesetzten Fettsäuren werden zum größten Teil im Rahmen der β-Oxidation zu Acetyl-CoA abgebaut.

Da jedoch nicht die Gesamtheit dieses Endprodukts in den Citratcyclus eingeschleust werden kann, kommt es zu einer verstärkten Bildung von Ketonkörpern. Ein Teil von ihnen wird als Aceton über die Atemluft abgegeben. Der Atem von Diabetikern riecht daher häufig nach dieser Substanz.

Eiweißstoffwechsel

In den Muskelzellen werden Proteine enzymatisch gespalten. Die frei gesetzten Aminosäuren gelangen über das Blut in die Leber. Dort werden sie als Ausgangsstoff für die Synthese von Glucose genutzt. Ein Teil des Monosaccharids nutzt der Organismus, um die Versorgung des Gehirns sicher zu stellen.

Die restliche Glucose kann wegen des Mangels an Insulin nicht zu Glykogen umgesetzt werden. Das treibt den Blutzuckerspiegel noch zusätzlich in die Höhe.

Blutzucker aus dem Lot

Abhängig von der Ernährungssituation und körperlichen Belastung kann es bei Diabetikern zu Entgleisungen des Stoffwechsels kommen.

Überzuckerung

Der Blutzuckerspiegel liegt dramatisch hoch. Anzeichen sind Durst, häufiges Wasserlassen, Müdigkeit, wenig Appetit und Übelkeit. Ursachen für eine Überzuckerung können sein:

▸ zu hoher Verzehr von Kohlenhydraten,

▸ keine Blutzucker senkenden Medikamente bei Typ-2-Diabetes,

▸ zu wenig Insulin.

Unbehandelt führt eine Überzuckerung leicht zum lebensgefährlichen „diabetischen Koma". Gute Einstellung mit Medikamenten und entsprechende Ernährung beugen dem vor.

Unterzuckerung

Der Blutzucker liegt unter 50 mg/dl. Warnzeiten: Zittern, Schweißausbruch, Herzjagen, Heißhunger, Schwindelgefühl. Ursachen können sein:

▸ zu geringer Verzehr von Kohlenhydraten,

▸ ungewohnt hohe körperliche Belastung,

▸ zu hohe Dosierung der Medikamente.

Schon bei einem der aufgeführten Warnzeichen müssen sofort Kohlenhydrate zugeführt werden – zum Beispiel zwei bis vier Stückchen Würfelzucker. Diabetiker sollten immer einen „Notvorrat" bei sich haben – vor allem wenn sie Insulin spritzen.

 Info

HbA$_1$-Wert

Er zeigt an, wie gut ein Diabetiker eingestellt ist. HbA$_1$ ist Hämoglobin, das ein Zuckermolekül gebunden hat. Je mehr Zucker im Blut, desto mehr HbA$_1$ kann entstehen. Gesunde haben einen Wert von 7 bis 8 %. Bei schlecht eingestellten Diabetikern kann er 15 % und mehr betragen.

Langfristige Veränderungen und Schäden

Als Folge des ständigen Überangebots von Nährstoffen im Blut treten Gefäß- und Membranschädigungen auf. Die auf eine Diabeteserkrankung zurück zu führenden Sterbefälle sind zu 80 Prozent Folge dieses Syndroms.

Mikroangiopathie (diabetesspezifisch)

Durch das hohe Glucoseangebot kommt es zu einer verstärkten Glykosylierung von Proteinen. Die dabei entstandenen Advanced-Glykosylation-Endproducts (AGE) (s. S. 437) sind Auslöser struktureller Veränderungen – insbesondere des Kollagens. Letztendlich führen diese Prozesse zu pathologischen Veränderungen der kleinen Gefäße. Besonders betroffen sind Gefäße des Augenhintergrunds, der Nieren und der peripheren Nerven.

Makroangiopathie (nicht diabetespezifisch)

Bei der Makroangiopathie trifft es die großen Arterien. Es kommt zur Arteriosklerose in den großen Blutarterien. Damit erhöht sich das Risiko für Herz-Kreislauf-Erkrankungen deutlich. So haben Daten der Augsburger MONICA-Studie gezeigt, dass Schlaganfälle bei Diabetes-Patienten im Vergleich zur Normalbevölkerung zwei- bis dreimal häufiger auftreten.

Diabetisches Fußsyndrom

Hauptsymptom des diabetischen Fußsyndroms sind schlecht heilende Wunden – bedingt durch die schlechte Durchblutung. In schweren Fällen kann dies bis zur Amputation führen.

5.2   Die Therapie

Bei der Therapie von Diabetes mellitus hat es in den letzten Jahren tief greifende Veränderungen gegeben, die das Leben der Betroffenen erleichtern.

Behandlung mit Medikamenten

Sie ist für beide Diabetes-Formen ein wichtiger Baustein der Therapie.

Typ-1-Diabetiker

Diese Patienten sind auf die Zufuhr von Insulin angewiesen. Sie werden heute mit der „intensivierten Insulintherapie" (ICT) behandelt. Der Diabetiker spritzt dabei als Basisversorgung – meist zweimal täglich – ein sogenanntes Verzögerungsinsulin, das nur langsam aus dem Fettgewebe resorbiert wird. Zusätzlich, jeweils vor den Mahlzeiten, injiziert er schnell wirksames Normalinsulin.

So hat der Patient mehr Freiheit bei der Planung des Tagesablaufs und seiner Mahlzeiten als früher. Die ICT verbessert den Therapieerfolg insgesamt. Wie eine amerikanische Studie an mehr als 1400 Typ-1-Diabetikern gezeigt hat, sind Folgeschäden seltener als bei der herkömmlichen Therapie.

Typ-2-Diabetiker

Im Unterschied zu den Typ-1-Diabetikern benötigen sie keinen vollständigen Ersatz von Insulin – der Organismus produziert das Hormon ja noch. Zu Beginn der Erkrankung erhalten Typ-2-Diabetiker normalerweise Tabletten, die den Blutzucker niedrig halten sollen. Ihre Wirkung: Sie regen die Ausschüttung von Insulin an.

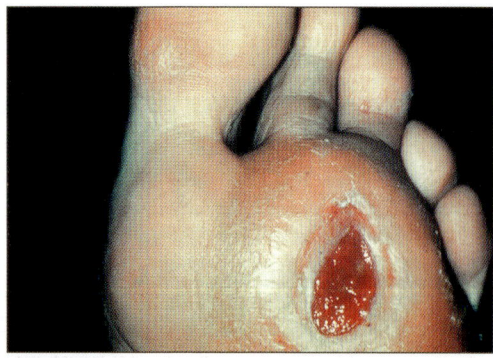

Bild 1: *Diabetischer Fuß*

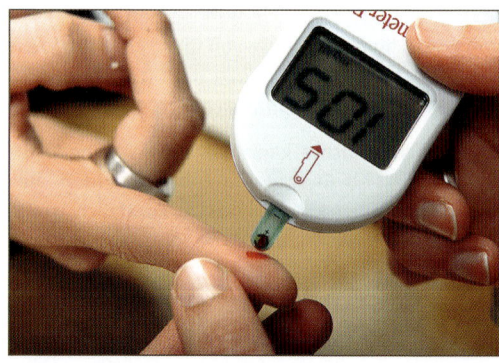

Bild 2: *Messung des Blutzuckerspiegels*

Ernährungstherapie

Im Vergleich zu früher haben sich die strikten Vorschriften für die Ernährung von Diabetikern entscheidend gelockert. Stattdessen gibt es Kohlenhydrat-Austausch-Einheiten. Es gelten im Prinzip die gleichen Grundregeln einer gesunden Kost, wie sie allen Menschen empfohlen wird.

Das passende Ernährungskonzept

Für beide Diabetes-Formen gelten die gleichen Ernährungsempfehlungen.

Nährstoffreaktion

▸ Der größte Teil der Energie sollte aus Kohlenhydraten bestehen — etwa 55 %.

▸ Eiweiß kann 10 bis 20 % ausmachen außer bei Nierenversagen.

▸ Die wünschenswerte Fettzufuhr wird mit maximal 30 % angegeben. Dabei gehärtete Fette und solche mit hohem Anteil gesättigter Fettsäuren begrenzen.

Kohlenhydrate

▸ Besonders zu empfehlen sind Lebensmittel, die reichlich Ballaststoffe enthalten und den Blutglucosespiegel nicht nach oben treiben.

▸ Zucker ist nicht mehr tabu. Er darf zum Süßen von Speisen verwendet werden — allerdings in Maßen. Etwa 10 % der Energie dürfen es sein.

▸ Gezuckerte Getränke sind nicht zu empfehlen — außer bei Unterzuckerung.

Lebensmittelauswahl

▸ Für Diabetiker geeignet und zu empfehlen sind Obst, Gemüse, Hülsenfrüchte, Getreideprodukte (Vollkorn), Nudeln, Reis und Kartoffeln sowie fettarme Milch und Milchprodukte.

▸ Sparsamkeit ist geboten bei tierischen Fetten in Wurst, Käse, fettem Fleisch, Gebäck.

▸ Kochsalz auf 6 Gramm pro Tag begrenzen.

▸ Alkohol ist nicht strikt verboten — ein bis zwei Gläser Wein pro Tag sind nach Rücksprache mit dem Arzt erlaubt.

Antioxidantien

Diabetiker haben oft zu hohe Blutfettwerte und damit ein besonders hohes Risiko für Arteriosklerose. Antioxidativ wirkende Vitamine bieten den Gefäßen Schutz. Wer reichlich Gemüse und Obst verzehrt und beim Fett auf hochwertige Pflanzenöle achtet, ist gut versorgt.

 Info

Und abends ein Betthupferl

Vor dem Zubettgehen ist für Diabetiker sogar ganz normale Schokolade als Nascherei erlaubt. Wie eine Studie der Diabetes-Klinik Bad Mergentheim ergab, lässt sich so das nächtliche Absinken des Blutglucosespiegels vermeiden.

 Info

Diabetikerprodukte

Spezielle Lebensmittel für Diabetiker sind aus heutiger Sicht überflüssig, betonen Diabetes-Experten schon seit langem. Lediglich kalorienfreie Süßstoffe können für Übergewichtige eine Hilfe beim Zubereiten von Mahlzeiten sein. Zuckeraustauschstoffe wie Sorbit oder Fructose haben jedoch nahezu den gleichen Energiegehalt wie normaler Haushaltszucker und bieten keine Vorteile.

Dem hat der Gesetzgeber jetzt Rechnung getragen. Im Oktober 2010 trat eine Änderung der Diätverordnung in Kraft. Die Kategorie Diabetiker-Lebensmittel wurde ersatzlos gestrichen.

Den Herstellern wurde eine Übergangsfrist von zwei Jahren eingeräumt, um ihre Produktion umzustellen.

Info

Empfehlungen für Typ-2-Diabetiker ohne Insulinbehandlung

▸ fettarme, energiebegrenzte Kost, die langfristig das Gewicht reduziert,

▸ mehrere kleine Mahlzeiten (bis zu 6), starrer Speiseplan nicht notwendig,

▸ Festlegen und Planen der Kohlenhydratportionen nicht notwendig,

▸ Nährwert-Tabellen für die Planung des Speiseplans sind hilfreich.

Empfehlungen für Typ-2-Diabetiker mit konventioneller Insulinbehandlung

Meist wird zweimal pro Tag Insulin gespritzt. Das erfordert eine genaue Planung der Mahlzeiten.

▸ Verteilung der Nahrung auf 5 bis 6 Mahlzeiten mit jeweils gleich bleibendem Anteil von Kohlenhydraten,

▸ Einhalten eines Zeitplans für die Insulin-Injektionen und die Mahlzeiten,

▸ Beim Portionieren der Kohlenhydrate helfen Austausch-Tabellen.

Empfehlungen für Typ-1-Diabetiker mit intensivierter Insulinbehandlung

Typ-1-Diabetiker müssen den Gehalt an Kohlenhydraten in den Lebensmitteln möglichst präzise einschätzen können.

▸ Anzahl und Verteilung der Mahlzeiten können variiert werden.

▸ Die Kohlenhydratportionen müssen geplant werden. Portionen, die 10 bis 12 g Kohlenhydrate enthalten, können gegeneinander ausgetauscht werden.

▸ Tägliche Kontrolle des Blutglucosespiegels erleichtert die gezielte Dosierung des Insulins.

Kohlenhydrat-Austausch-Einheiten

Insulinbehandelten Diabetikern erleichtern Tabellen mit Kohlenhydrat-Austausch-Einheiten (früher Broteinheit BE) das Portionieren ihrer Mahlzeiten und damit das Abschätzen ihres Insulin-Bedarfs. Die angegebenen Portionen enthalten alle etwa 12 Gramm verdaulicher Kohlenhydrate und können untereinander ausgetauscht werden. Die Lebensmittel werden heute nicht mehr abgewogen, sondern mithilfe gängiger Küchenmaße geschätzt.

Tab. 1: *Lebensmittelportionen, die im Durchschnitt 10 bis 12 g Kohlenhydrate enthalten*

Lebensmittel	Menge	Schätzhilfen
Brot		
▸ Grahambrot	30 g	1 dünne Scheibe
▸ Knäckebrot	20 g	2 Scheiben
▸ Laugenbrezel	25 g	½ Stück
▸ Leinsamenbrot	30 g	½ Scheibe
▸ Roggen-mischbrot	30 g	½ mittelgroße Scheibe
▸ Roggen-vollkornbrot	30 g	1 dünne, kleine Scheibe
Frischobst		
▸ Ananas	90 g	1 große Scheibe
▸ Apfel	110 g	1 kleiner
▸ Apfelsine	170 g	1 mittelgroße
▸ Aprikose	130 g	2 mittelgroße
▸ Banane	80 g	½ mittelgroße
▸ Birne	110 g	½ mittelgroße
▸ Blaubeeren	170 g	8 Esslöffel

Info

Gewicht reduzieren

Die meisten Typ-2-Diabetiker sind übergewichtig. Wichtig ist dann unbedingt eine Reduzierung des Gewichts. In vielen Fällen kommt der gestörte Stoffwechsel schon allein dadurch und durch mehr körperliche Bewegung ins Gleichgewicht. Um den Erfolg auch langfristig zu sichern, sollte man langsam abnehmen. Ein bis zwei Kilo pro Monat sind ein realistisches Ziel.

Schulung von Diabetikern

Nur gut geschulte Diabetiker können die Ernährungsempfehlungen optimal umsetzen.

Checkliste für die Beratung

▶ Klären Sie über den Fettgehalt (Menge und Art) in Lebensmittel auf.

▶ Erklären Sie, dass es notwendig ist, gesättigte und gehärtete Fette in der Nahrung zu begrenzen (zu senken) und geben Sie praktische Hinweise für den geeigneten Verzehr.

▶ Weisen Sie darauf hin, dass eine hohe Eiweißaufnahme nicht erforderlich ist.

▶ Informieren Sie den Diabetiker darüber, dass der größte Teil seiner Nahrung aus Kohlenhydraten bestehen soll und nennen Sie Lebensmittel, die diese enthalten.

▶ Vermeiden Sie eine unnötige Kohlenhydratbegrenzung (Anzahl der KH-Portionen) in der Kostempfehlung.

▶ Weisen Sie darauf hin, dass kohlenhydrathaltige Lebensmittel, die gleichzeitig reichlich Ballaststoffe enthalten und eine geringe Blutzuckerwirksamkeit (niedriger glykämischer Index) haben, empfehlenswert sind.

▶ Erklären Sie, warum der Zuckerverzehr begrenzt (bis 10 % der Energie) werden soll.

▶ Besprechen Sie individuell das Thema alkoholische Getränke.

▶ Weisen Sie besonders bei Bluthochdruck darauf hin, dass es gesünder ist, wenig Kochsalz und dafür frische Kräuter zu verwenden.

▶ Ermuntern Sie zum Verzehr von frischem Obst und Gemüse (5 Portionen pro Tag).

▶ Weisen Sie darauf hin, dass Fructose oder andere energiehaltige Zuckeraustauschstoffe wie Sorbit, Isomalt, Xylit oder Maltit keinen wesentlichen Vorteil gegenüber üblichem Haushaltszucker bieten.

▶ Informieren Sie den Diabetiker, dass spezielle Lebensmittel für ihn nicht nötig sind.

Quelle: Toeller, Ernährungsmedizin, Urban & Fischer 2006

Info*plus*

Früherkennung von Typ-2-Diabetes

Mit Hilfe der Fluoreszenz-Spektroskopie ist eine Früherkennung möglich, auch wenn noch keine Symptome vorliegen. Die Linse des Auges wird für wenige Sekunden mit einem Laserstrahl beleuchtet. Das Licht wird vom Auge reflektiert, dabei gestreut und ergibt ein Fluoreszenz-Spektrum. Aus dessen Muster und Intensität lässt sich ersehen, ob der Patient in den letzten Monaten einen hohen Glucosespiegel hatte. Das ist deshalb möglich, weil sich bei hohem Blutzucker Glucose in die Linse einlagert. Damit verändern sich Reflektion und Streuung des Lichts durch das Auge.

Und jetzt *Sie!*

1. *Was versteht man unter dem metabolischen Syndrom?*

2. *Was ist Insulin und wo wird es gebildet? Erläutern Sie seine Funktion.*

4. *Welche Hormone sind Gegenspieler von Insulin und was bewirken sie im Einzelnen?*

5. *Was versteht man unter Glucosetoleranz und wie wird sie bestimmt?*

6. *Welche Folgen hat ein Mangel an Insulin?*

7. *Welche Formen von Diabetes mellitus gibt es und was sind jeweils die Ursachen?*

8. *Welche pathologischen Veränderungen des Blutzuckerspiegels gibt es und was sind die Ursachen?*

9. *Beschreiben sie die gesundheitlichen Spätschaden von Diabetes mellitus.*

10. *Was sind die Grundelemente der Ernährungstherapie von Typ-2-Diabetikern?*

11. *Sind für die Ernährung von Diabetikern spezielle Produkte notwendig?*

12. *Was versteht man unter Kohlenhydrat-Austausch-Einheiten?*

6   Hyperlipoproteinämien

Fette und fettähnliche Stoffe können wegen ihrer Unpolarität nicht ohne weiteres im Blut transportiert werden. Sie lagern sich daher mit Proteinen (Apoproteinen) zusammen und bilden mit diesen besser lösliche Lipoproteine. Gelangt vermehrt Fett ins Blut – zum Beispiel durch eine erhöhte Zufuhr – werden auch vermehrt Lipoproteine aufgebaut.

Ist die Konzentration an Triglyceriden und Lipoproteinen bzw. Cholesterin langfristig erhöht, spricht man von Hyperliporoteinämien. Sie sind ein wesentlicher Risikofaktor für Arteriosklerose und damit auch für Herzinfarkt, Bluthochdruck oder Schlaganfall. Man schätzt, dass bis zu 20 Prozent der Bevölkerung davon betroffen sind.

6.1   Biochemie der Lipoproteine

Analysenverfahren ergeben übereinstimmend, dass im Blut hauptsächlich vier Arten von Lipoproteinen vorliegen. Abhängig von der Methode, nach der die einzelnen Fraktionen voneinander getrennt werden, haben sich verschiedene Benennungen durchgesetzt.

Ultrazentrifugation

In der Ultrazentrifuge werden die Partikel durch die Schwerkraft nach außen geschleudert – je nach Schwere unterschiedlich weit. Es erfolgt also eine Trennung nach der Dichte. Die Chylomikronen haben die gleiche Bezeichnung wie bei der Elektrophorese. Bei den anderen ist die Dichte bestimmend für die Benennung.

▶ Very Low Density Lipoprotein oder VLDL
▶ Low Density Lipoprotein oder LDL
▶ High Density Lipoprotein HDL

▶ α-Lipoproteine wandern am schnellsten und sind am weitesten vom Startpunkt entfernt.
▶ β-Lipoproteine kommen an zweiter Stelle.
▶ Prä-β-Lipoproteine lassen sich als dritte Fraktion nachweisen.
▶ Chylomikronen (s. S. 709), die größten Moleküle, bewegen sich kaum vom Startpunkt weg.

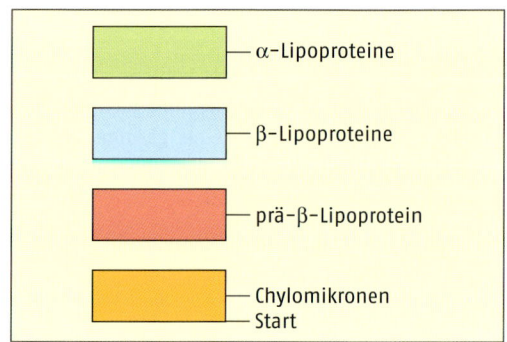

Bild 2: *Schema einer normalen Elektrophorese von Lipoproteinen*

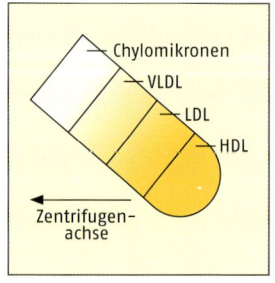

Bild 1: *Trennung der Serumproteine durch Ultrazentrifugieren*

Elektrophorese

Dabei wandern die Lipoproteine in einem elektrischen Feld – je nach Molekülart und Ladungszustand – unterschiedlich schnell. Die so getrennten Verbindungen sind:

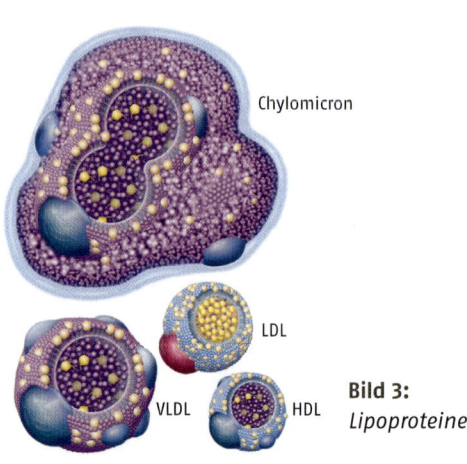

Bild 3: *Lipoproteine*

Chylomikronen

Sie werden in der Darmwand gebildet, transportieren von dort Fette und Cholesterin in die Blutbahn und werden dort von Lipoprotein-Lipasen gespalten.

Prä-β-Lipoproteine (VLDL)

Sie werden in der Leber gebildet und transportieren die dort aufgebauten Triglyceride sowie Cholesterin und dessen Ester über das Blut zum Fettgewebe.

β-Lipoproteine (LDL)

Sie entstehen durch Abbau von Prä-β-Lipoproteinen. LDL schleusen Cholesterin über die Blutbahn in die Körperzellen ein. Werden zu wenig LDL aus dem Blut abtransportiert, reichern sie sich dort an, dringen in die Gefäßwände ein und lagern Cholesterin ab. Das ist der Beginn einer Arteriosklerose.

α-Lipoproteine (HDL)

Sie gelangen als Vorstufen von der Leber ins Blut und nehmen dort nach und nach andere Stoffe auf: Cholesterin, Proteine aus VLDL und wahrscheinlich auch Cholesterin aus Zellmembranen. HDL gelten daher als Schutzfaktor vor Arteriosklerose.

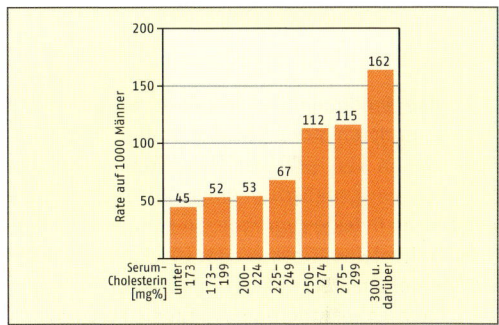

Bild 1: *Herzinfarktrate und Cholesterinspiegel*

Tab. 1: *Eigenschaften und Zusammensetzung der Lipoproteine*

Elektro-phorese	Ultrazentri-fugation	Dichte (g/cm³)	Durch-messer (nm)	Apoprotein (%)	Triglyceride (%)	Cholesterin (%)	Phospho-lipide (%)
Chylo-mikronen	Chylo-mikronen	0,90−0,95	100−1000	1	90	5	4
Prä-β-LP	VLDL	0,95−1,0	30−50	10	60	15	15
β-LP	LDL	1,0−1,06	20−25	26	10	42	22
α-LP	HDL	>1,06	>10	45	5	20	30

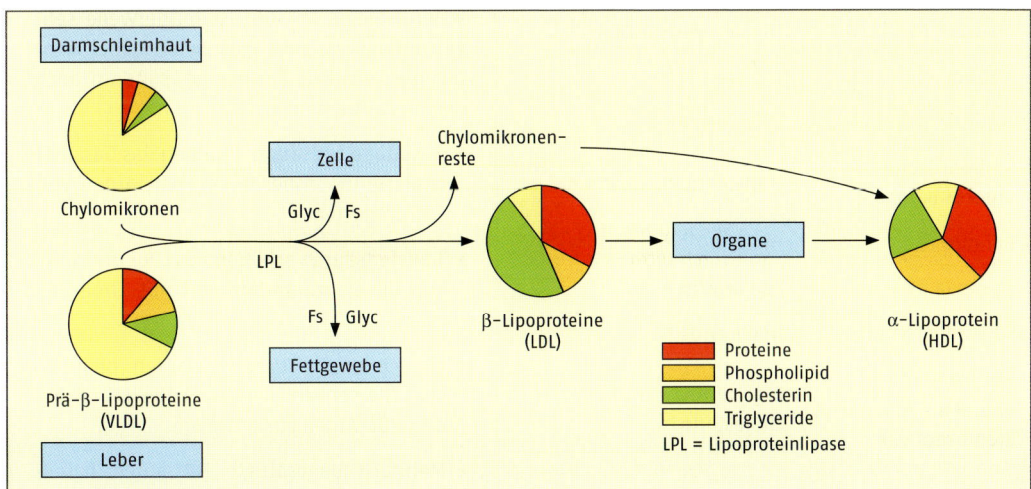

Bild 2: *Stoffwechsel der Lipoproteine*

Formen der Hyperlipoproteinämie

Einer Hyperlipoproteinämie kann entweder durch angeborene oder erworbene Krankheiten hervorgerufen werden. Je nach Ursache unterscheidet man daher zwischen primären und sekundären Formen. Die frühere Einteilung nach *Fredrickson* in Typ I bis V ist heute nicht mehr gebräuchlich.

Primäre Hyperlipoproteinämien

Tritt eine Erhöhung der Lipoproteine unabhängig von anderen Störungen des Stoffwechsels auf, spricht man von primärer Hyperlipoproteinämie. Sie ist immer genetisch bedingt. Ihr liegen unterschiedliche Defekte zugrunde. So können zum Beispiel Apoproteine, Lipasen oder LDL-Rezeptoren auf der Zellmembran in Struktur und Funktion verändert sein. Dadurch verändern sich dann die Konzentrationen einer oder mehrerer Lipoproteinfraktionen.

Sekundäre Hyperlipoproteinämie

Diese Störungen des Fettstoffwechsels treten als Folge anderer Erkrankungen auf oder nach Einnahme bestimmter Medikamente. Durch eine gezielte Therapie lassen sich solche Störungen meist beheben.

Tab. 1: *Ursachen von sekundären Hyperlipoproteinämien (Quelle: Wahrburg, Thieme, 2010)*

Ursachen	Blutwert
Übergewicht	Triglyceride↗, LDL↗, HDL↘
Diabetes mellitus	Triglyceride↗, HDL↘
Alkohol	Triglyceride↗
Nierenschäden	Triglyceride↗
Schilddrüsenunterfunktion	Cholesterin↗, LDL↗
Bulimie	Triglyceride↗
Anorexia nervosa	Cholesterin↗
Schwangerschaft	Triglyceride↗
Medikamente (Diuretika, Anabolika, Kontrazeptiva)	Triglyceride↗ und/oder Cholesterin↗

6.2 Hypercholesterinämie

Ein erhöhter Cholesterinspiegel zählt zu den Risikofaktoren für das Entstehen von Arteriosklerose und damit für Herz-Kreislauf-Leiden. Entscheidend für die Einschätzung des tatsächlichen Risikos ist nicht das Gesamtcholesterin, sondern der Gehalt an LDL- und HDL-Cholesterin. Als Risikofaktor für Arteriosklerose spielt nur das LDL eine Rolle. Von Bedeutung ist auch das Verhältnis von LDL zu HDL. Der Quotient LDL:HDL sollte kleiner als vier sein.

Rechenbeispiel:

LDL = 180 mg/100 ml Blut
HDL =   60 mg/100 ml Blut

Ergebnis: LDL : HDL = 3

Tab. 2: *Cholesterinwerte im Blut*

	Normal	grenzwertig
LDL-Cholesterin	<150 mg/dl	150–190 mg/dl
HDL-Cholesterin	>50 mg/dl	35–50 mg/dl

 Info

Nahrungsfett und Cholesterinspiegel

Der Einfluss von Nahrungsfetten auf den Cholesterinspiegel im Blut ist mittlerweile sehr gut untersucht. Eine Rolle spielt dabei nicht nur die verzehrte Fettmenge, sondern auch dessen Zusammensetzung:

▸ Gesättigte Fettsäuren erhöhen das Gesamtcholesterin, insbesondere den Anteil von LDL-Cholesterin.

▸ Transfettsäuren erhöhen das LDL- und senken die Konzentration von HDL-Cholesterin.

▸ Einfach ungesättigte Fettsäuren pflanzlicher Öle senken das LDL-Cholesterin ohne den HDL-Anteil zu verringern.

▸ Mehrfach ungesättigte Fettsäuren haben den gleichen Effekt.

Ernährung bei Hypercholesterinämie

Bei übergewichtigen Menschen ist eine Reduktion des Körpergewichts oberstes Gebot. Darüber hinaus sollte die Ernährung auf eine lipidsenkende Kost umgestellt werden. Im Mittel lässt sich damit der Cholesterinspiegel um 15 bis 20 Prozent senken.

Grundsatz 1

Die Fettzufuhr senken und zwar auf maximal 30 Prozent der aufgenommenen Nahrungsenergie. Gespart werden sollte hauptsächlich bei den gesättigten Fetten. Sie sollten nicht mehr als sieben bis zehn Prozent der aufgenommenen Energie ausmachen. Das bedeutet:

▸ Austausch von tierischen Fetten wie Butter und Schmalz gegen pflanzliche Öle und magere statt fettreiche Produkte bei Fleisch, Wurst, Käse und Milch,

▸ Verzicht auf gehärtete Pflanzenfette,

▸ Fett sparen bei der Zubereitung.

Grundsatz 2

Den Anteil an einfach und mehrfach ungesättigten Fettsäuren erhöhen — Monoenfettsäuren auf 10 bis 15 Prozent und Polyenfettsäuren auf 7 bis 8 Prozent der Energie. Die frühere Empfehlung von zehn Prozent für beide wurde zugunsten der Monoenfettsäuren korrigiert.

Grundsatz 3

Auf eine hohe Zufuhr an komplexen Kohlenhydraten und Ballaststoffen von mindestens 25 g/Tag achten. Mindestens 50 % der Nahrungsenergie sollte aus Kohlenhydraten bestehen.

Um die cholesterinsenkende Wirkung der Ballaststoffe zu nutzen, sollten Haferprodukte, Hülsenfrüchte und pektinreiche Obstarten (z. B. Äpfel, Birnen) regelmäßig auf den Tisch kommen. Außerdem reichlich Vollkornprodukte, Gemüse und Kartoffeln.

Grundsatz 4

Den Cholesteringehalt der Kost unter 300 Milligramm pro Tag senken. Das bedeutet Einschränken des Verzehrs von Lebensmitteln wie Eier, Innereien sowie Krusten- und Schalentiere.

6.3 Hypertriglyceridämie

Triglyceride sind das eigentliche „Fett im Blut". Erhöhte Blutfettspiegel (Hypertriglyceridämien) sind häufig die Folge von Adipositas oder übermäßigem Alkoholkonsum.

Tab. 1: *Bewertung des Blutfettspiegels*

Bewertung	Gehalt im Blut
normal	>150 mg/100 ml
grenzwertig	150–200 mg/100 ml
bedenklich	>200 mg/100 ml

Auch bei der Hypertriglyceridämie gelten die Grundsätze einer lipidsenkenden Kost — mit einigen Besonderheiten.

▸ Möglichst auf Alkohol verzichten.

▸ Meiden von Zucker, Süßigkeiten und Zuckeraustauschstoffen wie Sorbit oder Fructose — diese Lebensmittel steigern die Synthese von Triglyceriden im Organismus. Süßstoffe hingegen haben einen solchen Einfluss nicht.

▸ Bei stärkereichen Lebensmitteln auf einen gleichzeitig hohen Gehalt an Ballaststoffen achten — sie halten die Bildung von Triglyceriden niedrig. Das bedeutet in der Praxis zum Beispiel den Austausch von Weißmehl oder weißem Reis gegen Vollkornprodukte.

▸ Regelmäßig Fettfische wie Makrele, Hering oder Lachs verzehren. Sie enthalten reichlich ω-3-Fettsäuren.

 Info

Hauptursachen

Ursachen einer Hypertriglyceridämie sind in vielen Fällen Adipositas, Diabetes mellitus oder Alkoholabusus. Werden diese Vorerkrankungen erfolgreich behandelt, normalisieren sich meist auch die Triglyceridwerte.

Tab. 1: *Eignung von Lebensmitteln bei Hyperlipoproteinämien (Quelle: Wahrburg, Thieme, 2010)*

Lebensmittel	empfehlenswert	In Maßen geeignet	nicht geeignet
Speiseöle	Olivenöl, Rapsöl	Sonnenblumenöl, Maiskeimöl, Weizenkeimöl, Nussöl, Distelöl	Butter, Butterschmalz, Schweineschmalz, Kokosfett, Palmfett, Palmkernfett
Fleisch Geflügel Wurstwaren	Hähnchen, Pute (ohne Haut), Kalbfleisch, Kaninchen, Wild, Tatar, Corned beef, Geflügelwurst	Mageres Rind- oder Schweinefleisch, mageres Rinderhack, magerer Schinken (roh/gekocht), fettreduzierte Wurstsorten (< 15 %)	Gans, Ente, fettes Fleisch, Speck, Schweinemett, Innereien, fettreiche Wurstsorten (z. B. Dauer-, Leber-, Blut- oder Bratwurst)
Fisch Fischwaren	alle Magerfische (z. B. Seelachs, Rotbarsch, Scholle) sowie Hering, Makrele, Lachs	Panierter Fisch, Fischkonserven in Sauce, Krusten- und Schalentiere	Aal, Räucheraal, Fischfrikadellen
Milch Milchprodukte	fettarme Milch, Buttermilch, magere und fettarme Milchprodukte, Magerquark, Hüttenkäse, Sauermilchkäse	Kondensmilch bis 4 % Fett, Speisequark (10 % Fett i.Tr.), fettarme Käsesorten (bis zu 30 % Fett i.Tr.)	Vollmilch, Vollmilchprodukte, Kondensmilch mit mehr als 4 % Fett, Sahne, Sahnequark, saure Sahne, fettreiche Käsesorten mit mehr als 30 % Fett i.Tr.
Eier	Eiweiß	2–3 Eidotter pro Woche	über 3 Eidotter pro Woche
Getreideprodukte	Vollkornprodukte (z. B. Brot, Mehle, Teigwaren), Schrotbrot, Haferflocken, -mehl, Mais, Grünkern, Buchweizen, Hirse, Vollkornreis	Helle Auszugsmehle*, Helle Brotsorten*, Fertigmüsli*, weißer Reis*, helle eifreie Teigwaren*	Fetthaltige Feinbrote (z. B. Croissants), eihaltige Teigwaren
Backwaren	Vollkornzwieback	Zwieback, Hefegebäck, Gebäck aus Quark-Ölteig	Backwaren aus Mürbe-, Biskuit-, Rühr-, Blätter-, Brandteig, Salz- und Käsegebäck
Gemüse	alle Gemüse, frisch oder tiefgefroren, als Rohkost oder gegart, Hülsenfrüchte		
Kartoffeln	Gekocht, als Pell- oder Folienkartoffeln (möglichst mit Schale), Püree	mit geeignetem Fett gebratene oder fritierte Kartoffelprodukte, z. B. Pommes frites	mit ungeeignetem Fett zubereitete Kartoffelprodukte, Chips oder ähnliche Produkte
Obst	Frischobst, tiefgefrorenes Obst, ungezuckertes Kompott	Avocado, gezuckertes Kompott*, Trockenobst*	
Nüsse		alle außer Kokosnuss	Kokosnuss
Süßwaren Süßspeisen		Süßstoffe (z. B. Aspartam, Cyclamat), Haushaltszucker*, Zuckeraustauschstoffe*, Marmelade*, Gelee*, Honig	Nuss-Nougat-Creme, Schokolade, Pralinen, Marzipan, Sahneeis, Softeis
Getränke	Filterkaffee, schwarzer Tee, Mineralwasser, Diätgetränke, ungezuckerte Erfrischungsgetränke, Gemüsesaft, frisch gepresster Obstsaft	Fettarmer Kakao, zuckerhaltige Erfrischungsgetränke*, Malzbier*, alkoholische Getränke	Ungefilterter Kaffee, Trinkschokolade

* *gehört bei erhöhten Triglyceridwerten in die Kategorie nicht geeignete Lebensmittel*

6.4 Arteriosklerose

Autopsien an Mumien haben gezeigt, dass Arteriosklerose schon bei den alten Ägyptern häufig auftrat. Als Risikofaktoren gelten heute neben erhöhten Cholesterin- und Triglyceridspiegeln vor allem Bluthochdruck, Rauchen, Diabetes mellitus, Übergewicht und mangelnde körperliche Bewegung.

Das Entstehen der Arteriosklerose ist ein chronischer Prozess und zieht sich über Jahre hin. Es beginnt mit Schäden an den Gefäßwänden und der Ansammlung von Lipiden in den innersten Schichten. Zusätzlich wandern Monozyten aus dem Blut ein. Nach der Umwandlung in Makrophagen häufen sie große Mengen Cholesterin an, werden dadurch zu Schaumzellen und lagern sich zu Fettstreifen zusammen – den sogenannten „Fatty strakes". Dieses erste Stadium bezeichnet man als „frühe Läsion".

Durch vermehrte Ablagerung von Fett, Bindegewebe und Calciumsalzen sowie Entzündungen und abgestorbene Zellen entstehen Verdickungen und Verhärtungen der Zellwände. Schreitet der Prozess weiter fort, wird das Endstadium der „komplizierten Läsion" erreicht. Es ist gekennzeichnet durch die Bildung von Geschwüren, Blutungen, kleinen Blutgerinnseln und Verkalkungen. Die Gefäße verengen sich immer mehr – häufig bis zum völligen Verschluss.

Die häufigsten Folgen diesen Geschehens sind koronare Herzerkrankungen, Herzinfarkt, Schlaganfall oder Durchblutungsstörungen in den Beinen.

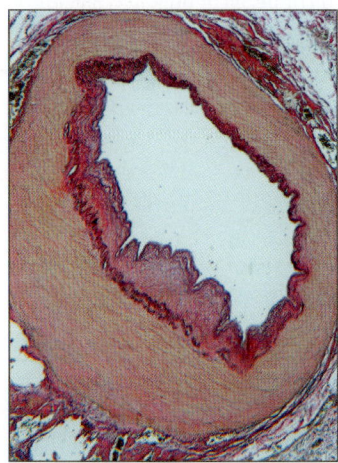

Bild 1: *Arteriosklerotisch verengtes Blutgefäß*

 Info*plus*

Homocystein als Risikofaktor

Neben Cholesterin gibt es eine weitere Substanz, die den Gefäßen schaden kann – das Homocystein. Es ist ein Zwischenprodukt des Proteinabbaus und entsteht aus der Aminosäure Methionin. Weil Homocystein toxisch ist, wird es nach seiner Bildung vom Körper gleich wieder in Methionin zurückverwandelt. Dieser Prozess ist nur mit Hilfe der Vitamine B_6, B_{12} und Folsäure möglich.

Gelingt die Umwandlung nicht oder nur unvollständig, steigt der Homocysteinspiegel an. Bereits eine nur mäßige Erhöhung steigert das Risiko einer Arteriosklerose. Als Schlüsselsubstanz ist dabei die Folsäure zu sehen. Bei einem Mangel steigt die Konzentration von Homocystein im Blut. Umgekehrt lässt sich bereits durch Aufnahme der empfohlenen Menge von 400 µg Folsäure pro Tag der Homocysteinspiegel deutlich senken.

 Und jetzt *Sie!*

1. *Auf welche Arten lassen sich Lipoproteinfraktionen trennen?*

2. *Stellen sie die Unterschiede zwischen LDL und HDL heraus.*

3. *Was versteht man unter Hypercholesterinämien und welche Grundsätze gelten für die Ernährung davon betroffener Menschen?*

4. *Was versteht man unter Hypertriglyceridämien und welche Grundsätze gelten für eine lipidsenkende Kost?*

5. *Was sind die Hauptursachen für Hypertriglycerinämien?*

6. *Welche Lebensmittel sind für die ernährung von Menschen mit zu hohen Blutfettwerten nicht geeignet?*

7. *Wie entsteht Arteriosklerose und welche Rolle spielt Homocystein als Risikofaktor?*

7   Gicht – Hyperurikämie

Gicht tritt vor allem bei Männern auf. Sie sind etwa 20mal häufiger betroffen als Frauen. Bezogen auf die Gesamtbevölkerung liegt die Häufigkeit bei ein bis zwei Prozent.

Die Rolle der Harnsäure im Stoffwechsel

Harnsäure ist das Endprodukt beim Abbau von Guanin und Adenin. Beide Stoffe sind Purinbasen und Bestandteile von Nucleotiden wie ATP oder GTP. Die beiden Stoffe werden beim Abbau überalteter Zellen frei und können zu etwa 90 % vom Organismus wieder verwertet werden. Der Rest wird zu Harnsäure abgebaut, die normalerweise zu etwa 80 Prozent über die Nieren und zu 20 Prozent mit den Fäces ausgeschieden werden.

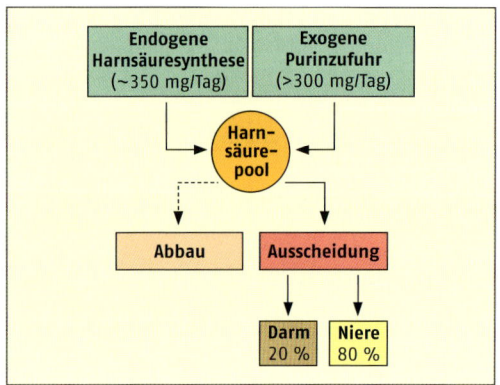

Bild 1: *Synthese, Zufuhr und Ausscheidung von Harnsäure*

Definition der Hyperurikämie

Bei gesunden Menschen liegt der Harnsäurewert im Blut zwischen 2 und 6,4 mg/100 ml. Steigt er darüber hinaus an, spricht man von Hyperurikämie. Die Konzentration der Harnsäure liegt dann an oder über der Sättigungsgrenze und es kommt zunehmend zur Ausfällung von Salzen der Harnsäure. Dies geschieht vor allem in Geweben mit einem pH-Wert von 7,4. Betroffen sind in erster Linie die Gelenkkapseln- und -knorpel, Bindegewebe und die Niere. Die Hyperurikämie ist stets Vorbote der Gicht.

Formen der Gicht

Man unterscheidet bei diesem Leiden zwei Formen.

Primäre Gicht

Sie ist eine angeborene Störung des Stoffwechsels, bei der die Ausscheidung von Harnsäure über die Niere gestört ist. Ihr Ausbruch wird durch Über- und Fehlernährung begünstigt. Menschen mit Übergewicht, Diabetes mellitus oder Störungen des Fettstoffwechsels haben oft auch erhöhte Harnsäurespiegel im Blut.

Sekundäre Gicht

Eine im Laufe des Lebens – zum Beispiel als Folge von Erkrankungen – erworbene Gicht wird als sekundäre Gicht bezeichnet.

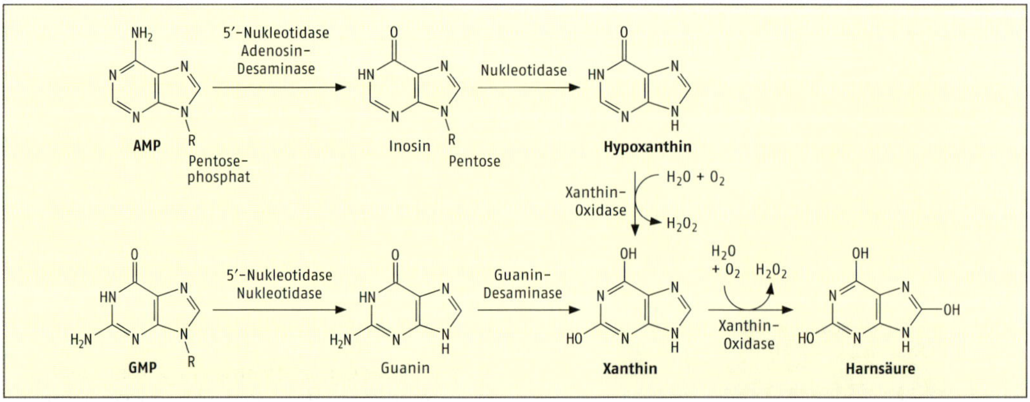

Bild 2: *Abbau von Purinbasen zu Harnsäure*

7.1 Stadien der Gicht

Gicht entwickelt sich über einen langen Zeitraum hinweg und zeigt in ihren Anfängen keine auffälligen Symptome.

1. Stadium

Aus körpereigenen Purinbeständen entstehen täglich etwa 350 Milligramm Harnsäure – dazu kommen rund 300 Milligramm aus Purinen der Nahrung. Wird mehr Harnsäure gebildet, als der Körper entsorgen kann, steigt deren Konzentration im Blut an. Ursache dafür ist meist eine gestörte Ausscheidung über die Niere.

2. Stadium

Bei Konzentrationen ab 6,5 mg/100 ml bildet die schwer lösliche Harnsäure an verschiedenen Stellen des Körpers „Kristallnester" – vorwiegend in den Gelenken und der Ohrmuschel, später auch in der Niere. Der erste Gichtanfall kommt vielfach völlig überraschend – oft nachts. Die Schmerzattacken beginnen meist im großen Zeh. Das Gelenk schwillt an und wird heiß, die Haut rötet sich.

3. Stadium

Eine unbehandelte Gicht wird chronisch. Die Anfälle setzen in immer kürzeren Zeitintervallen ein – es kommt zur Deformation der Gelenke und den typischen Gichtknoten.

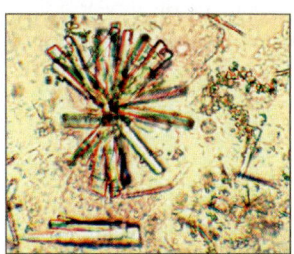

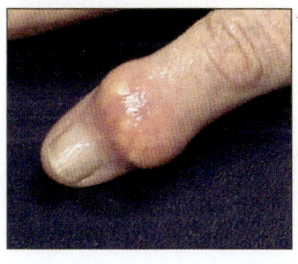

Auslöser

Ausgelöst werden kann die Krankheit durch verschiedene Faktoren:

▶ Reichlicher Verzehr von Lebensmitteln mit hohem Puringehalt – z. B. Innereien.

▶ Übergewicht: Es ist in aller Regel verbunden mit einer hohen Aufnahme von Energie und Purinen.

▶ Alkohol: Er beeinflusst den Harnsäurespiegel auf mehrere Weise. Zum einen bewirkt die Metabolisierung eine vermehrte Bildung von Lactat, dadurch wiederum ist die Ausscheidung von Harnsäure gehemmt. Zum anderen steigt nach Alkoholkonsum die Synthese von Harnsäure durch Abbau von AMP in der Leber deutlich an.

▶ Extrem fettreiche Kost: Sie führt zu einer erhöhten Produktion von Ketokörpern, damit zur Hemmung der Ausscheidung über die Niere und schließlich zum Anstieg des Harnsäurespiegels. Die Art und Zusammensetzung der Fette spielt bei diesen Mechanismen keine Rolle.

▶ Fasten: Bei einer totalen Nahrungskarenz werden wie bei extrem fetter Kost verstärkt Ketonkörper gebildet und ebenfalls die renale Ausscheidung von Harnsäure reduziert.

▶ Zuckeraustauschstoffe: Sie fördern in hohen Dosen verabreicht den Abbau von AMP in der Leber und erhöhen damit die Harnsäurekonzentration im Blut.

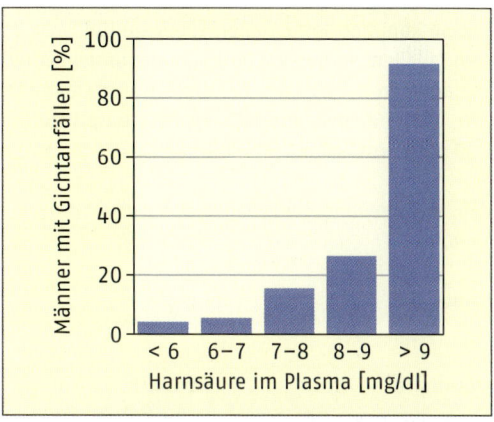

Bild 3: *Auftreten mindestens eines Gichtanfalls bei Männern im Alter zwischen 30 bis 59 Jahren in Abhängigkeit vom Harnsäurespiegel*

7.2   Ernährungstherapie

Durch eine geeignete Therapie lässt sich der Harnsäurespiegel dauerhaft senken. Eine strenge Diät ist dazu nicht notwendig. Die Therapie hat folgendes zum Ziel:

▶ Eventuell vorhandenes Übergewicht normalisieren. Bei übergewichtigen Gichtkranken mit nur gering erhöhten Harnsäurespiegeln kann allein dies schon zur Heilung führen.

▶ Eine purinarme Kost, um den Harnsäurespiegel zu senken. Dabei ist zu bedenken, dass nicht alle Purine den gleichen Einfluss auf die Höhe des Harnsäurespiegels haben. So wird Harnsäure aus RNA leichter frei gesetzt als aus DNA.

Empfehlungen für eine purinarme Kost

▶ Aufnahme von Harnsäure <3500 mg pro Woche,

▶ Höchstens einmal pro Tag Fisch, Fleisch oder Wurst (100 g),

▶ Innereien meiden,

▶ Hülsenfrüchte und andere purinreiche Lebensmittel (Kohl, Rosenkohl) meiden,

▶ bevorzugen von Milch und Milchprodukten als Eiweißquelle,

▶ einschränken des Alkohols auf ein Glas Wein oder Bier pro Tag.

Puringehalte in Lebensmitteln

Purine kommen in fast allen Lebensmitteln vor. In den Tabellen werden die Puringehalte umgerechnet in Harnsäure angegeben. Der Umrechnungsfaktor ist 3,0, das bedeutet, aus 100 mg Purinen entstehen 300 mg Harnsäure.

Tab. 1: *Einteilung der Lebensmittel nach Puringehalt*

Kategorie	Gehalt
purinfrei	–
purinarm	< 40 mg/100 ml
mittlerer Puringehalt	40–170 mg/100 ml
purinreich	>170 mg/100 ml

Tab. 2: *Purinarme und –freie Lebensmittel*

Lebensmittel	Menge	Harnsäure
1 Glas Milch	200 ml	–
Joghurt	200 ml	–
1 Ei	30 g	3 mg
1 Port. Kopfsalat	50 g	5 mg
1 Port. Möhren	200 g	20 mg
1 mittelgroßer Apfel	150 g	23 mg
1 Port. gek. Kartoffel	200 g	30 mg
1 Port. Eiernudeln	200 g	30 mg
1 Banane	150 g	38 mg
1 Port. gek. Reis	150 g	38 mg

Tab. 3: *Lebensmittel mit mittlerem Puringehalt*

Lebensmittel	Menge	Harnsäure
1 Port. Weißkohl	200 g	40 mg
1 Port. Zucchini	200 g	40 mg
2 Scheiben Mischbrot	100 g	45 mg
1 Port. Haferflocken	50 g	50 mg
1 Port. gek. Naturreis	150 g	53 mg
1 Port. Grünkohl	200 g	60 mg
1 Port. Lauch	200 g	80 mg
1 Port. grüne Bohnen	200 g	84 mg
1 Port. Spinat	200 g	100 mg
1 Port. Kabeljau	100 g	110 mg
1 Port. Putenfleisch	100 g	120 mg
1 Port. Scholle	100 g	130 mg
1 Port. Rindfleisch	100 g	140 mg

Tab. 4: *Lebensmittel mit hohem Puringehalt*

Lebensmittel	Menge	Harnsäure
1 Port. Hering	100 g	190 mg
1 Port. grüne Erbsen	150 g	225 mg
1 Port. Grillhähnchen	100 g	240 mg
1 Port. Kalbsleber	100 g	260 mg
1 Port. Kalbsbries	100 g	900 mg

8 Bluthochdruck – Hypertonie

Bluthochdruck ist in den Industrienationen eine Volkskrankheit. Nur etwa ein Drittel aller Betroffenen wissen von ihrer Krankheit, denn Hypertonie verursacht, wenn überhaupt, nur unspezifische Symptome wie Schwindelgefühl oder Kopfschmerzen. Ein bedeutender Risikofaktor für das Entstehen anderer Störungen wie zum Beispiel Arteriosklerose bleibt auf diese Weise oft unbehandelt.

Blutdruckmessung

Der Herzmuskel pumpt, indem er sich abwechselnd zusammenzieht und wieder erschlafft, das Blut durch den Organismus. Den Druck, den das Herz dafür aufbauen muss, nennt man Blutdruck.

Systolischer Druck

Zieht sich das Herz zusammen, wird ein hoher Druck aufgebaut – der systolische Druck. Er wird durch den höheren Wert bei der Blutdruckmessung angegeben.

Diastolischer Druck

Den beim Erschlaffen des Herzmuskels entstehenden niedrigeren Druck bezeichnet man als diastolischen Druck. Er wird durch den unteren Wert der Blutdruckmessung angegeben.

Mit zunehmendem Alter verlieren die Gefäße an Elastizität und der Blutdruck steigt an.

Tab. 1: *Klassifizierung des Blutdrucks (nach Joint National Committee on Prevention Detection, Evaluation, and Treatment of High Blood Pressure)*

| Kategorie | Blutdruckwert (mm HG) | |
	systolisch	diastolisch
optimal	<120	<80
normal	<130	< 85
Hypertonie		
▸ Stadium 1	140–159	90–99
▸ Stadium 2	160–179	100–109
▸ Stadium 3	ab 180	ab 110

Arten des Bluthochdrucks

Je nach Art der Hypertonie unterscheidet man zwischen zwei Formen.

Essentieller oder primärer Bluthochdruck

Die Ursachen dieser Variante, die bei 90 bis 96 Prozent aller Hypertoniker vorliegt, sind noch weitgehend unbekannt. Offenbar handelt es sich dabei um eine Störung mehrerer den Blutdruck regulierender und beeinflussender Faktoren. Gut bekannt sind jedoch Faktoren, die das Entstehen einer essentiellen Hypertonie begünstigen:

▸ Übergewicht,
▸ Bewegungsmangel,
▸ kochsalzreiche Ernährung,
▸ Genuss von mehr als 30 g Alkohol pro Tag,
▸ psychischer Stress.

Symptomatischer oder sekundärer Bluthochdruck

Er tritt als Folge von Erkrankungen auf und ist weit weniger verbreitet. In der Mehrzahl der Fälle sind es Nierenerkrankungen, die eine Erhöhung des Blutdrucks bewirken.

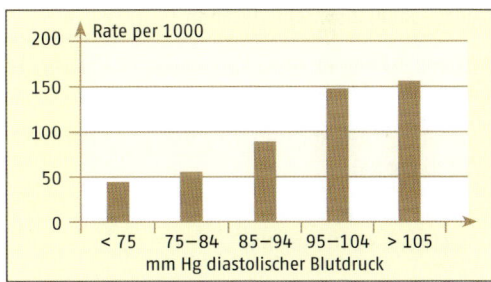

Bild 1: *Häufigkeit von Herzinfarkten in Abhängigkeit vom Blutdruck*

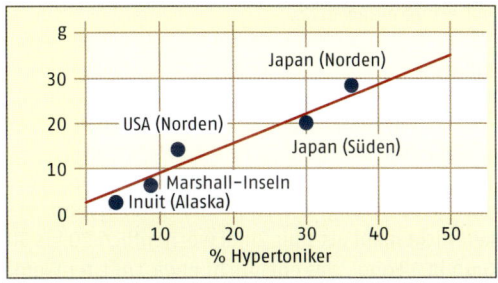

Bild 2: *Kochsalzaufnahme und Bluthochdruck*

Ernährungstherapie

Bei nur leichter Hypertonie lässt sich allein durch diätetische Maßnahmen in vielen Fällen bereits eine Normalisierung des Blutdrucks erreichen.

Die wichtigsten Empfehlungen

▶ Reduzierung der Kochsalzaufnahme,

▶ Reduzierung des Gewichts bei Adipositas,

▶ Reduzierung des Alkoholkonsums.

Darüber hinaus gibt es noch Maßnahmen, die den Blutdruck weniger effektiv senken oder deren Nutzen noch nicht eindeutig belegt ist. Dazu gehören vor allem:

▶ Zufuhr mehrfach ungesättigter Fettsäuren,

▶ Steigerung der Kaliumzufuhr,

▶ Steigerung der Magnesiumzufuhr,

▶ Steigerung der Zufuhr von Ballaststoffen.

Kochsalz

Die blutdrucksenkende Wirkung einer Kochsalzrestriktion ist mittlerweile wissenschaftlich eindeutig belegt. Dabei unterscheidet man :

▶ streng natrium- bzw. kochsalzarme Diät (< 1g NaCl bzw. < 400 mg Na)

▶ natrium- bzw. kochsalzarme Diät (< 3g NaCl bzw. 1200 mg Na)

▶ mäßig natrium- bzw. kochsalzarme Diät (< 6 g NaCl bzw. <2400 mg Na)

Die streng kochsalzarme Kost wird heute nicht mehr verordnet – vor allem deshalb, weil sie kaum praktikabel ist. Die beiden anderen Diätformen werden in der Klinik und auch von den Patienten zu Hause mit Erfolg eingesetzt.

Alkohol

Nach Schätzungen ist in etwa zehn Prozent aller Fälle Alkohol für den Bluthochdruck verantwortlich. Ein Totalverzicht ist jedoch nicht notwendig, wohl aber eine Reduzierung. Die Empfehlung für Hypertoniker: nicht mehr als 1 bis 2mal wöchentlich 20 bis 30 Gramm Alkohol, das entspricht etwa 1/8 Liter Wein.

Übergewicht

Mit zunehmendem Körpergewicht steigt auch der Blutdruck an. Welche Mechanismen dabei eine Rolle spielen, ist noch nicht endgültig geklärt. Offensichtlich gibt es Zusammenhänge zwischen der Regulierung des Blutdrucks und dem Stoffwechsel der Lipide sowie der Kohlenhydrate.

 Info

Wirkung der Gewichtsabnahme

Die Reduktion des Körpergewichts um 1 kg senkt den Blutdruck beim systolischen Blutdruck um 2 mm Hg und beim diastolischen um 1 mm Hg.

Kaliumzufuhr

Wie Ernährungsstudien gezeigt haben, kann eine erhöhte Kaliumzufuhr bei essentiellen Hypertonikern den Blutdruck senken. Der Mineralstoff scheint bei der Pathogenese des Bluthochdrucks ein Gegenspieler des Natriums zu sein.

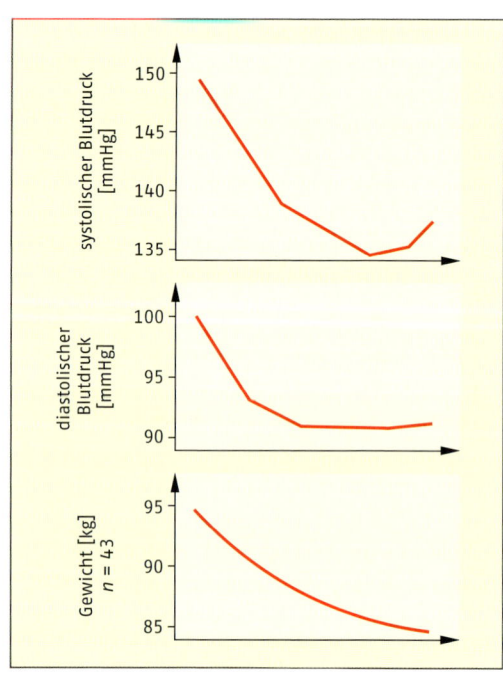

Bild 1: *Hypertonie und Körpergewicht (Quelle: Zürcher et al. 1986)*

Tab. 1: *Lebensmittel mit einem sehr niedrigem Na⁺-Gehalt (<20 mg/100 g)*

Butter	Reis, poliert
Haferflocken	Spaghetti, eifrei
weiße Bohnen	grüne Bohnen
Linsen	Paprika, grün
grüne Erbsen	Feldsalat
Lauch	Kopfsalat
Spargel	Tomaten
Zwiebeln	Blumenkohl
Rotkohl	Gurke
Haselnüsse	Äpfel
Birnen	Pflaumen

Tab. 2: *Lebensmittel mit einem niedrigen Na⁺-Gehalt (20–50 mg/100 g)*

Grünkohl	Möhre, gekocht
Spinat, gekocht	Milch (3,5 % Fett)
Joghurt (3,5 % Fett)	Rinderfilet
Schweineschnitzel	Putenbrust
Karpfen	Kohlrabi

Tab. 3: *Lebensmittel mit einem mittlerem Na⁺-Gehalt (100–500 mg/100 mg)*

Vollkorntoast	Sauerkraut
Pellkartoffeln	Frischkäse (40 % Fett)
Rindersteak	Rührei
Fischstäbchen	Scholle, paniert

Tab. 4: *Lebensmittel mit einem sehr hohen Na⁺-Gehalt (500–1000 mg/100 g)*

Brie	Sauermilchkäse
Bockwurst	Hackbraten
Kassler, gepökelt	Bierschinken
Corned Beef	Fleischwurst
Hering in Sauce	Ölsardinen
Cornflakes	Leberwurst

Tab. 5: *Lebensmittel mit einem extrem hohen Na⁺-Gehalt (>1000 mg/100 g)*

Schafskäse	Currywurst
Cabanossi	Cervelatwurst
Mettwurst	Salami
Schinken, geräuchert	Rollmops
Lachs, geräuchert	Seelachs in Öl
Salzstangen	Tomatenketchup

Tab. 6: *Speiseplan einer Natriumdefinierten Vollkost mit ca. 8500 kJ und 1,2 g Na (3 g Na⁺Cl)*

Mahlzeit	Energie	Na
Frühstück		
60 g Früchtemüsli	945 kJ	18 mg
100 g Apfel	230 kJ	3 mg
100 g Milch (1,5 % Fett)	205 kJ	47 mg
200 g Orangensaft	390 kJ	2 mg
Zwischenmahlzeit		
40 g Knäckebrot	530 kJ	185 mg
40 g Speisequark (mager)	130 kJ	16 mg
20 g Erdbeermarmelade	195 kJ	–
Mittagessen		
Reis mit Geschnetzeltem in Tomatensauce, Salat		
50 g Naturreis	725 kJ	5 mg
100 g Schweinefleisch	1120 kJ	74 mg
150 g Tomate	115 kJ	9 mg
20 g Sahne (30 % Fett)	260 kJ	7 mg
1 g Salz	–	389 mg
10 g Sonnenblumenöl	385 kJ	–
150 g grüner Salat	135 kJ	32 mg
150 g Joghurt (1,5 % Fett)	515 kJ	–
Zwischenmahlzeit		
100 g Banane	385 kJ	1
40 g Vollkornzwieback	600 kJ	–
Abendessen		
Belegtes Brot mit Möhrenrohkost		
60 g Roggenmischbrot	535 kJ	307 mg
5 g Margarine	155 kJ	2 mg
30 g Na-armer Edamer	370 kJ	13 mg
50 g Tomate	40 kJ	3 mg
100 g Möhren	105 kJ	60 mg
50 g Apfel	118 kJ	2 mg
10 g Haselnuss	280 kJ	–
5 g Sonnenblumenöl	190 kJ	–
Summe	**8658 kJ**	**1175 mg**

9   Osteoporose

Unsere Knochen erfüllen ihre Aufgaben, ohne sich spürbar zu melden. Was bei Prellungen oder Brüchen schmerzt, ist nicht der Knochen selbst, sondern die ihn umgebende Knochenhaut. Im Inneren befinden sich keine Schmerz leitenden Nerven. So bleiben selbst schwere Erkrankungen – wie Osteoporose – oft lange Zeit unbemerkt.

Osteoporose ist eine Stoffwechselstörung, bei der Festigkeit und Elastizität herabgesetzt sind. Sie entwickelt sich schleichend und über viele Jahre hinweg. Doch eines Tages ist es dann soweit: Beim Heben von Lasten brechen Wirbelkörper, beim Stolpern über den Teppich zertrümmert der Oberschenkelhals. Für eine Heilung ist es dann viel zu spät.

 Info

Zahlen, die zu denken geben

- In Europa erleiden 8 von 20 Frauen und 3 von 20 Männern im Laufe ihres Lebens einen oder mehrere durch Osteoporose verursachte Knochenbrüche.

- Jedes Jahr kommt es bei 200.000 Frauen zu Brüchen der Wirbelkörper.

- Die in Deutschland pro Jahr durch Osteoporose verursachten Kosten betragen 2,2 Milliarden Euro.

Wie Knochen brüchig werden

Charakteristisch für die Osteoporose ist ein übermäßiger Abbau des Knochens. Das ist möglich, weil er einem ständigen Umbau unterliegt, um Schäden wie Ermüdungssprünge und Haarrisse zu reparieren. Für die Reparaturarbeiten sind zwei Zellarten zuständig. Die Osteoklasten bauen verbrauchte Knochensubstanz ab und entsorgen sie. Sie graben sich buchstäblich durch den Knochen, bis hin zur Schadstelle, und räumen beschädigtes Material ab. Ihnen folgen die Osteoblasten und bauen sofort wieder neue Knochensubstanz auf.

Beim jungen Menschen sind die Osteoblasten aktiver. Neben der Reparatur stellen sie das Wachstum der Knochen sicher. Auch nach Abschluss des Längenwachstums sorgen sie noch eine Weile für den weiteren Aufbau von Knochenmasse – etwa bis zum Alter von 30 Jahren. Dann ist die sogenannte „Spitzenknochenmasse" (peak bone mass) erreicht.

Danach bleibt die Aktivität von Osteoklasten und Osteoblasten meist noch für mehrere Jahre im Gleichgewicht. Irgendwann aber sind die Osteoblasten dann nicht mehr in der Lage, die von ihren Gegenspielern gefressenen Lücken wieder vollständig zu schließen – der Abbau des Knochens beginnt.

Normalerweise liegt der Schwund bei jährlich 0,5 bis 1,5 Prozent der Ausgangsmasse. Eine Osteoporose kann dann entstehen, wenn das Missverhältnis zwischen Auf- und Abbau zu groß wird oder wenn in jungen Jahren zu wenig Knochenmasse aufgebaut wurde. Es gibt dafür verschiedene Ursachen:

- Bei unzureichender Aufnahme von Calcium greift der Körper auf die Reserven der Knochen zurück. Ist die Zufuhr schon während Kindheit und Jugend zu gering, wird eine nur geringe peak bone mass aufgebaut.

- Bei Östrogenmangel kommt es zu gesteigertem Knochenabbau – vor allem bei Frauen nach den Wechseljahren.

- Die langfristige Einnahme von Kortison hemmt die Osteoblasten sowie die Aufnahme von Calcium im Darm und steigert die Ausscheidung von Calcium.

- Bei Überfunktion der Schilddrüse ist die Ausscheidung von Calcium erhöht.

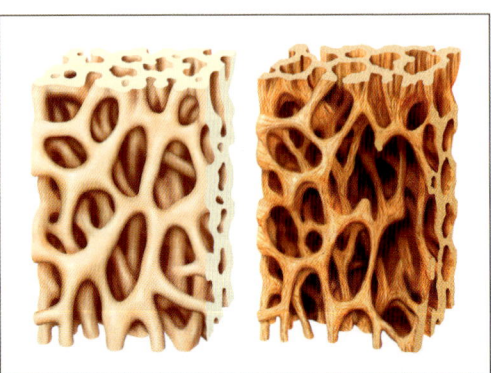

Bild 1: *Links gesunder, rechts kranker Knochen*

Fragen und Antworten zu Osteoporose

Ist das gesamte Skelett betroffen?

Die krankhaften Veränderungen finden sich zunächst nur bei Knochen mit schwammartigem Aufbau. Das sind vor allem die Wirbelkörper des Rückgrats. Erst Jahre später werden auch die starken Röhrenknochen der Gliedmaßen brüchig, insbesondere die Oberschenkel.

Gibt es frühe Warnsignale?

Gelegentliche dumpfe Kreuzschmerzen, die bei Belastungen schlimmer werden, können mit einer Osteoporose zusammenhängen. Sicherheit gibt in solchen Fällen nur eine Bestimmung der Knochendichte.

Im fortgeschrittenen Stadium äußert sich der Knochenschwund mit immer wiederkehrenden Rückenschmerzen. Sie beginnen morgens, verstärken sich bei Belastungen und lassen im Liegen nach. Wegen der häufig verformten Wirbel kommt es allmählich zur Bildung eines Rundrückens.

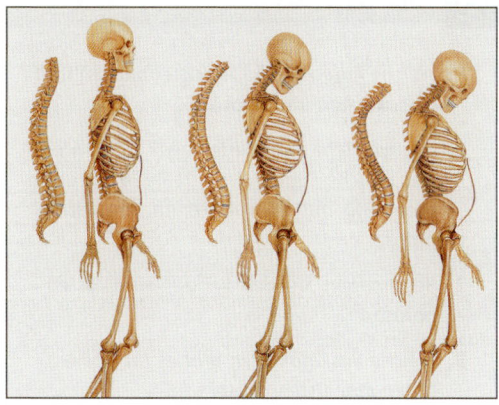

Bild 1: *Veränderungen der Wirbelsäure bei Osteoporose*

Welche Risikofaktoren gibt es?

Vor allem falsche Ernährung gefährdet die Knochen. Es fehlt dabei meist an Calcium. Die empfohlene Zufuhr von täglich 1.000 bis 1.200 Milligramm für Jugendliche und 900 Milligramm für Erwachsene wird oft nicht erreicht. Daneben sind zu wenig Bewegung, familiäre Belastung, Missbrauch von Alkohol und Nikotin sowie ein vorzeitiger Beginn der Wechseljahre weitere Risikofaktoren.

Auch Knochen haben Hunger

Der Knochen benötigt vor allem Calcium, denn gemeinsam mit Phosphor bildet es den mineralischen Bestandteil des Skeletts. Dabei kommt es aber nicht nur auf die Menge an. Der Körper muss den Mineralstoff aus der Nahrung auch verwerten können.

Ein Maß dafür ist die Bioverfügbarkeit. Je höher sie ist, desto mehr Calcium wandert in den Organismus. Am meisten profitiert der Knochen von Milch und Milchprodukten. Die Resorption des Calciums ist besonders hoch, wenn sie zu den Mahlzeiten getrunken werden. Pflanzliche Produkte enthalten zwar auch Calcium, es wird daraus aber schlechter verwertet.

Tab. 1: *Durchschnittswerte für die Aufnahme von Calcium aus verschiedenen Lebensmitteln*

Lebensmittel	Resorptionsrate
Mineralwasser	47 %
Milch	43 %
Frischkäse	40 %
Milchprodukte	32 %
Spinat	5 %

 Info

Alternativen zu Milch?

Wenn Milch und Milchprodukte nicht vertragen oder nicht gemocht werden, sind mit Calcium angereicherte Fruchtsäfte eine gute Alternative. Je nach Art des zugesetzten Calciumsalzes liegen die Resorptionsraten zwischen 30 und 50 Prozent.

Eine gute Quelle sind auch calciumreiche Mineralwässer.

Info*plus*

Muskeln machen Knochen stark

Eine calciumreiche Ernährung ist ohne Frage von großer Bedeutung für den Aufbau gesunder Knochen. Darüber hinaus gibt es aber einen engen Zusammenhang zwischen Muskeln und der Entwicklung des Skeletts. Das Wechselspiel zwischen Auf- und Abbau des Knochens durch Osteoklasten und Osteoblasten wird nämlich auch durch die Aktivität der Muskeln bestimmt.

Jede körperliche Bewegung, jede Muskelkontraktion wirkt als Kraft auf den Knochen ein. Dem Körper dient dieser mechanische Reiz gleichzeitig als Test, ob das Skelett den Belastungen auch tatsächlich gewachsen ist. Es gibt zahlreiche Hinweise, dass die Zellen des Knochengewebes dies regelmäßig abgleichen. Je nach Ergebnis senden sie dann entsprechende Signale an die Umgebung.

Hat die einwirkende Kraft durch stärker entwickelte Muskeln zugenommen, dann reicht die Festigkeit des Skeletts oft nicht mehr aus, um den Belastungen standzuhalten. Die Osteoblasten werden dadurch angeregt, neuen Knochen aufzubauen.

Verringert sich die Aktivität der Muskeln, weil sich der Mensch weniger bewegt, werden die Osteoklasten aktiv und die Knochenmasse nimmt ab.

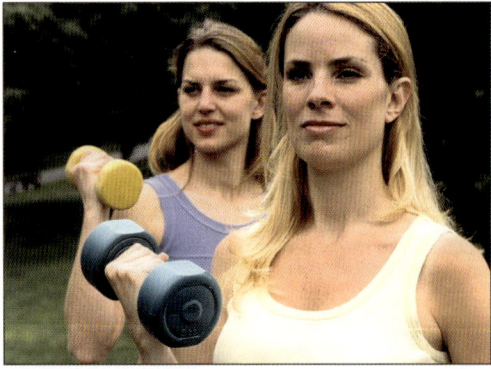

Bild 1: *Krafttraining nutzt auch dem Knochen – wenn es nicht übertrieben wird*

Osteoporose und Kochsalz

Zu viel Kochsalz im Essen fördert das Entstehen von Osteoporose. Wissenschaftler der Universität Hohenheim konnten nachweisen, dass mit ansteigendem Kochsalzkonsum die Ausscheidung von Calcium über die Niere deutlich zunimmt. Obwohl nach den Empfehlungen der DGE fünf bis sechs Gramm Kochsalz pro Tag völlig ausreichen, liefert die bei uns übliche Kost 12 bis 15 Gramm. Die dadurch verursachten Calciumverluste können bis zu 140 Gramm betragen.

Pflanzenkost hemmt den Knochenabbau

Eine ganze Reihe wissenschaftlicher Studien haben gezeigt, dass verschiedene Gemüse und Küchenkräuter den Abbau des Knochens hemmen. Nachgewiesen wurde dieser Effekt für Zwiebeln, Knoblauch, Brokkoli, Tomaten, Kopfsalat, Rotkohl, Salbei, Dill, Petersilie, Thymian und Rosmarin. Welche Mechanismen dieser Wirkung zugrunde liegen, ist noch nicht genau geklärt.

Und jetzt *Sie!*

1. *Welche Aufgaben haben Osteoblasten und Osteoklasten im Knochen?*

2. *Was versteht man unter peak bone mass und welche Bedeutung hat sie im Zusammenhang mit dem Auftreten von Osteoporose.*

2. *Beschreiben Sie den Verlauf einer Osteoporose.*

3. *Welche Risikofaktoren gibt es für das Auftreten eine Osteoporose?*

4. *Welche frühen Warnsignale gibt es bei einer beginnenden Osteoporose?*

5. *Welchen Zusammenhang gibt es zwischen Kochsalzkonsum und dem auftreten von Osteoporose?*

6. *Welche Lebensmittel sind als Calciumquellen besonders zu empfehlen?*

7. *Erläutern Sie, warum körperliche Bewegung auch für den Erhalt der Knochen von Bedeutung ist.*

10 Wenn Essen zum Feind wird

Lebensmittel sollen ja eigentlich „Mittel zum Leben" sein und den Körper mit allen notwendigen Nährstoffen versorgen, damit er gesund und leistungsfähig bleibt. Dennoch machen viele Menschen die Erfahrung, dass sie nicht alles vertragen, was sie essen. Die Gründe dafür sind unterschiedlich.

10.1 Lebensmittelallergien

Nach Daten des Bundes-Gesundheits-Surveys aus dem Jahr 1998 ist bei durchschnittlich sechs Prozent aller Erwachsenen schon einmal eine Lebensmittelallergie diagnostiziert worden. Bei Kindern schätzt man die Häufigkeit auf bis zu zehn Prozent. Experten gehen jedoch davon aus, dass die Zahlen weiter steigen werden.

Allergie: Das Immunsystem läuft Amok

Der Begriff Allergie wurde zu Beginn des 20. Jahrhunderts von dem österreichischen Mediziner Clemens Freiherr von Pirquet geprägt. Er leitet sich aus dem griechischen „allos" ab – was so viel bedeutet wie „Veränderung des ursprünglichen Zustandes".

Bei Allergien kommt es zu einer überschießenden Reaktion des Immunsystems gegenüber fremden Stoffen aus der Umwelt. Der Körper verteidigt sich heftigst gegen Substanzen, die – anders als Krankheitserreger – eigentlich keine Gefahr für die Gesundheit darstellen. Bei der Mehrzahl aller Allergiker ist die Veranlagung dazu erblich bedingt. Man spricht dann von einer Atopie.

Prinzipiell kann jeder Stoff Allergien auslösen – von der Paranuss bis zur Zwiebel, vom Hausstaub bis zu Pollen. Bei den meisten dieser sogenannten Allergene handelt es sich um Eiweißstoffe pflanzlicher oder tierischer Herkunft. Sie haben meist ein nur geringes Molekulargewicht und können daher die Barrieren von Haut und Schleimhäuten leicht durchdringen.

Am Anfang unbemerkt

Allergien werden durch einen lautlosen Prozess in Gang gesetzt, von dem der Betroffene zunächst gar nichts spürt. Man nennt ihn Sensibilisierung. Es ist der erste Kontakt des Körpers mit dem Allergen. Des-

sen Auftauchen in den Geweben wirkt auf das Immunsystem wie ein Alarmsignal.

Es kommt zur Bildung von Antikörpern. Sie setzen sich auf bestimmten Zellen des Immunsystems, den sogenannten Mastzellen, nieder und beziehen dort Posten. Auch wenn das Allergen schon längst wieder verschwunden ist, kreisen Antikörper auf diese Weise fortan im Organismus: Wochen, Monate, Jahre und manchmal auch ein ganzes Leben lang – immer auf der Hut, ob der vermeindliche Feind wieder auftaucht.

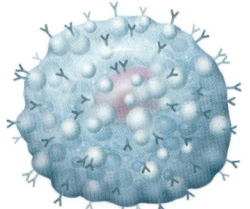

Bild 1: *Mastzelle*

Der Kampf beginnt

Jeder neue Kontakt mit dem gleichen Allergen wird blitzartig zur Abwehrschlacht des Immunsystems. Die Antikörper schlagen Alarm. Auf ihr Signal hin setzen die Mastzellen schlagartig Botenstoffe wie Histamin frei und veranlassen das Immunsystem, alle Abwehrkräfte zu mobilisieren. Die Allergie nimmt ihren Lauf.

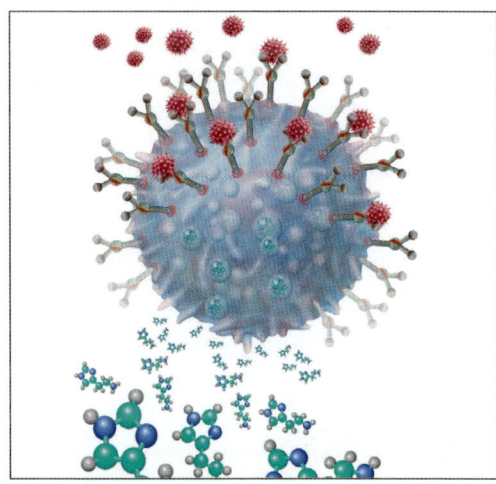

Bild 2: *Mastzellen setzen Botenstoffe frei und bringen die Immunabwehr in Gang*

Die Symptome

▶ Nahrungsmittelallergien können sich durch sehr unterschiedliche Symptome äußern.

▶ Mundbereich: Ein pelziges Gefühl auf der Zunge, Juckreiz im Rachen oder Lippenschwellung,

▶ Jucken oder Brennen der Augen,

▶ Atemwege: Husten, Schnupfen oder Asthma,

▶ Verdauungstrakt: Blähungen, Durchfall, Bauchschmerzen oder Erbrechen,

▶ Hautveränderungen: Rötungen oder Quaddeln (Urtikaria),

▶ Kreislaufreaktionen: allergischer Schock mit Atemnot, Bewusstlosigkeit oder in schweren Fällen sogar Herz-Kreislauf-Stillstand.

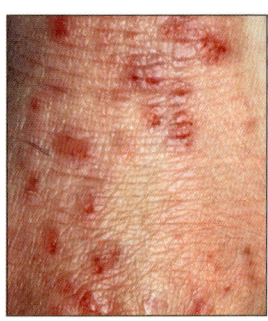

Bild 1: *Durch eine Allergie ausgelöste Quaddeln*

Welche Lebensmittel lösen Allergien aus?

Prinzipiell kann man auf nahezu alle Lebensmittel allergisch reagieren. Für die Mehrzahl der Allergien sind aber nur wenige von ihnen verantwortlich, wobei es Unterschiede zwischen Kindern und Erwachsenen gibt.

Tab. 1: *Die wichtigsten Nahrungsmittelallergien bei Kindern*

Lebensmittel	Häufigkeit
Milch	70 %
Hühnerei	40 %
Obst	8 %
Nüsse	5 %
Fisch	5 %
Cerealien	4 %

Tab. 2: *Häufigkeit von Allergien gegen bestimmte Lebensmittel bei Erwachsenen*

Lebensmittel	Häufigkeit
Obst	35 %
Nüsse	23 %
Gewürze	18 %
Fisch	10 %
Cerealien	7 %
Milch	7 %
Hühnerei	4 %

 Info

Was Hitze bewirken kann

Grundsätzlich gilt: Bei naturbelassenen Lebensmitteln ist die Wahrscheinlichkeit einer Allergie besonders hoch. Durch Kochen oder andere Verarbeitungsprozesse geht die allergene Wirkung oft verloren. Das gilt zum Beispiel für Eier sowie zahlreiche Obst-, Gemüse- und Getreidesorten – nicht aber für Erdnüsse, Soja und Fisch.

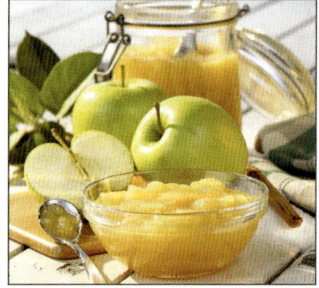

Bild 2: *Bei einer Apfelallergie bekommt Apfelmus besser*

Das Kreuz mit den Kreuzallergien

Menschen, die gegen Pollen oder Naturlatex allergisch sind, können später zusätzlich eine Lebensmittelallergie entwickeln. Der Grund: Die Lebensmittel enthalten Stoffe, die in ihrer chemischen Struktur den Pollen- oder Latex-Allergenen ähnlich sind. Sie werden von den Antiköpern daher ebenfalls als Feind angesehen und vom Immunsystem angegriffen. Man spricht dann von einer Kreuzallergie.

Tab. 1: *Beispiele für Kreuzallergien*

Allergen	Kreuzreagierende Lebensmittel
Birke, Hasel, Erle	Steinobst (z. B. Pflaume), Kernobst (z. B. Birne, Apfel), Nüsse (v. a. Hasel-, Wal- und Paranuss), Sellerie, Karotte
Gräser- und Getreide-pollen	Soja, Getreidemehl und Getreideprodukte, Erdnuss
Kräuterpollen	Sellerie, Karotten, Petersilie, Gurke, Gewürze
Naturlatex	Ananas, Banane, Kiwi, Melonen, Karotten, Paprika, Pfirsich, Tomate, Walnuss

 Info

Wer ist besonders gefährdet?

Kinder, deren Eltern oder Geschwister Allergiker sind, haben meist ein erhöhtes Risiko. Es lässt sich verringern, wenn Folgendes beachtet wird:

▶ Den sehr frühen Kontakt des Säuglings mit Lebensmitteln wie Kuhmilch, Ei oder Weizen vermeiden.

▶ Möglichst sechs Monate lang stillen. Für Säuglinge, die nicht gestillt werden können, gibt es „hypoallergene" Fertigmilch – sogenannte HA-Nahrung.

▶ Während Schwangerschaft und Stillzeit auf Lebensmittel, die häufig Allergien auslösen, möglichst verzichten.

 Info*plus*

Vorsicht Kuss!!

Bei hochgradig sensibilisierten Personen vermag sogar ein Partner, der vor mehr als einer Stunde Erdnüsse gegessen hat, durch einen Kuss einen allergischen Schock auslösen.

Die Diagnose richtig stellen

Die Diagnose von Nahrungsmittelallergien ist schwierig und aufwendig. Man setzt dabei verschiedene Untersuchungsmethoden ein:

▶ Haut-Tests mit Extrakten, die bestimmte Allergene enthalten,

▶ Blutuntersuchungen, bei denen bestimmt wird, ob Antikörper gebildet wurden,

▶ Diäten, bei denen gezielt Lebensmittel, die zu allergischen Reaktionen führen können, eingesetzt werden (Nahrungsmittelprovokation).

Therapie

Die sicherste Behandlung einer Lebensmittelallergie ist das Meiden des Allergens. Das ist bei manchen Lebensmitteln wie zum Beispiel Fisch oder Meeresfrüchten relativ einfach. Es kann aber auch schwierig werden.

▶ Wenn Allergien gegen Grundnahrungsmittel bestehen, ist unbedingt eine Ernährungsberatung zu empfehlen. Sie kann helfen, eine individuell abgestimmte Allergiediät mit Ersatzprodukten zu entwickeln und Nährstoffmangel zu verhindern.

▶ Ein großes Problem sind auch „versteckte" Allergene, die als Zutaten in Fertigprodukten enthalten sein können – zum Beispiel Ei als Bindemittel oder Soja in Gewürzmischungen. Auch versehentlich können versteckte Allergene ins Essen gelangen, wenn zum Beispiel das gleiche Kochgeschirr für das Zubereiten zweier Speisen benutzt wurde.

 Info*plus*

INFO plus

Finnische Wissenschaftler der Universität Turku haben nachgewiesen, dass probiotische Bakterien vorbeugend gegen Allergien wirken können. Sie haben Schwangeren, die aus Allergiker-Familien stammen, vier Wochen lang vor der Geburt ihrer Babys Milchsäurebakterien gegeben. Spätere Untersuchungen der Kinder ergaben: Die Probiotika-Gabe hatte trotz der erblichen Belastung das Risiko für Allergien um die Hälfte gesenkt.

10.2   Lebensmittelintoleranzen

Diese Störungen werden ebenfalls durch Inhaltsstoffe von Lebensmitteln ausgelöst. Im Unterschied zu Lebensmittelallergien bildet der Körper allerdings keine Antikörper.

10.2.1   Pseudoallergien

Sie gleichen in ihren Symptomen den Lebensmittelallergien. Bereits beim ersten Kontakt mit dem problematischen Inhaltsstoff kann es zu allergieähnlichen Reaktionen kommen. Besonders häufig sind krankhafte Veränderungen der Haut. Die Schwere des Krankheitsbildes hängt stark von der Konzentration an auslösender Substanz ab.

Inhaltsstoffe als Übeltäter

Es gibt verschiedene Substanzen als Ursache von Pseudoallergien. Sie wirken, wie zum Beispiel Histamin, entweder selbst als Botenstoffe und lösen direkt damit die Störung aus. Oder sie regen die Bildung von Botenstoffen an — mit dem gleichen Effekt.

Tab. 1: *Natürliche Stoffe als mögliche Auslöser von Pseudoallergien*

Substanzgruppe	Vorkommen
Biogene Amine	
▶ Histamin	Sauerkraut, Wein
▶ Serotonin	Bananen
▶ Tyramin	Käse, Schokolade
Salicylate	Äpfel, Aprikosen, Weintrauben, Orangen, Ananas, Oliven

Tab. 2: *Zusatzstoffe als mögliche Auslöser von Pseudoallergien*

Substanzgruppe	Beispiele
Konservierungsstoffe	Benzoesäure, Sulfite, Sorbinsäure
Farbstoffe	Tartrazin

10.2.2   Lactoseintoleranz (Milchzuckerunverträglichkeit)

Normalerweise wird Milchzucker im Dünndarm von dem Enzym Lactase in die Einfachzucker Glucose und Galactose aufgespalten. Menschen mit einer Lactoseintoleranz produzieren dieses Enzym in zu geringen Mengen oder auch gar nicht.

Deshalb wird Milchzucker bei ihnen, wenn überhaupt, nur in kleinen Mengen gespalten und resorbiert. Der überwiegende Teil gelangt in tiefere Darmabschnitte. Er wird dort zu kurzkettigen Fettsäuren und Kohlendioxid abgebaut. Das führt dann oft zu Durchfällen, Blähungen oder Darmkrämpfen.

Ursachen

Congenitaler Lactasemangel

Diese sehr seltene Form des Enzymdefekts ist genetisch bedingt und besteht bereits beim Neugeborenen. Der Körper bildet überhaupt keine Lactase. Ohne streng lactosefreie Kost besteht die Gefahr schwerer Hirnschäden.

Primärer Lactasemangel

Diese Variante ist auch erblich bedingt, aber auf andere Weise. Im Säuglings- und Kindesalter wird genügend Lactase gebildet. Erst später lässt die Produktion allmählich nach.

Sekundärer Lactasemangel

Diese Art der Störung ist nicht erblich, sondern erworben — als Folge von Erkrankungen.

Tab. 3: *Milchzuckergehalte verschiedener Lebensmittel*

Produkt	Gehalt
Frischmilch, H-Milch	4,8–5,0 g/100 g
Dickmilch	3,7–5,3 g/100 g
Joghurt	3,7–5,6 g/100 g
Buttermilch	3,5–4,0 g/100 g
Kefir	3,5–6,0 g/100 g
Sahne (süß, sauer)	2,8–3,6 g/100 g

Ernährung bei Laktoseintoleranz

Die eigentliche Ursache für Unverträglichkeit von Milchzucker lässt sich nicht behandeln. Die Beschwerden verringern sich jedoch durch entsprechende Diät auf ein Minimum. Je nach Schweregrad ist dabei eine lactosefreie oder lactosearme Kost erforderlich. Das bedeutet Verzicht auf Milch und etliche Milchprodukte.

Lactosefreie Diät

Eigentlich dürfte gar keine Lactose in der Kost enthalten sein. Weil das kaum machbar ist, wird die Zufuhr auf 1 g pro Tag beschränkt.

Lactosearme Diät

Pro Tag dürfen maximal 8 bis 10 g Lactose aufgenommen werden.

Allgemeine Ernährungstipps:

▶ Auf „versteckte" Lactose achten – z. B. in Süßwaren, Brot, Fleisch- und Wurstwaren. Dabei hilft ein Blick in die Zutatenliste.

▶ Hart-, Schnitt-, Weich- und Sauermilchkäse sind erlaubt. Sie enthalten so gut wie keine Lactose.

▶ Probiotische Milchprodukte werden ebenfalls gut vertragen. Ihr Lactosegehalt ist zwar relativ hoch. Die verwendeten Milchsäurebakterien bilden jedoch reichlich Lactase. Weil sie lebend den Dünndarm erreichen, gleichen sie den Lactasemangel des Körpers aus.

Tab. 1: *Lactoseintoleranz bei verschiedenen Ethnien (Quelle: Stein, Ernährungsmedizin, Urban & Fischer, 2006)*

Bevölkerungsgruppen	Häufigkeit
Nordeuropäer	5–15 %
Mittelmeerregionen	60–85 %
Schwarzafrikaner	85–100 %
US-Amerikanische Ureinwohner	50–90 %
US-Afro-Amerikaner	45–80 %
US-Amerikaner (europäische Abstammung)	10–25 %
US-Amerikaner (mexikanische Abstammung)	40–75 %
Asiaten	90–100 %

10.2.3 Zöliakie – Sprue

Diese Erkrankung wird im Kindesalter als Zöliakie und bei Erwachsenen als einheimische Sprue bezeichnet. Hervorgerufen wird sie durch das in Weizen, Roggen, Gerste und Hafer vorkommende Gluten.

Das Gluten schädigt die Zellen der Darmschleimhaut. Langfristig kommt es zu einer Veränderung der Darmzotten. Sie verlieren an Länge bis hin zum völligen Schwund. Die Darmwand ist dann kaum noch in der Lage, ausreichend Nährstoffe aufzunehmen.

Hinweise auf die gestörte Resorption sind Durchfälle, Magenkrämpfe und ein erhöhter Fettgehalt im Stuhl. Eine klare Diagnose ist jedoch nur durch mikroskopische Untersuchungen der Dünndarmschleimhaut möglich.

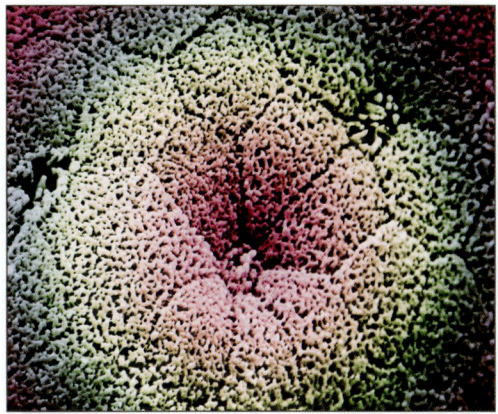

Bild 1: *Geschädigte Darmschleimhaut*

 Info

Symptome bei Säuglingen und Kleinkindern

▶ Glänzende, übel riechende Stühle
▶ Wachstumsstörungen
▶ Gelegentliches Erbrechen
▶ Appetitlosigkeit
▶ Trockene Haut

Die Zöliakie tritt häufig im Säuglingsalter auf, wenn auf glutenhaltige Beikost umgestellt wird. Deshalb: Frühestens im 5. Monat sollte mit Beikost begonnen werden.

Die richtige Diät

Es gibt nur eine wirksame Therapie: Den lebenslangen Verzicht auf glutenhaltige Lebensmittel. Bei konsequent glutenfreier Kost bilden sich die Darmzotten neu und können ihre Aufgabe wieder erfüllen.

Zu meiden sind:

Alle Produkte aus Weizen, Roggen, Hafer, Gerste, Dinkel, Grünkern, also Brot, Gebäck, Kuchen, Paniermehl, Schrot, Kleie, Mehl, Grieß, Flocken, Puddingpulver, Müsli, Teigwaren, alle Biersorten, Malzkaffee.

Vorsicht bei folgenden Produkten – sie könnten Gluten enthalten:

Fertiggerichte, -suppen und -soßen, Cornflakes, Frühstücksflocken, Kartoffel-Fertigprodukte, Wurstwaren, pflanzliche Brotaufstriche, Käse- und Schmelzkäsezubereitungen, Fleischextrakte, Brühwürfel, Salatsoßen, Schokolade, Pralinen, Müsliriegel.

Uneingeschränkt erlaubt sind glutenfreie Lebensmittel:

Milch und Milchprodukte, Eier, Fleisch, Fisch, Honig, Marmelade, Zucker, Pflanzenöle, Butter, Margarine, Gemüse, Kartoffeln, Obst, Nüsse, Samen, Reis, Mais, Buchweizen, Mais-, Kartoffel- und Reisstärke, Sojamehl.

 Info

Spezialprodukte

Es gibt im Handel glutenfreie Diätprodukte. Sie sind mit einer durchgestrichenen Weizenähre und den Aufdruck „glutenfrei" gekennzeichnet.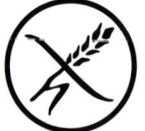
Zu beziehen sind sie über Apotheken, Reformhäuser oder direkt vom Hersteller. Glutenfreie Säuglings- und Kleinkindnahrung gibt es auch im Lebensmittelhandel.

 Und jetzt Sie!

1. *Was sind die charakteristischen Merkmale einer Allergie?*

2. *Wie entwickelt sich eine Allergie?*

3. *Was sind typische Merkmale einer Allergie?*

4. *Welche Lebensmittel lösen besonders häufig Allergien aus?*

5. *Was versteht man unter Kreuzallergien?*

6. *Welche Menschen zählen zu den Risikogruppen für Lebensmittelallergien?*

7. *Wie wird eine Lebensnmittelallergie diagnostiziert?*

8. *Welche Möglichkeiten der Therapie gibt es bei Lebensmittelallergien?*

9. *Was versteht man unter Pseudoallergien?*

10. *Welche Inhaltsstoffe sind die häufigsten Auslöser von Pseudoallergien?*

11. *Was versteht man unter Lactoseintoleranz und was sind die hauptsächlichen Ursachen für diese gesundheitliche Störung?*

12. *In welchen Regionen der Welt sind die Menschen besonders häufig von einer Lactoseintoleranz betroffen?*

13. *Welche Ernährungsempfehlungen gibt es für Personen mit einer lactoseintoleranz?*

14. *Was ist Zöliakie bzw. Sprue?*

15. *Wodurch wird Zöliakie ausgelöst?*

16. *Mit welchen Symptomen äußert sich Zöliakie bei Säuglingen und Kleinkindern?*

17. *Welche Lebensmittel sind bei Zöliakie bzw. Sprue unbedingt zu meiden?*

18. *Nennen Sie Beispiele für Lebensmittel, die bei Zöliakie bzw. Sprue uneingeschränkt erlaubt sind?*

11 Karies

Lange Zeit sah es so aus, als sei Karies eine Volkskrankheit, gegen die kein Kraut gewachsen ist. Die Mehrzahl der Bevölkerung hatte kariöse Gebisse. Seit kurzem scheint sich dies zu ändern. Das zeigen aktuelle Daten der Bundeszahnärztekammer zur Mundgesundheit bei den 12-Jährigen. Bei ihnen ist das Kariesrisiko um fast 60 Prozent zurückgegangen. Damit ist die Karies zwar noch nicht besiegt, aber der Trend ist positiv.

> **i   Info**
>
> ### DMFT-Wert – Maß für Zahngesundheit
>
> Der DMFT-Wert gibt an, wie viel Zähne (teeth) zerstört (Decayed), fehlend (Missing) und gefüllt (Filled) sind. 15-Jährige haben in Deutschland einen DMFT-Wert von 1,5. Mit dem Alter nimmt er zu und steigt bei 35- bis 44-Jährigen auf 14,5, bei den Senioren sogar auf 22,1.

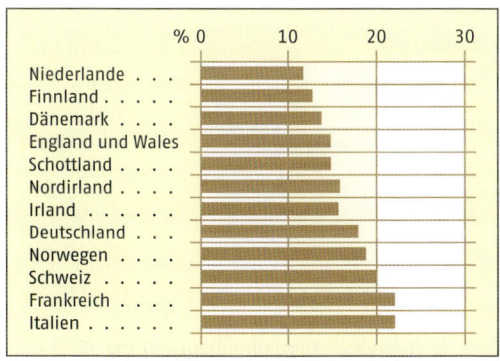

Bild 1: *Kariesbefall bei 12-Jährigen in Europa*

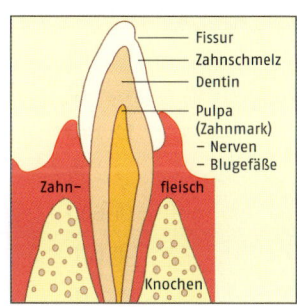

Bild 2: *Aufbau eines Zahns*

Ursachen und Entwicklung von Karies

Auslöser von Karies sind vor allem Milchsäurebakterien wie Streptococcus mutans. Grundlage für ihr Wachstum sind Kohlenhydrate.

Die Stationen der Entstehung

1. Glykoproteide lagern sich auf dem Zahnschmelz gemeinsam mit Bakterien, und es bilden sich fest anhaftende Beläge – die Plaque.

2. Bakterien vergären Zucker zu Säuren, die den Zahnschmelz angreifen – er wird demineralisiert. Die Schäden zeigen sich als kleine, helle Flecken. Durch Aufnahme von Phosphor und Calcium kann der Zahn wieder remineralisiert werden – allerdings nur, wenn die Plaque entfernt wurde.

3. Ohne Reparatur wird bald der Schmelz durchbrochen und die Bakterien dringen zum Dentin vor. Als Schutz bildet der Zahn ein „Sekundär-Dentin", das eine bräunliche Farbe hat.

4. Arbeiten die Bakterien schneller als der Aufbau von Sekundär-Dentin gelingt, wird auch die Dentin-Schicht zerstört. Die Bakterien gelangen in die Pulpa. Sie können sich von dort im ganzen Körper ausbreiten und Krankheiten wie zum Beispiel Rheuma hervorrufen.

Präventive Maßnahmen

▶ Gründliche Mundhygiene – mindestens zweimal am Tag die Zähne putzen, am besten mit fluorhaltiger Zahnpasta.

▶ Regelmäßiges Reinigen der Zahnzwischenräume.

▶ Möglichst keine klebrigen, zuckerhaltigen Lebensmittel verzehren und fluoridiertes Speisesalz verwenden.

▶ Regelmäßige zahnärztliche Kontrolle.

>   **Und jetzt *Sie!***
>
> 1. *Was sind die Auslöser von Karies?*
>
> 2. *Beschreiben Sie den Prozess der Zerstörung von Zahnsubstanz durch Karies?*
>
> 3. *Was empfehlen Sie Kindern im Umgang mit Süßigkeiten?*

12   Krebs und Ernährung

„Gedünstetes Fleisch, gesüßte Speisen, Ziegenmilch, reichlich frische Eier, wenig Gebratenes."

Das sind nicht etwa Regieanweisungen für noch eine der ohnehin schon unzähligen Schlankheitsdiäten. Die Tipps stammen von einem Medicus aus dem 16. Jahrhundert und galten für Patienten mit bösartigen Tumoren.

Bereits damals vermutete man einen Zusammenhang zwischen Ernährung und Krebs. Diese Einschätzung hat sich nicht nur bis heute gehalten, sondern konnte mittlerweile in vielen Punkten wissenschaftlich belegt werden.

12.1   Entstehen von bösartigen Tumoren

Die Entwicklung von Tumoren ist ein komplizierter Prozess, der in drei Hauptphasen verläuft.

1. Initiation

Während der ersten Phase kommt es zu einer kurzen Wechselwirkung zwischen dem krebsauslösenden Stoff (Kanzerogen) und einer Körperzelle. Ergebnis dieses Kontaktes: Die Erbsubstanz (DNA) ist geschädigt.

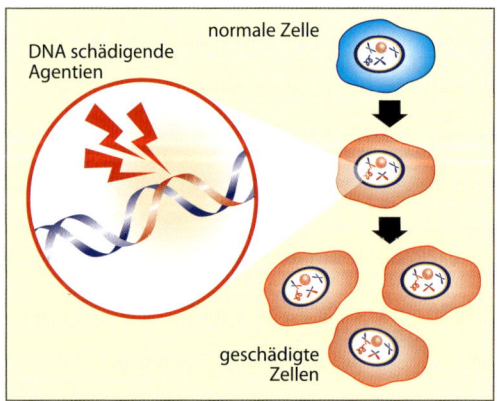

Der Körper setzt sich gegen Kanzerogene zur Wehr. So mobilisiert er Antikanzerogene, um krebsauslösende Stoffe auszuschalten. Außerdem gibt es Reparaturmechanismen, die entstandene DNA-Schäden wieder beheben. Auch können Zellen mit geschädigter DNA gezielt zerstört werden.

2. Promotion

Schlagen alle Schutzmechanismen des Körpers fehl, folgt Phase zwei. Jetzt treten die Promotoren auf den Plan. Sie begünstigen das Wachstum der geschädigten Zellen. Bekannte Promotoren sind zum Beispiel freie Radikale, manche Hormone oder Alkohol. Auch sie haben Gegenspieler — sogenannte Antipromotoren. Zu ihnen gehören körpereigene Schutzstoffe und Nahrungsbestandteile wie einige Vitamine, Mineralstoffe oder sekundäre Pflanzenstoffe.

3. Progression

Ob und wann ein Krebs ausbricht und dann in das Stadium des ungebremsten Wachstums eintritt, hängt von verschiedenen Faktoren ab. Entscheidend ist, wie ausgeglichen das Kräftespiel zwischen Kanzerogenen und Antikanzerogenen sowie Promotoren und Antipromotoren ist und wie gut der Körper seine übrigen Abwehrmechanismen aufrechterhält.

Tab. 1: *Neuerkrankungen — Deutschland 2006 (Männer) (Quelle: RKI Schätzungen für Deutschland 2006)*

Krebsart	Neu Erkrankte
Prostata	60.120
Lunge	32.500
Darm	36.300
Harnblase	19.360
Magen	10.620
Nieren	10.050

Tab. 2: *Neuerkrankungen — Deutschland 2006 (Frauen)*

Krebsart	Neu Erkrankte
Brustdrüse	57.970
Darm	32.440
Gebärmutterkörper	11.140
Magen	7.230
Lunge	14.600
Eierstöcke	8.670
Gebärmutterhals	5.470

12.2 Die aktuelle Situation

Nach Schätzungen des Robert-Koch-Instituts in Berlin liegt die Zahl der Neuerkrankungen in Deutschland heute noch immer bei rund 340.000 pro Jahr und hat sich damit im Vergleich zu früher nur unwesentlich verringert.

Auch die Sterblichkeit bei Krebs ist – trotz hochentwickelter Diagnose- und Therapieverfahren – noch immer sehr hoch. Mit rund 25 Prozent hat er nach den Kreislauferkrankungen den größten Anteil an den gesamten Todesfällen.

Ernährungswissenschaftler und Mediziner setzen daher zunehmend auf eine wirksame Prävention. Wenn es gilt, dem Krebs vorzubeugen, sollte vor allem der tägliche Speiseplan auf den Prüfstand.

Tab. 1: *Geschätzter Anteil der Krebsfälle, die durch die empfohlene Ernährungsweise vermeidbar wären (Quelle: Krebsprävention durch Ernährung, Deutsches Institut für Ernährungsforschung – DIfE)*

Krebsart	Anteil
Dickdarm	66 %
Magen	66 %
Brust	33 %
Mundhöhle, Rachen	33 %
Bauchspeicheldrüse	33 %
Niere	25 %
Lunge	20 %
Prostata	10 %

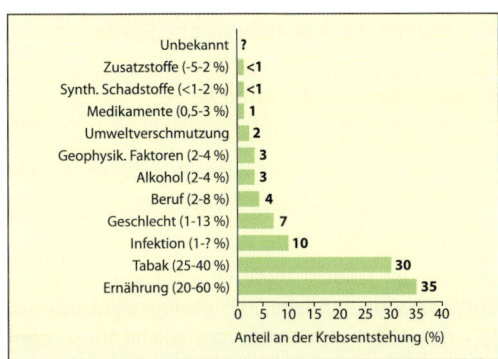

Bild 1: *Einflussfaktoren der Krebsentstehung*

12.3 Ernährungsfaktoren in der Diskussion

Viele Nahrungsbestandteile haben Wirkungen, die mit der Krebsentstehung in Verbindung gebracht werden – entweder im Sinne eines Schutzes oder als erhöhtes Risiko.

Lebensmittelgruppen und Inhaltsstoffe

Nach bislang vorliegenden Forschungsergebnissen wird das Krebsrisiko wahrscheinlich weniger durch einzelne Inhaltsstoffe als durch das Ernährungsmuster bestimmt – also Auswahl der Nahrungsmittel, Nahrungszubereitung und Nahrungsmenge.

Gemüse und Obst

Pflanzliche Lebensmittel – insbesondere Gemüse und Obst – enthalten bioaktive Inhaltsstoffe, denen eine Schutzwirkung gegen Krebs zugeschrieben wird. Dazu gehören Vitamine, Mineralstoffe, Ballaststoffe und sekundäre Pflanzenstoffe.

Sie greifen auf unterschiedliche Weise in das Krebsgeschehen ein – sie fangen freie Radikale, machen krebserregende Stoffe unschädlich, beeinflussen die Zellteilung oder zerstören geschädigte Zellen.

Außerdem ist eine pflanzenbetonte Kost meist relativ fettarm. Das beugt Übergewicht und Adipositas vor und bedeutet dadurch ein geringeres Krebsrisiko.

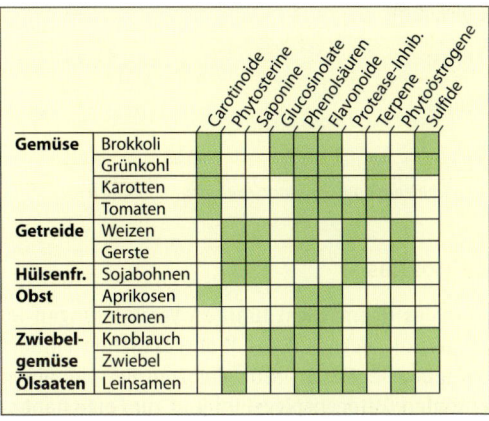

Bild 2: *Lebensmittel mit krebshemmender Wirkung (nach Caragay)*

Fleisch

Ob und wie ein hoher Fleischverzehr das Krebsrisiko beeinflusst, ist noch nicht endgültig geklärt. Wenn überhaupt, dann ist es wohl der in manchen Fleisch- und Wurstwaren erhebliche Fettgehalt, der in diesem Zusammenhang von Bedeutung sein könnte.

Diskutiert wird auch, ob das im roten Blutfarbstoff enthaltene Eisen zur vermehrten Bildung freier Radikale führt und damit möglicherweise das Krebsrisiko erhöht.

Fleisch wird bis auf wenige Ausnahmen vor dem Verzehr gegart. Bei starkem Erhitzen von Fleisch entstehen Stoffe, die im Tierversuch krebserregend sind.

Alkohol

Für Alkohol gibt es zahlreiche Hinweise auf krebsfördernde Effekte. Worauf sie beruhen, ist noch nicht endgültig geklärt. Man vermutet, dass dabei Acetaldehyd eine Rolle spielt − das Abbauprodukt von Alkohol.

Tab. 1: *Alkohol und Krebsrisiko*

Kebsart	Risiko
Mund, Rachen	+++
Kehlkopf	+++
Speiseröhre	+++
Leber	+++
Dickdarm	++
Brust	++
Lunge	+

Kausaler Zusammenhang:
+++ überzeugend, ++ wahrscheinlich, + möglich

Adipositas

Extremes Übergewicht führt zu Veränderungen im Körper, die auch auf das Krebsgeschehen Einfluss nehmen. Bei Frauen kann das zum Beispiel einen erhöhten Östrogenspiegel im Blut zur Folge haben. Das gilt als Risikofaktor für Brust- und Gebärmutterkrebs. Aber auch bei zahlreichen anderen Tumoren gibt es Zusammenhänge mit Übergewicht oder Adipositas.

Körperliche Bewegung

Körperliche Bewegung führt zu zahlreichen Veränderungen des Stoffwechsels und des Hormonhaushaltes.

▶ Bei Frauen nimmt die Konzentration an Östrogenen ab.
▶ Insulin- und Glucosespiegel sinken.
▶ Anzahl und Aktivität von Immunzellen, die für die Krebsabwehr wichtig sind, steigen.

Zu weiteren positiven Einflüssen zählt der höhere Verbrauch von Energie. Das schützt vor Übergewicht. Darüber hinaus verkürzt sich die Verweildauer des Nahrungsbreis im Darm und eventuell enthaltene Kanzerogene können ihre Wirkung weniger entfalten.

Tab. 2: *Adipositas und mangelnde körperliche Bewegung als Krebsrisiko*

Kebsart	Risiko
Adipositas	
▶ Gallenblase	+
▶ Dickdarm	+
▶ Brust	++
▶ Gebärmutter	+++
▶ Niere	++
Mangel an körperlicher Aktivität	
▶ Lunge	+
▶ Dickdarm	+++
▶ Brust	+

Kausaler Zusammenhang:
+++ überzeugend, ++ wahrscheinlich, + möglich

Zusatzstoffe und Rückstände

Viele Verbraucher fürchten, dass sie mit den heutigen Lebensmitteln schädliche Mengen an Zusatzstoffen und Rückständen aufnehmen und sehen darin eine Krebsgefahr.

Tatsache ist jedoch: Diese Einschätzung lässt sich durch wissenschaftliche Erkenntnisse nicht stützen. Es gibt keinerlei Hinweise, dass solche Substanzen einen Einfluss auf die Krebshäufigkeit in Deutschland haben.

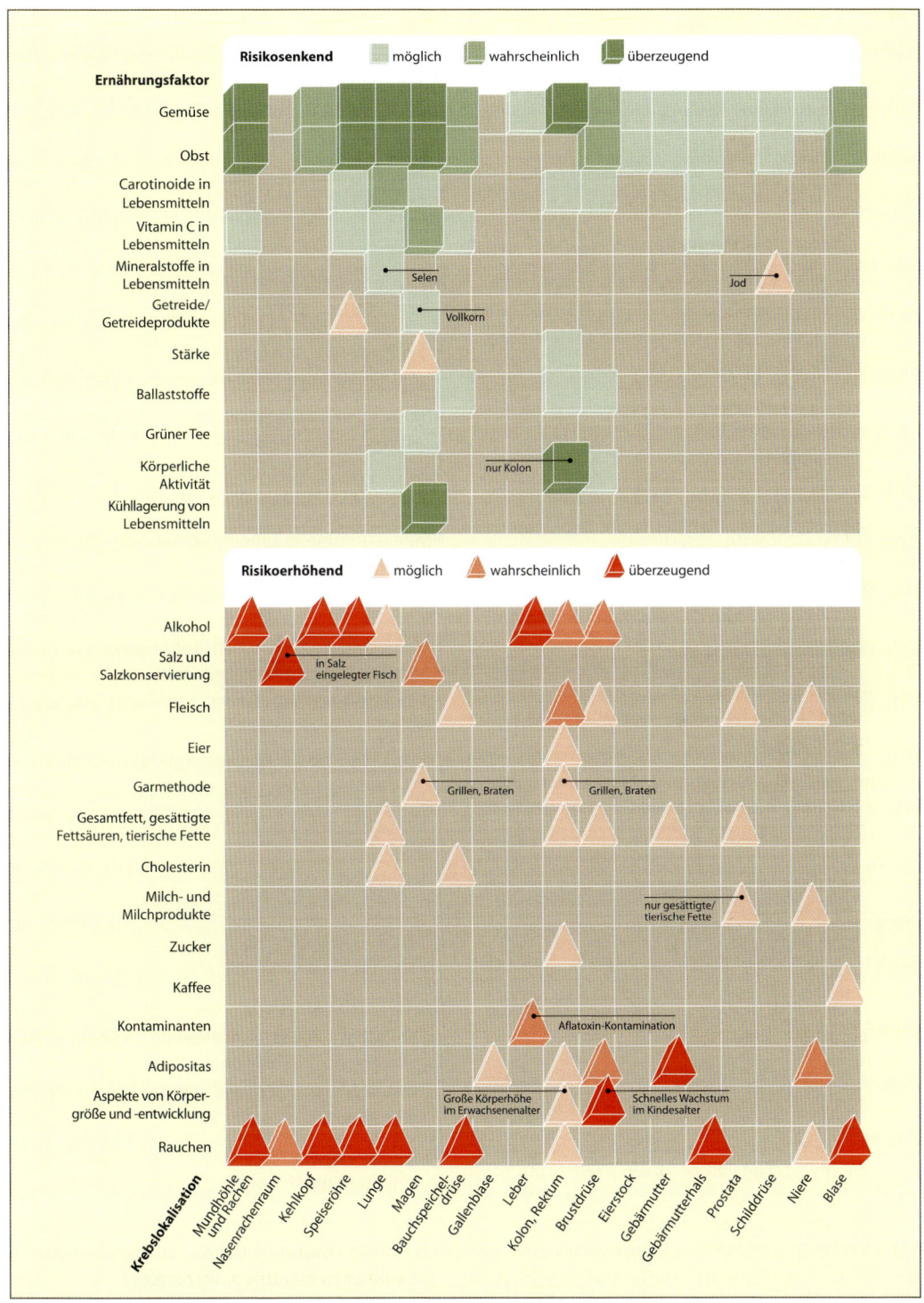

Bild 1: *Gesamtüberblick über risikosenkende und risikoerhöhende Faktoren*
(Quelle: Krebsprävention durch Ernährung, Deutsches Institut für Ernährungsforschung – DIfE

Mit Ernährung dem Krebs vorbeugen

Einen garantierten Schutz gegen bösartige Tumore bietet die Ernährung zwar nicht, und sie verspricht natürlich auch keine Heilung eines bestehenden Krebsleidens. Mit ihr lässt sich aber das Risiko auf ein Minimum reduzieren, vor allem, wenn man schon in jungen Jahren damit beginnt.

 Tipps

Ernährung und Lebensweise

▸ Eine pflanzenbetonte Kost bevorzugen, die reichlich Gemüse, Obst, Hülsenfrüchte und wenig verarbeitete stärkehaltige Lebensmittel (Vollkornprodukte) enthält.

▸ Über- und Untergewicht vermeiden. Im Erwachsenenalter möglichst nicht mehr als fünf Kilogramm zunehmen.

▸ Bei vorwiegend sitzender beruflicher Tätigkeit mindestens eine Stunde pro Tag körperliche Bewegung. Möglichst einmal wöchentlich Sport treiben.

▸ Täglich 400 bis 800 Gramm Gemüse und Obst essen.

▸ Täglich 600 bis 800 Gramm Getreideprodukte, Hülsenfrüchte, Kartoffeln oder andere pflanzliche Lebensmittel.

▸ Im Durchschnitt sollten die Fleischportionen 80 Gramm pro Tag betragen — möglichst oft Fisch und Geflügel.

▸ Konsum fettreicher Lebensmittel einschränken. Pflanzliche Öle bevorzugen.

▸ Sparsam mit Salz umgehen, reichlich Kräuter und Gewürze verwenden.

▸ Den Alkoholkonsum einschränken: Männer maximal zwei, Frauen ein alkoholisches Getränk pro Tag (als alkoholisches Getränk gelten 250 ml Bier, 100 ml Wein, 25 ml Spirituosen).

▸ Angeschimmelte Lebensmittel wegwerfen.

Leicht verderbliche Lebensmittel in Kühlschrank oder Tiefkühltruhe lagern.

▸ Keine angekohlten Lebensmittel essen. Fleisch und Fisch nicht zu stark erhitzen. Über offenen Flammen gegrilltes Fleisch oder Fisch nur gelegentlich verzehren.

▸ Tabakkonsum ist das Krebsrisiko Nummer eins und gilt als Ursache von einem Drittel sämtlicher Krebserkrankungen. Deshalb besser nicht rauchen.

 Und jetzt *Sie!*

1. *In welchen Stadien verläuft die Entstehung bösartiger Tumore?*

2. *Welches sind die häufigsten Krebserkrankungen in Deutschland bei Männern und Frauen?*

3. *Welche Lebensmittel bzw. Lebensmittelinhaltsstoffe haben nach heutigem Stand des Wissens einen protektiven Effekt gegen Krebs?*

4. *Welche Lebensmittel bzw. Lebensmittelinhaltsstoffe werden nach heutigem Stand des Wissens als Risikofaktoren für das Entstehen von Krebs gesehen und welche Erklärungen gibt es dafür?*

5. *Wie ist extremes Übergewicht als Risikofaktor einzuschätzen?*

6. *Wie können Menschen durch ihre Lebensweise und ihre Ernährung das Risiko, an bösartigen Tumoren zu erkranken, verringern?*

Anhang

Bildquellenverzeichnis

akg images GmbH, Berlin: 641/2

Arbeitskreis Jodmangel, Groß-Gerau: 360

Archiv Verlag Europa-Lehrmittel, Haan-Gruiten: 87, 96, 103, 149, 211, 220, 221/2, 223, 229, 231, 232, 240/3, 243/2, 247, 383, 384, 385, 386, 398, 488/1, 491/1, 492, 507, 595, 715/2

Bayerisches Staatsministerium für Ernährung, Landwirtschaft und Forsten, München: 512/1

Deutsche Gesellschaft für Ernährung e.V., Bonn: 607, 608, 609, 676/2

Deutscher Teeverband e.V., Hamburg: 394, 396/1

DocCheck Medical Services GmbH, Köln: 58/1, 77, 111, 180, 249, 412/2, 485/2, 487, 489/1, 490, 491/1, 493/1-2, 554/1-2, 700/3, 704/1-2, 708/3, 713, 715/1, 720, 721, 723/1-2, 727

dpa Picture Alliance GmbH, Frankfurt: 11/1, 26/1, 488/2

Deutsche Zöliakie-Gesellschaft e.V., Stuttgart: 728

Emmi Schweiz AG: 201/1

Fotolia.com, Berlin: Umschlag-Foto, 33/1-4, 34/1-3, 71, 73, 81/1, 85/1, 93/1-2, 144/2, 145/1, 295, 389, 397/1, 418/2+4, 419, 462, 477, 479/1, 508, 521, 523, 555/1, 614, 624, 638/1-3, 656, 679, 680/2-3, 683, 686, 696

Graphik & Text Studio, Dr. Wolfgang Zettlmeier, Barbing: 22/1, 31/1, 37/1, 40/1-2, 62/1, 65/1-2, 66, 99/1, 133/2, 136, 137, 140, 141, 148, 167/2, 169/3-4, 170, 171, 172, 174/1, 176, 177, 178, 181, 187, 204, 227, 234, 287/3, 317, 318, 322, 327, 336, 338, 344/3, 347, 356/1, 382, 390/2, 411, 423, 441, 447, 456, 480, 483, 484, 489/2, 524, 525, 526, 530/1, 531, 532, 535, 538, 541, 553, 557/1, 561, 562, 566, 575/1, 576/1, 577/2, 579/2, 583, 585, 587/3, 588, 589, 590, 592, 594, 599, 613, 615, 620, 641/1, 649, 687/2, 688/2, 695, 697, 699, 700/1-2, 701, 708/1-2, 709, 714, 718, 729/2

Gunter von Hagens, Institut für Plastination, Heidelberg, www.koerperwelten.de 412/3

Mauritius Images GmbH, Mittenwald: 13/1, 36/1, 633, 644/1, 674/2, 691, 722, 724/1

MEV Verlag GmbH, Augsburg: 14/1, 30/1, 174/2, 653, 494

Murdoch Books, Sydney: 659/1

Museum der Brotkultur, Ulm: 78/1

MSC, Berlin: 243/1

Peter Leenders, Düsseldorf: 159

StockFood GmbH, München: 35, 54/2, 68, 91, 199, 218, 313, 369, 392, 397/2, 415, 418/1+3, 431, 453, 458, 459, 460, 463, 381, 639, 663, 676/1, 680/1, 724/2

tiff.any GmbH, Berlin: 12/1, 16/1, 17/1, 26/2, 39, 40/3-6, 42, 43, 44, 45, 46, 47, 48, 49, 50, 51, 52, 53, 54/1+3, 55, 56, 57, 59, 60/1, 62/2-3, 63, 86, 100/5, 109, 110, 112, 113, 114, 115, 116, 117, 118, 120, 122, 124, 125, 126, 127, 128, 129, 130, 131, 133/1, 134, 135, 142, 144/1, 161, 162, 163, 164, 167/1+3, 168, 169/1-2, 182, 183, 185, 186, 189, 191, 192, 196, 226, 235, 237, 252, 253, 254, 255, 258, 261, 263, 266, 267, 269, 270, 272, 273, 275, 276, 278, 279, 281, 282, 284, 285, 286, 287/1-2, 289, 290/1-2, 294, 297/1, 298, 299, 301, 302, 303, 304, 306, 308, 314, 315, 329, 344/1-2, 345, 348/1, 349, 351, 352, 355, 356/2, 357, 358, 359, 361, 374, 375, 377, 378, 380, 381, 388, 391/1+3, 395, 396/2, 401, 402, 405, 407, 408, 412/1, 413, 425, 427, 436, 437, 444, 448, 466, 467, 469, 478, 479/2, 481, 485/1, 495, 501, 502, 504, 513, 514, 527, 530/2, 534, 536, 537, 539, 540, 542, 543, 544, 545, 546, 547, 548, 549, 550, 551, 552, 555/2, 556, 557/2, 558, 559, 560, 563, 564, 565, 567, 568, 569, 570, 571, 572, 573, 574, 575/2-3, 576/2, 577/1, 579/1, 580, 581, 582, 584, 586, 587/1-2, 596, 601, 602, 603, 604, 605, 610, 616, 619, 631, 645, 647, 651, 662, 664, 674/1, 687/1, 715/3, 717, 729/1

Ullstein GmbH, Berlin: 84/2, 97

Wolfgang Herzig, Essen: 76, 78/2, 79/1, 82, 92, 99/2-3, 100/1-4, 102/1, 104, 106, 150, 153, 207, 212, 221/1, 225, 240/1-2, 391/2, 449, 660, 667, 668, 688/1, 730, 731, 733

Literaturverzeichnis

aid, Lebensmittelverarbeitung im Haushalt, Bonn 2010

American Institute for Cancer Research, Food, Nutrition and the Prevention of Cancer: a global perspective, Washington 2009

Asarian I., Geary N., Modulation of appitite by gonadal steroid hormones, Phil Trans Roy Soc B 2006, 361, 1251–1264

Baron D., Berg A., Optimale Ernährung des Sportlers, Hirzel, Stuttgart-Leipzig 2005

Belitz H.-D. et al., Lehrbuch der Lebensmittelchemie, Springer, Berlin-Heidelberg 2001

Berthoud H. R., Multiple neural systems controlling food intake and body weight, Neurisci Biobehav Rev 2002, 26, 393–428

Biesalski K. et al., Ernährungsmedizin, Thieme, Stuttgart – New York 2010

Biesalski K., Grimm P., Taschenatlas Ernährung, Thieme, Stuttgart – New York 2007

Bischoff S., Probiotika, Präbiotika und Synbiotika, Thieme, Stuttgart – New York 2009

Blois S. M. et al., Dendritic cells: key to fetal tolerance, Biol. Reprod 2007, 77, 590–598

Clavel T., Haller D., Bacteria- and host-derived mechanisms to control intestinal epithelial cell homeostasis: Implications for chronic inflammation, Inflamm Bowel Dis 2007, 13, 11653–1164

Deutsche Gesellschaft für Ernährung, Referenzwerte für die Nährstoffzufuhr, Umschau/Braus, Frankfurt/M. 2008

Deutsche Gesellschaft für Ernährung, Ernährungsberichte 2004, 2008

Deutsche Hauptstelle für Suchtfragen, Hrsg. Jahrbuch sucht, 2009

Deutsches Krebsforschungszentrum (Hrsg.), Gesundheitsschäden durch Rauchen und Passivrauchen, Heidelberg 2008

Ekmekcioglu C., Markt W, Springer, Wien-New York 2006

Esmaillzadeh A. et al., Fruit and vegetable intake, C-reactive protein, and the metabolic syndrome, Am J Clin Nutr 2006, 84, 1489–1497

Forschungsinstitut für Kinderernährung, Dortmund, Empfehlungen für die Ernährung von übergewichtigen Kindern

Forschungsinstitut für Kinderernährung, Dortmund, Empfehlungen für die Ernährung von Jugendlichen

Frede W., Taschenbuch für Lebensmittelchemiker, Springer, Berlin-Heidelberg 2006

Graf C., Höher J., Fachlexikon Sportmedizin: Bewegung, Fittness und Ernährung von A-Z, Deutscher Ärzte-Verlag, 2009

Geiss K.-R., Hamm M, Handbuch Sportler Ernährung, Rowohlt, Hamburg 1998

Gniech G., Essen und Psyche, Springer, Berlin-Heidelberg 1996

Godfrey K. M., Parker DJ, Fetal programming and adult health, Public health Nutr 2001, 4, 611–624

Gunter M. J., Leitzmann MF, Obesity and colorectal cancer, epidemiology, mechanisms and candidate genes, J Nutr. Biochem, 2006, 17, (3), 145–156

Haar G., Kochkulturen, Klett, Stuttgart 2003

Hauner Z. H., Secretory factors from human adipose tissue and their functional role, Proc Nutr Soc 2005, 64, 163–169

Hauner H., Hauner D., Wirksame Hilfe bei Adipositas, Trias, Stuttgart 2001

Heseker B., Heseker H., Die Nährwerttabelle, Umschau, Neustadt 2010

Jacobi G. et al., Kursbuch anti-Aging, Thieme, Stuttgart-New York 2005

Hebebrand J., Irrtum Übergewicht, Zabert Sandmann, 2008

Keweloh H., Mikroorganismen in Lebensmitteln, Pfannenberg, Haan-Gruiten 2009

Krämer J., Lebensmittelbiologie, UTB, Stuttgart 2007

Koerber K., Vollwert-Ernährung, Haug, Heidelberg 2004

Koletzko B., Alternative Ernährung bei Kindern in der Kontroverse, Springer, Berlin-Heidelberg 1996

Koula-Jenik H. et al., Leitfaden der Ernährungsmedizin, Urban & Fischer, München – Jena 2006

Kumar N. et al., Green tea polyphenols in the prevention of colon cancer, Front Biosci 2007, 12, 2309–2315

Langhans W., Des Heißhungers Zähmung, Aktuelle Ernährungsmedizin, Thieme, Stuttgart – New York 2008, 2–5

Leitzmann C. et al., Alternative Ernährungsformen, Hippokrates, Stuttgart 2005

Leitzmann C., Hahn A, Vegetarische Ernährung, UTB, Stuttgart 2010

Leitzmann C. et al., Ernährung in Prävention und Therapie, Hippokrates, Stuttgart 2003

Logue A. W., Die Psychologie des Essens und Trinkens, Spektrum, Heidelberg-Berlin 1998

Lunn J. C. et al., The effect of haem in red and processed meat on the endogenous formation of N-nitroso arising from red meat, Cancer Res 2003, 63, 2358–2360

Mathias D., Professionelle Prävention, Urban & Fischer, München-Jena 2006

Mueller S., Millonig G., Seitz H. K., Alkoholic liver desease and hepatitis C, a frequently underestimated combination, World J Gastroenterol 2009, 15 (28), 3462–3471

Nau H. et al., Lebensmitteltoxikologie, Parey, Berlin 2003

Rahmann I., Biswas S. K., Kirkham P. A., Regulation of inflammation and redox signaling by dietary polyphenols, Biochem Pharmacol 2006, 72, 1439–1452

Rehner G., Daniel H., Biochemie der Ernährung, Spektrum Akademischer Verlag, Heidelberg – Berlin 2002

Riboli E., Norat T., epidemiologic evidence of the protective effect of fruit and vegetables on cancer risk, Am J Nutr 2003, 78, Suppl, 559S–569S

Römpp, Lexikon der Lebensmittelchemie, Thieme, Stuttgart – New York 2006

Schartl M. et al., Biochemie und Molekularbiologie des Menschen, Urban & Fischer, München 2009

Schauder P., Ollenschläger G., Ernährungsmedizin, Urban & Fischer, München-Jena 2006

Schreier M., Bartholomeyczik S., Mangelernährung bei alten und pflegebedürftigen Menschen, Schlüter 2004

Schwartz M. W., Porte D., Diabetes, obesity and the brain, Science 2005, 307, 375–379

Schwedt G., Taschenatlas der Lebensmittelchemie, Wiley-YCH, Weinheim 2005

Sieber C., „Altern? – Verschieben wir's auf später!", Aktuelle Ernährungsmedizin, Thieme, Stuttgart – New York 2007, 136–139

Souci-Fachmann-Kraut, Die Zusammensetzung der Lebensmittel, medpharm, Stuttgart 2000

Speckmann E. et al., Physiologie, Urban & Fischer, München – Jena 2008

Teuscher E., Gewürzdrogen, Wissenschaftliche Verlagsgesellschaft, Stuttgart 2003

Werner T., Haller D., Intestinal epithelial cell signalling and chronic inflammation: From the proteome to specific molecular mechanisms, Mutat Res 2007, 622, 42–57

Wahrburg U., Anders essen – aber wie? Wege und Irrwege durch den Diätendschungel, Beck, München 2003

Walb L., Hay'sche Trennkost, Haug, Heidelberg 1996

Watzl B., Leitzmann C, Hippokrates, Stuttgart 2005

Wellen K. E., Hotamisligil G. S., Inflammation, stress and diabetes, J Clin Invest 2005, 115, 1111–1119

Sachwortverzeichnis